Sachsse

Traumazentrierte Psychotherapie

Traumazentrierte Psychotherapie

Theorie, Klinik und Praxis

Herausgegeben von

Ulrich Sachsse

Unter Mitarbeit von

Birger Dulz, Katja Eßlinger,
Hendrik Faure, Dorothea Fuckert,
Ursula Gast, Katrin Hille, Arne Hofmann,
The International Society for Traumatic
Stress Studies (ISTSS), Kirstin Klups,
Falk Leichsenring, Christel Lüdecke,
Ibrahim Özkan, Jochen Peichl,
Luise Reddemann, Lars Schilling †,
Ulrike Schmitz, Günter H. Seidler,
Michael Shelliem, Annette Streeck-
Fischer, Christine Unckel,
Ulrich Venzlaff, Christina Vogel

Mit 13 Abbildungen und
25 Tabellen

Schattauer

Bibliografische Information
der Deutschen Bliothek

Die Deutsche Bibliothek verzeichnet diese Publikation in der Deutschen Nationalbibliografie; detaillierte bibliografische Daten sind im Internet über <http://dnb.ddb.de> abrufbar.

Besonderer Hinweis:
Die Medizin unterliegt einem fortwährenden Entwicklungsprozess, sodass alle Angaben, insbesondere zu diagnostischen und therapeutischen Verfahren, immer nur dem Wissensstand zum Zeitpunkt der Drucklegung des Buches entsprechen können. Hinsichtlich der angegebenen Empfehlungen zur Therapie und der Auswahl sowie Dosierung von Medikamenten wurde die größtmögliche Sorgfalt beachtet. Gleichwohl werden die Benutzer aufgefordert, die Beipackzettel und Fachinformationen der Hersteller zur Kontrolle heranzuziehen und im Zweifelsfall einen Spezialisten zu konsultieren. Fragliche Unstimmigkeiten sollten bitte im allgemeinen Interesse dem Verlag mitgeteilt werden. Der Benutzer selbst bleibt verantwortlich für jede diagnostische oder therapeutische Applikation, Medikation und Dosierung.
In diesem Buch sind eingetragene Warenzeichen (geschützte Warennamen) nicht besonders kenntlich gemacht. Es kann also aus dem Fehlen eines entsprechenden Hinweises nicht geschlossen werden, dass es sich um einen freien Warennamen handelt.

Schattauer
www.schattauer.de

Printed in Germany
Umschlagabbildung: Miriam Sachsse
Lektorat: Volker Drüke, Essen
Satz: Satzpunkt Ewert GmbH, Bayreuth
Gedruckt und gebunden von Esser printSolutions GmbH,
Bretten
ISBN 978-3-608-42738-7

4. Nachdruck, 2022

Vorwort

Luise Reddemann

Die Trauma-Therapie in Deutschland nach dem Zweiten Weltkrieg hat einige Phasen durchlaufen.

Direkt nach dem Krieg gab es einige Beratungsstellen, die sich mit Kriegstraumatisierungen beschäftigten, doch schien dies recht schnell in Vergessenheit zu geraten. Es gab dann einige wenige Psychoanalytiker und Psychiater, die sich für Holocaust-Opfer einsetzten und auch über Trauma-Folgen forschten. Ansonsten gab es kein nennenswertes Interesse an Traumatisierungen bis zum Beginn der 80er Jahre.

Es war Alice Miller, die Anfang der 80er Jahre eine neue Ära einläutete, indem sie in zahlreichen Veröffentlichungen auf Kindheitstraumata hinwies. Das Echo auf ihre Arbeit war in Fachkreisen verhalten bis ablehnend. Sie bewirkte aber die Gründung der ersten Wildwasser-Gruppe in Berlin. In dieser Zeit setzte sich die Frauenbewegung intensiv mit Gewalt gegen Frauen auseinander. Mitte der 80er Jahre wurden in Bielefeld von mir und bald danach in Bad Wildungen von Ingrid Olbricht jeweils in psychosomatischen Kliniken Gruppen für Patientinnen, die Opfer von sexualisierter Gewalt waren, etabliert.

Durch die Katastrophen von Ramstein und Erwitte bildeten sich kleine Gruppen von Helfern und Professionellen, die sich ebenfalls mit Trauma-Folgen beschäftigten. Dies alles waren aber eher vereinzelte Aktivitäten.

1991 gründeten Monika Becker-Fischer und Gottfried Fischer das Deutsche Institut für Psychotraumatologie und forschten über Missbrauch in der Psychotherapie. 1994 organisierte Arne Hofmann den ersten Kurs zu EMDR in Deutschland. Erst in der zweiten Hälfte der 90er Jahre setzte sich das Trauma-Thema dann weithin in der Psychotherapie durch, und es kam zu Veröffentlichungen und Kongressen. Einen wichtigen Anstoß gaben die Lindauer Psychotherapiewochen 1997 mit der Wahl des Themas „Trauma“.

Wir Deutsche waren somit ziemlich spät dran mit unserem Engagement für das Trauma-Thema. Als „Tätervolk“ hatten wir wohl mehr Zeit gebraucht, uns dem Thema anzunähern, denn wenn man sich mit *einem* Bereich auf dem Trauma-Feld beschäftigt, kann man die anderen nicht mehr meiden.

1989 bin ich Ulrich Sachsse zum ersten Mal begegnet. Es war auf dem Jahreskongress der DPG, und ich hielt einen Workshop zum Thema „sexualisierte Gewalt in der Kindheit“. Wie meist bei diesem Thema waren die Frauen in der Mehrzahl. Ich bat die anwesenden Männer, sich etwas zurückzuhalten und erst einmal den Frauen die Möglichkeit einzuräumen zu sprechen. Es gehe mir auch darum, dass Männer einmal eine Erfahrung machten, die sonst meist von Frauen gemacht würde: in der Minderheit zu sein und nicht zu Wort zu kommen. Die Männer protestierten heftig. Schließlich sprach einer ein Machtwort: „Also hört mal! Das werden wir doch wohl noch aushalten, für eine Weile ausnahmsweise mal den Mund zu halten.“ Dieser eine war Ulrich Sachsse. Anschließend mussten sich die anwesenden Männer Einiges von den Frauen anhören, aber es gab auch einen gemeinsamen Dialog.

Fünf Jahre später trafen wir uns wieder. Ich hatte gerade sein Buch über „Selbstverletzendes Verhalten“ gelesen und fand es zum Verständnis der Problematik wichtig. Die beschriebenen therapeutischen Bemühungen aber erschienen mir fragwürdig, und Ulrich Sachsse selbst war mit seinen Ergebnissen nicht zufrieden. Er wollte hören, wie ich arbeite. So erzählte ich ihm ausführlich von dem von mir entwickelten Behandlungsansatz. Er hörte sehr aufmerksam zu. Die Zeit verging für uns beide wie im Flug, und wir wunderten uns nach vier Stunden, wie schnell sie vergangen war. Wir sollten von da an noch viele, viele Stunden so verfliegen lassen: begeistert für die neue Sichtweise, um Klarheit ringend. Als

Psychoanalytiker hatten wir viele Fragen zu dem, was uns geprägt hatte, und unsere Gespräche brachten uns vielerlei neue Einsichten.

Schon 1995 hielten wir einen ersten gemeinsamen Vortrag, aus dem dann eine Veröffentlichung im „Psychotherapeut“ wurde. Die Resonanz war sehr stark, so als hätte dieses Thema schon lange auf seine Veröffentlichung gewartet. Nun schien die Zeit reif. 1996 boten wir unsere erste gemeinsame Fortbildung an und wurden durch die Teilnehmerinnen und Teilnehmer zu neuen Fragen angeregt. Wir waren selbst überrascht, wie stark die Nachfrage nach diesen Fortbildungen war.

Ulrich Sachsse hatte inzwischen in Göttingen seine Trauma-Station eröffnet und auch alsbald ein Forschungsprojekt auf den Weg gebracht. Inzwischen waren die Fragen subtiler geworden: Immer neue Erkenntnisse der Neurobiologie tauchten auf, die zu einem vertieften Verständnis führten. Wir hörten in den USA von neuen therapeutischen Wegen, pflegten intensiven Austausch mit Kollegen aus anderen Ländern.

Unsere Interessen begannen, sich in zwei Richtungen zu differenzieren: Ulrich wollte vor allem den Nutzen der Trauma-Konfrontation erforschen, mir lag mehr an einer immer genaueren Ausdifferenzierung der stabilisierenden Arbeit. So entwickelten sich auch unterschiedliche Behandlungsstile und -angebote in Bielefeld und in Göttingen, wenngleich die Grundpositionen bis heute gleich geblieben sind.

Es wurde eine Fachgesellschaft gegründet, Leitlinien zur Behandlung der Posttraumatischen Belastungsstörung, an denen wir beratend mitwirkten, wurden entwickelt. Das, was noch vor wenigen Jahren beinahe exotisch erschien, die Beschäftigung mit Trauma-Folgestörungen, war auf einmal etabliert.

Ulrich Sachsse stellt in diesem Buch seine Arbeitsweise mit der traumazentrierten Psychotherapie vor, die sich in Göttingen aus dem entwickelt hat, was ich heute „Psychodynamisch imaginative Trauma-Therapie“ (PITT) nenne. Ergänzend gibt es zahlreiche Kapitel, die traumatherapeutisch von großem Interesse sind. Besonders erwähnen möchte ich das Kapitel zur Stressverarbeitung sowie die Übersetzung der Leitlinien der International Society for Traumatic Stress Studies (ISTSS) zum Umgang mit so genannten wiederentdeckten Erinnerungen.

Das Buch macht verschiedenste Ansätze der Trauma-Therapie deutlich. Ulrich Sachsse ist es gelungen, namhafte Vertreter verschiedener Schulen für dieses Buch zu gewinnen. Damit können sich die interessierten Leserinnen und Leser einen guten Überblick verschaffen und werden in die Lage versetzt, zu entscheiden, welches Handwerkszeug sie sich aneignen wollen.

Es ist natürlich und der Fortentwicklung der Wissenschaft dienlich, wenn sich neue Behandlungsansätze differenzieren. So wird dieses Buch eine Bereicherung für alle sein, die sich intensiver mit Trauma-Therapie beschäftigen möchten.

Danksagung

Ulrich Sachsse

Wer hat eigentlich aus meiner beruflichen Vergangenheit und Gegenwart nicht zu diesem Buch beigetragen? Wem schulde ich nicht Dank? Es gibt die „Dankbarkeitsübung“, eine Kontemplationsübung, sich in einer bestimmten Situation klarzumachen, wie viele Menschen unverzichtbar waren, damit diese Situation so stattfinden konnte: Die Architekten, Planer und Erbauer eines Hauses mit Keller, Wänden, Fenstern, Dach, Fußboden, Heizung, Elektrizität, Möbeln; die Hersteller von Papier für Notizen, Bücher, Artikel, Informationsmaterial; die Erbauer von Straßen, Schienen, Zügen, Autos, Flugzeugen; die Hersteller von Lebensmitteln, Getränken, Fastfood. Wer einmal in diesen Gedankengängen ist, dem eröffnet sich bald, dass ohne die Natur und ohne die Mitmenschen nichts, aber auch gar nichts denkbar und vorstellbar ist. Alles steht zu allem in Beziehung. So geht es mir auch mit diesem Buch, und meine größte Angst ist es jetzt, dass ich jemanden vergesse, die oder der doch auch wichtig war.

Traumazentrierte Psychotherapie ist das Resultat der Zusammenarbeit von Therapeutinnen und Therapeuten mit Patientinnen und Patienten. Meine Patientinnen haben mit mir viel Geduld gehabt, und sie haben mir viel beigebracht. Ich höre ihnen auch heute noch sehr aufmerksam zu, und ich lerne immer wieder dazu.

Alle meine beruflichen Vorerfahrungen sind in das Buch eingeflossen. Meine wichtigsten psychoanalytischen und psychodynamischen Lehrer waren Hannes Friedrich, Franz Heigl, Karl König, Hanscarl Leuner und Anneliese Heigl-Evers. Mein wichtigster psychiatrischer Lehrer war auch gleichzeitig mein erster Lehrer auf dem Feld der Posttraumatischen Störungen: Ulrich Venzlaff, dessen Einfluss auf mein Denken und mein Arbeiten ich schwerlich überschätzen kann.

Leonore Kottje-Birnbacher, Dieter Birnbacher und Peter Fürstenau haben mir geholfen, die Sichtweisen der Psychoanalyse zu relativieren, Freiheitsgrade im Denken zu finden, die ich vorübergehend verloren hatte. Mein psychoanalytisches Denken wurde erweitert und infrage gestellt durch den Austausch mit den Kolleginnen und Kollegen der Arbeitsgruppe „Artifizielle Erkrankungen“ des Deutschen Kollegium für Psychosomatische Medizin DKPM, insbesondere mit Annegret Eckhardt-Henn, Ursula Gast, Sabine Herpertz, Mathias Hirsch, Reinhard Plassmann und Hans Willenberg.

Den wichtigen Schritt vom neuen psychodynamischen Denken zum neuen psychotherapeutischen Handeln verdanke ich Luise Reddemann. Ihr therapeutisches Handeln hat meines verändert und geprägt. Aus den USA und Israel kamen Rachel Yehuda, Arieh Shalev und Bessel van der Kolk nach Göttingen und gaben ihre Erfahrungen an uns weiter. Hinzu kamen die Anregungen der neuen Kolleginnen und Kollegen aus der „Trauma-Szene“: Ursula Gast, Annette Streeck-Fischer, Birger Dulz, Arne Hofmann, Ibrahim Özkan, Jochen Peichl, Günter Seidler. Dazu kann ich alle Weiteren rechnen, die sich an diesem Buch als Autorinnen und Autoren beteiligt haben. Mein fundiertes Halbwissen zur Stressphysiologie, Hirnphysiologie und Neurobiologie verdanke ich dem Austausch mit Eva Irle und Gerald Hüther von der Georg-August-Universität Göttingen, mit Joachim Spiess vom Max-Planck-Institut für experimentelle Medizin in Göttingen und mit Gerhard Roth vom Hanse-Wissenschaftskolleg Bremen/Delmenhorst. Wissenschaftlich haben mich Katja Eßlinger, Karin Frör, Susanne von der Heyde, Maria-Gabriele Ogris, Silke Schröder, Annegret Tameling, Christina Vogel, Lars Schilling, Gerald Hüther und Falk Leichsenring durch ihre Zusammenarbeit unterstützt.

Bei einigen der Genannten hat sich aus der beruflichen eine persönliche Freundschaft entwickelt.

Meine klinische Erfahrung wäre unmöglich gewesen ohne die Klinik, ohne das Niedersächsische Landeskrankenhaus Göttingen mit seiner Station 9 und ihren Mitarbeiterinnen und Mitarbeitern. Manfred Koller, Hendrik Faure und Franz Kandulski haben mir mehr als einmal den Rücken frei gehalten und mich aktiv unterstützt, wenn Krisen das Projekt „Station 9“ in Gefahr brachten. Der Pflegedienstleiter Kurt Pfeiffer hat ermöglicht, dass Krankenschwestern auf „der 9“ arbeiteten, die dort genau richtig waren. Und Kolleginnen haben Jahre ihrer Berufstätigkeit und ihr inneres Engagement in diese Station eingebracht: Katja Eßlinger, Visal Tumani, Maria-Elisabeth Wollschläger, Maria-Gabriele Ogris, Britta Menne, Susanne von der Heyde, Eva Koscholke, Kristine Augstein, Muriel Sobiray und Sabine Schinschke. Bisher hat da niemand nur so „seinen Job erledigt“.

Das meiste aus diesem Buch ist von Roswitha Ahlborn geschrieben worden, und wie das dann so ist, meistens mehr als einmal. Kerstin Kielhorn hat Vortragskassetten umgewandelt in Entwürfe für einzelne Kapitel, und Christine Unckel hat nicht nur als Autorin, sondern redaktionell und inhaltlich mitgearbeitet.

Ach ja: Vieles in diesem Buch stammt von den Leserinnen und Lesern selbst, die seit 1996 an Seminaren und Vorträgen teilgenommen und mitgewirkt haben.

Zum Schluss denke ich wieder an die Patientinnen. Einige haben mir durch ihre Entwicklung und ihren Erfolg den Glauben daran gegeben, dass diese Psychotherapie so geht und so wirksam ist. Gerade die kann ich jetzt hier natürlich namentlich nicht nennen.

Allen Genannten und vielen Ungenannten noch einmal: Danke!

Inhalt

Einleitung

Zu diesem Buch

Liebe Leserin,
lieber Leser,

vor einigen Jahren stellte ein Stationsteam auf einer Tagung stolz sein neues Trauma-Therapie-Konzept vor. Anschließend sprach ich den Leiter an und meinte, er hätte ruhig etwas deutlicher machen können, dass dieses sein Konzept von Luise Reddemann in Bielefeld entwickelt worden sei. Er schaute mich ehrlich bestürzt an und meinte verdattert: „Aber – das ist doch der Standard!" Recht hat er. Das ist inzwischen der Standard. Und von nichts anderem als diesem Standard handelt auch dieses Buch.

Zur Problematik Posttraumatischer Belastungsstörungen gibt es inzwischen eine umfangreiche, fundierte, differenzierte und gut lesbare Literatur sowohl für Fachleute als auch für Betroffene. Ich habe mich lange gefragt, ob ich dem wirklich noch etwas hinzuzufügen habe. Dass Sie dieses Buch in Händen halten, belegt, dass ich zu der Entscheidung gekommen bin, meine Erfahrungen nicht nur in Vorträgen, Kursen und Seminaren, sondern auch in Form dieses Buchs weitergeben zu sollen.

Worum geht es? An erster Stelle darum, langjährige klinische Erfahrung weiterzugeben. „Klinik der traumazentrierten Psychotherapie" ist der Titel und der Inhalt dieses Buchs. Wenige verfügen über eine so lange, intensive und klinisch relevante Erfahrung wie wir auf der Station 9 im NLKH Göttingen. Ich habe bereits lange bevor Aspekte der Psychotraumatologie aktuell wurden mit jenen Patientinnen ambulant und stationär gearbeitet, um die wir uns auch heute bemühen – damals unter Diagnosen und Therapie-Strategien wie Borderline-Persönlichkeitsstörung (BPS) mit selbstverletzendem Verhalten (SVV), Als-Ob-Persönlichkeit, Narzisstische Persönlichkeitsstörung, frühe Störung, strukturelle Ich-Störung. Ich habe bereits Mitte der 80er Jahre in Vorträgen und Seminaren darauf hingewiesen, dass Realtraumata bei diesen Störungsbildern sehr häufig und sicherlich pathogenetisch relevant sind. Der Austausch in der Arbeitsgruppe „Artifizielle Erkrankungen" des Deutschen Kollegiums für Psychosomatische Medizin (DKPM) mit Annegret Eckhardt-Henn, Jutta Nordmeyer, Mathias Hirsch, Ursula Gast, Uwe Gieler, Hans Willenberg, Reinhard Plassmann, Gerhard Paar, Harald und Hellmuth Freyberger machte deutlich, dass andere in die gleiche Richtung dachten. Das war beruhigend und absichernd, weil die eigenen Einfälle und Erfahrungen bestätigt wurden, aber auch kränkend, weil die eigenen „Entdeckungen" zeitgleich auch andere gemacht hatten. Wie andere in dieser Zeit auch habe ich versucht, den Aspekt Trauma in das bisherige Gebäude der Psychoanalyse zu integrieren. Während dies für die Theorie erfolgreich gelang, scheiterte es für die Praxeologie der konkreten Behandlung. Leichte Modifikationen und kleine technische Korrekturen am Standardvorgehen reichten nicht.

Im Sommer 1994 fuhr ich nach Bielefeld, weil ich gehört hatte, dass Luise Reddemann dort bereits seit einigen Jahren mit Behandlungsstrategien arbeitete, die spezifisch für Opfer sexualisierter Gewalt entwickelt worden seien. Ich hatte ihr mein gerade erschienenes Buch „Selbstverletzendes Verhalten" geschickt, und sie fand dafür freundlich-lobende Worte. Gleichzeitig sagte sie mir in der ihr eigenen Klarheit, dass sie das dort beschriebene, auf Übertragung und projektiver Identifikation basierende, interaktionsreiche Therapie-Vorgehen schädlich finde. Sie arbeite inzwischen anders. In Bielefeld habe sie eine Therapie entwickelt, die psychodynamisches Denken und Diagnostizieren uneingeschränkt anwende, aber neue therapeutische Konsequenzen daraus zieht. Das habe ich mir dann genau angehört. Es hat mich auf dem Hintergrund meiner Erfahrungen mit der Katathym-imaginativen Psychotherapie (KiP) überzeugt, und ich habe es abgekupfert. Seitdem tauschen wir uns regelmäßig aus, arbeiten zusammen, profitieren von unseren Synergie-Effekten und unseren Differenzen.

Seit 1996 geben wir unsere Erfahrungen in Kursen und Seminaren zur traumazentrierten Psychotherapie weiter, gemeinsam und solo. Mehrere hundert Kolleginnen und Kollegen haben inzwischen unser Curriculum durchlaufen und an der Profilierung, Präzisierung und Fortentwicklung der Therapie mitgewirkt.

Diese intensive Zusammenarbeit hat dazu geführt, dass wir zeitweise in der psychotherapeutischen und wissenschaftlichen Community überwiegend als Tandem wahrgenommen wurden: „Reddemann und Sachsse" – oder gar „Sachsse und Reddemann", was die inhaltliche und geschichtliche Entwicklung verfälschte. Beide reagieren wir sensibel auf Vereinnahmung, Übergriffigkeit, Grenzüberschreitung und freundschaftliche Enteignung. Uns beiden sind unsere Grenzen, unsere Eigenwilligkeit und unsere Unterschiedlichkeit unverzichtbar – gerade bei der sehr langen Zusammenarbeit, die uns seit vielen Jahren verbindet. Trotzdem lässt sich nicht vermeiden, dass in diesem Buch sehr viele Gedankengänge, Entdeckungen und Entwicklungen von Luise Reddemann enthalten sind, ohne dass ich das in jedem Satz kennzeichnen werde. Wie gesagt: Das ist inzwischen halt der Standard. – Wir beide schätzen die Musik. Ich habe für mich die Metapher gefunden, dass dieser Standard wie ein Thema ist, das zu Variationen einlädt und zur Interpretation. Dieses Buch ist eine Komposition von Variationen auf dieses Thema.

Dieses Buch ist von einem Autor und vielen Mitautorinnen und Mitautoren geschrieben worden. Ich bin nicht der Ansicht, es sei nachrangig oder gar beliebig, welche Geschlechtsform in Texten gewählt wird. Dazu muss man weder feministisch noch patriarchalisch argumentieren, es reicht ein kurzes Gespräch mit einem Werbefachmenschen, um sich von dieser Vorstellung endgültig zu verabschieden. In amerikanischen Veröffentlichungen wird inzwischen Therapeutin und Therapeut, Patientin und Patient, er und sie, Autor und Autorin entweder strikt abgewechselt – manchmal im gleichen Satz – oder randomisiert als Formulierung gewählt. Ich möchte es in diesem Buch auch so machen, ohne den Text allerdings ein Randomisierungsprogramm durchlaufen zu lassen. Wenn die Wahl der weiblichen oder männlichen Form also manchmal willkürlich, unsystematisch oder unordentlich wirkt, so ist das in Ordnung so.

Die Kapitel und Beiträge in diesem Buch entspringen unterschiedlichen Quellen. Einige sind aus wissenschaftlichen Artikeln hervorgegangen, überwiegend aus der Zeitschrift „Persönlichkeitsstörungen – Theorie und Therapie" (PTT) oder aus Kapiteln im „Handbuch der Borderline-Persönlichkeitsstörungen". In diesen Kapiteln ist die übliche wissenschaftliche Zitierweise beibehalten worden mit Literaturhinweisen im Text und umfangreichem Literaturverzeichnis zum Abschluss des Kapitels. Diese Kapitel sind auch eher „wissenschaftlich" formuliert. Andere Kapitel entspringen therapeutischen Erfahrungen oder sind aus Seminaren und Vorträgen hervorgegangen. Bei diesen Kapiteln findet sich am Ende ein Hinweis auf „Weiterführende Literatur". Sie sind eher seminaristisch formuliert.

Dieses Buch hat einen Wachstumsprozess durchlaufen. Vieles ist als Beitrag oder ganzes Kapitel im Laufe seiner Entstehung dazugekommen. Trotzdem ist es unvollständig. So fehlt ein Kapitel über die spezielle Problematik der Behandlung von Männern, und erst recht fehlt ein Kapitel zur Behandlung psychisch kranker Rechtsbrecher in der Forensik. Da tut sich viel, und es wird noch mehr Entwicklung geben. – Gegenwärtig ist auch die juristische Szene in Bewegung. Auch da sind die Beiträge in diesem Buch unvollständig. Sicherlich werden Sie als Leserin oder Leser weitere Aspekte schmerzlich vermissen.

Das Buch wendet sich vorwiegend an Psychotherapeutinnen und Psychiater, Psychoanalytikerinnen und Psychologen, Fachärzte für Psychotherapeutische Medizin und andere Expertinnen. Ansprechpartner ist eine Psychologin oder ein Arzt mit guten Grundlagenkenntnissen so im dritten Weiterbildungsjahr. Aus früheren Veröffentlichungen weiß ich, dass auch Betroffene Fachbücher lesen. Ich habe mich bemüht, nicht krampfhaft abstrakt zu schreiben, wenn ich auch eine Möglichkeit gefunden habe, etwas allgemein verständlich zu formulieren. In dieser Hinsicht bin ich Schüler meines Lehrers Karl König, der immer vertreten hat: „Wer etwas wirklich verstanden hat, kann es auch einfach und verständlich ausdrücken."

Ich schätze die gegenwärtige Bandbreite der wissenschaftlichen Diskussion zwischen Spiritualität und Neuromythologie. Meine Arbeit und dieses Buch wären undenkbar ohne den dichten, freundschaftlichen Austausch mit Neurobiologen und Hirnforschern: Eva Irle und Gerald Hüther von der Georg-August-Universität Göttingen, Joachim Spiess vom Max-Planck-Institut (MPI) für Molekulare Neuroendokrinologie Göttingen und Gerhard Roth vom Hanse-Wissenschaftskolleg (HWK) Delmenhorst/Bremen. Wenn ich also zur Hirnphysiologie frei assoziiere, stammen meine Tagesreste aus solchen Gesprächen. Verantwortlich zeichne selbstverständlich ich allein.

Psychotherapie wird durch Selbsterfahrung gelernt. Ein therapeutisches Vorgehen kann nur dann wirksam werden, wenn die Therapeutin davon überzeugt ist und es authentisch vermittelt. Wenn Sie spüren, dass eine Übung, ein Element dieser Therapie oder gar das ganze therapeutische Vorgehen Ihnen nicht liegt, nicht entspricht, widerstrebt, unsympathisch ist, dann werden Sie damit nicht erfolgreich und für Ihre Patienten hilfreich arbeiten können. Dieses Buch ist sehr ausführlich und möglichst konkret, auch wenn es kein Therapie-Manual ist. Es enthält bewusst auch viel Redundanz. Trotzdem kann es kein Weiterbildungs-Seminar und auch keine Selbsterfahrung ersetzen. Ich hatte in Lehrbüchern schon etwas über Maniker gelesen, aber ich wusste gar nichts von Manikern, bevor ich nicht den ersten auf der Station hatte. Und ich wusste auch gar nichts über Trauma-Expositions-Behandlung, bevor ich nicht meine erste diesbezügliche Selbsterfahrung hinter mir hatte.

Alle Behandlungsbeispiele in diesem Buch sind fiktiv. Ich habe Aspekte von Patientinnen zusammengestellt, „Gestalten" gebildet, „Typen" entworfen, und die anderen Autoren sind ebenso vorgegangen. Wir haben unsere Patientinnen verkleidet, aber nicht verfälscht. Jedes Beispiel könnte exakt so vorgekommen sein.

Zur Zeit der Baumblüte bin ich gejoggt. Mein Blick fiel auf einen Baum, der wohl Opfer eines Blitzschlages geworden war. Dieser Baum war schwarz und tot – fast tot. Denn aus einem dicken Seitenast sprossen Blätter und Blüten. Ja, der Baum stand in voller Blüte, auf seine Art. Er lebte. Er hatte innerlich sein gesundes Holz abgegrenzt gegen das tote Holz. An einigen Stellen waren tiefe Narben, und vielfach zerfiel das tote Holz bereits. Dieses tote Holz beheimatete zwei Vogelnester und diente Insekten zur Nahrung. In der Tat: Dieser Baum lebte. Er ist mir ein Symbol für Selbstheilung wie für traumazentrierte Psychotherapie und ziert das Cover dieses Buchs.

Die ganze Trauma-Szene ist in Bewegung. Die Ergebnisse zur Funktionsweise des menschlichen Gehirns expandieren gegenwärtig exponenziell. Insofern kann dieses Buch kein Schlusspunkt sein. Allenfalls ein Semikolon.

Ulrich Sachsse, Göttingen, im Frühling 2004

Weiterführende Literatur

Fischer G, Riedesser P (1998). Lehrbuch der Psychotraumatologie. München, Basel: Ernst Reinhardt Verlag.

Hirsch M (Hrsg) (1989). Der eigene Körper als Objekt. Zur Psychodynamik selbstdestruktiven Körperagierens. Berlin, Heidelberg, New York: Springer (Neuausgabe: Gießen: Psychosozial-Verlag 1998).

Hüther G (2002). Gebrauchsanleitung für ein menschliches Gehirn. Göttingen: Vandenhoeck & Ruprecht.
Kernberg OF, Dulz B, Sachsse U (Hrsg) (2001). Handbuch der Borderline-Störungen. 2. Aufl. Stuttgart, New York: Schattauer.
Özkan I, Streeck-Fischer A, Sachsse U (Hrsg) (2002). Trauma und Gesellschaft. Vergangenheit in der Gegenwart. Göttingen: Vandenhoeck & Ruprecht.
Plassmann R (Hrsg) (1994). Factitious Disease. Basel: Karger.
Reddemann L (2001). Imagination als heilsame Kraft. Stuttgart: Pfeiffer bei Klett-Cotta.
Reddemann L (2004), Psychodynamische Imaginative Traumatherapie. PITT – Das Manual. Stuttgart: Pfeiffer bei Klett-Cotta.
Reddemann L, Sachsse U (1996). Imaginative Psychotherapieverfahren zur Behandlung in der Kindheit traumatisierter Patientinnen und Patienten. Psychotherapeut; 41: 169–74.
Reddemann L, Sachsse U (1997). Praxis der traumazentrierten Psychotherapie I: Stabilisierung. Persönlichkeitsstörungen; 1: 113–47.
Reddemann L, Sachsse U (1998). Praxis der traumazentrierten Psychotherapie II: Traumaexposition. Persönlichkeitsstörungen; 2.
Roth G (2001). Fühlen, Denken, Handeln. Wie das Gehirn unser Verhalten steuert. Frankfurt a. M.: Suhrkamp.
Sachsse U (1987). Selbstbeschädigung als Selbstfürsorge. Zur intrapersonalen und interpersonellen Psychodynamik schwerer Selbstbeschädigungen der Haut. Forum Psychoanal; 3: 51–70.
Sachsse U (1995). Die Psychodynamik der Borderline-Persönlichkeitsstörung als Traumafolge. Forum Psychoanal; 11: 50–61.
Sachsse U (2002). Selbstverletzendes Verhalten. Psychodynamik – Psychotherapie. 6. Aufl. Göttingen, Zürich: Vandenhoeck & Ruprecht.
Sachsse U, Eßlinger K, Schilling L (1997). Vom Kindheitstrauma zur schweren Persönlichkeitsstörung. Fundamenta Psychiatrica; 11: 12–20.
Sachsse U, Özkan I, Streeck-Fischer A (Hrsg) (2002). Traumatherapie – Was ist erfolgreich? Göttingen: Vandenhoeck & Ruprecht.
Seidler GH, Laszig P, Micka R et al. (Hrsg) (2003). Aktuelle Entwicklungen in der Psychotraumatologie. Theorie – Krankheitsbilder – Therapie. Gießen: Psychosozial-Verlag.
Streeck-Fischer A, Sachsse U, Özkan I (Hrsg) (2002). Körper – Seele – Trauma. 2. Aufl. Göttingen: Vandenhoeck & Ruprecht.
Willenberg H, Hoffmann SO (Hrsg) (1997). Handeln – Ausdrucksform psychosomatischer Krankheit und Faktor der Therapie. Frankfurt a. M.: VAS.

Zur Geschichte der Psychotraumatologie

Ulrich Venzlaff, Birger Dulz, Ulrich Sachsse

Ich habe meine Lehrzeit
hinter mir
Ich lernte hören und sehen:
Fast alle Menschen taten
fast allen Menschen
fast alles

Und fast alle Menschen
denen fast alles angetan wurde
sagten dann
mit fast versagender Stimme:
„Der Tag wird kommen

Der Tag an dem wir fast allen
fast alles antun werden
was sie uns angetan haben“
Ich hörte sie das selbst sagen
fast wörtlich

Und solange das
fast alles ist was sie wollen
oder fast alles
was sie wissen von dem was sie wollen
wird dieser Tag
von dem sie fast alle fast träumen
immer wieder nur fast kommen
nie ganz wirklich

Erich Fried

Am 14. Mai 1896 teilte die „Wiener Klinische Wochenschrift“ in der Ausgabe Nr. 20 ihres IX. Jahrganges auf Seite 420 mit, dass der „Verein für Psychiatrie und Neurologie“ in Wien unter Vorsitz von Hofrath v. Krafft-Ebing am 21. April 1896 getagt hatte. Schriftführer Dr. Starlinger hatte als dritten Vortrag dieses Abends vermerkt: „Docent Sigm. Freud: Über die Aetiologie der Hysterie“. Entgegen den üblichen Gepflogenheiten fehlte sowohl eine Zusammenfassung des Vortrages als auch der Diskussion. Das einzige Dokument über die Reaktion auf seinen Vortrag stammt von Freud selbst, der fünf Tage nach dem Referat, am 26. April 1896, in einem Brief an seinen engsten Freund Wilhelm Fließ schrieb:

„Ein Vortrag über Aetiologie der Hysterie im psychiatrischen Verein fand bei den Eseln eine eisige Aufnahme und von Krafft-Ebing die seltsame Beurteilung: Es klingt wie ein wissenschaftliches Märchen. Und dies, nachdem man ihnen die Lösung eines mehrtausendjährigen Problems, ein caput Nili aufgezeigt hat! Sie können mich alle gern haben, euphemistisch ausgedrückt.“ (Freud 1986)

Was war diese Entdeckung der Quelle der Hysterie, die rasch zu Freuds fachlicher und gesellschaftlicher Ächtung führte, sodass er bereits am 4. Mai 1896 Fließ brieflich wissen ließ: „Isoliert bin ich, daß Du zufrieden sein kannst. Es sind irgendwelche Parolen ausgegeben worden, mich zu verlassen, denn alles fällt ringsum von mir ab.“ Entgegen dem Rat seiner Freunde veröffentlichte Freud seinen Vortrag bereits im Mai/Juni 1896 in den Nummern 22 bis 26 der „Wiener Klinischen Rundschau“ und nahm seine Arbeit auch in seine Gesammelten Werke auf. Dort kann jeder den inzwischen vielfach zitierten Satz lesen:

„Ich stelle also die Behauptung auf, zugrunde jedes Falles von Hysterie befinden sich – durch die analytische Arbeit reproduzierbar, trotz des Dezennien umfassenden Zeitintervalles – eine oder mehrere Erlebnisse von vorzeitiger sexueller Erfahrung, die der frühesten Jugend angehören.“ (Freud 1896, S. 439)

Freuds Vortrag und Veröffentlichung zur Ätiologie der Hysterie als Resultat von sexuellem Kindesmissbrauch wird heute vielfach als Ursprung von Überlegungen angesehen, psychische Symptome könnten Resultat traumatischer Erfahrungen sein. Aber Freuds Ausführungen hatten gewichtige Vorläufer. Von Anfang an – d. h. mindestens seit dem 18. Jahrhundert – durchzogen zwei Polaritäten die Diskussionen über die Folgen von so genannten „Realtraumatisierungen“ auf die menschliche Psyche:

- Handelt es sich um organische Erkrankungen oder um psychische Störungen?
- Handelt es sich um Krankheiten oder um Simulationen und Betrügereien?

Die damals neue Wissenschaft von der Neurologie entdeckte zunächst die neurologisch-somatischen Wurzeln von Trauma-Folgen. Dr. Maty beschrieb 1766 den Unfall des Count de Lordat: Dieser hatte fünf Jahre zuvor einen Unfall in einer Kutsche erlitten, der zunächst kaum Folgen hinterließ. Sechs Monate später entwickelte der Count Sprachstörungen und eine progrediente linksseitige Armschwäche. Im März 1765 – also vier Jahre nach dem Unfall – starb er, schwer depressiv und kaum noch sprachfähig. Eine Hirnobduktion zeigte Blut und Lymphe in der Pia mater, eine Vergrößerung der Medulla oblongata und eine Verhärtung der Membrane der Spinalnerven (s. Erichsen 1882). Britische Autoren wie Abercrombie (1828), Sir Benjamin Brodie (1837) und der Chirurg Syme (1862) bestätigten, dass Schocktraumata der Wirbelsäule zur Markerweichung oder zum Funktionsverlust der Spinalnerven führten. Amerikanische Wissenschaftler wie Lidell (1864) oder auch der Franzose Boyer (1814) vertraten ebenfalls, dass die Nerven der Wirbelsäule aufgrund einer organischen Veränderung ihre Funktion verlören, obwohl (noch) kein organisches Korrelat bei den Autopsien zu finden war.

Von großem Einfluss war das Buch von John Eric Erichsen, Chirurgie-Professor am University College Hospital London, das 1882 unter dem Titel „On Concussion of the Spine“ erschien und sechs Vorlesungen aus dem Jahre 1866 sowie acht weitere aus dem Jahre 1875 zusammenfasste. Besonderes Interesse fand in diesen Jahren die „Railway Spine“, die „Eisenbahn-Wirbelsäule“. Am 15. September 1830 war die Eisenbahnlinie Liverpool-Manchester eröffnet worden, und gleich am ersten Tag hatte es einen Unfall gegeben. Das Eisenbahnnetz expandierte trotzdem, und auch die Unfälle nahmen zu. Eine ausgezeichnete Beschreibung dessen, was wir heute als akute Posttraumatische Belastungsstörung diagnostizieren würden, stammt übrigens von Charles Dickens, der die Auswirkungen des Eisenbahnunglücks von Staplehurst in Kent am 9. Juni 1865 auf ihn selbst als Fahrgast in einem Brief an Thomas Miller vier Tage später darstellte (s. Foster 1969). Wer die „Sammlung Deutscher Gedichte“ von Benno von Wiese in seinem Deutschunterricht durchlebt hat, kennt vielleicht auch die Ballade „Die Brücke am Tay“, in der ein Eisenbahnunglück poetisch geschildert wird. – Erichsen untersuchte viele der Unfallopfer und beschrieb bei 14 von ihnen eine Veränderung der Molekularstruktur, eine chronische Myelitis mit Ausdehnung auf die Hirnhäute, verursacht durch heftige Rückenmarksirritationen als Folge von Stoßverletzungen. Die Wirbelsäulenerschütterung wurde geradezu als „Erichsen’s Disease“ tituliert.

Die Gegenposition wurde 1885 von Herbert Page, Chirurg der „London and North-Western Company“, eingenommen. Er sah – möglicherweise geleitet durch seine Tätigkeit bei den Betreibern einer Eisenbahnlinie – bei 150 Fällen in den Folgen von Zugunglücken „nervöse“ Symptome ohne Organveränderungen, mithin eine „traumatische Hysterie“. De la Tourette folgerte:

> „Der Geisteszustand der Personen, welche das Trauma erlitten haben, gleicht dem Geisteszustande der Hypnotisierten, und die allgemeine Meinung, welche sich von der Ansicht Pages freimachte, ist die, daß Neurasthenie und Hysterie die Hauptfaktoren des Railway-brain sind.“ (de la Tourette 1894, S. 48)

De la Tourette schilderte weiter Fälle eines „Mutismus hystericus“, so bei einer von Kussmaul beschriebenen Patientin, die als 13-Jährige unter einen Wagen gefallen sei und nur leichte Hautverletzungen erlitten habe; sie habe aber die Sprache verloren und „13 Monate lang wurde alles Mögliche versucht, aber ohne Erfolg. Eines Tages stürzte sie ihrer Mutter in die Arme, flüsternd: ‚Mutter, ich werde wieder sprechen.‘ Sie war geheilt.“

Shaw (1870) unterstützte Pages Hypothese von der psychologischen Natur von Unfallfolgen ebenso wie Le Gros Clark (1870). Putnam (1881) schloss sich in Boston der Sichtweise von Page an, und das „Boston Medical and Surgical Journal“ publizierte zwischen 1881 und 1883 mehrere Artikel zu diesem Thema. Putnam (1881) wie Walton (1883) schlugen vor, nicht mehr von „Railway Spine“, sondern von „Railway Brain“ zu sprechen, um auch die zentral bedingten allgemeinnervösen Störungen und psychischen Veränderungen zu erfassen.

1884 trat in Deutschland eine gesetzliche Unfallversicherung in Kraft, in deren Folge Nervenärzte Unfallfolgen zu begutachten hatten. Der Neurologe Hermann Oppenheim sah zwar, dass bei den „Unfall-Neurosen“ „psychische Erschütterungen“ eine wesentliche Rolle spielten (1898, S. 801ff), prägte aber zuvor (1889; 1892) den Begriff der „traumatischen Neurose“, die er organisch als Folge tief greifender Erschütterungen im Zentralnervensystem verstand. Oppenheim griff damit Griesingers Konzept auf, der vermutet hatte, Schreck- und Schockerlebnisse im Rahmen von Unfällen könnten molekulare Störungen im ZNS, also noch unbekannte „Veränderungen im Gehirn“ (Griesinger 1876, S. 418) verursachen. Griesinger war es auch gewesen, der den Psychiatrie-Moralisten den wichtigen Satz entgegengehalten hatte, „daß in jeder Geisteskrankheit das Gehirn leide und daß dieses Leiden die nächste Ursache jener sei“ (S. 5), mithin „vor allem in den psychischen Krankheiten jedesmal Erkrankungen des Gehirns zu erkennen“ seien (S. 1); Griesinger ging dabei von einem ganzheitlichen Denken aus, schrieb vom „Irresein als Ganzes“ (S. 108) und der „Tatsache der Einheit von Leib und Seele“ (S. 5f). Er wies auch darauf hin, dass Irresein von schweren Schicksalsschlägen oder zu harter Erziehung verursacht werden kann.

Schultze (1889) und Seeligmüller (1908) gehörten dann zu den Ersten, die der Organogenese und der nervösen Psychogenese eine Spezialform der Psychogenese hinzufügten: Sie vermuteten hinter vielen der so genannten traumatischen Neurosen einfach Simulation, somit versuchten Versicherungsbetrug, wobei die von Schultze auf einem Kongress vorgetragenen Ansichten „wenig Anklang (...) gefunden zu haben schienen“ (de la Tourette 1894, S. 53). Aber Kraepelin (1915, S. 1657) meinte hinsichtlich der Ätiologie der Hysterie bereits damals, dass er „bei 70–80% der Fälle belastende Umstände“ habe nachweisen können, insbesondere „in 33,4% Belastungen vonseiten der Eltern“. Im Übrigen schrieb er: „Ganz besonders reich an psychischen Ursachen des Irreseins ist der Krieg (...). Der Grund liegt (...) hauptsächlich (...) in der dauernden Schädigung durch (...) tiefgreifende, anhaltende gemütliche Erregungen.“ (Kraepelin 1909, S. 125)

Die Quellen der Auseinandersetzung mit Unfalltraumata lagen also überwiegend in England, dann in den USA, später auch in Deutschland. Der Ursprung der Dispute über aggressive Kindesmisshandlung und sexualisierte Gewalt gegen Kinder (d. h. auch Inzest) sind in Frankreich zu finden. Ambroise Auguste Tardieu – Professor für Gerichtsmedizin der Pariser Universität, Dekan der Medizinischen Fakultät und Präsident der „Académie de Médecine“ – veröffentlichte 1860 in den „Annales d'hygiène publique et de médecine légale“ („Annalen der öffentlichen Hygiene und der Gerichtsmedizin“) eine gerichtsmedizinische Studie über die Misshandlung und schlechte Behandlung von Kindern („Étude médico-légale sur les sévices et mauvais traitements exerces sur des enfants“). Tardieu fand bei seinen Begutachtungen, dass kleine Kinder – häufig von den eigenen Eltern – aufs grausamste misshandelt, ja geradezu gefoltert, und sexuell missbraucht sowie bei alledem nicht selten zu Tode gequält würden. Tardieu wusste, dass die Gesellschaft seine Ausführungen – milde gesagt – nicht schätzte: Sein bereits 1857 erschienenes und bis 1878 sechsmal neu aufgelegtes Buch „Étude médico-légale sur les attentats aux moeurs“ („Gerichtsärztliche Untersuchung über Unzucht“) ist in der Fachliteratur kaum zitiert worden. In diesem Werk belegt Tardieu, dass zwischen den Jahren 1858 und 1869 in Frankreich 11576 Menschen wegen Vergewaltigung oder versuchter Vergewaltigung angeklagt worden sind, davon nicht weniger als 9125 wegen solcher Delikte an Kindern, fast immer Mädchen. Tardieu hat jedoch die Hysterie noch nicht mit Realtraumata in Verbindung gebracht und gemeint, dass die hysterischen Frauen ein gemeinsamer Zug charakterisiere, „das ist die instinktive Verstellung, die eingewurzelte und unaufhörliche Lust an der Lüge ohne persönliches Interesse, einfach um zu lügen" (zit. nach de la Tourette 1894, S. 284). Entweder Ansichten wie diese oder aber die hinsichtlich der Realtraumata investigativ-revolutionäre o. g. Publikation von Tardieu mögen de la Tourette dazu bewogen haben zu schreiben:

> „Man weiß in der That, welchen verderblichen Einfluß die Literatur (...) auf das richtige Verständnis der Hysterie hatte. Wenn es noch allein die Literaten wären, welche uns die Hysterische als ungewöhnliches Wesen schilderten, was wir freilich schon wissen! Aber es sind die Ärzte selbst, wie Tardieu (...) und viele andere, die sozusagen jene noch überboten haben." (ebd., S. 313)

Anfangs hatte Tardieu großen Einfluss, u. a. auf Alexandre Lacassagne, Professor für Gerichtsmedizin an der Universität Lyon, auf Garraud, Professor für Strafrecht an der Juristischen Fakultät in Lyon, sowie auf den Lacassagne-Schüler Bernard, der in seinem Buch „Des Attentats à la pudeur sur les petites filles" („Über Sittlichkeitsvergehen an jungen Mädchen" [1886]) zwischen 1827 und 1870 in Frankreich 36176 aktenkundig gewordene Fälle von Vergewaltigung und Sittlichkeitsverbrechen an Kindern bis zum Alter von 15 Jahren belegte – gegenüber nur 9653 an Erwachsenen in demselben Zeitraum.

Paul Camille Hippolyte Brouardel war Assistent, später Nachfolger von Tardieu. Er machte die Autopsien in der Pariser „Morgue" dreimal wöchentlich zu einer für die Medizinstudenten öffentlichen Veranstaltung und schrieb das Buch „Les attentats aux moeurs" („Die Sittlichkeitsvergehen"), das posthum veröffentlicht wurde (1909). Auch er schilderte viele Fälle von gewalttätigem Inzest bis hin zum Mord an Kindern im Rahmen sexueller Handlungen.

In jener Zeit von Brouardel kam es aber auch zu einer Umwertung der Aussagen junger Mädchen, sie seien sexuell missbraucht worden. Fournier (1880) machte den Anfang mit seiner Rede „Simulation d'attentats vénériens sur des jeunes enfants" („Vortäuschung geschlechtlicher Angriffe durch kleine Kinder") auf einer Tagung der „Académie de Médecine". Hatte Tardieu der Simulation und der Pseudologia Phantastica nur ein kurzes Kapitel gewidmet, so geriet dieser Aspekt in Brouardels Buch zum Hauptkapitel. Brouardel behauptete, 60 bis 80% der Anklagen wegen sexuellen Missbrauchs an Kindern seien unbegründet. Er stützte sich auf auch im Jahre 1905 erschienene Aufsätze von Dupre über die kindliche Mythomanie (Lügensucht), die Brouardel auch bei hysterischen Frauen gefunden habe, welche aufgrund genitaler Halluzinationen angegeben hätten, vergewaltigt worden zu sein, sowie auf die Neigung von Hysterikern, sich mit gewissenlosen Lügengeschichten interessant zu machen (s. Brouardel 1909).

Docteur Claude Etienne Bourdin verfasste 1882 (publiziert 1887) einen Aufsatz über „Les enfants menteurs" („Die verlogenen Kinder"), und 1887 unterstützte Motet die Thesen Bourdins in seiner Abhandlung „Les faux témoignages des enfants devant la justice" („Die falschen Zeugenaussagen von Kindern gegenüber der Justiz"). Schließlich stellte der Chefarzt der Klinik im Polizeihauptquartier und Mitarbeiter Brouardels, Paul Garnier, in seiner Untersuchung „Les hystériques accusatrices" („Die hysterischen Anklägerinnen" [1903]) einen Zusammenhang zwischen Sexualität, Hysterie und dem Lügen her: Eine 22-jährige Frau, die ihren Vater des Inzests beschuldigt habe, habe ausgesagt, dass ihr Bruder bereits mit zehn oder zwölf Jahren der Liebhaber seiner und ihrer Mutter gewesen sei und dass ihre Schwester nach einer zwei Jahre lang unversorgt gelassenen Beinverletzung schließlich an einem Schwächeanfall verstorben sei. Die Frau wurde ins Irrenhaus „Sainte-Anne" eingeliefert – kein Einzelfall.

Und nicht die einzige Ansicht. So hat Janet (zit. nach de la Tourette 1894, S. 319f) gemeint, dass es zwar allgemein als Axiom angesehen werde, „daß die Hysterischen und die hierher gehörigen Personen beständig lügen, und mehr als einer wiederholt diese Behauptung, ohne jemals ihre Richtigkeit untersucht zu haben". Er aber

„glaube, daß sie nicht viel mehr lügen als die gewöhnlichen Sterblichen“:

„Unter 15 Personen (...) habe ich nur eine gefunden, bei der die Gewohnheit zu lügen auffällig gewesen wäre. Wenn es aber derartige Charaktere gibt, und es gibt sie tatsächlich, so ist es doch falsch, darüber in Entrüstung zu geraten; es ist vielmehr unsere Pflicht, eine Erklärung dafür zu suchen.“ (ebd.)

Diese Diskussion lernte Sigmund Freud kennen, als er 1885 bei dem führenden Neurologen und Psychiater der damaligen Zeit und Leiter der Pariser „Salpêtrière“, Jean Martin Charcot, hospitierte. Charcot war selbst an dieser Diskussion beteiligt. Bei einer Patientin hat er – so der Oberarzt von Charcot und einstige Assistent Brouardels, Gilles de la Tourette – einst eine „ausgesprochene und geheilte Epilepsie aus spinaler Ursache“ (S. 49) diagnostiziert, die man „heute ohne Bedenken“ als „Hystero-traumatische Anfälle (...) wahrscheinlich von partieller epileptischer Form nach einem Sturz“ bezeichnen würde. Charcot hat später, wie de la Tourette (S. 320) ebenfalls kolportierte, „häufig in seinen Vorlesungen gleichzeitig 5 oder 6 hysterische Männer vorgestellt und (...) dieselben seinen Zuhörern mit den Worten übergeben: ‚Untersuchen Sie dieselben jetzt selbst, und ich bitte Sie, mir, ohne sich nach der Ätiologie zu erkundigen, zu sagen, welche von den Kranken ein Trauma erlitten haben.‘“ Und de la Tourette führt aus:

„Bei der Entwickelung der Hysterie spielt das Trauma eine große Rolle; aber sein provokatorischer Einfluß steht nicht in geradem Verhältnis zu der Heftigkeit des erlittenen Shocks (...). Das Trauma übt seine Wirkungen aber nur aus, (...) indem es auf die vorhandenen erblichen Anlagen einwirkt.“ (ebd., S. 47)

Charcot erforschte das bemerkenswerte Phänomen, dass es zwei ganz unterschiedlich verlaufende Formen der Fallsucht gab. Bei der einen Form führte jeder Anfall zu einer Verschlechterung des Krankheitsbildes, und die Kranken starben schließlich schwerst behindert. Für dieses Krankheitsbild setzte sich die Bezeichnung „Epilepsie“ durch. Bei der anderen Form waren die Anfälle nicht weniger heftig, manchmal sogar dramatischer, aber hinterher ging es den Kranken eher besser als vor dem Anfall. Diese Form fand sich bei Frauen wesentlich häufiger als bei Männern, und das war auch im Altertum schon bekannt. Frauen unterscheiden sich von Männern bekanntlich u. a. durch ihren Uterus, ihr Hysteron. Die Hypothese des Altertums, diese Anfälle seien Krämpfe eine Art Wanderuterus, ließ sich nicht aufrechterhalten. Erhalten hat sich das Wort: Hystero-Epilepsie, Hysterie, Hysterika, Hysteriker. Dieser damals nicht abwertende, sondern nüchtern-wissenschaftliche Terminus war die gängige Metapher für alle psychogenen Phänomene. Charcot stellte nämlich fest, dass sich hysterische Symptome durch Hypnose behandeln und provozieren ließen. Damit war der Organogenese seelischer Erkrankungen Griesingers die Möglichkeit der Psychogenese entgegengesetzt. Organogenese versus Psychogenese sollte ein Jahrhundert lang die Diskussion in Psychiatrie, Psychologie und Psychoanalyse dominieren. Erst heute fällt dieser Dualismus in sich zusammen.

Mit dem Psychiater Valentin Magnan hatte Charcot 1882 einen Aufsatz über „Inversion du sens génital et autres perversions sexuelles“ („Verkehrung der genitalen Empfindungen und andere sexuelle Perversionen“) veröffentlicht und darin Tardieu zitiert. Beide Autoren vermuteten einen Zusammenhang zwischen Geisteskrankheiten und der Neigung mancher Männer zu unzüchtigen Straftaten. Sie rechneten Menschen mit perversen Delikten zu „fous lucides“ („Irre mit klarem Verstand“), die bei erhaltenen intellektuellen Fähigkeiten triebbestimmt-zwanghaft ihre krankhaften Begierden befriedigen müssten. Ansonsten tendierte Charcot zur Meinung Brouardels, Hysterikerinnen hätten einen Hang zum Lügen. Freud hat nach eigenem Bekunden Vorlesungen und Demonstrationen Brouardels besucht. In seinem Bücherschrank befanden sich die zentralen Werke von Tardieu, Bernard und Brouardel.

Ende der 80er Jahre des 19. Jahrhunderts widmeten sich also gleichzeitig zwei Schüler Charcots der Erforschung der Hysterie: der Franzose Pierre Janet und der Österreicher Sigmund

Freud mit seinem väterlichen Freund und Mentor Josef Breuer. Beide kamen zu ganz ähnlichen Resultaten. Janet sprach von „Dissociation" (1889), Freud (und Breuer) von einer „Spaltung des Bewußtseins (...) als double conscience" (1895, S. 91) sowie später von der „Annahme einer Dissoziation – Spaltung des Bewußtseinsinhaltes" zur Bewältigung unerträglicher sexueller Missbrauchserfahrungen. Beide reklamierten die Entdeckung für sich, ganz im Forschergeist ihrer Zeit: Wer erreicht die Quelle des Nil als Erster?

Aus der Behandlung hysterisch erkrankter Frauen einerseits und der Zusammenarbeit von Josef Breuer und Sigmund Freud andererseits entwickelte sich bekanntlich die spätere Psychoanalyse. Freuds Einsatz der Hypnose brachte gute Anfangserfolge, aber unbefriedigende Dauererfolge. Breuers Patientin Anna O. (s. Breuer u. Freud 1893), die später feministische, linksintellektuelle Sozialarbeiterin Bertha Pappenheim, empfahl ihrem verzweifelten Therapeuten, doch einfach täglich zu ihr zu kommen, möglichst wenig zu sagen und sich eine Stunde lang alles anzuhören, was sie aus sich heraussprudeln lassen wollte. Lorenzer (1984) hat in seinem Buch zur „Archäologie der Psychoanalyse" (so sein Untertitel) herausgearbeitet, dass Anna O. an der Entwicklung der psychoanalytischen Technik – zurückhaltend formuliert – nicht unbeteiligt war. Sie schuf die „talking cure", die Breuer und Freud anfangs als kathartisches Geschehen, als Intensivierung der Hypnose verstanden. Gerhard Roth hat in einem Vortrag bei den Psychotherapietagen Lindau 2001 darauf verwiesen, dass die Hirnphysiologie der damaligen Zeit das menschliche Gehirn als eine Art Akku verstand: Außenreize strömten über die Sinnesorgane in das Gehirn hinein und luden es auf; Handlungen, Gedanken, Worte und Phantasien entluden den Akku Gehirn wieder. War das Gehirn überreizt, staute sich die Triebenergie, konnte es zu heftigen Entladungen – etwa in Form hystero-epileptischer Anfälle – kommen. Dieses Modell enthielt Theorie-Elemente der Mechanik, der Hydraulik („Dampfkessel-Modell": „Gleich explodiere ich! Gleich laufe ich über") und der Elektrizität. Lachen wir nicht: Unsere heutigen Theoriegebäude werden künftigen Generationen sicher auch eine Quelle der Heiterkeit sein. Umgangssprachlich kennen wir die Metapher vom entlastenden Reden: „Das musst du dir mal von der Seele reden. Das muss raus!" Die „talking cure" wurde anfangs als eine Art dosierter Abreaktion in kleinen Elementen verstanden, um große Anfälle zu erübrigen.

Unmittelbar nach Freuds Vortrag und der Veröffentlichung 1896 überschatteten mehrere Ereignisse seine weiteren Forschungen. Neben der eisigen Ablehnung durch die Kollegenschaft erschütterte ihn der Tod seines Vaters Ende Oktober 1896. Im Sommer 1897 versuchte er eine Selbstanalyse, wesentlich auch über seine Träume. Kam er in familiäre Loyalitätskonflikte seinem gerade verstorbenen Vater gegenüber? Wühlte ihn sein eigener sexueller Missbrauch durch sein Kindermädchen zu sehr auf? Wurde ihm das manifeste Verführungspotenzial, das in der psychoanalytisch-psychotherapeutischen Beziehungsgestaltung liegt, drängend klar? Im September 1897 „widerrief" er – jedenfalls scheinbar – seine Verführungstheorie und begann die Ausarbeitung seiner Theorien zur infantilen Sexualentwicklung, zur Macht der innerseelischen Phantasiebildungen und zum Ödipus-Komplex (Dulz 2000).

Dies wurde Freud immer wieder als Verrat an den traumatisierten Frauen vorgeworfen. Die feministische Forscherin Judith L. Herman (1993) sieht in einem solchen Vorwurf aber zu Recht einen Rückfall in atavistisches Denken: Prometheische männliche Forscher-Heroen treiben die Wissenschaft voran und verteidigen ihre Entdeckungen auch um den Preis der Selbstaufgabe. Die Zeit war für diese Entdeckung einfach noch nicht reif. Janet hat seine Entdeckungen nie widerrufen und musste verbittert miterleben, dass er einfach ignoriert wurde.

Freud selbst hat sich in seinen Veröffentlichungen widersprüchlich, zumindest mehrdeutig verhalten. Bekanntlich hat er stets sehr bewusst formuliert, jedes Wort seiner Veröffentlichungen sorgsam gewählt. In den „Drei Abhandlungen zur Sexualtheorie" sah er selbst keinen Widerspruch zwischen Verführungstheorie und Ödipus-Komplex, nahm aber eine andere Gewichtung vor:

„Voran steht der Einfluß der Verführung, die das Kind vorzeitig als Sexualobjekt behandelt und es unter eindrucksvollen Umständen die Befriedigung von den Genitalzonen kennen lehrt, welche sich onanistisch zu erneuern es dann meist gezwungen bleibt. Solche Beeinflussung kann von Erwachsenen oder anderen Kindern ausgehen; ich kann nicht zugestehen, daß ich in meiner Abhandlung 1896 ‚Über die Ätiologie der Hysterie' die Häufigkeit oder die Bedeutung derselben überschätzt habe, wenngleich ich damals noch nicht wußte, daß normal gebliebene Individuen in ihren Kinderjahren die nämlichen Erlebnisse gehabt haben können, und darum die Verführung höher wertete als die in der sexuellen Konstitution und Entwicklung gegebenen Faktoren." (Freud 1905, S. 91)

1906 stellte er in „Meine Ansichten über der Rolle der Sexualität in der Ätiologie der Neurosen" (Freud 1906, S. 153) fest, dass er „die Häufigkeit dieser (sonst nicht anzuzweifelnden) Vorkommnisse" überschätzt habe und die hysterischen Symptome keine direkten Reinszenierungen sexueller Kindheitstraumata seien. In „Beiträge zur Psychologie des Liebeslebens" (1912) ließ er die Bedeutung erotischer Verführung von Kindern durch die Eltern erneut zumindest anklingen und in seiner „Selbstdarstellung" (1925, S. 60) vertrat er: „Ich glaube auch heute nicht, daß ich meinen Patienten jene Verführungsphantasien aufgedrängt, ‚suggeriert' habe." Andererseits sieht er in diesem Beitrag seine Verführungstheorie als verhängnisvollen „Irrtum" und die Entwicklung der Theorie vom Ödipus-Komplex als die richtige Konsequenz aus diesem Irrtum. Nur 1933 diskutierte er in „Neue Folge der Vorlesungen zur Einführung in die Psychoanalyse" die Äußerungen seiner Patienten hinsichtlich Inzest-Erlebnissen eindeutig als falsch: Er habe zur Einsicht kommen müssen, dass diese Berichte unwahr seien. Im gleichen Jahr drängte er Ferenczi, seinen Beitrag über sexuellen Missbrauch mit dem Titel „Sprachverwirrung zwischen dem Erwachsenen und dem Kind" (1932) nicht zu halten und nicht zu veröffentlichen. Hatte Freud Sorge, gerade die Inzest-Thematik könne die Nationalsozialisten gegen die jüdische Psychoanalyse aufbringen? Wollte er – vielleicht ein zweites Mal – die Psychoanalyse davor bewahren, an einer ihrer zentralen Entdeckungen zugrunde zu gehen? Im Londoner Exil formulierte Freud jedenfalls 1938 im „Abriss der Psychoanalyse" wieder gewohnt differenziert:

„Unsere Aufmerksamkeit wird zunächst von den Wirkungen gewisser Einflüsse angezogen, die nicht alle Kinder betreffen, obwohl sie häufig genug vorkommen, wie der sexuelle Mißbrauch von Kindern durch Erwachsene." (Freud 1938, S. 113)

In dieser späten Arbeit sieht er Triebentwicklung und Außenereignisse als gleich bedeutsam für die Entstehung von Neurosen, und „die Triebansprüche von innen wie die Erregungen von der Außenwelt wirken dann als ‚Traumen', besonders wenn ihnen gewisse Dispositionen entgegenkommen" (ebd., S. 111; s. auch Tab. 1).

Prekär bleibt, dass Freud ausdrücklich das Diktum von Karl Abraham, dass „in einer großen Anzahl von Fällen das Erleiden des sexuellen Traumas vom Unbewußten des Kindes gewollt wird, daß wir darin eine Form infantiler Sexualbetätigung zu erblicken haben" (Abraham 1907, S. 166) als das „letzte Wort in der Frage der traumatischen Ätiologie" (Freud 1914, S. 56) adelte. Damit war das Opfer zur Täterin deklariert worden. Die weitere Geschichte der Psychoanalyse, auch die Entwicklung der Theorie zur Gegenübertragung und zur therapeutischen Haltung, wurde mitgeprägt durch traumatisierend verlaufende sexuelle Beziehungen zwischen Analytikern und ihren Analysandinnen. Erst Ende der 70er Jahre, ausgehend hauptsächlich von Leonard Shengold (1979), wurde das Trauma sexuellen Kindesmissbrauchs wieder psychoanalytisch reflektiert.

Der Erste Weltkrieg brachte 1915/16 eine neue Form der traumatischen Neurose hervor, die der britische Psychologe Myers (1940) als „Schützengraben-Neurose" bezeichnete und auf Erschütterungen durch Minenexplosionen („shell shock") zurückführte – die Somatogenese der Railway Spine feierte fröhliche Urstände. Die Ursache war eine ganz andere: Der Erste Weltkrieg war anfangs als konventioneller Krieg

Tab. 1: Zeitlicher Abriss von Freuds Äußerungen zur Verführungstheorie bzw. zu sexuellem Missbrauch

Jahr	Literatur	Freuds Äußerungen
1896	Zur Ätiologie der Hysterie	Jedem Fall von Hysterie liege sexuelle Erfahrung zugrunde, wobei Kinder weit häufiger sexuellen Angriffen – auch durch nahe Verwandte – ausgesetzt seien, als man erwarten sollte.
1896	Brief an Fließ	Hysterie als Folge von Perversion des Verführers, insbesondere des Vaters.
09/1897	Brief an Fließ	Die Perversion müsse häufiger sein als die Hysterie, da die Erkrankung nur eintrete, wo sich die Ereignisse häuften; in sämtlichen Fällen müsse der Vater – auch sein eigener – als pervers beschuldigt werden.
10/1897	Brief an Fließ	Erwähnung des Ödipus-Komplexes („Jeder ... war einmal ... ein solcher Ödipus"), angebliche Aufgabe der Verführungstheorie.
12/1897	Brief an Fließ	Das Vertrauen in Vaterätiologie sei sehr gestiegen.
1900 (1909)	Die Traumdeutung	Ausarbeitung des Ödipus-Komplexes (S. 181ff): „So folgt es (Anm.: das Kind) dem eigenen sexuellen Triebe und erneuert gleichzeitig die von den Eltern ausgehende Anregung, wenn es seine Wahl zwischen den Eltern im gleichen Sinne wie diese trifft."
1905	Drei Abhandlungen zur Sexualtherorie	Verweis auf die Verführungstheorie von 1896 (er habe seitdem gewisse Phänomene betont und nicht aufgehört, das infantile Moment für die Sexualität zu rücken); die Häufigkeit oder die Bedeutung der Verführung sei von ihm nicht überschätzt worden. „Je mehr man sich den tieferen Störungen der psychosexuellen Entwicklung nähert, desto unverkennbarer tritt die Bedeutung der inzestuösen Objektwahl hervor." (S. 67) „Die letzteren (Verführung durch andere Kinder oder Erwachsene in erster Linie) bringen das Material bei, welches mit Hilfe der ersteren zur dauernden Störung fixiert werden kann." (S. 79)
1906	Meine Ansichten über die Rolle der Sexualität in der Ätiologie der Neurosen	Die Häufigkeit der sonst nicht anzuzweifelnden Vorkommnisse habe er überschätzt; es komme vor allem auf die Reaktion gegen die Erlebnisse an.
1912 (1924)	Beiträge zur Psychologie des Liebeslebens	Die Zärtlichkeit der Eltern verleugne erotischen Charakter selten, wobei gewisse andere Verhältnisse zu beachten seien.
1914 (1924)	Geschichte der psychoanalytischen Bewegung	Er habe am Schlaf der Welt gerührt und besonders bedeutungsvolle Zusammenhänge aufgedeckt; die psychische Realität müsse neben der praktischen gewürdigt werden.

Tab. 1: (Fortsetzung)

Jahr	Literatur	Freuds Äußerungen
1924 (Zusatz zur Publikation von 1896)	Weitere Bemerkungen über die Abwehr-Neuropsychosen	„Dieser Abschnitt steht unter der Herrschaft eines Irrtums, den ich seither wiederholt bekannt und korrigiert habe ... schrieb ich dem ätiologischen Moment der Verführung eine ... Allgemeingültigkeit zu, die ihm nicht zukommen ... der Verführung bleibt eine gewisse Bedeutung für die Ätiologie gewahrt und manche ... Ausführungen halte ich auch heute noch für zutreffend." (S. 385, ergänzende Fußnote von 1924)
1925	Selbstdarstellung	Er habe Verführungsphantasien nicht suggeriert, der Anteil der Verführung an der Ätiologie bleibe gewahrt; bei allen Kranken hätten schwere Missbräuche der Sexualfunktionen bestanden.
1933	Neue Folge der Vorlesungen zur Einführung in die Psychoanalyse	Die Berichte seiner Patientinnen (über deren sog. Verführungen) seien unwahr.
1938 (1940)	Abriß der Psychoanalyse	Gewisse Einflüsse beträfen nicht alle Kinder, kämen aber häufig genug vor – wie der sexuelle Missbrauch von Kindern.

mit Angriffen und Rückzügen geführt worden. Mehr und mehr entwickelte er sich zu einem Stellungskrieg in Schützengräben, bei dem die Soldaten ohne die physiologische Möglichkeit zum Kampf oder zur Flucht monatelang einer mörderischen Materialschlacht ohnmächtig ausgeliefert waren. In der Schlacht an der Somme starben an einzelnen Tagen mehr Soldaten als im ganzen amerikanischen Bürgerkrieg. Für Situationen völliger Ohnmacht ist das Säugetier Mensch biologisch ganz schlecht ausgestattet, wie im Kapitel 2 dieses Bandes noch deutlich werden wird.

Retrospektiv war die Situation während und des Ersten Weltkriegs und nach in den USA, Großbritannien und Deutschland ähnlich: 1921/22 absolvierte der junge amerikanische Psychiater Abram Kardiner eine Analyse bei Freud in Wien. Kardiner hatte in seiner Kindheit selbst Traumatisierungen wie Armut, Hunger, Verwahrlosung, familiäre Gewalt und den frühen Verlust der Mutter erfahren und konnte sich nach eigener Einschätzung gut mit traumatisierten Menschen identifizieren. Er arbeitete in der psychiatrischen Klinik des Veterans' Bureau in New York und bemühte sich intensiv um eine Behandlung von Männern mit Kriegsneurosen. Weil er mit den Therapie-Resultaten unzufrieden war, hat er seine Ergebnisse erst zu Beginn des Zweiten Weltkriegs in seinem Klassiker „The Traumatic Neurosis of War" veröffentlicht. Darin prägte er auch den heute so aktuellen Begriff der „Physioneurose" für die Posttraumatische Belastungsstörung (PTBS) – fast 50 Jahre vor den hormonellen und hirnphysiologischen Befunden zur Posttraumatischen Störung stellte er fest: „The nucleus of the neurosis is a physioneurosis" (Kardiner 1941, S. 95). – Die Behandlungsstrategien, die Abram Kardiner und Herbert Spiegel (1947) im Zweiten Weltkrieg für Soldaten mit Kriegsneurosen entwickelten, wirken ebenfalls erstaunlich modern: Im veränderten Bewusstseinszustand einer Hypnose fand der traumatisierte Soldat Zugang zu den traumatischen Erinnerungen, aber diese kathartische Erfahrung allein blieb wirkungslos; sie musste im Gespräch anschließend durchgearbeitet und integriert werden. Ähnliche Strategien entwickelten Roy Grinker und John Spiegel (1945), die ihre Patienten durch den Einsatz von Amobarbital einer kathartischen „Narkosynthese" zuführten. Auch ihre Patienten benötigten anschließend das bewusste, integrierende Gespräch im Wachzustand. Als im Krieg besonders protektiv gegen Posttraumatische Belastungsstörungen erwies sich der Gruppenzusammenhalt einer Kampfeinheit. Psychiater und Psychoanalytiker wie Main und Menninger in den USA, Bion und Foulkes in Großbritannien entwickelten aus ihren Behandlungserfahrungen mit Soldaten im Zweiten Weltkrieg die Gruppenpsychotherapie und die therapeutische Gemeinschaft.

In Großbritannien sorgte 1917 die Antikriegserklärung des jungen Offiziers Sassoon für Irritationen. Sassoon hatte Auszeichnungen für hervorragende Tapferkeit im Kampf und für seine Kriegsgedichte bekommen und schloss sich in Uniform öffentlich den Pazifisten an. Ein Freund und Kriegskamerad befürchtete, Sassoon könnte vor ein Kriegsgericht kommen, und bewirkte eine psychiatrische Behandlung. Der liberale Professor für Neurophysiologie, Psychologie und Anthropologie, W. H. R. Rivers, vertrat die Überlegenheit einer humanen Behandlung von Soldaten mit Kriegsneurosen auf der Grundlage psychoanalytischer Prinzipien. Er machte mit Sassoon eine „talking cure": erfolgreich, denn Sassoon widerrief öffentlich seine pazifistische Erklärung und kehrte zur Truppe zurück – allerdings weniger aus Überzeugung denn aus Loyalität mit seinen kämpfenden Kameraden und aus Verzweiflung über die Wirkungslosigkeit seines einsamen Protestes. Sassoon litt nach dem Krieg noch lange unter quälenden Kriegserinnerungen. Rivers behandelte mit seiner psychoanalytisch fundierten, stationären Behandlung britische Soldaten mit PTBS im schottischen Craiglockhart bei Edinburgh. Diese Behandlung dauerte drei Monate und konnte bei Bedarf auf Antrag verlängert werden (das kommt einem irgendwie bekannt vor). Rivers nutzte die freudsche „talking cure" nicht nur unter dem Konzept der verbalen Abreaktion und Katharsis, sondern auch unter dem Konzept, dass Unbewusstes bewusst werden müsse, um keine Symptome mehr zu verursachen. Er näherte sich in seinen Sitzungen der eigentlichen, auslösenden Situation für die PTBS schrittweise an, forderte also Berichte von Ereignissen, die der traumatischen Situation zeitlich immer näher rückten, um dann – durchaus auch unter hypnotischer Beeinflussung – eine Abreaktion der traumatischen Szene herbeizuführen. Er war in der Lage, bei etwa zwei Dritteln seiner Patienten eine relative Symptom-Freiheit wieder herzustellen, konnte aber nur sehr wenige wieder fronttauglich machen. Die Arbeit von Rivers ist im Roman „Niemandsland" von Pat Barker (1997) verarbeitet. Sein Widersacher war Yealland in London, der elektrische Ströme in die erkrankten Körperregionen (etwa Stromstöße in den Mund bei Mutismus oder in die Oberschenkel bei Zitterlähmung der Beine) leitete und dadurch jeden Soldaten in nur einer Sitzung symptomfrei und wieder fronttauglich bekam (vgl. Showalter 1985).

Auch in Deutschland und Österreich wurde ein Aversionsverfahren mit schmerzhaften Stromanwendungen eingesetzt. Man bekannte sich zu der von Kaufmann (1916) erstmals publizierten „Persuationstherapie": eine Foltertherapie, bei der die gelähmten oder zitternden Gliedmaßen der Soldaten mit hoch gespannten faradischen Strömen „behandelt" wurden, unter der – wenn auch unausgesprochenen – Vorstellung, das Kranksein noch schrecklicher zu machen als den Dienst bei der Truppe. Einem Menschen, der gefoltert wird, ist jedes Mittel recht, sich dieser zu entziehen, und hierauf beruhte der unbestrittene therapeutische Effekt der kaufmannschen Kur. Es gab aber auch Widerspruch: Gerade Nonne (1917), der dieser Behandlung ablehnend gegenüberstand, postulierte in mehreren Publikationen und Falldarstellungen die überlegene Wirkung einer Hypnosebehandlung von Kriegsneurotikern.

Andere Wege beschritt der psychiatrisch ausgebildete Allgemeinarzt und Mitbegründer des Sozialdemokratischen Ärztevereins Berlin Ernst

Simmel. Er hatte sich 1914 freiwillig zum Kriegsdienst gemeldet und war ab 1917 königlich-preußischer Oberarzt und Vorsteher des Festungslazaretts Nr. 19 für Kriegsneurotiker in Posen. 1918 veröffentlichte er seine Erfahrungen in dem Buch „Kriegsneurosen und psychisches Trauma. Ihre gegenseitigen Beziehungen dargestellt aufgrund psycho-analytischer, hypnotischer Studien", das in der damaligen Psychoanalyse viel Resonanz fand, obwohl Simmel bis dahin psychoanalytischer Autodidakt war und erst später seine Lehranalyse bei Karl Abraham in Berlin machte. 1918 hielt er ein Referat auf dem V. Internationalen Psychoanalytischen Kongress in Budapest, das 1919 veröffentlicht wurde und – wie sein späterer Artikel „Kriegsneurosen" (1944) – in seinen von Hermanns und Schultz-Venrath 1993 herausgegebenen „Ausgewählten Schriften" enthalten ist. In diesen beiden Artikeln wird sehr deutlich, dass Simmel in der integrativen Anwendung hypnotischer und psychoanalytischer Techniken keinerlei Widerspruch sah. Die psychoanalytische Technik war damals sowieso noch nicht so puristisch, wie wir sie aus den 30er bis 60er Jahren des 20. Jahrhunderts als „klassisch" überliefert bekommen haben. So schreibt Simmel 1918/19:

> „Eine Kombination von analytisch-kathartischer Hypnose mit wachanalytischer Aussprache und Traumdeutung – letztere sowohl im Wachen wie in tiefer Hypnose ausgeübt – hat mir eine Methodik ermöglicht, die durchschnittlich in zwei bis drei Sitzungen eine Befreiung von den kriegsneurotischen Symptomen ergibt." (Simmel 1919, S. 21)

1944 formuliert er noch: „Ich habe damals ca. 2000 Kriegsneurotiker gesehen, von denen ich die Hälfte selbst behandelte, mit einer Kombination von Psychoanalyse und Hypnose." (Simmel 1944, S. 205) Der frühere Artikel ist deutlicher geprägt von den unmittelbaren Kriegserfahrungen, klingt in seiner präzisen Symptom- und Syndrom-Charakterisierung heute aktueller, während der spätere die Ergebnisse der Über-Ich- und Ich-Psychologie Sigmund Freuds auf die Entwicklung der Kriegsneurosen anwendet. Simmels Gedanken zur Über-Ich-Konstellation des Soldaten erinnern an Adornos Überlegungen zum „autoritären Charakter". – Bekanntlich hat Simmel in Berlin mit dem „Sanatorium Schloß Tegel" die erste stationäre psychoanalytische Behandlungsstätte gegründet – sofern man nicht Breuers Privatsanatorium in Wien als Keimzelle der stationären psychoanalytischen Psychotherapie ansehen will. Hier hat er seine Lazarett-Erfahrungen in ein integratives Behandlungskonzept einfließen lassen. Als die Klinik 1931 der Weltwirtschaftskrise zum Opfer fiel, setzte er seine Arbeit auf einer psychoanalytischen Station im Sanatorium Westend fort. Mit seiner Familie emigrierte er in die USA und beeinflusste hier die Arbeit der Menninger-Clinic in Topeka: In Band 1 des „Bulletin of the Menninger Clinic" findet sich sein Artikel „The psychoanalytic sanitarium and the psychoanalytic movement".

Die Kriegsneurosen und ihre Behandlung wurden zum Leitthema des 5. Kongresses der Psychoanalyse in Budapest 1918, und es ist als ein erfreuliches Zeichen der Rückbesinnung auf ärztliche Verpflichtungen anzusehen, dass sich zu diesem Kongress zahlreiche Militärpsychiater der Mittelmächte anmeldeten. Mit Kriegsende 1918 hatte sich aber das Problem der „Kriegsneurotiker" erledigt, ermutigende therapeutische Erfahrungen wurden – etwa mit Versuchen, sie auf Friedensverhältnisse zu übertragen und zu modifizieren – nicht weiter verfolgt. Beharrlich hielt sich in der deutschen Psychiatrie die Abwehrhaltung gegenüber dem Neurotiker als Drückeberger und Rentenjäger.

Es gab ein psychiatriehistorisch interessantes, von Eissler (1979, S. 31ff) ausführlich dokumentiertes Nachspiel: Wagner von Jauregg, Ordinarius für Psychiatrie in Wien, musste sich wegen der unmenschlichen Behandlung von Kriegsneurotikern in der Wiener Klinik 1920 vor einer Kommission zur Erhebung militärischer Pflichtverletzungen verantworten. Dass der Vorwurf gegen ihn fallengelassen wurde, verdankte er auch einem Gutachten von Freud, das sich durch vornehme Zurückhaltung ebenso auszeichnete wie durch zwischen den Zeilen zu erkennende Kollegialität. Freuds Gutachten wurde

1920 erstattet, und es enthält auch sein Bekenntnis, keine eigenen Erfahrungen in der Therapie von Kriegsneurosen zu haben.

Nach dem Ende des Ersten Weltkriegs wurden die Rentenansprüche der Kriegsneurotiker im von Krisen erschütterten Deutschland zum volkswirtschaftlichen Problem. In dieser Situation wurden wissenschaftliche Befunde in verhängnisvoller Weise zum Politikum: Es traf sich gut, dass sich bei Menschen mit Kriegs- und Unfallneurosen in statistischen und erbbiologischen Untersuchungen zur Erkrankung prädisponierende Faktoren fanden:

- prämorbide neuro- und psychopathische Symptome
- eine triebhaft-primitive Charakterstruktur
- sexuelle Abnormitäten
- antisoziale Verhaltensweisen
- hysterische Merkmale (wie Affektlabilität, Unwahrhaftigkeit, Suggestibilität und Intriganz)
- konstitutionsbiologisch bedeutsame Faktoren wie körperbauliche Dysharmonien und eine vegetative Stigmatisierung
- psychopathische und oligophrene Züge in der prämorbiden Persönlichkeit
- zahlreiche psychiatrische und neurologische Anomalien wie Psychopathie in der familiären Vorgeschichte

Seelert (1915; 1929; 1933) schloss, dass es sich bei Kriegsneurosen um abnorme Reaktionen minderwertiger bzw. vorbelasteter Personen handele, die von Selbsterhaltungs- und Sicherungswünschen getragen würden. Bonhoeffer und His (1926) sahen in Unfallneurosen Wunschreaktionen ohne Krankheitswert mit dem Ziel, von Versicherungen, der Öffentlichkeit oder Prozessgegnern einen möglichst großen materiellen Gewinn zu erlangen; solche Wunschreaktionen entwickelten sich bei asozialen, ethisch Minderwertigen und psychopathischen Persönlichkeiten. Panse (1925) konnte durch katamnestische Untersuchungen belegen, dass sich die Störungen von Unfallneurotikern nach Ablehnung ihrer Ansprüche rasch zurückbildeten, ebenso wie diejenigen von Kriegsneurotikern. Alle diese Hypothesen und Ergebnisse sind inzwischen widerlegt, insbesondere durch Foerster (1984).

1923 stellte Deutschland die meisten Zahlungen an Kriegszitterer ein, zum Teil verbunden mit recht großzügigen Abfindungen, und am 24.09.1926 fällte das Reichsversicherungsamt eine Grundsatzentscheidung: Ein Unfall sei dann nicht als wesentliche Ursache für die Erwerbsminderung eines Verletzten anzusehen, wenn dieser „ihren Grund lediglich in der Vorstellung des Versicherten, krank zu sein oder in mehr oder minder bewußten Wünschen“ habe, oder „wenn der Versicherte sich aus Anlaß des Unfalles in den Gedanken, krank zu sein, hineingelebt habe, oder wenn die sein Vorstellungsleben beherrschenden Wünsche auf eine Unfallentschädigung abzielen, oder die schädigenden Vorstellungen durch ungünstige Einflüsse des Entschädigungsverfahrens verstärkt sind“ (zit. nach Venzlaff 1958, S. 5). Die Polemik gegen psychoreaktive Störungen gipfelte in einem Buch von Dansauer und Shellworth (1939), in dem die Verfasser sich zu der Position verstiegen, aufgrund erkenntnistheoretischer Untersuchungen könne es gar keine kausalen Beziehungen zwischen äußeren Ereignissen und psychischen Folgen geben, denn eine Ursache-Wirkung-Verknüpfung sei nur in einem räumlich-materiellen Bezugssystem denkbar.

Alternative Sichtweisen entwickelten sich außerhalb Deutschlands, aber auch dort fast folgenlos. Der Schweizer Psychiater Eduard Stierlin (1909; 1911) erforschte die Folgen zweier Naturkatastrophen in Italien: ein Minenunglück 1906 und das Erdbeben 1907, dem 70 000 Einwohner der Stadt Messina zum Opfer fielen. Bei 25 % der Überlebenden fand er posttraumatische Symptom-Bildungen wie Schlafstörungen und Albträume und stellte klar, dass eine traumatische Neurose der einzige psychogene Symptom-Komplex sei, zu dessen Entstehung keine psychopathologische Prädisposition erforderlich sei.

Nach dem Zweiten Weltkrieg und dem Holocaust hatte Deutschland eine auch heute noch nicht bewältigte Traumatisierung der zivilisierten Menschheit zu verantworten. Bereits 1948 war ein Wiedergutmachungsgesetz für die amerikanische Besatzungszone erlassen worden. Am 29. Juni 1956 verabschiedete der Deutsche Bundestag nach zweijähriger Vorbereitung das Bundesentschädigungsgesetz (BEG). Entschädigungsberechtigt waren u. a. Menschen, die durch die nationalsozialistische Verfolgung Schaden an Körper und Gesundheit genommen hatte:

> „Der Verfolgte hat Anspruch auf Entschädigung, wenn er an seinem Körper oder an seiner Gesundheit nicht unerheblich geschädigt worden ist. Es genügt, daß der ursächliche Zusammenhang zwischen dem Schaden an Körper oder Gesundheit und der Verfolgung wahrscheinlich ist.“ (Niederland 1980, S. 18)

Das Kriterium „nicht unerheblich geschädigt“ galt als erfüllt, wenn die Erwerbsfähigkeit um mindestens 25% gemindert war. Dies war durch fachärztliche Gutachten nachzuweisen.

Damit begann, so ein Buchtitel, die „Wiedergutmachung. Der Kleinkrieg gegen die Opfer“ (Pross 1988). Nicht nur das offiziell in der Schriftenreihe „Arbeit und Gesundheit“ des Bundesministeriums für Arbeit 1953 neu aufgelegte, merkwürdige Buch von Dansauer und Shellworth (1939), sondern auch das Konzept von Kurt Schneider, auf dem das psychiatrische Lehrgebäude in der Bundesrepublik bis zum Beginn der Antipsychiatrie der 70er Jahre weitgehend fußte, bestimmte die Gutachtenpraxis. Nach Schneider könnten schwere seelische Erschütterungen und Belastungen zwar vorübergehende abnorme Erlebnisreaktionen hervorrufen, die aber einige Zeit nach dem Fortfall der Belastung abklängen; persistierten erlebnisreaktive Symptom-Bildungen, so müsse man eine psychopathische Konstitution annehmen. Im Klartext: Ein konstitutionell gesunder und normaler Mensch verkraftet jede psychische Belastung, ohne dadurch dauerhaft geschädigt werden zu können. Der Wiener Psychiater Hoff (1956) formulierte explizit, die Belastungsfähigkeit der menschlichen Seele liege im Unendlichen. Als Vertrauensarzt und vielfacher Obergutachter des Generalkonsulats der Bundesrepublik in New York musste sich William G. Niederland (1980) nicht nur mit der beschriebenen Lehrmeinung deutscher Gutachter auseinandersetzen, sondern auch mit ganz ähnlichen Einstellungen amerikanischer und sogar israelischer Psychiater. 1963/64 stellte der Psychoanalytiker Eissler schließlich verbittert die Frage: „Die Ermordung von wievielen seiner Kinder muß ein Mensch symptomfrei ertragen, um eine normale Konstitution zu haben?“

Es bedurfte umfangreicher wissenschaftlicher und gutachterlicher Arbeit, um diese Sichtweise zu widerlegen. Untersuchungen in Göttingen zeigten bei Verfolgten unterschiedlichen Alters und Geschlechts, unterschiedlicher ethnischer Herkunft und primärer Persönlichkeitsstruktur ein relativ uniformes Syndrom, das sich begrifflich als „erlebnisbedingter Persönlichkeitswandel“ (Venzlaff 1958) mit depressiver Abwandlung der Persönlichkeit in Richtung einer apathisch-nivellierenden, inaktiven Dauerverfassung, scheuer Ängstlichkeit, Hoffnungslosigkeit und Resignation, Anhedonie und quälender Hypermnesie an traumatische Geschehnisse konzeptualisieren ließ. Von Bayer (1958; 1961) fand in seiner Heidelberger Untersuchung die gleichen Phänomene – ebenso wie Kolle (1958) und Kluge (1958). Autoren anderer Länder kamen zu keinen anderen Ergebnissen (Venzlaff 1994, S. 16/19): Unabhängig von den deutschen Untersuchungen hatte in Frankreich Minkowski bereits 1946 eine „affektive Anästhesie“ bei Verfolgten festgestellt, und Targowla (1955) sprach von einem schweren asthenischen Syndrom bei Deportierten; Bastiaans (1957) beschrieb in den Niederlanden einen „traumatischen Schwächezustand psychosomatischer Art“, und Hermann (1955) publizierte in Dänemark über das „KZ-Syndrom“. Die Untersuchungsergebnisse von Eitinger (1964), Trautmann (1961), Strauss (1957), Niederland (1980) und Krystal (1968) waren vergleichbar, obwohl es zwischen den Autoren im Vorfeld der Untersuchungen keinerlei Kontakte gegeben hatte.

Spätestens mit den Ergebnissen der Baden-Badener Psychiater-Tagung 1961 war das Konzept vom erlebnisbedingten Persönlichkeitswandel als tendenzfreie seelische Verformung von Krankheitswert durch chronische Belastung akzeptiert. In den USA wurden mehrere Workshops, Konferenzen und Symposien zu den Folgen des Holocaust ausgerichtet, insbesondere 1963, 1964 und 1965 die drei „Wayne State University Workshops on The Late Sequelae of Massive Psychic Trauma“ in Detroit, Michigan (Krystal 1968). Dort wurde unter anderen Aspekten auch der mögliche Ausbruch einer Schizophrenie als Traumatisierungsfolge diskutiert (Venzlaff 1968, S. 110ff). Heute würde man sagen: Auch eine schwere Traumatisierung kann ein zum Ausbruch einer Schizophrenie führender Stressor sein. – 1965 stellte der Militärpsychiater Lifton (1968) in Detroit seine Ergebnisse vor. Er hatte zunächst amerikanische Kriegsgefangene untersucht, die im Koreakrieg von Chinesen oder Koreanern einer Gehirnwäsche unterzogen worden waren (Lifton 1961). Anschließend (Lifton 1963) widmete er sich den Opfern des Atombombenabwurfs von Hiroshima. Lifton, der bis 1964 im Fernen Osten gearbeitet hatte, kannte die Publikationen über die Psychopathologie der Naziopfer nicht. Überrascht stellten die Konferenzteilnehmer zwischen den Überlebenden des Holocaust und denjenigen der Hiroshima-Katastrophe weitgehende Ähnlichkeiten fest. Mehr und mehr festigte sich die Überzeugung, dass massive seelische Traumatisierungen zu relativ uniformen, oft persistierenden Symptom-Bildungen und Persönlichkeitsveränderungen führten. Schließlich ging Henry Krystal noch einen entscheidenden Schritt weiter:

> „Let me reemphasize again that through the cases studied in this symposium derived from a group that has been subject to a disaster, the observations are pertinent to any traumatized individual. Most people are massively traumatized at home and in their childhood.“ (zit. nach Krystal u. Niederland 1971, S. 229)

Die Psychiatrie war zur Therapie aufgerufen, aber sie stand mit leeren Händen da, weil sie kein geeignetes Instrumentarium für die Therapie dieser völlig neuartigen und in ihrer Geschichte bislang unbekannten schweren Störungsbilder zur Verfügung hatte. Die Literatur über die psychotherapeutischen Erfahrungen bei ehemaligen Verfolgten erstreckt sich, wie König (1966) resümierte, zwischen reserviertem Optimismus und bedauerlichem resigniertem Realismus. Einzelberichte über günstige Behandlungsergebnisse können nicht darüber hinwegtäuschen, dass die Psychoanalyse sich als ungeeignet erwies, ein wirksames Behandlungskonzept zu entwickeln und dass es bei der überwiegenden Zahl der Patienten im äußersten Falle möglich war, durch stützende Gespräche, Zuwendung und Empathie eine begrenzte Symptom-Linderung zu erzielen. Die Gründe hierfür sind eigentlich einleuchtend: Das Wiederauflebenlassen der KZ-Erfahrungen bei den durchgehend schwer depressiven, von hypermnestischen Erinnerungen und Überlebensschuldgefühlen gequälten Menschen musste zu unerträglichen Retraumatisierungen führen. Die psychoanalytische Bearbeitung der Kindheitssituation, in der nach analytischem Konzept ja die Weichenstellung für die pathogene Wirkung eines später erlittenen Psychotraumas gesehen wurde, musste bei den Betroffenen unverstanden bleiben, ließ die unwiederbringlich verloren gegangene glückliche Zeit vor der Inhaftierung durch die Begegnung mit den von den Nazis umgebrachten Angehörigen wieder aufleben und hatte damit ebenfalls einen traumatisierenden Effekt. Die von der Psychoanalyse vorgeschriebene Abstinenzhaltung des Analytikers ließ den Patienten diesen in der Übertragungssituation als neuerlichen Aggressor erleben, wirkte oft in hohem Maße angstauslösend und somit antitherapeutisch.

Einen anderen Weg versuchte in den Niederlanden Bastiaans (1957) zu gehen, indem er im Rahmen einer modifizierten kathartischen Behandlung unter LSD die KZ-Erlebnisse wieder aufleben ließ. Es verwundert nicht, dass der Verfasser selbst über therapeutische Erfolge berichtete. Bedenkt man aber, was seit den 50er Jahren die LSD-Behandlung von Neurosen angerichtet hat, so ist vorsichtige Skepsis gestattet, zumal nirgends sonst auch nur Versuche mit dieser Therapie unternommen wurden.

Für die traditionelle Psychoanalyse war es nicht leicht, bei diesem Personenkreis das Konzept der frühkindlichen psychosexuellen Traumatisierung als Ursache der Neurose zu verlassen, wohl auch unter der Furcht, Freud zu

„verraten“. Es ist das Verdienst prominenter Psychoanalytiker wie Eissler, Niederland oder Krystal, hier klare Positionen bezogen zu haben. Als es in Deutschland um die Anerkennung von Verfolgungsleiden als berentungsfähige seelische Dauerschäden ging, wurde zum Beispiel von Kretschmer noch auf Freud rekurriert, wonach Neurosen nur und ausschließlich auf frühkindliche Traumata in den ersten sechs Lebensjahren zurückzuführen seien, oder auf die traditionelle Lehre von der „Unfallneurose“, wonach bleibende seelische Störungen nach einem Trauma grundsätzlich auf eine psychopathische Konstitution zurückgeführt werden müssten.

Der 1939 verstorbene Freud konnte sich dagegen nicht wehren. Darum sei an eine Begebenheit erinnert, die im entsprechenden Kongressbericht nicht erwähnt ist, die ich (Ulrich Venzlaff) aber als ihr Zeuge weitergeben möchte: Auf dem Internationalen Kongress für Psychoanalyse 1967 in Kopenhagen hielt W. G. Niederland das zutiefst bewegende Hauptreferat über das Survivor-Syndrom. Als er am Ende vom Podium herabstieg, stand Anna Freud auf, umarmte ihn und sagte: „Ich danke Ihnen: Mein Vater hätte das nicht besser sagen können.“

Die Erfahrungen über die Psychopathologie der Konzentrationslagerschäden waren auch insofern ein wissenschaftlicher Durchbruch, als sie zu einer endgültigen Abkehr von der Vorstellung führten, psychische Störungen und Krankheiten nach traumatischen Erlebnissen seien nach Schweregrad und Dauer durch frühkindliche Traumata im Sinne der Psychoanalyse oder Anlagefaktoren determiniert. Eine direkte Kausalbeziehung zwischen Trauma und psychischen Folgen war nunmehr endlich und endgültig anerkannt. Dies hat nichts damit zu tun, dass die Primärpersönlichkeit mit ihren konstitutionellen Bedingungen und prägenden Entwicklungsfaktoren mitunter einen mitgestaltenden Einfluss auf die Symptomatik und Schwere haben kann, wie dies ja sogar auch bei psychotischen Erkrankungen durchaus der Fall sein kann. Jedenfalls öffneten diese Erfahrungen den Blick für die Folgen anderer psychotraumatischer Störungen – zunächst bei Langzeitkriegsgefangenen unter Extrembedingungen in der Sowjetunion, dann auch bei Opfern von Natur- oder Bergwerkskatastrophen, von Geiselnahmen und anderen Verbrechen und schließlich auch bei realen sexuellen Missbrauchshandlungen an Kindern und Jugendlichen.

Damit die fachliche Weltöffentlichkeit Henry Krystals Schritt – hoffentlich endgültig – mit vollzog, bedurfte es einer neuen Katastrophe: der des Vietnam-Kriegs. Nach diesem militärisch und moralisch verlorenen Kolonialkrieg sah sich die Öffentlichkeit der USA konfrontiert mit fast einer Million Veteranen, die zumindest zeitweise unter massiven Posttraumatischen Belastungsstörungen litten (van der Kolk et al. 1996). Die Veteran's Administration, eines der wenigen guten Versorgungssegmente im ansonsten eher beschämenden US-Gesundheits- und Sozial-System mit Kliniken, Tageskliniken, Heimen und ambulanten Therapie-Angeboten, sah sich vor die Aufgabe gestellt, diese Patienten suffizient zu behandeln, auch um die öffentlichen Renten-Ausgaben für kriegsgeschädigte Vietnam-Veteranen senken zu können.

Zeitgleich befassten sich Feministinnen mit den Folgen von innergesellschaftlicher Gewalt gegen Frauen. Ab 1975 gab es in den USA innerhalb des National Institute of Mental Health ein Forschungszentrum, in dem Frauen sich als Forscherinnen den Folgen von Vergewaltigungen widmeten. Dabei rückte das Problemfeld der innerfamiliären Gewalt immer mehr ins Zentrum der Aufmerksamkeit. Die Soziologin Diana Russell (1986) erforschte in der „San Francisco-Studie“ die Prävalenz für sexuellen Kindesmissbrauch in der Gesellschaft. Ihre Ergebnisse wurden inzwischen durch weitere Studien in den USA, Niederlanden, Neuseeland und der BRD im Wesentlichen bestätigt. Herman erforschte den Vater-Tochter-Inzest (1981) und resümierte: „Die Hysterie ist die Kriegsneurose des Geschlechterkampfes.“ (1993, S. 50) Der Psychoanalytiker Shengold (1979) bezeichnete die Auswirkungen von Missbrauch und Vernachlässigung in der Kindheit als „Seelenmord“ – genau wie Niederland (1980) die Folgen des Holocaust.

Eine besondere Rolle spielte dabei – insbesondere in den USA – die Auseinandersetzung mit dem neuen alten Krankheitsbild der „Multiplen Persönlichkeit“. Ellenberger (1996), auf dessen ursprünglich 1970 erschienenes Grundlagenwerk sich die meisten amerikanischen Autoren in ihrer Darstellung der Entwicklungsgeschichte der Multiplen Persönlichkeitsstörung beziehen, sieht die Wurzeln der Auseinandersetzung mit den Phänomenen „Dissoziation“ und „Multiplizität“ in Frankreich: Mesmer und de Puysegur beschrieben bereits zur Jahrhundertwende um 1900 Wachschlaf und Somnambulismus sowie Befunde wie jenen, dass ein junger Mann unter Magnetismus-Einfluss ein Familienmitglied kritisiert hätte, sich daran aber im normalen Wachzustand nicht mehr habe erinnern können. Catherine Fine (1988) betrachtet die Veröffentlichung des französischen praktischen Arztes Antoine Despine (1840) zur hypnotischen Behandlung eines Mädchens mit Multipler Persönlichkeitsstörung als das erste Zeugnis zur Diagnostik und Therapie dieses Störungsbildes aus naturwissenschaftlicher Zeit. Um 1900 gab es eine Reihe englischsprachiger Literatur, die sich mit Hysterie, Multipler Persönlichkeit und Fugue befasste. Von besonderem Einfluss war Pierre Janet. Hantke fasst seine Ergebnisse wie folgt zusammen:

„Vor dem Hintergrund der Forschungen des 18. und 19. Jahrhunderts und auf der Grundlage eigener Untersuchungen war Janet zu dem Schluß gekommen, daß Bewußtsein nicht nur dem normalen Wachzustand, sondern auch allen von ihm getrennten Bewegungs-, Gefühls- und Wahrnehmungsprozessen eigen ist – umso entwickelter, je umfänglicher und über die Zeit komplexer diese Prozesse (geworden) sind. Die einzelnen, über alle Erlebensqualitäten integrierten Zusammenhänge nannte er ‚psychologische Automatismen‘; sie werden vom gewöhnlich vorherrschenden Bewußtseinszustand dissoziiert, wenn die Aufnahme- und Integrationsfähigkeit durch eine Einengung des Bewußtseinsfeldes behindert wird. Diese Verengung ist durch unterschiedliche Faktoren bedingt. Zu ihnen zählen maßgeblich Ereignisse, die den Menschen mit überwältigenden Emotionen überschwemmen und ihm so die Möglichkeit nehmen, die Erfahrung handelnd zu integrieren.“ (Hantke 1999, S. 182)

Als integrierendes Handeln versteht Janet ausdrücklich auch das Verbalisieren, die Integration ins persönliche Narrativ durch Erzählen. – In Momenten der Einengung des Bewusstseinsfeldes entstehen fixierte (= fixe) Ideen:

„Eine fixe Idee ist ein Bild, ein Gedanke mit den ihn begleitenden Gefühlen, der entsprechenden Körperhaltung und -bewegung. Sie ist hoch emotional besetzt, und die Person ist sich ihrer oft nicht bewusst.“ (ebd., S. 73)

„Die dergestalt nicht synthetisierten Erfahrungen sind – abgekoppelt vom Hauptbewußtsein – vorhanden und äußern sich als Automatismen in Zuständen, die denen der Hypnose vergleichbar sind und deshalb Somnambulismen genannt wurden. Ihr zentrales Merkmal ist die Abkoppelung vom normalen Bewußtsein.“ (ebd., S. 182)

Auch in der deutschsprachigen Psychiatrie fand eine Auseinandersetzung mit Dissoziation, Hysterie und Multipler Persönlichkeit statt. Kraepelin zählt dissoziative Reaktionen einschließlich der Multiplen Persönlichkeit zur Hysterie: Es könne eine „Verdoppelung der Persönlichkeit“ entstehen:

„Die seltsamsten Krankheitsbilder aber ergeben sich, wenn die verschiedenartigen Bewußtseinszustände mehrfach miteinander abwechseln. Dabei kann in jedem, oder nur in einem Zustande die Erinnerung an den anderen völlig aufgehoben sein. Auf diese Weise entstehen gewissermaßen mehrere ungleiche, bis zu einem gewissen Grade voneinander unabhängige psychische Persönlichkeiten mit ganz verschiedenen Eigenschaften und Fähigkeiten.“ (Kraepelin 1915, S. 1632f)

Bleuler (1916, S. 382f) schreibt in seinem berühmten Lehrbuch:

„Auch die orientierten Dämmerzustände kommen bei der Hysterie vor (...) die Kranken sind dem Charakter nach andere, handeln zwar irgendwie nach einem Plane (z. B. stehlen, reisen; hierher gehören viele Fugues); aber ohne Rücksicht auf Zukunft und oft im Widerspruch mit ihrem sonstigen Charakter. (...) Die hysterischen Dämmerzustände verschiedener Art sind oft eingeleitet durch eine mehrstündige Verstimmung; sie dauern Minuten bis Tage, selten länger, und sind in der Regel von vollständiger Amnesie gefolgt.“

An anderer Stelle ist über „Die Störungen der Persönlichkeit“ zu lesen:

> „Eine besondere Art subtraktiver Störung der Person ist die alternierende Persönlichkeit, auch doppeltes Bewußtsein genannt. (...) In ganz seltenen Fällen können auch mehrere solcher Zustände, jeder mit einem besonderen Charakter und einer besonderen Erinnerungsreihe (Persönlichkeit) miteinander abwechseln, man hat bis zwölf beobachtet. (...) Haben wir hier eine Anordnung zu verschiedenen Persönlichkeiten *nach*einander, so erzeugt die Schizophrenie durch ähnliche Mechanismen verschiedene Persönlichkeiten *neben*einander.“ (ebd., S. 97)

Die großen Psychiater von einst waren sich also einig, dass es das Phänomen und die Diagnose „Multiple Persönlichkeit“ gibt. Da nimmt es Wunder, wenn die Multiple Persönlichkeit heute immer noch für ein gänzlich eingebildetes Phänomen oder eine iatrogene Folie à deux mit der Patientin gehalten wird. Aktualisiert haben die Auseinandersetzung mit der Multiplen Persönlichkeit zwei gänzlich unterschiedliche Erfahrungen: die wissenschaftliche Forschung von Ernest R. Hilgard zur Hypnose und zum „Hidden Observer“ sowie die in dem Buch „Sybil“ von Flora Rhea Schreiber veröffentlichte Therapie einer Patientin mit Multipler Persönlichkeit bei der Psychoanalytikerin Cornelia B. Wilbur.

Ernest R. Hilgard machte bei einer Studentenlehrveranstaltung zur Hypnose eine überraschende Entdeckung (Hilgard 1994): Er hypnotisierte einen blinden Studenten, dessen hohe Suggestibilität ihm aus früherer Zusammenarbeit bekannt war. Er suggerierte dem Probanden in Hypnose eine psychogene Taubheit, und der war durch Klatschen, Laute, Fragen oder andere akustische Störungen nicht erreichbar. Anschließend berichtete er von einem Zustand akustischer Deprivation, in dem er sich die Zeit mit dem Lösen von Rechenaufgaben vertrieben hatte. Für die Aktionen der ihn störenden Mitstudenten bestand komplette Amnesie. Auf Anregung eines Studenten stellte Hilgard dann die Frage an das Unbewusste des Hypnotisierten, ob es vielleicht einen Persönlichkeitsanteil gebe, der sich doch erinnern könne. Zu seiner Überraschung hob der Proband den rechten Zeigefinger als Signal der Zustimmung. Hilgard hypnotisierte ihn erneut, trat in Kontakt mit diesem Persönlichkeitsanteil und erfuhr, dass dieser sich in allen Einzelheiten an die Ereignisse erinnern konnte, für die im Wachbewusstsein Amnesie bestand. Er nannte diesen Anteil der Persönlichkeit „The Hidden Observer“, erforschte das Phänomen und entwickelte seine Theorie der „Neodissociation“ (Hilgard 1977; 1994). Hilgards Ausführungen basieren explizit auf den Arbeiten Janets und sind mit den Arbeiten Freuds vor 1897 gut vereinbar.

1973 erschien unter dem Titel „Sybil“ die romanhaft aufgearbeitete Therapie einer Patientin mit Multipler Persönlichkeit bei der inzwischen verstorbenen Psychoanalytikerin Cornelia Wilbur (Schreiber 1973; Wilbur 1984). In dem Buch wird differenziert beschrieben, wie sich aus der analytischen Arbeit allmählich ein anderes Verständnismodell für die Störungen der Patientin entwickelte. Die Therapie ging über mehrere Jahre und umfasste mehr als 2000 Sitzungen. Gegenwärtig wird vertreten, es gebe Tonbandprotokolle von Sitzungen, die beweisen, dass Wilbur ihrer Patientin deren Multiplizität massiv suggeriert habe; die Multiple Persönlichkeitsstörung sei also die freie Erfindung einer einzelnen Therapeutin (z. B. Lau 1997 und SPIEGEL-Magazin 1998). Dazu ist anzumerken: Konzeptualisierungen und Theoriebildungen von Störungsbildern entwickeln sich in Psychiatrie und Psychoanalyse selten aus Forschungsergebnissen, sondern fast immer aus der klinischen Arbeit zwischen Patient und Therapeut (Casement 1989). Lozenzer (1984) hat in seiner „Archäologie der Psychoanalyse“ minutiös dargelegt, wie die Konzepte zur Hysterie und die Techniken der Psychoanalyse aus der therapeutischen Zusammenarbeit zwischen Anna O., Breuer und Freud erwachsen sind. Freuds Arbeiten „Zur Ätiologie der Hysterie“ (1896) und „Studien über Hysterie“ (1895) basieren auf Sammlungen von Einzelfallbehandlungen. Aus konkreten Interaktionen entwickeln sich Verständnishypothesen, die durchaus nicht immer vom Therapeuten ausgehen. Selbst wenn sie von ihm ausgehen, können sie – gerade unter psychoanalytischem Blickwinkel – verstanden werden als Ergebnis eines Kommunikationsprozesses mit Übertragung und Gegenübertragung, Projektion, Introjektion und Reprojektion, in dem oft kaum noch zu unterscheiden ist, in wem die Quelle dieser Idee denn nun gelegen hat. Wenn Wilbur also massiv in Richtung „multipel" bei Sybil interveniert haben sollte, dann wird dies nach der jahrelangen Zusammenarbeit auch von der Patientin in ihr ausgelöst worden sein. Dies gilt im Grunde für alle psychoanalytischen und die meisten psychiatrischen Konzeptualisierungen und Diagnosen. Die Resonanz auf die neue (alte) Sichtweise „multipel" beweist zudem, dass das Konzept von der Multiplen Persönlichkeitsstörung auf sehr fruchtbaren Boden fiel, so wie Jahre vorher die Konzepte von der Grundstörung, vom Narzissmus oder von der Borderline-Persönlichkeitsstörung.

In den 80er Jahren expandierte die Diagnose „Multiple Persönlichkeitsstörung" überwiegend in den USA. Die therapeutische und wissenschaftliche Auseinandersetzung mit diesem Konzept ist einerseits beflügelt, andererseits sicherlich auch befrachtet und überlagert, ja verfälscht worden durch eine frühzeitige gesellschaftliche Politisierung, weil in Forschungsarbeiten rasch deutlich wurde, dass dieses Störungsbild hochgradig korreliert mit Trauma-Erfahrungen in Kindheit und Jugend (vgl. Dulz u. Sachsse 2000). Zeitgleich mit diesen Forschungsergebnissen wurde die Erfahrung sexualisierter Gewalt zum Politikum. Es häuften sich Belege, dass sexualisierte Gewalt im Gegensatz zur rein physischen nicht schichtspezifisch ist, sondern in den „besten" Familien vorkommt (Terr 1995) – jüngst belegt auch für Deutschland durch die hervorragenden Studien von Wetzels (1997). US-Amerikaner, die sich im Rahmen ihrer Therapie – meist unter Hypnose – an sexualisierte Gewalterfahrungen in der Kindheit erinnerten, verklagten ihre Eltern Jahrzehnte später auf hohe Schadenersatzsummen und bekamen anfangs Recht. Sexueller Missbrauch wurde für alles und jedes als Erklärungsschablone herangezogen, und es wurde mit Schlussbildungen gearbeitet, die sich schon der Inquisition bewährt hatten: Gab jemand seine Täterschaft zu, war er überführt – leugnete er, war er ein besonders hartnäckiger Schuldiger und musste erst recht hart bestraft werden. Diese Problematik erfasste auch Großbritannien. In Deutschland warfen Prozesse in Münster („Montessori") und Mainz viele gesellschaftspolitische, juristische und wissenschaftliche Fragen auf.

Akzentuiert wurde diese Diskussion durch die Auseinandersetzung mit Satanismus und rituellen Missbrauchspraktiken (Spanos u. Burgess 1994): 1980 veröffentlichten Smith und Pazder den Fall Michelle, die als Kind satanisch-rituell missbraucht worden war, dies zunächst vergessen hatte und es dann im Rahmen einer Therapie wieder erinnerte. Michelles Geschichte wurde von christlichen Fundamentalisten als Propaganda verwendet, um die mittelalterliche Mythologie vom Satanismus wiederzubeleben. Entworfen wurde das Szenario einer geheimen, internationalen, satanistischen Verschwörung, die Entführungen, Folter, Menschenopfer, erzwungene Schwangerschaften, Kindermorde und Kannibalismus verübt. Mitte der 80er Jahre berichteten 25% der Patienten mit Multipler Persönlichkeit von Erinnerungen an satanische Missbrauchsrituale, 1992 waren es etwa 80%. Wenn alle diese Erinnerungen wahr wären, dann müsste seit mindestens 50 Jahren eine internationale Verschwörung aktiv sein, die tausende Menschen ermordet hat (Hicks 1991). Umfangreiche Ermittlungen verschiedener Polizeibehörden haben in den USA nie einen Beweis für solche Morde ergeben. Da es bisher auch keine Outings ehemaliger Täter oder Verrat aus diesen Kreisen gibt, müsste diese satanistische Verschwörung abgeschotteter sein als die Geheimdienste CIA, KGB, Mossad oder als die Mafia.

Solche Überlegungen gaben Anlass, im Gegenzug Berichte über Satanskulte zur Gänze als Märchen einzustufen – oder als Beweis für eine Psychose bzw. hysterische Verlogenheit. 1992 wurde in Philadelphia/Pennsylvania die „False-Memory-Syndrome-Foundation" („FMS-Foundation") gegründet (Stoffels 1999). Arbeiten von Belli und Loftus (1994) bzw. Loftus und Ketcham (1995) oder Spanos und Burgess

(1994) belegten, dass Erinnerungen experimentell erschaffbar waren, insbesondere Kindheitserinnerungen, und dass allen Erinnerungen mit Skepsis zu begegnen ist, die im Rahmen einer nahen mitmenschlichen Beziehung gemeinsam gefunden werden. Dies gilt natürlich genauso für die „Rekonstruktionen" in Psychoanalysen, die sicherlich großenteils sinnstiftende Konstruktionen des persönlichen Narrativs sind. Das Pendel schlug zur anderen Seite aus: Es wurde generell angezweifelt, dass Erinnerungen an Traumata überhaupt verdrängbar sind, und alle Berichte zum Satanismus wurden in den Bereich gesellschaftlicher Massenhysterie und feministischen Fundamentalismus verwiesen.

Arbeiten etwa von Briere und Conte (1993), Williams (1994) sowie Williams und Banyard (1997) bewiesen, dass Erinnerungen an Traumata sehr wohl vergessen, abgespalten, verdrängt werden können und werden. Die „International Society of Traumatic Stress Studies" (ISTSS) hat den aktuellen Diskussionsstand wie folgt zusammengefasst (Roth u. Friedman 1998; s. auch Kap. 16 dieses Buchs): Es gibt eine Reihe von Forschungsarbeiten, die belegen, dass traumatische Erfahrungen in der Kindheit und Jugend abgespalten und verdrängt werden können. Solche Erfahrungen können durch spätere Auslöserreize spontan oder im Rahmen einer Therapie erinnert werden. Viele dieser vorher verdrängten Erinnerungen ließen sich durch Belege von dritter Seite bestätigen. Falsche Erinnerungen können im Rahmen einer therapeutischen Beziehung aber auch implantiert werden. Fehlen Belege oder Bestätigungen von dritter Seite, ist es wissenschaftlich bisher nicht möglich zu entscheiden, ob eine Erinnerung historische Wahrheit ist oder sinnstiftendes Konstrukt zur Abrundung des persönlichen Narrativs. Erinnerungen sind nie einfach Abbildungen einer äußeren Realität. Sie sind immer Ergebnis eines Interpretationsprozesses bei der Speicherung und auch beim Erinnern. Speichern und Erinnern sind interpretierende, aktiv synthetisierende Hirnprozesse. Deshalb sind normale Erinnerungen nie einfach Dias, Videos oder Tonbandmitschnitte der äußeren Wirklichkeit. Unter Bedingungen extremen traumatischen Stresses kann dies anders sein. Dann können ausnahmsweise Erinnerungen abgespeichert werden wie Dias, Fotos, Videos oder Tonbandmitschnitte. Es gibt keinen wissenschaftlichen Konsensus darüber, auf welchem Wege (psychoanalytische Assoziation, Übertragungsanalyse, Rekonstruktion versus Hypnose versus Einsatz psychotroper Substanzen wie Barbiturate oder LSD) es möglich ist, verdrängte bzw. vergessene Erinnerungen an Realereignisse wissenschaftlich und juristisch korrekt ins Gedächtnis zurückzurufen.

Andererseits haben diese Kontroversen auf allen Seiten auch eine intensive seriöse Therapie- und Forschungstätigkeit angeregt. In den USA ist diese verbunden mit Namen wie Catherine Fine, Richard Kluft, Frank Putnam, Collin Ross oder Marlene Steinberg, in Deutschland Michaela Huber, Ingrid Olbricht, Luise Reddemann oder Ursula Gast.

Es war ein ganz wesentlicher historischer Schritt, dass die Behandler und Forscher, die mit Opfern ganz unterschiedlicher Traumatisierungen arbeiteten, ihre Erfahrungen zusammentrugen. Diese Forschungen fanden ihren ersten Niederschlag in dem Buch „Trauma and its Wake" (Figley 1978) und kulminierten vorläufig im „International Handbook of Traumatic Stress Syndromes" (Wilson u. Raphael 1993), einem Werk von 1011 Seiten mit 84 Artikeln aus aller Welt. Danach stellt sich relativ kulturinvariant die normale und pathologische Reaktion auf ein Trauma als somato-psycho-somatische Verarbeitungskette dar, die im Kapitel 2 dieses Buchs beschrieben ist.

Die Erfahrungen in der Arbeit mit Vergewaltigungsopfern ließ es geboten erscheinen, psychopathologische Symptom-Bildungen und Persönlichkeitsstörungen daraufhin zu untersuchen, ob an ihrer Entstehung Kindheitstraumata beteiligt sein könnten. Dieser Prozess ist gegenwärtig ein zentrales Forschungsfeld der westlichen Psychiatrie und Psychotherapie. In den USA (Herman et al. 1989), aber auch in Deutschland (Dulz u. Schneider 1996; Sachsse et al. 1997a; Schneider u. Dulz 1993) konzentrierte sich das Interesse auf die schwereren Borderline-Persönlichkeitsstörungen einschließlich der neuen Diagnosegruppe „Multiple Persönlichkeitsstörung/Dissoziative Identitätsstörung" (Dulz u. Lanzoni 1996; Huber 1995). Mehr und mehr erschienen Arbeiten zu den unterschiedlichsten Folgen von aggressiver Misshandlung, Vergewaltigung, sexuellem Missbrauch und schwerer Deprivation in der Kindheit (z. B. Egle et al. 1997; Feldmann 1992; Hirsch 1987; Ramin 1993; Wirtz 1989). Wesentliche Impulse kamen in Deutschland aus der feministischen Bewegung mit den Frauenberatungsstellen, mit „Wildwasser" und Büchern wie „Realer Inzest" von Matthias Hirsch (1987). Wissenschaftliche Impulse setzte die Arbeitsgruppe „Artifizielle Erkrankungen" des DKPM durch die gemeinsame Arbeit von Eckhardt, Freyberger, Gast, Gieler, Herpertz, Hirsch, Nordmeyer, Paar, Plassmann, Sachsse und Willenberg (Hirsch 1989; Plassmann 1994; Sachsse 1996b).

Weiterhin kreisen die Diskussionen um die alten Fragen: Somatogenese versus Psychogenese, Krankheit versus Simulation und Lüge. Ein Blick in die Geschichte kann lehren, nicht ungeduldig auf schnelle Lösungen zu hoffen, sondern sich darauf einzustellen, auf welchen Konfliktfeldern man sich wird bewegen müssen, wenn man sich diesem Themenkomplex widmet. Die Auseinandersetzung mit den Folgen von Traumatisierungen ist längst eine teils wissenschaftlich, teils engagiert-politisch, teils polemisch, teils interessenbestimmt-tendenziös geführte Diskussion geworden – eine Diskussion allerdings, die inzwischen niemand mehr nicht führen kann.

Literatur

Abercrombie J (1828). Diseases of the Brain and Spinal Cord. 4th ed. London: Longmans.

Abraham K (1907). Das Erleiden sexueller Traumen als Form infantiler Sexualbetätigung. Gesammelte Schriften I. Frankfurt a. M.: Fischer; 165–79.

Barker P (1997). Niemandsland. München, Wien: Carl Hanser Verlag.

Bastiaans J (1957). Psychosomatische Gevolgen van Onderdruckking en KZ. Amsterdam.

Bernard P (1886). Des attentats à la pudeur sur les petites filles. Paris: Doin.

Bonhoeffer K, His W (1926). Beurteilung, Begutachtung und Rechtsprechung bei der sog. Unfallneurose. Leipzig: Thieme.

Bourdin CE (1887). Les enfants menteurs. Annales médico-psychologiques, 6. Ser. 9–10: 53–67/374–86.

Boyer A (1814). Maladies chirurgicales. 5. Aufl. Paris: Migneret.

Breuer J, Freud S (1893). Studien über Hysterie. Frankfurt a. M.: Fischer 1991.

Briere J, Conte J (1993). Self-reported amnesia for abuse in adults molested as children. J Trauma Stress; 6: 21–31.

Brodie B (1837). Injuries to the spinal cord. Medico-Chirurgical Transactions; 20: 118.

Brouardel PCH (1909). Les attentats aux moeurs. Paris: Baillière.

Brun R (1928). Die Unfallneurosen. Schweiz Z Unfallmed Berufskrht; Bd. V.

Casement P (1989). Vom Patienten lernen. 2. Aufl. Stuttgart: Klett-Cotta.

Charcot JM, Magnan V (1882). Inversion du sens genital et autres perversions sexuelles. Arch de Neurologie; 7: 53–60/296–322.

Clevenger SV (1889). Spinal Concussion. London: Davies.

Dansauer F, Shellworth W (1939). Neurosenfrage, Ursachenbegriff und Rechtsprechung. Schriftenreihe Arbeit und Gesundheit, Heft 37. Leipzig: Thieme.

de la Tourette G (1894). Die Hysterie. Leipzig, Wien: Deuticke.

Dilling H, Mombour W, Schmidt MH (Hrsg) (1991). Internationale Klassifikation psychischer Störungen. Bern, Göttingen, Toronto: Huber.

Drees A (1996). Folter: Opfer, Täter, Therapeuten. Gießen: Psychosozial-Verlag.

Dulz B (2000). Über die Aktualität der Verführungstheorie. In: Kernberg OF, Dulz B, Sachsse U (Hrsg). Handbuch der Borderline-Störungen. Stuttgart, New York: Schattauer; 11–25.

Dulz B, Lanzoni N (1996). Die multiple Persönlichkeit als dissoziative Reaktion bei Borderlinestörungen. Psychotherapeut; 41: 17–24.

Dulz B, Sachsse U (2000). Dissoziative Phänomene: vom Tagtraum über die Multiple Persönlichkeitsstörung zur Dissoziativen Identitätsstörung. In: Kernberg OF, Dulz B, Sachsse U (Hrsg). Handbuch der Borderline-Persönlichkeitsstörungen. Stuttgart, New York: Schattauer; 237–57.

Dulz B, Schneider A (1996). Borderline-Störungen. Theorie und Therapie. 2. Aufl. Stuttgart, New York: Schattauer.

Egle UT, Hoffmann SO, Joraschky P (Hrsg) (1997). Sexueller Mißbrauch, Mißhandlung, Vernachlässigung. Stuttgart, New York: Schattauer.

Eissler KR (1963/64). Die Ermordung von wie vielen seiner Kinder muss ein Mensch symptomfrei ertra-

gen können, um eine normale Konstitution zu haben? Psyche; 17: 241–91.
Eissler KR (1979). Freud und Wagner von Jauregg. Wien: Löcker-Verlag.
Eitinger L (1964). Concentration camp survivors in Norway and Israel. Oslo: Universitetsforlaget.
Ellenberger HF (1996). Die Entdeckung des Unbewußten. 2. Aufl. Zürich: Diogenes.
Enke H (1929). Unfallneurose und Konstitution. Allg Ärztl Z Psychother; 2: 364.
Erichsen JE (1882). On Concussion of the Spine: Nervous shock and other obscure injuries of the nervous system in their clinical and medico-legal aspects. London: Longmans/Green.
Feldmann H (1992). Vergewaltigung und ihre psychischen Folgen. Stuttgart: Enke.
Ferenczi S (1932). Bausteine zur Psychoanalyse III. Frankfurt a. M., Berlin, Wien: Ullstein 1984; 511–25.
Figley C (1978). Trauma and its Wake. New York: Brunner/Mazel.
Foerster K (1984). Neurotische Rentenbewerber. Psychodynamische Entwicklung und sozialer Verlauf aufgrund mehrjähriger Katamnesen. Stuttgart: Enke.
Foster J (1969). The Life of Charles Dickens. Vol. 2. London: Dent.
Fournier A (1880). Simulation d'attentats vénérien sur des jeunes enfants. Annales d'hygiène publique et de médecine légale, 3. Ser.; 4: 498–519.
Freud S (1894). Die Abwehr-Neuropsychose. GW I. London: Imago 1952; 59–74.
Freud S (1895). Studien über Hysterie. GW I. London: Imago 1952; 77–312.
Freud S (1896). Zur Ätiologie der Hysterie. GW I. London: Imago 1952; 426–59.
Freud S (1905). Drei Abhandlungen zur Sexualtheorie. GW V. London: Imago 1942; 29–145.
Freud S (1906). Meine Ansichten über die Rolle der Sexualität in der Ätiologie der Neurosen. GW V. London: Imago 1942; 149–59.
Freud S (1912). Beiträge zur Psychologie des Liebeslebens. GW VIII. London: Imago 1943; 66–91.
Freud S (1914). Zur Geschichte der psychoanalytischen Bewegung. GW X. London: Imago 1945; 44–113.
Freud S (1925). Selbstdarstellung. GW XIV. London: Imago 1948; 33–96.
Freud S (1933). Neue Folge der Vorlesungen zur Einführung in die Psychoanalyse. GW XV. London: Imago 1940.
Freud S (1938). Abriß der Psychoanalyse. GW XVII. London: Imago 1941; 67–138.
Freud S (1940). Die Ichspaltung im Abwehrvorgang. GW XVII. London: Imago 1941; 59–62.
Freud S (1986). Sigmund Freud, Briefe an Wilhelm Fließ 1887–1904 (Hrsg.: Masson JM). Frankfurt a. M.: Fischer.
Fried E (1995). Gedichte. München: dtv.
Fusell P (ed) (1983). Siegfried Sassoon's long journey. Selections from the Sherston memoirs. New York.
Garnier P (1903). Les hystériques accusatrices. Annales d'hygiène publique et de médecine légale, 3. Ser.; 50: 337–437.
Gaupp R (1916). 8. Jahresversammlung d. Ges. Dt. Nervenärzte. Neurol Centralbl; 35: 795–8.
Gaupp R (1916). Kriegsneurosen. Z Ges Neurol Psychiatrie; 34: 357–9.
Gay P (1989). Freud – Eine Biographie für unsere Zeit. Frankfurt a. M.: Fischer.
Goldstein K (1916). Über die Behandlung der monosymptomatischen Hysterie bei Soldaten. Neurol Centralbl; 35: 842–4.
Griesinger W (1845). Die Pathologie und Therapie der psychischen Krankheiten für Aerzte und Studirende. Braunschweig: Wreden.
Griesinger W (1876). Die Pathologie und Therapie der psychischen Krankheiten für Aerzte und Studirende. 4. Aufl. Braunschweig: Wreden.
Grinker RR, Spiegel J (1945). Men Under Stress. Philadelphia: Blakiston.
Herman JL (1981). Father-daughter Incest. Cambridge: Harvard University Press.
Herman JL (1993). Die Narben der Gewalt. München: Kindler.
Herman JR, Perry JC, van der Kolk BA (1989). Childhood trauma in borderline personality disorder. Am J Psychiatry; 146: 490–5.
Hermann K (1955). Die psychischen Symptome des KZ-Syndroms. In: Michel M (Hrsg). Gesundheitsschäden durch Verfolgung und Gefangenschaft. Frankfurt a. M.: Röderberg; 41–7.
Hermanns LM, Schultz-Venrath U (1993). Ernst Simmel – Pionier einer psychoanalytischen Psychosomatik. In: Hermann LM, Schultz-Venrath M (Hrsg). Ernst Simmel: Psychoanalyse und ihre Anwendungen. Ausgewählte Schriften. Frankfurt a. M.: Fischer; 9–18.
Hicks RD (1991). In Pursuit of Satan. Buffalo, NY: Prometheus.
Hilgard ER (1977). Divided Consciousness: Multiple controls in human thought and action. New York: Wiley-Interscience.
Hilgard ER (1994). Neodissociation theory. In: Lynn SJ, Rhue JW (eds). Dissociation. Clinical and theoretical perspectives. New York: Guilford; 32–51.
Hirsch M (1987). Realer Inzest. Psychodynamik des sexuellen Mißbrauchs in der Familie. Berlin, Heidelberg, New York: Springer.

Hirsch M (Hrsg) (1989). Der eigene Körper als Objekt. Zur Psychodynamik selbstdestruktiven Körperagierens. Berlin, Heidelberg, New York: Springer.
Hoff H (1956). Lehrbuch der Psychiatrie. Basel, Stuttgart: Schwabe.
Huber M (1995). Multiple Persönlichkeit. Überlebende extremer Gewalt. Frankfurt a. M.: Fischer.
Janet P (1889). L'automatisme psychologique. Paris: Alcan.
Kardiner A (1941). The Traumatic Neuroses of War. New York: Hoeber.
Kardiner A, Spiegel H (1947). War, Stress, and Neurotic Illness. New York: Hoeber.
Kaufmann F (1916). Die planmäßige Heilung komplizierter psychogener Bewegungsstörungen bei Soldaten in einer Sitzung. Feldärztl Beilage Z Münch Med Wschr; 63: 802–4.
Klier F (1999). Verschleppt ans Ende der Welt: Schicksale deutscher Frauen in sowjetischen Arbeitslagern. Berlin: Ullstein.
Kluge E (1958). Über die Folgen schwerer Haftzeiten. Nervenarzt; 29: 462–5.
Kolle K (1958). Die Opfer der nationalsozialistischen Verfolgung in psychiatrischer Sicht. Nervenarzt; 29: 148–58.
König W (1966). Über Behandlungsergebnisse der chronisch-reaktiven Depression und anderer Verfolgungsschäden. Proceedings of the 4th World Congress of Psychiatry Madrid 1966. Excerpta Medica Foundation; 1816–8.
Kraepelin E (1909). Psychiatrie. Ein Lehrbuch für Studierende und Ärzte. 1. Bd. 8. Aufl. Leipzig: Barth.
Kraepelin E (1915). Psychiatrie. Ein Lehrbuch für Studierende und Ärzte. 4. Bd./3. Teil. 8. Aufl. Leipzig: Barth.
Krüll M (1979). Freud und sein Vater. München: C. H. Beck.
Krutzenbichler HS (1997). Sexueller Mißbrauch als Thema der Psychoanalyse von Freud bis zur Gegenwart. In: Egle UT, Hoffmann SO, Joraschky P (Hrsg). Sexueller Mißbrauch, Mißhandlung, Vernachlässigung. Stuttgart, New York: Schattauer; 93–102.
Krystal H (ed) (1968). Massive Psychic Trauma. New York: International University Press.
Krystal H, Niederland WG (1971). Psychic Traumatization. Boston: Little/Brown.
Lau J (1997). Die neueste Stimmung im Westen: Die vollends aufgeklärte Welt strahlt im Zeichen einer neuen Hysterie. Die Zeit; 25 (13.06.1997).
Le Gros Clark F (1870). Lectures on the Principles of Surgical Diagnosis. London: Churchill.
Levine PA (1998). Trauma-Heilung. Das Erwachen des Tigers. Essen: Synthesis Verlag.
Lidell JA (1864). On injuries of the spine including concussion of the spinal cord. Am J Medical Sciences; 48: 305.
Lifton RJ (1961). Thought Reform and the Psychology of Totalism. New York: Norton.
Lifton RJ (1963). Psychological offerts of the atomic bomb in Hiroshima. Daedalus; 92: 462–97.
Lifton RJ (1968). Observation on Hiroshima survivers. In: Krystal H (ed) (1968). Massive Psychic Trauma. New York: International University Press; 168–203.
Lorenzer A (1984). Intimität und soziales Leid. Archäologie der Psychoanalyse. Frankfurt a. M.: Fischer.
Main T (1989). „The ailment" and other psychoanalytic essays. London: Free Association Press.
Masson JM (1984). Was hat man dir, du armes Kind, getan? Reinbek: Rowohlt.
Miller A (1981). Du sollst nicht merken. Frankfurt a. M.: Suhrkamp.
Minkowski E (1946). L'anstesie affective. Ann Medico-Psychologique; 104: 80.
Möbius PJ (1888). Über den Begriff der Hysterie. Centr Bl Nervenheilk Psychiatrie; 11; 66–8.
Moser S (1993). Bald nach Hause – Skoro domoi. Das Leben der Eva-Maria Stege. Berlin: Aufbau Taschenbuch Verlag.
Moser T (1996). Dämonische Figuren. Die Wiederkehr des Dritten Reiches in der Psychotherapie. Frankfurt a. M.: Suhrkamp.
Motet A (1887). Les Faux Témoignages des enfants devant la justice. Annales d'hygiène publique et de médecine légale, 3. Ser.; 17: 481–96.
Myers CS (1940). Shell Shock in France 1914–1918. Cambridge: Cambridge University Press.
Niederland WG (1980). Folgen der Verfolgung: Das Überlebenden-Syndrom. Seelenmord. Frankfurt a. M.: Suhrkamp.
Nonne M (1916). 8. Jahresversammlung d. Ges. Dt. Nervenärzte. Neurol Centralbl; 35: 793–5.
Nonne M (1917). Über erfolgreiche Suggestivbehandlung der hysterieformen Störungen bei Kriegsneurosen. Z Ges Neurol Psychiatrie; 37: 191–3.
Oppenheim H (1889). Die traumatische Neurose. Berliner klin Wschr; 26: 483.
Oppenheim H (1892). Die traumatischen Neurosen. Berlin: Hirschwald.
Oppenheim H (1898). Lehrbuch der Nervenkrankheiten für Ärzte und Studirende. 2. Aufl. Berlin: Karger.
Page H (1883). Injuries of the spine and spinal cord without apparent mechanical lesion. In: Trimble MR (ed). Postraumatic Neurosis: From railroad spine to whiplash. London: Churchill; 29–31.
Panse F (1925). Das Schicksal von Renten- und Kriegsneurotikern in seiner Abhängigkeit von Begutach-

tung und Umwelteinflüssen. Zbl Ges Neurol Psychiatrie; 41: 684–5.
Plassmann R (Hrsg) (1994). Factitious Disease. Basel, Freiburg, Paris: Karger.
Pross C (1988). Wiedergutmachung. Der Kleinkrieg gegen die Opfer. Frankfurt a. M.: Athenäum.
Putnam JJ (1881). Recent investigations into patients of so-called concussion of the spine. Boston Medical and Surgical J; 109: 217.
Ramin G (Hrsg) (1993). Inzest und sexueller Mißbrauch. Paderborn: Junfermann.
Rauch S, van der Kolk BA, Fisler R, Alpert N, Orr S, Savage C, Jenike M, Pitman R (1996). A symptom provocation study using Positron Emission Tomography and Script Driven Imagery. Arch Gen Psychiatry; 53: 380–7.
Reddemann L, Sachsse U (1998). Welche Psychoanalyse ist für Opfer geeignet? Forum Psychoanal; 14: 289–94.
Reichardt M (1928). Der heutige Stand der Beurteilung der sogenannten Unfallneurosen. Dt Med Wschr; 54: 213–5/261–4/302–4.
Reichardt M (1932). Die psychogenen Reaktionen einschließlich der sogenannten Entschädigungsneurosen. Berlin: Springer.
Reichardt M (1942). Einführung in die Unfall- und Invaliditätsbegutachtung. Jena: Fischer.
Remarque EM (1928). Im Westen nichts Neues. Frankfurt a. M., Wien, Zürich: Büchergilde Gutenberg 1971.
Rivers WHR (1918). The repression of war experiences. Lancet; 2: 173–7.
Roth S, Friedman MJ (1998). Childhood Trauma Remembered. A report on the current scientific knowledge base and its applications. Northbrook, IL: International Society of Traumatic Stress Studies.
Russell DEH (1986). The Secret Trauma: Incest in the lives of girls and women. New York: Basic Books.
Sachsse U (1996a). Die traumatisierte therapeutische Beziehung. Projektive Identifizierung in der Psychotherapie als Kommunikation und Konfliktentlastung. Gruppenpsychother Gruppendynamik; 32: 350–65.
Sachsse U (1996b). Selbstverletzendes Verhalten. Psychodynamik – Psychotherapie. 2. Aufl. Göttingen: Vandenhoeck & Ruprecht.
Sachsse U, Eßlinger K, Schilling L (1997a). Vom Kindheitstrauma zur schweren Persönlichkeitsstörung. Fundamenta Psychiatrica; 11: 12–20.
Sachsse U, Venzlaff U, Dulz B (1997b). 100 Jahre Traumaätiologie. Persönlichkeitsstörungen; 1: 4–14.
Sander H (1992). Befreier und Befreite. Krieg, Vergewaltigungen, Kinder. Teil 1 und 2. Videos. Deutschland: Edition Salzgeber, absolut MEDIEN GmbH.
Saternus KS, Karger J v (1994). Chronische Belastung – Trauer. Lübeck: Schmidt-Römhild.
Schneider A, Dulz B (1993). Krisen bei Inzestopfern und die Probleme ihrer Bewältigung. In: Ramin G (Hrsg). Inzest und sexueller Mißbrauch. Paderborn: Junfermann; 235–58.
Schneider K (1946). Klinische Psychopathologie. Stuttgart: Thieme.
Schneider K (1959). Klinische Psychopathologie. 5. Aufl. Stuttgart: Thieme.
Schreiber FR (1973). Sybil. Frankfurt a. M.: Fischer.
Schultze F (1889). Bemerkungen über die traumatische Neurose. Neurol Centralbl; 8: 402–4.
Seelert H (1915). Über Neurosen nach Unfällen mit besonderer Berücksichtigung von Erfahrungen im Kriege. Mschr Psychiat Neurol; 38: 328–40.
Seelert H (1929). Die Neurosen der Rentenbewerber. Med Klein; 25: 686.
Seelert H (1933). Medizinische Gesichtspunkte zur Rechtspraxis im Streit um die Neurosen der Rentenbewerber. Mschr Unfallheilk; 40: 20–40.
Seeligmüller OL (1908). Die Simulation von Krankheiten und ihre Beurteilung. Leipzig: Barth.
Shaw A (1870). In Holmes' System of Surgery. Vol. 2. 2nd ed. London: Parker.
Shengold L (1979). Child abuse and deprivation: soul murder. J Am Psychoanal Assoc; 27: 533–59.
Showalter E (1987). The Female Malady. Women, madness, and english culture, 1830–1980. London:Virago.
Simmel E (1918). Kriegsneurosen und „Psychisches Trauma". Ihre gegenseitigen Beziehungen dargestellt auf Grund psycho-analytischer, hypnotischer Studien. Leipzig, München: Verlag von Otto Nemnich.
Simmel E (1919). Die Psychoanalyse der Kriegsneurosen. In: Hermann LM, Schultz-Venrath M (Hrsg) (1993). Ernst Simmel: Psychoanalyse und ihre Anwendungen. Ausgewählte Schriften. Frankfurt a. M.: Fischer; 21–35 (zuerst erschienen in: Zur Psychoanalyse der Kriegsneurosen. Leipzig, Wien: Internationaler Psychoanalytischer Verlag; 42–60).
Simmel E (1944). Kriegsneurosen. In: Hermann LM, Schultz-Venrath M (Hrsg) (1993). Ernst Simmel: Psychoanalyse und ihre Anwendungen. Ausgewählte Schriften. Frankfurt a. M.: Fischer; 204–26 (zuerst erschienen unter dem Titel „War Neuroses", in: Lorand S [ed]. Psychoanalysis Today. New York: International Universities Press; 227–48).
Slavson SR (1972). Die historische Entwicklung der analytischen Gruppenpsychotherapie. In: Preuss HG (Hrsg). Analytische Gruppenpsychotherapie. Grundlagen und Praxis. Reinbek: Rowohlt; 3–12.
Smith M, Pazder L (1980). Michelle Remembers. New York: Post Books.

Spanos NP, Burgess C (1994). Hypnosis and multiple personality disorder: a sociocognitive perspective. In: Lynn SJ, Rhue JW (eds). Dissociation. Clinical and theoretical perspectives. New York: Guilford; 136–55.

SPIEGEL-Magazin (1998). Floras Erzählungen. Der Spiegel; 44: 230–3.

Stein MB, Hannah C, Koverola C, Yehuda R, Torchia M, McClarty B (1994). Neuroanatomical and neuroendocrine correlates in adulthood of severe sexual abuse in childhood. Vortrag vom 15. Dez., 33. Jahrestreffen des American College of Neuropsychopharmacology, San Juan, PR.

Stier E (1918). Wie kann der Entstehung von Kriegsneurosen bei der Feldarmee vorgebeugt werden? Dtsch Militärärztl Z; 47: 60–2.

Stierlin E (1909). Über psychoneuropathische Folgezustände bei den Überlebenden der Katastrophe von Courrières am 10. März 1906. Unveröff. Dissertation. Universität Zürich.

Stierlin E (1911). Nervöse und psychische Störungen nach Katastrophen. Dt Med Wschr; 37: 2028–35.

Stoffels H (1999). Erinnerung, Phantasie, Realität im psychotherapeutischen Kontext – Anmerkungen zur False-Memory-Debatte. In: Kruse G, Gunkel S (Hrsg). Trauma und Konflikt. Zugangswege einer traumaorientierten Psychotherapie. Hannover: Hannoversche Ärzte-Verlags-Union; 111–34.

Stokvis B (1962). Suggestion. In: Grundzüge der Neurosenlehre. München, Berlin, Wien: Urban & Schwarzenberg; 217–9.

Straus E (1930). Geschehnis und Erlebnis. Berlin: Springer.

Strauss H (1957). Besonderheiten der nichtpsychotischen seelischen Störungen bei Opfern der nationalsozialistischen Verfolgung und ihre Bedeutung bei der Begutachtung. Nervenarzt; 28: 344–50.

Syme J (1862). Observations on Clinical Surgery. 2nd ed. Edinburgh.

Tardieu AA (1857). Étude médico-légale sur les attentats aux moeurs. Paris: Baillière.

Tardieu AA (1860). Étude médico-légale sur les sévices et mauvais traitements exerces sur des enfants. Annales d'hygiène publique et de médecine légale. 2. Ser.; 13: 361–98.

Targowla R (1955). Bericht zur Ausarbeitung einer neuen Rententabelle für ehemalige Verfolgte, Internierte und Deportierte. In: Michel M (Hrsg). Gesundheitsschäden durch Verfolgung und Gefangenschaft und ihre Spätfolgen. Frankfurt a. M.: Röderberg; 274–80.

Terr L (1995). Schreckliches Vergessen, heilsames Erinnern. Traumatische Erfahrungen drängen ans Licht. 2. Aufl. München: Knaur.

Theweleit K (1977). Männerphantasien. 1. Band: Frauen, Fluten, Körper, Geschichte. Frankfurt a. M: Verlag Roter Stern.

Theweleit K (1978). Männerphantasien. 2. Band: Männerkörper. Zur Psychoanalyse des weißen Terrors. Frankfurt a. M.: Verlag Roter Stern.

Trautmann EC (1961). Psychiatrische Untersuchungen an Überlebenden der nationalsozialistischen Vernichtungslager 15 Jahre nach der Befreiung. Nervenarzt; 32: 545–51.

Trimble MR (1981). Post-traumatic neurosis. Chichester, New York, Brisbane, Toronto: Wiley.

van der Kolk BA (1997). Das schwarze Loch des Traumas. Zum posttraumatischen Syndrom (PTSD). Vortrag Internationales Symposium „Adoleszenz und Trauma". Tiefenbrunn bei Göttingen.

van der Kolk BA (1998). Traumatischer Stress. Neue Ergebnisse zu psychosomatisch-somatopsychischen Folgen. Vortrag Symposium „Traumafolgen: Forschung zu Grundlagen, Klinik und Therapie" am 12.03.1998 im NLKH Göttingen, Fachklinik für Psychiatrie und Psychotherapie.

van der Kolk BA, Weisaeth L, van der Hart (1996). History of trauma in psychiatry. In: van der Kolk BA, McFarlane AC, Weisaeth L (eds). Traumatic Stress. New York: Guilford: 47–74.

van der Kolk BA, Burbridge JA, Suzuki J (1997). Die Psychobiologie traumatischer Erinnerungen: Klinische Folgerungen aus Studien über Neuroimagination. Vortrag vom 28. Feb., Niedersächsisches LKH Tiefenbrunn.

Venzlaff U (1958). Die psychoreaktiven Störungen nach entschädigungspflichtigen Ereignissen. Berlin, Göttingen, Heidelberg: Springer.

Venzlaff U (1968). Forensic psychiatry of schizophrenia. In: Krystal H (ed). Massive Psychic Trauma. New York: International University Press; 110–25.

Venzlaff U (1994). Chronische seelische Belastung. In: Saternus KS, Karger J v (Hrsg). Chronische Belastung – Trauer. Lübeck: Schmidt-Römhild; 11–25.

von Bayer W (1958). Erlebnisreaktive Störungen und ihre Bedeutung für die Begutachtung. Dt Med Wschr; 83: 2317–22.

von Bayer W (1961). Erlebnisbedingte Verfolgungsschäden. Nervenarzt; 32: 534–8.

Wagner M (1932). Die Erbanlage bei Rentenneurotikern. Dt Z Nervenheilk; 123: 230–73.

Walton GL (1883). Possible cerebral origin of the symptoms usually classified under „railway spine". Boston Medical and Surgical J; 109: 337.

Wetzels P (1997). Zur Epidemiologie physischer und sexueller Gewalterfahrungen in der Kindheit. Ergebnisse einer repräsentativen retrospektiven Prävalenzstudie für die BRD. Forschungsberichte Nr.

59. Hannover: Kriminologisches Forschungsinstitut Niedersachsen e.V.
Weygandt W (1915). Idiotie und Imbezillität. In: Aschaffenburg G (Hrsg). Handbuch der Psychiatrie. 2. Abt. Leipzig, Wien: Deuticke.
Williams LM (1994). Recall of childhood trauma: a prospective study of women's memories of child sexual abuse. J Consult Clin Psychol; 62: 1167–76.
Williams LM, Banyard VL (1997). Gender and recall of child sexual abuse: a prospective study. In: Read JD, Lindsay DS (eds). Recollections of Trauma: scientific evidence and clinical practice. New York: Plenum Press; 371–7.
Wilson JP, Raphael B (eds) (1993). International Handbook of Traumatic Stress Syndromes. New York, London: Plenum.
Wirtz U (1989). Seelenmord. Inzest und Therapie. Zürich: Kreuz.
Ziehen T (1911). Psychiatrie für Ärzte und Studierende bearbeitet. 4. Aufl. Leipzig: Hirzel.

I Stressphysiologie

1 Die normale Stressphysiologie

Ulrich Sachsse

Im Angloamerikanischen wird die Posttraumatische Belastungsstörung (PTBS) als „Posttraumatic Stress Disorder“ (PTSD) bezeichnet, also als Stress-Verarbeitungsstörung. Diese Bezeichnung ist genauer als die deutsche. Um das Störungsbild der PTBS verstehen zu können, müssen wir uns zunächst dem zuwenden, was wir heute über die normale, gesunde Verarbeitung von Stress wissen. Dabei interessiert uns der Mensch als Säugetier. Uns interessiert in diesem Kapitel nicht so sehr, was uns von Maus, Katze, Hund und Schwein unterscheidet, sondern was die Säugetierspezies Mensch mit den anderen Säugetieren gemeinsam hat. In hochgradigen Gefahrensituationen, in akuter Lebensgefahr reagiert der Mensch sehr säugetierhaft, eben „tierisch“. Möglicherweise ist das große Interesse, das für die posttraumatischen Zustände in den letzten Jahren entstanden ist, auch darauf zurückzuführen, dass das Säugetier Mensch, das Säugetier Ratte und das Säugetier Hund in Gefahrensituationen relativ ähnlich reagieren. Aus diesem Grund kann man aus Tierforschungen hier besonders viel für den Menschen lernen und übernehmen. Die Befunde bei Ratten sind jedoch nicht völlig zu übertragen auf die Befunde zum Beispiel bei Makaken. Diese Affen werden häufig als Beispiel genommen, da es sehr viele Ähnlichkeiten mit Menschen gibt. So muss immer wieder vor einer unkritischen Übertragung von tierexperimentellen Befunden auf den Menschen gewarnt werden. Menschen sind weder Bären noch Katzen noch Dackel.

Der derzeitige Wissensstand in der Hirnforschung erlaubt es im Grunde genommen nicht, Tatsachen-Sätze zu formulieren. Jeder Satz müsste beginnen mit einer Formulierung wie: Vieles weist darauf hin, dass ... – Gegenwärtig wird intensiv diskutiert, ob ... – Erste Befunde lassen die Vermutung zu, dass ... – Möglicherweise bestätigt sich aus ersten tierexperimentellen Ergebnissen auch beim Menschen, dass ... . Ich bitte den Leser, alle Sätze dieses Kapitels beim Lesen innerlich mit solchen Einschränkungen zu versehen. Sehr fatal wäre es, beim derzeitigen Wissensstand feste Überzeugungen zu entwickeln oder anzunehmen, irgendetwas stünde bereits fest.

Die hirnphysiologischen Forschungen der letzten Jahre haben ergeben, dass in den seltensten Fällen Erklärungsmodelle richtig sind, die für ein wichtiges Element menschlichen Verhaltens *ein* Gehirnzentrum suchen. Offenkundig kommen wir nicht mit *einem* Aggressionszentrum, *einem* Zentrum für Liebe, *einem* Zentrum für Sexualität, *einem* Zentrum für Sucht und *einem* Zentrum für Gedächtnis auf die Welt. Vielmehr sind alle unsere wesentlichen Gehirnleistungen Resultat komplizierter Kooperationen zwischen unterschiedlichen Zentren, die in der Evolution bis weit ins Tierreich hinein zurückzuverfolgen sind. Die meisten wichtigen Systeme sind zudem offenkundig an Strukturen sowohl auf Hirnstammebene, auf Ebene des limbischen Systems als auch im Kortex gebunden.

So haben wir zum Beispiel nicht *ein* System für Aggression, mit dem wir auf die Welt kommen, das sich durch unsere Erfahrungen in der Kindheit ausdifferenziert und mit dem wir als erwachsene Menschen dann mehr oder weniger sozial durchs Leben kommen. Territoriale Aggression, wie sie bei jedem Falken und jedem Hund zu beobachten ist, ist an andere Gehirnzentren gebunden als jene Aggression der Gier und des Futterneides, mit der wir uns „wie die Geier“ den besten Bissen wegschnappen. Aggression eines Muttertieres, das seine Jungen verteidigt, ist an andere Zentren gebunden als die Aggression kämpfender Männchen, die um Weibchen rivalisieren.

Ähnlich ist es mit unserem **Gedächtnissystem**. Wir können ein implizites und ein explizites Gedächtnis unterscheiden, ein episodisches und ein prozedurales, ein semantisches Gedächtnis und ein Ergänzungsgedächtnis.

Klinisch besonders wichtig ist für mich die Einteilung der Disstress-Systeme von Jaak Panksepp geworden, dessen Unterteilung etwa auch von der Arbeitsgruppe um Spiess am Max-Planck-Institut MPI für experimentelle Medizin Göttingen kritisch beforscht wird. Danach haben wir mindestens zwei ganz unterschiedliche Systeme, die an unterschiedliche Hirnzentren gebunden sind und mit unterschiedlichen Neurotransmittern sowohl bei der Erregung als auch bei der Beruhigung arbeiten. Panksepp (1999) bezeichnet diese Systeme als **Panik-System** und als **Furcht-System**. Diese Ergebnisse von Panksepp aus den Tierforschungen sind in letzter Zeit um Befunde aus der Säuglingsforschung, der Bindungsforschung und der Untersuchung von Erwachsenen und Kindern mit Hirnschäden bzw. den Elektrostimulationsstudien vor Hirnoperationen wesentlich ergänzt worden. Hier beziehe ich mich auf die umfassende Zusammenfassung von Schore (2001).

Beginnen wir mit dem Stress! Stress ist nichts Pathologisches. Stress ist erforderlich, um sich zu entwickeln. Stress ist ubiquitär und führt dazu, dass der Mensch aus seiner üblichen Lethargie erwacht. Auch die Lektüre dieses Buchs ist Stress – ich hoffe, für Sie als Leser eher ein angenehmer.

Es gibt in jedem Leben immer wieder Ereignisse, die uns Menschen massiv aus der Lethargie herausholen. Ein solches Ereignis wäre zum Beispiel ein uns entgegenkommender, frei laufender, knurrender Kampfhund ohne Maulkorb. Dann ist es wahrscheinlich, dass unser Körper eine Stressreaktion bekommt, selbst wenn der nahe Besitzer versichert: „Der tut nichts! Der spielt nur! Eigentlich ist der immer ganz lieb.“ Vielleicht glaubt unser Frontalhirn dem Herrchen sogar, aber unser Körper glaubt es nicht so recht. Der ist seit Jahrtausenden darauf programmiert: Raubtierzähne + Zähnefletschen + Knurren + Bellen + weit aufgerissene Augen = Gesundheitsgefahr. Und prompt reagiert der Körper gestresst, ob wir das nun beschlossen haben oder nicht.

Fast alle Reize, die das Gehirn erreichen, werden unterhalb der Wahrnehmungsschwelle in den ersten 300 bis 400 Millisekunden aussortiert. Diese Schwelle wird nur von wenigen Reizen überschritten. Sehr wenige Reize kommen zu Bewusstsein. Es scheint aber so zu sein, dass die meisten Reize recht schnell durch die so genannten Mandelkerne (Amygdalae) geleitet werden. Diese Mandelkerne werden von van der Kolk als „Rauchmelder des Gehirns“ bezeichnet. Sie entscheiden in weniger als einer halben Sekunde: Gefahr – ja oder nein? Ist erhöhte Wachsamkeit, ist eine Stressreaktion sinnvoll und erforderlich? Diese Entscheidung erfolgt also – sinnvollerweise – sehr schnell. „Entscheidung“ ist allerdings das falsche Wort: „Reflexhafte Reaktion“ wäre wohl präziser. Solch eine Stressreaktion äußert sich zum Beispiel in weit aufgerissenen Augen, Schreien und einer Abwehrhaltung wie dem Ausstrecken der Hände. Ein Mensch versucht so, den angreifenden Hund abzuschrecken, vielleicht sogar zu vertreiben.

Bei Gefahr aktivieren die Mandelkerne im Gehirn in sehr schneller Zeit mehrere Systeme gleichzeitig: nach Panksepp das Panik-Bindung-Parasympathikus-System und das Furcht-Kampf/Flucht-Kognition-Sympathikus-System – möglicherweise mehr. Panksepps Konstrukt ist zwar nicht unumstritten, klinisch finde ich es aber besonders hilfreich. Wir versuchen in der Therapie die beiden Stress-Systeme ständig im Blick zu behalten.

1.1 Panik-System versus Furcht-System

Wir kommen mit beiden Systemen ausgestattet auf die Welt. Das **Panik-System** reagiert mit Disstress-Empfindungen, wenn es uns nicht gut geht und wir uns hilflos-ohnmächtig als Säuglinge oder Kleinkinder mutterseelenallein in der Fremde fühlen. Wird dieses Disstress-System aktiviert, so reagieren kleine Tiere damit, dass sie Laute von sich geben. Beim Küken bezeichnet man diese als Piepsen, bei Hunden als Jaulen, beim Menschen als Weinen oder Schreien. Da dies sehr unwissenschaftlich klingt, sprechen Wissenschaftler von Disstress Vocalisations, kurz DVs. Diese DVs sind wohl bei den meisten Tieren so angelegt, dass Muttertiere – manchmal auch Vatertiere – auf sie reagieren. Bei Menschen ist nachgewiesen, dass Frequenz und Klang von Säuglings-DVs evolutionär exakt so angelegt wurden, dass sie für Erwachsene besonders unangenehm sind. Besagte DVs setzen bekanntlich unter Stress. Die DVs der Säuglinge rufen in der Mutter eine Stressreaktion hervor. Die Mutter entwickelt den intensiven Wunsch, der Stress möge aufhören. Dies führt dazu, dass sie etwas tut, was den Säugling wieder still sein lässt, zum Beispiel „Stillen". Die Mutter kann die eigene Stressphysiologie nur herunterregulieren, indem sie die Stressphysiologie des Säuglings beruhigt. Das ist für beide dann, wenn es gelingt, sehr befriedigend und bindungsfördernd. Hier bekommt der Säugling wichtige Prägungen für den Umgang mit der eigenen Stressphysiologie vermittelt. Klinisch ist damit auch schon klar, was diesen Disstress beendet: Anwesenheit der Mutter, Körperkontakt, Nähe, aber auch Sättigung: Mama ist bei mir und lässt mich nicht verhungern. Wir bewegen uns hier auf dem Feld des Bindungssystems.

DVs sind tierexperimentell durch Elektrostimulation auslösbar. Man kann versuchen, mit sehr feinen Elektroden in Hirnregionen Impulse zu setzen, die sich kaum von denen unterscheiden, die dieses Hirnareal von anderen bekommt. Dann kann man schauen, welche Hirnareale mit welchem Verhalten korrelieren. Bei Menschen kann und muss man dies tun, wenn Hirnoperationen anstehen. Dann muss man durch Reize feststellen, welche benachbarten Hirnfelder welche Funktionen haben und welche bei der hirnchirurgischen Behandlung etwa einer Epilepsie oder eines Tumors in jedem Fall erhalten bleiben müssen. Auch daraus lassen sich wichtige Forschungsschlüsse ziehen. Im Wesentlichen haben sich als **Zentren für DVs** herausgestellt:

- das Periaquäductale Grau (PAG) in der Formatio reticularis auf Hirnstammebene
- das laterale Septum im limbischen System
- bei Tieren mit ausgeprägtem Kortex der Gyrus cinguli

Dies sind andere Zentren, als sie bei der Furchtreaktion diskutieren werden.

Erregt wird dieses System im Wesentlichen durch den **Neurotransmitter Glutamat**. Es ist ein besonders weit verbreiteter, unspezifischer Neurotransmitter. Glutamat ist auch aus der asiatischen Küche bekannt, und einige Menschen reagieren auf Glutamat diffus-vegetativ mit Handschweiß, leichter Pulsbeschleunigung und diskreter Schweißproduktion auf der Stirnplatte.

Beruhigt wird dieses System durch die Stoffgruppe der **Opioide**. Einige andere Stoffe wie **Oxytozin** wirken ebenfalls beruhigend, und Oxytozin ist der bindungsstiftendste Neurotransmitter, der bisher gefunden wurde. Oxytozin spielt eine Rolle bei der Geburt, beim Stillen und bei der Sexualität. Opioide werden bei Hautkontakt, bei Nähe, bei guter Musik und in vertrauter Umgebung ausgeschüttet. Wenn die wichtigste Person der Bindung und Beziehung also gerade nicht da ist, können Musik, angenehme Geräusche, vertraute Umgebung und Hautkontakt eines nicht ängstigenden anderen (das kann auch der Haushund sein) über Opioid-Ausschüttung beruhigend wirken.

Interessant ist nun ein weiterer Befund, den Panksepp referiert. Dieses System, das für die Mutterbindung und die Aufzucht der Jungen verantwortlich ist, scheint auch verantwortlich zu sein für **Herdenverhalten**. Soziales Verhalten wird bei erwachsenen Herdentieren über die gleichen Zentren und Stoffe hervorgerufen, die auch für Mutterbindung und den Schutz des Säuglings verantwortlich sind. So wie der Säugling nach der Mutter ruft, so rufen Herdentiere nach den anderen Tieren der Herde um Hilfe. Und in Gefahr scharen sich Herden zusammen und verteidigen sich gemeinsam. Das war nicht unbedingt zu erwarten. Denn ich sagte bereits, dass viele Zentren sehr spezialisiert sind. So ist das Zentrum für Fremdsprachen ein anderes als das für die Muttersprache. Und wir erkennen unser Spiegelbild mit einer anderen Region als die Gesichter fremder Menschen – Lacan hätte jubiliert! Insofern hätte es nicht überrascht, wenn für Herdenverhalten ganz andere Zentren zuständig wären als für Mutterbindung.

Zweifelsfrei sind wir Menschen Herdentiere. Wir wären als Einzeltiere, allein in der Natur gegen andere wilde Tiere, nicht überlebensfähig gewesen. Unsere Evolutions-Karriere ist eng daran gebunden, dass wir als Herde oder Horde zusammenwirkten. Das gilt bis in die Gegenwart.

Dies bedeutet für einige Tiere, dass sie als Erwachsene ihr Panik-System nicht mehr aktivieren. Es wäre für sie schlicht unfunktional, von einem bestimmten Alter ab nach Mama zu rufen, weil Mama nicht mehr käme. Wenn vor mir der oben genannte Kampfhund stünde, wäre es wahrscheinlich nicht sehr effektiv, nach meiner Mama zu rufen. Aber auch schon für ganz kleine Tiere kann es problematisch sein, nach Mama zu rufen. Dies gilt für jene Situationen, in denen ein Raubtier in der Nähe ist, Mama zu weit weg oder Mama zu schwach ist. Dann ist es funktionaler, möglichst still zu sein, sich unbeweglich zu machen, sich ganz eng an die Erde zu pressen und keinen Mucks von sich zu geben. Diese **Freeze-Reaktion** der Erstarrung, des **Totstellreflexes** ist angeboren und wahrscheinlich fast allen Tieren verfügbar. Innerlich scheint es dabei hoch herzugehen. In der Freeze-Reaktion sind Tiere vegetativ hochgradig erregt, sind im Hyperarousal, während sie muskulär erstarren, ihr Laut/Sprach-Zentrum abschalten und möglichst leise atmen. Diese Arousal-Situation entspricht ziemlich genau dem, was Menschen berichten, die unter **Panikattacken** leiden. Es wäre möglich, dass die Panikattacken des Menschen biologische Wurzeln in dieser Freeze-Hyperarousal-Reaktion des Tierreichs haben.

Beim Menschen gibt es eine Notfall-Reaktion, die über diese Freeze-Reaktion der Panikattacken hinausgeht: die **Dissoziation**. Bei der Dissoziation wird nicht nur der Reizstrom von außen unterdrückt wie bei einer Panikattacke, sondern auch derjenige von innen. Ob sich Dissoziation auch im Tierreich findet, ist schwer feststellbar.

Gebunden ist dieses System eng an den Parasympathikus. Wenn wir Disstress-Symptome des Panik-Systems als Erwachsene bekommen, dann spüren wir die vegetativen Symptome der Angst: Kloß im Hals, Druck auf der Brust, weiche Knie. Wir bekommen „Schiss“ und würden uns am liebsten „verpissen“. Diese Symptome der Panik und Lähmung gehören zur Erfahrung von Ohnmacht. Wir entwickeln sie zum Beispiel dann, wenn wir auf eine Prüfung warten müssen. In dieser Zeit sind wir ohnmächtig, können nicht aktiv werden, rennen alle fünf Minuten zum Klo und schauen alle 30 Sekunden auf die Uhr, um festzustellen, wann dieser Zustand der Ohnmacht und des Wartens denn endlich zu Ende ist. Wenn die Tür zum Prüfungszimmer dann aufgeht, schalten wir (hoffentlich) das zweite System ein: das Furcht-Kognition-System.

Das **Furcht-System** und seine Störungen sind viel besser erforscht als das Panik-System, das erst in letzter Zeit in den tierexperimentellen Blickpunkt gerät und auch für die Bindungsforschung beim Menschen erhebliche Bedeutung hat. Das Furcht-System ist mit Kampf und Flucht, mit **fight and flight** verbunden, seine Physiologie ist bekannt, und es ist die Basis für unsere kognitiven Lernschritte. Wir erinnern uns an die Regel nach Yerkes-Dodschon, die den optimale Stresspegel des Lernens und Verhaltens in einer Parabel erklärt. Wird das Optimum unter- oder, wie hier, überschritten, entsteht Stress (s. Abb. 1-1), und Lernen bzw. geistige Tätigkeit wird unmöglich – wie zum Beispiel oben im Falle der Dissoziation erwähnt.

Im Tierexperiment ist die **Furcht-Konditio-**

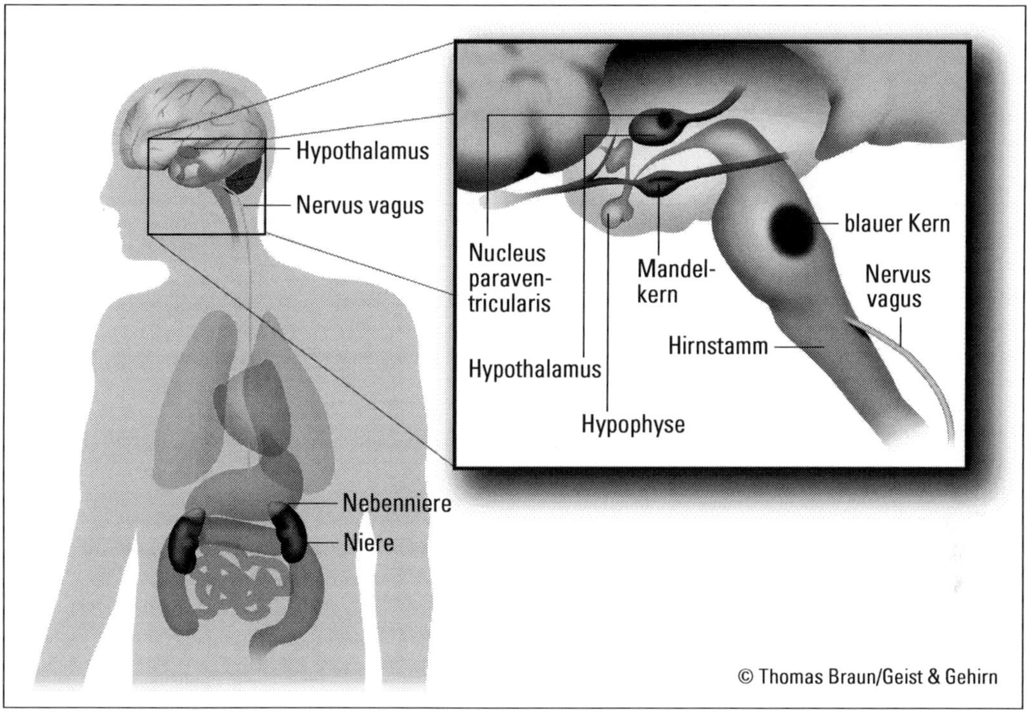

Abb. 1-1: An der Entstehung von Stress sind Organe im gesamten Körper beteiligt. Steuerzentrale ist die Hypophyse im Gehirn, die ihre Signale über Nerven wie den Vagus und verschiedene Hormone in den Körper schickt. Dort verändern die Stress-Signale den physiologischen Zustand zahlreicher Organe – Herz, Magen und Darm sowie Muskeln, um nur einige zu nennen. Auch das Fortpflanzungssystem ist betroffen. Ein wichtige Zwischenstation im Körper ist die Rinde der Nebenniere. Dort werden Glukokortikoide freigesetzt, Hormone, die Stoffwechsel und Immunsystem modulieren.

nierung eine der zentralen Versuchsanordnungen, und Panik, Kontext-Variablen des Experiments und Bindung sind „Störvariablen". Während das Panik-System eng mit dem Parasympathikus assoziiert ist, ist das Furcht-System an den Sympathikus gebunden.

Auch für dieses System gibt es einen Kern in der Formatio reticularis: den Locus coeruleus, den blauen Kern, der dem Gehirn Noradrenalin zur Verfügung stellt (vgl. Abb. 1-3). Auch das PAG scheint aber beteiligt zu sein, wie überhaupt eine solche Aufteilung nicht den Eindruck erwecken darf, es ginge hier um zwei voneinander isolierte und isolierbare Systeme. Vielmehr interagieren diese Systeme ständig. Auf der Ebene des limbischen Systems sind die Mandelkerne, die Amygdalae, zentral. Der wichtigste Amygdalakern ist zuständig für die aversive Alarmreaktion, er fungiert – wie van der Kolk sagt – als eine Art „Rauchmelder des Gehirns" (s. o.). Mit den Mandelkernen eng verbunden ist der **Hippocampus**, der Ordnung in die Sache bringt, Orientierung im Raum vermittelt und die Gefahr einordnen hilft. Der Hippocampus wirkt beruhigend auf die Mandelkerne. Gleichzeitig bezieht er alle wichtigen Kortexregionen mit ein, die zur Lösung der Gefahr hilfreich sein könnten. Amygdala und Hippocampus wirken beide daran mit, dass wir aus Schaden klug werden, dass wir wieder etwas gelernt haben, dass uns die Sache jetzt endlich klar geworden ist. Da in dieses System auch die Muskulatur einbezogen ist – schließlich geht es um

Kampf oder Flucht –, sind hier auch Kleinhirnprozesse von großer Bedeutung.

Das Gehirn wird aber natürlich nicht nur über die „Hardware", sondern auch über die Neurotransmitter und Hormone gesteuert. Die wichtigsten erregenden **Neurotransmitter** dieses Systems sind **Noradrenalin** und **Adrenalin**. Werden sie im Gehirn aktiviert, erhöht das unsere Vigilanz, und wir suchen in unseren bereits verfügbaren Erfahrungsprogrammen nach Lösungen. Wenn es uns gelingt, aus einer Gefahrensituation durch Flucht, Kampf oder kluge Überlegung herauszukommen, fühlen wir uns hinterher erleichtert: Geschafft! Ein solches Erfolgserlebnis hat im Gehirn neurobiologische Korrelate. Über Dopamin und Opiate belohnen wir uns, und diese Lösung prägen wir uns ein – oder besser gesagt: Diese Lösung prägt sich uns ein. Erfolg, Erleichterung, das Gefühl der Bestätigung führen dazu, dass wir uns diese Lösung merken, die unseren Stress reduziert hat, und später darauf zurückgreifen. Das gilt dann natürlich auch für Lösungen wie Alkohol-Abusus, Bulimie oder ein Zwangsritual, das in einer bestimmten Situation als erleichternd registriert wurde. Unser Gehirn merkt sich schlicht-adultomorph formuliert: der Stress wird weniger – das ist erleichternd, entlastend – die Lösungsstrategie „Zwangsritual" oder „bulimische Attacke" reduziert erfolgreich dieses beunruhigende Hyperarousal – ich sollte mich belohnen (Dopamin und Endorphine) – das merk ich mir.

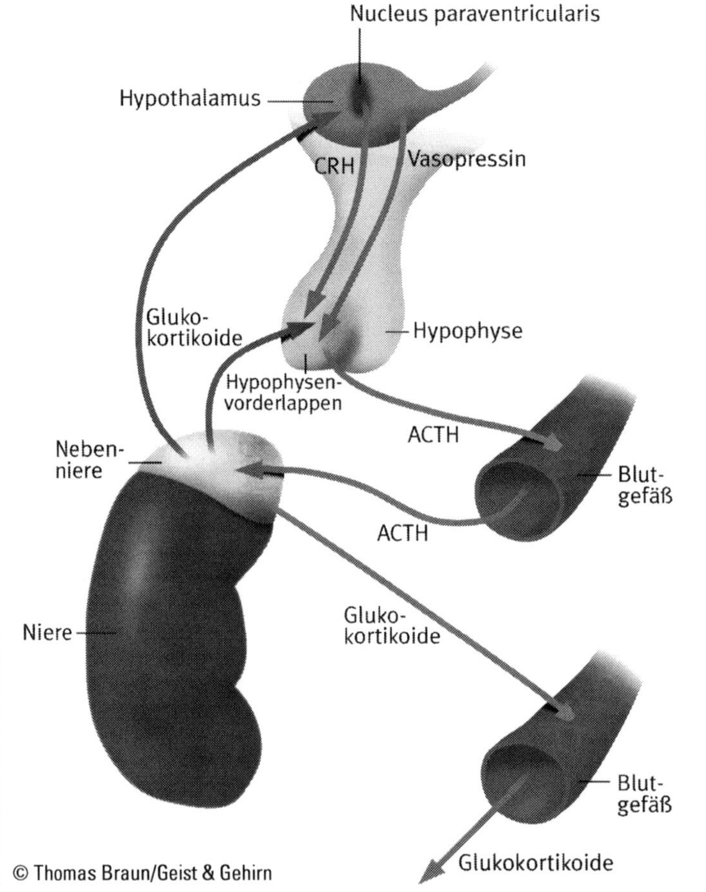

Abb. 1-2: Der Hypothalamus bildet die Hormone CRH und Vasopressin. CRH gelangt in die Hypophyse, die daraufhin das Hormon ACTH ins Blut entlässt. ACTH regt die Nebenniere dazu an, Glukokortikoide abzugeben. Diese erhöhen den Blutzucker-Spiegel und versetzen den Körper in Alarmbereitschaft. Über negative Rückkopplung (Pfeile) reduzieren die Glukokortikoide im Hypothalamus die Ausschüttung von CRH, in der Hypophyse von ACTH. Das Endglied der Stresskette reguliert sich so selbst und kann die Stressreaktion stoppen.

Wenn dieses System zu heftig oder zu lange aktiv bleibt, wenn wir aus einem Stress nicht herauskommen, dann springt über den Hypothalamus die so genannte Stressachse mit an, die HPA-Achse (Hypothalamus-Hypophysen-Nebennierenrinden-Achse, s. Abb. 1-2 und Abb. 1-3). Im Hypothalamus (H) wird das Kortikotropin-Releasing-Hormon (CRH) gebildet. CRH hat Rezeptoren im ganzen Körper, wandert auch in den Körper zu fast allen Organen. Auf dem kürzesten Weg gelangt es jedoch in die Hypophyse (engl.: pituitary [P]). In der Hypophyse wird ein Makromolekül aufgeteilt, und hinterher stehen das adrenokortikotrophe Hormon ACTH (= Kortikotropin) und Betaendorphin zur Verfügung. Immer dann, wenn ein Molekül ACTH entsteht, entsteht chemisch zwingend auch ein Molekül Betaendorphin. Wir erinnern uns: Endorphine beruhigen das Panik-System. ACTH wandert zu den Nebennierenrinden. Dort wird Kortisol gebildet. Kortisol ist daran beteiligt, das Furcht-System wieder herunterzuregulieren und zu beruhigen. Wir produzieren also im Körper gleich unsere eigenen Mittel für die Empfehlung: Reg' dich ab!

Offenkundig ist unser Lernen, ist unser Kognitions-System davon abhängig, dass wir etwas Stress haben. Wir erinnern uns an die Regel nach Yerkes-Dodschon. Nicht umsonst lautet eine Grundempfehlung der Pädagogik: „Leichte Schläge auf den Hinterkopf erhöhen das Denkvermögen." Diese Empfehlung stimmt, wird aber oft nicht präzise dosiert angewendet. „Leichte" Schläge sind gedächtnisfördernd. Wird der Stress zu intensiv, dann kommt es zu einer massiven Kortisol-Anflutung. In niedrigen Dosierungen wirkt auch Kortisol gedächtnisfördernd. In zu hoher Dosierung unterbricht es aber die Bildung von Langzeit-Gedächtnisspuren. Dann konzentriert sich das Stressbewältigungs-System nur auf eine Frage: Wie komme ich aus diesem Stress so schnell wie möglich heraus? Und in dieser Situation subjektiver oder auch objektiver Lebensgefahr lernen wir im Allgemeinen nicht besonders gut. Wenn ich während eines Vortrags ruhig und mit sonorer Stimme berichte, was Ihnen zu zwei Drittel eh schon klar war, besteht die Möglichkeit, dass Sie als Zuhörer tatsächlich ein wenig dazulernen und dies auch

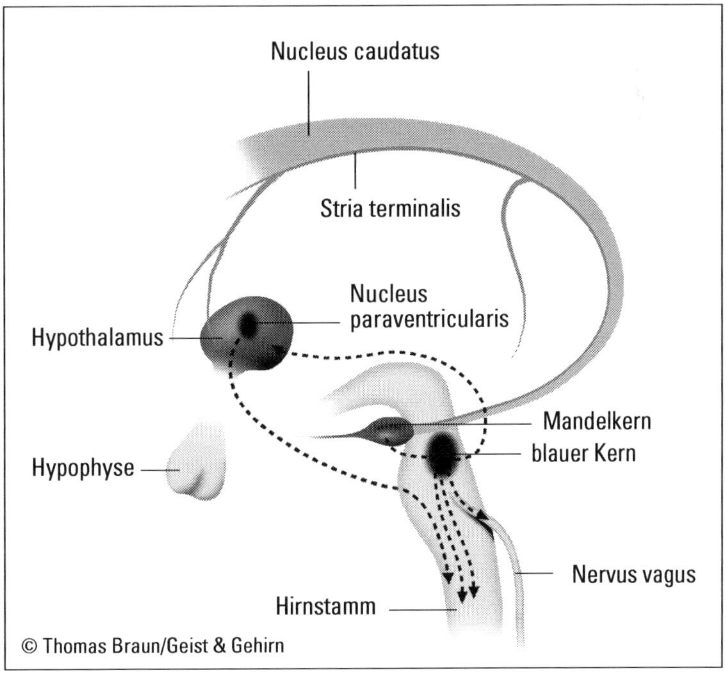

Abb. 1-3: Für den Stressapparat spielt der blaue Kern eine zentrale Rolle. Von dort ziehen Neuronen zum Hypothalamus (neuronale Verbindungen gestrichelt), der wiederum Kontakt mit vegetativen Fasern des Hirnstamms aufnimmt. Andere Zellen des blauen Kerns koordinieren über vegetative Fasern direkt die Stressantwort in Organen und Hormondrüsen. Input bekommt der blaue Kern aus Amygdala und Stria terminalis. Zusätzlich entsendet die Amygdala über die Stria direkt emotionale Stress-Signale in den Hypothalamus.

noch ein Jahr später vielleicht in ein, zwei Sätzen wiedergeben können. Geschieht aber etwas Unvorhergesehenes, fällt mir zum Beispiel während eines Vortrags ein Teil des Hallendachs auf den Kopf, so sieht das später ganz anders aus. Der Vortrag wird völlig unwichtig. Abgespeichert wird das traumatische Ereignis, und zwar in sonst unüblicher Form.

Die beiden Systeme interagieren nun intensiv. Das Furcht-System ist dabei ein wichtiges Beruhigungs-System für das Panik-System. Durch Einsicht, Kognition und Lernen können wir uns aus der Situation der diffusen Panik herausbegeben. Das versuchen wir auch, und dies versuchen auch die Tiere. Wir machen uns Furcht, wenn wir eigentlich Panik haben, weil wir mit Furcht viel besser umgehen können, weil wir die Motorik einsetzen können, kämpfen oder flüchten können, und weil wir dann unsere Kognitionen („Ich habe doch vorhin das Schild ‚Notausgang' gesehen") nutzen können. Das ist uns im Zustand der lähmenden Panik eben gerade nicht möglich. Möglicherweise nutzen diesen Mechanismus ja seelische Störungen wie die Phobien, bei denen wir uns vor irgendetwas Furcht machen, um keine Bindungspanik zu entwickeln. Diese Vermutung hatte bekanntlich schon Sigmund Freud bei der Pferdephobie des kleinen Hans. Der kleine Hans konnte die Furcht vor Pferden wesentlich besser ertragen und regulieren als die panische Angst vor seinem Vater. Wir sind ja auch bei psychotischen Erlebnissen verzweifelt bemüht, irgendeinen vernünftigen Grund zu finden. Dann konstruieren wir uns paranoide Wahn-Systeme, die unsere Fehlwahrnehmungen rationalisieren und in unser bisheriges Welt-Erleben einbauen. Das ist uns bei weitem erträglicher als das Chaos und die Panik der unsystematisierten Psychose. Insofern ist Furcht gewissermaßen ein gutes Medikament gegen Panik.

Machen wir Therapeuten uns genau diese Rationalisierung für unsere Interventionen oft zunutze? Unser Patient kommt mit irgendeinem diffusen, dumpfen, chaotischen Empfinden, und wir versorgen ihn mit Erklärungen, die einem psychotherapeutischen Glaubens-System entstammen, das wir irgendwann von irgendwem erlernt haben und das mehr oder weniger rationale Elemente enthält: immer aber noch genug, dass der Patient sich mit diesem System besser verstehen und einordnen kann als bisher. So sind wir in der Lage, sinnstiftende Konstrukte anzubieten, die dem Furcht-Kognitions-System helfen, das Panik-Bindungs-System zu beruhigen. Etwas problematisch ist, dass wir Therapeuten gerne glauben, unsere sinnstiftenden Konstrukte seien naturwissenschaftliche Erklärungen. Wir setzen: „hilfreich = richtig". Naturwissenschaftler leiden allerdings auch häufig an einem systematischen Denkfehler. Sie setzen: „Korrelation = Kausalität". Es bleibt abzuwarten, ob die gegenwärtigen Entdeckungen unserer neurophysiologischen Forschungen sich als valide naturwissenschaftliche Erklärungen oder als „Neuromythen" herausstellen werden.

Mithilfe unseres Panik-Systems lernen wir, „Hilfe!" zu rufen oder auch „Mama!" Mithilfe des Furcht-Kognitions-Systems können wir lernen, auch selbst mit Stressoren fertig zu werden, die eigentlich Panik auslösen, etwa Feuer (Feuerwehrleute), große Höhen (Bergführer), gefährliche Menschen (Polizisten) und verwirrt-verwirrende Menschen (Psychotherapeutinnen). Menschen, die mit allen Stressoren fertig werden, gibt es auch. Dies sind die so genannten Helden. Ein Held der 70er Jahre war zum Beispiel James Bond, anfangs in der Inkarnation von Sean Connery, heute in der fünften oder sechsten Inkarnation von Pierce Brosnan. Andere Helden verkörpern heute Bruce Willis, Arnold Schwarzenegger oder Tom Cruise. Bei den Frauen war es früher Modesty Blaise, heute ist es zum Beispiel Sigourney Weaver als Ripley in „Alien" (I bis IV). Die Fähigkeit, mit jedem Stressor, mit jeder Gefahr fertig zu werden, ist bei Menschen extrem selten. Solche Menschen wurden immer schon als Ausnahmeerscheinungen verehrt und späteren Generationen als Vorbilder vermittelt. Barden sangen Lieder über sie, schufen Gedichte. Einige, wie Herkules, wurden zu Halbgöttern ernannt oder als Sternzeichen am Himmel künftigen Generationen als ewige Vorbilder vor Augen geführt. Heute erfüllt die Funktion der Helden-

Erschaffung und -Verehrung die Filmindustrie. Für den Umgang mit Stress und Trauma gibt es also viele Fortbildungsveranstaltungen im Kino oder Fernsehen. Einige Filme, wie zum Beispiel „Mercury Puzzle" mit Bruce Willis, zeigen übrigens recht gut Intrusionen und Flashbacks.

1.2 Bindungs- und Beziehungstraumatisierung

Während sich Panksepp dem Problem der Disstress-Systeme aus der Perspektive des Tierforschers annähert, fußt der Ansatz des Psychoanalytikers Allan N. Schore im Wesentlichen auf der Bindungsforschung. Im Gegensatz zum Trauma-Begriff der ICD und des DSM verwendet Schore den Terminus Trauma, um schwere Irritationen in Beziehungen und im Bindungssystem zu charakterisieren. Er spricht von „Attachment-Trauma" oder „Relational-Trauma". Schore verwendet diesen Begriff in der Tradition der Psychoanalyse, insbesondere in derjenigen von Anna Freud, Masud Kahn und der Londoner Schule, in der das kumulative Trauma konzeptualisiert worden ist.

In seinem Übersichtsartikel untersucht Schore erste Forschungsergebnisse zu folgenden Themen:

- Ausreifung der Regulationssysteme des Gehirns
- Neurobiologie des Beziehungstraumas
- Neuropsychologie des desorganisierten Typ-D-Bindungsmusters
- hemmende Auswirkung früher Traumata auf die Entwicklung der Affektkontrolle
- Verbindung zwischen frühen Beziehungstraumata und der Prädisposition für PTBS
- Neurobiologie der Dissoziation

1.2.1 Zur Ausreifung der Regulationssysteme des Gehirns

1.2.1.1 Vorgeburtlich

Dysregulationen beginnen bereits im Uterus. So regulieren mütterliche Hormone die Genexpression im fetalen Gehirn. Störungen bei dieser Regulation sind bis ins Erwachsenenalter nachweisbar. Hohe Spiegel von mütterlichem CRH während der Schwangerschaft beeinflussen die fetale Gehirnentwicklung negativ und reduzieren die postnatale Fähigkeit, auf Stressanforderungen angemessen zu reagieren. Eine in der Schwangerschaft übermäßig gestresste Mutter wird also wahrscheinlich ein Kind zur Welt bringen, das ihr in der Säuglingszeit auch noch besonders viel Stress macht.

Bestimmte Noxen beeinflussen die Entwicklung des Stress-Systems beim Fetus negativ. So beeinflussen Alkohol, Tabak/Nikotin und Drogen die fetale HPA-Achse negativ, was eine bleibende neurophysiologische Vulnerabilität hinterlassen kann. Außerdem kommt es durch diese Noxen zu einer verzögerten postnatalen Gehirnentwicklung. Bei der Geburt findet sich eine Frühreife, ein niedriges Geburtsgewicht sowie eine schwach ausgeprägte Möglichkeit des Kindes, interaktiv auf die Umwelt Einfluss zu nehmen und diese zu beeinflussen.

1.2.1.2 Nach der Geburt

Nach der Geburt ist das Baby hochkompetent darin, soziale Interaktionen einzuleiten, was für seine Entwicklung und seine eigene, von sich selbst ausgehende Stressregulation ausgesprochen wichtig ist. Zwei wesentliche Systeme helfen dem Säugling, mit Stress auslösenden Stimuli gut umzugehen (Coping):

- das Aufrechterhalten von zwischenmenschlichen Beziehungen
- die innerseelische Regulation von Emotionen

Deshalb können wir davon ausgehen, dass der Verlust der Fähigkeit, die Intensität eigener

Emotionen regulieren zu können, den schlimmsten und weitreichendsten Effekt einer frühen Traumatisierung ausmacht.

Die **postnatale Organisation des Gehirns** und die **postnatale Konsolidierung von Schleifen** („circuits") zwischen autonomem Nervensystem, limbischem System und Kortex folgen einem sehr spezifischen Muster. Während einer kritischen Periode des regionalen Gehirnwachstums kommen über Genexpression genetisch angelegte Programme zur Wirkung, die zu einer Überproduktion von Synapsen in den zur Reifung anstehenden Hirnarealen führen. Darauf folgt ein Prozess, der umweltabhängig ist. Durch die Umwelterfahrungen werden jene synaptischen Verbindungen erhalten und gefestigt, die für diese Umwelt funktional sind. Danach organisieren und verfestigen sich die Funktions-Kreisläufe und -Schleifen. Dies ist sehr energieabhängig.

Natürlich kann der beschriebene Reifungsprozess durch viele Elemente beeinträchtigt werden. Eine Instabilität kann aus genetischen Faktoren, etwa Mutationen, resultieren. Dann werden aufgrund von genetischen Veränderungen die Programme über die Genexpression nicht suffizient entfaltet. Umwelteinflüsse wie Toxine können auf die Ausreifung der entsprechenden Felder negative Einflüsse haben. **Psychotoxisch** wirkt sich beispielsweise ein Muster aus, bei dem einem initialen Hypermetabolismus ein andauernder Hypometabolismus folgt, wie es für ein Beziehungstrauma beschrieben werden wird. Dies führt zur Unterbrechung der optimalen Energiezufuhr und einer nichtoptimalen Ausreifung der entsprechenden kortikolimbischen Systeme.

1.2.2 Die Neurobiologie des Beziehungstraumas

Schore verweist auf **zwei Typen** von Beziehungstraumatisierungen:

- **Abuse**, wahrscheinlich am besten als Misshandlung/Missbrauch zu übersetzen. Abuse führt zur Überstimulation und zum Hyperarousal.
- **Neglect**, also Vernachlässigung, die zu einer Unterstimulation führt, was wiederum zunächst zur Überstimulation und dann zur Down-Regulation führen kann. Darauf wird später eingegangen.

Abuse führt zu Hyperarousal/Übererregung, Aktivierung des sympathischen autonomen Nervensystems (ANS) und ergotropen Reaktionen. Neglect führt zu Hypoarousal des ANS, Parasympathikotonus und trophotropen Reaktionen (s. auch Tab. 1-1).

Die psychobiologische Antwort des Kindes auf ein Beziehungstrauma ist entweder Übererregung/Hyperarousal oder Dissoziation: Durch einen Schreck oder einen anderen stressreichen Stimulus kommt es zu einer Alarmreaktion. Dabei wird zunächst der Sympathikusanteil des ANS aktiviert. Die Herzrate steigt, der Blutdruck steigt, die Atmung steigt an, der Muskeltonus steigt, und das Gehirn ist im Zustand der Hypervigilanz. Diese Alarmreaktion führt zu Weinen, wenn sie nicht beruhigt wird, zu Schreien (wir erinnern uns an die DVs).

Das sympathikotone Hyperarousal ist verbunden mit exzessiven Spiegeln von CRH. Außerdem werden hohe Dosen von Noradrenalin aus dem Locus coeruleus ausgeschüttet. Noradrenalin- und Adrenalin-Spiegel schießen in die Höhe, und neben CRH wird auch Glutamat exzessiv im limbischen System ausgeschüttet. Damit ist nicht nur das Furcht-, sondern auch das Panik-System hochgradig aktiviert. Das Gehirn ist in einem hypermetabolischen Zustand. Das bedeutet, es verbraucht sehr viel Energie. Hypermetabolismus ist eine Risikosituation. Ein plötzlicher Energie-Einbruch könnte für das gesamte Gehirn katastrophale Folgen haben. Offenkundig gibt es in der dorsalen Medulla oblongata einen Sensor für Hypermetabolismus. So funktioniert dann die dorsale Medulla als Energie-Bewahrungs-System, das das Gehirn gegen die katastrophalen Konsequenzen eines plötzlichen Energie-Einbruchs oder Energieverlustes schützt. Solche Konsequenzen kennen wir aus lebensgefährlichen Krisen wie der Unterzuckerung beim Diabetes oder dem Zelltod beim Schlaganfall.

Tab. 1-1: Sympathikus-Parasympathikus-System des autonomen Nervensystems (ANS).

Sympathikus	Parasympathikus
• Erweiterung der Pupillen	• Verengung der Pupillen
• wenig, zäher, dickflüssiger Speichel	• reichlicher, dünnflüssiger Speichel
• Verengung der Blutgefäße	• Erweiterung der Blutgefäße
• kalter klebriger Schweiß	• warmer dünnflüssiger Schweiß
• Bronchialerweiterung	• Bronchienverengung
• Atembeschleunigung	• Atemverlangsamung
• Verengung der Herzkranzgefäße	• Erweiterung der Herkranzgefäße
• Pulsbeschleunigung	• Pulsverlangsamung
• Hemmung der Magentätigkeit	• Anregung der Magentätigkeit
• Hemmung der Gallensekretion	• Förderung der Gallensekretion
• Adrenalin steigt an	• Adrenalin fällt ab
• Hemmung der Verdauungstätigkeit	• Förderung der Verdauungstätigkeit
• Hemmung der Harnentleerung	• Förderung der Harnentleerung
• Freisetzung von Blutzucker	

Dissoziation ist eine Notfallreaktion aus dieser Übererregung heraus, falls keine Beruhigung von außen stattfinden kann. Dissoziation ist Rückzug von der Außenwelt, von den Außenweltreizen, ist Reizvermeidung. Das Wesentliche aber ist, im Gegensatz zum Zustand der stillen Panikattacke, bei der innerlich alles wütet, dass die Dissoziation auch mit einer Affekteinschränkung und einer Reduktion der Reize von innen verbunden ist.

Dieser Zustand von Bindungsrückzug und schließlich Bindungsabbruch sowohl nach außen als auch nach innen ist eine parasympathikotone Regulationsstrategie, die in hilflosen und hoffnungslosen Stress-Situationen einsetzt, um sich quasi abzuschalten. Es ist aber auch ein Zustand des Rückzugs, um seine Wunden zu lecken und wieder Kraft zu schöpfen. Denn in diesem Zustand herrscht ein hypometabolischer Regulationsprozess vor, der zu einer Down-Regulation der Energiereserven führt. Dissoziation ist Ent-Bindung, „De-attachment“. Es ist der seelische Bindungsabbruch zur notfallmäßigen Konservierung von Energieressourcen. In diesem passiven Gehirnzustand („State“) sind Schmerzen unterdrückt und endogene Opiate erhöht. Diese Opiate, besonders das Enkephalin, führen zu Analgesie und Immobilität und verhindern damit auch die Hilferufe, die DVs. Der Vagotonus steigt an, Herzschlag und Puls werden gesenkt, trotz steigendem Adrenalin. Der Zustand ist parasympathikoton, trophotrop und bedeutet ein Hypoarousal.

Der **traumatische State** ist möglicherweise dadurch gekennzeichnet, dass in ihm und vielleicht auch lange danach anhaltend sowohl das sympathische, energieverbrauchende, hypermetabolische System als auch das parasympathische, energiebewahrende, hypometabolische System des Kindes aktiviert sind. Beide Anteile des ANS sind hyperaktiv, was der Entwicklung nicht zuträglich ist. Gegenwärtig wird ja auch diskutiert, ob eine gleichzeitige Hyperaktivität des parasympathikotonen und des sympathikotonen Systems des ANS über längere Zeit am plötzlichen Herztod beteiligt sein könnte.

Bei Beziehungstraumatisierungen des Kleinkindes sind die sich entwickelnden limbischen Verschaltungen lange Zeit hohen Levels des exzitatorischen, im Extrem exzitotoxischen Neurotransmitters Glutamat plus des Glukokortikoids Kortisol ausgesetzt. In sehr hoher Konzentration können mehrere Neurotransmitter und Hormone neurotoxisch wirken, indem sie Synapsen wieder auflösen oder die Ernährung von Axonen durch ihre Gliazellen verschlechtern. Dies gilt sowohl für den Neurotransmitter Glutamat als auch für das Hormon Kortisol. Die neurotoxischen Effekte der Glukokortikoide werden synergetisch amplifiziert durch simultane Aktivierung des NMDA-sensitiven Glutamat-Rezeptors. Dies führt in der frühen Entwicklung zu Synapsenelimination, also zu einer eingeschränkten Vernetzungsdichte und damit zu Entwicklungsstörungen.

Die Neurochemie des Gehirnwachstums wird stark reguliert durch die Neurotransmitter Dopamin, Noradrenalin und Serotonin. Starke Produktion in kritischen Perioden führt zu einer Erhöhung der Rezeptordichte. Dadurch werden die Erfahrungen während dieser Phase des Hirnwachstums konserviert. Schädigende soziale Erfahrungen während kritischer frühkindlicher Entwicklungsperioden führen zu permanenten Veränderungen bei den Endorphinen, bei den Kortikosteroiden, bei CRH, Dopamin, Noradrenalin und Serotonin mit Veränderungen der entsprechenden Rezeptoren. Dies hinterlässt in limbischen Bereichen eine bleibende physiologische Reagibilität unter Stress.

> Traumatische Beziehungserfahrungen in der Säuglingszeit mit den Reaktionen Hyperarousal und Dissoziation legen also die Basis für die Anfälligkeit für Posttraumatische Belastungsstörungen (PTBS) in der späteren Kindheit, in der Jugend und im Erwachsenenalter. Es gibt Hinweise, dass das Erwachsenengehirn regredieren kann auf einen Säuglings-State, wenn es mit sehr ernstem Stress konfrontiert wird.

1.2.3 Zur Neurobiologie des desorganisierten Typ-D-Bindungsmusters

Der Typ-D-Bindungsstil findet sich bei über 80% der misshandelten und missbrauchten Kinder. Er ist gekennzeichnet durch ein chaotisches, widersprüchliches, willkürliches, schwankendes und unberechenbares Bindungsverhalten – bei Kind und Eltern. Krabbelkinder mit Typ-D-Bindungsstil weisen in der Fremden Situation (FS) die höchste Herzratenaktivierung, die intensivste Alarmreaktion und einen höheren Kortisol-Spiegel auf als Kinder aller anderen Bindungsstile.

An dieser Stelle lässt sich ein **Muster transgenerationaler Weitergabe** von Bindungserfahrungen studieren. Wenn eine Mutter selbst traumatisiert worden ist und zu dissoziativen Zuständen neigt, so lässt sich in Videoaufnahmen folgendes Muster nachweisen: Das Kind wird aufgeregt und fängt an zu schreien. Dieser Schrei ist selbstverständlich ein Stressor. Der Stressor wirkt auf die Mutter als Stimulus ein, die darauf mit Dissoziation reagiert. Das Kind wird zur Quelle von Furcht, die Mutter verfällt in einen dissoziierten, tranceähnlichen Zustand. Eltern von Typ-D-Säuglingen reagieren auf das Verhalten des Säuglings mit Furcht. Während solcher Interaktionsepisoden übernimmt, kopiert der Säugling quasi die Struktur des dysregulierten States der Mutter. Schore spricht von einem „Down-Loading", einem Herunterladen der dysfunktionalen Stressregulations-Systeme der Mutter, sodass hier eine Weitergabe dieses dysfunktionalen Stressbewältigungs-Systems von der Mutter auf den Säugling zu beobachten ist. Dass dysfunktionale Stressregulations-Systeme in der frühen Säuglingszeit von der Mutter auf die Kinder weitergegeben werden, haben ja auch schon Arbeiten – etwa die von Yehuda (2000) – mit Holocaust-Überlebenden nahe gelegt. Eine Neigung der Mutter zu dissoziativen Reaktionen blockiert ihre Bindung an den Säugling und stört die Entwicklung seines Bindungssystems. Für solche vulnerablen Mütter sind Episoden von persistierendem Weinen des Säuglings potente Trigger für dissoziative Reaktionen. In dem Moment, in dem die Mutter in einen dissoziativen State eintritt, manifestiert sich in ihrem Verhalten Vernachlässigung (Neglect). Es werden also nicht nur die traumatischen Erfahrungen, sondern auch die Dysregulation der Mutter und die posttraumatische Antwort des Säuglings auf das

Beziehungstrauma, seine parasympathische Regulationsstrategie der Dissoziation beim Kind in die Säuglingspersönlichkeit eingebaut. Dies legt die Basis dafür, dass in späteren Stress-Situationen schneller auf dissoziative States zurückgegriffen wird und diese länger andauern.

Frühe traumatisierende Erfahrungen mit der Umwelt induzieren atypische Muster neuronaler Aktivität. Dies stört die Organisation der kortiko-limbischen Areale und beeinträchtigt besonders solche Gehirnleistungen wie Bindung, Empathie und Affektregulation. Traumatisierender Disstress verändert die Entwicklung des präfrontalen Kortex und verhindert, dass diese Region im Erwachsenenalter ihre vollen Fähigkeiten entfaltet.

1.2.4 Zu Schädigungen in kritischen Entwicklungsperioden

Beziehungstraumata im ersten bis dritten Quartal postnatal beeinflussen die erfahrungsabhängige Ausreifung der Amygdala und der Schleife zwischen anteriorem Cingulum und limbischem System. Schore nimmt an, dass die Amygdala, das vordere Cingulum und die Insula eine Rolle spielen bei „Pre-Attachment-Erfahrungen", die früh im ersten Lebensjahr stattfinden. Neurobiologische Studien weisen nach, dass eine Zerstörung der Amygdala in früher Säuglingszeit zu grundlegenden Veränderungen in der Ausbildung von sozialen Bindungen und Emotionalität führt. Diese sozio-emotionalen Effekte sind lang andauernd und scheinen mit der Zeit eher noch anzusteigen als sich wieder auszugleichen.

Beziehungstraumata in der Mitte des ersten Jahres wirken als Wachstumsbremse für das vordere limbische Netzwerk des Cingulum. Misshandelte Kinder mit der Diagnose PTBS weisen Stoffwechselstörungen des vorderen Cingulum auf. Frühe Beziehungstraumata beeinträchtigen die erfahrungsabhängige Ausreifung der Insula. Das behindert eine Entwicklung von stabilem Körperbild (Body Image), und ein stabiles Körperbild ist Grundlage basaler Emotionalität.

Bis in das zweite Lebensjahr hinein sind die höheren kortikolimbischen Schleifen in einer kritischen Wachstumsperiode. Abuse und Neglect während der ersten zwei Jahre beeinflussen negativ die Ausreifung des Hauptregulationssystems im menschlichen Gehirn, des orbito-präfronto-limbischen Systems also. Körperliche Traumatisierungen des Kopfes und des Gehirns eines Babys wie etwa das gewaltsame Schütteln des Kopfes oder Schläge gegen den Kopf führen zu traumatischen Hirnverletzungen. Schore verweist darauf, dass bekannt sei, dass neurologisch erkrankte und beeinträchtigte Kinder einen Typ-D-Bindungsstil aufweisen.

1.2.5 Störungen des orbito-präfronto-limbischen Regulationssystems zur Affektkontrolle

In seiner kritischen Entwicklungsperiode werden die orbitofrontalen Areale synaptisch verschaltet mit anderen Arealen des Kortex, aber sie bilden auch forciert Verbindungen mit subkortikalen Arealen aus. Der orbitofrontale Kortex ist also eine Art „Konvergenzzone", wo sich Kortex und Subkortex treffen. Eine Beeinträchtigung der Hierarchisierung kortikal-subkortikaler Kreisläufe und Schleifen beeinträchtigt also direkt die Fähigkeit, mit limbisch bedingtem Arousal umgehen zu können.

Eine Furcht-Exposition führt zu einem rasch erhöhten Dopamin-Metabolismus im ventralen Tegmentum, die wiederum den Locus coeruleus aktiviert und zu einer steigenden Noradrenalin-Aktivität führt. Gleichzeitig kommt es zur Hyperaktivität an den Glutamatrezeptoren. Somit sind eine noradrenerge, hypermetabolische Antwort und eine über Kortisol vermittelte, hypometabolische Antwort gleichzeitig angestoßen. Fest steht, dass unter solchen Bedingungen die Dendritendichte abnimmt, dass die Axone quasi ihre Dendriten zurückziehen. Klar ist, dass Menschen mit einer Atrophie in der dendritischen Verästelung eine schlechte Verhaltensflexibilität aufweisen. Wer dendritisch gut „verkabelt" ist, zeigt in vielen Verhaltensbereichen bessere Fähigkeiten.

Aber nicht nur die dendritische Verzweigung leidet unter einer Traumatisierung in den kritischen Perioden, sondern die Astrozyten-Proliferation ebenso. Diese Astrozyten-Gliazellen umgeben die aktiven Regionen eines Neurons und regulieren die metabolische Aktivität und die Verzweigungsplastizität aller Synapsen im Gehirn.

Ausgeprägte Schädigung der **lateralen** orbitofrontalen Areale beeinträchtigen den exzitatorischen ventral-tegmentalen Vorderhirn-Mittelhirn-Circuit (Circuit = Rücklauf- und Rückkopplungs-Schleife mit mehreren Hirnkernen und verbindenden Axonen). Das würde ernsthaft die Fähigkeit herabsetzen, positive Zustände zu erleben. Es bildet die Basis einer Anfälligkeit für Hypoarousal, Anhedonie und Depression. Auf der anderen Seite würde eine ernsthafte Schädigung der **medialen** orbitofrontalen Areale den hemmenden Kreislauf des medial-tegmentalen Vorderhirn-Mittelhirn-Circuit beeinträchtigen. Das würde in einer eingeschränkten Fähigkeit resultieren, Hyperarousal-States wie Entsetzen und Wut bremsen zu können. Bei sehr ernsthaften Beziehungsstörungen zeigen sich die Regulationsschwächen eines Menschen in seiner begrenzten Fähigkeit zur Modulation sowohl durch innere Autoregulation als auch durch interaktive Regulation in Beziehungen. Dies gilt sowohl für die Intensität und Dauer von biologisch primitiven Sympathikus-dominierten Affekten wie Entsetzen, Wut und Erregung als auch von Parasympathikus-dominierten Affekten wie Scham, Enttäuschung und hoffnungsloser Verzweiflung. Bei diesen Persönlichkeiten wirken dann auch intensive positive Affekte wie Freude als Stressoren.

Der Verlust der Fähigkeit, die Intensität der eigenen Gefühle regulieren zu können, ist der weitreichendste Effekt von früher Traumatisierung durch Abuse und Neglect. Dieses Defizit fußt auf einem ineffizienten orbitofrontalen Regulationssystem.

Besonders wichtig für die Affektregulation sind Verbindungen zwischen den orbitofrontalen Arealen und dem Hypothalamus einerseits (dem Kopfganglion des autonomen Nervensystems und Kontrollsystem des viszeral-somatischen Anteils der emotionalen Reaktion) sowie der Amygdala andererseits (dem Furchtzentrum im Gehirn). Die rechte Amygdala verarbeitet Trigger wie furchteinflößende Gesichtsausdrücke und andere furchteinflößende Trigger unbewusst. Bewusst wird nur, was im Kortex abläuft. Dabei sieht es so aus, als ob Amygdala und orbitofrontaler Kortex in einigen Bereichen ganz ähnliche Inputs empfangen und ähnliche Funktionen haben. Aber die Mandelkerne lernen weniger schnell als der Kortex und funktionieren weniger flexibel, sondern eher primitiv-biologisch. Optimalerweise übt der rechte frontotemporale Kortex inhibitorische Kontrolle über ein zu intensives limbisch-emotionales Arousal aus; nach und nach übernimmt der präfrontale Kortex die Amygdala-Funktionen. Die Verbindungen zwischen den orbitofrontalen Arealen und der Amygdala bilden sich postnatal aus und werden negativ durch Beziehungstraumatisierungen beeinflusst. Werden diese Verbindungen in Tierversuchen unterbrochen, dann laufen Amygdala-getriebene States (Furcht-Kampf-Flucht-States) später ohne eine kortikale Hemmung ab. Die Gedächtnisprozesse der Amygdala werden durch extremen Stress verstärkt. Wenn das erst einmal eingeschliffen ist, reagiert ein Lebewesen auch auf niedrige zwischenmenschliche Stressoren mit einer massiven, primitiven Furchtreaktion, weil die Amygdala von den orbitofrontalen Bereichen nicht genügend reguliert werden kann.

Optimalerweise haben sowohl die Amygdala also auch der orbitopräfrontale Kortex direkte Verbindungen mit dem lateralen Hypothalamus. Diese Region aktiviert parasympathische Antworten über Verbindungen mit dem Vagusnerv in der Medulla. Die vorderen Regionen des lateralen Hypothalamus sind beteiligt an der „tonischen Immobilität", dem Totstellreflex. Auch der laterale Hypothalamus entwickelt sich postnatal. Beziehungstraumata in der kritischen Periode könnten sich auswirken in schwächeren hypothalamo-orbitofrontalen Verbindungen und stärkeren Verbindungen des Hypothalamus zur Amygdala, was dann eher zu einem Amygdala-dominierten Verhaltensmuster führen könnte. Die orbitofrontalen Areale sind dann unfähig, insbesondere in der rechten Hemisphäre, die Furchtantworten der Amygdala zu modulieren.

Eine ineffiziente reparative Funktion der orbitofrontalen Region drückt sich in einer schlechten Fähigkeit aus, sich in Zeiten von Stress selbst zu beruhigen. In solch unstabilen Systemen führt ein kleiner zwischenmenschlicher Stress dazu, dass leichte Irritationen vergrößert werden zu intensiven Disstress-Zuständen. Wenn die Orbitofrontalmodulation von limbischem Arousal fehlschlägt, führt das einerseits in den ventral-tegmentalen Frontalhirn-Mittelhirn-Circuits, andererseits in den lateral-tegmentalen Frontalhirn-Mittelhirn-Circuits zu einem Kreisen. Das bedeutet klinisch ein Kreisen zwischen intrusiven, sympathikoton-getriebenen, erschreckenden Flashbacks und traumatischen Bildern einerseits und parasympathikoton-getriebenen Zuständen von Dissoziation, Vermeidung und Abschalten andererseits.

1.2.6 Zur Neurobiologie der Dissoziation

Wenn die Regulationserfahrungen im zwischenmenschlichen Kontext zu schlecht sind, dann schaltet das Kind aus Selbstschutz um von der interaktiven Regulation von Emotionen auf eine lang dauernde, weniger komplexe Autoregulation. Diese subkortikal-limbisch organisierten Muster sind primitive Strategien zum Überleben. Beziehungstraumatisierung setzt den Zustand für primitive Autoregulation in Gang: den habituellen Gebrauch von Dissoziation. Kinder mit Typ-D-Bindungsmuster benutzen dissoziative States im späteren Leben zur Stressbewältigung. Dissoziation wird dann zu einer Abwehrformation, die in der Persönlichkeit enthalten ist. Im parasympathisch dominierten State der Dissoziation ist das Individuum abgeschnitten, disassoziiert sowohl von der äußeren als auch von der inneren Welt. Das weist deutlich auf eine Dysfunktion des orbitofrontalen Kortex in solchen Zuständen hin.

Das orbitofrontale System ist über seine Verschaltungen ins ANS direkt in den Körper hinein verbunden. Es moduliert das ANS über absteigende Axone mit Synapsen in den dendritischen Feldern des Hypothalamus, dem Kopfganglion des ANS, und in Vagus-Arealen der Medulla. Eine ausgeprägte Schädigung oder Ausdünnung dieser synaptischen Verbindungen würde zu einer ineffektiven Regulation des ANS durch höhere Zentren im Kortex führen. Dieser Verlust würde bedeuten, dass es unter Stress keine Ausbalancierung gäbe zwischen den sympathisch-exzitatorischen und parasympathisch-inhibitorischen Komponenten des ANS.

Unter Stress würde ein in seiner Entwicklung nicht gut ausgereiftes orbitofrontales Regulationssystem rasch das Feld räumen für nichtumweltbezogene, nichtreziproke Modi des autonomen Kontrollsystems. Das Resultat wäre ein ausgesprochen hoher State von sympathisch-ergotropem plus parasympathisch-trophotropem Arousal, das gleiche Pattern wie bei kindlichem Trauma. Bildlich gesprochen, würde man auf Gas und Bremse gleichzeitig drücken. Und eine gleichzeitige Aktivierung der Hyperexzitation und der Hyperinhibition führt zu einer Freeze-Antwort. Dies ist identisch mit der Verhaltensweise der Aufgabe- oder Kapitulations-Reaktion von missbrauchten Typ-D-Kindern mit ihrer eingefrorenen Wachsamkeit: Sie warten aufmerksam auf die Anforderungen der Eltern, reagieren schnell darauf und gehorchen, um dann in ihren vorherigen wachsamen Zustand zurückzukehren. Dies entspricht dem eingefrorenen State von sprachlosem Terror, der bei erwachsenen PTSD-Patienten vorgefunden werden kann. Wenn sich so etwas bei Kindern erst einmal eingeschliffen hat, führt es lebenslang zu einem furchtsamen Temperament.

Ein Verlust der flexiblen Balancierbarkeit der beiden ANS-Systeme Sympathikus und Parasympathikus führt auch zu Schwierigkeiten bei der Regulation affektiver Veränderungen. Die zwei frontolimbischen Schleifen balancieren sich eigentlich gegenseitig aus. Beide Systeme können aber voneinander abgekoppelt werden. Bei einer Entkopplung führen schon niedrige Levels von interaktivem, zwischenmenschlichem Stress zu emotionaler Labilität und zu raschen State-Wechseln. Wir führen uns noch einmal vor Augen:

> Beim Trauma wird ein sympathisches Hyperarousal rasch abgelöst von parasympathischer Dissoziation. Eine habituelle Tendenz, sich in primitive parasympathische States fallen zu lassen, ist charakteristisch für ein entwicklungsmäßig unreifes Regulationssystem, das schlechte Verbindungen zwischen dem Kortex, den höchsten Ebenen des limbischen Systems und dem ANS aufweist.

Parasympathische Dissoziation geschieht mit einem plötzlichen Übergang aus einer erfolglosen Kampf-Flucht-Strategie, die massive sympathische Aktivierung erfordert, in einen metabolisch konservativen Zustand der Immobilisation. Der dorsale motorische Nukleus des Vagus führt eine Abschaltung metabolischer Aktivität herbei: Immobilisation, Totstellreflex und Sich-Verkriechen. Die Vagus-Bremse wird bereitgehalten durch den rigiden, vegetativ fixierten dorsalen motorischen Vagus-Kern und nicht durch den flexibleren, in soziale Kommunikation einbezogenen Nucleus ambiguus. Es gibt nämlich noch ein zweites parasympathisch-vagales System, ein sich spät entwickelndes „mütterliches" System im Nucleus ambiguus, das an Gesichtsausdruck, Vokalisation und Gesten, also an sozialer Interaktion beteiligt ist.

Die Freeze-Antwort ist auch verbunden mit einer massiven Erhöhung der endogenen Opioide, was zur stressinduzierten Lähmung beiträgt. In einem solchen Zustand verbergen sich Menschen in der Dunkelheit, erstarren dort und scheinen physisch verschwinden zu wollen. Sie nehmen eine fetale Position ein und reagieren nicht mehr auf externe Stimuli. Die „Vagus-Bremse" muss gelöst werden, wenn jemand aus einem solchen Zustand wieder herauskommen soll.

Frühe kumulative Beziehungstraumata führen zu einer bleibenden Dysfunktion der rechten Hemisphäre. Das orbitofrontale System wirkt als Kontrollorgan für die ganze rechte Gehirnhemisphäre. Der rechte präfrontale Kortex ist entscheidend für die Bewältigung und Regulation von Selbst-Funktionen. Die rechte Hemisphäre, mehr als die linke, ist stark ins limbische System und die sympathischen und parasympathischen Komponenten des ANS hinein vernetzt. Diese so genannte „nicht dominante" Hemisphäre – diese Formulierung erweist sich immer mehr als peinlicher Scherz aus einer ratio-religiösen Epoche – ist spezialisiert auf die Aktivierung von neuroendokrinen und autonomen Funktionen für die menschliche Stressantwort. Die Schleifen der rechten Hirnhälfte werden in den ersten zwei Lebensjahren organisiert. Die rechte Hemisphäre beendet ihre Wachstumsphase im zweiten Jahr, wenn die linke Hemisphäre die ihre beginnt.

1.3 Therapeutische Konsequenzen

In der Psychotherapie traumatisierter Menschen hat es sich uneingeschränkt bewährt, beide Disstress-Systeme als interagierende, aber eigenständige Entitäten ständig im Blick zu haben. Holzschnitthaft geht es einerseits um das **Cluster Panik** (PAG, laterales Septum, Gyrus cinguli, Glutamat, Opioide, Bindung, Parasympathikus, trophotroper Zustand, Hypometabolismus, Freeze, Dissoziation), andererseits um das **Cluster Furcht** (Locus coeruleus, Amygdala, präfrontaler Kortex, Noradrenalin, Kortisol, Feind, Sympathikus, ergotroper Zustand, Hypermetabolismus, Kampf und Flucht, Kognition und Lernen).

In der traumazentrierten Psychotherapie gilt: Mit den Störungen im Furcht-System lässt sich therapeutisch nur arbeiten, wenn im Panik-System Ruhe herrscht. Das therapeutische Bindungssystem ebenso wie das innerseelische Emotions-Regulations-System müssen stabil sicher sein, um Trauma-Expositionen durchführen zu können.

Einer Irritation des Arbeitsbündnisses muss vorrangig entgegengewirkt werden, bevor inhaltlich weitergearbeitet werden kann. Dies geschieht dadurch, dass seelisch imaginativ über die Arbeit mit dem „Inneren Kind" jene Bindungserfahrungen etabliert und ritualisiert werden, die realiter gefehlt haben, damit über diesen Umweg eine Selbstregulation möglich wird.

Gilt dies eigentlich nur für traumatisierte Patienten?

Weiterführende Literatur

Furst SS (ed) (1967). Psychic Trauma. New York, London: Basic Books.

Hüther G (1997). Biologie der Angst: wie aus Stress Gefühle werden. Göttingen: Vandenhoeck & Ruprecht.

Kapfhammer HP (2001). Trauma und Dissoziation – eine neurobiologische Perspektive. Persönlichkeitsstörungen; 5: S4–S27.

Panksepp J (1999). Affective Neuroscience. Oxford, New York: Oxford University Press.

Roth G (2001). Fühlen, Denken, Handeln. Wie das Gehirn unser Verhalten steuert. Frankfurt a. M.: Suhrkamp.

Sachsse U (2003). Disstress-Systeme des Menschen. Persönlichkeitsstörungen; 7: 4–16.

Schore AN (2001). The effects of early relational trauma on right brain development, affect regulation, and infant mental health. Inf Ment Health J; 22: 201–69.

Schulte G (2000). Neuromythen. Das Gehirn als Mind Machine und Versteck des Geistes. Frankfurt a. M: Zweitausendeins.

Streeck-Fischer A, Sachsse U, Özkan I (Hrsg) (2002). Körper – Seele – Trauma. 2. Aufl. Göttingen: Vandenhoeck & Ruprecht.

Yehuda R (2000). Biology of posttraumatic stress disorder. J Clin Psychiatry; 61: 14–21.

2 Die peri- und posttraumatische Stressphysiologie

Ulrich Sachsse

Es gilt, „das Trauma als eine zwar erzwungene und oft zerstörerische, aber eben nicht pathologische Realitätswahrnehmung wirklich ernst zu nehmen." (J. P. Reemstma 1999, S. 213)

Ein **traumatisches Ereignis** ist durch eine besondere Situation gekennzeichnet: Ein Mensch ist in Lebensgefahr oder wähnt sich in Lebensgefahr, und er ist gleichzeitig völlig hilflos. Auf den **Zustand der Hilflosigkeit** sind Säugetiere biologisch denkbar schlecht vorbereitet. Er bekommt uns nicht, und wir versuchen alles, damit dieser Zustand so schnell wie möglich aufhört: Wir kämpfen oder flüchten über das Furcht-System, wir rufen um Hilfe über das Panik-Bindungs-System, oder wir verhalten uns mucksmäuschenstill und versuchen zu verschwinden über das Freeze-System, damit die Situation möglichst schnell vorbeigeht.

Aus der Darstellung der normalen Stressphysiologie wissen wir bereits, dass wir uns darüber hinaus zurückfallen lassen können in dissoziative Zustände. Dies scheint besonders dann eine letzte Notbremse in höchster Not zu sein, wenn eine Traumatisierung absehbar wird. Wenn wir in einer Familie aufwachsen, in der wir regelmäßig damit rechnen können, vom betrunkenen Vater vergewaltigt oder von der Mutter sadistisch verprügelt zu werden, dann müssen wir Strategien entwickeln, um von dieser Traumatisierung so wenig wie möglich mitzubekommen.

1998 zeigte der niederländisch-amerikanische Psychiater, Psychotherapeut und Psychotraumatologe Bessel van der Kolk bei seinem zweiten Besuch in Göttingen ein PET-Bild, das mein Denken und meine Arbeit nachhaltig verändert hat (Rauch et al. 1996). Zu sehen war auf einem horizontalen Schnittbild durch die mittlere Hirnebene ziemlich zentral ein schöner, leuchtend roter Fleck auf der rechten Seite, den van der Kolk „Amygdala" nannte, und ein tiefblauer, von einem nicht ganz so leuchtend roten Saum umgebener Fleck links vorne, den er „Broca-Region" titulierte (Kapfhammer 2001, S. 13). Er behauptete, auf diesem Bild stelle sich folgendes klinische Phänomen dar: Eine traumatisierte Patientin erinnere sich an ihre Traumatisierung und sei deshalb sehr aufgeregt („Hyperarousal"), was sich an der hochaktiven Amygdala rechts zeige. Gleichzeitig würden ihr in diesem Zustand die Worte fehlen, es hätte ihr die Sprache verschlagen, sie müsse um Worte ringen, was sich an der Unterdrückung der Broca-Region, dem Sprachzentrum links zeige. Das klinische Phänomen war mir als Psychiater und Psychoanalytiker, aber auch allgemein menschlich natürlich nur zu vertraut. Dass dieses Phänomen „Ich bin ganz aufgeregt, völlig aufgelöst, mir fehlen die Worte, es verschlägt mir die Sprache" sich so schön rot und blau abbilden ließ, erhob es von einem klinisch beobachtbaren Phänomen plötzlich in den naturwissenschaftlichen Adelsstand des Faktischen: Es wurde mit einem Schlag zu einer reproduzierbaren Tatsache wie ein Laborwert oder ein Röntgenbild.

Das ist natürlich ziemlich vordergründig gedacht, denn die Annahme, dass alle relevanten klinischen **Phänomene der Psychiatrie und Psychotherapie ihr hirnorganisches Korrelat** haben, ist inzwischen auch gute 100 Jahre alt. Es lässt sich in der Psychoanalyse – wie fast alles – auf Sigmund Freund zurückverfolgen und in der Psychiatrie noch einige Jahrzehnte weiter zurück, mindestens bis Griesinger. Aber vermuten, glauben, annehmen einerseits und sehen andererseits, das hat doch eine andere Qualität.

So hat sich auch schon vor 200 Jahren ein Naturwissenschaftler der Aufklärung und Frühromantik geäußert, ein staatlicher Beamter in Weimar, der sich mit Gesteinskunde, Wetterkunde, Farbenlehre und Bergbau befasste und in seiner Freizeit ein recht umfangreiches Werk zusammendichtete: Johann Wolfgang von Goethe. Dieser Naturwissenschaftler charakterisiert den Naturwissenschaftler wie folgt:

Daran erkenn' ich den gelehrten Herrn!
Was ihr nicht tastet steht euch meilenfern,
Was ihr nicht fasst das fehlt euch ganz und gar,
Was ihr nicht rechnet, glaubt ihr sei nicht wahr,
Was ihr nicht wägt hat für euch kein Gewicht,
Was ihr nicht münzt das meint ihr gelte nicht.

(Goethe, Faust II. 4917–4922, zit. nach Schöne 1999)

Diese Worte hat Goethe nun seinem Alter Ego Mephisto in den Mund gelegt, und der ist bekanntlich immer etwas sarkastisch. Deshalb klingt diese sachliche Beschreibung des gelehrten Naturwissenschaftlers auch durchsetzt von leichtem Spott. Das finde ich schade, denn ich gestehe: Ich bin für diese etwas schlichte, einfältige und eindimensionale Weltsicht recht anfällig. Sie hat etwas Attraktives, geradezu Verführerisches, Mephistophelisches.

Frühzeitig ist begonnen worden, die bereits bekannten Elemente der Stressreaktion des Menschen auch bei PTBS zu untersuchen (Friedman et al. 1995). Dabei machte 1986 die Arbeitsgruppe um Mason (Yehuda 2000) eine überraschende Feststellung: Eigentlich war damit zu rechnen, dass Menschen mit PTBS ständig erhöhte **Stresshormone** im Blut haben müssten. Ihre Symptomatik, die wesentlich durch ständig wiederkehrende Zustände von Übererregung („Hyperarousal") gekennzeichnet ist, ließ nichts anderes erwarten. Nun stellte Mason aber fest, dass im Vergleich zu einer psychiatrischen Vergleichspopulation **Kortisol** signifikant erniedrigt war. Dieses Ergebnis wurde insbesondere von Yehuda und Mitarbeitern weiter beforscht, und inzwischen liegen eine große Anzahl von Veröffentlichungen zu der Frage vor, ob die bekannte Stressphysiologie bei PTBS gestört sein könnte. Viele Veröffentlichungen haben bestätigt, dass Kortisol zumindest nicht so erhöht ist, wie es die Symptomatik erwarten ließe, oft sogar erniedrigt ist. Andere Arbeiten widersprechen dem.

Erste Befunde bei einer Patientin in Göttingen (Sachsse et al. 2002) legen die Vermutung nahe, dass es nicht auf Durchschnittswerte ankommt, sondern darauf, dass die **Regulation der HPA-Achse massiv gestört** ist. Eine unserer Patientinnen sammelte ihren Nachturin über 86 Nächte. Die Urinmenge war relativ konstant. Hätte man einen durchschnittlichen Kortisol-Spiegel ermittelt, wie dies in vielen Kortisol-Studien geschehen ist, so wäre der etwas erniedrigt gewesen gegenüber Gesunden. Die Kortisol-Spiegel unterlagen jedoch erheblichen, bei Gesunden so nicht zu erwartenden Schwankungen. Zunächst waren die unteren Werte zu niedrig. Werte, die gegen null gehen, sind ungewöhnlich. Dann sind mehrere, rasche Anstiege zu verzeichnen, die so ebenfalls nicht häufig sind. Die oberen Werte sind erheblich. Über einem bestimmten Level konnte die Patientin sich nur noch selbst regulieren, indem sie sich selbst verletzte, obwohl sie auf Station war, hoch motiviert mitarbeitete und sich nicht selbst verletzen wollte, sondern dagegen ankämpfte. Das legt nahe, dass die HPA-Achse nicht dauerhaft unterdrückt ist, sondern dass sie Regulationsschwankungen unterliegt. Diese Kurve passt zu unserer klinischen Erfahrung, bedarf aber natürlich der weiteren Beforschung (s. Abb. 2-1).

An dieser Stelle eine kurze Anmerkung zur Statistik: Diese Kurve ist natürlich nicht so zu interpretieren, dass hohe Kortisol-Werte SVV bedingen. Sonst wären alle Cushing-Patienten auch SVV-Patienten. Ein gutes Beispiel für diese Art zu denken gibt der vielfach unterschätzte Forscher und Statistiker Otto Waalkes in „Das Zweite Buch Otto". In der Rolle des Bundestagsabgeordneten weist er vehement darauf hin, dass ein Drittel aller Autounfälle von alkoholisierten Autofahrern verschuldet werden. Daraus folgt statistisch zwingend, dass zwei Drittel aller Autounfälle von nichtalkoholisierten Autofahrern verursacht werden. Waalkes fordert also völlig zu Recht ein Autofahrverbot für nichtalkoholisierte Autofahrer. Schlüssig, oder?

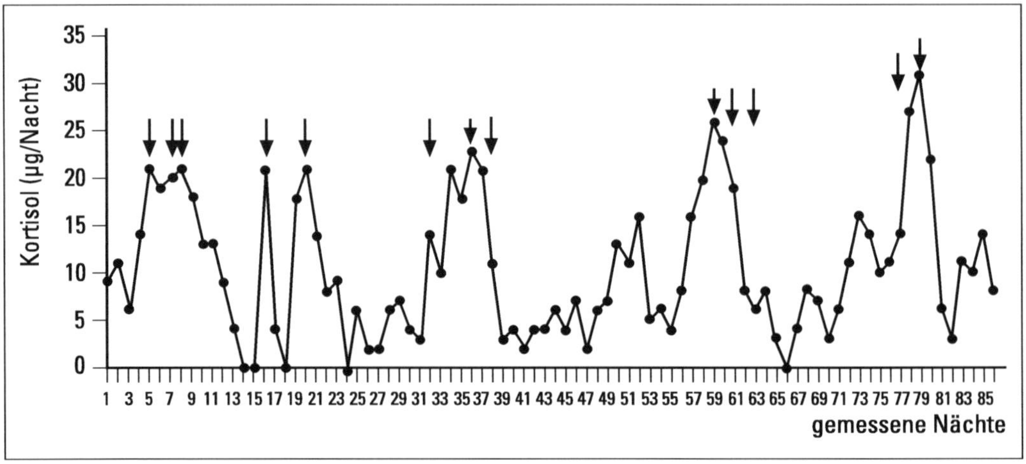

Abb. 2-1: Nächtliche Kortisol-Ausscheidung im Urin, gemessen in 86 Nächten, bei einer Patientin mit Posttraumatischer Belastungsstörung (mod. nach Sachsse et al. 2002 = selbstverletzendes Verhalten).

Aktuell wird auch diskutiert, ob der verfügbare Kortisol-Spiegel während einer Traumatisierung mit darüber entscheiden könnte, ob aus einer akuten Stressreaktion eine akute PTBS, vielleicht sogar eine chronische PTBS werden könnte und welchen Effekt es haben könnte, auch bei Psychotraumata wie bei somatischen Traumata akut Kortisol zu medizieren. Sollte Kortisol bei der chronifizierten PTBS üblicherweise erniedrigt sein, so wäre dies ein Hinweis darauf, dass irgendetwas im Bereich der HPA-Achse nicht mehr so funktioniert wie üblich und wie vor der Traumatisierung.

Besonders diskutiert und umstritten ist ein Befund von Bremner und Mitarbeitern aus dem Jahr 1995 (s. Yehuda 2000). Bremner und Mitarbeiter haben festgestellt, dass bei schwer traumatisierten Menschen ein Hippocampus kleiner ist als bei Gesunden. In weiteren Studien konnte dieses Ergebnis meist bestätigt werden.

Aus diesen Befunden ergeben sich natürlich Fragen: Wie ist es zu solchen **Hippocampus-Atrophien** gekommen? Handelt es sich um Normvarianten? Sind sie genetisch bedingt? Werden sie prä- oder perinatal erworben? Sind sie Resultat einer unzulänglichen Entwicklung in der Kindheit, in einer Zeit, in der der Hippocampus noch nicht ausgereift ist? Sind Menschen mit einer uni- oder bilateralen Hippocampus-Atrophie eher in Gefahr, eine PTBS zu entwickeln? Oder gibt es Traumatisierungen, die bei erwachsenen Menschen durch massive Hormonausschüttungen zu sichtbaren Zerstörungen von Hirnstrukturen führen, die vorher gesund und ungestört waren?

Eine Studie von Shalev in Jerusalem hat ernüchternde erste Ergebnisse: Shalev hat unmittelbar nach einer akuten Traumatisierung und ein halbes Jahr später eine Volumetrie des Hippocampus vorgenommen. Menschen, die eine PTBS entwickeln, haben keine kleineren Hippocampus zum Zeitpunkt der Traumatisierung als solche, die dies nicht tun. Es ist auch nicht so, dass im ersten halben Jahr nach der Traumatisierung bereits eine Hippocampus-Atrophie nachweisbar wäre. Aktuelle Studien legen nahe, dass es Hippocampus-Atrophien auch bei anderen psychiatrischen Erkrankungen gibt, z. B. bei Depressionen und Schizophrenie. Insofern sind wir erneut mit einem interessanten Befund konfrontiert, der noch nicht endgültig interpretierbar ist – ähnlich wie bei den Kortisol-Befunden.

Das Wissen um diese Abläufe hat es mir als Therapeut ermöglicht, ganz anders mit solchen Menschen zu arbeiten als früher. Zunächst betrachte ich ihre **Stressverarbeitungsstörung als**

somatopsychische Erkrankung, als eine psychische Erkrankung auf dem Boden einer körperlichen Erkrankung wie etwa Asthma oder Migräne. Auch diese körperlichen Erkrankungen gehen einher mit erheblichen Verhaltensauffälligkeiten. Während einer Migräneattacke sind Menschen reizbar, lichtscheu, wortkarg, abweisend, oft sogar unverschämt – und wir akzeptieren das. Während eines Asthmaanfalles sind Menschen egozentrisch, ansprüchlich, anklammernd, anklagend, überängstlich, panisch, sprachlos – und wir akzeptieren das. Wenn ich um die körperlichen Abläufe bei einer posttraumatischen Stressverarbeitungsstörung weiß, dann kann ich nicht mehr sagen: „Nun regen Sie sich mal nicht so auf! Nun stellen Sie sich mal nicht so an! Sie wollen mich mit Ihrer Überängstlichkeit nur erpressen!" Ich sage ja auch einem Migränekranken nicht: „Nun lassen Sie mal Ihre Migräneattacken!" Oder einem Asthmakranken: „Wir machen jetzt mal einen Vertrag, dass Sie immer tief und gleichmäßig Luft holen."

Manche Menschen haben eine genetisch bedingte Fähigkeit zu dissoziieren. Manche Menschen haben durch ihre frühkindliche Prägung bereits die Fähigkeit zur Dissoziation erwerben müssen. Sehr viele Menschen können in jedem Alter lernen, aus der Realität auszusteigen, wenn das Trauma zu unerträglich wird. Dies berichten auch Opfer von Folterungen. Aber nicht alle Menschen haben die Fähigkeit zur Dissoziation. Sicherlich kann jeder nachvollziehen, dass es in der akuten traumatischen Situation erträglicher ist, so wenig wie möglich mitzubekommen und so intensiv wie möglich dissoziieren zu können. Leider gibt es Forschungsergebnisse, die belegen, dass die Verarbeitung des Traumas dann anschließend erschwert ist und dass die Möglichkeit steigt, dass sich die akuten Symptome chronifizieren.

Wenn wir in einer Situation akuter Lebensgefahr oder akuter Gesundheitsgefährdung sind, dann haben wir offenkundig Verarbeitungsprogramme, mit denen wir uns diese Situation besonders gut merken. Unser **Gedächtnis** arbeitet dann anders. Das ist natürlich evolutionär wichtig, denn es erleichtert uns das Überleben. Vielleicht haben wir eine kleine Chance, eine Begegnung mit einem Tiger einmal zu überleben. Diese Chance sinkt aber bei der zweiten Begegnung statistisch ganz erheblich ab. Deshalb scheinen wir traumatische Erfahrungen anders und viel intensiver abzuspeichern als nichttraumatische Erfahrungen. Wenn Sie jetzt versuchen, den siebten und achten Satz des ersten Kapitels zu wiederholen, ohne zurückzublättern, dann können Sie das wahrscheinlich nicht. Ich kann das auch nicht. Denn weder Sie noch ich haben den Text abgespeichert wie ein Computer oder eine Videokamera. Wir merken uns Dinge nicht so, dass wir sie digitalisiert wie eine Festplatte auf dem Computer oder analog wie ein Tonbandgerät abspeichern. Wahrnehmung und Reizverarbeitung sind hochgradig interpretative Prozesse, und jedes Individuum wird dieses Buch völlig individuell lesen und höchst subjektiv selektiv abspeichern.

Dies ist in einem traumatischen Erfahrungskontext offenkundig anders. In diesem Kontext speichern wir Dinge wie ein Dia, ein Video- oder auch ein Tonbandgerät. Anschließend haben wir dann feststehende Bilder im Kopf, kurze Handlungssequenzen oder auch Wortfetzen. Wir können auch bestimmte Körperempfindungen innerlich abspeichern. Dies geschieht sehr wahrscheinlich in anderen Bereichen und auf anderem Wege als üblich. Üblicherweise kommt eine Erfahrung erst einmal in eine Art Sekundenspeicher und dann in den Arbeitsspeicher. Neuropsychologische Testuntersuchungen belegen, dass wir Dinge in diesem Arbeitsspeicher so etwa zwei Minuten aufheben können. Dann sind sie entweder wieder weg, oder sie wandern in einen Mittelspeicher, vermutlich im Hippocampus. Dies geschieht überwiegend dann, wenn irgendeine Region unseres Gehirns, besonders die Amygdala, der Ansicht ist, dieses Ereignis sei für uns emotional bedeutsam. Wir speichern im Mittelspeicher also nicht das, was nach irgendwelchen Kriterien **objektiv richtig** ist, sondern das, was für uns emotional **subjektiv wichtig** ist. In der Nacht werden diese Erfahrungsfragmente im **Traum** – Sigmund Freud sprach in seiner „Traumdeutung" von den „Tagesresten" – weiter verarbeitet. Während der REM-Phase, bei der wir bekanntlich unsere Augen bewegen, werden diese Tagesreste dem riesigen Gedächtnisspeicher Kortex zugeführt, sie werden über das Corpus callosum von rechts nach links und links nach rechts bewegt, und sie werden mit unserer bisherigen, abgespeicherten Erfahrung abgeglichen. Bilder, akustische Signale, Körpersensationen und Affekte gehen dabei ziemlich wild durcheinander, und dieses Durcheinander bezeichnen wir dann als Träume. Da die aktuellen Erfahrungen im Traum mit unseren Kindheits- und Jugenderfahrungen abgeglichen werden, können wir über eine gute Traumanalyse sehr interessante Rückblicke in unsere – ebenso subjektiv abgespeicherten und jetzt natürlich hoch selektiv abgerufenen – Erfahrungen aus früheren Lebensphasen bekommen. Am nächsten Morgen sind die Tagesreste dann eingearbeitet, früheren Erfahrungen zugeordnet, und wir haben den Kopf wieder frei für die Gegenwart, für den neuen Tag, für neue Erfahrungen und neue Informationen. Wird dieser Ablauf dadurch unterbrochen, dass wir konsequent am Schlafen oder auch nur am Träumen gehindert werden, werden wir wahnsinnig. In letzter Konsequenz kann ein Mensch getötet werden, indem man es ihm unmöglich macht zu schlafen.

Traumatische Erfahrungen scheinen ohne diesen komplexen, integrierenden Umweg direkt in Zentren des limbischen Systems abgespeichert zu werden, etwa in der Amygdala, die auch Axone zur Gedächtnisspeicherung besitzt. Diese Abspeicherung geschieht parallel und unabhängig vom Kortex, und die dort in der Amygdala gespeicherten Erfahrungen sind im Kortex nicht so zugänglich und verfügbar wie üblich abgespeicherte Informationen. Damit gibt es künftig eine besondere Art von Erfahrungen, die man in Parallele zu somatischen Traumatisierungen als **„Erinnerungsabszesse“** bezeichnen könnte.

Diese weder im Kortex noch durch Träume gut verarbeitbaren traumatischen Erfahrungen sind möglicherweise der Kern der **Intrusionen** und **Flashbacks** und damit der wichtigsten Formen der Posttraumatischen Belastungsstörung. Solche Erfahrungen haben die Tendenz, sich nach dem Trauma zunächst wieder und wieder aufzudrängen. Wenn sich Gedanken, Bilder oder Wortfetzen aufdrängen, obwohl wir das gar nicht wollen, sprechen wir von „Intrusionen“. Solche Intrusionen sind grade keine gelassenen Erinnerungen, sondern es sind reaktivierte Erfahrungen. Wir sitzen nicht in der Gegenwart und „vergegenwärtigen“ uns die Vergangenheit, sondern die Vergangenheit aktualisiert sich gegen unseren Willen und ohne unsere Kontrolle in der Gegenwart. Wir sind in der falschen Zeit am falschen Ort im falschen Film. Im Zustand der Intrusion oder des Flashbacks fühlen wir uns so, als sei das Ereignis genau jetzt wieder aktuell. Wir erleben es erneut, durchleben es wieder und wieder, und dieser Zustand ist ausgesprochen quälend und beunruhigend, sehr belastend und sehr verwirrend.

Vielleicht kennen Sie die Situation, dass Sie alleine in einem fremden Hotelzimmer übernachten. Manche Menschen schlafen dann unruhig und entwickeln **Albträume**, weil ihr Körper noch nicht eine Nacht lang die Erfahrung gemacht hat, dass an diesem neuen, unvertrauten Ort keine Tiger oder bösartigen Mitmenschen einen umbringen wollen. Wenn man dann aus so einem Albtraum in einer unbekannten Umgebung aufschreckt, kann es sein, dass der Albtraum weiterläuft, obwohl man die Augen schon geöffnet hat. Dann ist man kurzfristig in zwei Wirklichkeiten gleichzeitig: im fremden Hotelzimmer und im Albtraum. Das ist eine sehr unangenehme Situation. So kann man sich eine Intrusion oder einen Flashback vorstellen. Der Ausdruck „Flashback“ kommt aus der Erfahrung mit LSD. Nach der Einnahme von LSD sind bildliche, akustische oder kinästhetische Flashbacks nicht selten.

Nach dem traumatischen Ereignis kommt es also zu wiederholten, stark belastenden Träumen, die entweder präzise Wiederholungen des traumatischen Ereignisses oder aber albtraumhafte Verarbeitungsversuche sind. Diese Träume wühlen uns sehr auf, und häufig schrecken wir dann hoch.

Intrusionen, Flashbacks, Reenactments und Albträume, aber auch die dissoziativen Abwehrversuche Depersonalisation und Derealisation werden zusammengefasst als **intrusive Sympto-**

matik. Viele Menschen erleben Intrusionen und Flashbacks wie epileptische Anfälle, denen sie ausgesetzt sind, die sie plötzlich und unerwartet überfallen und gegen die sie sich nicht wehren können. Sie haben eine intensive Sehnsucht, über diese Zustände aus ihrem Inneren wieder Kontrolle zu bekommen.

Wer schon weiß, durch welche Reize diese intrusive Symptomatik ausgelöst wird, kann dieses „Triggern" durch bestimmte Stimuli versuchen zu vermeiden. Wenn wir auf einem Zebrastreifen angefahren wurden, gehen wir möglicherweise grade nicht auf einem Zebrastreifen über die Straße. Wir suchen uns Wege, von denen wir wissen, dass an ihnen keine Zebrastreifen über die Straße führen, und vielleicht bekommen wir sogar seltsame psychovegetative Zustände, wenn wir einen harmlosen Tierfilm mit Zebras sehen, ohne selbst zu verstehen, was uns denn jetzt schon wieder aufregt. Dieses **Vermeidungsverhalten** von Stimuli, die mit dem Trauma subjektiv in Verbindung stehen, kann sehr weit gehen. Wir können auch versuchen, innerlich die Begegnung mit dem Trauma zu vermeiden. Das kann dazu führen, dass wir ganze Erinnerungssegmente, Erinnerungsfelder von mehreren Monaten oder Jahren auszublenden versuchen. Das Phänomen der **psychogenen Amnesie** wird intensiv erforscht. Es gibt immer noch Wissenschaftler, die vertreten, dass ein echtes Trauma nicht vergessen werden könne, nicht verdrängt werden könne, dass es keine posttraumatische Amnesie gebe. Das ist wissenschaftlich unhaltbar (vgl. Kap. 16 in diesem Buch).

Wir können auch versuchen, die intensiven Gefühle der Ohnmacht, des Schmerzes, der Zerrissenheit, des Überflutet-Seins innerlich nicht mehr wahrzunehmen. Dann isolieren wir unsere Gefühle, schalten nach innen ab und versteinern. Diese Art der Symptomatik wird als **konstriktiver Symptomkomplex** charakterisiert. Er umfasst folgende Symptome:

- Depression
- Somatisierungsstörungen
- Schmerzsyndrome
- Anhedonie
- hypochondrische Symptome

Können wir Intrusionen und Flashbacks weder durch ein manchmal sehr ausgeklügeltes Vermeidungsverhalten noch durch eine Konstriktion in Schach halten, dann erleben wir Zustände eines erhöhten Erregungsniveaus, eines **Hyperarousal**. In einer solchen Situation reagieren wir wie Menschen in einem Horrorfilm: mit extremer **Reizbarkeit**. Wir sind extrem dünnhäutig, äußerst wachsam, hochgradig misstrauisch bis zur Paranoia, zeigen übertriebene Schreckreaktionen und Konzentrationsschwierigkeiten. Unser Vegetativum reagiert intensiv auf traumaassoziierte Stimuli, jede Kleinigkeit ist für uns wie eine traumatische Erfahrung. Die „Horowitz-Kaskade" fasst die Verarbeitung einer Traumatisierung in schematischer Form zusammen (s. Abb. 2-2).

Der wichtigste Begriff steht in dieser Kaskade oben links: „normale Reaktion". Es ist wichtig zu wissen, dass die genannten Abläufe in einer traumatischen Situation **normal** sind. Es sind biologisch sinnvolle Abläufe, die uns helfen zu überleben. Wir tun also gut daran, nach einem Trauma mit dem Syndrom Intrusionen, Flashbacks, Körpermissempfindungen, Vermeidungsverhalten, konstriktive Symptomatik, Somatisierungsstörungen, Depressionen, Schreckhaftigkeit, Reizbarkeit und Affektlabilität zu rechnen. Alle diese Symptome sind in den ersten sechs bis zwölf Wochen völlig normal.

> Eine akute posttraumatische Belastungsreaktion ist also eine normale Reaktion eines Menschen auf eine traumatische Erfahrung. Ob diese Erfahrung in den ersten sechs bis zwölf Wochen verarbeitet wird oder ob die akute Symptomatik chronifiziert, ist hochgradig abhängig auch von sozialen Faktoren.

Die Frage, welche Menschen besonders in Gefahr sind, eine chronifizierte Posttraumatische Belastungsstörung zu entwickeln, ist in den letzten Jahren intensiv beforscht worden.

Wir Menschen haben ein **natürliches Verarbeitungssystem für traumatische Erfahrungen**. Normalerweise werden wir nach einem

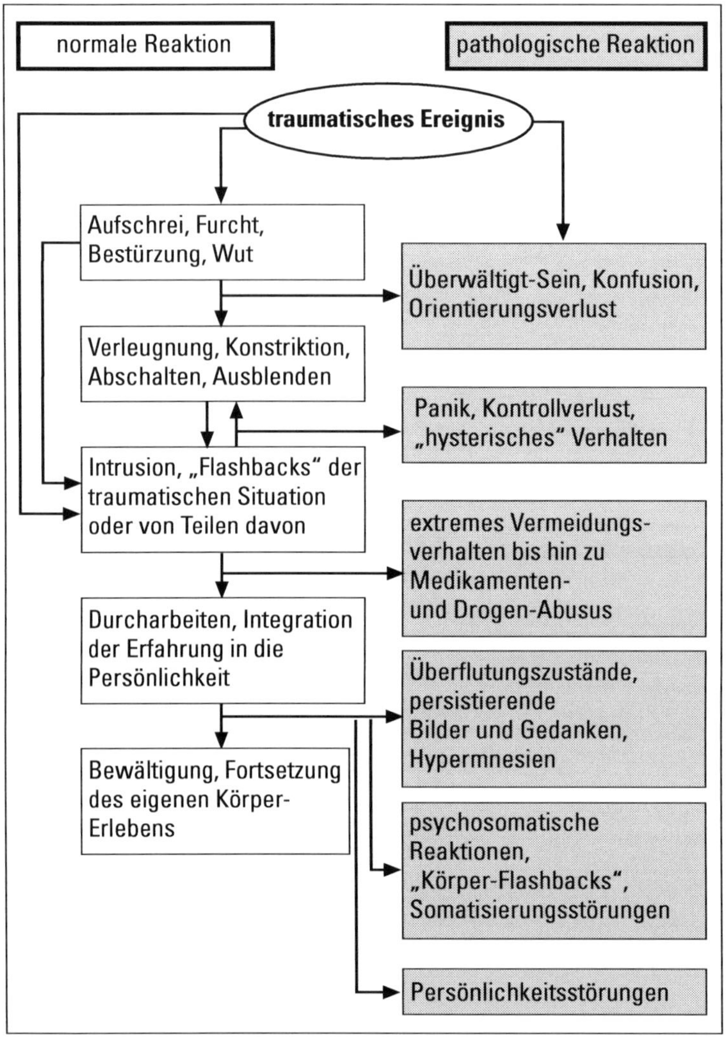

Abb. 2-2: Die „Horowitz-Kaskade".

Trauma von unserer Bezugsgruppe aufgenommen. Unsere Familie, unser Dorf bietet uns Schutz und Sicherheit, verteidigt uns solidarisch und ist uneingeschränkt auf unserer Seite. Innerhalb der Gruppe ist nur **Schutz**, nur Verständnis und Solidarität. Der Feind ist außen, die Gefahr ist außen, und die anderen beschützen uns. Wenn wir nach einem Trauma versteinert sind, vielleicht zittern, noch unter Schock stehen, dann nimmt uns jemand fest in die Arme. Vielleicht wehren wir uns geradezu dagegen, weil diese Umarmung uns nicht unberührt lässt. Mit dieser Umarmung erfährt unser Körper eine Außenstruktur, die wir uns dann nicht mehr durch unsere Erstarrung selbst geben müssen, und Hautkontakt, Nähe und Wärme führen zu einer Endorphin-Ausschüttung. Dann ist es nicht selten so, dass sich der Schock, die Erstarrung und Versteinerung lösen, dass in uns das Entsetzen andrängt, sich der Kloß im Hals löst und wir plötzlich aufschreien, uns die Tränen in die Augen schießen, wir hemmungslos schluchzen und „Rotz und Wasser heulen". Dieser **Ausbruch von Schmerz und Entsetzen** ist ausgesprochen schmerzhaft, es zerreißt uns die Eingeweide oder es bricht uns das Herz. Aber dies ist die natürliche Reaktion, in der sich Todesangst, Entsetzen, Panik und Ohnmacht lösen und wir beginnen, eine entsetzliche Erfahrung zu verarbeiten. Anschließend können wir uns in einem sicheren Haus in ein Bett zurückziehen. Neben uns wacht jemand über unseren Schlaf. Wir brauchen nicht selbst aufzupassen, weil wir behütet werden. So können wir uns fallen lassen, können in äußerer Sicherheit die inneren Traumbilder zulassen und in den folgenden Nächten unsere Albträume durchleben. Wieder und wieder sprechen wir mit den anderen über unsere Erfahrungen, und die anderen hören uns zu. Oder wir lenken uns ab, versuchen, Alltäglichkeit wiederherzustellen, oder verkriechen uns zunächst schweigend in irgendeine Höhle, bis unsere seelischen Wunden dort verheilt sind. Jeder dieser Bewältigungswege ist gesund und normal.

Es ist auch völlig normal, dass wir nach einer traumatischen Erfahrung in einer **paradoxen kognitiven Situation** sind:

Alles ist wie bisher – nichts ist, wie es war.

Beide Wahrnehmungen stimmen. Alles ist wie bisher: Morgens geht die Sonne auf, manchmal regnet es, im April ist Aprilwetter, und die Bild-Zeitung schreibt etwas über das Privatleben eines Herrn B. – Aber es ist auch nichts, wie es war: Der 11. September 2001 hat die amerikanische Politik verändert, die Weltpolitik verändert, den Lauf der Geschichte verändert. Nichts ist mehr so wie am 10. September.

Das Dilemma ist, dass beide Wahrnehmungen stimmen. In diesem Dilemma, diesem Zwiespalt und dieser Widersprüchlichkeit bekommen viele Menschen Probleme. Sie fragen sich dann: Welche Wahrnehmung darf ich mir denn erlauben? Müsste alles sein wie bisher, oder müsste alles anders sein als vorher? Wir bekommen dann ein schlechtes Gewissen, wenn die verbotene Wahrnehmung plötzlich da ist: „Wie kann ich mich nur nach dieser Erfahrung am schönen Wetter freuen?“ – „Wieso nehme ich alles so schwer, es ist doch alles genau wie früher?“ Es ist ausgesprochen hilfreich, wenn einem traumatisierten Menschen oder einem Menschen nach dem plötzlichen Verlust eines nahen Angehörigen vermittelt wird: Diese **Wahrnehmungs-Konfusion** ist völlig normal. Beide Wahrnehmungen sind richtig, auch wenn sie sich logisch ausschließen. Es stimmt: Alles ist wie bisher, und nichts ist mehr, wie es war.

Durch dieses unser biologisches Selbstheilungssystem über die Sozialkontakte bewältigen 85% der Traumatisierten ihr Trauma innerhalb von drei bis sechs Monaten. Wichtig ist dabei auch unsere innere Werte-Welt. Wenn wir ein **philosophisches, spirituelles und/oder religiöses System** haben, in dem Unrecht, Schicksal, Pech, Willkür und gemeiner Zufall vorkommen, zum Leben dazu gehören, dann haben wir es wesentlich leichter, ein Trauma zu integrieren, als wenn wir glauben, die Welt sei gerecht. Besonders schwierig wird es, wenn wir den Kinderglauben haben: „Alles, was mir passiert, habe ich auch verdient und verursacht.“ Dieses egozentrische Weltbild kommt durch ein Trauma ins Wanken. Manche Menschen müssen nach einem Trauma sogar ihr Gottesbild revidieren. Aus Auschwitz ist die Frage überliefert: „Hat hier jemand irgendwo Gott gesehen?“ – Oder ein traumatisierter Mensch verteidigt innerlich diese seine Weltsicht. Dann macht er sich vielleicht Schuldgefühle und sucht bei sich nach Ursachen, um sein Weltbild einer berechenbaren, sicheren und gerechten Welt zu retten. Für manche Menschen sind Schuldgefühle leichter erträglich als das Wissen um ihre völlige Ohnmacht und Wirkungslosigkeit. Und viele religiöse Diskussionen kreisen um die Frage: „Wie konnte Gott so etwas zulassen?“

Wenn das soziale System und die religiöse Orientierung es ermöglichen, wird das Trauma „integriert“. **Integration** bedeutet in diesem Fall: Ich kann an das Trauma denken, ohne dass mir dieses Symptome macht. Ich bekomme davon keine Intrusionen und Flashbacks, das Trauma aktualisiert sich nicht wieder, sondern ich kann es erinnern und bleibe trotzdem in der Gegenwart. Das Trauma ist Vergangenheit. Dort und damals ist nicht hier und jetzt. Ich kann das Trauma auch erinnern, ohne mich einige Stunden später betrinken, mit Tabletten intoxikieren oder schneiden zu müssen.

Mehr ist nicht möglich. Es ist nicht möglich, das Trauma ungeschehen zu machen. Manchmal kommen Patientinnen mit dem Wunsch: Es soll wieder so sein wie vorher! Den Wunsch als solchen können wir alle problemlos nachempfinden. Wir können dieses Ziel therapeutisch aber nicht erreichen, und das müssen wir unseren Patienten auch ganz schnell ganz klar sagen. Erreichbar ist nur, dass das Trauma ein relativ erträgliches Ereignis der Vergangenheit wird. Erreichbar ist, dass die **schicksalhafte Gemeinheit** der Posttraumatischen Belastungsstörung aufhört: Ein Mensch hat in Kindheit und Jugend schon Pech gehabt und Schaden erlitten, und diese Schädigung zerstört ihm auch noch die Gegenwart. Diese doppelte Gemeinheit des Schicksals ist durch traumazentrierte Psychotherapie sehr oft abzumildern.

Welche Menschen sind nun besonders in Gefahr, eine **chronifizierte** Posttraumatische Belastungsstörung zu entwickeln? Bedeutsam ist, dass in bisher keiner Forschung eine Art „PTBS-Persönlichkeit“ gefunden wurde. Dies gilt ja auch für die „Karzinom-Persönlichkeit“ oder die „Sucht-Persönlichkeit“. Keine Persönlichkeitsstruktur schützt vor einer Krebs-Erkrankung, und alle Persönlichkeitsstrukturen können eine PTBS entwickeln.

Bedeutsam ist die **Art und Schwere des Traumas**. Eine Art von Traumatisierung ist besonders schwer zu verarbeiten: **Vergewaltigung**. Während die Prävalenz für die Entwicklung einer PTBS üblicherweise bei 15% liegt, liegt sie nach einer Vergewaltigung bei über 50%. Ähnlich ist es bei **Folter**. Diese Traumatisierungen scheinen besonders schwer zu integrieren zu sein.

Traumata, bei denen der **eigene Körper verletzt** und beschädigt wurde, und Traumata, die von Menschen verursacht und verschuldet wurden (**„man made“**), sind schwerer zu verarbeiten als Naturkatastrophen. Traumatisierungen, an denen man sich eine **Mitschuld** zuschreibt, scheinen schwerer verarbeitbar zu sein als solche, bei denen man zweifelsfrei ausschließlich Opfer war.

Ein sozial und innerseelisch so anfälliger Prozess kann natürlich in vielfacher Hinsicht fehllaufen. Dann kann auch eine einmalige Traumatisierung bei einem gesunden Menschen schon chronische Symptome hinterlassen. Die Situation, in der ein Trauma bewältigt werden muss, scheint für die Verarbeitung bedeutsam zu sein. Shalev vertritt den Standpunkt, dass die peritraumatische Reaktion ein relativ fester biologischer Ablauf ist und die posttraumatische Verarbeitung entscheidet, ob sich eine PTBS ausbildet. Deshalb sei an dieser Stelle kurz auf die **Akutversorgung Traumatisierter** eingegangen.

Wir kennen und verstehen das natürliche Selbstheilungssystem nach einer Traumatisierung. Wir überprüfen bei der Untersuchung eines gerade traumatisierten Menschen also folgende Fragen:

- Können die Selbstheilungskräfte wirksam werden? Können sie greifen?
- Was muss ich ergänzend zur Verfügung stellen, weil es in der Realität dieses Patienten fehlt?

Zur Akutversorgung gehört es zu überprüfen:

- Wie ist die Situation **heute**?
- Lebt jemand in sicheren Wohnverhältnissen?
- Wird er heute Nacht alleine übernachten?

Es ist selten eine kluge Entscheidung, nach einem Trauma mutterseelenallein in einer unvertrauten Umgebung zu sein. Da muss überlegt werden, ob jemand nicht vielleicht Freunde aufsuchen kann oder jemanden einladen kann für die ersten Nächte, die oder der Sicherheit vermittelt. Wenn jemand allerdings gewohnt ist, sich selbst zu stabilisieren, dann braucht der vielleicht einfach nur seine einsame Ruhe.

Wenn die **letzte Traumatisierung** weniger als ein Jahr oder gar erst wenige Monate zurückliegt, ist der Verarbeitungs- und Integrationsprozess noch nicht abgeschlossen. Dann kommt dieser neuerliche Hieb mitten in eine noch offene Wunde, metaphorisch gesprochen. Im Erleben wirkt das wie: „Wenn’s kommt, kommt alles auf einmal. Das jetzt auch noch!“

Wichtig ist für die Abschätzung des Risikos auch, ob jemand vor der traumatischen Situation und unmittelbar danach schon mit **anderen Problemfeldern** zu tun hatte. Wenn es viele andere Probleme gibt wie Schulden, Wohnungskündigung, Beziehungstrennung, Probleme mit suchtkranken Kindern, dann sind nicht mehr viele Ressourcen und Kapazitäten da. Dann ist jemand mit seiner Stressverarbeitungsfähigkeit eh schon am Limit, und ein weiteres Problem kann nicht mehr gut verarbeitet werden. Auch das erhöht das Risiko, eine PTBS zu entwickeln.

Gibt es **psychiatrische Erkrankungen**? Ein Trauma kann bei einem suchtkranken Menschen einen Rückfall auslösen. Menschen mit Neigung zu **Depressionen** scheinen ebenfalls ein erhöhtes Risiko zu haben, eine Chronifizierung ihrer posttraumatischen Symptome zu erfahren.

Wenn ich als Therapeut dies vor Augen habe, werde ich in einer akuten Situation abschätzen können, ob dieser Mensch von Anfang an dichter behandelt werden sollte oder ob ich einfach nur ein Kontaktangebot mache und diesen Menschen in sechs oder zwölf Wochen erneut einbestelle. Wenn jemand zu einer Risikogruppe gehört, kann eine gut strukturierte Krisenintervention dann, wenn nicht zu viele Vortraumatisierungen vorliegen, fast sicher die Entwicklung einer chronischen PTBS verhindern. In Köln und in Heidelberg sind strukturierte Kurz-Psychotherapien für akut Traumatisierte entwickelt und erprobt worden. Diese Therapie-Interventionen können eine Chronifizierung in einem sehr hohen Prozentsatz verhindern, wenn es sich wirklich um ein Mono-Trauma handelte und nicht eine frühere Traumatisierung zusätzlich aktualisiert wurde. Die Behandlungs-Manuale stehen kurz vor ihrer Veröffentlichung.

Im Folgenden die **Check-Liste des NLKH Göttingen** bei der Vorstellung akut Traumatisierter:

Psychotherapeutische Versorgung nach Akuttrauma

1. **Information** (z. B. Horowitz-Kaskade)
2. **Risiko-Abwägung**
   - 2.1. Art und Schwere des Traumas Vergewaltigung? Körperverletzung? Man-made? Subjektiv eigener Schuld-Anteil?
   - 2.2. Aktuelle Situation heute
   - 2.2.1. Allein? Wo Übernachtung? Sichere Wohnverhältnisse?
   - 2.2.2. Aufnahme auf einer ruhigen Aufnahmestation?
   - 2.3. Aktuelle Situation allgemein
   - 2.3.1. Belastungen? Mehrere aktuelle Probleme in verschiedenen Lebens-Feldern?
   - 2.3.2. Ressourcen? Verarbeitungsmöglichkeiten?
   - 2.3.3. Sucht-Problematik?
   - 2.3.4. Depressionen? Depressionsneigung?
   - 2.3.5. Andere psychiatrische Erkrankungen?
   - 2.4. Frühere Traumata Aktualisierung Über-Ich-/Ich-Ideal-Reaktionen respektive negative Kognitionen (z. B. Immer ich! Ich bin immer der Dumme! Geschieht mir recht!)
3. **Kognitive Dissonanz: Alles ist, wie es war – Nichts ist, wie es war.**
4. **Medikationen**
   - 4.1. Schlafmittel
   - 4.2. Antidepressiva. SSRI.
   - 4.3. Benzodiazepine
5. Akutaufnahme vs Überweisung zu niedergelassenen Kollegen vs Institutsambulanz vs Wiedereinbestellung

Weiterführende Literatur

Bandelow B (2001). Panik und Agoraphobie. Diagnose, Ursachen, Behandlung. Wien, New York: Springer.

Friedmann MJ, Charney DS, Deutch AY (eds) (1995). Neurobiological and Clinical Consequences of Stress. From normal adaptation to post-traumatic stress disorder. Philadelphia: Lippincott-Raven.

Horowitz MJ (1976). Stress Response Syndromes. New York/Northvale: Aronson.

Hüther G (1997). Biologie der Angst: wie aus Streß Gefühle werden. Göttingen: Vandenhoeck & Ruprecht.

Kapfhammer HP (2001). Trauma und Dissoziation – eine neurobiologische Perspektive. Persönlichkeitsstörungen; 5: S4–S27.

Markowitsch HJ (2001). Stressbezogene Gedächtnisstörungen und ihre möglichen Hirnkorrelate. In: Streeck-Fischer A, Sachsse U, Özkan I (Hrsg) (2001). Körper, Seele, Trauma. Biologie, Klinik und Praxis. Göttingen: Vandenhoeck & Ruprecht; 72–93.

Panksepp J (1998). Affective Neuroscience. The foundation of human and animal emotions. New York, Oxford: Oxford University Press.

Radulovic J, Kammermeier J, Fischer A, Spiess J (2001). Lernen, Angst und Stress: Molekulare Verknüpfungen. In: Streeck-Fischer A, Sachsse U, Özkan I (Hrsg) (2001). Körper, Seele, Trauma. Biologie, Klinik und Praxis. Göttingen: Vandenhoeck & Ruprecht; 132–43.

Rauch S, Van der Kolk BA, Fisler RE, Alpert NM, Orr SP, Savage CR, Fischmann AJ, Jenike MA, Pitman RK (1996). A symptom provocation study of posttraumatic stress disorder using positron emission tomography and scipt-driven imagery. Arch Gen Psychiatry; 53: 380–7.

Reemtsma JP (1999). „Trauma" – Aspekte der ambivalenten Karriere eines Konzeptes. Persönlichkeitsstörungen; 4: 207–14.

Roth G (2001). Fühlen, Denken, Handeln. Wie das Gehirn unser Verhalten steuert. Frankfurt a. M.: Suhrkamp.

Sachsse U, Von der Heyde S, Huether G (2002). Stress regulation and self-mutilating behavior. Am J Psychiatry; 159: 672.

Schöne A (1999). Johann Wolfgang Goethe „Faust". Texte. Frankfurt a. M.: Deutscher Klassiker Verlag.

Spitzer M (1996). Geist im Netz: Modelle für Lernen, Denken und Handeln. Spektrum. Heidelberg, Berlin, Oxford: Akademischer Verlag.

Stiedl O, Meyer M, Spiess J (2001). Zentrale Mechanismen der kardiovaskulären Antwort auf Stress. In: Streeck-Fischer A, Sachsse U, Özkan I (Hrsg) (2001). Körper, Seele, Trauma. Biologie, Klinik und Praxis. Göttingen: Vandenhoeck & Ruprecht; 115–31.

Van der Kolk B, McFarlane AC, Weisaeth L (Hrsg) (2000). Traumatic Stress. Grundlagen und Behandlungsansätze. Paderborn: Junfermann.

Yehuda R (2000). Verbindungen zwischen der Neuroendokrinologie der Posttraumatischen Belastungsstörung und aktuellen neuroanatomischen Forschungsergebnissen. In: Streeck-Fischer A, Sachsse U, Özkan I (Hrsg) (2001). Körper, Seele, Trauma. Biologie, Klinik und Praxis. Göttingen: Vandenhoeck & Ruprecht; 43–71.

3 Die Dissoziative Identitätsstörung (DIS)

Ursula Gast

Die DIS ist die schwerste Erkrankung aus dem Syndrom-Spektrum der dissoziativen Störungen und wurde besonders intensiv erforscht (Gleaves et al. 2001).[1] Nach dem diagnostischen und statistischen Manual psychischer Störungen (DSM-IV) der American Psychiatric Association (APA 1994) ist die Störung durch ein durchgehendes Muster dissoziativen Funktionierens gekennzeichnet, das sich in einer mangelnden Integrationsfähigkeit des Bewusstseins in den Bereichen des Gedächtnisses, der Wahrnehmung und der Identität äußert. Es können alle Symptome der anderen dissoziativen Störungen auftreten, insbesondere psychogene Amnesien, Fugue-Episoden sowie Depersonalisations- und Derealisationserleben. Darüber hinaus findet sich das Hauptmerkmal der DIS, nämlich das Vorhandensein von mindestens zwei unterscheidbaren Persönlichkeitszuständen oder Selbst-Zuständen, die wechselweise Kontrolle über das Verhalten der Person übernehmen, verbunden mit dem Auftreten Dissoziativer Amnesien. Bei den Persönlichkeitszuständen handelt es sich um dissoziierte Aspekte der Gesamtpersönlichkeit, die sich in Alter, Geschlecht, Sprache, speziellen Fähigkeiten, Wissen oder im vorherrschenden Affekt unterscheiden können. Die alternativen Persönlichkeitszustände werden von den Betroffenen als nicht zur eigenen Persönlichkeit gehörend wahrgenommen, sondern wie eine andere Person und übernehmen auf innere oder äußere Auslösereize hin die Kontrolle über das Erleben und Verhalten. Häufig besteht eine teilweise oder vollständige Amnesie für das Vorhandensein bzw. die Handlungen der anderen Persönlichkeitszustände (APA 1994).

Der DIS nahe verwandt und von ihr diagnostisch häufig schwer abgrenzbar ist die „nicht näher bezeichnete dissoziative Störung, Typ I" (NNBDS, Typ I). Es handelt sich hierbei um eine inkomplette, hinsichtlich der dissoziativen Symptomatik weniger schwerwiegende Form der dissoziativen Störung. Hier liegen ebenfalls verschiedene Persönlichkeitszustände vor, doch werden diese nicht als völlig getrennt von der eigenen Person erlebt, und es liegen weniger schwere Amnesien vor. Ansonsten weisen beide Erkrankungen (DIS und NNBDS, Typ I) eine sehr ähnliche Phänomenologie auf (DSM-IV) und können im Krankheitsverlauf ineinander übergehen (Kluft 1985a).

3.1 Geschichte

Von 1880 bis 1920 fand das Interesse an der Multiplen Persönlichkeit einen vorläufigen Höhepunkt (Ellenberger 1996; Tailer u. Martin 1944; Sutcliff u. Jones 1962). Dissoziation und Multiple Persönlichkeit waren zu den von Psychiatern und Philosophen am häufigsten diskutierten Themen geworden. Es entstanden umfangreiche Fallbeschreibungen, insbesondere in Frankreich und in Amerika, ebenso experimentelle Untersuchungen und Versuche einer ersten

1 Der folgende Text ist – bis auf den therapeutischen Teil (Abschnitt 3.9) – eine modifizierte Fassung des Textes „Die Dissoziative Identitätsstörung" (Gast 2004b).

Klassifikation (Ellenberger 1996). Eine Patientin mit Multipler Persönlichkeitsstörung, Felida X., wurde während eines Zeitraums von über 35 Jahren beobachtet und ihre Krankengeschichte mit einem Vorwort von Charcot veröffentlicht (Azam 1887). Janet (1889) berichtete über drei verschiedene Fälle von Multipler Persönlichkeit, mit denen er zum Teil sehr intensiv therapeutisch arbeitete (vgl. Putnam 1989). Einer der berühmtesten Fälle von Multipler Persönlichkeit war die Patientin Christine Beauchamp (Prince 1906). Sowohl Janet als auch Prince beschrieben Zusammenhänge zwischen frühen traumatischen Erfahrungen und dissoziativen Persönlichkeitszuständen. M. Prince führte im Rahmen seiner Fallschilderung (1906) den Störungsbegriff der multiplen bzw. alternierenden Persönlichkeit ein und schlug vor, die Begriffe „Unterbewusstsein" und „Unbewusstes" aufzugeben und zur genaueren Bezeichnung der mentalen Zusammenhänge innerhalb verschiedener „Identitäten" die Bezeichnung „Ko-Bewusstsein" vorzuziehen (M. Prince 1906). Auf dem Boden dieser Fallbeschreibungen extremer Dissoziation entstanden eine Reihe von Überlegungen und Gedankengebäude, welche die Basis sowohl für Janets als auch für Freuds Theorien bildeten.

Die Falldarstellung von „Sybil" (Schreiber 1974) informierte weit über die psychiatrische Fachwelt hinaus die Öffentlichkeit über das Syndrom der Multiplen Persönlichkeit. Zwar hatte bereits 1957 der Fall von Eve (Thigpen u. Cleckley 1954) als Bestseller und Film mit dem Titel „The three faces of Eve" große Popularität erfahren, doch zeichnete er ein eher verzerrtes Bild über diese Störung. Die Beschreibung von Sybil dagegen vermittelte ein treffendes und klinisch stimmiges Beispiel, mit dem andere Patienten verglichen und besser verstanden werden konnten. Die Therapeutin C. Wilbur hatte Sibyl in einer langen Psychoanalyse – unterstützt durch Hypnose und andere therapeutische Interventionen – behandelt. Die Publikation des Falls wurde von medizinischen Journalen abgelehnt (Putnam 1989) und erfolgte schließlich in der oben erwähnten populärwissenschaftlichen Darstellung. Sie kann bis heute als anschauliche Lektüre zum Verständnis des Krankheitserlebens von betroffenen Patienten empfohlen werden (ebd.; Ross 1996).

3.2 Die Entwicklung der Diagnose

In den 70er Jahren arbeitete eine Pioniergruppe von Klinikern, unter ihnen C. Wilbur und R. Kluft, an der Re-Etablierung der Multiplen Persönlichkeit als offizielle klinische Diagnose. Diese Bemühungen fanden 1980 mit der Aufnahme der Störung in das DSM-III ihren Niederschlag, womit die DIS (damals noch unter dem Namen „Multiple Persönlichkeit") ihre offizielle Anerkennung erfuhr. Danach kam es zu einem starken Anstieg der dokumentierten Fälle. 1984 wurde in Chicago die International Society for the Study of Multiple Personality and Dissociation gegründet, die sich 1994 in International Society for the Study of Dissociation (ISSD) umbenannte. Die jährlichen Tagungen inspirierten zu umfangreichen Forschungsaktivitäten, die zu einem beachtlichen Aufschwung von Publikationen in verschiedenen etablierten psychiatrischen Zeitschriften führten. Seither hat sich die Erforschung der dissoziativen Störungen zu einem wichtigen Thema in der Psychiatrie entwickelt, wobei die DIS mit Abstand die solideste empirische Datenlage aufzuweisen hat (Gleaves et al. 2001). Die meisten Forschungsaktivitäten lagen bisher in Nordamerika, doch ist auch in Europa mit einer Verzögerung von fast 20 Jahren eine zunehmende Rückbesinnung auf das wissenschaftliche Erbe Janets zu verzeichnen.

Bei der offiziellen Aufnahme in das DSM-III im Jahre 1980 wurde die Definition der DIS (damals noch „Multiple Persönlichkeit" genannt) zunächst relativ eng gefasst: Neben dem Vorhandensein verschiedener Persönlichkeitsanteile („personalities", Kriterium A) und wechselnder

Kontrolle über das Verhalten des Individuums (Kriterium B) wurde gefordert, dass jeder Persönlichkeitsanteil komplex und mit eigenem Verhalten und sozialen Beziehungen ausgestattet sein musste (APA 1980). Diese Definition wurde allerdings als zu eng (Putnam 1989) und zu sehr an prototypischen, klassischen Fallschilderungen orientiert angesehen (Frischholz 1985), da sie nicht der Tatsache Rechnung trug, dass es bei vielen Patienten auch dissoziierte Persönlichkeitszustände gibt, die kaum nach außen in Erscheinung treten oder nur sehr begrenzte Funktionen und Emotionen haben und zudem aufgrund einer häufig auftretenden Sozialphobie nicht über eigene soziale Beziehungen verfügen. Daher wurde im DSM-III-R dieses letzte Kriterium weggelassen, um die Diagnose auch auf die Patienten zu erweitern, welche die DSM-III-Kriterien nicht vollständig erfüllten, wohl aber von dem spezifischen Behandlungsansatz für diese Störung profitieren konnten. Zudem wurde parallel zum Begriff „personality" auch der Terminus „personality states" benutzt und die Störung von „Multipler Persönlichkeit" zu „Multiple Persönlichkeitsstörung" umbenannt.

Während die DSM-III-Kriterien wegen ihrer Tendenz zu falsch-negativen Diagnosen revidiert wurden, erfuhren die neuen DSM-III-R-Richtlinien jetzt die gegenteilige Kritik: Die formulierten Kriterien wurden als zu weich mit der Gefahr einer zu niedrigschwelligen Diagnosestellung und falsch-positiven Zuweisungen angesehen (s. Kluft 1996a). Die Erarbeitung der DSM-IV-Kriterien fand in einer polarisierten und kontrovers geführten Debatte statt (Cardena u. Spiegel 1996; Kluft 1996a). Als Ergebnis wurde schließlich das Kriterium C der Amnesie eingeführt und erneut eine Umbenennung vorgenommen, da der Name „Multiple Persönlichkeitsstörung" als missverständlich erlebt wurde: Es sollte deutlich gemacht werden, dass es sich bei dem Krankheitsbild nicht um eine Persönlichkeitsstörung (im Sinne einer Achse-II-Diagnose des DSM) handelt, auch wenn es aufgrund der früh erfahrenen Traumatisierungen durchaus zu Störungen in der strukturellen Entwicklung der Persönlichkeit kommen kann. Zudem wurde betont, dass es sich bei den verschiedenen Persönlichkeitszuständen um psychische Strukturen, nicht um „viele Personen" in einem Körper handelt, auch wenn sich die Betroffenen so erleben. Diese Überlegungen fanden im neuen Begriff der „Dissoziativen Identitätsstörung" ihren Niederschlag. So lautet die derzeitig gültige Definition (s. Tab. 3-1).

Tab. 3-1: Diagnostische Kriterien nach DSM-IV (mod. nach APA 1994; s. auch Gast 2004b).

- die Anwesenheit von zwei oder mehr unterscheidbaren Identitäten oder Persönlichkeitszuständen (jeweils mit einem eigenen, relativ überdauernden Muster der Wahrnehmung von, der Beziehung zur und dem Denken über die Umgebung und das Selbst)
- Mindestens zwei dieser Identitäten oder Persönlichkeitszustände übernehmen wiederholt die Kontrolle über das Verhalten der Person.
- eine Unfähigkeit, sich an wichtige persönliche Informationen zu erinnern, die zu umfassend ist, um durch gewöhnliche Vergesslichkeit erklärt zu werden.
- Die Störung geht nicht auf direkte körperliche Wirkung einer Substanz (z. B. Black-outs oder ungeordnetes Verhalten während einer Alkoholintoxikation) oder eines medizinischen Krankheitsfaktors zurück (z. B. komplex-partielle Anfälle).

Beachte: Bei Kindern sind die Symptome nicht durch imaginierte Spielkameraden oder andere Phantasiespiele zu erklären.

3.3 Das Konzept der komplexen dissoziativen Störung

In letzter Zeit wurde verschiedentlich umfassende Kritik an den bisherigen Definitionskriterien geäußert (Dell 2000; 2001a; Gleaves et al. 2001). Insbesondere wird kritisiert, dass bereits vorliegende wissenschaftliche Ergebnisse hinsichtlich weiterer Kernphänomene des dissoziativen Funktionierens, wie zum Beispiel Depersonalisation, Derealisation, Stimmenhören etc. (Putnam et al. 1986; Coons et al. 1988; Ross et al. 1989; 1990a; 1990b; Boon u. Draijer 1993), als Diagnosekriterien nicht ausdrücklich benannt werden (Dell 2001a). Dell bemängelt zudem die Neigung zu sehr strengen Definitionskriterien und die einseitige Fixierung auf die Merkmalsbeschreibung der Persönlichkeitszustände, ohne für deren Manifestationen entsprechende klinisch relevante und operationalisierte Kriterien anzubieten. In seiner pointiert vorgetragenen Kritik bezeichnet er die bisherigen Kriterien als reduktionistisch, abstrakt und unvollständig und sieht hierin ein gravierendes Problem in der Akzeptanz des Störungsbildes, da hilfreiche Merkmale zur Diagnosestellung nicht angeboten würden. Dieses Versäumnis mache es dem durchschnittlich ausgebildeten Therapeuten schwer, die sehr abstrakt beschriebene Erkrankung in seinem klinischen Alltag wiederzufinden, und trage dadurch zu einer unnötigen Mystifizierung der Diagnose und zu einer Ideologisierung des wissenschaftlichen Diskurses bei (ebd.).

Als unbefriedigend wird auch die heterogene Zusammensetzung der DSM-IV-Sammelkategorie der „nicht näher bezeichneten dissoziativen Störungen“ (NNBDS, in der englischsprachigen Fassung als „Dissociative disorders not otherwise specified“ benannt [DDNOS]) empfunden (Cardena u. Spiegel 1996; Dell 2000; 2001a). Diese umfasst eine Reihe von dissoziativen Störungsbildern, die nicht die Kriterien einer der im DSM-IV beschriebenen dissoziativen Störungen erfüllen. Obwohl die NNBDS eigentlich diejenige dissoziative Störungsgruppe darstellt, die am häufigsten zu diagnostizieren wäre (s. Mezzich et al. 1989; Saxe et al. 1993), besteht bislang nur wenig diagnostische Klarheit über diese Gruppe.

Zur Behebung der beschriebenen Nachteile wurde von Dell (2001a) eine umfassende Neukonzeptualisierung der Diagnosekategorien entworfen. Er schlägt eine taxometrische Diagnosestellung anhand eines Kriterien-Kataloges vor, wie dies bei anderen psychiatrischen Erkrankungen ebenfalls üblich ist (z. B. bei der Depression, der Borderline-Persönlichkeitsstörung oder der Posttraumatischen Belastungsstörung). Die taxometrische Forschung stellt einen wichtigen Ansatz dar, um diagnostische Validität zu überprüfen und somit Klassifikationsprobleme in der Psychopathologie zu lösen. Die taxometrische Vorgehensweise (Meehl 1995; Waller u. Meehl 1997) wird benutzt, um zwischen psychologischen Typen und Variationen eines Kontinuums zu unterscheiden. Wenn ein Konstrukt typologischer Natur ist und somit also ein qualitativer Unterschied vorliegt, lässt sich ein bestimmter Satz an Indikatoren für dieses Taxon identifizieren (Waller u. Ross 1997; s. auch Gleaves et al. 2001; Gast 2002). Dells Katalog enthält einen Satz von Diagnosekriterien zur Identifizierung einer „komplexen dissoziativen Störung“ („Major Dissociative Disorder“), welche die bisherigen Diagnosen der DIS und der NNBDS, Typ I, als Subtypen beinhaltet. Darüber hinaus enthält der Entwurf auch eine übersichtliche Neuordnung der „einfachen dissoziativen Störungen“ einschließlich der übrigen NNBDS-Typen (s. hierzu Dell 2001a und 2001b).

In dem Kriterien-Katalog sind alle in der Literatur als charakteristische Symptomatik beschriebenen Merkmale der DIS zusammengefasst und drei übergeordneten Kriterien zugewiesen (Dell 2001a; 2001b; s. auch Tab. 3-2). Unter den Kriterien A werden die dissoziativen Symptome subsumiert, die das Gedächtnis und die Wahrnehmung betreffen und auch bei den einfachen dissoziativen Störungen zu finden sind, nämlich Gedächtnisprobleme, Depersonalisati-

Tab. 3-2: Komplexe dissoziative Störungen (mod. nach Dell 2001b; 2002; zit. nach Gast 2004b).

• durchgängiges Muster von mangelnder Integrationsfähigkeit des Bewusstseins in den Bereichen des Gedächtnisses, der Wahrnehmung und der Identität, letzteres mit folgenden Ausprägungen: • teilweise abgespaltene Selbst-Zustände (bisher: nicht näher bezeichnete dissoziative Störung, Typ Ia) • voll abgespaltene Selbst-Zustände (bisher: Dissoziative Identitätsstörung oder Multiple Persönlichkeitsstörung)
Kriterien
• **A:** für ein durchgehendes Muster dissoziativen Funktionierens – Gedächtnisprobleme, z. T. schwere Amnesien für autobiografisches Material – Depersonalisation – Derealisation – Flashback-Erleben, Alters-Regression – somatoforme Dissoziation (somatoforme bzw. pseudoneurologische Symptome) – Trancezustände
• **B:** für subjektiv erlebte Manifestation teilweise abgespaltener Selbst-Zustände – Hören von Kinderstimmen im Kopf – interne Dialoge oder Streitereien – die Person quälende innere Stimmen – teilweise dissoziierte (zeitweise als nicht zu sich gehörig erlebte) Sprache – teildissoziierte Gedanken – teildissoziierte Gefühle – teilweise dissoziiertes Verhalten – zeitweise nicht zu sich gehörig erlebte Fertigkeiten oder Fähigkeiten – irritierende Erfahrungen von verändertem Ich-Erleben – Verunsicherung über das eigenes Ich – nicht zu sich gehörig erlebte, aber erinnerbare teilweise abgespaltene Selbst-Zustände, mit denen der Therapeut in Kontakt tritt
• **C:** für objektive und subjektive Manifestationen vollständig abgespaltener Selbst-Zustände – krasse Diskontinuität im Zeiterleben (Zeit verlieren, „Herauskommen", Fugue-Episoden) – nicht erinnerbares Verhalten – von anderen beobachtetes Verhalten, an das man sich nicht erinnern kann – Finden von Sachen in seinem Besitz, an deren Erwerb man sich nicht erinnern kann – Finden von (Auf-)Zeichnungen, an deren Anfertigung man sich nicht erinnern kann – evidente Anzeichen für kürzliches Verhalten, an das man sich nicht erinnern kann – Entdecken von Selbstverletzungen oder Suizidversuchen, an die man sich nicht erinnern kann

on, Derealisation, Flashback-Erleben, Trancezustände sowie somatoforme Dissoziation. Unter den Kriterien B und C werden Merkmale aufgeführt, die darauf schließen lassen, dass verschiedene Persönlichkeitszustände bzw. Selbst-Zustände mit entsprechendem Selbsterleben vorliegen. Hierbei werden unterschiedlich schwere Ausprägungen der Dissoziation in Form von entweder teilweise abgespaltenen oder voll abgespaltenen Selbst-Zuständen unterschieden. Anzeichen für die Manifestationen von teilweise abgespaltenen Selbst-Zuständen, zum Beispiel in

Form von nicht zu sich gehörig erlebtem Denken, Sprechen, Fühlen, Handeln oder pseudohalluzinatorischem Erleben, werden unter den B-Kriterien zusammengefasst. Anzeichen für die Manifestation von voll abgespaltenen Zuständen, zum Beispiel in Form von evidenten Hinweisen für kürzliches Verhalten, an das man sich nicht mehr erinnern kann, werden unter dem Kriterium C aufgeführt.

Sind jeweils mindestens vier A-Kriterien, sechs B-Kriterien und zwei C-Kriterien erfüllt, liegt das Vollbild einer schweren dissoziativen Störung im Sinne der bisherigen DIS vor. Werden zwar die A- und B-Kriterien in der entsprechenden Anzahl erfüllt, jedoch weniger als zwei C-Kriterien, handelt es sich um ein Teilbild mit weniger schwerer Ausprägung, das nach den bisher geltenden Kriterien als „nicht näher bezeichnete dissoziative Störung, Typ I" diagnostiziert werden würde. Ein entsprechender Entwurf der International Society for the Study of Dissociation unter der Federführung von P. Dell wird zurzeit für die Dissociative Disorders Section der DSM-V vorbereitet, in dem neben einer umfassenden Erweiterung des Kriterien-Kataloges zudem für eine erneute Umbenennung der DIS in „Dissociated Self Disorder" plädiert wird (Dell, persönl. Mitteilung).

Die Vorteile dieser neuen Klassifikation liegen darin, dass die Diagnosestellung für den Kliniker transparent, praktikabel und nachvollziehbar wird. Das Konzept der komplexen dissoziativen Störung könnte den Diskurs über die DIS versachlichen und somit zur Entmystifizierung und besseren klinischen Akzeptanz der Erkrankung beitragen.

3.4 Ätiologie: zum Zusammenhang von Trauma und Dissoziation

Wie bereits oben erwähnt, tauchten schon in den frühen Fallbeschreibungen der DIS immer wieder Schilderungen von traumatischen Erfahrungen der Betroffenen auf. In den letzten 20 Jahren konnte der Zusammenhang zwischen Trauma und Dissoziation empirisch belegt werden. Hierzu liegen eine Reihe von Korrelationsstudien bzw. von quasi-experimentellen Gruppenvergleichen vor, die übereinstimmend auf einen Zusammenhang zwischen dem Vorliegen von Kindheitstraumatisierungen und dem Ausmaß an dissoziativen Symptomen hinweisen. Eine Meta-Analyse von über 38 Studien zeigte einen positiven Zusammenhang zwischen sexuellen Gewalterfahrungen in der Kindheit und späteren Symptomen in den Bereichen Angst, Wut, Depression, Retraumatisierung, Selbstverletzung, sexuelle Probleme, Zwanghaftigkeit, Dissoziativität, posttraumatischen Reaktionen und Somatisierung (Neumann et al. 1996). Alle Studien geben als retrospektive Zusammenhangs-Analysen Hinweise im Sinne von Indizien auf eine kausale Verbindung zwischen Kindheitstraumata und einer späteren dissoziativen Störung. Ein ursächlicher Zusammenhang kann zudem mit den inzwischen ebenfalls vorliegenden Studien mit Längsschnittansatz bzw. prospektivem Ansatz bewiesen werden Eine Zusammenfassung der Studien findet sich bei Gast (2003b).

Angesichts der bisher beschriebenen empirischen Ergebnisse zum Zusammenhang zwischen Trauma und Dissoziation ist es nahe liegend, dass in einer Gruppe von hochdissoziativen Patientinnen und Patienten die Prävalenz von traumatischen Erfahrungen besonders hoch sein muss. So wurde in einer Reihe von Studien aus Nordamerika und Europa übereinstimmend über lang andauernde schwere frühkindliche Traumatisierungen berichtet, meist in Form von sexueller Gewalt, häufig verbunden mit körperlicher und emotionaler Misshandlung sowie extremer Vernachlässigung. Entsprechende Vorerfahrungen wurden regelmäßig von über 90% der befragten Patienten angegeben (s. Gleaves 1996). Bei den Studien wurden standardisierte Messinstrumente benutzt und die Dissociative Experiences Scale (DES; Putnam u. Bernstein 1986) zusammen mit einem Trauma-Fragebogen und/

oder Trauma-Interview eingesetzt. Eine Reihe von Autoren konnten in bis zu 100% der Fälle für die Berichte ihrer Patienten über Traumatisierungen während der Kindheit Belege durch offizielle Aufzeichnungen (z. B. Kranken- oder Gerichtsakten, Jugendamt etc.) vorweisen (s. auch Kluft 1998).

Außerdem weisen viele DIS-Patienten zusätzlich die Symptomatik einer Posttraumatischen Belastungsstörung auf. Boon und Draijer (1993) fanden diese zusätzliche Diagnose in 89% der 49 untersuchten Fälle. Auch Ellason et al. (1996) berichten über eine hohe Komorbidität von PTBS (79,2%) bei den von ihnen untersuchten 107 DIS-Patienten. Als weitaus häufigste komorbide Achse-II-Erkrankung wird in derselben Studie in ca. 56% der Fälle eine Borderline-Persönlichkeitsstörung gefunden. Bei dieser wird bekanntlich ebenfalls eine relativ hohe Prävalenz traumatischer Erfahrungen gefunden (s. Gast 1997). Auch in anderen Studien wurde eine große Überlappung der beiden Störungsbilder festgestellt (s. auch Gleaves et al. 2001).

Die verschiedenen Ausprägungen der Traumatisierungen, die von den untersuchten DIS-Patientinnen und -Patienten berichtet wurden, haben Putnam et al. (1986) am differenziertesten untersucht. Sexuelle Gewalt ist die häufigste Art der Traumatisierung, meist in Form von Inzest. Oft handelt es sich um Vater-Tochter- oder Stiefvater-Stieftochter-Inzest, es kommen aber auch Mutter-Tochter-, Mutter-Sohn- oder Geschwister-Inzest sowie inzestuöse Beteiligung mehrerer Familienmitglieder vor. Neben den Angaben von oralen, genitalen und analen sexuellen Kontakten wird auch regelmäßig über ungewöhnliche „Hygienepraktiken“ berichtet, die in sexuell und körperlich missbräuchlicher Form bei den Patientinnen durchgeführt wurden (Putnam et al. 1986).

Vergleicht man den von DIS-Patientinnen angegebenen sexuellen Missbrauch mit den Berichten von anderen Missbrauchsopfern, so fällt bei ersteren die äußerst sadistische Qualität auf. Extreme Gewaltanwendung in Form von Fesselungen, Penetration von Vagina, Mund und Anus mit Instrumenten sowie verschiedene Formen von physischer und sexueller Folter werden berichtet. Viele Patientinnen mit DIS geben an, von verschiedenen Tätern oder Tätergruppen sexuell missbraucht oder zur Kinderprostitution gezwungen worden zu sein (ebd.). Über körperliche Gewalt wird zusätzlich von 60 bis über 80% aller DIS-Patientinnen in verschiedenen Studien berichtet. Nach Putnam et al. (1986) werden Misshandlungen durch Faustschläge sowie bizarre körperliche Misshandlungen oder Folter angegeben. Bei vielen Patientinnen wurden diese in ritualisierter Form von den Missbrauchern praktiziert.

Einige Patientinnen berichten zudem von Misshandlungen im Kontext von satanischen Ritualen und Kult-Ritualen (ebd.). In der Studie von Putnam wurde zudem in 62% der Fälle extreme Vernachlässigung und in 38% emotionaler Missbrauch gefunden. Hierbei wird von folgenden Erfahrungen berichtet:

- systematische Beschämung, Beschimpfung, Entwertung und Schuldzuweisung
- Einschüchterungen und Androhungen von schwerer Strafe und Gewalt
- Isolierung von anderen Kindern
- Behinderung in der schulischen Entwicklung oder bei der Inanspruchnahme medizinischer Hilfe

In den wenigen Fällen, in denen weder Missbrauch noch Misshandlung in der Kindheit gefunden wurden, spielten zumeist andere schwere Traumatisierungen eine Rolle, zum Beispiel extreme Armut oder Zeuge werden von Kriegshandlungen, bei denen eigene Angehörige ums Leben kamen. Auch Traumatisierungen durch langwierige medizinische Eingriffe, verbunden mit Deprivation, wurden bei einigen Patientinnen gefunden (ebd.).

Es wurden zudem einzelne Fälle identifiziert, in denen sich keine schwerwiegenden Belastungssituationen in der Lebensgeschichte der Patientinnen finden ließen (in ca. 2 bis 3% der Fälle, s. Putnam et al. 1986). Hierbei muss die Frage offen bleiben, ob traumatische Erfahrungen nicht mehr erinnert wurden oder ob möglicherweise durch transgenerationelle Weitergabe von Erfahrungen traumatisierter Eltern eine derart schwere dissoziative Entwicklung angestoßen werden kann (s. hierzu Gast 2002; Main u. Hesse 1990; 1992).

Für den deutschsprachigen Raum liegen eine erste Fallsammlung von 21 Patienten mit komplexen dissoziativen Störungen vor, die in der psychiatrischen Poliklinik der Medizinischen Hochschule Hannover diagnostiziert wurden (Gast 2002), sowie eine erste Pilotstudie mit operationalisierten Messinstrumenten, in der weitere 20 Patientinnen mit komplexen dissoziativen Störungen diagnostiziert und mit einer Stichprobe von 100 allgemeinpsychiatrischen Patienten verglichen wurden (Gast et al. 2001c; Gast 2002). Beide Studien bestätigen den Zusammenhang von Trauma und Dissoziation (s. hierzu auch Gast et al. 2001a; 2002) sowie die hohe Prävalenz traumatischer Erfahrungen bei DIS und NNBDS.

Eine Konzentration der Ergebnisse für Prävalenzzahlen in der Allgemeinbevölkerung finden sich in einem Bereich von 2 bis 7% für alle dissoziative Störungen, bei bis zu 1% für die DIS. Für allgemeinpsychiatrische Populationen liegen die Werte naturgemäß höher (s. auch Gast et al. 2001b; 2002). Insgesamt erscheint ein Bereich von 5 bis 15% für dissoziative Störungen und von 1 bis zu 5% für die DIS bei stationären psychiatrischen Patienten realistisch. Eine eigene Studie bestätigt diese Größenordnung auch für Deutschland (Gast et al. 2001a).

In speziellen Risikogruppen (zum Beispiel Patienten mit positiver Trauma-Anamnese, mit Suchterkrankungen, Angststörungen, affektiven Störungen, Borderline-Persönlichkeitsstörung, Posttraumatischen oder akuten Belastungsstörungen und Ess-Störungen) können die Prävalenzzahlen deutlich höher liegen (Atchinson u. McFarlane 1994; Steinberg 1996). Erste Forschungsergebnisse weisen zudem darauf hin, dass der Anteil dissoziativ gestörter Personen in forensischen Populationen überproportional hoch ist; eine Zusammenstellung der Studien findet sich bei Liß (2001).

3.5 Die Phänomenologie der dissoziierten Selbst-Zustände

In einer Reihe von Arbeitsgruppen der American Psychiatric Association (s. Putnam 1989) wurden von B. Braun und R. Kluft folgende Definitionen für die Selbst-Zustände unter dem Begriff der „Alter-Persönlichkeit" erarbeitet.

> Die **Alter-Persönlichkeit** ist eine „eigenständige Existenz eines Bewusstseinszustandes mit einem sicheren, überdauernden und gut gegründeten Selbstempfinden und einem charakteristischen und überdauernden Muster von Verhalten und Gefühlen als Antwort auf bestimmte Stimuli. Eine Alter-Persönlichkeit hat eine Reihe von Funktionen, von gefühlsmäßigen Antworten und eine bestimmte Lebensgeschichte über ihre eigene Existenz." (Kluft 1984b, Übs. d. A.)

Kluft (1988b) formulierte einige Jahre später eine weitere Definition, bei der er sich mit dem verwendeten Begriff der „self-states" (Selbst-Zustände) an der psychoanalytischen Terminologie von Kohut (1977) orientierte. Kluft umgeht dabei die bisher bestehenden definitorischen Probleme der Begriffe „Identität", „Persönlichkeit" oder „Persönlichkeitszustände", zumal es hierbei zu Unschärfen und Vermischungen mit sonst üblichen Definitionen im Kontext der psychiatrischen und psychologischen Literatur kommen kann (Kluft 1996a; 2003). Nach Kohuts Definition (1977) wird das Selbst als das Zentrum von Initiative und Erfahrungen angesehen und repräsentiert damit treffender das Konzept oder die Struktur der beschriebenen Phänomenologie der DIS-Patienten. In Anlehnung an dieses Konzept stellt Kluft die Komplexität des Phänomens als Selbst-Zustand folgendermaßen dar:

„Ein abgegrenzter (unverbundener) **Selbst-Zustand** (im Sinne von Persönlichkeitszustand) ist die mentale Adresse eines relativ stabilen und überdauernden Musters der selektiven Mobilisierung mentaler Inhalte und Funktionen. Diese Inhalte und Funktionen können sich auf der Verhaltensebene in einer augenscheinlichen Rollenübernahme oder einem Rollenspiel ausdrücken, und sie können auf intrapsychische und interpersonelle Stimuli sowie Umweltreize ansprechen. Der Selbst-Zustand ist in einem relativ stabilen (jedoch von Reiz und Reaktion abhängigen) Muster neuropsychophysiologischer Aktivation organisiert (und damit assoziiert) und hat spezifische psychodynamische Inhalte. Der Selbst-Zustand funktioniert sowohl als Empfänger und Prozessor als auch als Speicherort für Wahrnehmungen, Erfahrungen und ihrer Verarbeitung in Verbindung mit früheren Ereignissen und Gedanken und/oder aktuellen und erwarteten Ereignissen und Gedanken. Jeder Selbst-Zustand hat ein Gefühl der eigenen Identität, Vorstellungen von sich selbst sowie die Fähigkeit, Gedankenprozessen und Handlungen aufzunehmen.“ (Kluft 1988b, S. 51; Übs. d. A.)

3.6 Die Entwicklung unterschiedlicher Selbst-Zustände in der Kindheit

Eine wichtige Grundlage zum Verständnis der Ausbildung unterschiedlicher Selbst-Zustände (oder Alter-Persönlichkeiten) stellen nach Putnam (1989) die Ergebnisse der Säuglingsbeobachtung dar, wonach sich das Verhalten des Säuglings in einer Serie von charakteristischen „states“ organisiert (Wolf 1987), die von angeborenen motivationalen Systemen gesteuert werden (Lichtenberg 1988). Mit zunehmender Reifung und bei hinreichend guter Pflege durch die Beziehungspersonen lernt der Säugling, sein zustandsabhängiges Verhalten zu modulieren und die Übergänge zwischen den Zuständen („states“) weicher und fließender zu gestalten, sodass diese Wechsel nicht mehr so klar erkennbar sind (Emde et al. 1976). Damit einhergehend entwickelt sich mit zunehmender Reifung ein zustandsübergreifendes Selbst-Bewusstsein („sense of self“) mit entsprechend integrativen Fähigkeiten der verschiedensten Wahrnehmungen und Erfahrungen (Stern 1985). Ein seine eigene Geschichte und seine eigenen Erfahrungen immer wieder integrierendes Selbst-Bewusstsein ist die Voraussetzung für die spätere Entwicklung einer einheitlichen Identität und Persönlichkeit.

Traumatisierte Kinder entwickeln sich nach Putnam (1989) in eine andere Richtung: Anstelle eines integrierenden, zustandsübergreifenden Bewusstseins entwickeln sich zustandsabhängige, unterschiedliche Bewusstseinszentren, durch die sich im Laufe der weiteren Entwicklung die verschiedenen, dissoziierten „states“ mit den damit verbundenen Gefühlen, Erfahrungen und Erinnerungen zu eigenständigen Persönlichkeitsanteilen oder Selbst-Zuständen ausbauen. Daher ähnelt der Wechsel von einem Persönlichkeitszustand in den anderen („switch“) phänomenologisch dem unmodulierten Wechsel von einem „state“ in den anderen, wie ihn die Säuglingsforscher in der frühen Entwicklungszeit des Kindes beobachten (Putnam 1989). Häufige traumainduzierte Trancezustände unterstützen den Prozess der sich divergierend entwickelnden Selbst-Zustände und erschweren eine adäquate Integration. Die individuelle Phantasiefähigkeit und Vorstellungskraft des Kindes, insbesondere die Schaffung von Projektionsfiguren, zum Beispiel in Form von bedrohlichen Ungeheuern, imaginären Spielkameraden und hilfreichen Beschützern, sowie die intensive

Identifikation mit externen Heldenfiguren geben den Persönlichkeitszuständen schließlich ihr individuelles Gepräge (ebd.). Der beschriebene Prozess wird zudem bei Kindern mit innerfamiliären Traumatisierungen, insbesondere bei inzestuösem sexuellen Missbrauch, noch verstärkt, da das extrem inkonsistente und widersprüchliche Verhalten der Beziehungspersonen und deren Verleugnung der vom Kind erlittenen Traumatisierungen die dissoziative Bewältigungsstrategie zusätzlich fördern (Herman 1992a).

3.7 Neurobiologische Korrelate

Aus der neurobiologischen Perspektive vermutet Putnam (1994) die Herausbildung besonders starrer und enger Verbindungen oder Schemata zwischen emotionalem Befinden (implizites Gedächtnis) und den sich in der frühkindlichen Entwicklung erst später entwickelnden expliziten Gedächtnisstrukturen. In diese Schemata eingebundene Gedanken, Erinnerungen und Handlungsmuster sind im Extremfall ausschließlich an bestimmte Erregungszustände geknüpft. Betroffene erinnern sich dann an frühere Ereignisse unter Umständen nur dann, wenn bei ihnen ein dem entsprechenden Schema zugrunde liegender Erregungszustand erneut in sehr ähnlicher Ausprägung ausgelöst wird (s. auch Fiedler 1999). Nach dem Modell der affektiv-kognitiven Schemata lässt sich der Wechsel von einem Persönlichkeitszustand in den anderen damit erklären, dass unterschiedliche Erregungsniveaus entsprechend unterschiedliche „Schaltkreise" oder starre kognitiv-emotionale Schemata zwischen impliziten emotionalen Zuständen und expliziten Erinnerungen, Gedanken und Fertigkeiten hervorrufen. Wenn sich die Erregung verändert (verstärkt oder vermindert), können relativ abrupt andere Schemata von Erinnerungen und Fertigkeiten angesprochen werden, die dann als alternierender Selbst-Zustand imponieren (Fiedler 1999; Putnam 1994).

Erste psychobiologische und neurophysiologische Untersuchungen stützen die These eines zustandsabhängigen Funktionierens der verschiedenen Selbst-Zustände bei der DIS. So zeigt eine Untersuchung von Van Honk et al. (in Vorb.; zit. nach Nijenhuis u. Van der Hart 2000) an sechs Patienten mit Dissoziativer Identitätsstörung und komorbider Posttraumatischer Störung zustandsabhängige posttraumatische Symptome, einschließlich signifikanter Unterschiede in der Kortisol-Ausschüttung. Das Phänomen, dass posttraumatische Symptome regelrecht „abgeschaltet" werden können und dies auch in neuroendokrinologischen Befunden zu sehen ist, zeigten Patienten mit alleiniger Posttraumatischer Störung nicht.

Dieselbe Arbeitsgruppe um Van Honk untersuchte zudem Reaktionen auf die Darbietung visueller Reize unterhalb der bewussten Wahrnehmungsschwelle bei DIS-Patienten und fand zustandsabhängige Darbietungszeiten zur Identifizierung bestimmter Stimuli. Die Autoren interpretieren ihre Ergebnisse dahingehend, dass der Alltags-Selbst-Zustand unbewusst und unter der üblichen Wahrnehmungsschwelle externe (und vermutlich auch interne) bedrohliche Stimuli erkennt und vermeidet. Sie vermuten, dass dieser Vermeidungsmechanismus die typische „Gefühlsphobie" der „Alltags-Persönlichkeit" unterhält, ebenso die „Phobie", mit den anderen Persönlichkeitsanteilen und ihren bedrohlichen Erfahrungen in Kontakt zu treten.

Eine erste Einzelfall-Studie (Tsai et al. 1999) versucht, die neurophysiologischen Prozesse des Wechsels von einem Selbst-Zustand in den anderen zu erhellen. In dieser Studie wurde eine Patientin mit Dissoziativer Identitätsstörung und Posttraumatischer Belastungsstörung, die kontrolliert von dem Alltags-Selbst-Zustand zu einem anderen Selbst-Zustand wechseln konnte, mittels funktionalem Magnetresonanz-Imaging (fMRI) untersucht. Bei dem Wechsel wurden verschiedene neuronale Strukturen aktiviert, die sowohl dem deklarativen Gedächtnis (Hippocampus sowie mit ihm assoziierte Areale des medial-temporalen Kortex) als auch dem assoziativen Gedächtnissystem (nondeklarative Erinnerung, System des Nigrostriatums) zugeschrieben werden. Die Befunde legen nach Interpretation der Autoren die Vermutung nahe, dass bei dem Wechsel der Selbst-Zustände ein durch den Hippocampus vermittelter Prozess eine zentrale Rolle spielt und je nach Selbst-Zustand verschiedene umschriebene kognitiv-affektive Schemata aktiviert werden.

Es sei schließlich noch die Studie von Sar et al. (2001) erwähnt, in der die regionale zerebrale Durchblutung bei 15 Patienten mit Dissoziativer Identitätsstörung im Vergleich zu Gesunden mittels SPECT-Aufnahmen untersucht wurde. Sar et al. fanden eine herabgesetzte zerebrale Durchblutung in der orbito-frontalen Region bilateral und einen Anstieg in der linken (dominanten) Hemisphäre in der lateralen Temporalregion. Sar et al. interpretieren ihre Befunde als ein Korrelat dafür, dass erwartungsgemäß abnorme Werte in demjenigen Gebiet des Zentralnervensystems gefunden werden, welches bei der Integration von laufenden und ständigen Erfahrungen involviert ist. Die Befunde sind mit der klinischen Erfahrung in Einklang zu bringen, dass Patienten mit Dissoziativer Identitätsstörung eine selektive Unfähigkeit aufweisen, Erinnerungen von ihrer Vergangenheit als auch aktuelle Alltagserfahrungen abzurufen.

Insgesamt befindet sich die neurologische Erforschung der DIS noch in den Anfängen. Dennoch weisen die beschriebenen Studien darauf hin, dass es sich bei der DIS im Wesentlichen um eine traumatisch bedingte, mentale Erkrankung handelt, für deren Fehlfunktionen sich neurobiologische und hirnphysiologische Korrelate finden lassen. Wie sich diese Fehlfunktionen im subjektiven Erleben der Betroffenen niederschlagen, soll im Folgenden ausführlicher geschildert werden.

3.8 Charakteristische Systeme von Selbst-Zuständen

Von verschiedenen Untersuchern wurde das System der Persönlichkeitszustände insbesondere hinsichtlich der Anzahl und ihrer charakteristischen Ausprägung systematisch untersucht (Bliss 1980; Boon u. Draijer 1993; Coons u. Milstein 1886; Coons et al. 1988; Putnam et al. 1986; Ross et al. 1989). In den untersuchten Fallserien berichteten die meisten Patienten über 8 bis 10 verschiedene „Persönlichkeiten" (s. auch DSM-IV). In ca. 20% der beschriebenen Fälle wurden sehr komplexe Aufspaltungen mit 20 und mehr Persönlichkeitszuständen gefunden (s. auch Kluft 1988b).

Im subjektiven Erleben haben die verschiedenen Selbst-Zustände unterschiedliche Selbst-Konzepte, Körpervorstellungen sowie Fähigkeiten und Wertvorstellungen. Sie erleben sich mit unterschiedlichem Lebensalter, und ihr Verhalten entspricht dem jeweiligen lebensalterbedingten Entwicklungsstand. Sie können sich mit unterschiedlichem Geschlecht oder mit verschiedenen sexuellen Orientierungen erleben. Sie pflegen Beziehungen zu unterschiedlichen wichtigen Beziehungspersonen, was so weit gehen kann, dass in einem anderen Persönlichkeitszustand der eigene Partner oder die eigenen Kinder nicht als solche anerkannt werden (Putnam et al. 1986). Mit dem unterschiedlichen subjektiven Erleben korrespondieren beobachtbare Unterschiede in Mimik, Gestik, Stimmintonation, Wortwahl, Sprachmuster, Handschrift etc. (Kluft 1996a). Die Persönlichkeitszustände unterscheiden sich in dem Grad der Wahrnehmung untereinander. Die dissoziativen Barrieren, welche die Persönlichkeitszustände voneinander trennen, sind also mehr oder weniger durchlässig, wobei emotional neutrale Informationen eher ausgetauscht werden können als hochaffektiv besetzte, wie zum Beispiel traumatisches Material (Putnam 1989). Auch kann der Informationsfluss nur in einer Richtung verlaufen, sodass ein Zustand B vom anderen Zustand A weiß, nicht aber umgekehrt A von B.

Obwohl jedes Persönlichkeitssystem seine eigene, individuelle Ausgestaltung aufweist, lässt sich bei vielen Patienten folgende charakteristische Aufspaltung finden: In der Regel gibt es eine an die täglichen Anforderungen angepassten „Alltags-Persönlichkeit" (im Englischen „host" genannt), die aktuell für die meiste Zeit die ausführende Kontrolle über das Individuum übernimmt (Kluft 1984b). Sie ist diejenige, die sich um Therapie bemüht und hier als erste in Erscheinung tritt. Kluft charakterisiert die typische „Alltags-Persönlichkeit" pointiert als „depressiv, ängstlich, freudlos, rigide, frigide, zwanghaft gut, skrupulös und masochistisch" (ebd.; s. auch Nijenhuis 1999 und APA 1994). Da bereits geringe interne und externe Stimuli überwältigende und traumatische Gefühle (und einen damit verbundenen Wechsel zu einem anderen Persönlichkeitszustand) triggern können, werden von der „Alltags-Persönlichkeit" Gefühle jeder Art vermieden. In der Regel ist die „Alltags-Persönlichkeit" amnestisch für die Existenz der anderen Persönlichkeitszustände und „verliert Zeit", wenn die anderen Zustände aktiv werden (Putnam et al. 1986).

In fast jedem Persönlichkeitssystem lassen sich eine oder mehrere Selbst-Zustände finden, die sich als „Kinder" erleben. In diesen Selbst-Zuständen können traumatische Erinnerungen und die begleitenden Affekte gespeichert sein, teilweise in nahezu unverarbeiteter Form, ohne jegliche sprachliche und symbolische Enkodierung. Wenn solche Selbst-Zustände aktiviert werden und im subjektiven Erleben ein traumatisiertes „Kind herauskommt", können sich sehr dramatische Abreaktionen von traumatischem Material zeigen. Patientinnen und Patienten zeigen dann ein von ihrem sonstigen psychischen Befund ausgestanztes, völlig verändertes und situationsinadäquates Verhalten, indem sie sich zum Beispiel zu verstecken versuchen, die erlebten traumatischen Erfahrungen szenisch vorführen, den Kopf gegen die Wand werfen oder Ähnliches. In diesen Selbst-Zuständen können sich die „Kinder" wie im Dort-und-Damals der traumatischen Situation erleben. Das kann so weit gehen, dass sie im Therapeuten bzw. in der Therapeutin ihren ehemaligen Missbraucher zu erkennen meinen und sich diesem bzw. dieser gegenüber entsprechend panisch geängstigt verhalten (Putnam 1989).

In anderen Selbst-Zuständen wiederum können (bei ein und demselben Individuum) solche Erfahrungen gespeichert sein, die dem kindlichen Bedürfnis nach Bindung entsprechen. Diese inneren „Kinder" verhalten sich völlig gegensätzlich zu den verschreckten und missbrauchten „Kindern": Sie wirken zutraulich und anhänglich und neigen zur Idealisierung anderer Personen, einschließlich des ehemaligen Missbrauchers. Diese Selbst-Zustände dienen der Aufrechterhaltung der Bindungsfähigkeit trotz extremer Beziehungstraumatisierung (Kluft 1991; 1996a). Sie können allerdings aufgrund ihres vertrauensseligen Verhaltens im späteren Leben zu erheblichen Problemen führen, weil sie in ihrer Urteilskraft gefährlicher Situationen beeinträchtigt sind. Dies ist einer der Gründe für das hohe Risiko von DIS-Patientinnen und Patienten für Retraumatisierungen im Erwachsenenalter (Putnam et al. 1986).

Entsprechend den erlebten Beziehungserfahrungen bilden sich in den Selbst-Zuständen auch internalisierte Täter-Introjekte ab, die als „interne Verfolger" die erlittenen Traumatisierungen durch einen sadomasochistischen Umgang mit sich selbst bei den Betroffenen perpetuieren. Diese „internen Verfolger" sind häufig für Episoden von Selbstverletzungen oder Suizidversuchen verantwortlich. Das Ausmaß an Getrenntheitsgefühl kann so groß sein, dass ein Persönlichkeitsanteil der festen Überzeugung ist, einen anderen Anteil, meist die „Alltags-Persönlichkeit", töten zu können, ohne selbst Schaden zu nehmen (Kluft 1984a).

Auch ehemals konstruktive aggressive Selbst-Zustände, die zum Beispiel in der traumatischen Situation als reaktive Wut mit der Intention „entstanden", um das traumatisierte Kind zu schützen, können sich vom ehemals „internen Helfer" später zum „internen Verfolger" herausbilden. In der Regel sind diese Anteile hochmisstrauisch, zeigen dem Therapeuten gegenüber eine verächtliche Haltung und versuchen aktiv, die Therapie zu unterlaufen, um sich und die anderen Selbst-Zustände vor erneuten Beziehungstraumatisierungen zu schützen (Putnam et al. 1986). Diese Selbst-Zustände wehren ihre eigenen Ängste und ihr Misstrauen vor erneuter Unterwerfung und Demütigung dadurch ab, dass sie sich in Beziehungen pseudoautonom, kontrollierend und entwertend verhalten. Im analytischen Sinne verbirgt sich in dem Selbst-Zustand des internen Verfolgers die „personifizierte" Abwehr gegenüber jeglichen regressiven Übertragungswünschen. Entsprechend müssen diese therapeutisch frühzeitig beim Aufbau einer vertrauensvollen Beziehung berücksichtigt und aktiv angesprochen werden. Es ist wichtig, die „Verfolger-Persönlichkeiten" zur Kooperation in der Therapie zu gewinnen, da ihr aggressives Potenzial viel Energie und Kraft enthält, die die Patienten in konstruktiver Form bei ihrem Heilungsprozess dringend benötigen.

Das Identitätsgefühl eines Selbst-Zustands kristallisiert sich häufig an der Namensgebung. Viele „Persönlichkeiten" haben einen Namen, der ein Abkömmling des ursprünglichen Namens der Patienten sein kann. So werden zum Beispiel aus Anneliese Johannsen die Vornamen Anna, Eli, Lisa sowie männliche Persönlichkeitszustände in Form eines kleinen Jungen namens Hannes sowie ein Mann namens Jonny. Die „Persönlichkeiten" können auch nach ihren externen und internen Funktionen benannt werden, so zum Beispiel der Wächter, die Botin, die Chronistin. Auch können die Namen vom vorherrschenden Affekt bestimmt sein (die Traurige, die Stille, Ira, Leo etc.). So kann die mögliche Bedeutung des Namens wichtige Informationen über den Persönlichkeitszustand enthalten. Für die Therapeutin/den Therapeuten ist es wichtig, alle Namen der „Persönlichkeiten" zu kennen und sie in der Arbeit mit den Patienten auch zu benutzen (Putnam et al. 1986).

Der Wechsel von einer Alter-Persönlichkeit zur anderen wird als „Switch" bezeichnet und stellt ein Kernphänomen im Verhalten der DIS-Patienten dar. Der Wechsel kann kontrolliert oder (vor allem zu Beginn der Behandlung sehr viel häufiger) unkontrolliert erfolgen. Er kann sich dramatisch vollziehen, wobei die Patienten körperlich gequält, schwer geängstigt oder durch kurze Trancen beeinträchtigt wirken. Er kann aber auch sehr unauffällig und diskret mit nur kleinen abrupten Veränderungen im Verhalten einhergehen. Die Wechsel werden durch Umgebungsreize oder interne Konflikte ausgelöst. In der Regel werden sie von den Patienten als etwas außerhalb der eigenen Kontrolle erlebt, insbesondere für die „Alltags-Persönlichkeit". Im fortgeschrittenen Stadium der Behandlung lernen die Patienten durch die therapeutische Arbeit an den Auslösesituationen und eine verbesserte Affekttoleranz, Kontrolle über das Wechseln zu erhalten.

3.9 Therapie

Ein empathisches Verständnis für das subjektive Erleben der Betroffenen, aus verschiedenen Personen zu bestehen, ist eine wichtige Voraussetzung für den Umgang mit DIS-Patientinnen und -Patienten. Das subjektive Erleben, „viele" zu sein, ist für die Betroffenen oft mit einem überwältigenden Evidenzerleben verbunden, das für den Außenstehenden verblüffend und befremdlich, plakativ, theatralisch oder eigentümlich konkretistisch wirken kann, gleichzeitig aber auch als faszinierend erlebt wird. Dabei darf jedoch nicht in Vergessenheit geraten, dass es sich hierbei um Manifestationen von sehr drastischen Abwehr- und Bewältigungsmechanismen handelt. Es muss im Auge behalten werden, dass der ursprüngliche Sinn der Aufspaltung in verschiedene Selbst-Zustände darin bestand, eine innere Wirklichkeit zu schaffen, in der ein emotionales Überleben in einer traumatisierenden Situation gewährleistet werden konnte. Einmal als Bewältigungsstrategie gebahnt, um schreckliche Erfahrungen innerlich ungeschehen zu machen, wird sie als mögliche Verarbeitungsform auch bei weniger schwerwiegenden Erfahrungen ständig wiederholt und wird zunehmend dysfunktional (Kluft 1996b).

Auf der Grundlage des posttraumatischen Modells wurden Therapie-Ansätze entwickelt, mit denen man nunmehr auch solche Patienten behandeln kann, die auf die bisherigen therapeutischen Ansätze nicht oder nur unzureichend ansprachen. Hierzu mussten neue Therapie-Konzepte entwickelt und vorhandene therapeutische Techniken erweitert werden. Dies geschah vor allem auf drei verschiedenen Wegen: Zum einen wurden bestehende Techniken miteinander kombiniert. Insbesondere wurden kognitiv-behaviorale und imaginative Techniken in psychodynamische Konzepte integriert. Ferner profitierte die Therapie der komplexen dissoziativen Störungen von der Weiterentwicklung der Psychotrauma-Techniken (fraktionierte Abreaktion, Imagination und EMDR). Drittens fand durch R. Kluft (2000) eine Weiterentwicklung, Adaptation und Modifikation vorhandener psychodynamischer Techniken statt, die sich in besonderer Weise bei der Bearbeitung dissoziierter Selbst-Zustände als nützlich erwiesen haben. Die hieraus entwickelten Therapie-Konzepte zur Behandlung hoch dissoziativer Patienten fanden in den Behandlungsrichtlinien der International Society for the Study of Dissociation (ISSD 1997; dt. Bearbeitung von Huber 1997) ihren Niederschlag.

Im Folgenden sollen diese Richtlinien vorgestellt werden, um einen Gesamtablauf der phasenorientierten Behandlung (Stabilisierungphase – Trauma-Bearbeitung – postintegrative Phase) im Überblick darzustellen. Schließlich wird dargestellt, welchen Beitrag der dynamische Ansatz zur Behandlung dissoziativer Störungen leisten kann. Der Schwerpunkt wird hierbei auf die Stabilisierungsphase gelegt, da die von Kluft (2000) beschriebenen Modifikationen vorrangig in dieser Phase zum Einsatz kommen.

In den ISSD-Richtlinien (International Society for the Study of Dissociation 1997) wird eine hochfrequente ambulante Einzeltherapie, die spezifisch auf die Bedürfnisse und Probleme der Patienten abgestimmt ist, als Methode der Wahl empfohlen. Als besonders effektiv bewährt sich ein kombiniertes Vorgehen. Als Grundlage wird der psychodynamische Ansatz am häufigsten angewandt, der durch kognitiv-behaviorale, hypnotherapeutische und traumaorientierte Techniken ergänzt wird. Als Therapie-Dauer werden 4 bis 8 Jahre angegeben, als Therapie-Ziel die Förderung eines zunehmenden Gefühls innerer Verbundenheit zwischen den alternierenden Persönlichkeitszuständen (Kohärenzsteigerung des Selbst). Im Schutze der therapeutischen Beziehung soll den Patienten die Gelegenheit gegeben werden, ein einheitliches und „alltagstaugliches" Selbst zu entwickeln. Als optimales Therapie-Ziel wird die vollständige Integration aller Persönlichkeitszustände in eine Gesamtpersönlichkeit angestrebt. Ist dieses Ziel nicht erreichbar, gilt als Minimalziel eine weitgehende Kooperation aller Persönlichkeitszustände, sodass keine Amnesien im Tagesbewusstsein mehr vorkommen und die Patienten bewusst kontrollieren können, welche „Persönlichkeiten" zu welchem Zeitpunkt die aktive Kontrolle übernehmen. Innerlich sollte kein Persönlichkeitsanteil mehr abgespalten, abgelehnt oder stigmatisiert werden (Huber 1997).

In Anlehnung an Herman (1992b) wird zudem ein bei posttraumatischen Störungen bewährtes phasenorientiertes Vorgehen empfohlen (s. auch Kluft 1991; 1993; Putnam 1989; Ross 1997). Schematisch werden drei Phasen unterschieden:

- Stabilisierung durch Aufbau der therapeutischen Beziehung und Förderung der Kommunikation zwischen den Teilpersönlichkeiten
- Trauma-Bearbeitung und Integration der Teilpersönlichkeiten
- postintegrative Psychotherapie

Kernziele in der ersten Phase der Therapie sind:

- Aufbau einer tragfähigen und vertrauensvollen therapeutischen Beziehung
- Abklärung und Stabilisierung der aktuellen Lebenssituation der Patientin
- Arbeit an den persönlichen Ressourcen

Es erfolgt dann die Erkundung des individuellen Persönlichkeitssystems (so genanntes „mapping“, Kluft 1991). Hierbei wird mit der Patientin erarbeitet, welche Persönlichkeitszustände bzw. Selbst-Zustände vorhanden sind, welche speziellen Fähigkeiten bzw. Konflikte diese haben und welche Funktion sie im Gesamtsystem erfüllen. Häufig wird hierbei auch die Entstehungsgeschichte der verschiedenen „Persönlichkeiten“ offenbar, sodass eine erste Annäherung an mögliche belastende oder traumatische Erfahrungen stattfindet, die in dieser Phase der Therapie jedoch noch nicht vertieft wird. In einem nächsten Schritt wird die Patientin ermutigt, die Kommunikation zwischen den verschiedenen „Persönlichkeiten“ zu fördern. Hierbei wird eine bessere Wahrnehmung und Kommunikation der „Persönlichkeiten“ untereinander angestrebt, die bisher mehr oder weniger amnestisch füreinander waren oder sich gegenseitig abgelehnt haben. Im Schutzraum der Therapie wird die Patientin also behutsam damit konfrontiert, den Bewältigungsmechanismus des „Wegmachens“ durch Dissoziation (s. Kluft 1996b) Stück für Stück aufzugeben und durch andere Bewältigungsstrategien zu ersetzen. Dabei ist es sinnvoll, der Patientin zu vermitteln, dass die dissoziative Bewältigung in der traumatischen Situation als Notfallmaßnahme sinnvoll war, sich dann aber zunehmend verselbstständigte und für die aktuelle Lebenssituation dysfunktional geworden ist, weil dadurch verschiedene Persönlichkeitszustände voneinander getrennt und häufig gegeneinander agieren. Das Angebot in dieser Therapie-Phase besteht darin, die Patientin darin zu unterstützen, dass sich die verschiedenen „Persönlichkeiten“ untereinander zunehmend besser kennen lernen, um eine Kooperation zu erproben.

Die Stabilisierungsphase kann ein bis mehrere Jahre beanspruchen. Die Ziele dieser Phase sind erreicht, sobald die Patientin eine ausreichende Selbstkontrolle hinsichtlich ihrer Symptomatik und ihrer traumatischen Erinnerungen erlernt hat und zudem eine ausreichend gute Kommunikation zwischen den Persönlichkeitszuständen besteht. Dies ist an einer weitgehend koordinierten Aktivität der verschiedenen „Persönlichkeiten“ zu erkennen. Es sollten zum Beispiel keine gravierenden Krisen mehr durch Suizidversuche, schwere Selbstverletzungen, massive Impuls- und Symptomdurchbrüche oder chaotisches Agieren auftreten. Eine gewisse Ich-Stärke im Sinne einer Affekt- und Impulskontrolle ist also Voraussetzung für die emotional belastende Trauma-Bearbeitung.

Ist dies erfüllt, kann in der zweiten Therapie-Phase zu einer gezielten Bearbeitung der Trauma-Erfahrungen übergegangen werden. Van der Hart et al. (1995) sprechen in diesem Zusammenhang von einer „Trauma-Synthese“. Diese beinhaltet die Rekonstruktion der traumatischen Erfahrungen sowie eine kontrollierte Exposition in einem hoch strukturierten Setting, das ein kontrollierbares Wiedererinnern und subjektiv erneutes Durchleben des Traumas in kleinen, bewältigbaren Schritten ermöglicht. Im Rahmen der Trauma-Bearbeitungs-Phase kommen selbstverständlich weiterhin die Techniken der ersten Phase zum Einsatz. Auch kann es immer wieder notwendig und sinnvoll sein, vorübergehend nur stabilisierend mit der Patientin zu arbeiten, sei es, dass äußere Belastungsfaktoren dies erforderlich machen, sei es, dass die Bearbeitung traumatischer Erfahrungen zu einer länger anhaltenden Destabilisierung der Patientin führt.

Eine schonende, d. h. für die Betroffenen emotional aushaltbare Technik der Trauma-Exposition ist die von Kluft (1988; 1990; 1996a) empfohlene Technik der „fraktionierten Abreaktion“. Sie wurde inzwischen von verschiedenen Autoren weiterentwickelt und mit Zusatztechniken aus dem Bereich der Hypnotherapie und des EMDR (Eye Movement Desensitization and Reprocessing, s. Kap. 9.6.5 in diesem Buch) kombiniert (Fine 1991; 1993; Gast 2000; Reddemann u. Sachsse 1996; 1997; 2000). Mithilfe dieser inzwischen recht ausgefeilten Techniken kann das Risiko einer unkontrollierten emotionalen Überflutung mit traumatischen Affekten und einer daraus folgenden schwerwiegenden Dekompensation relativ gering gehalten werden, sodass inzwischen auch die Bearbeitung von sehr komplexen und schweren Traumatisierungen möglich geworden ist.

Die Patientin wird durch eine erfolgreiche Trauma-Synthese in die Lage versetzt, das Trauma und die damit verbundenen Gefühle, Schmerzen, Gedanken etc. einer symbolischen und sprachlichen Bearbeitung zugänglich zu machen und damit als realen Teil der persönlichen Lebensgeschichte anzuerkennen, es allmählich angemessen zu verarbeiten und in die Gesamtpersönlichkeit zu integrieren. Dadurch verlieren die traumatischen Erinnerungen ihre Tendenz zu spontanen und unkontrollierbaren Flashbacks. Zusätzlich verlieren die dissoziativen Barrieren zwischen den verschiedenen Selbst-Zuständen im Zuge einer erfolgreichen Trauma-Bearbeitung nach und nach ihre Bedeutung. Primär haben diese Barrieren ja vor allem die intrapsychische Funktion, die traumatischen Erinnerungen in einem bestimmten Selbst-Zustand abgekapselt aufzuheben, häufig in Form eines traumatisierten „Kindes", damit nicht das gesamte Individuum von traumatischen Affekten überflutet wird. Die Dissoziation in verschiedene Selbst-Zustände als Abwehrmechanismus gegenüber traumatischen Erinnerungen verliert so allmählich seine Bedeutung, und eine Integration der verschiedenen Selbst-Zustände wird möglich (Huber 1997; Kluft 1984a; 1984b; 1991; 1996b).

Dieser Prozess der Integration bedeutet, dass die einzelnen Anteile sich allmählich einander annähern und ihre Erfahrungen und Eigenheiten schließlich so intensiv miteinander teilen, dass sie zu „einem Wissen und einer ‚Person'" (Huber 1995, S. 332) verschmelzen. Der Integrationsprozess verläuft graduell von weitgehender Amnesie über immer stärker werdendes Ko-Bewusstsein und Kooperation der noch unterscheidbaren Persönlichkeitszustände bis zu einer vollständigen Integration der „Persönlichkeiten" zu einem stabilen, einheitlichen Selbst-Empfinden. Dies wird jedoch meist erst nach einem langen Prozess der Annäherung der verschiedenen „Persönlichkeiten" und der gleichzeitigen Erarbeitung nichtdissoziativer Bewältigungsmechanismen erreicht (ebd.).

In der postintegrativen Therapie-Phase schließlich ist die Trauerarbeit um die zerstörte Kindheit und die erlebten Verletzungen ein wichtiges Thema. Die Patientin muss sich außerdem in ihrem innerpsychischen Erleben und Reagieren sowie im sozialen Verhalten an ein nach und nach verändertes Selbst- und Lebensgefühl gewöhnen. Häufig bleiben bestimmte Probleme der einzelnen Persönlichkeitszustände (z. B. Ess-Störungen oder Schlafstörungen, eine Borderline-Persönlichkeitsstruktur etc.) auch nach der Integration noch bestehen und müssen psychotherapeutisch behandelt werden.

Das hier skizzierte Behandlungskonzept stützt sich auf fundierte Expertenmeinungen sowie auf mehrere indirekte Effektivitätsmessungen über den Vergleich der durch DIS-Patientinnen und -Patienten vor und nach der Diagnose verursachten Behandlungskosten und verschiedene Berichte über erfolgreiche Behandlungen nach den Richtlinien der ISSD (1997). Zudem liegen mit den Veröffentlichungen von Ellason und Ross (1995) bzw. Ellason et al. (1996) Ergebnisse einer ersten Effektivitätsmessung mit standardisierten Messinstrumenten vor. Die genannten Studien unterstützen die Effektivität des spezifischen Behandlungsansatzes nach den ISSD-Richtlinien sowohl hinsichtlich einer angestrebten Symptom-Reduktion als auch in Bezug auf die Behandlungskosten. Dass trotz der erforderlichen intensiven Psychotherapie eine erhebliche Reduktion der Behandlungskosten möglich ist, liegt in der Tatsache begründet, dass unangemessen behandelte oder unbehandelte DIS-Patientinnen und Patienten in noch viel höherem Maße medizinische Behandlungen in Anspruch nehmen müssen, häufig in Form von langen psychiatrischen Hospitalisierungen.

Nach den Vorgaben der Arbeitsgemeinschaft Wissenschaftlicher Medizinischer Fachgesellschaften (AWMF), welche die Entwicklung von Behandlungs-Leitlinien koordiniert, erfüllt der oben skizzierte Forschungsstand für Behandlungsempfehlungen die Kriterien einer Qualitätsbeurteilung von eher niedriger Stufe der Evidenz (Level III: Meinungen von respektierten Experten, gemäß klinischer Erfahrung, beschreibender Studien oder Berichte von Expertengremien; s. Rudolf u. Eich 1999). Dieser Level entspricht allerdings dem Forschungsstand der meisten störungsspezifischen Behandlungsansätze in der therapeutischen Versorgung (Gast et al. 2001a; 2001b; 2001c; 2002).

Die meisten Autoren sowie die Richtlinien der ISSD (1997) befürworten eine ambulante, individuelle Psychotherapie mit mindestens zwei Stunden pro Woche. Eine geringere Stundenfrequenz erfordert in der Regel eine hohe Therapie-Motivation und ausreichende Ich-Stärke der Patientin und viel Erfahrung aufseiten des Therapeuten. Darüber hinaus sollte die Verfügbarkeit des Therapeuten außerhalb der Therapie-Stunden (z. B. durch Vereinbarungen von Telefonkontakten) sorgfältig besprochen werden. In Krisensituationen kann eine stationäre Behandlung erforderlich sein. Zudem wird über gute Erfahrungen mit Intervall-Therapien berichtet, bei denen die Patienten nach kurzer, intensiver stationärer Therapie (mit jeweiligem phasenspezifischen Fokus auf Stabilisierung oder Trauma-Bearbeitung) die therapeutische Arbeit im ambulanten Setting fortsetzen (nach ISSD 1997).

Die ambulanten Behandlungen komplexer dissoziativer Störungen sprengen häufig den Rahmen der nach den Psychotherapie-Richtlinien für die Kassenärztliche Versorgung verfügbaren Behandlungsstunden (Faber u. Haarstrick 1994), da zur erfolgreichen Behandlung nach den ISSD-Richtlinien in der Regel eine modifizierte psychodynamische Langzeit-Therapie in der Größenordnung analytischer Stundenkontingente (300 Stunden) erforderlich ist. Viele DIS-Patientinnen sind jedoch bei Therapeutinnen in Behandlung, die nicht über eine analytische Ausbildung verfügen, sodass hierdurch das beantragbare Stundenkontingent in der Regel auf 100 Stunden begrenzt ist. Wie bei der analytischen Psychotherapie ist aber bei den hoch dissoziativen Patienten eine strukturelle Veränderung – im Sinne einer Integration der dissoziierten Persönlichkeitszustände – ein Ziel, ja sogar ein notwendiges und angestrebtes Therapie-Ziel, da ohne eine solche umfassende Veränderung ein nachhaltiger Heilungsprozess in der Regel nicht möglich ist. In Abgrenzung zur analytischen Psychotherapie werden bei der Behandlung komplexer dissoziativer Störungen regressive Prozesse jedoch ausdrücklich begrenzt. Zudem übernimmt die Therapeutin eine größere Aktivität und Direktivität, als dies im analytischen Setting üblich ist. Die Haltung der Therapeutin entspricht eher der Vorgehensweise, die zum Beispiel bei der Behandlung von Persönlichkeitsstörungen oder Borderline-Strukturen hilfreich ist und die von Clarkin et al. (2001) als „modifiziert analytisch" bezeichnet wird. Zudem ist es hilfreich, kognitive, edukative, imaginative und traumaspezifische Interventionsformen mit in die Therapie-Planung einzubeziehen. Die bisherigen Psychotherapie-Richtlinien sehen eine solche Kombination psychodynamischer Techniken mit analytischer Zielsetzung im Sinne von struktureller Veränderung und entsprechend umfangreichen Stundenkontingenten sowie die Integration anderer therapeutischer Techniken bisher nicht vor und bedürfen in dieser Hinsicht dringend einer störungsspezifischen Weiterentwicklung. Vorausgesetzt, die berichterstattenden Therapeutinnen oder Therapeuten verfügen über eine entsprechende Qualifikation (im Sinne einer psychodynamischen und/oder analytischen und zusätzlich traumaspezifischen Ausbildung), sollte sich nach Meinung der Autorin die Bemessung des Stundenkontingentes am Störungsbild orientieren.

Eine modifizierte psychodynamische Psychotherapie gilt als Therapie der Wahl bei komplexen dissoziativen Störungen. Die damit verbundene Fokussierung auf die therapeutische Beziehung wird am ehesten der Tatsache gerecht, dass diesen posttraumatischen Störungsbildern auch und vor allem schwere Beziehungstraumatisierungen zugrunde liegen. Der psychodynamische Ansatz, dessen Grundannahmen von Hoffmann und Schüßler (1999) sowie von Wöller und Kruse (2001) zusammenfassend dargestellt werden, bietet gute Vorraussetzungen zur Behandlung der Trauma-Folgen. Wie bereits oben beschrieben, wird als generelles Ziel die Integration der verschiedenen voneinander dissoziierten Persönlichkeitszustände angestrebt. Aus psychodynamischer Perspektive bedeutet dies die Entwicklung eines integrierten psychischen Funktionierens durch Überwindung von Kon-

Tab. 3-3: Die psychodynamische Behandlung dissoziativer Störungen: störungsspezifische Techniken (s. auch Gast 2004a).

Zielsetzungen der Behandlung	angewandte Techniken
Reduzieren von Getrenntheit der Persönlichkeitszustände	• modifizierte Grundregel • aktive Kontaktaufnahme zu anderen Persönlichkeitszuständen • Kartieren des Persönlichkeitssystems
Reduzieren von Konflikten zwischen Persönlichkeitszuständen	• Deutungen innerhalb des gesamten Persönlichkeitssystems
Erreichen von Übereinstimmung in der Wahrnehmung der Persönlichkeitszustände	• gleichwertige und gleich bleibende Behandlung der verschiedenen Persönlichkeitszustände • Träume als Via Regia zum Unbewussten und „anderswo Bewusstem"

flikten, aber auch von Entwicklungsdefiziten, die aus den wiederholten Traumatisierungen entstanden sind. Die Lösung dieser Konflikte und Nachreifung der Defizite reduziert die Notwendigkeit, die dissoziative Abwehr aufrechtzuerhalten oder auszuagieren. Die psychodynamische Behandlung zielt entsprechend darauf ab,abgespaltene Erinnerungen und Persönlichkeitszustände wahrzunehmen, die damit verbundenen Affekte auszuhalten und die Integration zu einem einheitlichen Selbst-Empfinden zu ermöglichen (Barach u. Comstock 1996).

Aus den oben beschriebenen Überlegungen ergibt sich, dass die bekannten, allgemein gültigen psychodynamischen Techniken (s. z. B. Hoffmann u. Schüßler 1999 sowie Wöller u. Kruse 2001) nicht ausreichen, um die ungewöhnliche psychische Konstellation der Betroffenen in Form dissoziierter Selbst-Zustände therapeutisch zu beeinflussen. Es bedarf vielmehr zusätzlicher Modifikation in Form von störungsspezifischen psychodynamischen Techniken (Tab. 3-3). Eine differenzierte Darstellung der Therapie dissoziativer Zustände auf psychoanalytisch-psychodynamischer Grundlage findet sich bei Gast (2004a).

Psychodynamische bzw. psychoanalytische Techniken spielen bei der Behandlung komplexer dissoziativer Störungen eine große Rolle. Um diese Techniken auch für hoch dissoziative Patienten einsetzen zu können, bedarf es insbesondere in der ersten Phase der Therapie spezifischer Modifikationen, um die sich R. Kluft in besonderer Weise verdient gemacht hat. Die von ihm weiterentwickelten Techniken ermöglichen es dem psychodynamisch und psychoanalytisch ausgebildeten Therapeuten, sich mit grundsätzlich vertrautem Rüstzeug auch auf einem neuen und unübersichtlichen Terrain zurechtzufinden. Die Wahrnehmung und Einbeziehung der verschiedenen abgespaltenen Identitätszustände setzt allerdings eine etwas veränderte therapeutische Haltung voraus, die zunächst ungewohnt und möglicherweise irritierend ist. Dennoch ist es sinnvoll, sich darauf einzulassen, zumal die Prognose bei vielen Patientinnen und Patienten mit komplexen dissoziativen Störungen relativ günstig ist. Bei vielen Patienten kann eine weitgehende Integration erreicht werden oder zumindest die Funktionsfähigkeit erheblich verbessert werden. In Anbetracht der bisherigen Prognose eines chronischen Verlaufs mit häufigen Hospitalisierungen erscheint dies trotz langwieriger Therapien ein lohnendes Ziel.

Literatur

American Psychiatric Association (1994). Diagnostic and statistical manual of mental disorders. 4th ed. DSM-IV. Washington, DC: American Psychiatric Association.

American Psychiatric Association (1996). Diagnostisches und Statistisches Manual Psychischer Störungen DSM-IV. Dt. Bearbeitung und Einführung: Saß H, Wittchen HU, Zaudig M. Göttingen, Bern, Toronto, Seattle: Hogrefe.

Atchinson M, McFarlane AC (1994). A review of dissociation and dissociative disorders. Austr N Zeal J Psychiatry; 28: 591–9.

Azam EE (1887). Hypnotisme, double conscience et altération de la personalité (Préface de J. M. Charcot). Paris: Bailliere.

Barach PM, Comstock CM (1996). Psychodynamic Psychotherapy of Dissociative Identity Disorder. In: Michalson LK, Ray WJ (eds). Handbook of Dissociation. Theoretical, empirical and clinical perspectives. New York, London: Plenum Press.

Barret D (1996). Dreams in Multiple Personality Disorder. In: Barrett D (ed). Trauma and Dreams. Cambridge: Harvard University Press.

Boon S, Draijer N (1993). Multiple Personality Disorder in the Netherlands. Amsterdam: Zwets u. Zeitlinger.

Cardena E, Spiegel D (1996). Diagnostic issues, criteria, and comorbidity of dissociative disorders. In: Michelson LK, Ray WJ (eds). Handbook of Dissociation: Theoretical, empirical, and clinical perspectives. New York: Plenum Press; 227–50.

Clarkin JF, Yeomans FE, Kernberg OF (Hrsg) (2001). Psychotherapie der Borderline-Persönlichkeit. Manual zur Transference-Focused Psychotherapy (TFP). Stuttgart, New York: Schattauer.

Dell PF (2000). The Multidimensional Assessment of Dissociation (MAD): A new measurement of dissociation. Paper presented at the 17th annual fall conference of the International Society for the Study of Dissociation. San Antonio, Texas, November 12–14, 2000.

Dell PF (2001a). Why the diagnostic criteria for dissociative identity disorder should be changed. J Trauma Dissociation; 2: 7–37.

Dell PF (2001b). Should the dissociative disorder field choose its own diagnostic criteria for dissociative identity disorder? Reply to Cardena, Coons, Spiegel and Steinberg. J Trauma Dissociation; 2: 65–72.

Dell PF (2002). Dissociative phenomenology of dissociative identity disorder. J Nerv Ment Dis; 190: 10–5.

Dell PF, Somer E, Gast U, Cooper MA, Lauterbach D (2001). International research with the multidimensional inventory of dissociation (MID). Symposium. Papers presented at the 18th annual fall conference of the International Society for the Study of Dissociation. New Orleans, Louisiana, December 2–4, 2001.

Eckhardt-Henn A, Hoffmann SO (Hrsg) (2004). Dissoziative Bewusstseinsstörungen. Stuttgart, New York: Schattauer.

Ellason JW, Ross CA (1995). Positive and negative symptoms in dissociative identity disorder and schizophrenia: A comparative analysis. J Nerv Ment Dis; 183: 236–41.

Ellason JW, Ross CA, Fuchs DL (1996). Lifetime axis I and II comorbidity and childhood trauma history in dissociative identity disorder. Psychiatry; 59: 255–66.

Ellenberger HF (1996). Die Entdeckung des Unbewußten. Bern: Huber.

Emde RN, Gaensbauer TJ, Harmon RJ (1976). Emotional expression in infancy: a biobehavioural study. Psychological Issues, Monograph 37, Vol. 10. New York, International Universities Press.

Faber FR, Haarstrick R (1994). Kommentar Psychotherapie-Richtlinien. 3. Aufl. Neckarsulm, Stuttgart: Jungjohann Verlagsgesellschaft.

Fine CG (1991). Treatment stabilization and crisis prevention: pacing the therapy of the multiple personality disorder patient. Psychiatr Clin North Am; 14: 661–75.

Fine CG (1993). A tactical integrationalist perspective on the treatment of multiple personality disorder. In: Kluft RP, Fine CG (eds). Clinical Perspectives on Multiple Personality Disorder. Washington, DC: American Psychiatric Press; 135–53.

Gast U (1997). Borderline-Persönlichkeitsstörungen. In: Egle UT, Hoffmann SO, Joraschky P (Hrsg). Sexueller Missbrauch, Misshandlung, Vernachlässigung. Erkennung und Behandlung psychischer und psychosomatischer Folgen früher Traumatisierungen. Stuttgart, New York: Schattauer; 271–91.

Gast U (2002). Komplexe Dissoziative Störungen. Konzeptionelle Untersuchungen zur Diagnostik und Behandlung der Dissoziativen Identitätsstörung und ähnlicher Erkrankungen. Habilitationsschrift. Medizinische Hochschule Hannover. Unveröff. Manuskript.

Gast U (2003a). Das Konzept der Komplexen Dissoziativen Störung. In: Reddemann L, Hofmann A, Gast U (Hrsg). Lindauer Psychotherapie Module: Dissoziative Störungen. Stuttgart: Thieme.

Gast U (2003b). Zusammenhang von Trauma und Dissoziation. In: Seidler G, Lazig P, Micka R, Nolting

B (Hrsg). Aktuelle Entwicklungen in der Psychotraumatologie. Gießen: Psychosozial-Verlag; 79–102.

Gast U (2004a). Der psychodynamische Ansatz zur Behandlung komplexer dissoziativer Störungen. In: Eckhardt-Henn A, Hoffmann SO (Hrsg). Dissoziative Bewusstseinsstörungen. Stuttgart, New York: Schattauer; 395–422.

Gast U (2004b). Die Dissoziative Identitätsstörung. In: Eckhardt-Henn A, Hoffmann SO (Hrsg). Dissoziative Bewusstseinsstörungen. Stuttgart, New York: Schattauer; 195–225.

Gast U, Rodewald F, Nickel V, Emrich HM (2001a). Prevalence of Dissociative Disorder among psychiatric inpatients in a German university clinic. J Nerv Ment Dis; 189: 249–57.

Gast U, Rodewald F, Kersting A, Emrich HM (2001b). Diagnostik und Therapie Dissoziativer (Identitäts-) Störungen. Psychotherapeut; 46: 289–300.

Gast U, Dell PF, Rodewald F, Müller M, Benecke HH, Emrich HM (2001c). Multidimensional inventory of dissociation (MID) – German version: Validation of the instrument and first results of a prevalence study. Paper presented at the 18th annual fall conference of the International Society for the Study of Dissociation. New Orleans, Louisiana, December 2–4, 2001.

Gast U, Rodewald F, Kersting A, Emrich HM (2002). Stellungnahme zum Leserbrief von Wölk W zu Gast et al. (Psychotherapeut 2001; 46: 289–300). Psychotherapeut; 47: 129–31.

Gleaves DH, May CM, Cardena C (2001). An examination of the diagnostic validity of dissociative identity disorder. Clin Psychol Rev; 21: 577–608.

Herman JL (1992a). Trauma and Recovery. New York: Basic Books.

Herman JL (1992b). Complex PTSD: A syndrom of prolonged and repeated trauma. J Trauma Stress; 5: 377–91.

Hoffmann SO, Schüßler G (1999). Wie einheitlich ist die psychodynamisch/psychoanalytisch orientierte Psychotherapie? Psychotherapeut; 44: 367–73.

Huber M (1995). Multiple Persönlichkeiten. Überlebende extremer Gewalt. Ein Handbuch. Frankfurt a. M.: Fischer.

Huber M (1997). ISSD-Richtlinien für die Behandlung der Dissoziativen Identitätsstörung (Multiple Persönlichkeitsstörung) bei Erwachsenen – Neufassung 1997 (http://www.dissoc.de/issd/issd-r0.html).

International Society for the Study of Dissociation (ISSD) (1997). Guidelines for treating dissociative identity disorder (multiple personality disorder) in adults (http://www.issd.org/isdguide.html).

International Society for Traumatic Stress Studies (ISTSS). Childhood trauma remembered (Positionspapier ohne Jahresangabe, E-mail: istss@istss.org).

Janet P (1889). L'automatisme psychologique. Paris: Félix Alcan. Reprint: Société Pierre Janet, Paris 1973.

Kluft RP (1984a). An introduction to multiple personality disorder. Psychiatr Ann; 14: 19–24.

Kluft RP (1984b). Treatment of multiple personality disorder. Psychiatr Clin North Am; 7: 9–29.

Kluft RP (1988a). On treating the older patient with multiple personality disorder: „race against time" or „make haste slowly"? Am J Clin Hypnosis; 30: 257–66.

Kluft RP (1988b). The phenomenology and treatment of extremely complex multiple personality disorder. Dissociation; 1: 47–58.

Kluft RP (1991). Multiple personality disorder. In: Tasman A, Goldfinger SM (eds). American Psychiatric Press Review of Psychiatry; Vol. 10. Washington, DC: American Psychiatric Press; 161–88.

Kluft RP (1993). The initial stages of psychotherapy in the treatment of multiple personality disorder patients. Dissociation; 6: 145–61.

Kluft RP (1996a). Dissociative Identity Disorder. In: Michelson LK, Ray WJ (eds). Handbook of Dissociation. Theoretical, Empirical, and Clinical Perspectives. New York: Plenum Press; 337–66.

Kluft RP (1996b). Treating the traumatic memories of patients with dissociative identity disorder. Am J Psychiatry; 153: 103–10.

Kluft RP (1996c). Introduction to the diagnosis and treatment of dissociative identity disorder. Unveröffentlichtes Manuskript zum Workshop am 07.11.1996 anlässlich der ISSD-Fall-Konferenz, San Francisco, USA.

Kluft RP (1998). Reflecting of the traumatic memories of dissociative identity disorder patients. In: Lynn SJ, McConkey KM (eds). Truth in Memory. New York, London: Guilford; 304–22.

Kluft RP (2000). The psychoanalytic psychotherapy of dissociative identity disorder in the context of trauma therapy. Psychoanal Inq; 20: 259–86.

Kluft RP (2003). Die Behandlung der Dissoziativen Identitätsstörung aus psychodynamischer Sicht. In: Reddemann L, Hofmann A, Gast U (Hrsg). Lindauer Psychotherapie-Module: Dissoziative Störungen. Stuttgart: Thieme.

Lichtenberg J (1988). Motivational-funktionale Systeme als psychische Strukturen. Forum Psychoanal; 7: 85–97.

Liß H (2001). Dissoziation bei forensischen Patienten. Berlin: Mensch und Buch.

Main M, Hesse E (1990). Parent's unresolved traumatic experiences are related to infant disorganized attachment status: Is frightened and/or frightening parental behavior the linking mechanism? In: Greenberg MT, Cicchetti D, Cummings EM (eds). Attachment in the Preschool Years: Theory, research, and intervention. Chicago: University of Chicago Press; 161–82.

Main M, Hesse E (1992). Disorganized/disoriented infant behavior in the Strange Situation, lapses in the monitoring of reasoning and discourse during the parent's Adult Attachment Interview, and dissociative states. In: Ammaniti M, Stern D (eds). Attachment and Psychoanalysis. Rome: Gius, Laterza, and Figli; 86–140.

Nijenhuis ERS (1999). Somatoform Dissociation: Phenomena, measurement, and theoretical issues. Assen: Van Gorcum & Company.

Nijenhuis ERS, Van der Hart O (2000). The traumatic origins and phobic maintenance of the „emotional" and „apparently normal" personality in patients with trauma-related disorders. Vortrag, gehalten auf der Tagung: Determinanten menschlichen Verhaltens: Seele und Gehirn, Februar 2000, Delmenhorst (Arbeitsbericht der Tagung. Hrsg.: Hanse-Wissenschaftskolleg, Hanse Institute for Advanced Study; 75–102).

Putnam FW (1989). Diagnosis and treatment of Multiple Personality Disorder. New York: Guilford (dt. Ausgabe: Diagnose und Behandlung der Dissoziativen Identitätsstörung. Paderborn: Junfermann 2003).

Putnam FW (1994). The switch process in multiple personality disorder and other state change disorders. In: Klein RM, Doane BK (eds). Psychological Concepts and Dissociative Disorders. Hillsdale, NJ: Erlbaum Press; 283–304.

Putnam FW, Guroff JJ, Silberman EK, Barban L, Post RM (1986). The clinical phenomenology of multiple personality disorder. A review of 100 recent cases. J Clin Psychiatry; 47: 285–93.

Reddemann L, Sachsse U (1996). Imaginative Psychotherapieverfahren zur Behandlung in der Kindheit traumatisierter Patientinnen und Patienten. Psychotherapeut; 41: 169–74.

Reddemann L, Sachsse U (1997). Stabilisierung. Persönlichkeitsstörungen; 3: 113–47.

Reddemann L, Sachsse U (2000). Traumazentrierte imaginative Therapie. In: Egle UT, Hoffmann SO, Joraschky P (Hrsg). Sexueller Missbrauch, Misshandlung. 2. Aufl. Stuttgart, New York: Schattauer; 250–70.

Ross CA (1996). History, phenomenology, and epidemiology of dissociation. In: Michelson LK, Ray WJ (eds). Handbook of Dissociation. Theoretical, empirical, and clinical perspectives. New York: Plenum Press; 107–38.

Ross CA (1997). Dissociative Identity Disorder: Diagnosis, clinical features, and treatment of multiple personalities. 2nd ed. New York: Wiley.

Ross CA, Norton GR, Wozney K (1989). Multiple personality disorder: An analysis of 236 cases. Can J Psychiatry; 34: 413–8.

Rudolf G, Eich W (1999). Die Entwicklung wissenschaftlich begründeter Leitlinien. Psychotherapeut; 2: 124–6.

Stern DN (1985). The Interpersonal World of the Infant. New York: Basic Books (dt. Ausgabe: Die Lebenserfahrung des Säuglings. Stuttgart: Klett-Cotta 1992).

Sutcliffe JP, Jones J (1962). Personal identity, multiple personality, and hypnosis. Int J Clin Exp Hypn; 10: 231–69.

Taylor WS, Martin MF (1944). Multiple personality. J Abnorm Soc Psychol; 39: 281–300.

Thigpen CH, Cleckley H (1957). The Three Faces of Eye. New York: McGraw-Hill.

van der Hart O, Steele K, Boon S, Brown P (1995). Die Behandlung traumatischer Erinnerungen: Synthese, Bewußtwerdung und Integration. Hypnose und Kognition; 12(2): 34–67.

Van Honk J, Nijenhuis ERS, Van der Hart O, Huntjens R (in Vorb.). Diverging cortisol levels of „emotional" personalities and „apparently normal" personalities in dissociative identity disorder.

Waller NG, Meehl PE (1997). Multivariante Taxometric Procedures: Distinguishing types from continua. Newbury Park: Sage.

Waller NG, Ross CA (1997). The prevalence and biometric structure of pathological dissociation in the general population: taxometric and behavior genetic findings. J Abnorm Psychol; 106: 499–510.

Wolff PH (1987). The Development of Behavioral States and the Expression of Emotions in Early Infancy. Chicago: University of Chicago Press.

Wöller W, Kruse J (2001). Tiefenpsychologisch fundierte Psychotherapie. Basisbuch und Praxisleitfaden. Stuttgart, New York: Schattauer.

4 Selbstverletzendes Verhalten

Ulrich Sachsse

„Time is not a healer
My memories are sharp
razor sharp."

(Theaterplakat in London, unbekannter Autor)

Selbstverletzendes Verhalten gehört zum Kriterium 5 der Borderline-Persönlichkeitsstörung nach dem DSM-IV: „Wiederholte suizidale Handlungen, Selbstmordandeutungen oder -drohungen oder Selbstverletzungsverhalten" (American Psychiatric Association 1996, S. 739). In der deutschsprachigen Literatur wird dieses Verhalten mit Begriffen wie Autoaggression, Autodestruktion, Selbstbeschädigung, Selbstverletzung beschrieben, im Angloamerikanischen mit self-injurious behavior, self-destructive behavior, self-damaging behavior, self-harming behavior, self-aggression, self-mutilation, deliberate self-harm (Hänsli 1996; Herpertz u. Saß 1994; Sachsse 1994; 1995). Ich habe mich entschlossen, die Begriffswahl von Brezovsky (1985) und Tameling (1992) zu übernehmen, und spreche von selbstverletzendem Verhalten (SVV), weil mir dieser Begriff am deskriptivsten, am wenigsten wertend und am konnotationsärmsten erscheint. Im angloamerikanischen Schrifttum wird bei geistig Retardierten, Autisten oder Menschen mit Intelligenzminderung meist von self-injurious behavior (SIB) gesprochen, bei Patienten mit einer Borderline-Persönlichkeitsstörung meist von self-mutilation oder self-mutilative behavior (SMB).

Die häufigste Art der Selbstverletzung ist das Schneiden mit Gegenständen wie Rasierklingen, Scherben, Messern oder Scheren in die Haut der Extremitäten, gefolgt von Verbrennungen mit Zigaretten oder Feuerzeugen. Sehr viel seltener sind Verletzungen durch Verätzen, Verbrühen, Stechen oder Kopfschlagen. SVV zentriert sich meist auf die Extremitäten. Zumindest bei unserer Klientel waren Lokalisationen wie Kopf, Brüste, Rumpf oder Genitalien seltener (Tameling 1992; Tameling u. Sachsse 1996). Die Schwere der Hautverletzung variiert vom oberflächlichen „delicate self-cutting" (Pao 1969) bis hin zu tiefen Verletzungen durch die Muskulatur bis auf die Knochen, Injektion von Schmutzwasser in die Blutbahn oder ins Kniegelenk, Ablassen von Blut bis zu Hb-Werten von unter 4 oder Eröffnung der Bauchdecken. Dies korrespondiert mit den Ergebnissen von Herpertz und Saß (1994), jedoch nur teilweise mit Ergebnissen von Favazza und Conterio (1989): Von den 240 von diesen Autoren befragten Frauen wurde die des Selbst-Schneidens (self-cutting) mit 72% am häufigsten genannt, gefolgt von Selbst-Brennen (35%), Selbst-Schlagen (30%), Verhinderung der Wundheilung (22%), schwerem Selbst-Kratzen (22%), Haare-Ausreißen (10%). Die meisten der Befragten wiesen mehrere Narben an den Armen (74%) und Beinen (44%), am Bauch (25%), am Kopf (23%), auf der Brust (18%) und an den Genitalien (8%) auf. – Die Prävalenz von selbstverletzendem Verhalten könnte in westlichen Kulturnationen mit knapp 1% angenommen werden – dies liegt im unteren Prävalenzbereich der Borderline-Persönlichkeitsstörung von 1 bis 2%. SVV ist nicht auf Patienten mit schweren Persönlichkeitsstörungen beschränkt, es „beweist" also weder eine BPS noch eine komplexe PTBS noch gar einen Missbrauch in der Kindheit.

Die grundlegenden Werke zu transkulturellen Aspekten von Selbstverletzung und kulturell geforderter Verletzung des meist kindlichen oder jugendlichen Körpers eines Angehörigen des eigenen Volkes sind die Bücher „Bodies Under Siege. Self-Mutilation in Culture and Psychiatry" von Favazza (1987; vgl. auch Hänsli 1996) und „Weibliche Perversionen" von Louise J. Kaplan (1991). Selbstschädigungen des eigenen Körpers sind in verschiedenen Kulturen als Ausdruck der Trauer, als Mutprobe, als Initiationsritus, als Ausdruck von Ekstase bei religiösen Zeremonien, als Selbstopfer oder Selbstweihe anzutreffen und dürfen keinesfalls generell pathologisiert werden. In der Türkei gibt es Pop-Sänger, die sich als Ausdruck der Verzückung beim Singen die Arme aufschneiden. Marilyn Manson ist ein Sänger des westlichen Kulturkreises, bei dem selbstverletzendes Verhalten zur Bühnen-Show gehört.

Initiationsriten beinhalten bei sehr vielen Naturvölkern kulturell sanktionierte Verletzungen der körperlichen Integrität im Übergang von der Kindheit zum Erwachsenenalter:

„Wie ein Kind zur Frau oder zum Mann heranwächst, wird nicht dem Zufall überlassen. Der Körper des Jugendlichen wird wie ein Stück Holz behandelt, dessen Oberfläche zurechtgeschnitten, durchbrochen und beschrieben werden kann und dessen unregelmäßige Auswüchse zu dem zurechtgeschnitten werden können, was die Gesellschaft als weiblich oder männlich bestimmt hat. (...) Bei fast allen rituellen Initiationen finden Verstümmelungen statt, die sowohl die Unterschiede zwischen den Geschlechtern als auch die bevorstehende Trennung von der Welt der Kindheit anzeigen." (Kaplan 1991, S. 401f)

Hänsli schreibt:

„Solche körperlichen Verletzungen sind oft ziemlich brutal und schmerzvoll, z. B. das Aufschneiden der Harnröhre bei Männern (Subinzision), das Ziehen von Zähnen, das Abschneiden des kleinen Fingers über dem letzten Glied, das Abtrennen des Ohrläppchens, das Durchbohren der Nasenscheidewand, die Tätowierung sowie die Skarifikation. Solche Eingriffe stellen einen integralen Bestandteil der Initiationsriten dar, und sie scheinen mehreren Zwecken zu dienen: Sie steigern die Dramatik und Bedeutung des Rituals; sie fokussieren die ganze Aufmerksamkeit auf die betroffenen Jugendlichen, und sie ermöglichen diesen, ihre innere Stärke zu demonstrieren. (...) Zudem machen sie warnend darauf aufmerksam, dass die soziale Gruppe Macht hat und einen Verstoß der sozialen Ordnung nicht dulden wird. Der schmerzhafte Prozess der Verstümmelung führt zu einer emotional dichten Schlüsselerfahrung, welche eine besondere Kraft in sich birgt. (...) Kinder werden zu Erwachsenen, wenn sie Furcht und Schmerz aushalten können. Indem sie den Schmerz aus freiem Willen annehmen und die zugefügten Verletzungen akzeptieren, unterwerfen sie sich bedingungslos der übergeordneten Macht der Gruppe und unterstellen ihre persönliche Autonomie der Autorität der Gruppe, um später selbst Teil der Macht und Autorität der Gruppe zu sein." (Hänsli 1996, S. 53f)

Selbstverletzendes Verhalten gehört zur normalen Entwicklung in der Kindheit: etwa heftig saugendes Daumenlutschen, rhythmisches Kopfschlagen, Schlagen des Kopfes mit der Faust und Körperschaukeln. Solche Verhaltensweisen treten vor allem in den ersten drei Lebensjahren auf, zu einem auffallend hohen Prozentsatz im ersten Lebensjahr rund um den 7. und 8. Monat, und verschwinden bis zum 5. Lebensjahr beinahe vollständig. Daraus folgernd stellt Brezovsky (1985, S. 25) die Hypothese auf, dass autoaggressive Bewegungsmuster zur normalen menschlichen Entwicklung gehören, „in den ersten Lebensjahren gehäuft auftreten und sich im weiteren zeitlichen Verlauf wieder verlieren". Es liegt nahe, das Auftreten dieses Phänomens im Zusammenhang mit der sensomotorischen Entwicklung des Säuglings zu beurteilen. Bei den meisten Kindern tauchen diese Verhaltensweisen nur beiläufig und mit so geringer Intensität auf, dass sie von den Eltern oftmals kaum bemerkt werden. Bei einigen treten sie jedoch verstärkt auf, persistieren über eine längere Zeitspanne und können schädigende Folgen haben. Dies gilt besonders für deprivierte Kinder.

Die Initiationsriten im Übergang von der Kindheit zum Erwachsenenalter haben – wie erwähnt – verschiedene Funktionen: Trennung von der Kindheit und Eingliederung in die Erwachsenenwelt, Vermittlung einer sexuellen Rollen- wie auch einer sozialen Gruppenidentität. Durch mehr oder weniger dauerhafte körperliche Eingriffe wird die Bedeutung und Dauerhaftigkeit des neuen Status unterstrichen. In diesem Zusammenhang ist es sicherlich von Bedeutung, dass die häufigste Form von SVV – nämlich das repetitive Schneiden und Ritzen der Hautoberfläche – gewöhnlich in der frühen Pubertät, einige Monate nach Eintritt der ersten Menstruation, beginnt (Favazza u. Conterio 1989; Kaplan 1991). Die Bedeutung von Blut und SVV im Rahmen der weiblichen Pubertätsentwicklung hat Eckhardt (1994) dargestellt. Wird das deviante selbstverletzende Verhalten von Jugendlichen vor dem traditionellen Hintergrund der verletzenden Riten der Initiation betrachtet, so ist pathologische Automutilation ein Phänomen, das auch im Zusammenhang mit den wesentlichen Entwicklungsaufgaben der Pubertät gesehen werden muss. SVV in Form von Piercing und mehr oder weniger entstellenden Mode-Ritualen von den Haaren über die Ohren bis zu den Schuhen ist nicht nur in der Jugend, sondern auch im Erwachsenenalter anzutreffen (Eckhardt 1994). In diesen Bereich gehört auch das Tätowieren. Tattoos können (Rand-)Gruppenzugehörigkeit dauerhaft in die Haut engrammieren und signalisieren Identität. Zur Punk-Kultur gehören selbstverletzendes Verhalten und das Tragen von manchmal vergoldeten Rasierklingen. Da fragt man sich: Wie groß ist eigentlich der Unterschied zwischen Natur- und Kulturvolk, zumindest im Bereich von Pubertäts- und Sexualriten?

4.1 Die syndrome Zuordnung von SVV

Ausführliche geschichtliche Darstellungen der syndromalen Zuordnung von SVV finden sich bei Favazza (1987), Hänsli (1996) sowie Walsh und Rosen (1988).

Auf Jahrzehnte hinaus den größten Einfluss hatte das Buch „Man Against Himself“ von Menninger (1938). Menninger (1938, S. 316) fasst zusammen:

> „Aus dieser Zusammenstellung ergibt sich, dass die Selbstverstümmelung der Reingewinn eines Konflikts zwischen 1. den vom Über-Ich unterstützten aggressiv-destruktiven Impulsen und 2. dem Willen, zu leben (und zu lieben) ist, wobei eine partielle oder lokale Selbstzerstörung dem Zweck dient, unwiderstehliche Triebe zu befriedigen und gleichzeitig deren prälogischen, aber erwarteten Folgen zu entgehen. Der reale Wert der Selbstverstümmelung variiert stark; der symbolische Wert ist vermutlich in allen Fällen nahezu derselbe. Insofern die psychischen Bedürfnisse durch symbolische Selbstverstümmelung ohne nennenswerte reale Konsequenzen befriedigt werden können, wie es bei sozial akzeptierten Formen wie dem Nägel- und Haarschneiden der Fall ist, handelt es sich um eine nützliche Maßnahme. Bei den Individuen hingegen, deren Realitätssinn beeinträchtigt ist oder deren Gewissen unerfüllbare Forderungen stellt, ist dieses Mittel buchstäblich selbstzerstörerisch. Unter allen Umständen aber ist die Selbstverstümmelung, obgleich scheinbar eine Art gemäßigten Selbstmords, tatsächlich eine Kompromißbildung, um die totale Vernichtung, d. h. die Selbsttötung, zu vermeiden. In diesem Sinne stellt sie einen Sieg – wenn auch mitunter einen kostspieligen – des Lebenstriebes über den Todestrieb dar.“

Menninger verstand SVV also als Symptom aufgrund einer neurotischen Kompromissbildung und betonte den autoprotektiven Wert dieser Symptomatik: SVV war als partieller oder fokaler Suizid eine Suizidprophylaxe.

Walsh und Rosen (1988) setzen sich damit auseinander, wie nach Menninger bis zum Ende der 80er Jahre SVV zunehmend weniger als fokaler Suizid verstanden wurde. Einige Jahre stand es im Raum, SVV als eigenständiges Syndrom zu etablieren (Hänsli 1996): Offer und Barglow wiesen 1960 darauf hin, dass bei hospitalisierten psychiatrischen Patienten das Phänomen des selbstverletzenden Verhaltens zunahm. Die Autoren sahen dies eher als parasuizidale Geste denn als echten Suizidversuch an. Graff und Mallin (1967) vertraten die Ansicht, dass Patienten, die sich wiederholt in ihr Handgelenk schnitten („wrist slashers“), die neuen chronischen Patienten in psychiatrischen Krankenhäusern geworden seien und damit die Schizophrenen abgelöst hätten. Auch diese Autoren meinten in Abgrenzung zur Sichtweise in der Nachfolge Menningers, diese Patienten könnten nicht einfach als Suizidpatienten behandelt werden. Vielmehr sei diese repetitive Form von SVV ein Phänomen, das sich von suizidalem Verhalten klar unterscheide und ein eigenes Syndrom darstelle, dem sie den Namen „syndrome of the wrist cutter“ gaben. Aufgrund einer Studie an 21 Patientinnen und Patienten beschrieben die Autoren die typische Wrist-cutter-Persönlichkeit zusammenfassend als eine attraktive, intelligente, unverheiratete junge Frau, die entweder promiskuös sei oder übermäßig Angst vor Sexualität habe, leicht abhängig werde und unfähig sei, erfolgreich zu anderen in Beziehung zu treten. Sie verletze ihre Handgelenk-Region wiederholt bei der kleinsten Provokation, aber sie begehe keinen Selbstmord. Sie fühle Erleichterung, wenn sie diese Handlung vollziehe. Diesem Konzept eines Wrist-cutting-Syndroms schlossen sich u. a. Grunebaum und Klermann (1967) an, die ganz ähnliche Persönlichkeitsmerkmale bei dieser Patientengruppe feststellten. Pao (1969) fand bei seinen Patienten wiederum ähnliche Persönlichkeitsmerkmale und prägte den Begriff „syndrome of delicate self-cutting". Rosenthal et al. (1972) verwendeten den Begriff „wrist-slasher". Epidemiologische Studien von Clendenin und Murphy (1971) sowie Weissmann (1975) stellten die Konzeption des Wrist-cutting-Syndroms dann grundsätzlich infrage. Untersucht wurden in diesen Studien allerdings Polizeiberichte von Suizidversuchen, sodass sehr fraglich ist, ob beide Studien die klinisch relevante Gruppe überhaupt erfassten. In England führten Morgan et al. (1975) aufgrund einer ebenfalls epidemiologischen Untersuchung den Begriff „non-fatal deliberate self-harm" (DSH) ein. Sie verwendeten eine sehr weit gefasste Definition von SVV, die auch gescheiterte Suizidversuche und unbeabsichtigte autoaggressive Handlungen einschloss. Der Begriff „deliberate-self-harm-syndrome" wurde von Pattison und Kahan 1983 in den USA aufgegriffen, jedoch wiederum enger definiert. Sie schlugen eine Aufnahme des Deliberate-self-harm-Syndroms in das DSM-IV vor. Der Definition von Pattison und Kahan schlossen sich auch Walsh und Rosen (1988) sowie Favazza an. Aufgrund einer eigenen Untersuchung kamen Favazza und Conterio (1989) zu der Überzeugung, dass ein spezifisches Deliberate-self-harm-Syndrom existiere, welches chronisches, wenig lebensbedrohliches SVV beinhalte – oft verbunden mit Anorexie oder Bulimie oder Alkohol-Abusus – und bei dem eine Kindheitsgeschichte des sexuellen und physischen Missbrauchs festzustellen sei. Auch Favazza plädierte dafür, das Deliberate-self-harm-Syndrom, welches er in späteren Arbeiten in „repetitive self-mutilation-syndrome" umbenannte, in das DSM aufzunehmen, und zwar als eine Störung der Impulskontrolle. Er sprach sich gegen eine Subsumierung dieser Symptomhandlung unter die Phänomene der Borderline-Persönlichkeitsstörung aus.

1980 wurde die Borderline-Persönlichkeitsstörung als Diagnose in das DSM-III aufgenommen, und selbstverletzendes Verhalten gehörte als Einschlusskriterium von Anfang an dazu. SVV hatte als Kriterium sogar eine gewisse Sonderstellung, weil es besonders valide die Borderline-Persönlichkeitsstörung von anderen Syndromen, etwa der Narzisstischen Persönlichkeitsstörung, unterschied. Walsh und Rosen weisen darauf hin, dass die acht Borderline-Kriterien des DSM-III-R sich alle als selbstschädigende Verhaltensweisen interpretieren lassen:

> „Es kann festgestellt werden, daß es empirisch gestützte Hinweise dahingehend gibt, daß selbstverletzendes Verhalten (...) und Borderline-Persönlichkeitsstörung (...) vice versa miteinander verbunden sind: Borderliner verletzen sich häufig selbst, und Selbstverletzer sind häufig als Borderliner zu diagnostizieren." (Walsh u. Rosen 1988, S. 95)

Die Auseinandersetzung um die Trauma-Ätiologie der Borderline-Symptomatik ist in Kapitel 5 dieses Buchs ausführlich dargestellt (s. S. 98ff). Auch bei dieser Auseinandersetzung stand SVV im Zentrum. Shapiro wies in einer Pilotstudie auf den entscheidenden Zusammenhang zwischen gewaltsamem Inzest und SVV hin. Ende der 80er Jahre zeigte sich unter den Teilnehmern der Arbeitsgruppe „Artifizielle Erkrankungen" des Deutschen Kollegiums für Psychosomatische Medizin (DKPM) bald die übereinstimmende Erfahrung, dass selbstverletzende Symptombildungen fast immer mit einer Kindheitsgeschichte verbunden waren, in der es eine Kette von Realtraumatisierungen gab. Dies galt sowohl für das Münchhausen-Syndrom, für Factitious Disease, für Unfallneigung und selbstinduzierte chirurgische Viktimisierung als auch für offenes SVV. Ergebnisse dieser Arbeitsgruppe sind in drei

Sammelbänden publiziert worden (Hirsch 1989; Plassmann 1994; Willenberg u. Hoffmann 1997). Gemäß einer (nichtrepräsentativen) Fragebogenuntersuchung von Favazza und Conterio (1989) an 240 Frauen mit SVV erlebten 29% eine Trennung der Eltern durch Scheidung; ein Drittel erlebte den Tod eines Familienmitglieds, meistens des Vaters. Sexualisierte Gewalterfahrung in der Kindheit wurde von 62% angegeben: 29% nannten sowohl physische als auch sexualisierte Misshandlung, während 17% nur von sexuellem und 16% nur von physischem Missbrauch berichteten. Das Durchschnittsalter des sexuellen Missbrauchs lag bei 7 Jahren, die durchschnittliche Dauer betrug 24 Monate; das Durchschnittsalter des physischen Missbrauchs lag bei 6 Jahren, die Durchschnittsdauer betrug 5 Jahre. In der Untersuchung von van der Kolk et al. (1991) waren Anamnesen von sexualisierter und physischer Misshandlung in der Kindheit hochsignifikante Prädiktoren für SVV, Selbstmordversuche und Dissoziativität.

In einer retrospektiven Krankenaktenauswertung von 43 Patientinnen und Patienten mit SVV in Göttingen fand sich bei 74% mindestens eine schwerwiegende Traumatisierung:

- sexualisierte Gewalt (46%)
- körperliche Misshandlung (48%)
- schwere Deprivation (53%)

57% erfüllten die Kriterien für zwei oder drei Traumatisierungen (Sachsse et al. 1997; vgl. auch Kap. 5 in diesem Band). Auch bei weiteren empirischen Untersuchungen an unseren Patientinnen mit SVV ergaben sich stets statistisch signifikante Hinweise auf Zusammenhänge von Traumatisierungen, Dissoziativität – insbesondere Depersonalisation – und SVV (Sachsse et al. 1998; Schröder 1999; Tameling 1992; Tameling u. Sachsse 1996; Vogel 1999).

4.2 Intrapersonale Funktionen von SVV

4.2.1 SVV als globales Druckventil und Tranquilizer

Die Patienten beschreiben die Symptomhandlung oft als etwas, das sie global von „Druck" entlastet. Sie vergleichen die Wirkung mit dem Platzen eines Dampfkessels oder eines Ballons. Wird die innere Gespanntheit zu stark, stellt sich ein veränderter Bewusstseinszustand mit einer Art Trance bzw. Depersonalisation ein, in der die Selbstbeschädigung erfolgt. Der Schmerz beendet die Trance, das Blut vermittelt ein Gefühl von Wärme und Lebendigkeit, und es folgt ein Zustand von Befreiung und Erleichterung. Die entspannende, beruhigende, entlastende Wirkung des selbstverletzenden Verhaltens ist vergleichbar mit derjenigen von körperlicher Verausgabung, Muskelentspannungstraining, Alkohol-Abusus und hochdosierten Tranquilizern (Favazza 1987; Sachsse 1994; 1995).

4.2.2 SVV als Antidysphorikum und Antidepressivum

Da eine Selbstverletzung anschließend oft als Scheitern verarbeitet wird und dadurch neue Selbstverletzungen provoziert, kämpfen die meisten Patienten mit ihren Impulsen. Gelingt es den Patienten nicht, durch den Einsatz von Alkohol, Medikamenten, lauter Musik oder intensiver Phantasietätigkeit die Ich-Fragmentierung aufzuhalten, können sie in einen Zustand objektloser Leere, anaklitischer Depression geraten. Diese objektlose Depression kann psychotische Gefühlsqualitäten von Grauen annehmen. Zur Abwendung dieses Zustandes wird die Selbstbeschädigung als Antidepressivum und Antidysphorikum eingesetzt.

4.2.3 SVV als fokaler Suizid und Suizidprophylaxe

Ihre lebensgeschichtlich bedingte Psychopathologie gestattet diesen Patientinnen nicht, zu versagen oder sich schuldig zu machen. Da ein Leben ohne Versagen und Schuld nicht möglich ist, kommt es zu Insuffizienz- oder Schuldgefühlen, gefolgt von Selbstverachtung und Selbsthass. Die Symptomhandlung fungiert dann als Selbstbestrafung zur Entlastung des Über-Ich. In der Literatur ist das Symptom seit Menninger (1938) auch immer wieder als Suizidkorrelat gedeutet worden. Das Symptom ist hier eine typische neurotische Kompromissbildung: Es dient sowohl zur Befriedigung der Über-Ich-Impulse als auch zum Schutz vor ihnen, denn die partielle Impulsabfuhr erübrigt häufig einen weiter gehenden Suizidversuch. Selbstverletzendes Verhalten ist also meist auch Suizidprophylaxe. Eine Gleichsetzung von SVV ausschließlich mit Suizidimpulsen ist allerdings sicher nicht richtig. Meine Patientinnen unterscheiden bei fortschreitender Therapie Zustände, in denen sie sich selbst schnitten, von Zuständen, in denen sie suizidal waren: Der suizidale Zustand war eher gekennzeichnet durch eine anaklitische Depression mit Gefühlen der Leere, Verlassenheit und völligen Hoffnungslosigkeit, während der Zustand, sich schneiden zu wollen, eher gekennzeichnet war durch ein Übermaß an destruktiven Affekten, die sich ausschließlich im Sinne des Selbsthasses entladen konnten, oder durch einen quälend depersonalisierten Zustand, der sich nicht anders beenden ließ. Es wäre allerdings auch fatal, SVV und Suizidalität als sich ausschließende Gegensätze zu verstehen. Walsh und Rosen (1988, S. 37) folgern:

> „Es gibt eine Subgruppe von SVV-Patienten, die manchmal ernsthaft suizidal werden. Obwohl dies offenkundig eine Minderheit unter den SVV-Patienten ist, bedeutet diese Gruppe eine besondere Herausforderung für die Kliniker. Die Verhaltensweisen dieser Patienten steigern sich manchmal von Selbstverletzungen niedriger Lebensgefahr bis hin zu ernsthaften Suizidversuchen. Es ist deshalb eine unsichere Sache, jemanden als ‚SVV-Patienten' zu etikettieren und danach anzunehmen, daß künftige Selbstverletzungen dieses Menschen niemals zu einer lebensgefährlichen Situation führen werden."

4.2.4 SVV als Autoaggression und Selbstbestrafung

Selbstverletzendes Verhalten als Ausdruck von Autoaggression oder zur Selbstbestrafung scheint psychodynamisch dem fokalen Suizid eng benachbart oder gleichgesetzt zu sein. Nicht jede autoaggressive Selbstverletzungshandlung ist aber parasuizidal intendiert. Viele dieser Patienten empfinden rasende Wut auf sich selbst, wenn sie ihren hohen Ansprüchen nicht gerecht werden, weil sie anderen real oder vermeintlich Schlechtes angetan haben oder einfach weil sie sich als „schlechte Menschen" betrachten. Oft hadern sie mit ihrem Schicksal und mit der „ungerechten Welt", nicht selten nachvollziehbar. Durch SVV können sie diese angestaute Wut „rauslassen". Selbstverletzendes Verhalten ist der ungefährlichere Weg, angestauter Wut Luft zu machen, als die direkte Äußerung von Wut gegenüber anderen, die dann vielleicht Vergeltung üben. Die Wut auf die anderen kann sich auch in Form von Selbsthass und Selbstbeschuldigung gegen die eigene Person wenden (Sachsse 1994; 1995).

Im Rahmen des Verständnisses der Borderline-Persönlichkeitsstörung als chronifizierte, komplexe Posttraumatische Belastungsstörung (s. Kap. 5 in diesem Band) bekommt SVV entweder die Bedeutung eines Antidissoziativums oder der Manifestation eines Täter-Introjektes. Während einer Traumatisierung bleibt dem Opfer oft nichts anderes zum seelischen Überleben übrig, als den Täter als Introjekt in sich aufzunehmen. Dieses Täter-Introjekt wirkt dann wie ein innerer Feind und fordert Selbstabwertung, Selbstverachtung, Selbstbestrafung – oft gerade in Form von SVV (vgl. Kap. 9.5.1.3 in diesem Buch).

4.2.5 SVV als narzisstisches Regulans und Anteil der eigenen Identität

Kernberg (1978, S. 149) schreibt hierzu:

„Bei manchen Patienten mit Selbstbeschädigungstendenzen, die sich von Spannungen jeglicher Art durch selbst zugefügte Schmerzen zu entlasten versuchen, indem sie sich schneiden, sich die Haut verbrennen usw., auch Haare ausreißen, beobachtet man manchmal eine wahre Lust und einen enormen Stolz über diese Macht der Selbstdestruktion. Eine Art von Allmachtsgefühl und Stolz darüber, daß man nicht auf die Befriedigung durch andere angewiesen ist, was den lustvollen, selbstdestruktiven Akt körperlich bekräftigt."

Eine narzisstische Besetzung des Symptoms wird oft bis lange in die Therapie hinein wie ein heimlicher Schatz gehütet und ist wohl auch deshalb in jener Literatur, die sich fast ausschließlich auf die Ergebnisse einer zeitlich begrenzten Exploration stützt, selten zu finden. Eine meiner Patientinnen hatte sich einen Schraubenzieher durch den Handrücken gerammt und lehnte mit spöttischer Verachtung in der chirurgischen Ambulanz eine Lokalanästhesie ab, „obwohl es höllisch weh tat, als die das wieder rausgezogen haben. Aber gleichzeitig war ich unheimlich stolz." (Sachsse 1987, S. 63) Neben der Über-Ich-Problematik, die immer wieder zu negativen therapeutischen Reaktionen führt, bedingt diese narzisstische Besetzung der Symptomatik mit ihren Möglichkeiten, masochistische Triumphe zu feiern, die hartnäckigsten Behandlungsschwierigkeiten.

Selbstverletzendes Verhalten kann aber auch offen als Ausdruck der eigenen Identität vertreten werden. Auf die Bedeutung in Jugendgruppen und sozialen Subgruppen wie der Punk-Kultur wurde schon hingewiesen. Eine meiner Patientinnen meinte: „Was eine echte Ritzerin ist, die hat ihre Rasierklinge immer bei sich" (Sachsse 1994; 1995, S. 44) und verwies auf ihren Schmuck: eine vergoldete Rasierklinge. Eine von Favazza und Conterio (1988, S. 26) zitierte Patientin schrieb: „Ich schneide mich in erster Linie, weil ich etwas brauche, um mich ‚besonders' zu fühlen. Obwohl es nicht anfängt, um Aufmerksamkeit zu bekommen, wird es bald dazu. Eines Tages bin ich aufgewacht und habe mich als ‚besonders' gefühlt in meiner Verschrobenheit ... Ich bin nicht scharf darauf, das Schneiden aufzugeben. Nimm es mir, und ich bin wie jede andere."

4.2.6 SVV als neurotische Kompromissbildung zwischen Zeigen und Verbergen

Selbstverletzendes Verhalten kann auch verstanden werden als eine neurotische Kompromissbildung zwischen dem Wunsch, sich zu zeigen („Seht her, ich bin verletzt"), und dem Wunsch, etwas zu verbergen („Ich werde nie zeigen, was mich verletzt, traumatisiert hat"). Diese innerseelische Kompromissbildung hat natürlich auch erhebliche interpersonelle Implikationen.

4.2.7 SVV als Antidissoziativum

Gerade Zustände von Leere, Dysphorie, innerem Wie-tot-Sein können nicht nur als anaklitische Form der Depression, sondern auch als dissoziative Zustände verstanden werden. Die Patientinnen berichten von dissoziativen Zuständen, in denen sie sich anästhesiert oder wie innerlich tot empfinden. Die Empfindung des Schmerzes und der Anblick des Blutes verschaffen ihnen die Gewissheit, trotz allem am Leben zu sein. Selbstverletzendes Verhalten ist meiner Überzeugung nach das wirkungsvollste Mittel, um Dissoziation zu beenden.

Rosenthal et al. (1972) befragten 18 Patientinnen jeweils unmittelbar, nachdem diese sich Schnittwunden zugefügt hatten, danach, welche Gefühle ihrer Handlung vorausgegangen seien.

Obwohl die Patientinnen oft von anfänglichen Gefühlen des Ärgers, des Selbsthasses oder der Angst sprachen, beschrieben sie durchgehend, wie diese Gefühle schließlich im Gefühl der Empfindungslosigkeit endeten. Aufgrund dieser Aussagen vermuten die Autoren, dass 23 der 25 Schnittverletzungen in einem depersonalisierten Zustand geschahen. Auch ich halte die Wirkung von SVV auf Depersonalisationszustände für die zentrale.

Viele dieser Patienten schaffen sich eine ausgedehnte, autotherapeutische Phantasiewelt, in die sie sich stets zurückziehen können. Manche werden aber auch überflutet von optischen Halluzinationen, die besonders nachts auftreten und an „Horrortrips" erinnern. Meist sind diese Zustände Flashbacks von traumatisierenden Ereignissen oder deren dissoziative Verarbeitung. Hier wirkt ein Schnitt antiintrusiv, antidissoziativ, antipsychotisch. Er beendet die albtraumartigen Trancezustände und ermöglicht es den Patienten, wieder in die Realität zurückzukehren. Die Wirkung von SVV ist dabei nach meinen Erfahrungen allen Medikamenten weit überlegen.

Was für ein Medikament ist dieses Antidissoziativum SVV? Welche Stoffe werden wo wirksam? Hier gibt es spannende Fragen an die Biochemie.

4.2.8 SVV als Mittel gegen Impulskontrollverlust und Hyperarousal

Selbstverletzendes Verhalten kann dazu dienen, bei intrusiven Gedankengängen, schnellem Stimmungswechsel und instabiler Umgebung die Kontrolle zu erlangen. Dieses Motiv ist nach Favazza (1987) eines der meistgenannten: „Wenn ich mich ‚hyper' fühle, dann rasen meine Gedanken und ich kann nicht schlafen, dann verletze ich fast immer meine Füße und Beine ... Manchmal schlage ich mich selbst mit einem Hammer ... Dann bin ich wieder ruhig"; „Selbstverletzung gibt mir ein Gefühl von Kontrolle, wenn ich in meiner Umgebung keine Kontrolle finden kann"; „Ich habe mich nicht für selbstverletzendes Verhalten ‚entschieden'. Ich hab' das einfach gemacht, weil es mich abkühlt. Manchmal fühle ich mich so verletzt und ärgerlich, dass ich explodieren könnte. Besser, ich schneide mich dann selbst, als jemand anderen. Der Schmerz hat mir geholfen, mich wieder zu fokussieren." (Favazza 1987, S. 199)

Selbstverletzendes Verhalten dient dann dazu, im Sturm der Gedanken und Gefühle wieder Selbstkontrolle zu erlangen. Herpertz et al. (1997) verstehen und erforschen selbstverletzendes Verhalten unter dem Blickwinkel der Impulssteuerungsstörung.

4.3 Interpersonelle Funktionen von selbstverletzendem Verhalten

Es gilt zu unterscheiden, welche interaktionelle Wirkungen das Symptom per se hat und welche Wirkungen von der Patientin bewusst und gezielt intendiert sind. An dem einen Ende eines Kontinuums sind diejenigen Patientinnen anzusiedeln, die demonstrativ-stolz ihre blutenden Wunden zeigen: „Ich habe mich mal wieder geschnitten"; an dem anderen diejenigen, die von der Symptomatik überwältigt werden, sie autistisch für sich vollziehen und für sich behalten. Manche Patientinnen sind zunächst sehr autistisch in ihrem Symptomvollzug und werden durch die Angebote einer beziehungs- und konfliktzentrierten Therapie erst demonstrativ-interaktionell.

4.3.1 Selbstverletzendes Verhalten als averbaler Appell

Das Symptom als solches hat einen intensiven Appellcharakter. Es ist unter diesem Blickwinkel ein präverbaler Appell, das Signalisieren einer Befindlichkeit, die noch nicht in Worte gefasst werden kann, vielleicht, weil sie aus Konflikten aus einer präverbalen Lebenssphäre resultiert oder aus Unsagbarem wie einer Traumatisierung.

4.3.2 Selbstverletzendes Verhalten als Möglichkeit, das intrapsychische Dilemma mittels projektiver Identifizierung interpersonell zu inszenieren

Patientinnen mit SVV geben bei einem wenig strukturierten, beziehungs- und konfliktzentrierten Therapie-Angebot oft widersprüchliche Signale, die sich gegenseitig ausschließen. Das ist typisch für den Double-bind. Sie sagen etwa: „Ich lasse mich nicht stationär aufnehmen!" und vermitteln averbal: „Ich brauche Hilfe und Außensteuerung." Das provoziert im Interaktionspartner widersprüchliche bis inkompatible Empfindungen, die zwischen intensiver Hilfszuwendung und sadistischer Gegenwehr hin- und herpendeln können. Der per Double-bind erreichte Helfer wird Gegenstand projektiver Identifizierung, an ihm wird der intrapsychische Konflikt zwischen den inkompatiblen Selbst-Anteilen und inneren Teilobjekten interpersonell inszeniert. Spätestens wenn die Patientin wiederholt signalisiert hat, dass alle Hilfsangebote ungenügend, zeitlich zu begrenzt oder qualitativ „nicht richtig" sind und sich bei früheren Anlässen bereits als nicht wirksam erwiesen haben oder wenn die Symptomhandlung gar bereits vollzogen ist, schlägt Hilfsbereitschaft oft in kalte Ablehnung oder blanken Hass um. Die vollzogene Selbstbeschädigung wirkt als Signal, dass die Umwelt zu insuffizient, zu schlecht war, um halten, trösten und bewahren zu können, und dass sie in einem Akt masochistischen Triumphes gestraft und bezwungen wurde.

4.3.3 Selbstverletzendes Verhalten als Flucht vor sozialer Überforderung

Sicherlich seltener als unterstellt, aber durchaus als eine wesentliche Determinante hat das Symptom die Funktion, aus Situationen sozialer Überlastung entfliehen zu können. Das Symptom vermittelt die Patientenrolle, die in unserer Gesellschaft davon befreit, soziale Verantwortung für sich und andere tragen zu müssen. Dieser sekundäre Krankheitsgewinn entsteht aber erst, wenn die Patientinnen die Auswirkungen des Symptoms erfahren haben und es dann zunehmend instrumentell einsetzen können.

> Zusammenfassend lässt sich sagen, dass SVV einerseits innerseelisch zur Kompensation defizitärer Ich-Funktionen wie ein Medikament eingesetzt wird, andererseits als neurotische Kompromissbildung bei intersystemischen Konflikten wirksam wird. Gleichzeitig ist es eine Möglichkeit zur narzisstischen Reparation, die ständig verfügbare und meist einzige Möglichkeit, sich narzisstisch wieder aufzurichten. Das Symptom wird wirksam, wenn andere Versuche, in einer Überlastungssituation der drohenden Fragmentierung entgegenzuwirken, versagt haben. Wird SVV verhindert, können die Patientinnen von optischen Flashbacks, Pseudohalluzinationen oder einem Zustand anaklitischer Depression bzw. objektloser Depersonalisation überflutet werden.

4.4 Therapie

Die Therapie richtet sich natürlich an der theoretischen und therapeutischen Orientierung des Therapeuten aus. Andererseits ist Psychotherapie ein interaktiver Prozess, und bei aufmerksamer Lektüre der verfügbaren Literatur drängt sich der Eindruck auf, als hätten Patientinnen mit SVV bei unterschiedlichen Therapeuten unterschiedlicher Schulen zu unterschiedlichen Zeiten immer wieder ähnliche Strategien, Interventionen und Vorgehensweisen hervorgerufen.

Unverzichtbar ist stets eine stabile, gegebenenfalls durch Absprachen und Verträge abgesicherte therapeutische Arbeits-Beziehung. Im Rahmen dieser Beziehung wird entweder die Impulssteuerungsproblematik verhaltenstherapeutisch, die Objektbeziehungsproblematik psychoanalytisch oder die posttraumatische Symptomatik traumazentriert behandelt. Je nach Orientierung wird SVV dabei unterschiedlich interpretiert und gewichtet.

Sachsse (1994) entwickelte eine Therapie-Strategie, die versucht, die therapeutischen Empfehlungen der psychoanalytischen Ich-Psychologie mit denjenigen der Objektbeziehungstheorie zu verbinden. Die konfrontativ-deutende Vorgehensweise im Sinne Kernbergs (1978) dient vorwiegend dazu, Manifestationen negativer Übertragung, projektive Identifizierungen und Täter-Opfer-Umkehr aufzulösen. Psychosynthetisch wurden mit den Techniken der interaktionell-psychoanalytischen Methode (Heigl-Evers u. Ott 1998; Sachsse 1994; 1998) die Selbst-Entwicklung und die Ausbildung von Ich-Funktionen gefördert. In der von Clarkin et al. (2001) entwickelten manualisierten „übertragungsfokussierten Psychotherapie" (Transference-Focused Psychotherapy, TFP) von Borderline-Patienten hat die therapeutische Reaktion auf selbstzerstörerische Verhaltensweisen hohe Priorität. Dies gilt erst recht für die Dialektisch-behaviorale Therapie (DBT; vgl. Kap. 8.8 in diesem Band).

4.4.1 Die Behandlung von SVV im Rahmen der traumazentrierten Therapie

Während die bisher genannten Behandlungsstrategien, insbesondere die beiden manualisierten Therapien der DBT und TFP der Borderline-Persönlichkeitsstörung, den interpersonellen, kommunikativen Aspekt von SVV akzentuieren, versteht die traumazentrierte Behandlung SVV zunächst als autonome Selbstmedikation und Selbstregulation in intrusiven oder dissoziativen Zuständen. Da auch hier die therapeutische Beziehung – wie in jeder Therapie dieser Klientel – abgesichert sein muss, werden Vereinbarungen getroffen, dass SVV nicht lebensbedrohend werden darf, nicht durch die Therapie kontinuierlich zunehmen darf und – etwa im Rahmen einer stationären Behandlung – nicht interpersonell funktionalisiert und manipulativ eingesetzt werden darf (vgl. Kap. 11 in diesem Buch). Der interpersonell-kommunikative Aspekt dieser Symptomatik soll therapeutisch eher minimiert werden. Die Verhaltenstherapie würde formulieren: Der interaktionelle Anteil von SVV soll möglichst „gelöscht" werden.

Hier gibt es natürlich Grenzen der Behandelbarkeit mit unserem Therapie-Vorgehen: wenn SVV gerade interaktionell-kommunikativ sehr bedeutsam, vielleicht unentbehrlich ist, oder wenn eine Patientin auf eine sehr interaktionelle Gestaltung ihrer Therapie nicht verzichten will – oder kann. Das ist dann immer eine schwierige Einschätzung: Will die nicht anders, oder kann die nicht anders? Da haben wir unsere Anfangseinschätzungen schon in beide Richtungen revidieren müssen.

Unser Therapie-Ziel ist es, die dem selbstverletzenden Verhalten zugrunde liegende Depersonalisation durch Trauma-Synthesen und die Manifestation von Täter-Introjekten imaginativ aufzuheben. Die Follow-up-Studie der Behandlungsergebnisse unserer Patientinnen in

Göttingen zeigt gute Resultate: SVV sinkt von durchschnittlich achtmal pro Monat vor der stationären Behandlung auf dreimal pro Monat während und auf einmal alle drei Monate im Jahr nach der stationären Behandlung (vgl. Kap. 10.2).

Literatur

American Psychiatric Association (1996). Diagnostisches und statistisches Manual psychischer Störungen DSM-IV. Dt. Bearb. und Einf.: Saß H, Wittchen HU, Zaudic M. Göttingen, Bern, Toronto, Seattle: Hogrefe.

Brezovsky P (1985). Diagnostik und Therapie selbstverletzenden Verhaltens. Stuttgart: Enke.

Clarkin JF, Yeomans FE, Kernberg OF (2001). Psychotherapie der Borderline-Persönlichkeit. Manual zur Transference-Focused Psychotherapy (TFP). Stuttgart, New York: Schattauer.

Clendenin WW, Murphy GE (1971). Wrist Cutting. Arch Gen Psychiatry; 25: 465–9.

Eckhardt A (1994). Im Krieg mit dem Körper – Autoaggression als Krankheit. Reinbek: Rowohlt.

Favazza AR (1987). Bodies Under Siege. Self-mutilation in culture and psychiatry. Baltimore: Johns Hopkins University Press.

Favazza AR, Conterio K (1989). Female habitual self-mutilators. Acta Psychiatr Scand; 79: 283–98.

Graff H, Mallin R (1967). The syndrom of the wrist cutter. Am J Psychiatry; 124: 36–42.

Grunebaum HU, Klermann GL (1967). Wrist slashing. Am J Psychiatry; 124: 527–34.

Hänsli N (1996). Automutilation: Der sich selbst schädigende Mensch im psychopathologischen Verständnis. Bern, Göttingen, Toronto, Seattle: Huber.

Heigl-Evers A, Ott J (1998). Die psychoanalytisch-interaktionelle Methode. 2. Aufl. Göttingen, Zürich: Vandenhoeck & Ruprecht.

Herpertz S, Saß H (1994). Offene Selbstbeschädigung. Nervenarzt; 65: 296–306.

Herpertz S, Saß H, Favazza A (1997). Impulsivity in self-mutilate behavior: psychometric and biological findings. J Psychiatr Res; 31: 451–65.

Hirsch M (Hrsg) (1989). Der eigene Körper als Objekt. Zur Psychodynamik selbstdestruktiven Agierens. Berlin, Heidelberg: Springer.

Kaplan LJ (1991). Weibliche Perversionen. Von befleckter Unschuld und verweigerter Unterwerfung. Gütersloh: Goldmann Taschenbuch Verlag.

Kernberg OF (1978). Borderline-Störungen und pathologischer Narzißmus. Frankfurt a. M.: Suhrkamp.

Menninger K (1938). Selbstzerstörung: Psychoanalyse des Selbstmords. Frankfurt a. M.: Suhrkamp 1989.

Morgan HG, Burns-Cox CJ, Pocock H, Pottle S (1975). Deliberate self-harm: clinical and socio-exonomic characteristics of 368 patients. Br J Psychiatry; 34: 564–74.

Offer DO, Barglow P (1960). Adolescent and young adult self-muitilation incidents in a general psychiatric hospital. Arch Gen Psychiatry; 3: 194–204.

Pao P (1969). The syndrome of delicate self-cutting. Br J Med Psychol; 42: 469–76.

Pattison EM, Kahan J (1983). The deliberate self-harm syndrome. Am J Psychiatry; 140: 867–72.

Plassmann R (1994). Factitious Disease. Basel: Karger.

Rosenthal RJ, Rinzler C, Wallsh R, Klausner E (1972). Wrist cutting syndrome:the meaning of a gesture. Am J Psychiatry; 128: 1363–8.

Sachsse U (1987). Selbstbeschädigung als Selbstfürsorge: Zur intrapersonellen und interpersonellen Psychodynamik schwerer Selbstverletzung der Haut. Forum Psychanal; 3: 51–70.

Sachsse U (1994). Selbstverletzendes Verhalten. Psychodynamik – Psychotherapie. Göttingen, Zürich: Vandenhoeck & Ruprecht.

Sachsse U (1995). Die Psychodynamik der Borderlinestörung als Traumafolge. Ein Entwurf. Forum Psychoanal; 11: 50–61.

Sachsse U (1998). Klinische Erfahrungen mit verschiedenen Interventionsmodi bei der psychanalytisch-interaktionellen Therapie. In: Heigl-Evers A, Ott J (Hrsg). Die psychoanalytisch-interaktionellen Methode. Theorie und Praxis. 2. Aufl. Göttingen: Vandenhoeck & Ruprecht.

Sachsse U, Eßlinger K, Schilling L (1997). Ein stationäres Behandlungsprogramm für Patientinnen mit selbstverletzendem Verhalten (SVV). In: Streeck-Fischer A (Hrsg). Adoleszenz und Trauma. Göttingen: Vandenhoeck & Ruprecht.

Sachsse U, Schilling L, Kremp L (1998). Ressourcenorientierte Traumatherapie. WsFPP; 5: 35–51.

Schröder S (1999). Streßbewältigung bei Frauen mit selbstverletzendem Verhalten im Vergleich zu gesunden und bulimischen Frauen. Diplomarbeit. Göttingen: Georg-Elias-Müller Institut für Psychologie an der Georg-August-Universität Göttingen.

Shapiro S (1987). Self-mutilation and self-blame in incest victims. Am J Psychtherapie; 41: 46–54.

Tameling A (1992). Das Körperbild von psychisch kranken Patienten mit selbstverletzendem Verhalten. Eine Untersuchung mit der Holtzmann-Inkblood-Technik. Göttingen: Georg-August-Universität.

Tameling A, Sachsse U (1996). Symptom complex, prevalence of trauma and body-image in patients with self-injurious behavior (SIB). Psychother Psychosom Med Psychol; 46: 61–7.

van der Kolk BA, Perry JC, Herman JL (1991). Childhood origins of self-destructive behavior. Am J Psychiatry; 148: 1665–71.

Vogel C (1999). Die Häufigkeit dissoziativer Symptome in Abhängigkeit von selbstverletzendem Verhalten. Dipolomarbeit. Studiengang Psychologie an der Georg-August-Universität, Fachbereich Biologie.

Walsh BW, Rosen PM (1988). Self-Mutilation. Theory, research and treatment. New York, London: Guilford.

Weissmann MM (1975). Wrist-cutting. Relationship between clinical observations and epidemiological findings. Arch Gen Psychiatry; 32: 1166–71.

Willenberg H, Hoffmann SO (1997). Handeln – Ausdrucksform psychosomatischer Krankheit und Faktor der Therapie. Frankfurt a. M.: VAS.

5 Vom Kindheitstrauma zur schweren Persönlichkeitsstörung

Ulrich Sachsse, Katja Eßlinger, Lars Schilling †

Seit Beginn der 80er Jahre wird die Frage diskutiert, welche Kindheitstraumata in welchem Ausmaß zu welchen seelischen Symptombildungen im Erwachsenenalter beitragen können (Egle et al. 1996; Herman 1986; Stone et al. 1988). Die Wissenschaft hat hierbei auf Behauptungen aus dem gesellschaftspolitischen Feld eher reagiert, als dass diese Diskussion in wissenschaftlichen Studien ihren Ausgang nahm.

Anfang der 70er Jahre begannen unter dem Einfluss der amerikanischen Frauenbewegung feministisch orientierte Forscherinnen erste Untersuchungen zu den psychologischen Folgen von Vergewaltigungen (Burgess u. Holstrom 1974). Dabei stellte man fest, dass die Opfer Symptome zeigten, die bereits an Kriegsveteranen beobachtet worden waren. Nach der anfänglichen Konzentration auf Vergewaltigung durch Fremde oder Nichtfamilienmitglieder war der nächste Schritt, Vergewaltigung sowie andere Formen der Gewaltanwendung in der Familie zu untersuchen. Die Beschäftigung mit der Vergewaltigung von erwachsenen Frauen rückte unweigerlich auch die sexualisierte Gewalt gegen Kinder ins Blickfeld (Herman 1981; Russell 1986). Neben der sexualisierten Gewalt an Kindern dokumentierten Ergebnisse zum „Battered Child Syndrome" (Green 1978; Finkelhor 1979) das Vorhandensein von aggressiver Kindesmisshandlung, Vernachlässigung und „Broken-Home-Situationen", nachdem bereits Spitz (1980) die Auswirkungen der Säuglingsdeprivation beschrieben hatte. Die durch diese Ergebnisse begonnene Diskussion hält auf allen genannten Ebenen an und beeinflusst auch die aktuelle psychiatrische, psychoanalytische und psychologische Diskussion. Der Schwerpunkt hat sich dabei von der „Broken-Home-Situation" und der physischen Misshandlung zur Frage der Häufigkeit und Schädlichkeit des sexuellen Kindesmissbrauchs verlagert.

5.1 Zur Prävalenz sexualisierter Gewalt gegen Kinder in der Allgemeinbevölkerung

Ende der 70er Jahre begannen die Bemühungen, das Ausmaß sexualisierter Gewalt in der Allgemeinbevölkerung systematisch zu untersuchen. 1979 befragte Finkelhor 530 Studentinnen und erfuhr, dass 19% in einem Alter unter 16 Jahren mindestens eine Erfahrung sexuellen Missbrauchs gemacht hatten.

Die „San Francisco Survey" von Diana Russell (Russell 1986) war die erste umfangreiche und sorgfältig geplante Feldstudie, die an einer annähernd repräsentativen Zufallsstichprobe von 930 Frauen durchgeführt wurde. Sie ist Bezugspunkt für viele nachfolgende Untersuchungen geworden, weshalb die anschließenden Ausführungen etwas ausführlicher gehalten sind. Im Rahmen ihrer epidemiologischen Erhebung betonte Russell nachdrücklich die Notwendigkeit einer durch eindeutige Kriterien operationalisierbaren **Definition** von sexuellem Missbrauch. Ihrer Meinung nach bildet diese das methodische Zentrum einer Untersuchung, da sie sowohl den Ausgangspunkt für die Formulierung der Forschungsfragen und der Erstellung eines geeigneten Erhebungsinstruments darstellt als auch die

Kriterien der Auswertung bestimmt bzw. das Zustandekommen der Ergebnisse transparent macht. Dementsprechend legte sie, neben einer allgemeinen Definition sexuellen Missbrauchs, detaillierte Kriterien bezüglich der Altersgrenze (unter 14, unter 18), der Art des Missbrauchs (ohne/mit Körperkontakt), des Täterkreises (innerfamiliär, außerfamiliär) und eine Reihe von Richtlinien für Grenzfälle fest. Um die individuellen Missbrauchserfahrungen differenziert beschreiben zu können, erhob sie zusätzlich die Häufigkeit und Dauer (einmal – mehrmals – über Tage bis Jahre) wie auch die Schwere des sexuellen Übergriffs: Letztere gewichtete sie in einer 18fach gestuften Skala, der „Russell-Scale" (Russell 1986, S. 99), welche die sexualisierte Traumatisierung von sexualisiertem Beobachten beim Auskleiden oder Baden auf der einen Seite bis hin zu gewalttätiger oraler/analer/genitaler Penetration auf der anderen Seite beinhaltet.

Von den 930 Teilnehmerinnen der San-Francisco-Studie (Russell 1986) waren insgesamt 258 (28%)[2] als Mädchen unter 14 Jahren inner- und/oder außerfamiliär missbraucht worden. Der Schwerpunkt der Untersuchung lag auf der Benennung und Beschreibung **innerfamiliären** Missbrauchs („incest"): 152 Frauen (16%) waren als Mädchen unter 18 Jahren, 108 Frauen (12%) unter 14 Jahren von Familienmitgliedern missbraucht worden. Von ihnen erlebten 35 (3,7%) „sehr schweren" sexuellen Missbrauch (mit Gewalt verbundene versuchte oder vollzogene genitale, orale und/oder anale Vergewaltigung), 62 (6,7%) „schweren" sexuellen Missbrauch (mit Gewalt/ohne Gewalt verbundene Berührungen der Genitalien des Opfers oder Täters) und 55 Frauen (5,9%) „am wenigsten schweren" Missbrauch (mit Gewalt/ohne Gewalt verbundenes sexualisiertes Küssen/Berührung des bekleideten Körpers). Die Präzision der San-Francisco-Studie erlaubt über die allgemeine Aussage der Prävalenz hinaus eine genauere Beschreibung des Ausmaßes sexueller Missbrauchserfahrungen, wobei die Korrelation der einzelnen Trauma-Faktoren (Häufigkeit, Dauer, Schwere, Täterkreis) leider nicht vorgenommen wurde.

Inzwischen liegen eine Reihe internationaler Prävalenzstudien vor, die aufgrund ihrer Definitionskriterien, Methodik, Größe und Zusammensetzung des untersuchten Kollektivs mit der San-Francisco-Studie vergleichbar sind (s. Tab. 5-1).

Auch in der Bundesrepublik Deutschland wurden in den letzten Jahren Untersuchungen (Bange 1992; Raupp u. Eggert 1993; Wetzels 1997) durchgeführt, die Ergebnisse Russells (Russell 1986) allerdings nur teilweise bestätigten. Bange (1992) untersuchte 861 Studentinnen mit einem Fragebogen. Von den 518 Versuchsteilnehmerinnen waren insgesamt 130 (25%)[3] als Mädchen unter 16 Jahren sexuell inner- und/oder außerfamiliär missbraucht worden. 36 Frauen (6,9%) waren von Familienmitgliedern missbraucht worden, womit diese Zahl, relativiert an der Teilstichprobe der Frauen von n = 518, verglichen mit den Ergebnissen Russells (16%) kleiner war. Bange gewichtete ebenfalls die **Schwere** des Übergriffs, wobei sich seine Kategorisierung an Russell anlehnt. Dabei zeigte sich, dass innerhalb der Familien 9 (1,7%) Frauen „sehr intensiv", 13 (2,9%) Frauen „intensiv" und 14 (2,7%) Frauen „weniger intensiv" missbraucht worden waren.

Besonders aussagefähig ist die nationale, repräsentative Dunkelfeldstudie zur Prävalenz von Gewalterfahrungen in der Kindheit von Wetzels (1997), die im Auftrag des BMFSFJ durchgeführt wurde. In einer repräsentativen Stichprobe von 3289 Erwachsenen im Alter zwischen 16 und 59 Jahren wurden die Kindheitserfahrungen mit Gewalt (körperliche Gewalt durch Eltern, die Beobachtung von Gewalt zwischen Eltern sowie sexuelle Missbrauchserfahrungen) schriftlich erfragt. Die Definitionen wurden bewusst eng gefasst, um eine Art „Mindest-Ergebnis" zu erhalten. Wetzels fasst seine Ergebnisse wie folgt zusammen:

---

2 Alle Prozentangaben in Klammern beziehen sich auf die Gesamtstichprobe (n = 930).

3 Die Prozentangaben beziehen sich alle auf die Teilstichprobe von n = 518.

Tab. 5-1: Prävalenz sexuellen Missbrauchs in der Allgemeinbevölkerung.

Studie	Stichprobe	Definitionskriterien	Methode	Ausmaß
USA Finkelhor 1979	530 Frauen Studentinnen	Altersgrenze: 16 Jahre, mit und ohne Körperkontakt, inner-/außerfamiliär	Fragebogen	19 %
USA Russell 1986	930 Frauen repräsentativ	Altersgrenze: 18 bzw. 14 Jahre (inner- bzw. außer-familiär), nur mit Körperkontakt, inner-/außerfamiliär	Tiefeninterview	innerfamiliär < 18: 16 % inner- und außerfamiliär < 14: 28 %
USA Frohmuth 1986	482 Frauen Studentinnen	Altersgrenze: 16 Jahre, mit und ohne Körperkontakt, inner-/außerfamiliär	Fragebogen	22 %
Niederlande Drajier 1988	1054 Frauen repräsentativ	Altersgrenze: 16 Jahre, nur mit Körperkontakt inner-/außerfamiliär	Tiefeninterview	33 %
Neuseeland Mullen 1993	1376 Frauen repräsentativ	Altersgrenze: 16 Jahre, mit und ohne Körperkontakt, inner-/außerfamiliär	Fragebogen	< 12: 20 % < 16: 32 %
BRD Raupp u. Eggert 1993	520 Frauen 412 Männer Auszubildende und StudentInnen	Altersgrenze: 14 Jahre mit und ohne Körperkontakt inner-/außerfamiliär	Fragebogen	w = 25,2 %, m = 6,3 %
BRD Bange 1994	518 Frauen 343 Männer StudentInnen	Altersgrenze: 16 Jahre, mit und ohne Körperkontakt, inner-/außerfamiliär	Fragebogen	w = 25 %, m = 8 %
BRD Wetzels 1997	1661 Frauen 1580 Männer repräsentative Dunkelfeld-Studie	Altersgrenze: 16 Jahre, mit und ohne Körperkontakt, inner-/außerfamiliär	Fragebogen	w = 18,1 %, m = 7,3 %

„Insbesondere bei Opfern sexualisierter Gewalt in der Kindheit sind multiple Viktimisierungen eher die Regel als die Ausnahme. Selten bleibt es bei einem Einzelereignis, insbesondere wenn der Täter zur Familie gehört, und meist erfahren diese Opfer auch physische Gewalt. Während Kinder unterer sozioökonomischer Statusgruppen signifikant häufiger Opfer physischer Gewalt werden, ist sexualisierte Gewalt nicht an soziale Gruppenzugehörigkeit gebunden: Prügeln ist typisch für die Unterschicht – sexualisierte Gewalt kommt in den besten Familien vor. Insgesamt scheint das Ausmaß aller Formen von Gewalt in Familien tendenziell rückläufig zu sein.“

Jedes Ergebnis kann nur vor dem Hintergrund seines Untersuchungskollektivs, seiner Definitionskriterien und Methodik interpretiert werden. Die Studien zur Prävalenz in der Allgemeinbevölkerung stimmen darin überein, dass jede vierte bis fünfte Frau innerhalb oder außerhalb der Familie bis zum Alter von 16 Jahren Opfer zumindest eines sexualisierten Übergriffs war, der nach §176 StGB bzw. §174 StGB der Bundesrepublik Deutschland einen juristischen Straftatbestand darstellt.

Der Anteil der als Kinder oder Jugendliche sexuell missbrauchten Männer wurde nur in den beiden deutschen Studien erhoben. Er lag zwischen 6,3% und 8%. In der Wetzels-Studie waren 6,3% der Frauen und 2,0% der Männer mehrfach als Kinder sexuell missbraucht worden, 3,9% der Frauen schwer oder sehr schwer (1,8% mit Penetration), 1,4% der Männer (0,7% mit Penetration). Diese Zahlen dürften für Deutschland repräsentativ sein.

Es gibt überhaupt keinen Grund, diese Zahlen argumentativ aufzubauschen. Es sind riesige Zahlen. Stellen wir uns einmal den Medienaufstand vor, wenn bekannt würde, ein neuer Virus würde 4% der Mädchen und 1% der Jungen befallen, und die Hälfte davon würde wahrscheinlich als Erwachsene psychiatrisch behandlungsbedürftig. Es wäre ein Skandal – und es ist ein Skandal.

5.2 Die Prävalenz sexualisierter Gewalt in klinischen Kollektiven

Inzwischen sind eine Vielzahl von Studien veröffentlicht worden, die einen empirischen Zusammenhang zwischen psychotherapeutisch oder psychiatrisch behandlungsbedürftigen Störungen im Erwachsenenalter und Kindheitstraumata belegen. Bei allen Untersuchungen an klinischen Stichproben ist die Stichprobengröße natürlich wesentlich kleiner als bei den Präva-

Tab. 5-2: Prävalenz sexuellen Missbrauchs in klinischen Kollektiven.

Studie	Stichprobe	Definitionskriterien	Methode	Ausmaß
USA Briere u. Runtz 1987	152 Frauen ambulante psychiatrische Einrichtung	Altersgrenze: 15 Jahre, nur mit Körperkontakt, inner-/außerfamiliär	Gesprächs-Exploration	44%
Australien Craine et al. 1988	105 Frauen Akut- und Langzeitstationen	Altersgrenze: 16 Jahre, mit und ohne Körperkontakt, inner-/außerfamiliär	Gesprächs-Exploration	51%
BRD Ellerbrok et al. 1995	137 Frauen und Männer w = 98, m = 39 Psychotherapie- und Psychosomatikstationen	Altersgrenze: 16 Jahre, mit und ohne Körperkontakt, inner-/außerfamiliär	Gesprächs-Exploration	w: 28,5%, m: 6,3%
USA Palmer et al. 1990	158 Frauen stationäre Behandlung	Altersgrenze: 16 Jahre, mit und ohne Körperkontakt, inner-/außerfamiliär	Fragebogen und nicht-strukturiertes Interview	31%

lenzstudien in der Allgemeinbevölkerung. Darüber hinaus sind die Definitionen der Missbrauchserfahrungen meist unschärfer, was bei einer Interpretation der jeweiligen Ergebnisse berücksichtigt werden muss. Da die Untersuchungsdesigns und damit auch die Ergebnisse der zahlreichen Erhebungen stark variieren, werden in der Tabelle 5-2 nur vier Studien mit einer vergleichbaren Methodik und relativ großen Stichproben (n = 100 bis 150) vorgestellt. Obwohl auch diese Ergebnisse trotz relativer Konstanthaltung der Forschungsmethodik uneinheitlich sind, weisen sie doch einen Trend auf: einen Anstieg der Zahlen im Vergleich zu den nichtklinischen Kollektiven, der in einigen Studien mit ambulanten und stationären Patientengruppen bis zu einer Verdoppelung der Zahl der Missbrauchsopfer anwächst.

5.3 Prävalenz sexuellen Missbrauchs bei Borderline-Persönlichkeitsstörungen (BPS)

Von Anfang an galt neben der Gruppe der Suchtkrankheiten und der Psychosomatosen ein besonderes Interesse den Persönlichkeitsstörungen und dabei besonders der Borderline-Persönlichkeitsstörung. In kleineren Studien hatten Stone (1981) und Herman (1986) bereits früh darauf aufmerksam gemacht, dass unter Borderline-Patientinnen eine besondere Häufigkeit schwerer Kindheitstraumata nachzuweisen ist. Die Tabelle 5-3 gibt eine Übersicht über verschiedene Studien aus den USA, die sämtlich an Borderline-Patienten erhoben wurden.

Erneut kann kein einheitliches Bild gezeichnet werden. Die Stichprobengrößen liegen fast alle unter 30. Die Definitionen des Missbrauchs sind überwiegend unpräzise oder nicht im Einzelnen veröffentlicht. Dennoch lässt sich auch hier eine Tendenz ablesen: Stationär behandlungsbedürftige BPS-Patientinnen sind zweimal, wahrscheinlich sogar dreimal so häufig als Kinder sexuell missbraucht worden wie Frauen der Allgemeinbevölkerung. (Die in der Tabelle 5-3 genannten Studien von Stone und Zanarini haben ausschließlich innerfamiliären Missbrauch [„incest“] erhoben.)

Tab. 5-3: Prävalenz sexuellen Missbrauchs bei Borderline-Persönlichkeitsstörung (BPS).

Studie	Stichprobe	Definitionskriterien	Methode	Ausmaß
USA Gallagher et al. 1992	22 Frauen BPS (DSM-III-R), stationär	Altersgrenze: 16 Jahre, nur Körperkontakt, inner-/außerfamiliär	Interview	73 %
USA Herman et al. 1989	21 Frauen und Männer w = 17, m = 4 BPS (DSM-III-R), ambulant	Altersgrenze: 18 Jahre, keine Angaben zum Körperkontakt, inner-/außerfamiliär	halbstrukturiertes Interview	67 % nicht nach Geschlecht differenziert
USA Nigg et al. 1991	29 Frauen und Männer keine Angaben zum Geschlechterverhältnis, stationär BPS (DSM-III-R)	keine Altersgrenze erwähnt, mit und ohne Körperkontakt, inner-/außerfamiliär	Interview	72 %

Tab. 5-3: (Fortsetzung)

Studie	Stichprobe	Definitionskriterien	Methode	Ausmaß
USA Ogata et al. 1990	24 Frauen und Männer w = 19, m = 5 BPS (DSM-III-R), stationär	keine Altersgrenze erwähnt, mit und ohne Körperkontakt, inner-/außerfamiliär	Interview	w/m = 71 % 84 % der Frauen
USA Stone 1963–1976	144 Frauen BPS (DSM-III-R), stationär	nur innerfamiliär Angabe der Definition nach Russell (s. o.), aber keine expliziten Kriterien	Aktendurch-sicht	19 %
Australien Stone 1984–1986	17 Frauen BPS (DSM-III-R), stationär	nur innerfamiliär s. o.	unklar: variiert zwischen Interview und Interview der Therapeuten	41 %
USA Stone 1985/86	28 Frauen BPS (DSM-III-R), stationär	nur innerfamiliär s. o.	s. o.	36 %
USA Stone 1966–86	27 Frauen BPS (DSM-III-R), ambulant	nur innerfamiliär s. o.	s. o.	26 %
USA Westen 1990	27 weibl. Jugendliche BPS (DSM-III-R), stationär	Altersgrenze < 18 Jahren, keine genauen Angaben zum Körperkontakt, inner-/außerfamiliär	Aktendurch-sicht	52 %
USA Zanarini et al. 1989	50 Frauen und Männer w = 33, m = 17 BPS (DSM-III-R), ambulant	keine Angaben der Definitionskriterien nur innerfamiliär (primary caretaker)	halbstrukturiertes Interview	72 %, nicht nach Geschlecht getrennt

5.4 Eigenes exploratives Vorgehen und Ergebnisse

Bei unserer Beschäftigung mit Patientinnen, die als Leitsymptom offen selbstverletzendes Verhalten (SVV) in Form von Ritzen, Schneiden oder Verbrennen der Haut aufwiesen (Sachsse 1995; Tameling u. Sachsse 1996), wurde die hohe Prävalenz traumatischer Kindheitserfahrungen bald evident. Um den klinischen Eindruck zu überprüfen, wurden 1993/1994 die Krankenunterlagen von 43 Patientinnen und Patienten mithilfe eines ausführlichen Leitfadens ausgewertet. Jene waren zwischen 1977 und 1992 mit der Leitsymptomatik SVV entweder im NLKH Göttingen stationär behandelt, Ulrich Sachsse ambulant zur Diagnostik oder Therapie-Supervision vorgestellt oder von diesem selbst behandelt worden. Der erste Teil des Leitfadens mit Fragen zu soziodemographischen Daten orientierte sich an Tameling (Tameling u. Sachsse 1996), der zweite erhob Krankheitsdaten (Diagnose, Symptomatik, Begleitsymptomatik, Klinikaufenthalte u.a.). Der dritte Teil erfasste Art, Dauer und Ausmaß der erlebten Kindheitstraumata, wobei als Traumata sexueller Missbrauch, physische Misshandlungen und schwere Vernachlässigung gefasst wurden. Die Kriterien für sexuellen Missbrauch orientierten sich mit Einschränkungen an denen Russells (1986): sexueller Kontakt gegen den Willen der Person bzw. kein wissentliches Einverständnis möglich, Beginn bei innerfamiliärem Missbrauch vor dem 18. Geburtstag, bei außerfamiliärem vor dem 16. Geburtstag, wobei ausschließlich Missbrauchserfahrungen mit Körperkontakt gewertet wurden. Die Schwere der sexualisierten Gewalt wurde übereinstimmend mit Bange (1992, S. 102) anhand von drei Kategorien („sehr intensiver", „intensiver", „weniger intensiver" Missbrauch) gewichtet. Physische Misshandlung wurde nur dann registriert, wenn sie als „schwere Misshandlung" nach den Kriterien der „Violence-Scale" von Russell (1986, S. 97) in der Akte vermerkt war.

Unsere Stichprobe umfasste n = 43, 40 Frauen und 3 Männer. Bei 28 (25 Frauen/3 Männer) wurde nach DSM-III-R (Wittchen et al. 1991) eine Borderline-Persönlichkeitsstörung (BPS) diagnostiziert, bei 8 Patientinnen eine Narzisstische Persönlichkeitsstörung (NPS). 7 Patientinnen hatten andere Diagnosen (Antisoziale Persönlichkeitsstörung, Dysthymie, leichteres SVV bei Bulimia nervosa u.a.). Schizophrene und minderbegabte Patienten wurden nicht in die Untersuchung einbezogen (s. Tab. 5-4).

Von den 43 SVV-Patientinnen und -Patienten der Stichprobe hatten 32 (74%) mindestens eine schwerwiegende Traumatisierung erfahren, 23 (53%) hatten mindestens zwei Traumatisierungen erfahren. Da es aufgrund der Aktenlage bei 6 Patientinnen nicht möglich war, eine vollständige Einschätzung vorzunehmen, schließen wir, dass diese Zahl die Untergrenze darstellt (s. Tab. 5-5).

Insgesamt waren 20 Frauen (46%) der Stichprobe sexualisiert traumatisiert worden, 16 (37%) innerfamiliär, 3 (6,9%) außerfamiliär, bei einer Frau war der/die TäterIn unbekannt. In allen bis auf einen Fall waren die Täter Männer, eine Patientin war von ihrer Mutter missbraucht worden. 17 Frauen (39%) waren „sehr intensiv" sexuell missbraucht worden; 3 Frauen (6,9% der Gesamtstichprobe) waren „intensiv" sexuell missbraucht worden. Keiner der männlichen Patienten war Opfer sexualisierter Gewalt. 21 (48%) Patientinnen und Patienten waren körperlich schwer misshandelt worden, 23 (53%) wurden schwer vernachlässigt. Einer der Männer war körperlich misshandelt worden, bei den anderen beiden lagen keine Hinweise auf Kindheitstraumata vor.

Da die BPS-Teilgruppe die zahlenmäßig größte ist, werden nur für sie die Ergebnisse herausgestellt (für die restlichen Ergebnisse: s. Tab. 5-5). Von den 25 Frauen mit BPS war über die Hälfte (52%) innerfamiliär sehr schwer oder schwer sexuell missbraucht, 60% körperlich misshandelt und 64% schwer vernachlässigt worden. Einer der männlichen Borderline-Patienten war körperlich misshandelt worden. Fast alle Frauen (88%) hatten mindestens ein Trauma erlitten, 64% mindestens zwei Traumata.

5.5 BPS, SVV und Traumatisierung

In den letzten Jahren ist das wissenschaftliche Interesse an offener und heimlicher Selbstbeschädigung des eigenen Körpers gewachsen (Eckhardt 1989; 1994; Eckhardt u. Hoffmann 1993; Herpertz u. Saß 1994; Hirsch 1989; Paar 1994; Plassmann 1994). SVV gehört als Teil eines Symptomkomplexes nach der operationalen Definition des DSM (Wittchen et al. 1991) zum fünften Kriteri-

Tab. 5-4: Stichprobenbeschreibung.

Diagnose	n	Geschlecht	Alter
BPS	28	w = 25, m = 3	Durchschnitt: 26,3 J.
NPS	8	w	
andere	7	w	

Tab. 5-5: Trauma-Prävalenz bei Selbstverletzungspatientinnen (n = 43).

	BPS (n = 28)	NPS (n = 8)	andere (n = 7)
sexueller Missbrauch	13 (46 %)	5 (62 %)	2 (28 %)
körperliche Misshandlung	15 (53 %)	3 (37 %)	3 (48 %)
Vernachlässigung	16 (57 %)	5 (62 %)	2 (28 %)
mindestens 1 Trauma	22 (78 %)	6 (75 %)	4 (57 %)
mindestens 2 Traumata	16 (57 %)	5 (62 %)	2 (28 %)

um der Borderline-Persönlichkeitsstörung. Es liegt daher nahe zu vermuten, dass SVV-Patientinnen vermehrt unter Persönlichkeitsstörungen, insbesondere unter BPS leiden. Bisher sind wenige Untersuchungen dieser Hypothese nachgegangen. Schaffer und Caroll (1982) verglichen 14 SVV-Patientinnen und -Patienten mit einer parallelisierten Kontrollgruppe sich nicht selbst verletztender Psychiatrie-Patienten. Sie fanden dabei signifikant höhere Gesamtwerte im DIB (Diagnostic Interview for Borderlines, Gunderson et al. 1981) bei den SVV-Patienten. Herpertz und Saß (1994) diagnostizierten nach DSM-III-R bei einer Gruppe von 36 SVV-Patienten als häufigstes Störungsbild Ess-Störungen (22-mal), gefolgt von BPS (21-mal). Wir konnten den Eindruck gehäufter BPS-Diagnosen bestätigen, da in der Gruppe der SVV-Patienten unserer Untersuchung ebenfalls mehrheitlich (n = 28) die Diagnose „BPS" auftrat. Aufgrund der Größenungleichheit der einzelnen Diagnosegruppen verzichteten wir auf eine statistische Überprüfung und konstatierten lediglich diesen Anteil.

Was das Ausmaß traumatischer Erfahrungen in der Kindheit von SVV-Patientinnen betrifft, so fanden Caroll und Schaffer (1980) in einer weiteren Studie mit derselben Stichprobe (Schaffer u. Caroll 1982), dass von den 14 SVV-Patientinnen fast alle körperlich misshandelt worden waren und ein Drittel sexuell missbraucht worden war. Leider wurden die Ergebnisse beider Studien nicht zusammengefügt, sodass nicht genau zu erkennen ist, wie viele SVV-Patientinnen mit der Diagnose „BPS" körperlich oder sexuell traumatisiert worden waren.

Dulz und Schneider (1996) untersuchten bei 22 männlichen und 20 weiblichen BPS-Patienten (DSM-III-R) sowohl das Ausmaß sexuellen Missbrauchs und körperlicher Misshandlung als auch das Ausmaß autoaggressiven oder fremdaggressiven Verhaltens. Alle Frauen der Stichprobe waren sexuell missbraucht worden, 40% hatten beide Traumata erlebt. Alle Männer der Stichprobe waren entweder sexuell missbraucht oder misshandelt worden, 45% hatten beide Traumata erlebt. Patienten, die sexuell missbraucht worden waren, verletzten sich häufiger selbst, während sich Patienten (überwiegend Männer), die körperlicher Misshandlung ausgesetzt waren, häufiger fremdaggressiv verhielten. Patienten, die Opfer beider Trauma-Arten waren, zeigten auto- und fremdaggressive Handlungen.

Tameling (1992) fand in einer Studie zur Störung des Körperbildes bei 21 weiblichen und 11 männlichen SVV-Patienten verschiedener psychiatrischer und psychosomatischer Kliniken sexuellen Missbrauch bei fast der Hälfte der Frauen. Allerdings ist hier festzuhalten, dass es sich um eine Stichprobe mit heterogenen Diagnosen (neurotische Störungen, BPS und Schizophrenie nach DSM-III-R, ICD-9, ICD-10) handelte.

Was das Ausmaß der traumatischen Erfahrungen unserer Stichprobe betrifft, so zeigte sich, dass fast die Hälfte (48%) der Patienten körperlich misshandelt worden waren und über die Hälfte (53%) schwere Vernachlässigung in ihrer Kindheit erlebt hatten. 50% der Frauen dieser Stichprobe waren „intensiv" oder „sehr intensiv" sexuell missbraucht worden.

Die selbstverletzenden BPS-Patientinnen (n = 25) waren zu 52% innerhalb ihrer Familien schwer missbraucht worden; diese Zahl liegt über den Prävalenzraten von Stone (1992) und unter denen von Zanarini et al. (1989), die beide mit ihrem Design nur innerfamiliären Missbrauch erhoben.

Unsere Ergebnisse sind vor dem Hintergrund einer vergleichsweise engen Definition (Russell 1986) und den Beschränkungen durch die Erhebungsart zu interpretieren: Der Nachteil retrospektiver Krankenaktenauswertungen (chart reviews) ist die Unvollständigkeit der Angaben (Stone 1990; 1992), zumal vor Ende der 80er Jahre noch nicht immer an Realtraumatisierungen bei der Anamnese-Erhebung und der Behandlung gedacht wurde. Somit liegen die erhobenen Daten mit Sicherheit an der Untergrenze. Auffällig ist jedoch, dass 80% der sexuell traumatisierten Frauen innerfamiliär und nach den Kriterien Banges (1992) sehr schwer bis schwer missbraucht wurden.

5.6 Die Borderline-Persönlichkeitsstörung (BPS) als Posttraumatische Belastungsstörung (PTBS)

BPS und PTBS weisen phänomenologisch so viele Ähnlichkeiten in der Symptombildung auf, dass vielfach ein Zusammenhang zwischen den klinischen Bildern hergestellt wurde (Herman 1993). Es wurde sogar angeregt, die Diagnose „Borderline-Persönlichkeitsstörung" zugunsten derjenigen einer chronischen Posttraumatischen Belastungsstörung aufzugeben.

Die vorliegenden Zahlen unterstützen die Vermutung, dass schwere Kindheitstraumata ätiologisch an schweren Symptombildungen und Persönlichkeitsstörungen im Erwachsenenalter beteiligt sein können (Egle et al. 1996).

Die Zahlen mehrerer repräsentativer Studien zur Prävalenz sexuellen Missbrauchs in den USA, Niederlanden, in Neuseeland und der Bundesrepublik machen auf das Ausmaß sexueller Gewalterfahrungen in der Kindheit und Jugend aufmerksam: Jede vierte bis fünfte Frau der Allgemeinbevölkerung wird innerhalb oder außerhalb ihrer Familie als Mädchen in einem Alter bis zu 16 Jahren Opfer zumindest eines sexuellen Übergriffs, der einen Straftatbestand darstellt. 5 bis 10% aller Frauen werden in ihrer Familie mehrfach, über Monate bis Jahre, schwer bis sehr schwer missbraucht (Bange 1992; Russell 1986). Die Prävalenz steigt in klinischen ambulanten oder stationär behandlungsbedürftigen Gruppen von Patientinnen teilweise bis zu einer Verdoppelung der Missbrauchsopfer. Besonders betroffen scheint die Gruppe der weiblichen BPS-Patienten zu sein. Studien in den USA belegen, dass BPS-Patientinnen zwei- bis dreimal so häufig in ihrer Kindheit sexuell missbraucht wurden wie Frauen der Allgemeinbevölkerung.

Nicht alle Studien, insbesondere alle klinischen Studien, erfassen die Kriterien des Missbrauchs aber so genau wie etwa die repräsentativen Studien von Russell (1986) oder Bange (1992). Nicht immer wird sorgfältig getrennt zwischen Datenerhebung, wissenschaftlicher Aussage und gesellschaftspolitischer Stellungnahme.

Unser Interesse galt der wachsenden Gruppe von Patientinnen mit SVV. Sie erfüllen häufig die Kriterien der BPS oder NPS (Narzisstische Persönlichkeitsstörung). In einer retrospektiven Auswertung von Krankenakten, Supervisions- und Behandlungsunterlagen von 43 Patienten fanden wir bei drei Viertel schwere Deprivation, schwere körperliche Misshandlung oder sexuellen Missbrauch. Etwa die Hälfte war körperlich misshandelt worden, etwa die Hälfte sexuell missbraucht. Ein Drittel hatte mindestens zwei dieser Traumatisierungen erfahren. Wie bei „chart reviews" üblich, sind diese Zahlen als Untergrenze zu interpretieren, da Untersuchungen mit „direkten" Erhebungsinstrumenten wie zum Beispiel Interviews regelhaft zu höheren Zahlen führen (Stone 1992).

Empirisch und von der Klinik der Symptombildungen her gesehen liegt es also nahe, bei einer Persönlichkeitsstörung, insbesondere einer BPS, zu überprüfen, ob es sich um eine chronifizierte Posttraumatische Belastungsstörung handeln könnte. Psychoanalytisch-psychodynamisch sind fast alle Symptome der BPS als Trauma-Folge ableitbar. Traumatische Erfahrungen induzieren dissoziative Mechanismen als Trauma-Coping. Induzierte Depersonalisation, induzierte Derealisation, der Rückzug in eine geschützte Phantasiewelt, Spaltung wichtiger Objekte in nur schlecht (traumatisierend/frustrierend) und nur gut (nie traumatisierend/nie frustrierend oder enttäuschend) sind die wichtigsten Coping-Mechanismen, die sich zu Abwehrmechanismen oder Verhaltensautomatismen verselbstständigen und generalisieren können (Sachsse 1995; 1996). Erinnerungen, die weder durch neurotische Abwehrmechanismen noch durch solche der BPS aus dem Bewusstsein ferngehalten werden, können durch Abusus-Verhalten, soziales Agieren, SVV oder Ess-Störungen abgewehrt werden. SVV ist auch die wirksamste Möglichkeit, dissoziative Zustände zu beenden, die sich verselbstständigt haben; **SVV ist das beste Antidissoziativum**.

Erinnerungen an Traumata müssen mit allen verfügbaren Möglichkeiten abgewehrt werden, weil mit der Wiederbelebung der traumatischen Szene auch die Ich-Fragmentierung wiederbelebt wird. Erinnerungen an Traumata sind retraumatisierend und nicht kathartisch.

Forscherische Explorationen, ein unvorbereitetes Anzielen traumatischer Szenen in einer Therapie oder eine engagierte Aufforderung, ungeschützt „alles so schnell, so intensiv, so affektiv wie möglich rauszulassen" (als Ausdruck naiver Katharsis-Gläubigkeit), sind deshalb kontraindiziert, an der Grenze zum Kunstfehler.

In den letzten Jahren häufen sich aber auch die Forschungsergebnisse, die belegen, dass die BPS sich nicht auf Kindesmissbrauch reduzieren lässt. Einfache Gleichungen wie: „Sexualisierte Gewalt gegen Kinder führt immer zu einer BPS" sind sicher falsch (vgl. Kernberg et al. 2000). Es ist auch fragwürdig, Traumatisierungen in der Kindheit dahingehend gegeneinander aufzurechen, was eigentlich schädlicher ist: von der Mutter mehrfach tagelang allein in der Wohnung gelassen worden und zweimal beinahe verhungert zu sein – oder von den wechselnden Partnern der Mutter zweimal vergewaltigt worden zu sein. Leider gibt es ja auch manchmal unter Opfern einen Disput nach dem Motto: Mein Trauma war aber schlimmer! Einerseits belegen Mullen et al. (1993, S. 724), dass die orale, vaginale oder anale Vergewaltigung eines Kindes in mancher Hinsicht das schädlichste ist, was ihm angetan werden kann, andererseits relativieren diese und andere Studien (vgl. Egle et al. 1996) die Annahme, sexualisierte Gewalt sei viel schädlicher als andere Formen der Gewalt gegen Kinder, besonders schwere Vernachlässigung und Deprivation.

Überlagert wird diese Diskussion gesellschaftlich natürlich von den Schlagworten „Die Männer und Väter sind an allem schuld“ (sexualisierte Gewalt) versus „Die Frauen und Mütter sind an allem schuld“ (Vernachlässigung). Der gegenwärtige Diskussionsstand könnte etwa lauten:

Jegliche Form der Gewalt gegen Kinder erhöht deren Risiko, als Erwachsene psychiatrisch und auch internistisch zu erkranken. Welche Form der Traumatisierung zu welchen spezifischen Störungen im Erwachsenenalter beiträgt, wird gegenwärtig intensiv erforscht.

Literatur

Bange D (1992). Die dunkle Seite der Kindheit. Sexueller Mißbrauch an Mädchen und Jungen. Köln: Volksblatt.

Briere J, Runtz M (1988). Symptomatology associated with childhood sexual victimization in a non-clinical adult sample. Child Abuse Negl; 12: 51–9.

Burgess AW, Holmstrom LL (1974). Rape Trauma Syndrom. Am J Psychiatry; 131: 981–6.

Carroll J, Schaffer C, Spensley J, Abramowitz SI (1980). Family experiences of self-mutilating patients. Am J Psychiatry; 137: 852–3.

Craine LS, Henson CE, Colliver JA, MacLean DG (1988). Prevalence of a history of sexual abuse among female psychiatric patients in a state hospital system. Hosp Comm Psychiatry; 39: 300–4.

Dulz B, Schneider A (1996). Borderline-Störungen: Theorie und Therapie. 2. Aufl. Stuttgart, New York: Schattauer.

Eckhardt A (1989). Das Münchhausen-Syndrom. Formen selbstmanipulierter Krankheit. München, Wien, Baltimore: Urban & Schwarzenberg.

Eckhardt A (1994). Im Krieg mit dem Körper. Autoaggression als Krankheit. Reinbek: Rowohlt.

Eckhardt A, Hoffmann SO (1993). Depersonalisation und Selbstbeschädigung. Z Psychosom Med; 39: 284–306.

Egle UT, Hoffmann SO, Joraschky P (Hrsg) (1996). Sexueller Mißbrauch, Mißhandlung, Vernachlässigung. Stuttgart, New York: Schattauer.

Ellerbrok G, Heuft G, Senf W (1995). Zur Prävalenz sexuellen Mißbrauchs in der Vorgeschichte stationärer Psychotherapiepatienten. Psychotherapeut; 40: 1–8.

Finkelhor D (1979). Sexually Victimized Children. New York: Free Press.

Gallagher RE, Flye BL, Hurt SW (1992). Retrospective assessment of traumatic experiences (RATE). J Pers Disord; 6: 99–108.

Green AH (1978). Self destructive behavior in battered children. Am J Psychiatry; 135: 579–82.

Gunderson JG, Kolb JE, Austin V (1981). The Diagnostic Interview for Borderline Patients. Am J Psychiatry; 138: 896–903.

Herman JL (1981). Father-Daughter Incest. Cambridge, MA: Harvard University Press.

Herman JL (1986). Histories of violence in an outpatient population. Am J Orthopsychiatry; 56: 137–41.

Herman JL (1993). Die Narben der Gewalt. München: Kindler.

Herman JL, Perry JC, van der Kolk BA (1989). Childhood trauma in borderline personality disorder. Am J Psychiatry; 146: 490–5.

Herpertz S, Saß H (1994). Offene Selbstbeschädigung. Nervenarzt; 65: 296–306.

Hirsch M (Hrsg) (1989). Der eigene Körper als Objekt. Zur Psychodynamik selbstdestruktiven Körperagierens. Berlin, Heidelberg, New York: Springer.

Kernberg OF, Dulz B, Sachsse U (2000). Handbuch der Borderline-Störungen. Stuttgart, New York: Schattauer.

Mullen PE, Martin JL, Anderson JC (1993). Childhood sexual abuse and mental health in adult life. Br J Psychiatry; 163: 721–32.

Nigg JT, Silk KR, Weston D (1991). Object representations in the early memories of sexually abused borderline patients. Am J Psychiatry; 148: 864–8.

Ogata SN, Silk KR, Goodrich S (1990). Childhood sexual and physical abuse in adult patients with borderline personality disorder. Am J Psychiatry; 147: 1008–13.

Paar GH (1994). Offene und heimliche Selbstbeschädigung. extracta psychiat; 9/4: 21–7.

Palmer RL, Oppenheimer R, Dignon A (1990). Childhood sexual experiences with adults reported by women with eating disorders: An extended series. Br J Psychiatry; 156: 699–703.

Plassmann R (1994). Factitious Disease. Psychother Psychosom med Psychol; 62: 1–2.

Raupp U, Eggert C (1993). Sexueller Mißbrauch von Kindern: Eine regionale Studie über Prävalenz und Charakteristik. Monatsschr Kinderheilkd; 141: 316–22.

Russell DEH (1986). The Secret Trauma: Incest in the Lives of Girls and Women. New York: Basic Books.

Sachsse U (1994). Selbstverletzendes Verhalten. Psychodynamik – Psychotherapie. Das Trauma, die

Dissoziation und ihre Behandlung. Göttingen, Zürich: Vandenhoeck & Ruprecht.

Sachsse U (1995). Die Psychodynamik der Borderline-persönlichkeitsstörung als Traumafolge. Ein Entwurf. Forum Psychoanal; 11: 50–61.

Sachsse U (1996). Patienten: Opfer oder Täter? Störungen und Zerstörungen der eigenen Wahrnehmung als Autoprotektion und Autoaggression. In: Bell K, Höhfeld K (Hrsg). Aggression und seelische Krankheit. Gießen: Psychosozial-Verlag.

Schaffer C, Carroll J (1982). Self-mutilation and the Borderline Personality Disorder. J Nerv Ment Dis; 170: 468–73.

Spitz RA (1980). Vom Säugling zum Kleinkind. Stuttgart: Klett-Cotta.

Stone MH (1981). Borderline Syndromes. A consideration of subtypes and an overview: directions for research. Psychiatr Clin North Am; 4: 3–27.

Stone MH (1990). Incest in the borderline patient. In: Kluft RP (ed). Incest-Related Syndromes of Adult Psychopathology. Washington, DC: American Psychiatric Press.

Stone MH (1992). Incest, Freud's seduction theory, and borderline personality. J Am Acad Psychonal; 20: 167–81.

Stone MH, Unwin A, Beacham B (1988). Incest in female borderline: its frequency and impact. Int J Fam Psychiatry; 9: 277–93.

Tameling A (1992). Das Körperbild von psychisch kranken Patienten mit selbstverletzendem Verhalten. Eine Untersuchung mit der Holtzmann-Inkplot-Technik. Diplomarbeit im Studienfach Psy-chologie, Georg-August-Universität Göttingen.

Tameling A, Sachsse U (1996). Symptomkomplex, Traumaprävalenz und Körperbild von psychisch Kranken mit selbstverletzendem Verhalten (SVV). Psychother Psychosom med Psychol; 46: 61–7.

Westen D, Ludolph P, Misle B (1990). Physical and sexual abuse in adolescent girls with borderline personality disorder. Am J Orthopsychiatry; 60: 55–66.

Wetzels P (1997). Zur Epidemiologie physischer und sexueller Gewalterfahrungen in der Kindheit. Ergebnisse einer repräsentativen retrospektiven Prävalenzstudie für die BRD. Forschungsbericht Nr. 59. Hannover: Kriminologisches Forschungsinstitut Niedersachsen.

Wittchen HU, Saß H, Zaudig M, Koehler K (1991). Diagnostisches und Statistisches Manual Psychischer Störungen DSM-III-R. Übersetzt nach der Revision der dritten Auflage des Diagnostic and Statistic Manual of Mental Disorders der American Psychiatric Association. Weinheim, Basel: Beltz.

Zanarini MC, Gunderson JG, Marino MF, Schwartz EO, Frankenburg FR (1989). Childhood experiences of borderline patients. Compr Psychiatry; 30: 18–25.

II Diagnostik

Ulrich Sachsse

„Eine der am meisten verbreiteten Krankheiten ist die Diagnose.“ (Karl Kraus)

„Fast jeder Arzt hat seine Lieblingsdiagnose. Es gehört für ihn Überwindung dazu, sie nicht zu stellen.“ (Marcel Proust)

Eine gute, präzise Diagnostik dient mehreren Zwecken. Vordergründig geht es darum, eine Diagnose zu finden, die im ICD oder DSM vorkommt und diesen leidenden Menschen zum behandlungsbedürftigen und behandlungsberechtigten Patienten erhebt, um dann den Kostenträgern gegenüber zu begründen, warum dieser Mensch aufgrund dieser seiner Lebenserfahrungen diese Symptome entwickelt hat, die diese Diagnose begründen und zu dieser erfolgversprechenden Therapie führen werden. Bei diesem Prozess geht es also darum, die materielle Basis für die Behandlung zu schaffen, das finanzielle Fundament.

Viele Therapeuten arbeiten aber nicht ausschließlich, weil sie halt dafür bezahlt werden, sondern möchten darüber hinaus auch noch berufliche Erfolgserlebnisse haben. In diesem Fall kann eine falsche Diagnose zu einer wenig erfolgreichen Therapie-Strategie führen und für beide – Therapeut und Patient – zu einem Misserfolgserlebnis. Eine richtige Diagnose präzisiert die Behandlungsplanung, sofern man mit störungsspezifischen Methoden arbeitet und nicht die Hoffnung hat, eine Therapie erlernt zu haben, die eigentlich bei allem hilft.

Eine gute Diagnostik ist für die Diagnose „PTBS“ unerlässlich, denn diese Diagnose verleitet leicht zu einigen spezifischen Denkfehlern. So kann es zu dem Trugschluss kommen, dass alles, was sich nach einer traumatischen Erfahrung an Symptomatik entwickelt, als PTBS zu diagnostizieren ist: Ist der Patient als Kind häufig verprügelt worden? Dann ist seine Zwangsneurose doch „eigentlich“ eine PTBS! Ist die Patientin einmal Opfer sexualisierter Gewalt geworden? Dann ist ihre Depression doch „eigentlich“ eine PTBS! – Dieser Trugschluss übersieht, dass 85% aller Traumata integriert werden, ohne dass eine PTBS entsteht, chronifiziert oder eine komplexe PTBS entsteht. Nicht jedes Trauma verursacht eine PTBS, eher im Gegenteil. Die Diagnose-Kriterien der PTBS sind unzulänglich, aber es ist schon erforderlich, diese Kriterien genau zu überprüfen. Sonst kommen so Anmutungs-Diagnosen zustande.

Ebenso verbreitet ist der Trugschluss: Ich komme als Therapeut nicht mehr weiter in der Therapie – da muss doch, inzwischen tief im Untergrund verborgen, ein Trauma gewesen sein! Die Diagnosen, mit denen wir Therapeuten uns entschuldigen und entlasten, wenn wir nicht mehr weiter wissen, unterliegen Modeströmungen. Anfangs war das die Grundstörung nach Balint, dann kam die narzisstische Neurose nach Kohut, abgelöst von der Borderline-Störung nach Kernberg oder der frühen Störung nach – ja wem eigentlich? Heute ist das die Traumatisierung. Und wenn sich nichts erinnern lässt, dann war es bestimmt präverbal, intrauterin, ein Geburtstrauma oder ein transgenerational weitergegebenes Trauma des Großvaters. Das kann alles natürlich richtig sein, und es ist sehr wichtig, all das als Hypothese einzubeziehen und ernsthaft durchzuspielen. Aber es bleibt dabei: Ein Mensch kann als Jugendlicher oder Erwachsener psychiatrisch sehr ernsthaft erkranken, ohne als Kind ein einziges Mal vergewaltigt worden zu sein. Und: Wie auf dem übrigen Feld der Medizin auch gibt es in der Psychotherapie und Psychiatrie Störungen und Leiden, die wir einfach noch nicht verstehen. Darüber hinaus gibt es Menschen, die wir gut verstehen, und wir haben eine sehr richtige und stimmige Diagnose, verfügen selbst über Handlungsstrategien verschiedener Therapie-Schulen, aber wir können ihnen trotzdem nicht weiterhelfen – und wissen gar nicht so recht, warum eigentlich nicht. Manchmal ist da übrigens ein Wechsel des Therapeuten oder der Klinik oder der Therapie-Methode hilfreicher als ein Paradigmenwechsel innerhalb der laufenden therapeutischen Beziehung.

6 Anamnesen-Erhebung, klinische Hinweise und Verdachtsmomente

Ulrich Sachsse

Wie kommt man darauf, dass jemand traumatisiert sein könnte? Sehr einfach: indem man diese Möglichkeit stets mit einbezieht. Ich glaube, dass die Zeiten vorbei sind, in denen diese Möglichkeit gar nicht im Kopf war. Es gibt, glaube ich, heute keine wissenschaftliche Arbeit über Ätiologie von was auch immer, in der nicht irgendwo als ein Faktor auch Traumatisierung vorkommt. Es gibt keine psychotherapeutische Weiterbildung mehr, in der Traumatisierung nicht als ein ätiologischer Faktor ernst genommen wird. Die Zeiten, in denen dies umstritten war, sind vorbei. Insofern wird die Frage nach Traumatisierungen in Kindheit, Jugend und im Erwachsenenalter heute Bestandteil jeder auch nur etwas gründlicheren Anamnese sein.

Einige Faktoren legen es besonders nahe, Traumatisierungen in der Vorgeschichte zu prüfen. Dies gilt zunächst, wenn die Exploration der Kindheit die aktuelle Symptomatik psychodynamisch nur mühsam erklärt. Wenn ein Patient früher sagte: „Eigentlich war meine Kindheit schön. Ich habe mich mit meinen Eltern sehr gut verstanden, und ich denke an die Zeit gerne zurück", dann meinten wir Therapeuten: Der verleugnet etwas, blendet etwas aus. Man bekommt auch von Patientinnen solche Aussagen: „Ja, ich habe schon mit meiner Freundin darüber gesprochen, und die sagt, das liegt alles an der Kindheit. Ich fand die nicht so schlimm. Aber eigentlich muss die ja schlimm gewesen sein, so schlimm, wie es mir heute geht." Das ist inzwischen auch populärwissenschaftliches Denken: schlimme Symptomatik = schlimme Kindheit, schwere Störung = frühe Störung. Es kann aber auch sein, dass etwas im frühen Erwachsenenalter ziemlich scheußlich war: dass zum Beispiel die erste Partnerschaft für ein oder zwei Jahre eine einzige Katastrophe war oder dass die ersten sexuellen Erfahrungen in der Pubertät an der Grenze zur Traumatisierung gewesen sind. Oder es ist irgendetwas im Erwachsenenalter passiert, was sich als Katastrophe ausgewirkt hat. Vielleicht hat es sich auf etwas aufgesattelt, was in der Kindheit zunächst ganz gut verarbeitet worden ist, dann aber durch das neue Trauma wieder aktualisiert worden ist. Tierforscher erwägen ernsthaft, ob wirklich traumatische Erfahrungen je im Leben ganz bewältigt und erledigt werden können oder ob sie als Vulnerabilität stets erhalten bleiben. – Insofern ist es wichtig, von dem einseitigen Blick auf die ersten fünf Jahre wegzukommen. Das heißt nicht, dass es therapeutisch einfacher wird, weil viele Patientinnen sich sagen: „Das kann ja eigentlich nicht wirklich schlimm gewesen sein, weil ich da ja schon erwachsen war. Ein Jahr später habe ich dann ja die Konsequenzen gezogen und den verlassen, und dann war ja auch Schluss. Das kann ja nicht schädlich gewesen sein, weil ich dafür ja die Verantwortung habe." Dann kann es durchaus sein, dass es psychotherapeutisch sogar schwieriger wird als bei einem Trauma in der Kindheit, bei dem die Schuldfrage klar ist – zumindest für die erwachsenen Seiten der Patientin. Auch Sachen, die man sich selbst eingebrockt hat, können einen schwer traumatisieren. Bei Vietnam-Veteranen hat man sogar festgestellt, dass deren PTBS-Symptomatik gravierender und schwerer zu behandeln war, wenn sie sich objektiv im Krieg eines Kriegsverbrechens schuldig gemacht hatten. Und wir Deutsche tragen viel Schuld am Zweiten Weltkrieg, haben Millionen Menschen selbst umgebracht oder traumatisiert, sind von seinen Ereignissen trotzdem aber selbst schwer traumatisiert worden. – Man sollte auch nach Operationen fragen. Nicht bei jeder OP war die Narkose tief genug. Dann hat man eine absolute Ohnmachtserfahrung gemacht, die im Untergrund wirken kann. Man hat irgendetwas mitbekommen, und die Ärzte haben einem hinterher gesagt: „Das bilden Sie sich nur ein, das war ein Durchgangs-Syndrom. Die Narkose war tief genug." Bis denen erzählt wird, welche Witze am OP-Tisch gerissen wurden. – Auch die medizinisch notwendigen Traumatisierungen von Kindern werden gern ausgeblendet oder vergessen, von den medizinisch notwendigen Traumatisierungen erwachsener Patienten ganz zu schweigen.

Ein wichtiger Anhaltspunkt dafür, dass eine vertiefte Exploration von Traumatisierungen lohnend sein könnte, besteht darin, ob Psychotherapie bisher denn geholfen hat. Ich empfehle Ihnen, so nach der zweiten oder dritten Anamnese-Sitzung Ihren Patienten mal zu fragen: „Wie bekommt Ihnen das eigentlich, dass Sie mit mir über Ihr Leben und über Ihre Schwierigkeiten reden?" Dann sagt der eine: „Ja, das ist schon komisch, mit jemandem so über alles zu reden. Das habe ich noch nie gemacht. Es kostet mich auch immer etwas Überwindung, weil das ist manchmal auch peinlich oder macht mir richtig etwas Angst. Hinterher geht das dann auch noch weiter, dann fallen mir unheimlich viele neue Sachen ein, an die ich mich gar nicht mehr erinnern konnte. Aber ich merke schon, das ist richtig gut, dass ich da mal drüber rede, dass ich das in Worte fasse. Das bekommt mir, und ich will das auf alle Fälle weiter machen." Und andere sagen: „Ja, ich weiß auch nicht, bei mir ist irgendwas falsch. Ich habe auch mit meinen Bekannten schon gesprochen, und die sagen mir alle: ‚Du musst einfach mal über deine Sachen bei einem Therapeuten reden, dann wird es besser.' Das habe ich ja auch schon getan. Ich bin ja auch schon zweimal stationär gewesen, und Sie sind jetzt schon der vierte Therapeut, bei dem ich's versuche. Immer reiße ich mich zusammen und sage: ‚Jetzt muss ich mal drüber sprechen.' Aber ich habe den Eindruck, je mehr ich darüber spreche, umso schlimmer wird es, umso schlechter geht es mir. Wenn ich darüber rede, bin ich hinterher ganz durcheinander und kann nicht mehr abschalten. Dann komme ich nach Hause und komme aus diesem ganzen Inneren nicht mehr heraus. Dann muss ich mich betrinken, und zweimal bin ich dann auch nach einer Therapie-Sitzung schon mit Suizidversuch in der Psychiatrie gelandet. Dann schneide ich mich lieber, dann geht's auch manchmal besser. Aber dann muss ich auch schauen, dass der richtige Arzt in der Chirurgie da ist, sonst lande ich wieder auf der Geschlossenen. Irgendwie ist bei mir was falsch: Darüber reden macht es nicht besser." So eloquent, klar und konzise werden das die Betroffenen übrigens selten sagen können. Diese Botschaft erreicht Sie eher per Handlungsmitteilungen vulgo „Agieren". Dann würde ich prüfen, ob es weitere Hinweise dafür gibt, dass es sich bei diesem Patienten nicht um eine neurotische, sondern um eine posttraumatische, dissoziative Persönlichkeitsorganisation handelt.

> Bei der komplexen Posttraumatischen Störung macht das „Darüber-Reden" die Sache nicht besser, sondern ist ein Trigger für Zustände (States).

Sie wecken als Therapeut das Unverarbeitete, aber es wird durch Reden allein nicht verarbeitet. Das emotionsgetragene Aussprechen und „Darüber-Reden" sind klassische Wirkfaktoren bei neurotisch Strukturierten mit starkem Über-Ich und guten Abwehrmechanismen. Da ist es genau das Richtige, impulsfördernd zu arbeiten, mit den Patienten über Latentes, bisher Abgewehrtes ins Gespräch zu kommen, möglichst viel zu verbalisieren und dies so dem kognitiven Wachbewusstsein zugänglich zu machen. Freud hatte entdeckt, dass sich Symptome in Übertragungsneurosen umwandeln lassen. Und wenn das gelungen war, ließ es sich deuten. Das veränderte oft die ganze Persönlichkeitsstruktur, und dann besserte sich die Symptomatik. Dies war dem hypnotischen Vorgehen überlegen – ein revolutionärer Weg, Menschen zu ändern. Das hat natürlich dazu geführt, dass die Hoffnung bestand: Dieser Weg der Umwandlung einer Symptomatik in eine Beziehungsstörung innerhalb der Therapie hilft allen. Durchprobiert hat man das mehr oder weniger bei fast allen psychischen Störungen, zum Beispiel bei psychosomatischen Erkrankungen: Kann man nicht das Magen-Ulkus zu einer bestimmten Form der Übertragungskonstellation umwandeln? Gibt es nicht eine allergische Objektbeziehung? Bei psychosomatischen Patientinnen verfolgt heute niemand mehr die Hoffnung, ein Asthma, eine Migräne oder eine Allergie in eine Übertragungsneurose verwandeln zu können und diese so aufzuarbeiten. Da macht man auch sehr erfolgreich Psychotherapie, aber sinnvollerweise eben Coping-Therapie. Man bekommt nicht die Migräne als solche weg, aber der Umgang mit der Migräne wird verändert. Das Gleiche gilt etwa für Psychosen. Heute macht man Psychosen-Therapie nicht mehr in der Hoffnung, dass man die psychotische Übertragung fördert und dann auflöst. Vielmehr wird die Vulnerabilität berücksichtigt, und man geht sehr vorsichtig mit Übertragungselementen um.

Dieses Denken ist auch für die PTBS hilfreich. Wir haben es hier mit psychosomatisch Erkrankten zu tun, eigentlich eher mit somatopsychisch Erkrankten, die eine spezifische organische Stressverarbeitungs-Störung haben, und unsere Therapie muss darauf Rücksicht nehmen. Wir vertiefen die Exploration von Traumata in der Anamnese nicht, sondern belassen es bei vagen Hinweisen. Eine vertiefte Exploration der Trauma-Landkarte ist erst unmittelbar vor der ersten Trauma-Exposition indiziert. Vorher kann sie schaden. Wir wecken sonst Geister, die wir nicht mehr loswerden.

Natürlich gibt es auch bestimmte Symptome, die bei komplexer PTBS besonders häufig und somit Verdachtsmomente sind.

Kein einzelnes Symptom und keine einzelne Diagnose „beweist“ für sich aber eine Traumatisierung! Jede monokausale Kette wie „Selbstverletzung = Missbrauch in der Kindheit“, „Zwangssymptom = prügelnder Vater“, „Dissoziative Identitätsstörung = satanistischer Missbrauch“ ist falsch. Man kann immer nur statistische Aussagen über Häufigkeiten machen.

Bei der Anamnesen-Erhebung wird also bei jedem Patienten im Hinterkopf sein, dass er u. a. auch traumatisiert sein könnte.

Natürlich ist **Dissoziativität** ein Verdachtsmoment. Dissoziativität äußert sich klinisch häufig dadurch, dass Menschen wegdämmern. Dann macht man sein Anamnesen-Gespräch, ist in frei schwebender Aufmerksamkeit, dissoziiert bzw. döst also selbst so etwas vor sich hin und merkt plötzlich, dass die Patientin dies auch tut. Man holt sich mit einem inneren Ruck ins Hier-und-Jetzt, wendet sich der Patientin wieder zu und fragt: „Ja, was ist jetzt? Wo sind Sie jetzt?“ Das ist ein Phänomen, was sehr weit verbreitet ist und – für sich genommen – noch nichts beweist. Das gibt es als epileptisches Symptom und bei einer Depression, als narzisstischen Kontaktabbruch und als Selbstfürsorge in langweiligen Vorträgen. Aber wenn das in einer Anamnese-Sitzung öfter vorkommt, vielleicht auch mitten im Satz, dass jemand einfach wegdriftet oder einen Tunnelblick bekommt, dann kann es sehr hilfreich sein, dort genauer nachzuschauen.

Es ist manchmal gar nicht so einfach, dissoziative Symptome zu diagnostizieren (vgl. Kap. 3). Patientinnen reden gerade zu Beginn einer Therapie oder Behandlung eher über greifbare Beeinträchtigungen als über Probleme mit der Zeitkontinuität oder der Wahrnehmung der Wirklichkeit. Manchmal schämen sie sich dafür, so vergesslich oder unorientiert zu sein. Sie versuchen es irgendwie zu überspielen – wie ein Alkoholkranker mit einem Korsakow-Syndrom oder ein alternder Mensch mit einem beginnenden Alzheimer. Es ist peinlich, wenn einem die Leute sagen, dass man ihnen das jetzt schon zum dritten Mal erzählt. Wenn Dissoziation als Bewältigungsmechanismus schon sehr früh eingesetzt wurde, dann ist das „normal“, was ich erlebe, dann machen das doch alle so. Und eine weitere Problematik kann sein, dass die Angst besteht, „verrückt“ zu sein. Es ist beängstigend, oft in andere Welten zu rutschen und Dinge zu erleben, von denen man weiß, dass das so jetzt eigentlich nicht sein kann. Das alles führt dazu, dass dissoziative Symptome von allein oft nicht zur Sprache kommen. Manchmal hat man bei einer Patientin einfach nur so ein komisches Gefühl im Bauch.

Es besteht immer die Gefahr, dass jemand dissoziative Symptome hat und ich sie nicht feststelle oder dass ich dissoziative Symptome sehe, wo keine sind. Sowohl eine falsch-negative wie auch eine falsch-positive Diagnose sollte man so gründlich wie möglich ausschließen. Deshalb ist es wichtig, dissoziative Symptome auch systematisch zu erfassen. Dafür gibt es mittlerweile valide diagnostische Instrumente, die einem bei dem subjektiven „Gefühl im Bauch“ helfen können, ein gewisses Maß an Objektivität zu erlangen.

7 Strukturierte Interviews und Fragebögen

Ulrich Sachsse

Es gibt inzwischen eine Reihe von Instrumenten, die es erleichtern, Diagnosen aus dem Spektrum der posttraumatischen Störungen möglichst valide stellen zu können. Dabei handelt es sich einmal um strukturierte Interviews, die dazu disziplinieren, genau das präzise zu erfragen, worauf es bei der Diagnose ankommt. Alle diese Interviews betonen in ihren Anleitungen, dass sie von trainierten und klinisch erfahrenen Interviewern angewendet werden müssen, damit die Ergebnisse richtig sind. Es ist nicht möglich, ohne klinische Erfahrung einfach durch das Abfragen von Einschluss- und Ausschluss-Kriterien eine richtige Diagnose zu stellen. Heute werden diese Interviews leider oft so eingesetzt, als sei mit ihnen eine Diagnose ähnlich präzise zu stellen wie mit einem EKG oder einem Röntgenbild. Das ist natürlich Unsinn. Dabei sei noch einmal darauf hingewiesen, dass selbst EEGs bisher nicht von einem Computer auswertbar sind, sondern zu ihrer Interpretation eines technisch und klinisch versierten Arztes bedürfen.

Wir arbeiten in Göttingen mit dem **Dissociative Disorders Interview Schedule** (DDIS, Ross 1989) in der validierten deutschen Version von Karin Frör (2000). Das DDIS beinhaltet 131 Items. Neben der exakten Erfassung der dissoziativen Störungen konzentriert es sich auf Differenzialdiagnosen wie Schizophrenie und Ko-Symptomatik wie Major Depression, Somatisierungsstörung und Borderline-Persönlichkeitsstörung. Störungen durch Substanzmissbrauch, körperliche Beschwerden und frühere psychische Störungen werden erfasst. DDIS erlaubt die Dokumentation der Traumatisierungserfahrungen. Da eine Exploration von Traumatisierungen zu Intrusionen und Flashbacks führen kann, explorieren wir diesen Teil erst am Beginn der Phase 2 kurz vor der ersten Trauma-Exposition. Die Inter-Rater-Reliabilität von DDIS liegt bei 0,68. DDIS führt valide zu DSM-Diagnosen und erfordert in der klinischen Routine einen vertretbaren Zeitaufwand.

Bei Forschungsfragen ist es heute empfehlenswert, das SCID-PTSD (Structured Clinical Interview for DSM, Spitzer u. Williams 1986) in der deutschen Übersetzung (Wittchen et al. 1997) einzusetzen. Das Interview dauert 20 bis 30 Minuten, es werden Fragen zu den Symptomkomplexen der PTBS gestellt, und das SCID hat in amerikanischen Studien eine sehr gute Übereinstimmung mit den diagnostischen Einschätzungen erfahrener Kliniker, eine gute Reliabilität und Validität.

Für die dissoziative Symptomatik kann der SCID-D (Steinberg 1994; dt.: Gast et al. 1999) als „Goldstandard" gelten. Seine Anwendung erfordert einige Schulung. Dafür weiß der Interviewer anschließend ziemlich präzise Bescheid über das Spektrum der dissoziativen Symptomatik seiner Patientin.

Es gibt drei validierte Screening-Fragebögen zu dissoziativen Symptomen:

Das wohl wichtigste Screening-Instrument ist der Fragebogen zu dissoziativen Symptomen (FDS) von Freyberger et al. 1999, der einfach und von Patienten gut akzeptiert durchzuführen ist. Der FDS ist die deutsche Adaptation der DES (Dissociative Experiences Scale) von Putnam et al. (1986; s. auch Putnam 1994). Die DES ist das meist eingesetzte Screening-Instrument im dissoziativen Bereich überhaupt, mit sehr guten teststatistischen Parametern. In der deutschen Fassung wurde die DES um die körperlichen Symptome der Dissoziation erweitert, um auch die Definition der Dissoziation nach der ICD-10 einzubeziehen. Das heißt: Sie erfasst sowohl die psychische wie auch Teilbereiche der körperlichen/somatoformen Dissoziation. Der FDS hat 44 Items, das Ausfüllen dauert ca. 15 Minuten. Die Person beantwortet 44 Fragen, wie häufig sie derartige Erfahrungen auf einer Skala von 0 bis 100% aus ihrem täglichen Leben kennt. Es handelt sich also um einen Selbsteinschätzungsfragebogen.

Die Items zu Dissoziation – nicht nur im FDS, sondern in allen Fragebögen – erfassen im Prinzip vier Bereiche der Dissoziation:

- **Absorption/imaginatives Involvement:** So fahren einige Menschen mit einem Auto, einem Bus oder einer U-Bahn und stellen plötzlich fest, dass sie sich nicht daran erinnern können, was während der Fahrt geschehen ist.
- **Derealisation/Depersonalisation:** Einige Menschen haben zum Beispiel zeitweise das Gefühl, dass ihr Körper oder ein Teil ihres Körpers nicht zu ihnen gehört.
- **Amnesie:** Einige Menschen stellen zum Beispiel manchmal fest, dass sie Dinge getan haben müssen, an die sie sich nicht mehr erinnern können.
- **Identitätsspaltung/Identitätsdiffusion:** Einige Menschen stellen zum Beispiel fest, dass sie gelegentlich in vergleichbaren Situationen so unterschiedlich handeln, dass sie das Gefühl haben, zwei unterschiedliche Personen zu sein.

Ausgewertet wird der FDS, indem man aus den Prozentangaben aller angekreuzten Items den Mittelwert bildet. Klinisch relevant wird ein Wert ab etwa 15% als Hinweis auf eine leichte Dissoziation. Zwischen 25 und 30% liegt in der deutschen Fassung der Cut-Off-Wert, bei dem empfohlen wird, ein diagnostisches Interview durchzuführen, weil die Wahrscheinlichkeit einer dissoziativen Störung so hoch ist, dass sich der Aufwand rechtfertigt. Ab 50% etwa muss eine Dissoziative Identitätsstörung ausgeschlossen werden. – Der Fragebogen „beweist" keine dissoziative Störung! Auch depressive Patienten scoren hoch auf dem FDS oder der DES.

Den FDS kann man aber auch sehr gut wie ein klinisches Interview benutzen. Dann lässt man ihn nicht ausfüllen, sondern fragt die Items im persönlichen Gespräch ab. Danach wird man die Dissoziativität seines Patienten auch klinisch gut kennen und einschätzen können.

Neben dem FDS gibt es noch andere Fragebogen-Instrumente, die Schlüsselbereiche der Dissoziation erfassen. Genaueres hierzu findet sich bei Overkamp (2002) und Hofmann et al. (2001).

Die Impact of Event Scale (IES-R, Horowitz et al. 1979; dt.: Hütter u. Fischer 1997) befasst sich in 15 Fragen mit den Auswirkungen der traumatischen Situation in Bezug auf die Symptome einer Posttraumatischen Belastungsstörung:

- Flashbacks/Intrusionen
- Vermeidung
- anhaltende Erregung/Hyperarousal

Strukturierte Interviews und Fragebogen-Ergebnisse erhärten die klinische Diagnose einer PTBS oder einer dissoziativen Störung. Klinische Erfahrung ist nicht ersetzbar durch die genaue Kenntnis von Testbatterien und Diagnose-Manual-Items. Das weiß jeder, der mit einem klinisch unerfahrenen Forscher einmal diskutiert hat, warum dieser Mensch keine Schizophrenie hat, obwohl er die DSM-Kriterien doch alle so überzeugend erfüllt. Eines der ersten Diagnose-Manuale war bekanntlich der „Hexen-Hammer". Im Vergleich damit sind wir inzwischen aber vorangekommen.

Weiterführende Literatur

Bernstein EM, Putnam FW (1986). Development, reliability and validity of a dissociation scale. J Nerv Ment Dis; 174: 727–35.

Besser LU (2002). Vom Vergessen und Wiederholen medizinischer Traumata zum heilsamen Erinnern. In: Sachsse U, Özkan I, Streeck-Fischer A (Hrsg). Traumatherapie – Was ist erfolgreich? Göttingen: Vandenhoeck & Ruprecht; 174–93.

Freyberger HJ, Spitzer C, Stieglitz RD, Kuhn G, Magdeburg N, Bernstein-Carlson E (1999). Der Fragebogen zu dissoziativen Symptomen (FDS). Deutsche Adaptation. Reliabilität und Validität der amerikanischen Dissociative Experience Scale (DES). Göttingen: Hogrefe.

Frör K (2000). Dissoziative Identitätsstörung – eine polysymptomatische Störung? Eine Validierungsstudie mit dem SIDDS (Strukturierter Interviewleitfaden zur Diagnose Dissoziativer Störungen – Deutsche Fassung des DDIS). Diplomarbeit Psychologie, Philipps Universität, Marburg.

Gast U, Osswald T, Zürndorf F (1999). Strukturiertes Klinisches Interview für DSM-IV-Dissoziative Störungen (SCID-D). Göttingen: Hogrefe.

Hofmann A, Liebermann P, Flatten G (2001). Diagnostik der Posttraumatischen Belastungsstörung. In: Flatten G, Hofmann A, Liebermann P, Wöller W, Siol T, Petzold E (2001). Posttraumatische Belastungsstörung. Leitlinie und Quellentext. Stuttgart, New York: Schattauer; 71–84.

Horowitz MJ, Wilner N, Alvarez W (1979). Impact of Event Scale: a measure of subjective stress. Psychosom Med; 41: 209–18.

Hütter BO, Fischer G (1997). Clinimetric evaluation of the German version of the Impact of Event Scale. Paper auf der Tagung der Europäischen Gesellschaft für Traumatische Stress-Studien, Maastricht.

Overkamp B (2002). Erfolgreiche Diagnostik dissoziativer Symptome und Störungen. Ein Überblick. In: Sachsse U, Özkan I, Streeck-Fischer A (Hrsg). Traumatherapie – Was ist erfolgreich? Göttingen: Vandenhoeck & Ruprecht; 13–27.

Putnam FW (1994). The Switch Process in Multiple Personality Disorder and Other State Change Disorders. Hillsdale, NJ: Erlbaum Press; 283–304.

Putnam FW, Guroff JJ, Silberman EK, Barban L, Post RM (1986). The clinical phenomenology of multiple personality disorder. A review of 100 recent cases. J Clin Psychiatry; 47: 285–93.

Ross CA (1989). Multiple Personality Disorder: Diagnosis, Clinical Features, and Treatment. New York: John Wiley & Sons.

Spitzer RL, Williams JBW (1986). Structured Clinical Interview for DSM, PTSD Module. New York: State Psychiatric Institute.

Steinberg M (1994). Structured Clinical Interview for DSM-IV Dissociative Disorders (SCID). Rev. ed. Washington, DC: American Psychiatric Press.

Wittchen HU, Zaudek M, Fydrich T (1997). SKID-DSM-IV. Strukturiertes Klinisches Interview. Göttingen, Bern, Toronto: Hogrefe.

III Traumazentrierte Psychotherapie

Ulrich Sachsse

Die Leiden

Der leidet an seinem Reichtum
und der an seiner Macht
Ich leide an meinem Mitansehn
wie der Tag an der Nacht

Der leidet an seiner Liebe
und der an seiner Not
Ich leide an meinem Drandenkenmüssen
wie das Leben am Tod

Der leidet an seiner Habsucht
und der an seiner Lust
Ich leide an meinem Nichthelfenkönnen
wie das Herz an der Brust

Erich Fried

Die Wortwahl „traumazentrierte Psychotherapie" ist Programm: Die Bearbeitung und Bewältigung posttraumatischer Probleme und Symptome wird ins Zentrum der Therapie gestellt. „Das Trauma" wirkt wie ein Organisator im Sinne von René Spitz. Zunächst wird vieles, von manchen Therapeuten gerade in der Anfangsphase der Begegnung mit diesem Denken und Behandeln alles, was problematisch ist und Probleme macht, auf das Trauma bezogen. Diese Sichtweise ist behandlungstechnisch vorübergehend sinnvoll. Wenn übersehen oder ausgeblendet wird, dass posttraumatische Erinnerungsabszesse latent virulant sein könnten, sind viele Therapie-Strategien gefährlich. Eine gute, konfrontative Verhaltenstherapie etwa mit Reizüberflutung (Flooding) oder In-vivo-Konfrontationen kann eine Symptomatik deutlich verschlechtern, denn komplex Traumatisierte und Borderline-Patienten habituieren nicht; das ist inzwischen allgemein bekannt. Eine beziehungszentriert-psychodynamische Therapie führt bald zu Nähe; Nähe kann die Symptomatik triggern, gerade dann, wenn die Traumatisierungen in nahen familiären Beziehungen erfolgt sind. Die psychodynamische Psychotherapie verfügt nicht über ein Repertoire an Therapie-Möglichkeiten und -Techniken, diese Erlebnisse aufarbeiten und hinter sich lassen zu können. Dann werden in der Therapie Geister gerufen, die man nicht mehr los wird. Davon leben viele Supervisoren. Ein Ausblenden posttraumatischer Elemente in der Psychopathologie ist somit potenziell schädlich. „Trauma First" ist eine ethisch sinnvolle Behandlungsempfehlung im Sinne des „nihil nocere", denn es kann auch nicht-traumatisierten Menschen wenig schaden, sich die Stabilisierung anzueignen. In dubio pro traumazentriertem Vorgehen.

Dieser behandlungstechnisch sinnvolle Schritt muss aber ein Zwischenschritt bleiben. Das Leben war nie nur Trauma, die Psychodynamik ist nie nur auf das Trauma begrenzbar, und niemand ist mit der ausschließlich traumazentrierten Sichtweise gut genug verstanden und gut genug behandelt: Psychodynamische, verhaltensrelevante und systemische Aspekte müssen immer mit berücksichtigt werden, und der Körper sollte auch nicht nur in der Phantasie vorkommen. Trauma-Zentrierung ist ein sinnvoller Therapie-Schritt, keine sinnvolle Lebensperspektive oder gar „Identität".

Die rapide einsetzende Erkenntnis, dass mit diesem Denken psychotherapeutisch vielen Menschen sehr viel besser zu helfen ist als bisher, hat dazu geführt, dass die traumazentrierte Psychotherapie boomt und alle, aber auch alle Therapie-Schulen und -Methoden Trauma-Aspekte integrieren und in ihr Behandlungsrepertoire aufnehmen. Das ist gut und sinnvoll. Einige dieser Entwicklungen sind im Folgenden dargestellt. Dabei wird auch deutlich, wie weitgehend die traumazentrierte Sichtweise frühere Erfahrungen aufgreifen konnte. In vielen Therapie-Schulen hat das Trauma auch vor 1980 bereits existiert.

Literatur

Kottje-Birnbacher L, Birnbacher D (1995). Ethische Aspekte der Psychotherapie und Konsequenzen für die Therapeutenausbildung. Psychotherapeut; 40: 59–68.

Reddemann L, Sachsse U (1998). Welche Psychoanalyse ist für Opfer geeignet? Forum Psychoanal; 14: 289–94.

Reddemann L, Sachsse U (1999). Trauma first! Persönlichkeitsstörungen; 3: 16–20.

Ford JD, Kidd P (1998). Early childhood trauma and disorders of extreme Stress as predictors of treatment outcome with chronic posttraumatic stress disorder. J Trauma Stress; 11(4): 743–61.

8 Ein Rundblick über die Trauma-Therapie-Landschaft

8.1 Beiträge der Psychoanalyse

Jochen Peichl

Die Ergebnisse der neurobiologischen Stressforschung, ihre Hypothesen über die inadäquate Prozessualisierung traumatischer Gedächtnisinhalte und die neurophysiologischen und biochemischen Antworten des Gehirns auf das Trauma-Ereignis, lassen viele uns lieb gewonnene Axiome tiefenpsychologischer Schulen über Neurosenentstehung in neuem Licht erscheinen. Verfolgt man die Theoriediskussion in den Periodika der „psychoanalytic community", so scheint nichts mehr so zu sein, wie es einmal war. Kaum ein Stein des freudschen metapsychologischen Gebäudes ruht passgenau auf dem anderen – auch hier ist Postmoderne angesagt.

Wir leben und arbeiten in einer Art Übergangszeit: Die großen, sich oft feindlich ausgrenzenden Theorieblöcke zeigen deutlich erste Risse, aber auch markante Auflösungserscheinungen; vorsichtige Annäherungen zwischen Psychoanalyse, kognitiver Theorie und Neurowissenschaften sind allerorts zu bemerken. Das Themenheft „Psychoanalyse, Kognitionsforschung, Neurobiologie" der Zeitschrift „Psyche" (1998) lotet Gemeinsamkeiten und Unterschiede des Denkens und Handelns aus – ein wichtiger Beitrag, um Brücken zu bauen. Klinische, integrative Trauma-Therapie hat in den letzten Jahren von dieser Diskussion enorm profitiert und ihr Verstehens- und Methodenspektrum schulübergreifend erweitern können.

Neurobiologisch orientierte Trauma-Therapie zielt vor allem auf die physiologisch begründete Störung der Gedächtnis-Prozessualisierung (Funktions-Defizite des Gehirns) nach exzessiver Reizüberflutung und löst damit die Symptomatik der Posttraumatischen Belastungsstörung (PTBS) aus der Denktradition neurosenspezifischer und psychodynamischer Grundannahme eines Triebabwehr-Modells – PTBS ist somit eine psychosomatische Reaktion auf Traumatisierung oder, wie Herman schon 1994 schrieb, eine durch Terror ausgelöste Physioneurose.

Vergleicht man die unterschiedlichsten Therapie-Strategien, die in den letzten Jahren von den anerkannten Therapie-Schulen entwickelt wurden, so scheinen alle mit zwei zentralen Fragen befasst: Welche Relation hat die traumatische Erinnerung zur Entstehung und Unterhaltung der Symptomatik der PTBS, und wie lässt sich diese traumatische Erfahrung in ein narratives Lebensskript integrieren?

Hinter der Beschäftigung mit der traumatischen Erinnerung und ihren bewussten und unbewussten Zeichensetzungen, als einer Art pathogenetisch wirksamen Fremdkörpers im Selbst, taucht die Frage nach der Prägung durch die Opfer-Täter-Erfahrung auf – eine einmalige oder chronifizierte Form der Beziehungsgestaltung und einer missbräuchlichen Vermischung von Macht und Zuneigung.

In den letzten Jahren wurden von der psychoanalytischen Trauma-Forschung einige sehr wichtige Arbeiten zum Verständnis der Psychodynamik traumatischer Reaktionen und deren Symptombildung vorgelegt. Gemeinsamer Referenzpunkt dieser sich gegenseitig ergänzenden Arbeiten ist die Bezugnahme auf Ferenczis berühmte Arbeit „Sprachverwirrung zwischen den Erwachsenen und dem Kind" aus dem Jahre 1933, in dem dieser erstmalig die Internalisierungsvorgänge traumatischer Gewalt, ihre Folgen für die Über-Ich-Bildung und die neurotische Schuldverarbeitung beschrieb.

Die in den Begriffen der Borderline-Störung und der Posttraumatischen Belastungsstörung beschriebene Symptomatik und Verhaltensauffälligkeit könnte mit Blick auf die gegenwärtige wissenschaftliche Diskussion als die gemeinsame Endstrecke einer generellen Reaktionsbereitschaft des somato-psychischen Systems auf traumatischen Stress verstanden werden.

8.1.1 Die Einteilung der Traumata

Unter Berücksichtigung der Variablen „Zeitpunkt der Traumatisierung" und „prämorbide Persönlichkeitsentwicklung" bietet sich folgende Einteilung an:

- **Verfolgungstraumata:** Dieses sind relativ klar abgrenzbare Ereignisse im Jugend- oder Erwachsenenalter, die durch eine deutliche Gegenüberstellung von Opfer und Täter charakterisiert sind. Dazu zählen alle juristisch klar definierten verbrecherischen Handlungen, wie zum Beispiel Vergewaltigung, Geiselnahme, Raubüberfälle, Folter, aber auch Vertreibung aus politischen oder religiösen Gründen. Je nach Intensität der Traumatisierung und der dabei erlebten Erfahrungen von extremer Hilflosigkeit und erzwungener Handlungsunfähigkeit ist auch bei Opfern mit fiktivem „Normal-Ich" von schweren psychischen Folgeschäden mit Symptombildung auszugehen. Die für diese Störungsbilder entwickelten psychodynamischen Erklärungsansätze beziehen sich generell auf Traumata, die nicht in dem Bereich der üblichen menschlichen Erfahrungen liegen, sich nach Abschluss der vulnerablen Phase der Kindheitsentwicklung ereigneten und dem expliziten, d. h. autobiografischen Gedächtnis zumeist zugänglich sind. Kommt es zu einer pathologischen Trauma-Verarbeitung in Folge dieser Schwersttraumatisierung, so lassen sich ziemlich einheitlich beschreibbare Symptombildungen als Posttraumatische Belastungsstörung (PTBS), als posttraumatische Neurose oder posttraumatische Persönlichkeitsstörung vom Borderline-Typ (sekundäre Borderline-Störung) diagnostizieren.
- **Entwicklungstraumata:** Einmalige oder kumulative Traumatisierung in der frühen oder auch späteren Kindheit durch Vernachlässigung, psychische und physische Gewaltanwendung, sexuelle Ausbeutung oder aggressiv entwertende Familienmuster stellt die ätiopathologische Ausgangsbasis für die Entwicklung einer schweren Persönlichkeitsstörung dar. Die genannten Entwicklungspathologien können entweder als grob auffällige Interaktionsmuster oder als subtil versteckte, mehr atmosphärisch wahrnehmbare Störungen der Entwicklungsmöglichkeiten für das Kind erlebt werden. Die Psychodynamik und Ätiopathologie dieser Störungen wurde im Konzept der Borderline-Störung in den letzten Jahren sehr subtil beschrieben und um die Ergebnisse der Säuglingsforschung in den Bereich des vorsprachlichen Bindungssystems Mutter-Kind erweitert: Milch (1998) nennt dies den „Borderline-Dialog". Konstitutionelle Faktoren sollten als wichtige Ko-Variablen in die Ätiologie-Diskussion einbezogen werden (Linehan 1996). Diagnostisch sprechen wir hier vom Vorliegen einer Störung auf unterem Ich-strukurellen Niveau, welche sich entweder als Borderline-Störung oder schwere narzisstische Verhaltensstörung mit multipler Symptombildung (Sucht, selbstverletzendes Verhalten, Ess-Störung usw.) äußert.
- **Additive Traumata:** Forschungsergebnisse zeigen, dass Menschen mit schweren kumulativen Traumatisierungen in der Kindheit (Inzest, sexueller Missbrauch, Gewaltanwendung) ein erhöhtes Risiko aufweisen, im späteren Leben Opfer einer weiteren Gewalttraumatisierung zu werden. Für diese Patienten ist zu vermuten, dass die Posttraumatische Belastungsstörung auf dem Hintergrund der Kindheitstraumatisierung eines differenziellen, ätiopathologischen Krankheitskonzeptes bedarf. Diagnostisch handelt es sich dabei um schwere Persönlichkeitsstörungen mit sekundärer Traumatisierung.

8.1.1.1 Zur Psychodynamik

Kern der psychodynamischen Modellvorstellungen der pathologischen Trauma-Verarbeitung nach **Verfolgungstraumata** ist die Annahme, dass das Ich unter dem Druck des Macht-Ohnmacht-Gefälles der traumatischen Realität und der damit einhergehenden unkontrollierten Angst und völligen Hilflosigkeit regrediert. In diesem Zustand der **Re-Infantilisierung** scheint sich die äußere Realität der Trauma-Situation mit unbewussten Phantasien frühester Kindheitsängste zu verbinden. Das Opfer regrediert aus der Erwachsenenrealität in die Frühzeit infantiler Angst- und Abhängigkeitsphantasien, die bis dahin völlig verdrängt waren. Dieses Déjà-vu-Erlebnis psychosenaher Angst wird von Ehlert und Lorke (1988) mit dem freudschen Konzept der infantilen Hilflosigkeit, mit der „Frühgeburt des Menschen“ und der Geburt als Trauma in Verbindung gebracht. Von dieser Regressionsstufe ausgehend, erscheint der Täter als einzig verfügbarer Retter aus einer Situation, in der früher vonseiten der primären Bezugspersonen Hilfe zum psychischen und physischen Überleben erhofft wurde. Durch die Wiederherstellung der „primären Fusion“ als Reaktion auf die „verdichtete Urszene des ersten Liebesverlustes“ (ebd.) und die Rückkehr zu Abwehrmechanismen der frühen Kindheit erfolgt die Übertragung aller Rettungsphantasien auf den anwesenden Täter und führt so an einen psychodynamisch existenziellen Punkt: Dieser Augenblick gilt als der eigentlichen Beginn einer nicht mehr reversiblen psychischen Traumatisierung. Die Täter-Opfer-Relation wird als „traumatisches Introjekt“ ins Selbst aufgenommen und perpetuiert die destruktive Trauma-Erfahrung auf der Inneren Bühne.

Diese theoretische Annahme der Regression aus dem Erwachsenenalter hin zu den archaischen, frühen, unbewussten Phantasien der Kindheit bietet nun die Möglichkeit, psychoanalytisch die Dynamik der Verfolgungstraumatisierung mit der Theorie der Entwicklungstraumatisierung zu verbinden. In dieser Diktion erhält die traumatische Realszene, gemäß Freuds Denktradition der „Nachträglichkeit“, ihre zerstörerische Konsequenz weitgehend dadurch, dass sie Anschluss an unbewusste Erinnerungen und Phantasien der frühen Kindheit (z. B. dem psychotischen Kern nach Melanie Klein) findet und sich damit auflädt. Dieser Umgang mit traumatischen Erinnerungen enthält zumindest die Gefahr, die Realität der Traumatisierung und ihre neurobiologischen Folgen zu psychologisieren, d. h. die unbewusste Phantasie höher zu schätzen als die Realität. Der ursächlichen Wirkung von hirnphysiologisch begründbaren Störungen von Ich-Funktionen durch Stresstraumata sollte nach meiner Ansicht in Abgrenzung zu überbordenden primärprozesshaften Früherinnerungen bei psychoanalytischen Fallkasuistiken in der Theoriebildung mehr Gewicht eingeräumt werden. Therapien der Wahl sind hier nicht die regressionsfördernden analytischen Langzeittherapien, sondern störungsspezifische Kurzzeittherapie-Ansätze mit einem neutralen, aber engagierten Therapeutenverhalten. Mit Fürstenau möchte ich sagen: psychoanalytisch die Dynamik verstehen, neurophysiologisch denken und integrativ intervenieren.

Für die **Entwicklungstraumatisierung** und die Möglichkeit einer schweren Persönlichkeitsstörung ist von Kernberg (1996) vor allem die frühe Konfrontation mit Hass, Aggression und Entwertung durch das Beziehungsumfeld hervorgehoben worden. Vor allem die hassgesteuerten, internalisierten Objektbeziehungen aus dieser Zeit verhindern eine phasengerechte Integration von Liebe und Hass, sodass sowohl das Selbst als auch die Objektrepräsentanzen gespalten bleiben und es zum Syndrom der Identitätsdiffusion kommt. Die für Borderline-Zustände typischen Verhaltensweisen und Affektzustände ranken sich um die doppelte Identifikation (sowohl mit der Täterrolle als auch mit der Opferrolle), d. h. die Spaltung variiert zwischen paranoid-verfolgendem Täter und idealisiertem Opfer und vice versa. Ergänzend zu diesen kumulativen Traumatisierungen der frühen Kindheit ist in den letzten Jahren immer wieder die Frage nach konstitutionellen Faktoren für die Entstehung der Borderline-Störung gestellt worden. Kernberg selbst geht in seinem Konzept von einem konstitutionellen Faktor im Sinne eines angeborenen Übermaßes an oral-aggressiver Aggression beim Patienten aus, Linehan erweiterte diese Hypothese um nachweisbare, diskrete neurologische Befunde („soft signs"), um kognitive Defekte wie Störungen der Affektregulation, der Impulskontrolle, der Wahrnehmung von Raum und Zeit usw. Diese innovative Form störungsspezifischer Psychotherapie liegt als Manual sowohl für die „übertragungsfokussierte Psychotherapie" nach Clarkin et al. (2001) als auch für die „Dialektisch-behaviorale Psychotherapie" nach M. Linehan (1996) seit einigen Jahren vor – Meilensteine für die Entwicklung moderner, evidenzbasierter Therapie-Verfahren.

8.1.2 Ziele

Ziele der **Behandlung traumatischer Störungen in der Psychoanalyse** sind das Aufdecken der traumatischen Erinnerungen und die Bearbeitungen der Motive der Verdrängung, d. h. die Bedeutung des Hasses, der Scham, der neurotischen Schuld, die für diesen Verdrängungsvorgang verantwortlich gemacht werden. Die psychopathologische Wirkung des dynamischen Unbewussten, welches sich vom kognitiven Unbewussten durch seine Zentrierung auf Konflikthaftigheit, seine Affekt- und Motivinhalte grundlegend unterscheidet, gilt der Psychoanalyse als Begründung, warum es sich bei den Störungen des Trauma-Gedächtnisses (Erinnerungsspeicherung und Erinnerungsabruf) um ein psychologisches und nicht um ein neurobiologisches Phänomen handelt. Dies hat eine weitreichende Folge für das therapeutische Vorgehen: Traumabedingte Störungen werden wie neurotische Störungen mit weitgehend identischer Therapie-Technik behandelt. Die Via Regia bei der Entfaltung der zum Teil unbewussten traumatischen Erinnerung ist ihre szenische Transformation in die Übertragungs-Gegenübertragungs-Matrix der aktuellen Beziehung zum Therapeuten – mit dem Ziel, aus der neu inszenierten Handlung im Hier-und-Jetzt auf die Lücken in der Erinnerungsreproduktion schließen zu können. Bei den Entwicklungstraumatisierungen steht neben der Rekonstruktion der Erinnerung durch Deutung die Nachreifung der Persönlichkeit im Vordergrund, vor allem die Überwindung der Spaltungsabwehr und anderer primitiver Abwehrmechanismen und ein Aufbau ganzheitlicher Selbst- und Objekt-Imagines. Ob bei fehlender autobiografischer Trauma-Erinnerung im deklarativen Gedächtnis aus einem Vorherrschen von dissoziativen Zuständen, diffusen Affekten, traumatischen Trauminhalten und „Körper-Erinnerungen" auf ein verdrängtes Kindheitstrauma verlässlich zurückgeschlossen werden darf, ist zumindest fraglich. Loftus und Ketcham haben sich mit dieser Frage des „false memory syndroms" ausführlich beschäftigt (1995). Ein weiterer Punkt psychoanalytischer Bemühungen in der Behandlung ist die Förderung bzw. Wiederherstellung der Symbolisierungsfähigkeit des traumatisierten Patienten. Nichtversprachlichtes Erinnerungsmaterial der traumatischen Erfahrung soll sich aus dem prozeduralen/impiziten Gedächtnis auf dem Übertragungsfeld der Therapie reproduzieren, um via Deutung nicht nur blind-fühlbar, sondern auch sichtbar-verstehbar gemacht zu werden. Voraussetzung dafür sind beim Patienten die Fähigkeit, die hilfreiche, empathische Beziehung zum Therapeuten hinter der oft grotesken und retraumatisierenden Übertragungsfassade nicht aus den Augen zu verlieren – eine Conditio sine qua non, damit das Ganze sich nicht in einem „traumatogenen Übertragung-und-Gegenübertragung-Dilemma" selbst vernichtet. Diese Fähigkeit zur therapeutischen Ich-Spaltung ist aber häufig traumabedingt nicht vorhanden.

Der Wind bläst zurzeit aus Richtung der neurobiologischen Trauma-Forschung – hier sind auch wichtige neue Erkenntnis aus der Stress- und Gedächtnisforschung in den nächsten Jahren zu erwarten, mit Antworten auf Fragen hoffentlich, die uns alle in diesem Bereich Tätigen seit langem beschäftigen. Schlüssel für eine patientenzentrierte Trauma-Therapie sind ein erweitertes Verständnis für die psychologischen und neurobiologischen Vorgänge bei der Speicherung und Erinnerung von Trauma-Episoden und, allgemeiner gesprochen, die Arbeitsweise des Gedächtnisses unter Stress sowie die Transformation der traumatischen Erinnerung durch die Therapie. Erst die Antworten auf diese Fragen werden die Suche nach der bestmöglichen Therapie für unsere Patienten optimieren.

Trotz allem Vorläufigen auf dem Weg zu einer integrativen Trauma-Therapie scheint mir vieles in den letzten Jahren, nach einer Zeit der Erstarrung, in Bewegung: Vor allem der Dialog zwischen den Schulen wird offener und von gegenseitiger Neugier und Respekt getragen. Die Unterschiedlichkeit des Denkens und der Therapie-Ansätze sollte als eine Bereicherung in der ambulanten oder stationären Praxis der Trauma-Therapie durch diese Arbeit gewürdigt werden.

Weiterführende Literatur

Clarkin JF, Yeomans FE, Kernberg OF (2001). Psychotherapie der Borderline-Persönlichkeit. Manual zur Transference-Focused Psychotherapy (TFP). Stuttgart, New York: Schattauer.

Ehlert M, Lorke B (1988). Zur Psychodynamik der traumatischen Reaktion. Psyche; 6: 502–32.

Ehlert-Balzer M (1996). Das Trauma als Objektbeziehung. Veränderungen der inneren Objektwelt durch schwere Traumatisierung im Erwachsenenalter. Forum Psychoanal; 12: 291–314.

Ferenczi S (1933). Sprachverwirrung zwischen den Erwachsenen und dem Kind. Schriften zur Psychoanalyse. Bd. II. Frankfurt a. M.: Fischer 1972.

Herman JL (1994). Die Narben der Gewalt – traumatische Erfahrungen verstehen und überwinden. München: Kindler.

Holderegger H (1993). Der Umgang mit dem Trauma. Stuttgart: Klett-Cotta.

Kernberg O (1996). Haß als zentraler Affekt der Aggression. Z psychosom Med; 42: 281–305.

Küchenhoff J (1990). Die Repräsentation früher Traumata in der Übertragung. Forum Psychoanal; 6: 15–31.

Linehan MM (1996). Dialektisch-behaviorale Therapie der Borderline-Störung und Trainingsmanual zur dialektisch-behavioralen Therapie der Borderline-Persönlichkeitsstörung. München: CIP-Medien.

Loftus E, Ketcham K (1995). Die therapierte Erinnerung. Hamburg: Ingrid Klein Verlag.

Milch W (1998). Überlegungen zur Entstehung von Borderline-Störungen auf dem Hintergrund der Säuglingsforschung. Persönlichkeitsstörungen; 1: 10–21.

Peichl J (1997). Psychotherapeutische Techniken bei traumabedingten Störungen – eine Zwischenbilanz. Persönlichkeitstörungen; 3: 103–12.

Peichl J (1999). Das Trauma in der Ätiologie der Psychoneurosen. Fundamenta-Psychiatrica; 1: 26–34.

Psyche (1998). Themenheft „Psychoanalyse, Kognitionsforschung, Neurobiologie“. Psyche; 9/10.

8.2 Psychoanalytisch fundierte Beziehungsarbeit

Birger Dulz

Manche Psychotherapeuten und insbesondere die Wissenschaftler unter ihnen stellen vornehmlich Überlegungen und Untersuchungen bezüglich ihrer Techniken, Strategien, Taktiken, Fallmanagements und Methoden an. Das ist wichtig. Doch diese Terminologie, also das schulenübergreifende Verwenden von Begriffen aus der Militär- und Verwaltungssprache[4,5], verrät den da-

4 So ist „Strategie“ auch ein Synonym für „Kriegslist“ und beschreibt ein Vorgehen, „in dem man diejenigen Faktoren, die in die eigene Aktion hineinspielen können, von vornherein einzukalkulieren versucht“ (Duden 1997, S. 775), und so benennt Taktik „1. Praxis der geschickten Kampf- od. Truppenführung (Mil.). 2. auf genauen Überlegungen basierende(s), (...) berechnendes (…) Verhalten“, und so ist der Taktiker eine Person, die „eine Situation (…) zu seinem Vorteil zu nutzen versteht“ (Duden 1997, S. 795). Management ist die „Leitung (…) eines Unternehmens, die Planung und Grundsatzentscheidungen o. Ä. umfasst; Betriebsführung“ (Duden 1997, S. 493).

5 In einer Konferenz in einer deutschen Klinik, so wurde wütend kolportiert, sei seitens eines Verwaltungsangestellten von Stückzahlen gesprochen worden, womit die Anzahl der Patienten gemeint war. Ein lapsus linguae, sicherlich. Aber ein verräterischer...

hinter stehenden Zeitgeist. Die Begriffe klingen klug und sind – leider – modern. Vor allem aber schaffen sie emotionale Distanz durch Ausklammerung von Beziehungsaspekten und vermitteln zusätzlich die Illusion der Berechenbarkeit von Menschen und ihren Beziehungen.

Bei der Konzentration auf die Auswahl geeigneter Interventionen aus dem „Arsenal" möglicher Interventionen wird nicht selten aus dem Auge verloren, dass es primär um den Patienten und sein persönliches Leid gehen sollte. Und dieses Leid wird besonders durch die Beziehungen zur Familie, zu Freunden und Bekannten mitgestaltet – und vice versa. Deshalb soll hier zunächst eine Patientin, nämlich Frau A.A., selbst zu Wort kommen, indem sie ihre Erfahrungen mit Beziehungen auf eine sehr persönliche Weise schildert: mal in der 1. Person, mal in der 3. Person.

Ich war ein ganz vorbildliches, unkompliziertes und nur Freude schenkendes Kind. Bereits im zarten Babyalter machte ich der Mutter nichts als „Ärger". Ständig schrie sie, war gegen Windeln allergisch und kotzte ununterbrochen das Essen wieder aus. Was kann sich eine Mutter mehr wünschen als solch ein liebenswertes Wesen? Als ich ein Jahr alt war, wurde mein Bruder B. geboren. Die Mutter und der Vater waren zweimal miteinander verheiratet, trennten sich aber endgültig, als ich sieben Jahre alt war. Der Vater bekannte sich daraufhin offen zu seiner Homosexualität und besuchte uns öfter, natürlich immer mit seinem jeweiligen Partner. Seine Partner besaßen die unterschiedlichsten Nationalitäten, und selbstverständlich schlüpfte er dann immer in den liebsten und fürsorglichsten schwulen Papa, den man sich nur vorstellen kann. Ist das nicht niedlich, eidadei! Dabei kannten wir doch sein wahres Ich. Er fuhr nachts Taxi, und wenn er wach war, bekamen wir alle seinen Sauberkeits- und Ordnungszwang zu spüren. Die Kinder waren meistens auf ihren Zimmern, und um einen Toilettengang musste gebeten werden. Jeden Abend wurden die Zimmer kontrolliert, und Unordentliches wurde vom Regal geworfen oder in blaue Müllsäcke gesteckt. Er schrie immer.
Als sie dreieinhalb Jahre alt war, wurde ihre Schwester C. geboren. C. besaß allerdings einen separaten Erzeuger, der meine Mutter nicht ehelichen wollte.
Als ich neuneinhalb war, wurde D. geboren. Wieder separater Erzeuger, wieder keine Eheschließung. Jedoch war dieser Mann gebildet und sehr freundlich zu uns Kindern. Er wollte die Mutter auch heiraten, doch da gab es noch eine Nachbarin, die übrigens die Mutter eines Sohnes wurde, der also der Halbbruder meiner Schwester D. war. Einen klitzekleinen Nachteil hatte dieser Herr übrigens: Er soff wie ein Berserker! Macht ja nichts, kann ja jedem mal passieren. Mit elf Jahren lernte ihre Mutter einen alten Nachbarn näher kennen, der zu der Zeit im Gefängnis saß. Sie verliebte sich in ihn, und weil draußen eine ihn liebende und auf ihn wartende Familie war, wurde er auf Bewährung entlassen. Die Bestie war leider äußerst gewalttätig, alkoholkrank, pervers und sadistisch veranlagt. Immer wieder rühmte sie sich damit, zwei Menschen totgeschlagen zu haben. Die Mutter und ihre Bestie hassten A., sie hatte ja schon immer die Bezeichnungen „Flunderfresse" und „Dreckstück" bevorzugt, die Bestie nannte A. nur: „A., die Tochter der schwulen Drecksau!" Aber ich rebellierte weiterhin, sprach mich gegen diesen Primitiven aus, doch es wurde dann nur schlimmer. In den folgenden vier Jahren waren Polizisten unsere willkommensten Hausgäste. Mindestens drei bis vier Mal pro Woche schauten sie abends vorbei, um ihn abzuführen. Zwei Polizeiwagen kamen jedesmal, weil die Polizei die Bestie sonst nicht unter Kontrolle kriegen konnte. Die Bestie hat oft versucht, die Mutter totzuhauen, aber sie hat es niemals geschafft. Er und die Mutter waren immer im Vollrausch. Nachts mussten wir oft zu meinem Opa flüchten, um uns zu retten. Aber die Schule ging weiter. Als ich 15 war, kamen wir ins Heim, die Behörden

stellten der Mutter ein Ultimatum. Entweder Kinder oder Bestie. Meine Mutter entschied sich für uns. Wir waren die verrufenste Bagage in der ganzen Gegend, die Leute zeigten mit Fingern auf uns, und die Kinder durften nicht mit uns Asozialen spielen. Ich wurde in der Schule fertig gemacht, weil ich so asozial war. Mit 16 machte ich streng Diät, und als Leckereien gab es Abführmittel. Mit 19 beendete ich die Schule, und am folgenden Tag starb der Vater an Aids. Ich besuchte ihn noch am Tag zuvor, aber er war als Mensch kaum mehr zu identifizieren. Mit 20 mein zweiter Suizidversuch mit Whisky und Schlaftabletten. Als ich 22 war, verloren wir die Wohnung und wurden, meine kleine Schwester, meine Mutter und ich, in eine Einrichtung für Wohnungslose eingewiesen. Dort wohnte sie dreieinhalb Jahre auf einer Matratze in der Zimmerecke, ein halbes davon in einem Wohnhaus für Frauen. Die persönlichen Sachen waren in Pappkartons. Die kleine Schwester demolierte sie nach Leibeskräften, wobei ich jedes Mal wieder erstaunt war, durch welche kreativen Verhaltensweisen sich das Äußere des Menschen so verändern lässt! Mein Bruder hat mir sein altes Bett geschenkt. Nach zwei Krankenhausaufenthalten wohnte ich zur Untermiete, dann mit der Schwester C. zusammen, dann alleine.

Ein Jahr war ich Teilnehmerin im Beruflichen Trainingszentrum. Dort lernte ich meinen Freund kennen, der in Schweden eine andere erwählte und sie kurzerhand durchnudelte.

So!

Frau A. beschreibt in ihrem Lebenslauf, in dem „alles Wesentliche“ drinstehe, eindrucksvoll, wie relevant die verschiedenen Beziehungen für sie waren. Weil das bei wohl allen Patienten so ist, sollte in der Therapie deshalb vor allem auch dort angesetzt werden, wo die zentralen Probleme sind – und das sind bei traumatisierten (Borderline-)Patienten nun einmal Beziehungen.

Hierfür gibt es sogar gute, also biologische Begründungen. In den neuronalen Netzwerken sind und bleiben die Beziehungserfahrungen abgespeichert, sie lassen sich nicht löschen wie die Daten auf der Festplatte des PC, sie bleiben gespeichert. Ihre Relevanz freilich lässt sich reduzieren: durch neue, entgegengesetzte Beziehungserfahrungen. Roth (in Vorb.) führt zu den neuronalen Folgen von Beziehungserfahrungen drei Hypothesen auf:

„Die erste Art beruht auf einer Stärkung der Ebene des bewussten Ich, und zwar in der Weise, dass der Einfluss des zingulären und orbitofrontalen Kortex auf die Amygdala und damit die Impulskontrolle verstärkt wird. Eine solche Maßnahme verändert allerdings nicht die ‚verknoteten‘ Netzwerke im limbischen System, sondern mildert höchstens deren negative Auswirkungen auf das Verhalten. Die Ursachen der psychischen Störungen sind lediglich übertüncht; in ungünstigen Situationen treten die früheren Symptome wieder auf, so als habe nie eine Besserung stattgefunden.

Die zweite Art könnte im Auflösen der ‚verknoteten‘ limbischen Netzwerke bestehen und damit im Beseitigen des Übels an der Wurzel. Manche Emotions-Neurobiologen (…) bezweifeln aber, dass amygdaläre Netzwerke überhaupt umlernen können, wenn sie erst einmal in einer bestimmten Weise geprägt wurden. Sie gehen davon aus, dass die Amygdala ‚nie vergisst‘.

Die dritte Art könnte darin bestehen, dass im Laufe einer Therapie aufgrund andersartiger, d. h. positiver emotionaler Erfahrungen in der Amygdala ‚Ersatzschaltungen‘ anlegt werden, die die negativen Schaltungen einkapseln und an ihnen *vorbei* einen eigenen Zugang zur Handlungssteuerung erlangen. Therapie wäre dann die Induktion der Bildung dieser kompensatorischen Netzwerke. Der für die psychoanalytische Therapie wichtige Prozess der Übertragung und Gegenübertragung könnte hierfür günstige emotionale Bedingungen schaffen in dem Sinne, dass es dabei zu neurochemischen Zuständen kommt, in denen eine Neubildung von kompensatorischen Netzwerken in der Amygdala (und anderswo im limbischen System) ermöglicht wird. Es ist aber nicht auszuschließen, dass in manchen besonders günstig verlaufenden Therapien doch zu einer langfristigen Veränderung in den primär ‚erkrankten‘ limbischen Netzwerken kommt.“

Das Familienklima ist für die Entstehung einer psychischen Störung – sei es eine Posttraumatische Belastungsstörung, sei es eine Borderline-Störung – wohl ebenso wichtig wie ein Realtrauma; somit hat auch die Zeit präsymbolischer Erfahrungen (vgl. Dornes 1993) eine besondere Bedeutung, und mangelndes Vertrauen wird zu einem wesentlichen Element der Störung. Das macht die Notwendigkeit einer längerfristigen therapeutischen Beziehungsarbeit erklärlich. Denn selbst wenn die innerhalb einer Therapie gemachten Erfahrungen deutlich „gelehrt" haben müssten, dass Realtraumata hier nicht zu erwarten sind, so bleiben diese Erfahrungen noch lange abgespalten – bis zur erfolgreichen Modifizierung der ursprünglichen präsymbolischen affektiven Erfahrungen, die in der Therapie symbolisiert werden müssen, um so einer Selbstreflexion erst zugänglich zu werden. Deshalb besteht die Therapie auch in der Symbolisierung der neuen Erfahrungen – mit dem Ziel der Überarbeitung der affektiven Erfahrungen der präsymbolischen Zeit. Dies bedingt die Notwendigkeit beständiger Wiederholungen auf der Handlungs- und der Symbolebene. Vom Gehaltenwerden im Sinne Winnicotts kann der Patient verbal nicht überzeugt werden, sondern er muss es immer wieder konkret erfahren. So können schließlich sowohl die präsymbolischer und dem konkreten Trauma vorausgegangen sehr frühen als auch diejenigen Erfahrungen modifiziert werden, die das Trauma eingeleitet haben. Goldberg (1996, S. 260) führt hierzu aus:

„Eine grundlegende Veränderung der Persönlichkeitsstruktur verlangt eine länger dauernde Behandlung, die darauf abzielt, eine Reihe reiferer Selbstobjekt-Beziehungen zu erreichen, gleichzeitig eine Verringerung der Vulnerabilität für das Versagen bzw. den Verlust von Selbstobjekten."

Das therapeutische Hauptaugenmerk sollte sich auf die Reduktion der frei flottierenden, der diffusen Angst richten[6], dem zentralen Symptom der Borderline-Persönlichkeitsstörungen (s. auch Dulz 1999; Hoffmann 2000), die zu den chronischen komplexen Posttraumatischen Belastungsstörungen gezählt werden können (Reddemann u. Sachsse 2000). So werden auch die Reaktionen von Borderline-Patienten insbesondere in schwierigen Beziehungssituationen – und schwierig sind für diese Menschen aufgrund ihrer früheren Erfahrungen auch Beziehungssituationen, die für andere einfach zu bewältigen sind – erklärlich. Als Reaktion auf Stress – also insbesondere Angst – entsteht nach van der Kolk (1998) bei traumatisierten Menschen eine Abnahme der Aktivität der linken und Zunahme der Aktivität der rechten Hemisphäre des Gehirns. Mit anderen Worten: Der Bereich, der mit Gefühlszuständen und autonomer Erregung in Verbindung steht, ist hochaktiv, während jener Bereich, der mit Kommunikation, also u. a. mit Beziehungsklärung in Beziehung steht, gewissermaßen ausgeschaltet ist. Dies verdeutlicht, dass Beziehungserfahrungen während der Therapie über Erfolg und Misserfolg mit entscheiden: Erst Angstreduktion ermöglicht Kommunikation und grenzt Affektüberflutung mit der Folge von beispielsweise Impulsdurchbrüchen ein.

Auch Eagle (1988, S. 175) postuliert, dass in der Behandlung früher Traumata „die heilsamen therapeutischen Wirkungen nicht in erster Linie auf die Beseitigung von Entwicklungsdefiziten und strukturellen Defekten beruhen, sondern darauf, daß sie die Auswirkungen der unrealistischen Ängste und ungelösten Konflikte abmildern".

Erst wenn eine ausreichende Angstreduktion gelingt, wird der Borderline-Patient zur Aufnahme einer therapeutischen Beziehung in der Lage sein und eine Therapie durchhalten können, während der es zwangsläufig immer wieder zu einem Anfluten der Angst kommen wird. Gerade um Realtraumata bearbeiten zu können, muss die Beziehung zwischen Therapeut und Patient stabil und jedenfalls einigermaßen entängstigt sein. Dies betrifft beide, Therapeuten und Patienten. Da Beziehungen keine einseitige Angelegenheit sind, hat der Behandler durchaus seinen Anteil daran, wenn eine therapeutische Beziehung nicht entsteht oder sich als nicht tragfähig erweist.

---

6 Mittlerweile gibt es die moderne diagnostische Kategorie „Angststörung". Nach meiner Ansicht stehen fast alle psychiatrischen Erkrankungen in Verbindung mit massiver, wenngleich qualitativ differenzierbarer Angst, ausgenommen die Progressive Paralyse.

Von einem schwer beziehungsgestörten Menschen können und dürfen wir nicht erwarten, dass er imstande ist, die therapeutische Beziehung günstig zu gestalten. Im Gegenteil: Er wird zunächst und oft über Monate alles tun, um die therapeutische Beziehung zu unterminieren – konnte er doch in der Regel nicht die Erfahrung machen, dass eine Beziehung tragend und stabilisierend sein kann. Vielmehr wurde er in Beziehungen, welcher Art auch immer, verlassen oder gar aufs schwerste realtraumatisiert. Diese Erfahrungen bringt der Patient ein, und diese Erfahrungen versucht er zu perpetuieren, um sich unbewusst vor der dramatischen und traumaähnlichen Erkenntnis zu schützen, dass seine Eltern ihn nicht ausreichend geschützt und/oder aufs schlimmste verletzt haben.

Ein Borderline-Patient wird den Therapeuten und die Krankenschwester durch Übertragung als Vater- bzw. Mutterfigur sehen und mit ihnen so umgehen, wie er mit seinen Eltern umgegangen ist. Es würde ihn nicht überraschen, wenn seine Therapeuten genauso wie seine Eltern reagierten. Dies ist wegen unkontrollierter Gegenübertragungsgefühle und -reaktionen jedoch als antitherapeutisches Verhalten abzulehnen. Denn wir sind für den Verlauf einer Therapie wesentlich mitverantwortlich, und nicht zuletzt sind es unsere Entscheidungen, welche die therapeutische Arbeit entscheidend gestalten. Aus meiner Sicht besteht hierbei zwischen Selbst-Psychologie und Psychologie des dynamischen Konfliktes kein Dissens: Es soll (in Anlehnung an Eagle 1988, S. 173) sowohl eine Überprüfung infantiler Wünsche und Konflikte, von Angst und Abwehr im „Lichte der gegenwärtigen Realität" als auch eine „Reparatur" des „Defekts", eines Entwicklungsschadens, mithilfe der therapeutischen Beziehung versucht werden.

Damit kein falscher Eindruck entsteht: Ich bin kein Gegner der manualisierten Therapien wie DBT (Dialektisch-behaviorale Therapie) und TFP (übertragungsfokussierte Psychotherapie), und ich bin ein Anhänger fundierter Psychotherapie-Ausbildungen und spezialisierter Therapie-Verfahren. Es wird aber von den Technikern, Strategen, Taktikern und Methodikern unter uns und vor allem von Mitarbeitern medizinischer Dienste der Krankenkassen (MDK) oft nicht berücksichtigt, dass ausgesprochen viele Borderline-Patienten so gestört sind, dass sie an bestimmten (manualisierten) Therapie-Programmen gar nicht teilnehmen können – beispielsweise, weil sie aufgrund ihrer ausgeprägten Persönlichkeitsstörung und daraus resultierenden Impulsdurchbrüchen einen „Vertrag" oder auch „Kontrakt" gar nicht einhalten können oder weil sie so tief greifend beziehungsgestört sind, dass sie über Wochen und manchmal Monate nicht ausreichend Vertrauen und folglich nicht eine ausreichende Kommunikationsfähigkeit aufzubauen vermögen, um die „offiziellen" Setting-Vorgaben erfüllen zu können. Hier versagen Programme, Techniken und Strategien. Hier hilft nur mühevolle Arbeit an der Beziehungsaufnahme und -gestaltung.

Erklärt man die Patienten, die unfähig zum Erfüllen bestimmter Therapie-Maßnahmen sind, der Einfachheit halber für unbehandelbar, wäre das ein Aussortieren der Schwerstgestörten und zugleich ein Nichterfüllen des ärztlichen Versorgungsauftrages: ein zwar ausgesprochen ökonomisches, aber sachlich falsches und zudem inhumanes Vorgehen – mit der Folge der Inkaufnahme der transgenerationalen Perpetuierung von Traumatisierungen (s. hierzu Dulz u. Jensen 2000), die umso wahrscheinlicher wird, je gestörter der Patient ist bzw. bei Misslingen einer Therapie bleibt. Wir haben uns auf die Fähigkeiten und Begrenzungen unserer Patienten einzustellen, nicht umgekehrt.

8.2.1 Von Sympathie, technischer Neutralität und haltender Funktion

Nun soll auf den schwierigeren und insbesondere von Beziehungen abhängigen Anteil dessen, was zu einer erfolgreichen Behandlung von Borderline-Patienten gehört, eingegangen werden. Es handelt sich um die innere Einstellung dem Patienten gegenüber. Falls diese eine rein technokratische oder (sich selbst wie dem Patienten gegenüber) unkritische oder auch eine überengagierte ist, ist ein anhaltender Erfolg in der und durch die Therapie nicht zu erwarten. Es sollte vorausgeschickt werden, dass ein Patient aufgrund feinster „Antennen" die innere Haltung des Therapeuten – vielleicht ausgenommen in Situationen extremer Impulsdurchbrüche – unbewusst wahrzunehmen imstande ist, selbst bei größter „schauspielerischer" Leistung des Therapeuten. Lichtenberg (1987) leitet von Ergebnissen der modernen Säuglingsforschung ab, dass ein Analysand, wenn er Angst hat (und ein Borderline-Patient hat meistens und insbesondere in therapeutischen Situationen Angst), sich eher am Klang der Stimme, den Körperbewegungen oder den Magengeräuschen des Analytikers als an den eigenen innerpsychischen symbolischen Vorstellungen zu orientieren versuche – dies belegt die Unsinnigkeit von „Verstellungsversuchen" eines Borderline-Therapeuten.

Ich gehe von drei wichtigen Grundvoraussetzungen für den therapeutischen Umgang mit Borderline-Patienten aus:

- der persönlichen Sympathie
- der haltenden Funktion
- der technischen Neutralität

Alle drei Punkte sind gleichberechtigt und sollten, ja müssen – jedenfalls im Längsschnitt gesehen – nebeneinander und miteinander bestehen. Eben diese Verbindung von Neutralität und haltender Funktion im Sinne Winnicotts, von kontrolliertem Vorgehen und Sympathie sehe ich als die Grundvoraussetzung einer Psychotherapie.

8.2.1.1 Die Rolle der Sympathie

Ferenczi (1988, S. 265) geht davon aus, dass nur „Sympathie heilt":

> „Verständnis ist notwendig, uns die Sympathie an der richtigen Stelle (Analyse), in der richtigen Art anzuwenden. Ohne Sympathie keine Heilung (höchstens Einsichten in die Genese des Leidens)."

Ich halte diesen Ausspruch insbesondere bei der Therapie von Borderline-Patienten[7] für zutreffend (s. hierzu Dulz, in Vorb.), die nach einer Phase der Ungläubigkeit in tiefste Irritationen gestürzt werden, wenn sie die Erfahrung machen „müssen", zumindest von einigen Teammitgliedern nicht nur „behandelt", sondern sympathiegetragen akzeptiert zu werden – dies auch bei Versuchen der Sympathie-Demontage durch ebenso beziehungsdestruktives wie kreatives Agieren.

Sympathie wird leicht mit Interesse verwechselt, da wir im Rahmen unserer klinisch-psychiatrischen Ausbildung nicht alle lernen, eigene Gefühle – also auch unsere Gegenübertragungsgefühle – zu analysieren. Genau dies ist aber schon zu Beginn einer therapeutischen Beziehung notwendig. Denn alleiniges Interesse reicht nicht aus, insbesondere wenn es von voyeuristischen Motiven bestimmt ist. Aber auch unabhängig davon: Bloßes Interesse droht leicht zu erlahmen – etwa im Falle eines scheinbar an der Therapie desinteressierten Patienten, wobei sich als Folge davon in der Gegenübertragung ein Desinteresse beim Therapeuten entwickeln kann.

Bei reinem Interesse ist der Therapeut – selbst wenn er die Therapie mit Elan begonnen hat – nicht in der Lage, derartige Situationen über Monate durchzustehen. Stattdessen würde er den Patienten zum Beispiel an einen Kollegen vermitteln, der dann als „viel kompetenter" angepriesen wird. Als Folge davon entwickelte sich ein Beziehungsabbruch, eine Wiederholung jenes Abschiebens, welches der Patient nur allzu gut kennt – in der Regel seit früher Kindheit.

Also ist Sympathie eine wichtige Voraussetzung für eine zuverlässige und lange genug durchgehaltene therapeutische Beziehung, für

---

7 Meine eigenen Erfahrungen als Psychotherapeut habe ich ganz überwiegend im Rahmen meiner Tätigkeit in einer Klinik gemacht. Deshalb beziehe ich immer wieder das gesamte Team in meine Überlegungen ein. Das Wesentliche meiner Ausführungen betrifft jedoch doch auch ambulante Behandlungen.

ein Aushalten der belastenden Übertragung und Gegenübertragung, für ein Vermeiden des „die Flinte ins Korn werfen“ – etwa in Zeiten heftigster Vorwürfe seitens des Patienten nach Monaten großen therapeutischen Engagements. Mit anderen Worten: Bei Vorhandensein einer persönlichen Abneigung einem Patienten gegenüber wird weder aufseiten des Therapeuten noch aufseiten des Patienten die Basis für eine psychotherapeutische Beziehung entstehen, sondern bestenfalls ein formal korrektes Umgehen miteinander.

Von Sympathie – Ferenczi spricht in einer anderen Passage auch von Mitfühlen (Ferenczi 1988, S. 105ff) – zu unterscheiden ist die Empathie im Sinne eines Einfühlens, die – so Singer (1994) – zu den grundsätzlichen Techniken auch der klassischen Psychoanalyse gehört, aber von mir (jedenfalls in der stationären Psychotherapie schwerstgestörter Borderline-Patienten) nicht als ausreichend angesehen wird. Während Sympathie die Basis der therapeutischen Beziehung darstellt, wirkt Empathie als das Fundament der therapeutischen Technik.[8]

Die Grenzen der Psychoanalyse seien durch die Grenzen von Introspektion und Empathie gegeben, wie Kohut (1971) meint. Empathie ist nach Schwaber innerhalb der klinischen Situation als Modalität der psychoanalytischen Technik zu verstehen:

> „Wenn wir den Begriff Einfühlung innerhalb der klinischen Situation als Beobachtungsmethode betrachten, d. h. als Methode zur tiefenpsychologischen Datengewinnung, dann könnten unnötige Kontroversen über die Beziehung zwischen seinem Gebrauch und seiner theoretischen Basis vermieden werden.“ (Schwaber 1995, S. 161)

Es seien wohl Kohuts rigoroser Gebrauch von Empathie und Introspektion als dem primären Modus der Datengewinnung und sein Verzicht auf beweisführende Datengewinnung über objektive Realität, welche ihn zur Entdeckung von Übertragungsvarianten geführt hätten, meint Schwaber (ebd.).

Ich sehe dies nicht anders: Wir sind keine Staatsanwälte, die zu investigieren und Tatbestände aufzuklären haben, nicht einmal Rechtsanwälte des Patienten. Wir folgen ihm empathisch, wobei sich dieses mehr auf die Bedeutung des Gesagten für inter- und intrapsychische Prozesse als auf dessen „objektiven“ Wahrheitsgehalt bezieht: Wir achten die zwangsläufig subjektiven Erinnerungen sowie die begleitenden Gefühle und gehen auf sie als persönliche „Wahrheit“ des Patienten ein, auch wenn die Situationsschilderung eines Patienten einmal „abstrus“ erscheint. Die Empathie des Analytikers gründe „in Erfahrungen mit wesentlichen Zügen elterlicher Empathie, nämlich der Einstimmung auf und Anerkennung von Wahrnehmungen und Erfahrungen eines anderen“ (Schwaber 1995, S. 175). Lichtenberg (1987, S. 133) vermutet, „daß bei Analytikern ohne Ausnahme empathisches Verständnis und intuitives Erfassen auf bewußt oder unterschwellig wahrgenommenen affektiven und motorischen Mustern gründen, die auf Erfahrungen der frühen Mutter/Kind-, Vater/Kind- und oft auch Geschwister/Kind-Interaktionen zurückgehen“. Nach Milch und Hartmann (1996) hat Empathie des Therapeuten eine stützende Funktion für das Selbst, strukturiert dieses und führt zu einer Zunahme der Fähigkeit zur Introspektion und Empathie beim Patienten.

Empathisches Verhalten des Therapeuten ermöglicht es einem Patienten erst, innerhalb von Beziehungen neue Erfahrungen zu machen. Diese erschrecken ihn, bis ihm gedeutet werden kann bzw. deutlich wird, dass Abwehr der Empathie die Eltern-Imagines bewahrt, also dem Schutz der trotz Trauma-Anamnese oft lange ebenso idealisierten wie – unverbunden daneben stehend – verteufelten Eltern dient.

Lichtenberg (1990, S. 880) spricht von der Notwendigkeit eines aufeinander Eingestimmtseins zwischen Mutter und Säugling in der ganz

---

8 Hier ist selbstverständlich darauf hinzuweisen, dass auch das Beziehungsangebot im Rahmen der von Carl R. Rogers begründeten („klientenzentrierten“) Gesprächspsychotherapie u. a. durch die Aspekte „Empathie“ und „bedingungsfreie Anerkennung“ gekennzeichnet ist (s. hierzu Eckert 1996).

normalen Interaktion und im Kontrast dazu von „der fehlenden Empathie in Situationen mit (...) emotional gestörten Eltern". Die Abwehr von Empathie ist somit auch darin begründet, dass Empathie im ersten Lebens(halb)jahr nicht erfahren wurde und es dem Patienten deshalb gar nicht möglich ist, Empathie als echt zu erkennen – so lange, bis ihm innerhalb der Therapie vom Team entgegengesetzte Erfahrungen systematisch und anhaltend ermöglicht werden.

Empathie erfordert aber nach Schwaber (1995, S. 176), „daß wir zwischen der eigenen Welt und jener, die unsere Patienten erleben und wahrnehmen, eine menschliche Ähnlichkeit entdecken können". Somit nähert sich Schwabers Auffassung von Empathie meiner von Sympathie. Empathie ist also nicht gleich (evtl. sogar projektiver) Identifizierung. Eine derartige Identifizierung mit dem Patienten muss vermieden werden, vor ihr schützt die technische Neutralität.

Wolf (1996, S. 58f) fasst zusammen: Empathie habe als Ziel, „alles, was in einem anderen Menschen vorgeht, zu verstehen, ohne deshalb direkt an dessen Erleben teilzuhaben". Weiter schreibt Wolf:

> „Genauer gesagt bedeutet ‚neutral' (...), daß der Therapeut eine ausreichende emotionale Distanz bewahrt, damit sein Urteilsvermögen nicht durch seine Gefühle getrübt wird. Neutralität schließt Freundlichkeit nicht aus, und es bedeutet auch nicht, daß der Therapeut die Dinge nicht aus der Sicht des Patienten, also von dessen einseitigem Standpunkt aus, sehen darf. (...) Der Therapeut muß die Gefühle des Patienten in einem gewissen Maß teilen, und zwar so, daß er merkt, was der Patient gerade erlebt."

8.2.1.2 Die Rolle der technischen Neutralität und Kontrolle der Gegenübertragung

Grundsätzlich, aber insbesondere in kritischen Momenten einer Borderline-Therapie bedarf es zusätzlich zur Sympathie eines beträchtlichen Maßes an Neutralität. Nur so ist die therapeutische Haltung zu wahren, nur so wird die Therapie in schwierigen Situationen nicht (bewusst oder unbewusst) abgebrochen und der Patient nicht aufgegeben, nur so wird der Therapeut von der Gegenübertragung im Sinne einer Fusion mit dem Patienten nicht überflutet.

Es ist leicht einzusehen, dass Neutralität gegenüber den individuellen Wertevorstellungen eines jeden Patienten gewahrt werden muss – und dies geht über Werte zum Beispiel hinsichtlich sexueller Präferenzen oder religiöser Vorstellungen deutlich hinaus. Sich an diese Einsicht zu halten ist freilich weit problematischer, als man vorher annimmt. Dies kennt jeder Psychotherapeut, jeder Arzt, jede Krankenschwester etwa im Umgang mit der Dynamik von Familien mit fremdem kulturell-religiösen Hintergrund, mit der damit verbundenen Rolle der Frau usw.: Wir sind manchmal entsetzt und müssen uns dann umso gezielter bewusst machen, dass es hier um Respekt und Akzeptanz anderer Vorstellungen geht, die zu kritisieren uns meist nicht zusteht.

Neutralität im psychoanalytischen Sinne einer technischen Neutralität ist jedoch sehr viel komplexer und gerade bei Borderline-Patienten schwierig einzuhalten. Neutralität bedeutet, die Gegenübertragung, also auch eigene Schwächen, wahrzunehmen, zu analysieren und sie in der Therapie zu kontrollieren, also ihr nicht impulshaft nachzugeben – zumal der Patient gerade dieses provozieren wird. Nur mittels der technischen Neutralität wird es möglich, dass der Therapeut sich nicht so verhält, wie es der Vater oder die Mutter des Patienten getan haben.

Zur technischen Neutralität meint Kernberg (1991), diese sei eine unentbehrliche Voraussetzung für interpretative Arbeit – insbesondere wenn durch den Patienten im Therapeuten aggressive Gegenreaktionen ausgelöst würden; sie schließe Empathie keineswegs aus. Gerade durch schweres Agieren, aber auch lebens- oder behandlungsbedrohende Situationen werde „die technische Neutralität ständig gestört, bedroht oder eingeschränkt, und ein erheblicher Teil der Bemühungen des Therapeuten wird sich darauf konzentrieren müssen, immer wieder zu ihr zurückzukehren" (ebd., S. 154). Kernberg präzisiert die Notwendigkeit der technischen Neutralität noch:

„Um ein optimales Maß an innerer Freiheit zur Erforschung seiner eigenen emotionalen Reaktionen und Phantasiebildungen im Zusammenhang mit dem Material des Patienten zu behalten, muß der Therapeut, der Borderline-Patienten behandelt, besonders darauf achten, daß er nur interveniert, wenn er wieder zu einer technisch neutralen Haltung zurückgefunden hat." (ebd., S. 182)

Die therapeutische Notwendigkeit von Sympathie wie auch Neutralität bedingt eine Gratwanderung zwischen Verschmelzung mit dem Patienten einerseits und einer aggressiven Abwehr des Patienten andererseits. Sympathie als Voraussetzung für die stabile therapeutische Beziehung hilft bei der Vermeidung überzogener sadistischer Reglementierungen. Neutralität ist als Voraussetzung für die nicht minder existenzielle Flexibilität im Umgang mit dem Patienten, für die Vermeidung eines Eingefangenwerdens, eines Befangenseins unverzichtbar, aber auch in der Grenzsetzung und Strukturierung.

Ein Setzen notwendiger Grenzen innerhalb einer Therapie ist unabdingbar (Sachsse 1989). Diese Grenzen müssen unter Umständen auch wiederholt mit dem Patienten besprochen werden. Und sie müssen immer wieder modifiziert werden. Im Grunde gibt es nur wenige Regeln, die für sämtliche Patienten einer Station gleichermaßen gelten, alle anderen müssen individuell erarbeitet und formuliert werden. Beispielsweise gilt bei dem einen Patienten eine intensive Frequentierung von Therapien als behandlungsbedürftiges Symptom (etwa Sporttherapie bei schwerer Anorexie), für den anderen ist eine intensive Teilnahme an Sporttherapien (etwa zur Vermeidung einer schweren Regression) unbedingt wünschenswert. Mit anderen Worten: Flexibilität gehört zu den unbedingt erforderlichen Bedingungen einer solchen Therapie.

Die wenigen eindeutigen Grenzen betreffen im Rahmen einer stationären Behandlung vor allem die Gefahr für Leib und Leben der Patienten oder Mitarbeiter. Bezüglich sämtlich anderer Regeln muss man sich immer fragen, ob es sich um eine Notwendigkeit handelt, um eine aggressive Gegenübertragung oder um Trägheit und Motivationslosigkeit des Teams („Das war schon immer so bei uns"). Selbst angesichts der Frage einer akuten Gefährdung ist das reale Risiko gewissenhaft zu überprüfen, denn bereits die Annahme einer Gefahr kann Ausdruck einer unreflektierten Gegenübertragung sein. Wenn nach Prüfung die Gefährdung weiterhin als real eingeschätzt wird, muss jede reglementierende Maßnahme auf ihre Zweckmäßigkeit abgeklopft werden – was im Übrigen stets und also auch in weniger bedrohlichen Situationen erfolgen sollte.

Die nicht nur unvermeidbare, sondern therapeutisch zu nutzende Gegenübertragung muss von dem Therapeuten selbst und ständig überprüft werden. Ferner sind eine externe und ständige interne Supervision notwendig. Wenn chronische Probleme in der Gegenübertragung vorhanden sind, kann sich eine Therapie unter Umständen als nicht mehr möglich erweisen – so im Falle einer anhaltenden und auch in der Supervision nicht aufzulösenden aggressiven Gegenübertragung. Diese würde der Patient unweigerlich spüren, und es entwickelte sich – beispielsweise – die gleiche Beziehungsgestaltung wie dem Vater gegenüber. Neue Erfahrungen könnte der Patient nicht machen, die alten und pathogenen Erfahrungen würden perpetuiert. Der Abbruch der Therapie schützt unter diesen Bedingungen den Patienten vor einer Retraumatisierung – eine solche Therapie-Beendigung stößt freilich bei nachbehandelnden Kollegen ohne spezifische Erfahrungen in der Borderline-Therapie immer wieder auf manchmal sogar aggressiv vorgetragenes Unverständnis.

Jede Borderline-Therapie ist ein massives Wechselbad der Gefühle. Dieses tangiert und verstärkt auch oft genug die Angst des Therapeuten vor den eigenen Gefühlen, die deshalb nicht selten verleugnet werden. Das findet dann seinen Ausdruck in falsch verstandener Neutralität und Abstinenz. Viel konstruktiver ist es, wenn der Therapeut die Gegenübertragungsgefühle wahrnimmt, eingesteht und in der Supervision beleuchtet. Hierzu gehört natürlich eine Supervisions- und Teamatmosphäre des Vertrauens, der Offenheit und der Authentizität. So erfahren sowohl Patienten als auch Teammitglieder einen nicht zu unterschätzenden Schutz.

In jedem Fall sollte der Therapeut sich bemühen, seine Gefühle gegenüber dem Patienten zu beherrschen und nicht zu entgleisen – wenn der Therapeut dies nicht vermag, kann er Beherrschung von einem derart Ich-gestörten Patienten umso weniger erwarten. Dies bedeutet nicht, dass ein Therapeut keine Fehler machen darf – nur der untätige Therapeut kann keinen Fehler begehen, außer dem der Untätigkeit. Der Therapeut sollte seinen Irrtum zugeben und sich dafür entschuldigen – hierdurch macht der Patient eine wahrscheinlich völlig neue und die positive Übertragung fördernde Erfahrung. Der Fehler kann also therapeutisch genutzt werden. Nach meinen Erfahrungen akzeptiert der Patient ein solches Verhalten, er fühlt sich ernst genommen und lernt, nicht „perfekt“ sein zu müssen. Was er niemals akzeptiert, ist hingegen das Belogenwerden. Denn auch dieses spürt er zumindest unbewusst, und deshalb wirkt sich Lügen kontraproduktiv aus. Das entlarvte Belügen eines Patienten dürfte es diesem unmöglich machen, eine positive Übertragung herzustellen. Stattdessen bildete sich eine allein negative Objektrepräsentanz bezüglich des Therapeuten aus, was die Aufhebung der Spaltung und damit einen Therapie-Erfolg ausschließt, gelingt es dem Therapeuten durch intensivste Beziehungsarbeit nicht doch noch, sein „Eigentor“ auszugleichen.

Gegenübertragung wird mitgestaltet vom Bindungsverhalten des Patienten, das dieser während der ersten sechs Lebensmonate erfahren und „übernommen“ hat; laut Köhler (1992) wird das Bindungsverhalten eines Menschen in der Zeit bis zum sechsten Lebensmonat festgelegt. Daher wäre es für die Therapie wichtig, fremdanamnestisch von dieser Zeit Kenntnis zu erlangen – sofern der Patient zustimmt.

An anderer Stelle erwähnt Köhler die atypische Wirkung, die das Verhalten des Kindes bei der Mutter auslösen kann, zum Beispiel, wenn aversives Verhalten des Kindes bei der Mutter statt zur Verlangsamung zu verstärkter Annäherung führt:

„Statt Beruhigung erfährt es (das Kind) eine Steigerung der mütterlichen Aktivität. Dieses Kind macht die Erfahrung, daß es sich selbst beruhigen muß. Die Mutter trägt zu seiner Beruhigung nichts bei. Dieses Kind muß immer stärkere Manöver vollführen, um Ruhe zu bekommen, möglicherweise gegen den Widerstand der Mutter. Der positive Affekt des Kindes wird beeinträchtigt, weil es keine Übereinstimmungserfahrung macht. Dieses Kind baut Erwartungen von Fehlregulationen auf (ich denke dabei an Patienten mit negativen therapeutischen Reaktionen), es wird negative Interaktionen erwarten, es wird chronisch extreme Affekt- und Erregungszustände erleben.“ (Köhler 1990, S. 44)

Aber:

„Kann man zu ihren authentischen Gefühlen gelangen, blühen solche Patienten auf. Sie gewinnen ein echtes Gefühl ihres Selbst und somit mehr Selbstgefühl. Eine weitere Frage wäre: Haben die Eltern etwas von ihrem Kern, ihren Gefühlen gezeigt, oder haben sie nichts oder verzerrt gezeigt?“ (ebd., S. 49)

8.2.1.3 Die Rolle der haltenden Funktion

Lichtenberg (1991) geht davon aus, dass die Mutter von Beginn an das sicherheitgebende Objekt darstellt, wobei traumatische Ereignisse erst ab etwa 18 Monaten in Formen der symbolischen Repräsentation geordnet werden könnten. Er unterscheidet verschiedene Gruppen von Reaktionen einjähriger Säuglinge auf die Rückkehr der Mutter – beispielsweise habe eine Gruppe gelernt, dass Reaktionen auf ihren Kummer inkonsistent sind, und eine andere, dass bei Wiedervereinigung mit der Mutter Kummer eher verstärkt wird.

An anderer Stelle beschreibt Lichtenberg (1990), dass gerade für die Ausbildung einer Borderline-Störung ein familiäres Klima bedeutsam sein dürfte, das vom Umschwung von ruhiger Zugewandtheit zu reizbarer Bosheit geprägt ist – Borderline-Patienten suchten aktiv nach einem Gefühl der Lebendigkeit durch High-tension-Erfahrungen in Verbindung mit Provokation sowie Streit und zeigten während offenbarer Zustände von „high tension" die gleiche Einschränkung der Fähigkeit zur Informationsverarbeitung wie Säuglinge in „high-tension-states". Lichtenberg folgert, dass gerade die Kontinuität einer stabilen psychoanalytischen Beziehung zu einer neuen Hintergrunderfahrung führt. So lässt sich die Bedeutung des therapeutischen Klimas, also der haltenden Funktion, bereits mit den Ergebnissen der modernen Säuglingsforschung begründen.

Schon für Winnicott (1974), dessen diesbezügliche Erkenntnisse durch die moderne psychoanalytische Säuglingsforschung belegt werden, war das Halten des Säuglings eine fundamentale Voraussetzung für die gesunde psychische Entwicklung eines Menschen. Mit Halten ist hier nicht das rein physische Halten gemeint im Sinne eines Auf-dem-Arm-Halten. Vielmehr betrifft das Halten die gesamte Umwelt, die konkrete Handlung ebenso wie die Motivation für diese Handlung. Füttern eines Säuglings kann einerseits Halten bedeuten, aber andererseits traumatisierend wirken, wenn es zum falschen Zeitpunkt und mit einer falschen „inneren Haltung" geschieht. Niemand könne – so Winnicott – ein Baby halten, wenn er nicht in der Lage sei, sich mit dem Baby zu identifizieren. Halten schütze vor physischer Beschädigung und sei bei jedem Säugling anders, denn keiner gleiche dem anderen. Aber ohne ein Halten, besser: ein Gehaltenwerden, könne eine weitere Reifung des Säuglings nicht ausreichend stattfinden und insbesondere keine Fähigkeit zu Objektbeziehungen entstehen.

Nach Winnicott (1974) ist in dieser Phase des Lebens – etwa bei Fehlen einer haltenden Umgebung – die Angst des Kindes gleichzusetzen mit einem Gefühl einer drohenden Vernichtung. Dies ist eine Angst, als deren paralleles Gefühl im Erwachsenenalter die diffuse, frei flottierende Angst zu sehen ist. In beiden Fällen tritt die Angst unvermittelt auf, ist ihre Ursache nicht konkret zu ergründen. Der Säugling ist zu einem solchen Schritt natürlich nicht in der Lage, aber ebenso wenig vermag der Borderline-Patient den Grund der Angst zu erkennen. So erhält die Angst beim Säugling wie beim Borderline-Patienten jene unvorstellbaren Ausmaße, wie sie nur bei drohender Vernichtung des Individuums angemessen wären. Winnicott (1974, S. 74) nennt hinsichtlich dieser Angst mehrere ergänzende Beschreibungen, so „Zusammenbrechen", „unaufhörliches Fallen", „keine Beziehung zum Körper haben", „keine Orientierung haben" sowie (1978, S. 32) „das Gefühl, die äußere Realität sei zur Beruhigung nicht zu gebrauchen" und „andere Ängste, die gewöhnlich als ‚psychotisch' bezeichnet werden". Stern (1992) allerdings meint, diese Vorstellungen vom Empfinden eines Säuglings gingen fehl; Dornes (1993) vermutet auch, dass es sich um einen nicht lokalisierbaren Disstress handele, der den Körper ergreife und empfunden werde, ohne mit spezifischen Angstinhalten einherzugehen. Auch dies lässt sich mit der „frei flottierenden Angst" des Borderline-Patienten in Verbindung bringen.

Eine fördernde Umwelt – so Winnicott – sei zunächst von absoluter, später von relativer Bedeutung; den „Fortgang der Entwicklung kann man beschreiben als absolute Abhängigkeit, relative Abhängigkeit und den Weg zur Unabhängigkeit" (Winnicott 1978, S. 33). Wenn die Mutter sich nicht gut genug den Bedürfnissen des Kindes anpasse, wenn die Umwelt nicht zuverlässig sei, müsse der Säugling Abwehrmechanismen entwickeln, die den Vorgang verzerrten, „beschäftigt mit der doppelten Aufgabe, das wahre Selbst zu verbergen und sich den Forderungen zu fügen, die die Welt immerzu an es stellt" (ebd., S. 211). Eben diese Verzerrungen liegen auch bei Borderline-Patienten vor – etwa die Verzerrungen in der Sicht von sich selbst wie den anderen, aufgrund derer es nur ein „absolut gut" oder ein „absolut schlecht" gibt, ein „alles können" oder ein „ein Nichts sein".

Gegen die mit der fehlenden Erfahrung eines Gehaltenwerdens verbundene Angst wird laut Winnicott (1974, S. 79) die Abwehr mittels Desintegration eingesetzt. Das Chaos der Desintegration sei zwar nicht weniger schlimm für das Kind als die Angst aufgrund der nicht haltenden Umgebung, habe aber den Vorteil, vom Kind selbst hervorgebracht und deshalb berechenbar und verstehbar (im Original: analysierbar) zu sein; somit sei sie konkret zuzuordnen – anders als die unvorstellbaren, diffusen Ängste. Integration hingegen sei „eng verknüpft mit der Umweltfunktion des Haltens. Das Ergebnis der Integrierung ist die Einheit." Und Einheit durch Integrierung – also ohne die frei flottierende Angst, ohne die Spaltung und deren Hilfsabwehrmechanismen – ist letztlich das Ziel einer jeden Borderline-Therapie. Insofern stellt die haltende Funktion des Therapeuten bzw. – bei stationärer Behandlung – die haltende Funktion des gesamten Teams eine unverzichtbare Voraussetzung dar zur Integration, zur Minderung der Ich-Schwäche, zur Minimierung der Spaltung usw. Ausdrücklich bezieht Winnicott sein therapeutisches Verständnis von Halten auch auf die Behandlung von Borderline-Patienten.

Hinsichtlich der Funktion des Haltens durch den Therapeuten sagt Winnicott (1974, S. 317):

> „Dies nimmt oft die Form an, daß im richtigen Augenblick dem Patienten mit Worten etwas mitgeteilt wird, das zeigt, daß der Analytiker die tiefe Angst, die erlebt wird oder deren Erleben erwartet wird, kennt und versteht. Gelegentlich muß das Halten auch physisch praktiziert werden (...), aber am Ende werden Verständnis und Einfühlungsvermögen gebraucht."

Dabei bringen Wiederholungen des ursprünglichen Versagens der Umwelt, „die während der Behandlung passieren, und die damit verbundene Erfahrung von angemessener Wut (...) die Reifungsprozesse des Patienten wieder in Bewegung" (Winnicott 1988, S. 315). Weiter schreibt er:

> „Man muß dann im Auge behalten, daß der Patient sich in einem Zustand der Abhängigkeit befindet und für seine Behandlung einen verlässlichen Rahmen in Form von Ich-Stützung und Fürsorge durch seine Umwelt (Halten) braucht. Die nächste Phase wird eine Periode emotionalen Wachstums sein, in der sich der Charakter positiv aufbaut und seine Verformungen verliert." (ebd.)

Natürlich ließe sich statt der haltenden Funktion auch Bions Modell des Containers anführen. Gabbard und Wilkinson (1994) sehen das Halten als interpersonales Phänomen, welches in der externalen Welt stattfindet und das Setzen von Grenzen ebenso beinhalte wie das Respektieren des Rechts des anderen; Containment beschreibe hingegen einen intrapsychischen Prozess der Mutter: Halten und Containment seien Zwillingsprozesse, die Therapeuten dahingehend veränderten, dass sie eher antworten als lediglich reagieren und eher die eigenen Gedanken als die anderer denken könnten.

Ich bevorzuge jedoch das Modell der haltenden Funktion, weil sich dieses im Sinne einer haltenden Umgebung auf die gesamten frühkindlichen Erfahrungen – also auf die bei Borderline-Patienten traumatisierende statt haltende Umgebung – beziehen lässt, während sich das kleinianische Containing ursprünglich darauf bezog, dass „die Mutter als Container für die namenlosen Ängste des Kindes" (Steiner 1996, S. 284) fungiere: Der Container werde benutzt, um unerwünschte Teile des Selbst in ihn zu projizieren. Beim Containing durch das Team geht es also um die „Eliminierung" unerwünschter Teile des Selbst, um negative Affekte und hier insbesondere um das Zentralsymptom der Angst als – wie wir heute wissen – Trauma-Folge, um den Preis der projektiven Identifizierung mit dem „Container" (sprich: Therapeuten) und somit letztlich um den Preis der Forderung nach dem Ausbau eines Borderline-typischen und in der Therapie eigentlich zu bearbeitenden und zu reduzierenden Abwehrmechanismus. Die haltende Funktion des Teams hingegen dient der Herstellung einer von vornherein nicht traumatisierenden Umgebung (der Station), in der dann die übermächtigen Ängste des Patienten gar nicht erst angemessen sind und daher grundsätzlich neue Erfahrungen möglich werden.

Dass eine sichere therapeutische Beziehung, innerhalb der die Realität der kindlichen Erfahrungen und die kindlichen Reaktionen untersucht werden können, einen ganz wesentlichen Faktor für einen Therapie-Erfolg darstellt, hat van der Kolk (1989) für traumatisierte Patienten gefunden. Putnam (1993) betont, dass der Patient sich erst sicher fühlen müsse, bevor die eigentlichen Probleme (z. B. Trauma-Bearbeitung) angegangen werden könnten. Krause meint, dass die haltende Funktion vorbewusste, nonverbale und affektive Resonanzprobleme mit einschließe, und folgert:

„Wenn die Behandlungstechnik als Beziehungsregel benutzt wird, wird vernachlässigt, daß das Ertragen der Technik eine gute Beziehung voraussetzt. (...) Übergeordnet muß stets die Beziehung sein." (Krause 1992, S. 610)

Somit wird (s. auch Richard-Jodoin 1989) die haltende Funktion zur Basis jeder Ich-strukturellen Veränderung des Patienten und der Therapeut (angelehnt an Chessik 1966) zu seiner Brücke: weg von Isolation und Einsamkeit hin zu einem sozialen Leben, zu Objektbeziehungen.

Kernberg (1988) bezeichnet die haltende Funktion des Psychoanalytikers, also dessen kontinuierliche emotionale Verfügbarkeit im Sinne Winnicotts, als hilfreich, insbesondere wenn eine schwere Regression – und dies ist bei schwer gestörten Patienten regelmäßig der Fall – hinzukomme. Kernberg nennt drei Aspekte bezüglich der haltenden Funktion:

„1. Der Analytiker respektiert die Autonomie des Patienten; er ‚dringt' an Stellen besonderer Verletzlichkeit, an denen das ‚wahre Selbst' des Patienten zutage treten kann, nicht auf den Patienten ein (not ‚impinging');
2. das ‚Überleben' des Analytikers angesichts der Aggression des Patienten, seiner ‚Rücksichtslosigkeit' (‚ruthlessness') vor der Integration guter und böser Selbst- und Objektrepräsentanzen ist gewährleistet;
3. die empathische Verfügbarkeit des Analytikers, um an Stellen bedeutsamer Regression für eine emotional stützende Umgebung zu sorgen." (Kernberg 1988, S. 195)

Weiterhin betont Kernberg, dass sowohl eine ausschließlich intellektuell-kognitive Haltung des Psychoanalytikers als auch ein rein auf das affektive Halten ausgerichtetes und also das Verstehen des Patienten vernachlässigendes Vorgehen nicht günstig seien:

„Ich glaube, daß der Analytiker ein Gleichgewicht zwischen beidem aufrechterhalten sollte. Er muß eine echte Anteilnahme bewahren und sich fortwährend bemühen, den Patienten auch dann kognitiv zu verstehen, wenn die sprachliche Kommunikation zeitweise dem Grad der Beschränkung anzupassen ist, mit dem der Patient die Beiträge des Analytikers verstehen und aufnehmen kann. Wie schon erwähnt wurde, muß zur Einstellung des Analytikers auch die Empathie für das gehören, was der Patient bei sich selbst nicht ertragen kann – die Empathie für die dissoziierten Aspekte der Selbst- und Objektrepräsentanzen. Dies geht über die gewöhnliche Empathie für das zentrale subjektive Erleben einer anderen Person hinaus." (ebd., S. 195f)

Eagle (1988, S. 136) fasst zusammen: Sicherheit bietende Bedingungen seien förderlich bei den Bemühungen des Patienten, „passiv erduldete traumatische Erlebnisse in aktive Bemeisterungsversuche umzuwandeln" – und Sicherheit sei am wirkungsvollsten „durch eine unaufdringliche wohlwollende Neutralität zu erreichen". Somit stellt Eagle eine Beziehung her zwischen Sympathie (Wohlwollen), technischer Neutralität und haltender Funktion (Sicherheit). Eine eigene Ergänzung: Die haltende Funktion steht für mütterliche, die technische Neutralität für väterliche Aspekte, und die Sympathie als verbindende Basis ermöglicht schließlich die Triangulierung.

8.2.1.4 Zur Psychodynamik der Psychopharmakotherapie

Das zentrale Symptom der Borderline-Störungen stellt – wie bereits erwähnt – die frei flottierende, diffuse Angst dar, die in Beziehung steht zur Vernichtungsangst im Säuglingsalter. Somit sehe ich die Angst als entscheidenden pharmakologischen Zielpunkt vor, zu Beginn und während kritischer Perioden einer Psychotherapie. Wenn es in schwierigen Therapie-Phasen nicht gelingt, eine Anxiolyse – psychotherapeutisch durch eine haltende Funktion und psychopharmakologisch durch eine Medikation – zu bewirken, können vermehrt auto- und fremdaggressive Handlungen auftreten.

Der Patient erlebt es als erlösend, wenn ihm in einer akuten Krise, die Wochen und Monate andauern kann, rasche Hilfe durch eine Person, zu der eine Vater- bzw. Mutterübertragung besteht, zuteil wird, gleichermaßen aber auch als bedrohlich: Er muss positive Wirkungen zunächst abwehren und abwerten, weil diese verdeutlichen, dass Hilfe in der Not entgegen frühkindlicher Erfahrungen grundsätzlich möglich ist. Dieses Erleben kann Auslöser von nun zu bearbeitender Wut und Trauer sein, da es mit dem zumindest vernachlässigenden Verhalten der Eltern konfrontiert.

Auf Psychopharmaka – also auf nicht selten hilfreiche Übergangsobjekte oder nach Götze (1995) auf die Introjektion eines verlorenen guten Objekts – zu verzichten bedeutete für den Patienten, in seiner Not neuerlich allein gelassen, also nicht gehalten zu werden. Diese Lage, in leidvollen Situationen nicht gesehen zu werden, kennt er und strebt er ebenso an, wie er sie fürchtet. Hierbei – zu betonen ist: auch – mittels psychopharmakologischer Mittel fürsorglich und haltend zu sein befördert eine positive Übertragung und verhindert oftmals den ansonsten zu gewärtigenden und nicht selten unbewusst vom Patienten intendierten Abbruch der Psychotherapie.

Zurückgreifend auf Karl Abraham, der Introjektion von Inkorporation dadurch unterschied, dass Inkorporation auch die Destruktion des Objekts beinhaltet (s. Steiner 1996), ist neben der Introjektion des verlorenen guten Objekts eine Inkorporation des bösen Objekts, d. h. des Aggressors, zu postulieren. Das Medikament – und damit unter Umständen auch der verabreichende Arzt – verkörpert also die gute wie die böse Seite eines Objekts (z. B. des Täters) oder auch das gute wie das böse Objekt (Nichttäter wie Täter): Dementsprechend ambivalent steht der Patient Medikamenten gegenüber, die er mal gar nicht, dann wieder im Übermaß verabreicht bekommen möchte.

Zusätzlich ist davon auszugehen, dass Wirkung wie Nebenwirkung eines Medikamentes auch davon abhängen, ob das Präparat zum jeweiligen Zeitpunkt der Verabreichung als verlorenes gutes oder böses Objekt introjiziert bzw. inkorporiert wird bzw. ob zu den Verabreichenden und/oder Verordnenden gerade eine positive oder negative Übertragung besteht. Wie sonst wäre es zu erklären, dass das gleiche Präparat zeitweilig sehr wirkungsvoll sein und zu einem anderen Moment qualitativ wie quantitativ einen völlig anderen Effekt nach sich ziehen kann?

In schwer regressiven Phasen vermag der Patient oft nur noch über den Wunsch nach Oralität, also Medikamenten Kontakt zum Team herzustellen; würde ihm diese Brücke genommen, zöge er sich aus der therapeutischen Beziehung eventuell völlig zurück. Die Gabe wirkt also hier mehr als die Substanz des Pharmakons, das Medikament wird bei positiver Übertragung vom „guten" Partialobjekt (des Therapeuten) für den Patienten zum zeitweise unverzichtbaren Übergangsobjekt, welches introjiziert wird zur Reduktion der frei flottierenden Angst. Sorgen, dass daraus eine substanzgebundene Abhängigkeit entsteht, sind nicht berechtigt, wenn eine vom Therapeuten reflektierte therapeutische Beziehung besteht und bestehen bleibt. Der Patient wird es nach Beginn der Progression und nach Erreichen der depressiven Position vorziehen, eine Objektbeziehung (zum Therapeuten) zu haben statt in einer Übergangsobjektbeziehung (zum Medikament) zu verharren. Letztlich fürchtet der Patient aufgrund seiner beziehungsgestaltenden Autonomiebestrebungen eine Abhängigkeit von Personen wie Substanzen gleichermaßen; wenn die Objektbeziehung verlässlich und wenig bedrohlich ist (haltende Funktion), wird das – wenngleich leichter zu beherrschende – Übergangsobjekt (Medikament) überflüssig. Der Therapeut wird zum Medikamentensurrogat, die therapeutische Beziehung zur Suchtprävention.

8.2.2 Beziehungsarbeit als Basis einer jeden Psychotherapie

Die Beziehungsgestaltung ist also die Basis der therapeutischen Beziehung, ist sozusagen das

Dach, unter dem die verschiedenen psychotherapeutischen Techniken angewendet werden können, von denen manche in anderen Kapiteln dieses Buchs beschrieben werden. Die therapeutische Beziehung ist selbst für den Erfolg einer Psychopharmakotherapie bedeutsam.

Auch aufgrund eigener Erfahrung wissen wir, dass emotional hoch Besetztes besonders gut im Gedächtnis behalten wird. Und auch deshalb wird gerade emotional hoch Besetztes therapeutisch besonders gut abgespeichert und ist somit besonders wirksam: das sind Beziehungserfahrungen. Daraus ist zu folgern, dass zu den wirksamen Faktoren insbesondere persönliche Erfahrungen im Rahmen der professionellen therapeutischen Beziehung sind, ganz unabhängig vom Therapie-Verfahren.

Eine zentrale Bedeutung fällt damit immer auch der Person des Therapeuten zu und folglich seiner Persönlichkeit. Hierzu stellt Lohmer (2000, S. 113) fest, „daß ‚gute‘ Borderline-Therapeuten auch ganz unterschiedlicher Schulrichtungen hohe Gemeinsamkeiten in ihrer therapeutischen Haltung und ihrem therapeutischen Stil aufweisen“. Weiter schreibt er:

„So fällt auf, daß sowohl die kognitive Verhaltenstherapeutin Marsha Linehan, der Psychoanalytiker Otto F. Kernberg als auch Protagonisten einer Tradition der humanistischen Psychologie (…) ganz ähnliche Eigenheiten aufweisen. (...) Die beschriebenen Therapeuten sind emotional präsent bis dominant, üben eine hohe Kontrolle über den Rahmen der Therapie und der Behandlungsstunde aus bei gleichzeitiger Förderung eines offenen, ehrlichen und direkten Ausdrucks von Affekten und sind äußerst hartnäckig im Herausarbeiten von inneren Denk- und äußeren Verhaltensmustern. Sie lassen sich durch Widerstand, ausweichendes Verhalten, Verwirren und Vernebeln nicht ablenken, muten sich und dem Patienten ein hohes Maß an Deutlichkeit und Konfrontation zu und geraten so nicht in die Falle, den Patienten als ‚armes Opfer‘ nur behutsam und schonend zu behandeln. Weiterhin zeigen sie ein hohes Maß an persönlichem Engagement und Interesse für ihre Patienten, sind nicht unnötig rigide, sondern kommen ihnen auch entgegen und können aus Machtkämpfen immer wieder auf eine Metaebene umsteigen. Schließlich soll eine Eigenschaft nicht vergessen werden: Neben einer bild- und metaphernreichen Sprache verfügen sie in der Regel über einen guten Sinn für Humor und Witz, wodurch manche Situation entschärft und ihr unnötige Dramatik genommen werden kann.“ (ebd.)

In den etlichen Jahren, in denen ich mit (fast immer traumatisierten) Borderline-Patienten arbeite, habe ich es immer wieder erlebt, wie differenziert Patienten auf Teammitglieder reagieren. Dabei geht es den Patienten nicht darum, dass wir uns wohlgefällig verhalten. Es geht ihnen um Beziehungswilligkeit und -fähigkeit auf einer professionellen Ebene. Die Patienten meiner Borderline-Station haben sich einmal zusammengesetzt und aufgeschrieben, wie sie sich ihre Therapeuten wünschen bzw. nicht wünschen.

Wie wir uns einen Therapeuten nicht wünschen:
arrogant; kurz angebunden; fahrig; ignorant; desinteressiert; oberflächlich; egoistisch; gefühlskalt; von sich selbst eingenommen (eingebildet); müde; unkonzentriert; den Patienten als Objekt behandeln; unaufmerksam sein; faul; schleimig; zu nett; zu Ich-bezogen; parteiisch

Wie wir uns einen Therapeuten wünschen:
einfühlsam; klar und ehrlich; verständnisvoll; beständig; tolerant; direkt; wissen, wo es lang geht (Kompetenz und Erfahrung); pünktlich und zuverlässig; humorvoll; ausdauernd; individuell; streng (klare Linie); unterstützend; engagiert; loyal und vertrauenswürdig; interessiert; konstruktiv; konfliktbereit; (hinsichtlich Nähe und Distanz) zwischen Beruf und Privatem trennen könnend

Zusammengefasst wünschen diese Patienten sich offenkundig einen Therapeuten, zu dem eine tragfähige und ehrliche professionelle Beziehung möglich ist. Sie wünschen sich kompetente Beziehungsarbeit.

Natürlich ist es unmodern, auf etwas so wenig „Berechenbares“ wie therapeutische Beziehungen als zentralen Wirkfaktor in der Therapie insbesondere von Menschen mit Trauma-Erfahrungen abzuheben. Natürlich gibt es kein Therapie-Verfahren im Sinne eines Königswegs. Natürlich sind angesichts der Unterschiedlichkeiten zwischen unseren Patienten unterschiedlichste Therapie-Verfahren, die implizit oder – besser – explizit Beziehungsarbeit einschließen, notwendig. Natürlich ist es ein Schwimmen gegen den Zeitstrom, zentrale psychoanalytische Theorien als fundamental für Psychotherapie im Allgemeinen zu sehen. Natürlich finden meine Äußerungen nicht unbedingt das Wohlwollen der „Glaubenskongregationen" (s. auch Lohmer, in Vorb.) der unterschiedlichen psychotherapeutischen Schulen.

Beziehungen lassen sich nicht manualisieren, Beziehungsstörungen sind nicht in einer a priori – ob vom Kostenträger oder vom Setting – vorgegebenen Zeit, etwa drei Monaten, bei allen Patienten gleichermaßen ausreichend behandelbar, und die Entwicklung der Beziehung lässt sich nicht aus Gründen der Effektivität beschleunigen. Unangemessene Beschleunigung der Therapie kann sogar eine Art Retraumatisierung bedeuten, die Störung würde stabilisiert, nicht die Ich-Struktur.

Nun soll hier nicht für eine Art unendlicher Analyse plädiert werden, denn das Ziel der Therapie ist selbstredend das möglichst rasche Überflüssigwerden des Therapeuten. Plädiert werden soll aber dafür, dass wir in der Therapie keine Produktionsstätte, sondern einen Beziehungsprozess vor uns haben. Die zu geringe Berücksichtigung der Beziehungsaspekte setzte den Patienten einem Automobil gleich, den Therapeuten dem Mechaniker. Was eine Entmenschlichung wäre und zu mehr persönlicher Lebenszufriedenheit, welche Beziehungszufriedenheit in der Regel beinhaltet, genau nicht führte. Darum geht es aber den meisten Patienten.

Der Patient muss eine gute therapeutische Beziehung und eine gute (spezifische) Technik erwarten können. Diese Erwartung, so berechtigt sie auch immer ist, wird nicht immer erfüllt. Eine gute therapeutische Beziehung plus eine schlechte Technik sind in der Regel besser wirksam als eine schlechte therapeutische Beziehung plus eine gute Technik. Eine gute Beziehung zum Therapeuten wird auch durch kein Manual ersetzt. Allerdings minimiert ein Manual die Probleme durch eine schlechte therapeutische Beziehung – zumindest für den Therapeuten. Und es hilft, zweifelsfrei auch wichtig, der Beforschung von Therapien. Psychotherapeuten, benötigen sie selbst einen solchen, ist ihre Beziehung zum Behandler – wie auch Yalom (2002, S. 240ff) berichtet – offensichtlich wichtiger als eine präzise Abarbeitung der Vorgaben eines Manuals, welcher theoretischen Fundierung dieses auch immer sein mag.

Was den Fachleuten als Patient recht ist, sollte den Nicht-Fachleuten als Patient billig sein: kompetente psychoanalytisch fundierte Beziehungsarbeit, ein zentraler Bestandteil psychotherapeutischen Denkens und Handelns. Schulenübergreifend. Ob es jenen Vertretern der verschiedenen „reinen" Lehren gefällt oder nicht.

Literatur

Chessik RD (1966). The psychotherapy of borderland patients. Am J Psychother; 20: 600–14.

Dornes M (1993). Der kompetente Säugling. Die präverbale Entwicklung des Menschen. Frankfurt a. M.: Fischer.

Duden (1997). Das Fremdwörterbuch. Mannheim, Wien, Zürich: Dudenverlag.

Dulz B (1999). Wut oder Angst – welcher Affekt ist bei Borderline-Störungen der zentrale? Persönlichkeitsstörungen; 3: 30–5.

Dulz B (in Vorb.). Meine lieben Patienten. In: Kernberg OF, Dulz B, Eckert J (Hrsg). Wir. Psychotherapeuten über sich und ihren unmöglichen Beruf. Stuttgart, New York: Schattauer.

Dulz B, Jensen M (2000). Aspekte einer Traumaätiologie der Borderline-Persönlichkeitsstörung: psychoanalytisch-psychodynamische Überlegungen und empirische Daten. In: Kernberg OF, Dulz B, Sachsse U (Hrsg). Handbuch der Borderline-Störungen. Stuttgart, New York: Schattauer; 167–93.

Eagle MN (1988). Neuere Entwicklungen in der Psychoanalyse. Eine kritische Würdigung. München, Wien: Internationale Psychoanalyse.

Eckert J (1996). Gesprächspsychotherapie. In: Reimer C, Eckert J, Hautzinger M, Wilke E (Hrsg). Psychotherapie. Ein Lehrbuch für Ärzte und Psychologen. Berlin, Heidelberg: Springer; 124–91.

Ferenczi S (1988). Ohne Sympathie keine Heilung. Das klinische Tagebuch von 1932. Frankfurt a. M.: Fischer.

Gabbard GO, Wilkinson SM (1994). Management of Countertransference with Borderline Patients. Washington, London: American Psychiatric Press.

Götze P (1995). Zur Interaktion von Psychotherapie und Psychopharmakotherapie bei der Behandlung Suizidgefährdeter. In: Wolfersdorf M, Kaschka WP (Hrsg). Suizidalität. Die biologische Dimension. Berlin, Heidelberg, New York: Springer; 213–24.

Goldberg A (1996). Selbstpsychologie und narzißtische Persönlichkeitsstörungen. In: Kernberg OF (Hrsg). Narzißtische Persönlichkeitsstörungen. Stuttgart, New York: Schattauer; 255–64.

Hoffmann SO (2000). Angst – ein zentrales Phänomen in der Psychodynamik und Symptomatologie des Borderline-Patienten. In: Kernberg OF, Dulz B, Sachsse U (Hrsg). Handbuch der Borderline-Störungen. Stuttgart, New York: Schattauer; 227–36.

Kernberg OF (1988). Innere Welt und äußere Realität. Anwendungen der Objektbeziehungstheorie. München, Wien: Internationale Psychoanalyse.

Kernberg OF (1991). Schwere Persönlichkeitsstörungen. 3. Aufl. Stuttgart: Klett-Cotta.

Köhler L (1990). Neuere Ergebnisse der Kleinkindforschung. Forum Psychoanal; 6: 32–51.

Köhler L (1992) Formen und Folgen früher Bindungserfahrungen. Forum Psychoanal; 8: 263–80.

Kohut H (1971). Introspektion, Empathie und Psychoanalyse. Psyche; 25: 831–55.

Krause R (1992). Die Zweierbeziehung als Grundlage der psychoanalytischen Therapie. Psyche; 46: 588–612.

Lichtenberg JD (1987). Die Bedeutung der Säuglingsbeobachtung für die klinische Arbeit mit Erwachsenen. Z Psychoanal Theorie Praxis; 2: 123–47.

Lichtenberg JD (1990). Einige Parallelen zwischen den Ergebnissen der Säuglingsbeobachtung und klinischen Beobachtungen an Erwachsenen, besonders Borderline-Patienten und Patienten mit narzißtischer Persönlichkeitsstörung. Psyche; 44: 871–901.

Lichtenberg JD (1991). Psychoanalyse und Säuglingsforschung. Berlin, Heidelberg, New York: Springer.

Lohmer M (2000). Die spezifischen Aufgaben des Borderline-Therapeuten: die Balance zwischen persönlichem Engagement und reflektierender Distanz. Persönlichkeitsstörungen; 4: 112–22.

Lohmer M (in Vorb.). Psychotherapeuten und Macht. In: Kernberg OF, Dulz B, Eckert J (Hrsg). Wir. Psychotherapeuten über sich und ihren unmöglichen Beruf. Stuttgart, New York: Schattauer.

Milch WE, Hartmann HP (1996). Zum gegenwärtigen Stand der psychoanalytischen Selbstpsychologie. Psychotherapeut; 41: 1–12.

Putnam FW (1993). Commentary on Fenton. Psychiatry; 56: 222–7.

Reddemann L, Sachsse U (2000). Traumazentrierte Psychotherapie der chronifizierten, komplexen Posttraumatischen Belastungsstörung vom Phänotyp der Borderline-Persönlichkeitsstörungen. In: Kernberg OF, Dulz B, Sachsse U (Hrsg). Handbuch der Borderline-Störungen. Stuttgart, New York: Schattauer; 555–71.

Richard-Jodoin RM (1989). The „holding function" of the therapist in the treatment of borderline patients. J Am Acad Psychoanal; 17: 305–12.

Roth G (in Vorb.). Sigmund Freuds vergebliche Suche. In: Kernberg OF, Dulz B, Eckert J (Hrsg). Wir. Psychotherapeuten über sich und ihren unmöglichen Beruf. Stuttgart, New York: Schattauer.

Sachsse U (1989). Psychotherapie mit dem Sheriff-Stern. Zum Umgang des Therapeuten mit der Hausordnung in der stationären Psychotherapie und zu möglichen Auswirkungen auf seine Sozialisation zum Psychoanalytiker. Gruppendynamik; 25: 141–58.

Schwaber EA (1995). Empathie: Eine Form analytischen Zuhörens. Forum Psychoanal; 11: 160–83.

Singer M (1994). A profile of specific psychotherapeutic actions for borderline pathology. Psychiatr Clin North Am; 17: 827–37.

Steiner R (1996). Über den Narzißmus – der Kleinianische Ansatz. In: Kernberg OF (Hrsg). Narzißtische Persönlichkeitsstörungen. Stuttgart, New York: Schattauer; 265–86.

Stern D (1992). Die Lebenserfahrung des Säuglings. Stuttgart: Klett-Cotta.

van der Kolk BA (1989). The compulsion to repeat the trauma. Re-enactment, revictimization, and masochism. Psychiatr Clin North Am; 12: 389–411.

van der Kolk BA (1998). Zur Psychologie und Psychobiologie von Kindheitstraumata. Prax Kinderpsychol Psychother; 47: 19–35.

Yalom ID (2002). Der Panama-Hut oder Was einen guten Therapeuten ausmacht. München: Goldmann.

Winnicott DW (1974). Reifungsprozesse und fördernde Umwelt. Frankfurt a. M.: Fischer.

Winnicott DW (1978). Familie und individuelle Entwicklung. Frankfurt a. M.: Fischer.

Winnicott DW (1988). Aggression. Versagen der Umwelt und antisoziale Tendenz. Stuttgart: Klett-Cotta.

Wolf EW (1996). Theorie und Praxis der psychoanalytischen Selbstpsychologie. Frankfurt a. M.: Suhrkamp.

8.3 Katathym-imaginative Psychotherapie (KiP)

Ulrich Sachsse

Die Katathym-imaginative Psychotherapie (KiP) wurde als „Katathymes Bilderleben" (KB) von Hanscarl Leuner in den 50er und 60er Jahren entwickelt. KiP ist als tiefenpsychologisch-fundierte Psychotherapie ein Richtlinien-Verfahren.

Die KiP verfügt seit inzwischen 50 Jahren über einen sehr reichen Fundus an Erfahrung im therapeutischen Umgang mit Imaginationen. Während in der traumazentrierten Psychotherapie die Imaginationen vom Therapeuten erläutert, in der Sitzung angeleitet und vermittelt, dann aber vom Patienten autonom in der Sitzung selbst oder zu Hause durchgeführt werden, nimmt der KiP-Therapeut mit seinen Interventionen direkt auf die Bild-Ebene Einfluss. In diesem therapeutischen Vorgehen liegen erhebliche Chancen, auf den Prozess der inneren Vorstellungen direkt einwirken zu können. Aber es gibt auch Gefahren: Der Therapeut kann als hilflos und ohnmächtig erfahren werden, wenn traumatische Bild-Inhalte jedem therapeutischen Einfluss widerstehen. Oder sein Einfluss auf die inneren Bilder wird als Grenzüberschreitung und Eindringen erfahren und deshalb abgelehnt oder unwirksam gemacht.

Anfangs stand für die KiP im Vordergrund, die neurotische Konfliktdynamik auf der Bühne der Imagination, des Tagtraumes zu entwickeln und abzuhandeln. KiP bewährte sich klinisch als Kurzzeit-Psychotherapie und bewies bald eine besondere Wirksamkeit bei psychosomatischen, „alexithymen" Patienten und solchen, die Schwierigkeiten hatten mit den sehr auf Verbalisierung basierenden Verfahren in der Tradition der Psychoanalyse.

Möglichkeiten und Grenzen der KiP zur Behandlung schwer gestörter Patienten werden seit langem diskutiert. Einerseits gibt es eine beeindruckende Fülle von Einzeldarstellungen erfolgreich behandelter, sehr schwer gestörter Patienten. Bemerkenswert ist auch die erfolgreiche Anwendung der KiP bei traumatisierten Jugendlichen. Andererseits ist eine unmodifizierte Kurztherapie mit der KiP bei Persönlichkeitsstörungen kontraindiziert, da das Bildern Spaltungstendenzen intensivieren kann.

Gerade in der Arbeit mit psychosomatischen Patienten entwickelte die KiP eine „zweite Dimension" neben der Arbeit an der Konfliktdynamik. Bei organisch erkrankten Patienten erwies sich, dass ein langes Verweilen in nur guten, nur schönen Bilderwelten die Organsymptomatik stabilisieren, ja sogar bessern konnte. Dies war statistisch signifikant nachweisbar bei Patienten mit Colitis ulcerosa oder Morbus Crohn. Sicherlich spielt die Stressphysiologie auch bei psychosomatischen Patienten eine entscheidende Rolle. Insofern ist in der zweiten Dimension der KiP eine Wurzel der imaginativen Arbeit mit beruhigenden Bildern für traumatisierte Patienten mit PTBS zu sehen. Ich habe auf der Basis dieser Erfahrungen problemlos die Denkweise der traumazentrierten Psychotherapie verstehen und anwenden können.

Die Imagination des Sicheren Inneren Ortes ist im Besonderen eine Präzisierung dieses Imaginierens in nur guten inneren Erlebniswelten und -räumen. Den sicheren Ort gibt es entweder bereits in den Patienten, oder er muss erschaffen werden, auch als Resultat einer guten therapeutischen Beziehung. Dieser Sichere Innere Ort muss bekanntlich stabil aufsuchbar sein, bevor eine Trauma-Konfrontation gewagt werden kann. Er muss geschaffen werden wie der nur gute Erfahrungsbereich bei psychosomatischen Patienten.

In der KiP ist das Motiv des Inneren Führers oder Schrittmachers eines der Mittelstufen-Standardmotive. Der Innere Schrittmacher ist ein Innerer Helfer, der sicher durch schwierige Räume der inneren Vorstellungswelt geleitet. Auch in ihn fließen Übertragungsaspekte mit ein, er ist aber auch eine archetypische Gestalt aus dem Fundus des eigenen Inneren.

Sicherer Ort und Innere Helfer müssen jederzeit sicher erreichbar sein, bevor die eigentliche Begegnung mit dem Trauma beginnen kann. Andernfalls bringt die Annäherung an die traumatischen Erfahrungen das Ich zur Dekompensation, und die therapeutische Beziehung wird durch das mobilisierte Übertragungsgeschehen der traumatisierenden Erfahrung selbst dämonisiert, negativistisch, schädigend, paranoid überlagert, retraumatisierend. Ist diese Entwicklung erst einmal eingetreten, ist eine Verarbeitung ganz überwiegend im imaginativen Raum oft nicht mehr möglich. Dann macht das Bildern alles nur noch schlimmer. Vor diesem Vorgehen muss immer wieder gewarnt werden. In der therapeutischen Beziehung wie auch im imaginativen Raum dürfen nur Geister gerufen werden, die man als Therapeut sicher beherrschen und zur Not auch wieder loswerden kann.

Die imaginativen Techniken der Trauma-Konfrontation wie Bildschirm-Technik, TV-Technik oder Beobachter-Technik beinhalten alle, dass der Patient jederzeit Einfluss auf das bildhafte Geschehen nehmen kann und soll, um die Kontrolle zu behalten. So hat der Patient bei der Bildschirm-Technik eine imaginäre Fernbedienung in der Hand. Er wird aufgefordert, wieder und wieder den Film anzuhalten und das Standbild genau zu beschreiben: Ein Vorgehen, das aus der Symbolkonfrontation der KiP als Regieprinzip der Mittelstufe seit langem bekannt ist. Die KiP spricht völlig zu Recht von „Regieprinzipien". Die Patientin wird geschult, mehr und mehr zur Regisseurin ihrer inneren Filme zu werden. Die KiP gibt konkrete Handlungsanweisungen zum Umgang mit Imaginationen; Fürstenau (1992) sieht u. a. hierin ihren spezifischen Beitrag zur Psychotherapie.

Gerade in den Techniken der Symbolkonfrontation liegt eine sehr entängstigende, Erregung reduzierende Wirkung. Das Ängstigende wird nämlich im ersten Schritt symbolisiert, verkleidet. So geschieht eine Art vorbereitende Trauma-Konfrontation. Die erste Begegnung geschieht dann mit einem wilden Tier, mit einer Teufels-Gestalt oder mit einer Hexe, nicht gleich mit dem konkreten Bild des Täters. Die Arbeit der traumazentrierten Psychotherapie mit Täter-Introjekten kann auch so verstanden werden. Auch sie ist eine Art Annäherung an das erschreckende Bild des Täters selbst. Zumindest bei Erwachsenen sehe ich hierin aber nur eine – allerdings sehr hilfreiche – Vorbereitung auf die konkrete Begegnung mit dem Trauma. Für eine Trauma-Synthese ist es erforderlich, sich mindestens einmal möglichst konkret dem realen Geschehensablauf gestellt und ausgesetzt zu haben.

Dies leitet über zur zweiten Vorgehensweise. Sie ist sinnvoll, wenn die traumatische Situation so fragmentiert abgespeichert wurde oder so intensiv abgespalten ist, dass nur Ahnungen, Vermutungen, verzerrte Albträume oder beunruhigende Körpersensationen wahrnehmbar sind. Der Preis einer gelungenen Dissoziation kann eine künftige Wahrnehmungseinschränkung sein. Dann gilt es, die Körpersensationen zunächst bildhaft Gestalt annehmen zu lassen, um sie im nächsten Schritt zu Wort kommen zu lassen. Es wäre allerdings fahrlässig, mit der Patientin in die Illusion zu verfallen, so ließe sich Vergangenheit korrekt rekonstruieren. Vielmehr handelt es sich hierbei um eine sinnstiftende therapeutische Konstruktion. Diese wird jedoch häufig Elemente des realen Geschehens enthalten.

Die dritte Therapie-Phase der traumazentrierten Psychotherapie („Trauer und Neuorientierung") ist wie die Stabilisierungsphase der Arbeit an inneren Ressourcen gewidmet. Nicht alles war traumatisch, und auch heute ist nicht jeder Alltagskonflikt traumatisierend. Es gilt, Sensibilität, Kreativität, Genussfähigkeit zu entwickeln oder neu zu entwickeln. Die Möglichkeiten der KiP hierzu sind aus der Arbeit mit psychosomatischen Patienten und in der allgemeinen Kreativitätsförderung bekannt.

Weiterführende Literatur

Bartl G, Pesendorfer F (Hrsg) (1989). Strukturbildung im therapeutischen Prozeß. Wien: Literas-Universitätsverlag.

Fürstenau P (1992). Entwicklungsförderung durch Therapie. Grundlagen psychoanalytisch-systemischer Psychotherapie. München: Pfeiffer.
Jollet HR, Krägeloh C, Krippner H (1989). Das KB bei Objektbeziehungsstörungen. In: Bartl G, Pesendorfer F (Hrsg). Strukturbildung im therapeutischen Prozeß. Wien: Literas-Universitätsverlag; 99–108.
Kottje-Birnbacher L (1992). Strukturierende Faktoren des Katathymen Bilderlebens. Prax Psychother Psychosom; 37: 164–73.
Kottje-Birnbacher L, Sachsse U, Wilke E (Hrsg) (1997). Imagination in der Psychotherapie. Bern, Göttingen, Toronto: Huber.
Landau E (1984). Kreatives Erleben. München: Reinhardt.
Leuner H (1994). Lehrbuch der katathym-imaginativen Psychotherapie. Bern, Göttingen, Toronto: Huber.
Sachsse U (1989). „Das Bildern macht alles nur schlimmer.“ Grenzen einer Therapie mit dem katathymen Bilderleben bei Patientinnen mit strukturellen Ich-Störungen. In: Bartl G, Pesendorfer F (Hrsg). Strukturbildung im therapeutischen Prozeß. Wien: Literas-Universitätsverlag; 169–82.
Sachsse U, Wilke E (1987). Die Anwendung des Katathymen Bilderlebens bei psychosomatischen Erkrankungen. Theoretische Überlegungen zu Erfahrungen in der Praxis. Prax Psychother Psychosom; 32: 46–54.
Sachsse U, Reddemann L (1997). Katathym-imaginative Psychotherapie in der Behandlung traumatisierter Patientinnen. In: Kottje-Birnbacher L, Sachsse U, Wilke E (Hrsg). Imagination in der Psychotherapie. Bern, Göttingen, Toronto: Huber; 222–8.
Sannwald R (1995). Besonderheiten der katathym-imaginativen Psychotherapie bei sexuell mißbrauchten Jugendlichen. Katathymer Bilderbote; 7: 21–8.
Steinhage R (1994). Das Trauma des sexuellen Mißbrauchs. Besonderheiten in der Therapie mit Frauen, die in der Kindheit sexuell mißbraucht wurden. Imagination; 16: 32–48.
Wilke E, Leuner H (Hrsg) (1990). Das Katathyme Bilderleben in der psychosomatischen Medizin. Bern, Stuttgart, Toronto: Huber.

8.4 Gestalttherapie

Katrin Hille

Viele Elemente in den neuen psychotherapeutischen Techniken für Traumatisierte können auch als gestalttherapeutisch bezeichnet werden. So hat Hilarion Petzold bereits 1977 ein ganz ähnliches Vorgehen wie bei der Trauma-Exposition mit der Bildschirm-Technik als „Leinwand-Technik“ dargestellt. Die traumatherapeutische Arbeit von Besems und van Vugt kann als bahnbrechend bezeichnet werden. Auf der Suche nach wirksamen Methoden, Menschen zu unterstützen, die unter posttraumatischen Störungen leiden, nähern sich die verschiedenen Therapie-Schulen einander an. Im Folgenden möchte ich einige Grundsätze und Methoden der Gestalttherapie vorstellen, die mir für die Arbeit mit Traumatisierten hilfreich scheinen. Dabei werde ich mich hauptsächlich auf Frauen mit sexuellen Gewalterfahrungen (mit Schwerpunkt in der Kindheit) beziehen, weil ich in der Arbeit mit ihnen (größtenteils im ambulanten Rahmen) die meisten Erfahrungen gesammelt habe.

8.4.1 Theoretische Grundsätze der Gestalttherapie

Die klassische Gestalttherapie wurde von Fritz Perls (1893–1970) begründet. Seitdem ist eine wesentliche Weiterentwicklung (Besems 1977; Petzold 1988; Staemmler u. Bock 1991) zu beobachten, die etliche hilfreiche Aspekte hervorgebracht hat. Ich werde zunächst die wichtigsten Grundsätze skizzieren.

8.4.1.1 Das Prinzip der Ganzheitlichkeit

Die Gestalttherapie betrachtet den Menschen als eine Einheit von Körper, Geist und Seele und kritisiert eine isolierte Behandlung der verschiedenen Aspekte der menschlichen Person. Das Prinzip der Ganzheit (auch **holistische Doktrin** genannt, Perls 1976), das die gesamte Gestalttherapie durchwirkt, besagt, dass das Ganze mehr und etwas anderes ist als die Summe seiner Teile. Ein zusammengelegtes Puzzlebild ist etwas anderes als ein Haufen Puzzlesteine, und genauso empfindet sich der Mensch als Einheit und nicht als eine Ansammlung von Armen, Beinen, Gedanken und Gefühlen. Entsprechend setzt die Gestalttherapie auf allen drei Ebenen von Körper, Seele und Geist an. Bei der Arbeit auf einer dieser drei Ebenen werden die anderen mit berücksichtigt, keine kann unabhängig von den anderen betrachtet werden. Alle Ebenen beeinflussen einander in einem ständigen wechselseitigen Prozess.

Das ganzheitliche Prinzip beinhaltet auch, dass der Mensch innerhalb seiner Umgebung betrachtet werden muss. Auch hier besteht eine ständige Wechselwirkung, indem der Mensch gleichzeitig von seiner Umgebung beeinflusst wird, sie aber auch selbst beeinflusst, sodass der Lebensraum ein ständiger Bestandteil des therapeutischen Prozesses ist.

8.4.1.2 Selbstheilungskräfte/ Selbstregulierung

Die Gestalttherapie geht davon aus, dass jeder Mensch Selbstheilungskräfte besitzt. Im Normalfall streben diese Kräfte ein Gleichgewicht, eine Balance an, die es dem Menschen ermöglicht, sich auf veränderte Lebensbedingungen einzustellen und bestmöglich zu überleben (**Homöostase**). Das Verhalten des Menschen wird durch den Versuch bestimmt, Bedürfnisse zu befriedigen, damit Spannungen zu reduzieren und auf diese Weise ein Stadium des inneren Gleichgewichts zu erreichen. Auch „krankhafte“ Verhaltensweisen oder Symptome eines Menschen drücken das beste Gleichgewicht seiner inneren Spannungen aus, das ihm mit seinen jetzigen Möglichkeiten zur Verfügung steht.

In der Gestalttherapie wird die Tendenz zur Selbstregulierung auch als Streben nach dem **Schließen einer offenen Gestalt** bezeichnet (Rahm 1990, S. 166). Das Problem besteht nun darin, dass manche Menschen den Kontakt zu diesen Selbstheilungskräften oder zumindest zu einem Großteil von ihnen verloren haben – oder aber, dass diese so stark durch äußere Einflüsse oder negative Erfahrungen überlagert werden, dass die Person nicht mehr darüber verfügen kann. Ziel der Therapie ist dann, die Person wieder mit den eigenen positiven Kräften in Verbindung zu bringen, damit sie sich selbst heilen kann. Wie Perls sagte: „Don't push the river, it flows by itself.“ (Besems u. van Vugt 1990, S. 46)

8.4.1.3 Bewusstheit (Awareness)

Einen Hauptweg, Verbindung zu den Selbstheilungskräften aufzubauen, sieht die Gestalttherapie in der Entwicklung von „Awareness“, d. h. der **wachen Bewusstheit und Aufmerksamkeit für sich und seine Umwelt**, und zwar sowohl auf der sensomotorischen als auch auf der emotionalen und der kognitiven Ebene. „Bewusstheit ist etwas völlig anderes als Bewusstsein, sie ist die Erfahrung selbst.“ (Staemmler u. Bock 1991, S. 69) Gemeint ist also die Wahrnehmung dessen, was und wie etwas in mir und um mich herum geschieht. Was ist, das ist – davon müssen wir ausgehen, auch um es zu verändern.

> „Die Gestalttherapie geht davon aus, daß allein die Intensivierung von Awareness schon therapeutische Wirkung haben kann.“ (Rahm 1990, S. 169)

Auf diesem Hintergrund ist auch das **Hier-und-Jetzt-Prinzip** zu verstehen. Da davon ausgegangen wird, dass die Probleme nur im direkten Erleben vollständig wahrgenommen werden können, wird auch ihre Bearbeitung in den meisten

Fällen erst dann möglich (im Gegensatz zum „Nur-darüber-Reden"). Aus diesem Grund werden in der Gestalttherapie entweder aktuelle, jetzige Situationen aufgegriffen oder mit verschiedenen Methoden versucht, vergangene Erlebnisse, Träume oder auch Zukünftiges zu vergegenwärtigen und damit auf emotionaler, kognitiver und somatischer Ebene im Hier-und-Jetzt zu erleben.

8.4.1.4 Kontakt an der Grenze

In der Gestalttherapie spielt der **Kontakt zwischen dem „Ich" und dem „Du"** eine zentrale Rolle (Buber 1997), wobei auf der Grenze zwischen beidem das besondere Augenmerk liegt. Auch hier geht es wieder um das sich gegenseitig beeinflussende Wechselspiel, diesmal zwischen dem „Ich" und dem „Außen", um den ständigen Austausch mit unserer Umwelt. Indem wir Einflüsse von außen in uns aufnehmen, es in Eigenes umbauen und integrieren und uns von anderen abgrenzen, entwickeln wir die eigene Identität (s. auch Rahm et al. 1993). Grundlage für die Entwicklung unserer Persönlichkeit in diesem Sinne ist also die Fähigkeit, zwischen der Annahme des Äußeren und Ablehnung des Äußeren zu wählen. Bedingung dafür wiederum ist die Fähigkeit, „Ich" und „Außen" unterscheiden zu können und sowohl das von außen Kommende annehmen zu können als es auch ablehnen zu können. Die Gestalttherapie legt viel Aufmerksamkeit auf **Störungen an der Kontaktgrenze**, denn wenn das Individuum Schwierigkeiten mit der eigenen Ich-Grenze hat, kann es „keine richtige Balance zwischen sich und der übrigen Welt finden" (Rahm 1990, S. 170).

Perls entwickelte für die **Einordnungen der Kontaktstörungen** folgendes Modell:

- Konfluenz: Das Individuum kann zwischen sich und der Umwelt nicht unterscheiden, eine Abgrenzung findet nicht statt. Eigene Gefühle und Bedürfnisse werden nicht wahrgenommen.
- Projektion: Eigene Anteile werden in andere projiziert.
- Introjektion: Anteile von außen werden „unverdaut" übernommen ins Individuum.
- Retroflektion: Eigene Impulse, Vorstellungen, Gefühle, die eigentlich nach außen gerichtet sind, werden auf das Selbst zurückgeleitet („Ich könnte mich ohrfeigen" statt „Ich könnte den ohrfeigen, der mir das angetan hat") (Rahm 1990; Rahm et al. 1993; Polster 1993; Perls 1995).

8.4.1.5 Therapeutische Beziehung/ Selektive Offenheit

Aus der zentralen Bedeutung, die die Gestalttherapie dem Kontakt beimisst, entwickelt sich die Vorstellung einer therapeutischen Beziehung als Austausch, Auseinandersetzung zwischen Therapeutin und Klientin. In der Gestalttherapie ist die Therapeutin ein Gegenüber, eine Partnerin in der Auseinandersetzung.

> „Die Klarheit und Eindeutigkeit der TherapeutIn in der Beziehung zur KlientIn ist daher enorm wichtig. Sie ist für die Integrative Therapie das, was die Abstinenz für die Psychoanalyse ist." (Rahm et al. 1993, S. 353)

Um die Frage, wie weit sich die Therapeutin in die Beziehung als Person einbringt, gab es in der Gestalttherapie verschiedene Positionen. Einige vertraten die Auffassung, dass die Begegnung von einer totalen Offenheit geprägt sein müsse, in der nichts im Verborgenen bleiben dürfe (experientieller Stil, vor allem an der Westküste der USA in den 60er Jahren vertreten). Inzwischen hat sich aber der Stil der „selektiven Offenheit" weitgehend durchgesetzt, in dem so viel Offenheit eingebracht wird, wie es für den Prozess der Klientin förderlich erscheint: „Alles was gesagt wird, muss echt sein, aber nicht alles, was echt ist, muss gesagt werden." (Rahm et al. 1993, S. 353) Dieser Stil entspricht der selektiven Authentizität der psychoanalytisch-interaktionellen Methode. In dieser Art der „Beziehungsarbeit", die auch **partielles Engagement** genannt wird, wechselt die Therapeutin zwischen Involvierung (Betroffenheit), Zentrierung (bei sich selbst sein) und Exzentrizität (um den Blickwinkel zu erweitern, Überblick zu gewinnen) (Rahm et al. 1993; Petzold 1987).

8.4.2 Gestalttherapie mit Traumatisierten

8.4.2.1 Störung der Wahrnehmung

Die natürlichen Reaktionen auf Verletzungen wären Schmerz, Trauer, vielleicht Wut. Bei massiven Grenzverletzungen wie den Traumatisierungen respektieren die Täter und meist auch noch die Umgebung der Betroffenen diese Gefühle überhaupt nicht, sondern nehmen dem Opfer mit Gewalt, Erpressung, Bedrohung oder Verharmlosung das Recht und die Möglichkeit, die eigenen Gefühle auszudrücken. Viele Betroffene entwickeln eine von zwei Strategien, damit zurechtzukommen: Entweder nehmen sie ihre Gefühle und Empfindungen nicht mehr wahr und damit auch ihre Bedürfnisse nicht (**Störung der Selbstwahrnehmung**) oder sie spüren sie zwar noch, verlernen aber, sie adäquat auszudrücken (**Störung der Ausdrucksfähigkeit**). Sind die Betroffenen zum Zeitpunkt der Traumatisierungen noch Kinder, kann es sein, dass sie die Fähigkeit der Selbstwahrnehmung und des Ausdrucks gar nicht entwickeln. Ohne die Möglichkeit der Selbstwahrnehmung und damit der Möglichkeit, sich bei den eigenen Empfindungen und Gefühlen rückzuversichern, ob etwas für einen selbst richtig und stimmig ist, ist es unglaublich schwierig, eine eigene Identität zu entwickeln, sich in Abgrenzung von anderen seiner selbst sicher zu sein: „Und (sie wurde) schließlich ein Fremder für sich selbst." (Besems u. van Vugt 1990, S. 24) Diese abgrundtiefe Orientierungslosigkeit und Unsicherheit wirkt als Verstärkung und Zementierung von Gefühlen wie Scham und Schuld, der Zerstörung der eigenen Würde und des Selbstwerts.

Eine andere Folge des „Beschlusses", nicht mehr wahrzunehmen, der während der Traumatisierung selbst ausgesprochen sinnvoll bis überlebensnotwendig war, besteht darin, dass auch die Gegenwart nicht wahrgenommen wird. Das Hier-und-Jetzt ist schemenhaft und grau und damit auch die „Sicherheit der Gegenwart" – wenn sie denn tatsächlich sicher ist.

Menschen sind nach den erlittenen schweren Grenzverletzungen häufig nicht mehr in der Lage, ihre Grenzen zu spüren. Es ist notwendig, mit der Klientin die Wahrnehmung ihrer Grenzen wieder zu erarbeiten und sie bei ihrer Suche zu unterstützen: Wie spüre ich meine Grenze? Wo spüre ich sie? Was hilft mir, deutlich zu machen, wenn meine Grenze erreicht ist? Die Gestalttherapie legt auf die Schulung der Wahrnehmung viel Gewicht. Die Frage „Was ist jetzt?" soll die Aufmerksamkeit auf den phänomenologischen Aspekt legen, und zwar auf Gedanken, Gefühle und Körperempfinden. „Wo spürst du die Trauer in deinem Körper? Wie spürst du sie? Hat sie eine Farbe, eine Form, eine bestimmte Konsistenz?" Fragen dieser Art üben die Wahrnehmungsfähigkeit.

Dabei ist es – gerade bei Traumatisierten – notwendig, sie in ihrer eigenen Wahrnehmung zu unterstützen und zu stärken. Hier erweist sich das **Prinzip der Gestalttherapie, nicht zu deuten**, als hilfreich. Wir gehen davon aus, dass allein die Patientin selbst ihre Expertin ist. Nur sie weiß letztlich, was ihre Traumelemente oder Körpersignale zu bedeuten haben. Habe ich als Therapeutin zum Beispiel zu einem Traum Vermutungen, Ideen oder Phantasien, dann stelle ich sie der Patientin zwar zur Verfügung, aber als Angebote. Die Autonomie der Traumatisierten, die Wertschätzung ihrer eigenen Wahrnehmung ist wichtig. Oft ist es nur durch diese Betonung der eigenen Autonomie über einen langen Zeitraum hinweg möglich, die Sicherheit zu erlangen, sich auf das Risiko Wahrnehmung einzulassen – und sie auch zu zeigen. Denn oft besteht eine tödliche Angst davor, dass jemand „etwas" merken könnte: „Wenn jemand etwas merkt, bringt er (der Täter) mich um." Dann kann Wahrnehmung nur in winzigen Schritten, mit ständiger Rückversicherung der eigenen Kontrolle über den therapeutischen Prozess und viel Arbeit mit dem Widerstand weiterentwickelt werden. Hier bietet die

Gestalttherapie auch die Möglichkeit der **Symbolsprache**. Angesichts des häufigen Verbots, über die traumatische Erfahrung zu sprechen – und zwar unter Lebensbedrohung –, ist es für die Betroffene oft leichter, sich in Bildern und Symbolen auszudrücken, die oft an die Traumsprache erinnern.

Eine weitere Möglichkeit der Gestalttherapie, die Wahrnehmung zu stärken, besteht darin, sie „begreiflich", „greifbar", „sichtbar" zu machen (**materialistische Gestalttherapie**, Besems u. van Vugt 1990). Auch hier werden Bilder oder Symbole gesucht, sie werden aber in etwas Konkretes umgesetzt. Das können Bilder sein, die die Klientinnen selbst gemalt haben, Postkarten, die für sie etwas Bestimmtes ausdrücken, alltägliche Gegenstände, aber auch Körperhaltungen oder Bewegungen. Dadurch kann zum einen die Wahrnehmung weiter differenziert werden: Es werden noch mehr Eigenschaften sichtbar, die passen könnten. Zum anderen ist es etwas zum Festhalten, ein „Beweis", immer wieder sichtbar. Gerade bei Inzestbetroffenen sind die Selbstzweifel oft sehr stark. Ihr Verdacht, anderen „alles" vorzumachen (auch jenseits der Trauma-Erfahrung selbst), ist dann so groß, dass sie selbst erstaunt sind über ihre eigenen „Aussagen". Dabei ist allerdings, vor allem bei der Trauma-Bearbeitung selbst, zu beachten, dass die zusätzliche „Festlegung" und Verdeutlichung des Geschehenen durch Material zusätzliche Schwierigkeiten bringen und eventuell eine Überforderung darstellen kann. In der Arbeit mit Ressourcen und eigenen Fähigkeiten und Stärken kann die Arbeit mit „greifbaren" Symbolen aber eine gute Verstärkung sein.

8.4.2.2 Störung der Kontaktfähigkeit/Arbeit an den Grenzen

In der Arbeit mit Menschen, die der Macht anderer so ausgeliefert waren wie Traumatisierte, ist es besonders wichtig, eine therapeutische Beziehung aufzubauen, die möglichst gleichwertig ist. Dabei begegnen wir uns auf der Ebene von Expertinnen. Ich bin die Expertin für das allgemeine therapeutische Wissen, die Klientin ist die Expertin für sich selbst. Um das Flair der „Allwissenden" abzubauen und gleichzeitig von Anfang an die Selbstverantwortung zu stärken, lade ich von Beginn der Therapie an dazu ein, meine Vorschläge als Angebote anzunehmen oder abzulehnen, zu überprüfen, ob sie passen oder ob eine Modifizierung nötig ist, und Entscheidungen für die eine oder andere Übung zu treffen.

Der Aspekt der massiven **Grenzüberschreitung** prägt die Arbeit mit Traumatisierten wesentlich. Eine hohe Sensibilität für Grenzen und den Umgang damit ist in der Therapie mit Traumatisierten unabdingbar. Bei Traumatisierungen durch Gewalt (Folter, sexualisierte Gewalt usw.) wurde die Grenze des Individuums von außen, von anderen oft brutal überschritten. Die Balance zwischen Individuum und Umwelt wurde damit nachhaltig gestört. Das hat Auswirkungen auf die therapeutische Beziehung.

Es gibt vor allem **zwei gegensätzliche Reaktionsformen** auf diese Störung: Viele Frauen haben sich **ganz enge Grenzen** im Kontakt mit außen gesetzt, brauchen ganz viel Schutz, kommen kaum aus sich heraus, sind verschlossen, unnahbar, abweisend. Bei diesen Frauen halte ich es für ausgesprochen wichtig, ihren starken und oft sehr schnell auftretenden Widerstand zu achten. Er kann in diesem Falle einen durchaus sinnvollen und angemessenen Schutzmechanismus vor einer realen Gefahr wie zum Beispiel einer Dekompensation bedeuten. Eine solche **Grenzen achtende Haltung der Therapeutin** kann dann zum nächsten Schritt führen, nämlich zu der Frage, was es der Klientin ermöglichen würde, die Grenze etwas weiter zu verschieben. Das kann Schutz sein, wie zum Beispiel eine umgelegte Decke, das kann eine andere Körperhaltung sein, zum Beispiel das Stehen mit einer schützenden Wand im Rücken, oder die Veränderung des Settings.

Andere Frauen scheinen ihre **Grenzen überhaupt nicht mehr zu spüren**. Hier ist das Prinzip der Selbstregulierungskräfte der klassischen Gestalttherapie unzureichend. In diesen Fällen ist es notwendig, erst einmal von außen eine Vorstellung davon zu vermitteln, dass es so etwas wie Grenzen und das Bedürfnis danach überhaupt gibt, und vor allem, wie sich das anfühlt. Das heißt, dass ich in diesem Falle als **Therapeutin für die Klientin die Rolle der Anwältin für ihren „Grenzschutz“** übernehme, diesen immer wieder anspreche, Aufmerksamkeit darauf lenke, bis sie selbst diesen Part in sich nachreifen lassen kann. Die Haltung der Therapeutin, als „Bremse“ zu fungieren, immer wieder die Existenzberechtigung der kleinen Schritte einzufordern, den Blick auf die Grautöne zwischen Schwarz und Weiß zu richten, ist eine oft undankbare und unbeliebte Aufgabe.

Eine andere Auswirkung der Grenzstörungen bei Traumatisierten ist diejenige der **Beziehungsdiffusion**. Durch die Grenzverletzung selbst, aber auch durch das anschließende Leugnen der Umgebung wird die Unterscheidung zwischen „Ich“ und „Außen“ verwirrend. Das Drama darf nicht nach außen dringen – entweder wird die Situation dann noch gefährlicher oder die Traumatisierte stößt auf unangemessenes Verhalten wie Ignoranz oder Verharmlosung, was wiederum nur vermehrten Schmerz bewirkt. Also muss sich das Drama im Geheimen, im Inneren abspielen. Sehr deutlich wird diese Dynamik bei der Autoaggression, dem selbstverletzenden Verhalten: Durch die Traumatisierung sind Hass und Aggression entstanden. Die Gefahr, diese Affekte nach außen, in Richtung Täter auszudrücken, ist zu groß, also werden sie gegen sich selbst gerichtet. Das entspricht Perls Modell der Retroflektion. Die Betroffene hat die Akteure des Dramas in sich vereint: das Opfer bzw. das verletzte Kind, den Täter und eventuell die ignorierende Umwelt.

Gerade der Anteil des verletzten Inneren Kindes ist eigentlich bei allen Frauen, mit denen ich gearbeitet habe, innerseelisch genauso vernachlässigt und abgewehrt gewesen, wie das in der Vergangenheit real der Fall war. Das Innere Kind wird abgelehnt, soll „weg sein“, darf nicht sein: Schließlich ist es die Erinnerung an den Schmerz. Hier bietet sich auch vom gestalttherapeutischen Hintergrund aus die **Arbeit mit dem Inneren Kind** an, ähnlich wie sie in anderen therapeutischen Herangehensweisen entwickelt wurde (s. Kap. 9.5.1.2 in diesem Band).

So fruchtbar und konstruktiv die gestalttherapeutische Methode der Identifizierung in der Arbeit mit dem Inneren Kind ist, so **problematisch** ist sie **bei der Identifizierung mit den Täter-Anteilen**. Innerhalb der Gestalttherapie ist dieses Thema umstritten. Während Bungart (1991) den Rollentausch mit dem Täter zu einem späteren Zeitpunkt der Therapie für hilfreich hält, um die endgültige Loslösung des Opfers vom Täter zu ermöglichen, hält Staemmler (1992/93) die Gefahr dagegen, dass dadurch nur eine Verstärkung der Identifizierung mit dem Aggressor und eine weitere Vermischung der Positionen von Opfer und Täter statt einer Loslösung erfolgt. Meines Erachtens ist Staemmler zuzustimmen, dass eine Identifizierung im Sinne gestalttherapeutischer Stuhlarbeit mit der Person des Täters, mit seinen Stärken und Schwächen, Beweggründen und eigenen Problematiken, in den allermeisten Fällen eine Überforderung darstellen würde, die Abgrenzung erschwert statt erleichtert und damit kontraindiziert ist. Auf der anderen Seite scheint mir aber die Notwendigkeit der Wahrnehmung und Auseinandersetzung mit den Täter-Anteilen oft unterschätzt zu werden. Gerade bei der Annäherung an Gefühle wie Wut, Hass, Aggression ist die Identifizierung mit dem Täter sehr nahe: „Dann bin ich ja auch nicht besser als der.“ Die Methode der Gestalttherapie, den Ausdruck von Gefühlen zu verstärken, muss bei diesen Gefühlen sehr dosiert und vorsichtig eingesetzt werden, um die Klientin nicht zu überschwemmen und ihr Bedürfnis, gerade diese Gefühle unter Kontrolle zu halten, ernst zu nehmen. Einfacher erscheint mir hier die Annäherung an die Gefühle Wut, Hass und Aggression mithilfe der Vorstellung und Phantasie auf der einen Seite und der ausführlichen kognitiven Bearbeitung auf der anderen Seite, die vor allem im Abklopfen auf reale Schuld-Anteile bestehen kann.

Die Arbeit mit verschiedenen persönlichen Anteilen mithilfe der Stuhlarbeit im weiteren Sinne als Erweiterung der imaginativen Arbeit bewährt sich auch in der sonstigen Arbeit mit traumatisierten Frauen, deren Erleben ja von Ambivalenzen, Doppelbotschaften, Selbstblockierungen und Spaltungen geprägt ist. In all diesen Fällen kann die Verdeutlichung der verschiedenen Positionen im eigenen Inneren durch die entsprechende Wahrnehmung und Bearbeitung die Integration erleichtern.

8.4.2.3 Schädigung in der Gesamtheit/Arbeit mit dem Körper

„Ist Inzest eine körperliche Erfahrung? Ist es eine emotionale Erfahrung? Ist es eine intellektuelle Erfahrung? Es ist die Erfahrung eines totalen Kindes. Es passiert etwas mit seinem Körper. Aber nicht nur. Von Anfang bis Ende sind die Handlungen von vielen verschiedenen Emotionen begleitet. Viele von diesen Gefühlen sind widersprüchlich und verwirrend. Und das Kind nimmt bewusst wahr, was passiert. (...) Dabei wird sein Kopf nicht ausgeschaltet. Es versucht zu verstehen, was hier passiert. Merkt, daß es das nicht einordnen kann. Seine kognitiven Fähigkeiten reichen nicht aus, um das, was hier geschieht, verstehen zu können. Es ist eine vollständig traumatische Erfahrung. Alle drei lebenswichtigen Bereiche der persönlichen Existenz werden in dieser Erfahrung zutiefst mit einbezogen." (Besems u. van Vugt 1990, S. 44)

Besonders betonen möchte ich hier die körperliche Ebene: Viele Traumatisierungen sind massive Grenzverletzungen, in deren Mittelpunkt der Körper steht. Er ist Ziel, Empfänger, Anlass, Fokus der Gewalt. Daher sind Störungen und Symptome auf dieser Ebene nahe liegend. Tatsächlich habe ich bei allen Frauen, mit denen ich gearbeitet habe, Körperstörungen oder Körperschemastörungen erlebt. Viele haben, um den großen Schmerz im Inneren nicht zu spüren, ihre Körper schmerzunempfindlich gemacht, haben ihren Leib verhärtet, erstarren lassen, um dem Grauen standhalten zu können. Viele spüren ihren Körper gar nicht mehr, haben sich von ihm getrennt, nur noch der Kopf gehört zu ihnen, um eine Grenze zwischen sich und dem Geschehenen zu schaffen, das untrennbar mit ihrem Körper verknüpft ist. Symptome wie Ess-Störungen, Schmerzsyndrome, selbstverletzendes Verhalten, psychogene Krankheiten bis hin zu Lähmungen sind als Folgen von Traumatisierungen bekannt.

Die Gestalttherapie bezieht in die Therapie alle drei Ebenen, also auch die körperliche mit ein. **Körperarbeit mit traumatisierten Menschen** wird von vielen Therapeutinnen mit Recht als schwieriges Terrain betrachtet und daher oft vermieden. Die Gefahr besteht vor allem darin, Retraumatisierungen hervorzurufen, die keinerlei heilenden Charakter haben, sondern das Leid nur vertiefen. Auf der anderen Seite zeigt die Entwicklung der Trauma-Bearbeitung im engeren Sinne, dass ohne die Einbeziehung des Körpergedächtnisses eine Integration der Erinnerungspuzzlesteine zu einer verarbeitbaren Gesamterinnerung nicht möglich ist. Um die Körperwahrnehmung zu schulen und die Integration zu fördern, arbeitet die Gestalttherapie mit Fragen, die die Aufmerksamkeit auf Gedanken, Gefühle und Körpersignale lenken, wie beispielsweise:

- Wo spüren Sie die Traurigkeit in Ihrem Körper?
- Was haben die Hände gerade gemacht?
- Was sagen die Hände?

Die Botschaften und Hinweise des Körpers zu erarbeiten ermöglicht es, den Körper und mit der Zeit auch seine Symptome und „Verweigerungen" auf dieser Ebene nicht als Gegner zu erleben, sondern als wichtige Quelle von Informationen über uns selbst schätzen zu lernen.

In der Arbeit mit traumatisierten Frauen gibt es zwei ganz verschiedene Reaktionen auf Körperarbeit: Einige erleben die Einbeziehung der Reaktionen und Informationen ihres Körpers als entlastend. Sie sehen in den Signalen eine tief aus ihrem Inneren kommende, unbewusste und damit „nicht manipulierbare" Information, einen „Beweis", eine Bestätigung, „endlich mal was Echtes" inmitten ihrer Selbstzweifel, der Unsicherheit und Verwirrung von Gedanken und Gefühlen. Die andere Reaktion besteht in massiver Ablehnung und heftigem Widerstand gegen die Einbeziehung von Körpersignalen. Dahinter verbirgt sich oft die große Angst, dass „diese Schande" von außen sichtbar ist, dass jeder sie sehen kann. Dann erscheint die Einbeziehung von Körpersprache eher als Bestätigung dieser Befürchtung. Außerdem ist die Sprache des Körpers oft ja unbewusst, unterliegt also nicht ihrer Kontrolle. Sich damit auseinanderzusetzen ist manchmal zu sehr mit Angst besetzt und gerade in der Anfangszeit der Therapie eine Überforderung. Zum dritten kann dahinter die massive Angst stecken, das „Geheimnis", das doch unter Androhung der „Todesstrafe" nicht verraten werden darf, auf diese, nicht ihrer Kontrolle unterliegenden Weise zu verraten.

Eine weitere Form der Körperarbeit in der Gestalttherapie besteht darin, **Körperübungen** vorzuschlagen. Das kann sehr hilfreich sein in Bezug auf die Wahrnehmungsförderung, vor allem aber in Bezug auf das Erleben neuer Erfahrungen und auch deren Einübung. Die Gefahr von Körper-Flashbacks muss hier allerdings berücksichtigt werden, wobei meiner Erfahrung nach einige Grundüberlegungen das Risiko weitgehend reduzieren können. Am wichtigsten ist das schon erwähnte Verhältnis zur Therapeutin, das gewährleistet, dass die Klientin „nein" zu jeder Übung sagen kann, sie über die Stopp-Regel jederzeit stoppen kann und ein stetiger sprachlicher Kontakt mit der Therapeutin über das eigene Erleben möglich ist. Ich gehe hier zunächst nur von Übungen aus, die keinerlei körperliche Berührung beinhalten. Der Kontakt wird nur über Sprache aufrechterhalten. Dieser Aspekt ist wichtig, weil körperliche Berührung für viele dieser Frauen ein großes Problem darstellt, das einen sehr diffizilen und sicheren Umgang erfordert. Des Weiteren spielt die Körperposition eine wesentliche Rolle. Allein der Gedanke, sich auf den Rücken zu legen, ist für viele ein Gräuel. Schließlich ist eine solche Position oft traumatisch besetzt und im Körpergedächtnis auch als Haltung des Säuglings mit all seiner Abhängigkeit und seinem Ausgeliefertsein verankert. In der Arbeit mit Traumatisierten geht es aber hauptsächlich um Stärkung und Stabilisierung. Dem entspricht die stehende, aufrechte Haltung; Grundlage ist meist der Qi-Gong-Stand. Weiter habe ich bei der Anleitung von Körperübungen als unterstützend erfahren:

- die Erlaubnis, die Augen offen zu haben, um die Kontrolle zu behalten
- darauf zu achten, ob der Rücken ausreichend geschützt ist

Ein weiterer zu beobachtender Aspekt ist der Atem. Manchmal ist auch die Konzentration darauf oder die Aufforderung, laut zu atmen, ein Trigger.

Bei Berücksichtigung dieser Überlegungen habe ich Körperübungen als sehr fördernd erlebt. Im Folgenden möchte ich einige davon aufzählen, die sich in meiner Arbeit bewährt haben:

- vorsichtige Körperreisen im Stand (als Wahrnehmungsübungen)
- diverse Erdungsübungen mit Betonung des tragenden Charakters von Füßen und Beinen (um Standfestigkeit und Sicherheit zu erleben)
- aufrechter Stand (Qi-Gong) mit Betonung der aufrechten Haltung, dem „Geradesein" (zum Erleben von Würde und Stolz)
- Zentrierungsübungen (um die eigene Mitte zu spüren)
- Ertasten des eigenen Herzschlages oder Pulses, eventuell mit Verstärkung durch das Klopfen des entsprechenden Taktes (um das „Ureigene" zu spüren)
- Yogaübungen, die eine offene Haltung mit einer ganz geschlossenen Haltung verbinden (um die unverbundenen extremen Polaritäten in einen Rhythmus zu bringen und auch die Zwischenstufen zu erleben)
- Nach einer intensiven, schweren therapeutischen Arbeit empfinden meine Klientinnen und ich es als ausgesprochen angenehm, aufzustehen, das Fenster aufzureißen, uns zu schütteln, zu strecken, zu stampfen oder mit den Armen zu schwingen, um wieder in die Gegenwart zu kommen und loszulassen.
- Manche Übungen sind auch als Hausaufgaben zum Üben außerhalb der Therapie-Sitzungen gut geeignet.

Literatur zum Weiterlesen

Besems T (1977). Philosophisch-anthropologische Bemerkungen zur Integrativen Therapie. Integrative Therapie; 3–4: 176–86.

Besems T, van Vugt G (1999). Wo Worte nicht reichen. Therapie mit Inzestbetroffenen. München: Kösel.
Buber M (1997). Ich und Du. Gerlingen: Bleicher.
Bungart T (1991). Schuld versus Verantwortung. Gestaltzeitung; 5: 17–28.
Hille K (2002). Gestalttherapie und Trauma. In: Sachsse U, Özkan I, Streeck-Fischer A (Hrsg). Traumatherapie – Was ist erfolgreich? Göttingen; Vandenhoeck & Ruprecht; 113–40.
Perls F (1992). Gestalt, Wachstum, Integration. Paderborn: Junfermann.
Perls F (1995). Grundlagen der Gestalttherapie. München: Pfeiffer.
Petzold H (1988). Psychotherapie und Körperdynamik. Paderborn: Junfermann.
Petzold HG, Wolf HU, Landgrebe B, Josic Z, Steffan A (2000). „Integrative Traumatherapie" – Modelle und Konzepte für die Behandlung von Patienten mit „posttraumatischer Belastungsstörung". In: van der Kolk BA, McFarlane AC, Weisaeth L (Hrsg). Traumatic Stress. Grundlagen und Behandlungsansätze. Paderborn: Junfermann; 445–579.
Rahm D, Otte H, Bosse S, Ruhe-Hollenbach H (1993). Einführung in die Integrative Therapie. Grundlagen und Praxis. Paderborn: Junfermann.
Ramin G (Hrsg) (1993). Inzest und sexueller Mißbrauch. Paderborn: Junfermann.
Rothkegel S (1996). Der gefrorene See. Gestalttherapeutische Traumbearbeitung mit Folteropfern. In: Graessner S, Gurris N, Pross C (Hrsg). Folter. München: C. H. Beck; 129–49.
Staemmler F (1992/1993). Von Stühlen, Leichen und anderen Menschen. Gestaltzeitung; 6: 17–20.
Staemmler F, Bock W (1991). Ganzheitliche Veränderung in der Gestalttherapie. München: Pfeiffer.
Wolf U (1999). Psychotherapeutische Unterstützung bei Trauma und Gewalt. In: Fuhr R, Srechovic M, Gremmler-Fuhr M (Hrsg). Handbuch der Gestalttherapie. Göttingen: Hogrefe.

8.5 Neuro-Linguistisches Programmieren (NLP) in der Trauma-Therapie

Michael Shelliem

Das Neuro-Linguistische Programmieren (NLP) entstand Anfang der 70er Jahre aus der systematischen Beobachtung und Analyse der praktischen Arbeit herausragender Therapeuten wie V. Satir (Familientherapie), F. Perls (Gestalttherapie) und M. H. Erickson (Hypnotherapie). Trotz unterschiedlicher Theorien wurden grundlegende gemeinsame Strukturen und Kommunikationsmuster entdeckt, die maßgeblich sind für effektive Kommunikation und Veränderung und die von den Begründern R. Bandler und J. Grinder sowie R. Dilts u. a. in ein lern- und lehrbares Modell gebracht wurden. NLP als ressourcen- und zielorientiertes Modell wurde und wird ständig weiterentwickelt und in verschiedenen Kontexten wie Beratung, Therapie, Gesundheit, Pädagogik, Wirtschaft u. a. angewendet. So entstand eine große Anzahl von Techniken, die sich in empirischen Untersuchungen als effizient erwiesen haben.

Den einzelnen, sehr strukturierten Modellen liegt ein spezifisches Menschenbild zugrunde, welches geprägt ist von einer offenen, respektvollen und wertschätzenden Herangehensweise an die Individualität des Menschen. Ziel dabei ist es, erlebte Einschränkungen in Kompetenzen zu transferieren und so die individuellen Wahlmöglichkeiten zu erhöhen. Die Vorgehensweise bietet dabei Verfahren an, die die bestehenden Ressourcen und Fähigkeiten im Sinne einer Neubewertung und gegebenenfalls veränderten Struktur nutzen.

Prinzipiell geht es um den Zusammenhang zwischen internen Repräsentationsprozessen (Neuro-Bereich), sprachlichem und nichtsprachlichem Verhalten (linguistischer Bereich als unbewusst-regelgeleiteter Bereich) sowie sozialisationsbedingter Prägung (Programmbereich). Letztlich liegt dem NLP das Lernmodell von Gregory Bateson zugrunde, mit dem Bandler und Grinder Kontakt hatten. Bateson unterscheidet vier Stufen des Lernens, welche von Dilts in modifizierter Form als die „logischen Ebenen der

Veränderung“ übernommen wurden. Demnach wird im Rahmen eines vorliegenden Kontextes (Umwelt einschließlich sozialer Bezüge) ein bestimmtes Verhalten gezeigt, das sich auf bestimmte Fähigkeiten (Ressourcen) des Handelnden stützt. Dieses Verhalten dient bestimmten bewussten und nichtbewussten Zielen und Werten (Glaubenssätzen), die so verwirklicht werden sollen. Zugleich dient das Verhalten der Sicherung der Identität des Handelnden als dem stabilisierenden Faktor in dem dauernden Wechsel der Umweltbedingungen. Diese Identität ist dann die Basis der Zugehörigkeit zu bestimmten sozialen Bezügen und dient dem Überleben der Person als individuelles und soziales Wesen. In Übereinstimmung mit systemischem Denken ist damit ein zirkulärer, sich wechselseitig bedingender Prozess zwischen Umwelt, Verhalten, Ressourcen, Glaubenssätzen und Identität konstatiert (vgl. Backhausen 1993, S. 4).

8.5.1 Die NLP-Axiome

Der Herangehensweise des NLP liegen spezifische Axiome zugrunde. Diese stellen gewissermaßen die zugrunde liegende Philosophie dar, das „Menschenbild“ im NLP, und bilden die Grundlage für einen respektvollen, wertschätzenden Umgang mit anderen. Nachfolgend sind die wichtigsten Axiome zusammengefasst:

- **Die Landkarte ist nicht das Territorium:** Jeder Mensch entwickelt aufgrund seiner persönlichen Entwicklung und Lerngeschichte ein eigenes Bild von der Realität. So gibt es keine „objektiven Wahrheiten“, vielmehr individuelle Modelle – „Landkarten“ – als innere Repräsentationen aufgrund der individuellen Wahrnehmung. Diese inneren Landkarten stellen die Grundlage dar für das Erleben, Bewerten und Handeln jedes Menschen.
- **Das Verhalten stellt die derzeit beste Wahlmöglichkeit dar:** Ein Verhalten, das zum Teil für Außenstehende unverständlich und/oder problematisch anmutet, ist von der zugrunde liegenden Absicht zu trennen. Das Verhalten, das momentan gezeigt wird, stellt die derzeit beste Wahlmöglichkeit dar, die aufgrund der „inneren Landkarte“ verfügbar ist. Somit gibt es keine Defizite oder Fehler – es gibt nur Reaktionen und Resultate.
- **Hinter jedem Verhalten gibt es eine positive Absicht:** Jedem Verhalten liegt eine im Sinne der eigenen „Landkarte“ positive Absicht zugrunde.
- **Alle benötigten Ressourcen sind vorhanden:** Menschen verfügen über alle Ressourcen, die sie für ihre Entwicklung benötigen. Erschwert ist manchmal die Fähigkeit, diese Ressourcen im richtigen Kontext (Zeit und Ort) einzusetzen.
- **Gedanken sind wahrnehmbar:** Geist und Körper sind gleichwertige Teile des kybernetischen Systems und beeinflussen sich damit gegenseitig. Jeder Gedanke drückt sich körperlich aus – wird in der „Körperphysiologie“ sichtbar.
- **Kommunikation orientiert sich an den Reaktionen:** Die Bedeutung einer Kommunikation ergibt sich immer aufgrund der Reaktion, die darauf folgt – nicht aus der ursprünglichen Absicht („Das habe ich aber nicht gewollt!“). Es zählt, was wir bewirken, nicht, was wir intendieren.
- **Es gibt keinen Widerstand – nur mangelnde Flexibilität der Therapeuten.**
- **Menschliche Fähigkeiten lassen sich modellieren und erlernen.**
- **So einfach wie möglich und so komplex wie nötig:** Alle großen Aufgaben können vollbracht werden, wenn man sie nur in genügend kleine lern- und handhabbare Schritte zerlegt.

8.5.2 Welche Bedeutung kann NLP für die Trauma-Therapie einnehmen?

Zunächst bietet NLP die Möglichkeit, die Symptomatik, welche die Trauma-Patienten und -Patientinnen zeigen, als kreative und gleichwohl leidvolle Konfliktbewältigungsstrategie **wertzuschätzen**. Dies stellt häufig eine neue Herangehensweise für die Patienten dar, insbesondere vor dem Hintergrund, dass ihre Strategien bisher meist auf Unverständnis oder gar Ablehnung gestoßen sind oder pathologisiert wurden – nicht zuletzt von ihnen selbst.

Eine weitere Möglichkeit bietet sich über eine nach NLP-Gesichtspunkten strukturierte **Zieldefinition**. Ein Zielrahmen orientiert sich dabei im Wesentlichen an der eigenen Handlungskompetenz der/des Betroffenen. Gleichzeitig wird die ansonsten rasch herangezogene „Suche nach der Ursache" zunächst zurückgestellt. Es geht um die Frage nach dem konkreten Ziel in positiver Formulierung, d. h. in bejahter Ausdrucksweise, auf die eigene Person bezogen und in eigener Handlungskompetenz stehend. (Anstatt „Ich will nicht mehr ängstlich sein" oder „Ich will mich nicht mehr verletzen" z. B. „Ich will mutig sein" oder „Ich will auf mich achten".) Diese Vorgehensweise ist überdies bei der Formulierung der positiven Kognition/Selbstbewertung in der EMDR-Therapie sehr hilfreich (vgl. Kap. 9.6.5 in diesem Band).

Wesentlich bei der Erarbeitung und Überprüfung des Ziels ist die Frage nach dem Zielkontext, den Evidenzkriterien und der Frage nach der „Ökologie". Letztgenannte beschäftigt sich mit den Auswirkungen des zukünftigen Verhaltens und der „Integration von Einwänden", d. h. einer Zuwendung (und damit Wertschätzung) dessen, was bislang das zu verändernde Verhalten aufrechterhalten hat.

Ein Durchlaufen der einzelnen Kriterien führt möglicherweise zu einer Überarbeitung der Zieldefinition, d. h. es bildet sich eine Schleife, da die Integration aller Aspekte unentbehrlich ist und für sich bereits Veränderungsarbeit darstellt. Wesentlich ist immer der Gesichtspunkt, die autonome Handlungskompetenz zu erweitern. Innere Glaubenssätze spielen dabei häufig eine tragende Rolle.

8.5.3 Repräsentationssysteme

NLP basiert auf der Grundannahme, dass Menschen aufgrund ihrer individuellen Wahrnehmung eine innere Repräsentation der äußeren Umwelt bilden, die maßgeblich handlungsleitende Funktion gewinnt. So einfach wie überzeugend ist der Gedanke, dass jeder Mensch mithilfe seiner Sinnesorgane äußere Gegebenheiten wahrnimmt. Diese Wahrnehmungen durchlaufen verschiedene Filter, bevor sie mit den jeweils in Abhängigkeit vom bestehenden Entwicklungsstand zur Verfügung stehenden Möglichkeiten individuell bewertet, eingeordnet und gespeichert werden. So formt sich allmählich ein internes Abbild dessen, was aufgrund der Sinneseindrücke aufgenommen und verarbeitet wird, dessen, was man als äußere Realität bezeichnen mag. Über unterschiedliche Situationen und Kontexte entwickelt sich ein Netzwerk verschiedener interner Repräsentationen. Es entsteht eine „innere Landkarte" der „äußeren Welt". Diese ist Grundlage für alle Bereiche menschlichen Handelns, Fühlens und Denkens. Menschen reagieren auf ihre Abbildung der Realität, nicht auf die Realität selbst. In Erkenntnis dieser Zusammenhänge zogen Grinder und Bandler (1984) den Schluss, dass über eine Veränderung der inneren Landkarte auch eine Veränderung von außen wahrnehmbaren Handelns, Fühlens und Denkens erreicht werden müsste.

Das Basissystem, um die Welt wahrzunehmen, zu speichern, intern zu verknüpfen sowie mit anderen darüber zu kommunizieren, wird gebildet über die fünf Sinneskanäle, die als „Repräsentationssysteme" die innere Landkarte repräsentieren und das innere Erleben als „Modalitäten" (visuell, akustisch, kinästhetisch, olfaktorisch, gustatorisch) erfahrbar machen – nach innen wie außen. So könnte zum Beispiel die Erinnerung an eine Situation folgendermaßen zum Ausdruck kommen:

Wenn ich mich an die Situation erinnere, dann ...

- sehe ich alles klar und deutlich vor mir (visuell)
- klingen mir noch die Sätze in den Ohren (akustisch)
- spüre ich noch die drückende Atmosphäre (kinästhetisch)
- habe ich noch den Geruch in der Nase (olfaktorisch)

- habe ich noch den Geschmack im Mund (gustatorisch)

Es ist sehr hilfreich, das oder die dominierenden Repräsentationssysteme einer Patientin zu kennen, um etwa bei den Imaginationsübungen die richtigen Repräsentationssysteme zu nutzen. Bei Trauma-Expositionen ist die Kenntnis des dominierenden Repräsentationssystems manchmal geradezu unerlässlich, um die Patientin wirklich zu erreichen.

8.5.4 Werte und Glaubenssätze

Als Antriebskraft für menschliches Verhalten gelten **Werte** und **Glaubenssätze**. Sie begründen und beantworten das „Warum" unseres Handelns. Als Antrieb sind sie motivierend dafür, dass wir Ziele verfolgen (prospektiv), und sie dienen zur nachträglichen Beurteilung unserer Handlungen (retrospektiv).

Werte bilden die Grundlage dafür, darüber zu urteilen, was angemessen und was unangemessen, was richtig oder falsch ist. Der Prozess der Verinnerlichung von Werten ist uns nicht immer bewusst wie auch die Werte, die wir bereits verinnerlicht haben. Sprachlich stellen sich Werte als Nominalisierungen dar (z. B. Pflichtbewusstsein, Erfolg, Sicherheit, Zufriedenheit, Harmonie). In ihrer Verknüpfung bilden Werte ein Wertesystem, das handlungsleitend wirkt – jeweils zur Stabilisierung der eigenen Identität im aktuellen Kontext.

Aus Werten leiten sich **Glaubenssätze** ab, die sich auf Beziehungen zwischen Erfahrungen beziehen und meist bewusster sind als Werte. Glaubenssysteme konstituieren sich als eine Gruppe von Glaubenssätzen um einen Grundwert. Stellt man sich Werte metaphorisch als die großen Äste eines Baums vor, so sind Glaubenssätze die kleineren Zweige und das Gesamtsystem der Zweige die Glaubenssysteme. Glaubenssätze sind Verallgemeinerungen über eine Beziehung zwischen Erfahrungen. Sie sind im Verlauf der Lebensgeschichte aufgrund von situativ gebildeten Kausalbeziehungen entstanden, für die sich im weiteren Verlauf des Lebens „Bestätigungen" fanden. Einschränkende Glaubenssätze entstehen in der Regel im Umfeld von Hoffnungslosigkeit („Warum die ganze Mühe, wo das erwünschte Ergebnis ohnehin nicht zu erreichen ist?"), Hilflosigkeit („Andere schaffen das, aber ich kann das nicht") und Wertlosigkeit („Ich verdiene es nicht, gesund zu sein").

Glaubenssätze können sich beziehen auf:

- kausale Beziehungen („Mein Vater hat mich sexuell missbraucht, weil ich schlecht bin" oder „Meine Krankheit ist eine Strafe")
- Bedeutungsbeziehungen („Dass ich krank bin, bedeutet, dass ich mich noch stärker anstrengen muss")
- Grenzen („Meine Beschwerden können etwas gelindert, aber nicht behoben werden")

Glaubenssätze filtern unsere Wahrnehmung. Sie bilden den Rahmen für jede Veränderungsarbeit und setzen für eine erfolgreiche Veränderung voraus, dass der Patient ein Ziel hat, dieses Ziel wirklich (kongruent) will und zutiefst davon überzeugt ist, das Ziel (die Veränderung) erreichen zu können. Daraus ergibt sich der (Glaubens-?)Satz von Vergil: „Sie können es, weil sie glauben, dass sie es können."

8.5.5 Arbeit mit Glaubenssätzen

Glaubenssätze, als individuell ausgebildete Verallgemeinerungen über die Beziehung zwischen Erfahrungen, sind aufgrund rein logischer Argumentation nicht veränderbar. Sie orientieren sich an der subjektiven – d. h. individuell selektiven – Wahrnehmung von Erfahrung und ihrer Bewertung bzw. Integration in Beziehungssysteme.

Treten bei einem Patienten in ähnlichen Situationen immer wieder Verhaltensprobleme auf, die einer Veränderung nicht zugänglich sind, könnte ein einschränkender Glaubenssatz für dieses Problem verantwortlich sein. NLP-spezifische Sprachmuster, die unmittelbar auf die Beziehung zwischen einzelnen Elementen des Glaubenssatzes Einfluss nehmen, bieten verschiedene Möglichkeiten für den sprachlichen Umgang mit identifizierten, einschränkenden Glaubenssätzen an. So wird über ein gezieltes **Reframing** – die Umwandlung einer (negativen) Aussage in eine positive durch Veränderung des Bezugsrahmens – eine unmittelbare Veränderungsarbeit eingeleitet:

> Patient: „ Dauernd passiert mir das ...“
> Therapeut: „Wie gut, dass Sie sich auf etwas verlassen können, das immer passiert.“

Versteht man Dissoziation als Konfliktbewältigungsstrategie im Sinne der Selbstheilungskraft, kann man den Patienten persönlich zu dieser Fähigkeit gratulieren. Auf dieser Basis verändert sich die Bewertung, und die Arbeit konzentriert sich darauf, mit den Patienten bis zur Trauma-Exposition die Selbstkontrolle der Dissoziation zu üben – als Einstieg in die Veränderungsarbeit.

Bei der Bestrebung, eine konstruktive Veränderung von Glaubenssätzen im Sinne einer Erweiterung der eigenen Handlungskompetenz zu erzielen, ist die Arbeit auf der **Zeitlinie** sehr hilfreich. Die Zeit ist ein Ordnungskriterium für die Fülle unserer Erfahrungen. Manche sprechen von der Zeit als der 4. Dimension. Zeit ist ein zentrales Merkmal in der Kommunikation mit anderen, ob vertikal („Wir sehen uns am kommenden Dienstag um 10.00 Uhr“) oder horizontal („Wenn wir uns sehen, werden wir viel Zeit miteinander verbringen“). Entsprechend ordnen wir einen Großteil unserer Erfahrungen nach der zeitlichen Reihenfolge, in der wir sie „gemacht“ haben.

Die Arbeit mit der „Timeline“ ist die Bestrebung, die intern repräsentierte zeitliche Abfolge nach außen zu transportieren und in Form einer Zeitlinie darzustellen. Das Prinzip der „Timeline“ im Sinne von R. Dilts (1993) beinhaltet, Veränderungsarbeit darüber zu erzielen, dass Erfahrungen und damit verbundene Zustände von einem Zeitpunkt (Ort) zu einem anderen transferiert werden, sodass sie dort zur Verfügung stehen und Wirkung entfalten können. Es geht meistens um ein Eröffnen bzw. Zugänglich-Machen von Ressourcen aus bestimmten Situationen für solche, in denen sie blockiert oder nicht verfügbar waren. So kann zum Beispiel bei einer Patientin „Mut“ in einer Situation gefehlt haben, in der sie sich nicht ausreichend abgrenzen konnte und den Verlauf der Ereignisse dadurch als belastend erlebt und abgespeichert hat. Gleichzeitig gab es im Leben der Patientin andere Situationen, in denen Mut wesentlicher Bestandteil gewesen ist. Der zugrunde liegende Zustand – das, was sinnesspezifisch Mut charakterisiert (kraftvolle, aufrechte Körperhaltung, klare, deutliche Stimme etc.) – wird von der ressourcevollen in die ressourcearme Situation übertragen und verändert dadurch die (damaligen) Situationsbedingungen. Die somit geschaffene Konstellation bewirkt einen „neuen Ausgang“ des Geschehens (z. B. eine befriedigende Abgrenzung) und macht eine neue Lernerfahrung (z. B. „Ich bin in der Lage, mich zu schützen“) möglich (Change History). Bei dem Abschreiten der Zeitlinie „zurück“ in die Gegenwart lassen sich in aller Regel Referenzerfahrungen ausfindig machen, in denen diese Abgrenzung ebenso wirkungsvoll möglich war. So kann sich die Arbeit mit der „Timeline“ in verschiedenen Modellen als ein ebenso nützliches wie tragendes Element erweisen.

8.5.6 Die Steuerung von Assoziation und Dissoziation

Durch Veränderung von Submodalitäten in den oben beschriebenen Modalitäten der Wahrnehmung lässt sich therapeutisch auf das Erleben Einfluss nehmen. So verändert sich die subjektiv empfundene emotionale Qualität eines Bildes mit der Darstellung in Schwarzweiß oder Farbe oder die eines Musikstückes mit der Tonlage, in der es gespielt wird. Auf diese Weise wird es möglich, sich von einer **assoziierten Wahrneh-**

mung – einer, bei der die emotional beteiligten Komponenten unmittelbar erlebt werden (etwa aufgrund der Betrachtung einer farbigen Darstellung einer Unfallszene) – über eine **Dissoziation** emotional zu distanzieren, wenn aus der farbigen eine Darstellung in Schwarzweiß wird. Über das Herausarbeiten der jeweils „kritischen Submodalität", d. h. derjenigen, die die Qualität der Wahrnehmung in ihrer emotionalen Implikation verändert, lässt sich das Erleben als innerer Zustand verändern.

Sehr hilfreich ist die **Übung der doppelten Dissoziation** aus dem „Phobie-Modell", bei der sich die Patientin während der Trauma-Exposition von außen betrachtet, während sie das traumatische Ereignis mittels Trauma-Verarbeitungstechniken bearbeitet. Durch die doppelte Dissoziation während der Erinnerung an ein traumatisches Ereignis wird fast immer eine genügend notwendige Distanz erreicht, um nicht von den Affekten überflutet zu werden. Während der doppelten Dissoziation kann man an der Physiologie erkennen, wie Atmung und Körperhaltung sich verändern und die Patientin aus dem vorher ressourcearmen Zustand herauskommt. Überhaupt hat die **Körperphysiologie** sehr viel mit Nutzung der eigenen Ressourcen zu tun. Dabei spielt auch die **Kongruenz** (die Übereinstimmung aller beteiligten Anteile hinsichtlich ihres Verhaltens in einem bestimmten Kontext) eine enorme Rolle. Um dies zu verdeutlichen, werden die Patienten zeitweise aufgefordert, die Hände nach oben zu strecken, den Kopf zu heben und mit lachender, lauter Stimme zu sagen: „Ich bin so traurig"; umgekehrt mit gesenktem Kopf und leiser trauriger Stimme: „Ich bin so glücklich". Häufig führt diese Erfahrung zu einer nachhaltigen Überzeugung der Patienten, dass sie Veränderungen auch durch Änderung ihrer Körperhaltung und Körperphysiologie erreichen und so Ressourcen nutzen können. Auch während der Trauma-Exposition spielt die Körperhaltung eine große Rolle.

Das **Swish-Modell** ist ein Beispiel für eine Veränderungsarbeit im Umgang mit wiederkehrenden unangenehmen Situationen. Die Vorgehensweise konzentriert sich dabei im Wesentlichen auf die Arbeit mit Submodalitäten. Unterstellt man eine zugrunde liegende innere Strategie, haben wiederkehrende Situationen ihnen eigene „Auslöser". Das Swish-Modell arbeitet den spezifischen Auslöser heraus (z. B. ein inneres Bild) und ersetzt ihn „an der gleichen Stelle" durch einen, der ein gewünschtes Verhaltensmuster initiiert (in Form eines anderen Bildes).

Bei Frau S. kristallisierte sich heraus, dass das selbstverletzende Verhalten (Schneiden) in manchen Situationen die Funktion hatte, nach einer von ihr als solche erlebten Kränkung, Zuwendung zu erhalten. Nach Überprüfung der Ökologie traf sie die Entscheidung, dieses Verhalten in diesem Kontext zu verändern. Bei der Analyse ihrer internen Repräsentation dieses Verhaltens wurde die Kränkung als Auslöserbild herausgearbeitet. Dieses Bild wurde groß und hell an die Wand projiziert.
Danach wurde sie angeregt, ein klares Bild davon zu imaginieren, wie sie nach Veränderung dieses Verhaltens sein wollte. In der rechten unteren Ecke des großen, hellen ersten Bildes wurde das zweite Bild klein und dunkel konstruiert. Die Patientin sollte nun dieses kleine Bild mit dem Wunschverhalten so weit vergrößern, dass es das große ursprüngliche Bild vollkommen überdeckt. Dieser „Swish" wurde immer wieder geübt, bis sich der Wechsel innerhalb kürzester Zeit – quasi automatisch – vollzog und das ursprüngliche Auslöserbild nicht mehr wiederherstellbar war. Die Patientin konnte danach Kränkungen verbal mitteilen und nutzte das Schneiden nicht mehr in diesem Kontext.

Eine Kombination aus NLP- und EMDR-Vorgehensweisen hat sich als sehr hilfreich bei der Arbeit mit dem „Selbstbild" erwiesen. Die Patientin wird gebeten, ein Bild zu visualisieren, das ihr jetziges Selbst mit dem dysfunktionalen Verhalten oder Gefühl darstellt, und ein Wunschbild, in allen Modalitäten dargestellt, zu betrachten. Dann platziert die Patientin die beiden Bilder nebeneinander. (Fast immer wurde das zu verändernde, das „negative" Bild links auf der imaginativen Leinwand und das Wunschbild rechts, oft viel kleiner, angeordnet.) Dann wird die Patientin gebeten, mit den Augen zwischen den Bildern hin- und herzuschauen wie bei EMDR-Augenbewegungen. Bei den bisher gesammelten Erfahrungen wurde das Wunschbild immer größer und überdeckte das negative Selbstbild, oder das linke, negative Bild verschwand, wurde kleiner oder nicht mehr greifbar oder bedeutsam.

Die Arbeit mit Submodalitäten ist eine prinzipiell sehr wirkungsvolle Vorgehensweise, da die Veränderungsarbeit sich unmittelbar auf die Qualität der sinnesspezifischen Wahrnehmung bezieht. Wesentlich ist, sinnesspezifisch sehr genau die „kritische Submodalität" zu erarbeiten, um eine gewünschte Veränderung des Erlebens einzuleiten.

Zur Stabilisierung und Entwicklung der Ich-Stärke ist neben den Imaginationsübungen und den Übungen zum Umgang mit Dissoziation auch die so genannte **Walt-Disney-Technik** des NLP sehr hilfreich. Dieses Modell, welches sich an der dem Prozess zugrunde liegenden Struktur orientiert, wurde von R. Dilts (1993) entwickelt, indem er das Verhalten des Walt Disney modellierte. Bei der Vorgehensweise werden drei imaginäre Kreise oder Stühle als Bodenanker benutzt. Jeder Kreis entspricht einer bestimmten Funktion: Träumerin, Kritikerin und Realistin. Die Träumerin entwickelt Ziele. Die Realistin überprüft assoziativ diese Ziele und die Ressourcen der Patientin, die Ziele zu erreichen; sie schaut auf die Realisierbarkeit im Hier-und-Jetzt. All das reflektiert die Kritikerin anschließend im Hinblick auf den „Nutzen" sowie die damit verbundenen Implikationen. Diese Erkenntnisse erhält nun wieder die Träumerin zur weiteren Bearbeitung. Das Entscheidende dabei ist, dass auf den jeweiligen Positionen, im Sinne einer strikten „Arbeitsteilung", die jeweilige Funktion für sich ausgeführt wird. Lediglich das Wissen um die Ergebnisse fließt in den Schleifenprozess mit ein.

Auf der Grundlage der zugrunde liegenden positiven Absicht können unangenehme/unerwünschte Verhaltensweisen im Sinne eines Redefinitionsprozesses verändert werden. Dabei kann das **Six-Step-Reframing** als gezielte Kommunikation mit dem Unbewussten eingesetzt werden.

Step One: Dazu wird zunächst das Verhalten bestimmt bzw. identifiziert, das geändert werden soll (z. B. selbstverletzendes Verhalten).

Step Two: Anschließend wird Kontakt mit dem Anteil, der für dieses Verhalten verantwortlich ist, aufgenommen, durch Bilder, Stimmen oder Gefühle.

> Frau R. visualisierte als den Anteil, der für selbstverletzendes Verhalten verantwortlich war, ein fünfjähriges, jüngeres Selbst, das davon überzeugt war, das es „böse" ist, und deswegen bestraft werden müsse. Es war bereit, durch Ja- und Nein-Signale (grünes und rotes Schild) mit Frau R. zu kommunizieren.

Step Three: Nun wird versucht, die dem Verhalten zugrunde liegende positive Absicht herauszulösen. Dafür wird der für dieses Verhalten verantwortliche Anteil gefragt, was er mit diesem Verhalten für die Patientin tun wollte – oder wovor er sie damit beschützt?

> Bei Frau R. war Schmerz eine Empfindung, die sie sich in gewissen Abständen immer wieder zufügte. Rückblickend konnte herausgearbeitet werden, wann und wo dieser Schmerz erstmals erlebt wurde. Als die Patientin als Mädchen zum wiederholten Male vom Vater sexuell missbraucht wurde, sei die Mutter plötzlich ins Kinderzimmer hereingekommen und habe der Patientin eine sehr schmerzhafte Ohrfeige gegeben. Die Gefühle während des Missbrauchs waren so weit dissoziiert, dass sie zunächst nicht erinnerlich waren. Lediglich dieser Schmerz an der Wange war erinnerlich und – damit assoziiert – die Beendigung einer unerträglichen Situation. Diese „beendende" Funktion des Schmerzes hatte die Patientin u. a. ab dann immer wieder eingesetzt, um sich von be-

stimmten, für sie unerträglichen Situationen zu lösen – um diese zu beenden.
Die Patientin wird aufgefordert, sich bei diesem Anteil zu bedanken, der verantwortungsvoll die ganze Zeit über diese wichtige zugrunde liegende positive Absicht sichergestellt und aufrechterhalten hat.

Step Four: Im nächsten Schritt wird Kontakt mit dem Anteil für Kreativität oder dem „Weisen Inneren Helfer" aufgenommen und für die Kommunikation ebenfalls ein Ja- und Nein-Signal etabliert. Die Patientin bittet diesen kreativen Anteil, aufgrund der Kenntnis der zugrunde liegenden positiven Absicht, drei alternative Verhaltensweisen zu finden oder zu kreieren, die genauso gut, genauso wirksam und verfügbar oder noch besser als das bisherige Verhalten sind.

Bei Frau R. war der kreative Anteil ein Engel, den sie durch frühere Imaginationsübungen kannte.

Step Five: Liegen die Verhaltensalternativen vor, wird die „Ökologie" jeder dieser drei neuen Verhaltensweisen geprüft. Dazu werden alle Anteile gefragt, ob sie mit diesen neuen Möglichkeiten einverstanden sind. Hat auch nur ein Anteil einen Einwand, so muss mit dem kreativen Anteil erneut die positive Absicht geklärt und eventuell weitere Alternativen gesucht werden.

Step Six: Schließlich wird mit dem verantwortlichen Anteil eine Vereinbarung darüber getroffen, die Verhaltensalternativen unverzüglich zu übernehmen und anstelle des ursprünglichen Verhaltens anzuwenden.

Das fünfjährige Kind war zwar bereit, die neuen Wege und Glaubenssätze zu übernehmen, aber es fühlte sich nicht stark genug, diese durchzusetzen, und hatte außerdem Zweifel daran. Hinter dem verschlossenen Tor des Bewusstseins versammelten sich alle Anteile zu einer Beratung und gingen alle drei Wege durch. Wenn auch nur ein Anteil einen Einwand hatte, wurde dieser Weg nicht angenommen. Beim ersten und dritten Weg leuchtete das Kommunikationssignal am Tor rot. Bei der Beratung über die zweite Alternative ergab die Lampe grün. Diese beinhaltete, dass das Kind durch den „Weisen Inneren Helfer" im Unbewussten an der Hand geführt und über gute Verhaltensweisen aufgeklärt werden sollte. Es brauchte Zeit, um aufzuwachsen und neu zu lernen. Diese Zeit wurde von allen Anteilen auf eine Woche limitiert. Nach vier Tagen hatte Frau R. Zweifel an dem Glaubenssatz, sie sei schlecht und verdiene Schmerz, wollte sich nicht mehr suizidieren und konnte wieder von der geschlossenen auf die offene Station zurück.

NLP erweist sich als ein Kommunikations- und Lernmodell, welches den Menschen dabei unterstützt, seine Selbstheilungskräfte zu mobilisieren sowie seine eigenen Ressourcen in Problemkontexten nutzen zu können. NLP bietet sich dadurch als ergänzende Methode neben den interaktionellen systemischen Verfahren an, denn hier wie dort werden durch Betrachtung der Auswirkungen neue kontextsensitive Handlungsalternativen entwickelt und die blockierende Bedeutung des „Es geschieht" relativiert. In der Arbeit mit traumatisierten Menschen bedeutet dies, Handlungskompetenzen zurückzugewinnen.

Literatur

Andreas C, Andreas S (1988). Gewußt wie: Arbeit mit Submodalitäten und weitere NLP-Interventionen nach Maß. Paderborn: Junfermann.

Backhausen W (1993). NLP im Kontext einer systemischen Hypnotherapie. M.E.G.a. Phon 18.

Dilts RB (1993). Die Veränderung von Glaubenssystemen: NLP-Glaubensarbeit. Paderborn: Junfermann.

Dilts RB, Hallbom T, Smith S (1991). Identität, Glaubenssysteme und Gesundheit: höhere Ebenen der NLP-Veränderungsarbeit. Paderborn: Junfermann.

Grinder J, Bandler R (1984). Therapie in Trance. Hypnose. Kommunikation mit dem Unbewußten. Stuttgart: Klett-Cotta.

Haley J (1967). Advanced Techniques of Hypnosis and Therapy: Selected papers of Milton H. Erickson, M.D. New York: Grune and Stratton.
Hofmann A (1996). EMDR in der Therapie psychotraumatischer Belastungssyndrome. Stuttgart: Thieme.
James T, Woodsmall W (1991). Time Line: NLP-Konzepte zur Grundstruktur der Persönlichkeit. Paderborn: Junfermann.
Mohl A (1996). Der Meisterschüler. Der Zauberlehrling II. Das NLP Lern- und Übungsbuch. Paderborn: Junfermann.
Reddemann L Sachsse U (1997). Stabilisierung. Persönlichkeitsstörung; 3: 113–47.
Roth K, Stotz E, Linden KJ (1988). Die Psychotherapie Milton Ericksons und der psychiatrische Patient. Psycho; 11: 850–60.
Rückerl T (1994). NLP in Stichworten. Paderborn: Junfermann.
Sachsse U (1987). Selbstbeschädigung als Selbstfürsorge. Forum Psychoanal; 3: 51–70.
Sachsse U (1995). Selbstverletzendes Verhalten. Psychodynamik – Psychotherapie. 2. Aufl. Göttingen, Zürich: Vandenhoeck & Ruprecht.
Sachsse U (1997). Selbstverletzendes Verhalten. Psychodynamik – Psychotherapie. Das Trauma, die Dissoziation und ihre Behandlung. 4. Aufl. Göttingen, Zürich: Vandenhoeck & Ruprecht.
Sachsse U (1998). Traumaexpositionstechniken – Die Bildschirm-Technik (Screen-Technik). Persönlichkeitsstörungen; 2: 77–84.
Shapiro F (1998). EMDR. Eye Movement Desensitization and Reprocessing. Grundlagen & Praxis. Paderborn: Junfermann.
Ullmann H (1991). Alternative Methoden der Hypnotherapie. Versuch einer Antithese zur „klassischen" Therapie mit Hypnose. Ärztl Prax Psychother; 5–6: 15–20.
Watzlawick P, Beavin JH, Jackson DD (1969). Menschliche Kommunikation, Formen, Störungen, Paradoxien. Bern: Huber.

Weiterführende Literatur

Ulsamer B (1999). Ohne Wurzeln keine Flügel (Ganzheitlich heilen). München: Goldmann.

8.6 Integrative, am Trauma zentrierte Psychotherapie nach Wilhelm Reich

Dorothea Fuckert

Bis heute wurde fast gänzlich übersehen, wie sehr Reich von Anfang an in seinem Verständnis und in der Behandlung psychischer Störungen traumazentriert gewesen war. Er beschrieb bereits Mitte der 20er Jahre die realen traumatischen Erfahrungen und nachfolgenden innerseelischen Reaktionen seiner Patientinnen als Ursache für psychische Krankheit. In seiner Schrift „Der triebhafte Charakter" ging er bereits 1925 ein auf das von Otto Rank beschriebene Geburtstrauma sowie auf tatsächlichen sexuellen Missbrauch in der Kindheit seiner Patientinnen.

Missverständnisse um Wilhelm Reich entstanden bevorzugt um seine beiden zentralen Forschungsbereiche: Sexualität und Lebensenergie. Ihm wurde sexueller Missbrauch seiner Patientinnen und Patienten unterstellt, und man sah ihn selbst als Opfer von sexuellem Missbrauch als Kind. Reich galt und gilt oft noch als von der sexuellen Thematik besessen und irgendwie verrückt.

1924 bis 1930 nahm er innerhalb der Psychoanalytischen Gesellschaft die Leitung des Technischen Seminars ein und hielt in diesem Rahmen einen Vortrag, in welchem er über eine bei allen seinen Patientinnen und Patienten – einschließlich seiner Analysandinnen und Analysanden – beobachtete Genitalstörung berichtete. Auf seine hypothetische Vermutung einer möglicherweise ubiquitären sexuellen Dysfunktion in jeder Neurose – vielleicht sogar als zentralen Befund – folgte eisiges Schweigen. Eingehender und detaillierter als zur damaligen Zeit erwünscht untersuchte Reich die sexuellen und sozialen Aspekte seelischer Störungen. Als er sich dann politisch engagierte, kam zum ersten Mal das Gerücht auf, er sei verrückt geworden. Unter dem Schatten der Nazidiktatur wurde Reich 1933 aus der Internationalen Psychoanalytischen Vereinigung ausgeschlossen. Ende der 30er Jahr wurde anlässlich seines Rückzuges aus der sozialistischen und kommunistischen Bewegung das Gerücht verbreitet, er sei geisteskrank.

Für andere wiederum begann Reichs Schritt in die Verrücktheit, als er seine psychophysiologischen und -biologischen Studien begann. Mit der Beobachtung und Erforschung einer primären, nichtmateriellen, alles durchdringenden Lebensenergie (Orgon), ihrer Funktionen im lebenden und nichtlebenden Bereich der Natur und die Anwendung dieser Erkenntnisse auf Therapie und naturwissenschaftliche Forschung wurde die Anzahl derer, die ihn noch für geistig gesund hielten, immer kleiner. Psychoanalytiker waren nicht mehr darunter. Zwei Gerichtspsychiater, nahe Verwandte, Freunde und therapeutische Kollegen erklärten ihn dagegen noch kurz vor seinem Tod für geistig gesund – so Herskowitz (1997).

Im Deutschland der 68er erfuhren die Frühwerke Reichs eine Renaissance, insbesondere die Schriften mit gesellschaftskritischem und linkspolitischem Inhalt. Die Studentenbewegung unterlag dabei gleich zwei grundlegenden Missverständnissen, indem sie Reich zum Vorkämpfer für ihre Art Befreiung von politischer Unterdrückung und sexueller Hemmung machte. Übersehen wurde dabei, dass er sich bereits in seinen Schriften ab 1939 von früheren politischen Überzeugungen wie auch grundsätzlich von Partei-Politik jeglicher Couleur – nicht vom gesellschaftlichen Diskurs – distanziert hatte. Auch hatte Reich niemals einer freien Sexualität im Sinne von Bindungslosigkeit, Moral- und Zügellosigkeit das Wort gesprochen.

In den letzten 20 Jahren gab es weitere Fehlrezeptionen. Manche Kreise der Esoterik und der „Freie-Energie-Szene" begegnen Reichs Arbeiten mit einer mystischen Allheil- oder Allmachbarkeits-Vorstellung, und es wird Scharlatanerie und Geschäftemacherei damit betrieben. Aber auch bioenergetische Therapie-Schulen verzerren die zentralen, wirklich bedeutsamen Erkenntnisse, indem sie Einzelaspekte aus Reichs Gesamtkonzeption des Menschen und seiner biopsychischen Lebensfunktionen herauslösen.

Aus dem bisher Gesagten wird ersichtlich, dass es keine leichte Aufgabe sein wird, den therapeutischen Teil des reichschen Werkes – genauer: meine eigene subjektive, 25-jährige ärztlich-psychotherapeutische Erfahrung mit reichscher Therapie – möglichst verständlich und sachlich darzustellen. Etwa die Hälfte meiner Patientinnen und Patienten hat sexuelle Ausbeutung erfahren. Drei Viertel meiner Klientel leidet an Persönlichkeitsstörungen aufgrund vielschichtiger Traumatisierungen in der Kindheit. Seit vielen Jahren arbeite ich in der traumazentrierten Psychotherapie integrativ mit einem tiefenpsychologischen und körpertherapeutisch orientierten Ansatz, der auf den Arbeiten Wilhelm Reichs basiert. Ergänzend und modifizierend kamen in den letzten Jahren psycho- und körpertherapeutische Techniken zur Anwendung wie Shapiros EMDR, die Kraniosakraltherapie nach Sutherland und die Hypnotherapie nach M. Erickson. Meine therapeutische Arbeit wurde besonders bereichert durch die aktuellen traumazentrierten Ansätze, nicht zuletzt die Trauma-Transformation von Levine, der sich wesentlich auf Reich stützt.

Hier interessieren folgende zentrale Aspekte seines Werkes:

- Die Betrachtung des Organismus als psychosomatische Einheit: Psyche und Soma sind einerseits zwei unterschiedliche Funktions-Ebenen; andererseits sind sie über eine Grundfunktion untrennbar verbunden (funktionelle Identität der Gegensätze).
- Der Ur-Gegensatz von Lust (Sexualität) und Unlust (Angst) als Gegensatz des vegetativen Lebens schlechthin, der sich nicht weiter auflösen lässt.
- Die Funktion der von Reich beschriebenen Panzerung sowohl im charakterlichen als auch im körperlichen Bereich als Schutz vor überwältigenden, unerträglichen Empfindungen und Gefühlen von Schmerz, Angst, Hilf-

losigkeit, Ohnmacht und Wut. Je nachdem, in welcher Lebensphase und wie schwer die Traumatisierung erfolgte, bilden sich beim Kind oder beim Erwachsenen unterschiedliche Panzerungsmechanismen als strukturelle Coping-Mechanismen heraus:

- Verhärtung und Versteifung der quergestreiften Muskulatur, bevorzugt bei den (Charakter-)Neurosen
- Veränderungen der glatten Muskulatur (Somatisierung) mit Hypertonie oder Atonie
- Abspaltungsmechanismen mit funktionellen und nachfolgenden strukturellen Gehirnveränderungen bei frühkindlichen und/oder posttraumatischen Störungen wie Psychosen, Autismus, Borderline-Persönlichkeitsstörung und dissoziativen Störungen (Reich 1933; 1942)

- Das Konzept der Pulsation einer biologischen Energie als zugrunde liegender und verbindender Kraft zwischen Psyche und Soma.
- Die Betrachtung der biologischen Ausdruckssprache des menschlichen Organismus und seine Organempfindungen als Schlüssel zur Auflösung psychophysischer Traumatisierung. Die Frage, warum der Mensch im Unterschied zu anderen Spezies seine Artgenossen und sogar seine Nachkommenschaft traumatisiert, warum und wie das Kind dadurch chronisch geschädigt wird, war ein Grundthema in Reichs Werk.
- Die Betonung der Dringlichkeit prophylaktischer Maßnahmen in Familienstruktur, Medizin, Erziehung und anderen gesellschaftlichen Einrichtungen gegen mögliche Traumatisierung und chronische Panzerung im Kindesalter als gesamtgesellschaftliche Aufgabe.

8.6.1 Die körperliche Manifestation von Traumata

Jedes psychische und physische Trauma, jede psychische Störung manifestiert sich auch physisch, da Körper und Seele eine untrennbare Einheit sind. Ein Trauma wirkt auf beide Ebenen gleichzeitig ein und bleibt so lange im Körper, bis es seelisch verarbeitet, emotional ausgedrückt und so vom Körper wieder befreit werden kann. Alle Gewebe und Zellen haben ein Gedächtnis. Auch Mikro-Traumata vergisst der Organismus nicht, solange sie nicht angemessen verarbeitet werden. Es ist, als ob eine bestimmte traumatische Energie in den Körper eingedrungen ist, die wieder frei gesetzt werden muss. Positive Erfahrungen können den Organismus zwar auch erschüttern, rufen aber keine pathologischen Folgen hervor.

Wir können uns eine bildliche Vorstellung von diesem Prozess machen, wenn wir uns den Embryo oder den Körper eines Neugeborenen wie eine mehrlagige Matratze mittlerer Elastizität vorstellen. Die elastischen, loslassenden und die kollagenen, festhaltenden Strukturen sind in etwa gleich stark. Ein Stein prallt nun von oben auf die Matratze. Dies führt zu einer Eindellung an der Peripherie, die sich nach Entfernung des Steins wieder glätten mag. Aber je weniger elastisch und je labiler die Gewebestruktur, je größer und schwerer der Stein, je länger die Dauer seiner Einwirkung, desto breiter und tiefer wird die Energie des Aufpralls nach innen weitergeleitet. Dort führt sie zu einer Komprimierung, Verfestigung und Verhärtung der innersten Gewebeschichten. Die innersten Manifestationsorte früher und schwerer Traumata sind die autonomen vegetativen Zentren des Körpers, die großen Plexus in Becken, Bauch, Brust, Hals und die affektiven Funktionsgebiete an der Schädelbasis (Zwischen- und Mittelhirn). Unserem Verständnis nach haben sie die höchste Konzentration an Lebensenergie im Organismus und beinhalten die phylogenetisch älteren Teile des Zentralnervensystem und des vegetativen Nervensystems.

Man weiß inzwischen, dass beim Posttraumatischen Belastungssyndrom (PTBS) die neuronalen, hormonellen und biochemischen Funktionen von limbischem System, Amygdalae, Hippocampus, Formatio reticularis, Hypothalamus und Hypophyse gestört sind (s. Kap. 2 in diesem Buch). Nach unserem reichianischen

Verständnis werden Traumata dorthin fortgeleitet über Sinnesorgane, Muskulatur, Knochen, Nervensystem (z. B. Sehnerv), Energiebahnen und Bindegewebe. Man weiß heute um die nährenden und schützenden, zellverbindenden, leitenden und informationsverarbeitenden Eigenschaften des Bindegewebes. Aus der kraniosakralen Therapie kennt man auch seine festhaltenden bzw. loslassenden und damit seine energetisch-emotionalen Funktionen der Trauma-Verarbeitung bzw. der Verdrängung: Festhalten von Informationen durch Kollagenisierung und Loslassen mithilfe der elastischen Fasern.

Die Fähigkeit eines wachsenden Menschen, wahrzunehmen und zu empfinden, die Möglichkeit, verletzt und traumatisiert zu werden und dadurch eventuell bleibende Schäden zu erleiden, beginnt bereits in der prä- und perinatalen Phase. Dies wurde durch die Untersuchungen der Pränatalforschung (Janus u. Haibach 1997) und der Baby-Entwicklungsforschung bekannt. Aufgrund meiner eigenen therapeutischen Praxis und der amerikanischer Kollegen sehe ich dies bestätigt (Herskowitz 1996a).

Im Laufe der embryonalen, perinatalen und frühkindlichen Entwicklung erfährt allerdings fast jedes Kind mehr oder weniger gravierende Traumata. Diese führen – wenn sie schwer genug sind – zu Verhärtungen und Verfestigungen in Form von bindegewebigen Faszienzügen, Muskelverspannungen usw. Da die innersten Schichten nicht weiter komprimiert werden können, wie bei der Matratze, betrifft es immer weiter außen liegende Gewebestrukturen nach dem Zwiebelschalen-Muster. Diesen Prozess nennen wir mit Reich Panzerung oder bioenergetische Blockierung.

Reich unterschied sieben Panzerungssegmente als jeweils kleinste funktionelle Einheiten, mit denen Emotionen ausgedrückt oder zurückgehalten, mit denen Traumata fixiert oder losgelassen werden und die so die energetische Pulsation des Gesamtorganismus blockieren (vgl. Herskowitz 1996b):

- Augensegment
- Mundsegment
- Halssegment
- Brustsegment einschließlich Arme
- Zwerchfellsegment
- Bauchsegment
- Beckensegment einschließlich Beine

Es geht weder aus der Literatur Reichs hervor noch gibt es Äußerungen seiner Schüler und Mitarbeiter, die ihn persönlich gekannt haben, dass er etwas über die Verteilung der so genannten Chakren im Organismus gewusst hätte. Doch die Parallele ist augenfällig. Chakra heißt Rad oder Kreis und ist ein Begriff aus den Sanskrittexten der medizinischen Abhandlungen in der Ayurveda. Es sind kreisartige Energiezentren, in denen die vitale Energie des Organismus auf eine spezifische, dem Chakra innewohnende Schwingungsebene transformiert wird und die in vertikaler Anordnung vom Steiß bis zum Schädeldach hinaufreichen. Insgesamt werden sieben „subtile Organe“ genannt, wobei fünf direkt auf der Wirbelsäule und zwei im Schädelbereich lokalisiert sind. Im physischen Organismus existiert parallel dazu ein idiotropes Regulationssystem, das vegetative Nervensystem, dessen parasympathische und sympathische Nervengeflechte (Plexus) lagemäßig mit den sieben „Organen“ übereinstimmen. Charakteristisch für das vegetative Nervensystem ist sein autonomes Wirken im Bereich der Organfunktionen, jenseits des Bewusstseins. Auch die Chakren liegen außerhalb unseres Bewusstseins, sodass wir zwei wesentliche Übereinstimmungen sehen: die topographische Anordnung und das Wirken in unbewussten Bereichen. Nach jahrtausendealtem Wissen liegt die Funktion der Chakren in der Aufnahme, Verarbeitung und Verteilung von primärer Energie aus der Umgebung, wie etwa aus dem Boden, der Atmosphäre und aus dem Kontakt zu anderen Lebewesen. – Bei einer Traumatisierung kommt es zu einer Speicherung negativer, „traumatischer“ Energie im Kronenchakra (auf dem Scheitel) und/oder im Stirnchakra (zwischen den Augenbrauen) sowie im Zwerchfellchakra (Plexus solaris). Auch Phobien und Zwangsstörungen sind nach dieser Theorie nichts anderes als traumatische Erfahrungen, deren „Angstenergien" sich im Zwerchfellchakra sowie im Kronen- und/oder Stirnchakra eingenistet haben. Inzwischen gibt es mehrere wissenschaftliche Objektivierungsversuche der Chakren anhand aufwändiger elektrophysiologischer Experimente (Hunt et al. 1977).

Als Hauptmanifestationsort der frühen Traumata sehen wir mit Reich den oberen Kopfbereich; wir bezeichnen ihn als erstes, okuläres Segment oder einfach als Augensegment. Es umfasst alle Strukturen von der Nasenwurzel, den oberen Anteil der Wangen, den Schädel mit Kopfhaut und Muskulatur und erstreckt sich bis zum Hinterkopf. Es beinhaltet alle Sinnesorgane außer dem Tastsinn, also Augen, Ohren und Nase, die Gehirnhälften, die Schädelbasis mit so wichtigen Gebilden wie dem limbischen System, Hypophyse, Hypothalamus, die Pons, die Formatio reticularis und die Medulla. Nach meinem heutigen Wissensstand beziehe ich das gesamte kraniosakrale System mit ein, d. h. Liquorräume, Rückenmark und insbesondere die Hirnhäute als bindegewebige Struktur. Die Dura Mater setzt sich um das Rückenmark entlang der Wirbelsäule fort, tritt dann zusammen mit den Nerven als Nervenscheiden aus und führt als bindegewebige Hülle zu allen Geweben, Muskeln und Organen. Sie hat also aufgrund ihrer Funktion Kontakt mit fast allen Zellen des Körpers.

Um es vorwegzunehmen: Panzerungen, Blockierungen oder Energiezysten lassen sich auflösen. Der Organismus versucht meist, sich selbstregulatorisch durch Wiedererinnern (in Form von Flashbacks) und emotionalen Ausdruck von dem jeweiligen Trauma oder zumindest von einem Teil davon zu befreien. Dies geschieht außerhalb und innerhalb von Therapie-Stunden; man denke an das repetitive, abreagierende Spielen von traumatischen Erlebnissen bei Kindern. Da aber sehr viel Schmerz, Angst, Wut, Terror, Hass und insbesondere Hilflosigkeit damit verbunden sind, greifen Abwehrmechanismen meist schützend ein, bevor der Betroffene von zu intensiven unangenehmen Gefühlen überschwemmt und dadurch noch mehr desintegriert wird. Dadurch wird die PTBS aber auch aufrechterhalten. Erst in einer geschützten Umgebung, in einer Orientierung, Halt und Trost vermittelnden therapeutischen Beziehung können Traumata dosiert wiedererlebt, besprochen, nach und nach emotional abreagiert sowie psychisch wie physisch integriert werden.

8.6.2 Die energetische Ebene

Der menschliche Organismus besteht nicht nur aus Körper und Seele, sondern es gibt eine dritte, fundamentalere Ebene, eine biophysikalische Energie, die Körper und Seele zur psychosomatischen Einheit integriert und uns mit der Natur verbindet. Jeder von uns spürt sie als Lebensantrieb, -kraft, -wille – oder auch als Getriebensein. Libido und Sexualität (als Summe aller lustvollen Antriebe), Angst, Aggression und andere Grundgefühle entsprechen bestimmten Bewegungsmustern dieser Lebensenergie im Körper. Wir empfinden uns als angenehm oder unangenehm „geladen"; „überspannt" oder „magnetisch angezogen"; wir sprechen von „Entladung", es kann „funken" usw.

Man hatte in den verschiedenen Zeiten und Kulturen Begriffe für Lebensenergie wie Qui, Prana, Kundalini, Äther, Od, Aura, Animalischer Magnetismus oder Orgon. Reich zeigte durch seine bioelektrischen Experimente, dass die psychische Libido nicht nur eine Metapher, sondern eine echte Energie ist, die objektiv gemessen werden kann. Die Wissenschaft nähert sich inzwischen mehr an lebensenergetische Phänomene an, wie etwa Popp, Sheldrake, Piccardi, Moss (s. Bischof 1995).

8.6.3 Kontraktion und Dysfunktion des Gehirns als Manifestation schwerer Traumatisierung

Frühe oder schwere spätere Traumatisierungen manifestieren sich oft in erschreckten, erstarrten oder leeren Augen, in gespannter Kopfhaut und

Muskulatur. Die Kontraktion leitet sich fort über Augenmuskeln, Nervus opticus, Chiasma opticum und Bindegewebe bis ins Gehirn. Dies führt zu bindegewebigen Verhärtungen der Dura Mater (harte Hirnhaut), die wir auch Faszienzüge oder Stressfasern nennen, und daraus folgend unter Umständen zu einer lebenslangen Dysfunktion der Schädelbasis mit anatomischer Fehlstellung zwischen Keilbein und Hinterhaupt. Lebenswichtige Strukturen des Zwischenhirns (limbisches System, Hypothalamus, Hypophyse, Amygdalae, Hippocampus, Corpus callosum) und des Mittelhirns (Pons mit Hirnnervenkernen, Formatio reticularis) liegen dort. Die Folgen dieser anfangs noch funktionellen Veränderungen werden durch Kenntnis der anatomischen Gegebenheiten leichter verständlich: Gehirnfunktionsstörungen und/oder Persönlichkeitsveränderungen können sich aus der zunächst noch funktionellen Pathophysiologie entwickeln, wie etwa Entwicklungsverzögerungen und -störungen, psychomotorische Störungen, Autismus oder Dyslexie, Schizophrenie, endogene Depression, Angstzustände, Identitätsstörungen, Borderline-Störungen und andere Persönlichkeitsstörungen. Bei einigen der genannten Erkrankungen, wie auch bei der PTBS, wurden in den entsprechenden anatomischen Regionen pathologische Befunde objektiviert. Die Dysfunktion der Schädelbasis kann durch eine körperliche Verletzung, etwa durch eine Verschiebung der Schädelknochen, oder durch Sauerstoffmangel hervorgerufen worden sein. Andererseits kann auch ein seelisches Trauma in der Perinatalzeit dahin führen.

8.6.4 Die Kraniosakraltherapie nach Sutherland

Entgegen der immer noch herrschenden Lehrmeinung sind auch bei Erwachsenen noch alle Schädelknochen gegeneinander beweglich und nicht knöchern verbunden. Dies haben Upledger und Vreedevogd an der Michigan State University messtechnisch und elektronenmikroskopisch nachgewiesen (Upledger u. Vreedevogd 1994). Bei autistischen Kindern und bei früh gestörten Patientinnen ist diese Beweglichkeit an bestimmten Stellen spezifisch eingeschränkt. Die Schädelknochen wie auch die gesamte Wirbelsäule bewegen sich im so genannten kraniosakralen Rhythmus von etwa 6- bis 12-mal pro Minute. Nach Sutherland, dem Begründer der kraniosakralen Osteopathie, handelt es sich um einen Eigenpuls des Gehirns, unabhängig von Herzpuls und Atmung. Man kann ihn an bestimmten Körperstellen relativ leicht mittels der durch ihn ausgelösten spontanen, rhythmischen Knochenbewegungen tasten (Sutherland 1990).

Die Befunde der kraniosakralen Autismusforschung aus den 80er Jahre belegen Reichs Hypothese: Autistische Kinder zeigen neben ihrem psychischen und sozialen Rückzug eine „Kompression" des kraniosakralen Bewegungsrhythmus an der Schädelbasis. Sie vermeiden bekanntlich den Augenkontakt zu Bezugspersonen, als ob sie „nach innen" schauten. Durch kraniosakrale Behandlung mit sanften Berührungen, Erzeugung von so genannten „still points", Dekompression der Schädelbasis und Freisetzen von festgehaltenen Emotionen besserten sich in kurzer Zeit die autistischen Verhaltensweisen.

Alle schweren Persönlichkeitsstörungen, deren kraniosakralen Puls wir in der Praxis getastet haben, zeigten einen pathophysiologischen Befund an der Schädelbasis, genau gesagt: eine Dysfunktion der sphenobasilaren „Sutur" bis hin zur Kompression, bei der sich das Os sphenoidale und der basilare Teil des Okziput nicht mehr von- und zueinander bewegen. Es wird auch unterschieden zwischen der Rechtshirn-Dissoziation mit extrem emotionalem Verhalten und unregelmäßigem Kraniosakralpuls, der Linkshirn-Dissoziation mit extremer emotionaler Kontrolle und einem schwachen Puls sowie der totalen Dissoziation, die mit kraniosakraler Pulslosigkeit und einem „Out-of-body-Empfinden" korreliert. Die Körper-Erinnerungen an Traumata werden von einigen Therapeuten als Energiezysten bezeichnet. Andere betrachten letztere lediglich als Flashbacks, die bei bestimmten traumatisch besetzten Körperpositionen ausgelöst werden.

8.6.5 Die sensorisch-perzeptive Spaltung als Schlüsselmechanismus der frühen Persönlichkeitsstörung

Bevorzugte Lokalisation unverarbeiteter Erfahrungen in der frühesten Lebensphase ist also das Augensegment bzw. das kraniosakrale System. Eine Kontraktion an der Hirnbasis mit sensorisch-perzeptiver Spaltung, gestörter Augen- und Gehirnfunktion und die daraus folgende Intoleranz des Organismus für starke Emotionen ist pathognomonisch für frühe Traumatisierungen, weshalb wir auch von der okulären Entwicklungphase oder vom okulären Charakter sprechen. Demnach betrachten wir die ganzheitliche und konsequente Bearbeitung der gestörten Bereiche als Schlüssel zur Therapie früher Störungen.

Der zentrale pathophysiologische und pathopsychische Mechanismus bei frühen Störungen liegt in einer sensorisch-perzeptiven Spaltung zur Abwehr von unerträglicher, anhaltender Vital-Angst, wodurch das Gehirn funktionell in Wahrnehmung und Bewusstsein vom Rest des Körpers, d. h. von der Empfindung, abgespalten wird. Die Lebensenergie zieht sich vom Körper ins Gehirn zurück, der Körper bleibt energetisch nur noch mangelhaft und mit überwiegend unlustvollen Empfindungen, Schmerzen usw. besetzt. Subjektiv erleben und beschreiben nicht wenige Menschen mit komplexen Traumatisierungen dieses Phänomen als „Zombie-Gefühl“. Dies ist nach unserer Auffassung der eigentliche pathogene Prozess. Er ist funktionell identisch mit dem psychischen Prozess der Dissoziation.

Die Spaltung zwischen einer Erregung/Empfindung und der Wahrnehmung dieser Erregung/Empfindung führt zur Fehlinterpretation der eigenen Emotionen und zu einer unvollständigen Integration der Selbstwahrnehmung in ein einheitliches Ich-Gefühl, außerdem zu einer ungenauen Wahrnehmung der Umgebung und einer Unfähigkeit, die Beziehung zwischen dem Selbst und der Welt richtig zu „sehen“.

Andere Symptome bei frühen Störungen betrachten wir als sekundär, wie etwa:

- kognitive Einbußen von Aufmerksamkeit und Konzentration
- inhaltliche und formale Denkstörungen
- Störungen der Sprache

Früh gestörte Menschen haben eine bruchstückhafte Identität, fühlen sich von anderen entfremdet, zeigen häufig mangelnde Objektkonstanz und tendieren zu einem Gefühl des Verlorenseins und der Verwirrung in der Welt. Der zentrale Konflikt ist ein Kampf um die pure Existenz, d. h. lebensfähig zu bleiben angesichts des angstauslösenden Desintegrationsprozesses. Verzweifelt wird ein weiteres Auseinanderfallen bekämpft.

Das Ausmaß der Integration spiegelt sich im Augenausdruck. Physiologisch sind die Augen offen, sie reagieren auf ihre Umgebung mit Bewegung und angemessenem emotionalen Ausdruck. Sie sind dann tatsächlich der „Spiegel der Seele“. Bei frühen Störungen finden wir eine Unbeweglichkeit der Muskeln um die und in den Augen, an der Stirn und am Hinterkopf. Wir sehen oft dunkle Augenringe, die Lider sind häufig zusammengekniffen, der Augenkontakt ist mehr oder weniger gestört. Bei Borderline-Patientinnen sehen wir häufig einen fixen Ausdruck von Angst, Panik, Verzweiflung, Verwirrung oder Haltlosigkeit, hinter der sich alle anderen Emotionen verstecken. Der Ausdruck kann aber auch in kürzester Zeit von einem Gefühl zum anderen, zum Beispiel von Angst zu Wut, hinüberwechseln. Sanftheit, Wärme, Freude und Liebesgefühle finden kaum Ausdruck. Es herrscht chronische Anhedonie. – Wir erfassen erst allmählich die Beeinträchtigung der Augenfunktion durch den Panzerungsprozess. Man sieht und erfährt die Welt grundsätzlich anders mit weichen, beweglichen und ausdrucksvollen Augen.

Das Gehör ist ebenfalls oft betroffen, mit den verschiedensten Einschränkungen und Verzerrungen des Hörens und In-der-Welt-Seins. Allerdings haben die Augen insofern eine Sonderstellung, als sie gleichzeitig Sinnes- *und* Ausdrucksorgan sind. Wir alle haben etwas von der emotionalen Funktion unserer Augen eingebüßt, weil wir alle frühe Traumata erlitten haben. Dies bedeutet natürlich nicht zwangsläufig, dass hier auch unsere Hauptstörung sitzt. Und selbst wenn: Das Spektrum zwischen milden und schweren Formen der gestörten okulären Funktion ist sehr breit. Schließlich sollen auch die ganz besonderen Fähigkeiten betont werden, die Menschen mit dieser Struktur (bewahrt) haben: Sensibilität, Echtheit, Direktheit, Tiefe, Kreativität bis hin zur Genialität.

8.6.6 Unser Modell der Therapie komplexer Posttraumatischer Störungen

Zunächst bemühen wir uns, so wenig wie möglich zu analysieren und zu deuten, sondern uns an die beobachtbaren Phänomene zu halten. Oft enthüllen sich die tieferen Zusammenhänge erst im Nachhinein, nachdem durch bestimmte therapeutische Vorgehensweisen Veränderungen eingetreten sind.

An dieser Stelle ist einiges Grundsätzliches zu vielen Körpertherapien zu sagen:

- Es ist wenig fruchtbar, frühe Traumata gegen einen harten Körper mit neurotischem Überbau auflösen zu wollen. Die Behandlung würde nur zu einer neurotischen Verarbeitung führen. Wir legen deshalb großen Wert auf ein systematisches Vorgehen, d. h. zuerst neurotische Störungen, dann frühe Störungen zu behandeln, weil wir schon Schäden gesehen haben, wenn in Therapien zu früh zu tief gearbeitet wurde.
- Die Bedeutung des Augensegments ist vielfach nicht bekannt.
- Oft wird ohne gleichzeitige Bearbeitung des Kopfbereichs eine Tiefenatmung forciert, die bei frühen Störungen riskant ist, da sie den energetischen Druck im Kopfbereich erhöht und so zu noch mehr Desintegration führen kann. Ein strukturelles und emotionales Chaos entsteht, die Patientinnen und Patienten fühlen sich trotz reichlicher „Primärerfahrung" nicht besser, weil ihr innerer Druck noch größer geworden ist. Tiefenatmung ist erst nach ausreichender Stabilisierung und Integration therapeutisch sinnvoll – und dann auch notwendig.
- Schließlich kann es zu Retraumatisierungen kommen, wenn solch sensible Lebensphasen in Gruppen mechanisch oder manipulativ behandelt werden. Als Folge muss sich der Organismus erneut und manchmal so stark abpanzern, dass an diese frühen Bereiche in späteren Therapien nur noch ganz schwer heranzukommen ist. Früh traumatisierte Patienten können nicht vertrauen, und der Weg dahin kann leicht dauerhaft verbaut werden.

Der Weg zu den frühesten Traumata im Innersten muss langsam und vorsichtig freigelegt werden: Wir arbeiten uns allmählich und systematisch von den lebensgeschichtlich letzteren bis zu den frühen Traumata im Zwiebelschalen-Muster nach innen: von den mehr außen liegenden Blockierungen allmählich nach innen und stets von oben nach unten, also vom Kopf-Augen-Bereich in Richtung Becken und Beine. Innerhalb dieser Systematik geben wir so wenig wie möglich vor, um den spontanen emotionalen und energetischen Prozessen größtmöglichen Raum zu geben. Je authentischer die Reaktionen sind, desto größeren therapeutischen Wert haben sie.

Unsere Rolle als Therapeutin oder Therapeut ist sehr unterschiedlich, je nachdem, in welcher Phase die Patientinnen und Patienten gerade stehen und was sie demnach brauchen. Spätestens, wenn wir bei frühen Traumatisierungen angekommen sind, übernehmen wir die Rolle einer fürsorglichen Mutterfigur oder Schutzperson als Auffangbecken für die Entäußerung präverbaler Traumata – Terror, Schrecken, Panik, Hilflosigkeit, Verzweiflung, Resignation, Schmerz, Hass und Wut und schließlich auch Sehnsucht und Liebe. Unser Medium ist dann in großem Maße visueller Kontakt, mimische Interaktion, Körpersprache und Berührung (Herskowitz 1996b). Das bedeutet, in dieser Phase für die Patientin jeden Moment der Therapie-Sitzung präsent zu sein.

Gerade bei autistischen Tendenzen und beim Vorliegen eines Missbrauchs sollte eine positive Neuerfahrung von Körperkontakt angestrebt werden. Leider müssen die Bedenken vieler geteilt werden, durch körperliche Berührung könne es zu einer Sexualisierung und damit zu einem erneuten Missbrauch kommen. Dies ist dann der Fall, wenn die Motivation der Therapeutin oder des Therapeuten eine sexuelle ist. In einer solchen Situation ist ein Missbrauch sogar ohne körperliche Berührung möglich. Die Vorbedingung für eine solche Art von Therapie muss also sein, dass frau und man aufgrund Charakterhaltung und Erfahrung in der Lage sind, sich von derartigen Verstrickungen freizuhalten. Es geht um die emotionale und energetische Einstimmung zwischen Mutter und Kind, wie sie sowohl in der Psychoanalyse als auch in der modernen Säuglingsforschung beschrieben wird.

In der traumazentrierten Psychotherapie nach Reich vitalisieren wir erstarrte Augen durch Bewegung; wir induzieren etwa in einer Patientin Emotionen, indem wir sie willentlich diesen oder jenen emotionellen Ausdruck imitieren lassen oder ihren Ausdruck imitieren. Obwohl in der künstlichen Situation der Therapie ausgelöst, geht es dabei um Auslösung authentischer Gefühle. Im Augenkontakt und im emotionalen Ausdruck ermöglichen wir es ihr, ihre Gespaltenheit direkt auf die Therapeutin, den Therapeuten oder auch auf eine Wand zu projizieren, wenn ihr das leichter fällt. Wir ermuntern sie, das, was sie in uns sieht, was sie in den Augen und Gesichtern ihrer Mitmenschen sieht oder auch in Träumen und Bildern, zu beschreiben und es im sicheren therapeutischen Rahmen emotional abzureagieren. Gleichzeitig korrigieren wir – falls möglich – verzerrte Wahrnehmungen, wir entzerren sozusagen die Optik. Der direkte Ausdruck der Negativität ist besonders wichtig und wird logischerweise stets vor den weicheren und positiveren Gefühlen bearbeitet. Man kann diese Vorgehensweise auch als konkreten und direkten Umgang mit der Übertragung betrachten. Wir lassen die Patientin abwechselnd mit den Augen weggehen und wieder in fokussierenden Kontakt kommen, weggehen und wiederkommen. Es bedeutet meist langwierige und mühevolle Arbeit mit dem vorrangigen Ziel, die sensorisch-perzeptive Spaltung aufzuheben und Integration durch Nacherleben bzw. Nachreifen in einer positiven basalen Beziehung zu ermöglichen.

Für diesen frühen Lebensbereich ist die averbale Interaktion sozusagen die Muttersprache; verbale Kommunikation und symbolische Repräsentanz dagegen sind für das Kind in der Patientin Fremdsprache. Außerdem dient die Wortsprache nur allzuoft als Abwehr und führt weg vom Eigentlichen. Wir verstehen, was in der Patientin vorgeht, indem wir mit ihr atmen und mit ihr körperlich und emotional fühlen, indem wir ihren Ausdruck und ihre Haltung nachempfinden. Reich nannte diese Einstimmung „vegetative Identifikation“. Die wörtliche Bedeutung von „Emotion“ ist Herausbewegung. Sie ist eine körperliche „Ausdrucksbewegung“ mit einer ganz bestimmten Bedeutung. Später ist das reflektierende Gespräch mit der Patientin unabdingbar zur Integration des therapeutischen Prozesses ins verbale Bewusstsein.

8.6.7 Sexualität nach dem reichschen Therapie-Modell

Wäre die oben beschriebene Integration erreicht – und dies steht zu Recht im Konjunktiv –, würde sich die weitere Arbeit schließlich am tiefen Plasma-System oder, anders ausgedrückt, am biologischen Kern konzentrieren. Ab diesem Zeitpunkt geht es darum, den Körper wieder energetisch und positiv emotional zu besetzen, Lebensenergie so frei wie möglich fließen und schließlich Hingabefähigkeit entwickeln zu lassen. In dieser letzten Phase fühlt sich der Mensch ganz und in der Welt, kann sich voll in einen emotionalen Kontakt mit sich selbst und einem Gegenüber einlassen. Damit tauchen lustvolle Strömungsempfindungen im Körper und tiefe Lebensfreude auf. Dies ist das eigentliche Ziel unserer Therapie, das aber leider nur in Einzelfällen erreicht wird. Es ist sehr fraglich, ob es nach schweren frühkindlichen Traumata jemals dauerhaft zu erreichen ist. Dieser angestrebte Funktionszustand ist natürlich nie ein bleibender, sondern dynamisch veränderbar und abhängig von den verschiedensten inneren und äußeren Bedingungen. In unseren Therapien früh gestörter Patientinnen und Patienten, die zwischen 3 und 12 Jahren dauerten, haben wir keine dauerhafte, partnerschaftliche *und* sexuell erfüllte Liebesbeziehung realisiert gesehen. Allerdings ist der Prozentsatz bei uns „normalen Neurotikern" auch sehr gering. Wenn früh Gestörte ihren Körper nicht mehr als Feind empfinden, sich mit ihm verbünden und gut für ihn sorgen, ist das schon ein sehr großer Erfolg.

Sexualität ist bei früh Traumatisierten immer erheblich gestört, da eine als positiv erlebte Sexualität grundsätzlich eine integrierte, stabile, autonome und zur Selbstfürsorge fähige Persönlichkeitsstruktur voraussetzt. Außerdem ist Beziehungs- und Bindungsfähigkeit notwendig: die Fähigkeit zu angstfreiem, liebevollem Kontakt, Intimität und ein positives Selbst- und Körperbild. Meist gab es frühkindliche Deprivationen an positiven gesamt-sensorisch-sensuellen Erfahrungen wie Körperkontakt, Zärtlichkeit, Halt, Sicherheit. Gleichzeitig waren häufig auch ein Übermaß an äußeren Reizen und eine emotionale Widersprüchlichkeit der Bezugspersonen prägend. Dazu kamen in der Regel emotionale, physische und/oder sexuelle Misshandlungen in der späteren Kindheit und Jugendzeit. Die Sexualität der Betroffenen ist dann im Erwachsenenalter durch ein breites Spektrum von Dysfunktionen gekennzeichnet:

- totale Vermeidung
- Anhedonie
- Alibidinie
- Erregungs- und Orgasmusstörungen
- angstbesetztes und aversives sexuelles Erleben
- Flashbacks
- dissoziatives Wegtreten während sexueller Aktivitäten
- sadomasochistische Impulse und Phantasien
- psychosomatische Funktionsstörungen
- somatische Erkrankungen der Genital- und Beckenorgane

Die sexuellen Beziehungen sind geprägt von mangelnder Selbstbestimmung, Übergriffen, Ausbeutung, Abhängigkeit und Unterwerfung, Gewalt, Sexualisierung mit verführerischem, promiskuösem Verhalten bis hin zur Prostitution als Flucht nach vorne.

8.6.8 Therapie der sexuellen Dysfunktion nach unserem integrativen Modell

Die grundsätzlichen Behandlungsschritte in Richtung eines tief gehenden, ganzheitlichen Heilungsprozesses sind folgende:

- Stabilisierung
- Integration
- Identitätsbildung

Entscheidend ist bei traumatisierten Patientinnen und Patienten die Selbstbestimmung, d. h. die authentische Abgrenzung im Leben allgemein und in der Sexualität besonders. Weitere Schritte sind dann:

- Trauma-Bearbeitung
- emotionale und energetische Wiederbelebung des Körpers

Eine extensive Entpanzerung (= Entneurotisierung) ist bei Persönlichkeitsstörungen vom Hals abwärts meist nicht notwendig, da der Körper weich und durchlässig ist. Besondere Aufmerksamkeit und Mühe werden allerdings gerade bei Persönlichkeitsstörungen in der so genannten „Endphase" der Therapie erforderlich, wenn die tiefste, im Becken sitzende Sexualangst bearbeitet wird. Erst danach beginnt der Organismus energetisch einheitlich und harmonisch zu funktionieren (Herskowitz 1996b). Frühere Symptome – in diesem Fall oft im Augen- und Kopfbereich wie Flashbacks oder Spaltungsphänomene – treten oft in gemilderter Form wieder auf. Es gelingt uns sehr selten, Menschen mit schweren Traumatisierungen und Persönlichkeitsstörungen überhaupt bis in diese Endphase zu begleiten, da sie die Therapie oft vorher schon beenden. Wir haben jedoch Einzelerfahrungen bei milderen dissoziativen Störungen.

Im Verlauf des beschriebenen Therapie- und Entwicklungsprozesses kommt es allmählich zu folgenden Veränderungen: Die Patientinnen und Patienten gewinnen mehr Ich-Stärke, Abgrenzungsfähigkeit und Autonomie, sie werden selbstsicherer, kraftvoller, lebensfroher, extravertierter, emotional ausgeglichener, sozialer, bindungsfähiger und beziehungsfähiger. Diese „biologischen Kern-Eigenschaften" entfalten sich von selbst, von innen heraus, brauchen also nicht angelernt zu werden. Gegen Ende dieses Entwicklungsprozesses stellt sich die natürliche Fähigkeit zur Hingabe und damit zu dauerhaften Liebesgefühlen mit sexuellem Genuss von selbst ein.

Weil wir die wenigsten so weit begleiten können, jeder Mensch aber ein Recht auf eine lustvolle sexuelle Aktivität hat, beziehen wir schon zu einem früheren Zeitpunkt weitere sexualtherapeutische Konzepte mit ein. Dies macht auch dadurch Sinn, dass in sexuellen Beziehungen neben der Psychodynamik auch Partnerdynamik, Lerndefizite und symptomverstärkende Mechanismen eine Rolle spielen. Wir greifen auf bewährte sexualtherapeutische Interventionen aus hypno-systemischen Therapie-Konzepten zurück (Schmidt 1999). Dies hat sich für uns als sehr nützlich und hilfreich erwiesen, da sich dadurch die sexuelle Symptomatik, die Beziehungsstörung und so der Leidensdruck deutlich abmildern lassen. Oft werden angenehme sexuelle Aktivitäten dadurch überhaupt erst möglich.

Erreichen wir in der Therapie die eigentliche Endphase – was sehr selten ist –, so zeigt sich das menschliche Dilemma in seiner ganzen Tiefe: die Panik vor Ausdehnung, Erregung und Lust, vor dem Orgasmus, vor der energetischen Ganzkörperströmung, vor den unwillkürlichen Wellen im Orgasmusreflex und vor dem begleitenden Ich- und Kontrollverlust, vor echter innerer Freiheit. Hier erleben die meisten akute Angstzustände, Fallangst, Angst zu zerfließen oder zu zerplatzen und Todesfurcht.

Eine Patientin beschrieb es so: „Alles ist so groß und schön, dass ich es kaum aushalten kann. Es schwemmt mich fast weg." Sie erlebte plötzlich eine Angst vor aller Existenz, insbesondere vor ihrer eigenen. Es war der Beginn einer starken Lustempfindung, eines „kosmischen Gefühls", das ihr wie den Atem raubte, und sie musste tatsächlich in der Therapie-Stunde häufiger nach Luft schnappen. Sie begann, ihr Leben jetzt als höchst farbig, tief und schön wahrzunehmen, was ihr bis dahin nicht möglich war.

Wann immer möglich, wenden wir bei Traumatisierten die energetische Körpertherapie Wilhelm Reichs an. Diese ergänzen wir mit Techniken aus anderen Ansätzen. Therapie-Ziele sind die emotionale Verarbeitung der Traumata, die psychophysische Integration und Nachreifung der psychischen Struktur. Damit verbessern sich Lebensfunktion und Lebensqualität. In einer traumazentrierten Psychotherapie, die nur auf der verbalen Kommunikationsebene bleibt, mag zwar eine bewusstseinsmäßige Verarbeitung der entsprechenden Traumata stattfinden. Wesentliche Ebenen außerhalb der Sprache werden aber nicht berücksichtigt; die Traumatisierung wird nicht vollständig aufgelöst.

Literatur

Bischof M (1995). Biophotonen. Das Licht in unseren Zellen. Frankfurt a. M.: Zweitausendeins-Verlag.

Herskowitz M (1996a). Wilhelm Reichs studies of earliest childhood. Int J Prenat Perinat Psychol Med; 8(4): 415–27.

Herskowitz M (1996b). Emotionale Panzerung – Einführung in die psychiatrische Orgontherapie. Münster, Hamburg, London: LIT-Verlag (ursprünglich 1968 erschienen).

Herskowitz M (1997). Erinnerungen an Wilhelm Reich. In: DeMeo J, Senf B (Hrsg). Nach Reich – Neue Forschungen zur Orgonomie. Bd. I: Sexualökonomie – Die Entdeckung der Orgonenergie. Frankfurt a. M.: Zweitausendeins; 286–306.

Hunt V, Massey W, Weinberg R, Bruyere R, Hahn P (1977). Project Report. A study of structural integration from neuromuscular, energy field, and emo-

tional approaches. Los Angeles: University of California Los Angeles.
Janus L, Haibach S (Hrsg) (1997). Seelisches Erleben vor und während der Geburt. Neu-Isenburg: LinguaMed.
Reich W (1933). Charakteranalyse. Köln: Kiepenheuer & Witsch 1989.
Reich W (1942). Die Entdeckung des Orgon. Bd. I. Die Funktion des Orgasmus. Köln: Kiepenheuer & Witsch 1987.
Schmidt G (1999). Systemische und hypnotherapeutische Konzepte für die Paar- und Sexualtherapie. Weiterbildungsseminar Milton Erickson Institut Heidelberg. 23.–25.06.1999.
Sutherland WG (1990). Teachings in the Science of Osteopathy. Fort Worth, Texas: Sutherland Cranial Teaching Inc.
Upledger JE, Vreedevogd JD (1994). Lehrbuch der Kraniosakraltherapie. Heidelberg: Haug.

8.7 Konzentrative Bewegungstherapie (KBT) als Trauma-Therapie – ein handlungsorientierter Ansatz zur Bewältigung traumatischer Ereignisse

Ulrike Schmitz, Jochen Peichl

Die Konzentrative Bewegungstherapie (KBT) als Trauma-Therapie hat in den letzten Jahren einige Aufmerksamkeit erfahren. Dazu trugen sowohl die Bewährung der Methode in unterschiedlichen Einrichtungen im Trauma-Therapie-Bereich bei wie auch Veröffentlichungen zur KBT-Trauma-Arbeit und die Verbreitung und praktische Darstellung in verschiedenen Vorträgen und Kursen auf Fachtagungen. Zu nennen ist hier an erster Stelle die Arbeit mit Folterüberlebenden, wie sie schon seit 1992 am „Zentrum für Folteropfer“ in Berlin und seit 1994 bei „Refugio“ in München durchgeführt wird. In unterschiedlichem Umfang findet sie auch in verschiedenen psychosomatischen und psychotherapeutischen Kliniken Anerkennung, die traumatherapeutisch arbeiten. Auch in vielen freien KBT-Praxen wird mit dieser Schwerpunktsetzung gearbeitet, was sich in der steigenden Zahl der traumaspezifischen Kurs- und Supervisionsarbeit mit KBT niederschlägt.

Die folgende Darstellung bezieht sich vorrangig auf ein stationäres Trauma-Therapie-Konzept, das seit 1996 für Patientinnen und Patienten[9] überwiegend mit Typ-II-Traumatisierungen am Klinikum Nürnberg erarbeitet wurde. Eine ausführliche Darstellung der Modifizierung der KBT für die Trauma-Therapie liegt bereits vor (Schmitz 2004). Hier sollen aus der Sicht der verantwortlichen KBT-Therapeutin die Grundzüge kurz umrissen werden, ehe dann der (beg)leitende Oberarzt einen Blick aus größerer Distanz darauf wirft.

8.7.1 Die Methode

Die Konzentrative Bewegungstherapie, die von Stolze erstmalig 1958 unter diesem Namen auf den Lindauer Psychotherapietagen vorgestellt wurde, ist eine psychotherapeutische Methode auf der Basis entwicklungspsychologischer und tiefenpsychologischer Denkmodelle. Kennzeichnend ist das Einbeziehen von Wahrnehmung und Bewegung in den psychotherapeutischen Prozess.

Im Gespräch auftauchende Problembereiche werden über ein Bewegungsangebot ins Körperliche „übersetzt“, um ein Begreifen im umfassenderen Sinn möglich zu machen. Die Angebote sind aber nicht im Sinne von Übungen vorgefertigt. Die Therapeutin erhält sich die gleichsam frei im Raum schweifende Aufmerksamkeit, nutzt die eigene Körperresonanz im Sinne der Gegenübertragung und versucht, aus

9 Im Folgenden wählen wir die weibliche Form, da wir in überwiegender Zahl Patientinnen behandelt haben.

dem „szenischen Verstehen" das Erfahrungsangebot und die verbale Kommunikation mit den Patientinnen so abzustimmen, dass Wesentliches in der Beziehung deutlich werden kann. Das Zeitmaß in der jeweiligen Bewegungsszene ist dabei so abzustimmen, dass ein Nachspüren auch geringfügiger Veränderungen möglich wird.

Dem „Verwörtern" der dabei gemachten Erfahrungen kommt große Bedeutung zu. Eine Vielzahl von Interventionen steht zur Verfügung, um Zwischenschritte im Symbolisierungsprozess anzuregen, wenn zunächst kein sprachlicher Ausdruck für die Erfahrungen zur Verfügung steht. Damit wird deutlich, dass die Methode das Ineinandergreifen von Erleben und sprachlichem Ausdruck fördert.

Sie kann in den präverbalen Bereich vordringen und damit auch Erinnerungen des Körper-Gedächtnisses zu Tage fördern, die aus der präverbalen Zeit stammen oder so traumatisierend waren, dass es dafür keine sprachliche Verarbeitung gab. Ziel bleibt dabei aber immer, diese „Körper-Erinnerungen" auch einem reiferen Verarbeitungsvorgang zuzuführen.

8.7.2 Grundvoraussetzungen für die Trauma-Therapie

Bei dieser stetig auf die individuelle Situation abgestimmten Vorgehensweise gibt es für die Arbeit mit traumatisierten Patientinnen einige wichtige Richtlinien für die Schwerpunktsetzung. Grundlegend für die Angebotsgestaltung ist hier Folgendes:

- Es müssen durch sie Möglichkeiten geschaffen werden, dem Auftreten von somatosensorischen Rückblende-Erinnerungen (Flashbacks) entgegenzusteuern und sie begrenzen zu können.
- Es müssen Möglichkeiten zur Selbstregulation angestoßen werden, die den Sinn haben, aus Zuständen hoher emotionaler und vegetativer Erregung (Hyperarousal) oder Zuständen von stumpfem Desinteresse oder der Handlungsunfähigkeit (Numbing, Freezing) bewusst herauszukommen und dabei eigene Kompetenz und Eigensteuerung erleben zu können.
- Es müssen Möglichkeiten geschaffen werden, unter Wahrung der Aufrechterhaltung der derzeitigen Realität bewusst in traumatische Erinnerungen hineinzugehen, sie in der Dosierung zu steuern und sie einer Verarbeitung mit symbolischen Funktionen bis hin zur Sprache zugänglich zu machen, um sie damit ins autobiografische Gedächtnis integrieren zu können.
- Es müssen dadurch Möglichkeiten geschaffen werden, der unbewussten Wiederholung traumatisierender Beziehungsgestaltung entgegenzuwirken und damit neuartige oder an alten Ressourcen anknüpfende Beziehungs- und Handlungserfahrungen zu erleben.

Um dies erfüllen zu können, bedarf es einer sinnvollen Gestaltung des Settings, eines gut dosierten und gezielten Einsatzes der „Körperarbeit", sorgsamer Handhabung des Übertragungsgeschehens und der Beachtung der spezifischen Anforderungen, die die einzelnen Therapie-Phasen stellen.

8.7.3 Spezifische Anforderungen an die einzelnen Therapie-Phasen

Im Folgenden werden vier Phasen des Therapie-Verlaufs vorgestellt, in denen die Schwerpunktsetzung der KBT-Angebote sehr verschieden aussieht. Dabei ist die Phase der Trauma-Exposition nicht unabdingbar und nur für einen Teil der Patientinnen wirklich sinnvoll.

8.7.3.1 Die erste Therapie-Phase: „Sich ein Bild machen"

Neben der genauen Absprache über die Therapie-Ziele dient die erste Therapie-Phase dazu, dass Therapeutin und Patientin sich ein vorläufiges, aber möglichst genaues Bild über das Leiden und die Ressourcen der Patientin sowie über die Chancen der Therapie machen. Dabei soll deutlich und erlebbar werden, dass Erinnern steuerbar ist und eigene Ressourcen genutzt werden können, um Überflutungen mit traumatischem Material zu verhindern. Dazu ist eine genaue Exploration notwendig, welche Flashback-Erlebnisse die Patientinnen bis dahin kennen und auf welchen Sinneskanälen sie sich hauptsächlich abspielen (vgl. Kap. 8.5 in diesem Band). Die bis dahin gemachten Erfahrungen über die auslösenden Trigger-Reize und die bisher gewonnenen Erfahrungen, Flashbacks zu vermeiden oder zu begrenzen, sind gleichermaßen wichtig.

Auf die Suche nach den Ressourcen muss besonders Wert gelegt werden, da sie wichtige Ansatzpunkte zum späteren Ressourcenausbau liefern. Seien es positive Spuren im Objektbeziehungsgefüge oder derzeitige Unterstützungsmöglichkeiten im sozialen Netz, positive Inseln im Körper-Selbst, Fähigkeiten und Fertigkeiten, noch so rudimentäre Selbstberuhigungsstrategien – alles kann ein Anknüpfungspunkt sein, um gefördert und ausgeweitet zu werden. Schon bei der Exploration führt dies aber zu der manchmal verblüffenden Erkenntnis: „Ich bin nicht nur mein Trauma."

In den ersten Absprachen gilt es bereits, unrealistische und magische Erwartungen an das „Heilmachen des Körpers" zu korrigieren und trotzdem alle derzeit zur Verfügung stehenden positiven Ressourcen im Körper-Selbst ausfindig zu machen. Vorhandene Fähigkeiten werden häufig als selbstverständlich abgehakt und nur die Defizite benannt. Deshalb gilt es, erlebbar zu machen, wie der Körper immer noch der Patientin „nutzt", auf was für physische und physiologische Grundgegebenheiten trotz aller Störungen noch Verlass ist. Dies muss aber am eigenen Leib erfahren werden, um (für) „wahr" genommen zu werden.

Wichtig sind dabei die Erkenntnisse der Stressphysiologie. Alle Funktionen des Körpers, die auf Kampf oder Flucht ausgerichtet sind, wirken eher entängstigend, bergen sie doch die Chance des Handelns in sich. Sich körperlich im Ruhezustand wahrzunehmen weckt Erinnerung an Lähmungsgefühle und ist als Auslöser für Körper-Erinnerungen in dieser Phase selten angebracht.

Alle Möglichkeiten der Realitätsüberprüfung (handfestes Zupacken, genaues Hinhören, Spüren der eigenen Kraft) dienen dazu, „Heute" und „Damals" besser zu unterscheiden. In diese Richtung gehen auch Aktivitäten, die mit dem Einrichten und dem Überprüfen sichernder Bedingungen in der direkten Umwelt zu tun haben (z. B. die Einrichtung eines als sicher erlebten eigenen Platzes).

Bei einem Trauma, bei dem Sexualität eine zentrale Rolle spielte, sollte in dieser ersten Phase hauptsächlich auf die Wahrnehmung von körperlichen Funktionen zentriert werden, die nicht die Geschlechtsidentität oder Sexualität betreffen. Die Inanspruchnahme des „neutralen" Körpers mit den Funktionen des Stütz- und Bewegungsapparates und der vitalen Funktionen und deren beeinflussbare „Verwendung" im eigenen Interesse geben Zutrauen in die basalen Ressourcen.

Bei der modifizierten Anamnese-Erhebung werden die Möglichkeiten der KBT genutzt, durch Annäherung und Distanzierung die momentan richtige Begegnungsdistanz zu Themen zu finden, Zeiteinordnung zu fördern und noch nicht in Sprache gefasste Informationen im szenischen Dialog und via Körperresonanz der Therapeutin zu entschlüsseln. Dazu dient zum Beispiel die Gestaltung einer Lebenslinie, auf der die traumatischen Ereignisse ihren Platz zugewiesen bekommen, auf der man sich aber auch zu positiven Lebensabschnitten hinbewegen kann.

Bei der Gestaltung ihrer Lebenslinie markiert eine Patientin drei Tiefpunkte in ihrem Leben mit je einem schwarzen Ball. Die Linie führt aber auch über eine Nulllinie, die mit einem grünen Seil verdeutlicht ist, in helle Bereiche, u. a. eine verhältnismäßig lange Strecke, die mit einem gelben Tuch unterlegt ist und in nicht allzu großer Höhe parallel zur Nulllinie verläuft. Ich fordere die Patientin auf, mit mir zusammen einen Standpunkt zu suchen, von dem aus es jetzt sinnvoll ist, einen Rückblick auf ihr Leben zu werfen. Dieser Rückblick könnte uns verständlich machen, was geschehen ist, dass sie jetzt hier in der Klinik sei, aber auch helfen, gute Abschnitte in ihrem Leben zu orten, um daran anzuknüpfen. Sie wählt einen Standpunkt am Ende der Linie mit Blickrichtung auf die drei schwarzen Bälle. Im Hinblick darauf frage ich sie, ob sie aus dieser Entfernung schlagwortartig benennen könne, was damals geschehen sei. Zwei Dinge benennt sie kurz und mit gefühlsmäßigem Abstand dazu. Beim lebensgeschichtlich ältesten findet sie aber keine Worte und kommt in ein inneres Vibrieren, das mich förmlich ansteckt. Ich bitte sie, sich der positiven Seite und da der Phase mit dem gelben Tuch zuzuwenden. Nach kurzer Zeit endet das Vibrieren, ihre Haltung wird entschlossener, und wir sprechen über die positiven Erinnerungen an diese Zeit. Im Verlauf der Stunde können wir anhand dieses Erlebens sowohl über die Bedingungen, die sie zu den schwarzen Bällen hinziehen (Trigger, Flashbacks), als auch über die Möglichkeiten, diese zu verlassen und sich der Ressourcenseite zuzuwenden, sprechen und in den folgenden Stunden durch stetiges Pendeln zwischen den Bereichen eine schonende Anamnese erheben, die gleichzeitig die Steuerungs-möglichkeiten besser verankert.

8.7.3.2 Zweite Therapie-Phase: „Den Weg in beide Richtungen beschreiten lernen"

In der zweiten Therapie-Phase steht die Erfahrung der Steuerbarkeit der Erinnerungen und damit der Erregungszustände an erster Stelle. In dieser Phase wird die Therapie oft besonders „bewegt". Während in der ersten Phase der Blick hoffnungsvoll auf der Therapeutin ruht, zum Teil mit unrealistischen Erwartungen, aber auch berechtigten, da sie Wegweiserfunktionen übernimmt, um Flashbacks zu vermeiden und verstärkt die Ressourcenseite in den Blickpunkt zu rücken, steht nun die Aufgabe an, dass die Patientin selbst immer mehr über ihre eigenen Steuerungsmöglichkeiten herausfindet und diese auch anwendet. Ob später mit der Trauma-Exposition begonnen werden kann oder ob man es besser bei einer Trauma-Limitation mit Stärkung der Abwehr belässt, entscheidet sich in dieser Phase. Deshalb sind die KBT-Angebote u. a. stark auf folgende Ziele ausgerichtet:

- in Bewegung kommen
- etwas verändern können
- Situationen gezielt verlassen
- etwas angehen

Die Steuerbarkeit der Erinnerungen und die Eigenregie der Patientin beim Aufsuchen von „ruhigerem Fahrwasser" stehen im Mittelpunkt und quasi auf dem Prüfstand. Dementsprechend sind die Angebote auf ein Pendeln-Können zwischen dem Herangehen an die traumatische Situation und einem bewussten Verlassen-Können und einem In-der-Gegenwart-gut-für-sich-Sorgen ausgerichtet. Gleichzeitig kann aber schon bei jedem Herangehen an die traumatische Erinnerung der Versuch einer Symbolisierung unternommen werden (z. B. indem der „Sichere Ort" auf der einen Seite und das „schlimme Gefühl" auf der anderen Seite mit Gegenständen markiert werden). Dabei soll auch körperlich die Fähigkeit zur Richtungsänderung erlebt werden. Die in der Anfangsphase recherchierten und eingeübten körperlichen Ressourcen und Möglichkeiten, eigenes Wohlbefinden herzustellen, werden ausgebaut, um sie nach schwierigen Momenten wieder selbst aufsuchen zu können. Alle KBT-Angebote, die es möglich machen, zu erleben, wie man selbst Änderungen herbeiführen kann, können zum Einsatz kommen. Dabei geht der Einfluss der Therapeutin von anfangs sehr strukturiert angebotenen Aufgabenstellungen immer mehr zurück, um Freiraum für die eigene Impulswahrnehmung und Handlungsplanung zu geben.

Wenn die Steuerungsfähigkeit zugenommen hat, ist es möglich, Themen der Geschlechtsidentität mit einzubeziehen. Der spezifisch weiblich oder spezifisch männlich erlebte Körper wird im Hinblick auf seine besonderen Bedingungen zum Wohlfühlen, aber auch seine Vulnerabilität befragt. Selbst steuernd auf diese Bedingungen einzuwirken, sei es im Meiden schwieriger Situationen oder einem dosiert-mutigen Angehen davon, wird erprobt.

Nachdem das Pendeln zwischen kritischen und stabilen Zuständen schon in der Anamnese-Phase erlebt und genauer exploriert wurde, vereinbare ich mit der Patientin eine „hypothetische Stunde". In ihr wollen wir uns gemeinsam ansehen, was bei der Annäherung an die traumatischen Erinnerungsfragmente zu befürchten ist, welche Fähigkeiten, sie gezielt zu beenden, es schon gibt oder welche noch erarbeitet werden müssen.

Auf meinen Vorschlag hin teilt die Patientin den Raum mit einem Seil in zwei Bereiche. Die „sichere Seite" fällt noch sehr klein aus, enthält aber die eher beträchtliche Menge von sechs Gegenständen, die jeweils für eine schon erprobte Möglichkeit zur Selbstberuhigung und Selbstfürsorge stehen. Die „Trauma-Seite" umfasst zwar drei Viertel des Raums, enthält aber nur den „frühen schwarzen Ball" und zwei nun weniger bedrohlich wirkende, weil jetzt schon benannte und konkretere Symbole für die späteren traumatischen Erfahrungen. Nachdem die sichere Seite ausreichend erkundet wurde, wagen wir es zusammen, den „Trauma-Raum" zu betreten, um zu testen, was uns da erwarten wird. Nach kurzer Zeit gebe ich das Signal zur Rückkehr. Nachdem sie sich wieder in ihrem sicheren Eck eingerichtet hat, sprechen wir über unser Erleben. „Ganz schlimm" fanden wir es beide nicht, nur von dem schwarzen Ball, der im diagonal gegenüberliegenden Eck zu unserem jetzigen Sitzplatz liegt, ging eine diffuse Bedrohung aus. Beide haben wir den Blick dorthin aus der Nähe gemieden, und beide starren wir jetzt aus großer Entfernung gebannt darauf. Als dies klar wird, steht die Patientin erstaunlich resolut auf, holt sich noch ein Seil und grenzt den schwarzen Ball im Eck ein. Dadurch entsteht ein „Zwischenraum", der jetzt „nur noch" die beiden schon benannnten traumatischen Erlebnisse enthält.

Über längere Zeit bleibt diese Raumaufteilung bestehen und verändert sich nur in Details. Wir pendeln zwischen den weniger bedrohlichen Erinnerungen und der „sicheren Seite", bis sich diese immer mehr ausdehnt und zum Schluss nur noch das kleine Eck mit dem schwarzen Ball als unerkundet übrig bleibt.

8.7.3.3 Dritte Therapie-Phase: „Sich dem Schlimmen noch einmal stellen"

Die dritte Therapie-Phase hat sehr klare Eingangsvoraussetzungen. Trauma-Exposition ist nur dann möglich, wenn vorher bei Therapeutin und Klientin die Sicherheit vorhanden ist, das Erinnern steuern zu können und genügend Fähigkeiten der Selbstberuhigung und Selbsttröstung etabliert zu haben. Für einige Patientinnen kommt diese Phase überhaupt nicht in Betracht. Bei guter Vorbereitung und beidseitigem Zutrauen in die sichere Verankerung der zuvor gemachten Erfahrungen läuft diese Phase aber meist gar nicht so turbulent ab, wie oft befürchtet.

Die Art des Herangehens an die Erinnerungsarbeit wird individuell abgesprochen und ergibt sich aus den gemeinsamen Erfahrungen der zweiten Phase. Die genaue Situation, unter der die Trauma-Exposition stattfindet, gestaltet die Patientin aber weitgehend selbst. Auch hierbei soll sie erleben, dass sie jetzt nicht hilflos ausgeliefert ist und Entscheidungen treffen kann.

Die Trauma-Exposition ist dann sehr verschieden. Wenn man zusammen entschieden hat, dass jetzt der richtige Zeitpunkt ist, sich der traumatischen Situation in der Erinnerung zu stellen, reicht es oft aus, der Patientin zu überlassen, an welchem Ort im Raum und in welcher Haltung sie den Erinnerungsspuren nachgehen will, um die Körper-Erinnerungen wieder zu beleben. Eine Bedingung ist dabei nur, dass der Raum in zwei Bereiche geteilt wird: einem zum Hineinbegeben in die Erinnerungsarbeit und einem, der als sicher erlebt und mit Utensilien zum Wohlfühlen und für die Selbstfürsorge bestückt ist. Die Abschnitte der Exposition werden anfangs sehr kurz gewählt, sodass sie fast der Arbeit des Hin- und Herpendelns der zweiten Phase ähneln. Der Rückmeldungskontakt bleibt eng, bis man sich gemeinsam an längere Abschnitte heranwagt. Welche Dinge beim Verlassen der schwierigen Zustände helfen und welche konkrete Unterstützung die Therapeutin geben darf, ist in der Vorphase schon gründlich erarbeitet und beiden gegenwärtig. Da sich traumatische Erinnerungen zustandsabhängig wieder beleben, werden solche Haltungen und physiologische Gegebenheiten die Erinnerungsbereitschaft fördern, die der traumatischen Situation ähneln. Das aktive Heraustreten aus dieser Situation stoppt sie. Der Wechsel zwischen dem Aufsuchen der sensorischen Erinnerungsspuren und deren Symbolisierung und Benennung erfolgt in Abstimmung mit der Beobachtung der körperlichen Reaktion der Patientin und der Körperresonanz der Therapeutin. Dabei kann bei jedem Wechsel ein Schritt zum Zusammenführen der einzelnen sensorischen Bruchstücke geleistet werden.

Nachdem sich der sichere Raum ausgeweitet hat und die Patientin im Laufe der letzten Stunden mehr und mehr die Regie übernommen hat, an was sie sich heranwagt, frage ich sie, wie wir in der verbleibenden Therapie-Zeit mit dem „schwarzen Ball" umgehen sollen. Die Antwort kommt recht spontan: Sie würde es sich zutrauen, sich damit zu befassen. Nachdem ich auch mein Zutrauen in ihre Steuerungsfähigkeit bekräftigt habe, vereinbaren wir einen Versuch für die kommende Stunde.

Als Erstes schafft sie sich im „Trauma-Eck" mehr Platz. Wenn sie damit umgehe, wolle sie mehr Freiraum um sich haben. Sie wünscht sich, dass das erste Mal ich mit ihr diesen Raum betrete, um sie beim Verlassen des „Trauma-Ecks" zu unterstützen, falls es ihr schwer fallen würde, dies in Eigenregie zu tun.

Sie selbst gibt das Zeichen zum Aufbruch. Als wir den „Trauma-Bereich" betreten, stelle ich einige hinführende Fragen, welche die damalige Situation betreffen. Gezielt benenne ich unterschiedliche Sinneskanäle. Zuerst ist es gut möglich, den verbalen Kontakt aufrechtzuerhalten, ich erfahre Bruchstücke zur damaligen Wohnsituation und einiges über die Umstände, die vor dem „Ereignis" liegen. Als sie sich dann aber dem schwarzen Ball zuwendet, wird die Stimmung schlagartig anders. Das innerliche Vibrieren aus der ersten Stunde wird wieder spürbar, und irritiert bemerke ich, wie ich stehen bleibe, den Blick abwende und in Versuchung gerate, den Raum und die Patientin zu verlassen. Als ich noch mit mir ringe und versuche, dieses eigentümliche Gefühl näher zu fassen, wendet sich die Patientin selbst ab, und wir gehen zusammen mit energischem Schritt über das Seil zurück in den sicheren Raum.

Nachdem wir beide wieder gut für uns gesorgt haben, sprechen wir über unser Erleben und können es zu einem gemeinsamen Bild zusammenfügen: Beim Übergriff durch den leiblichen Vater sei sie zuerst auch mutig auf ihn zugegangen und dann in Erschütterung und Verwirrung geraten. Noch viel verwirrter gemacht habe sie aber danach die Reaktion ihrer Mutter, die wie ich in der vorangegangenen Szene mit sich gerungen habe, ob sie den Blick abwenden solle – aus eigener Angst vor den Konsequenzen. Diese habe dann aber doch mit ihr zusammen den Vater verlassen, sei aber selbst dadurch in einen sehr kritischen Zustand geraten. Dies sei ihr durch die Schilderung meines Erlebens wieder sehr plastisch in Erinnerung gekommen: die aufgelöste Mutter, die am liebsten nicht hingeschaut hätte.

In den nächsten Stunden wird dieses Gefühl des Verwirrtseins und innerlichen Vibrierens immer deutlicher fassbar. Die Botschaft „Wenn ich sage, was passiert, stürze ich andere Menschen in Ratlosigkeit und Angst und bin somit schuld am Elend" entschlüsselt viele Begebenheiten aus der Biografie der Patientin.

8.7.3.4 Vierte Therapie-Phase: „Mit der Tatsache leben"

Diese Phase ist nicht unabdingbar an das Durchlaufen der dritten Phase gekoppelt, da sie auch für Patientinnen wichtig ist, mit denen man aus guten Gründen eine Trauma-Exposition nicht wagte. Trotzdem ist selbstverständlich, dass nach einer geglückten Trauma-Exposition, die zur zumindest teilweisen Integration der Erfahrungen ins Lebensscript führte, eine Akzeptanz der unabänderlichen Tatsachen leichter gelingt.

Ziel ist in beiden Fällen, das Trauma in gewisser Weise „ablegen" zu können, ohne die Idee, es damit gänzlich loszuwerden. Sich bewusst zu sein, dass es bestimmte vulnerable Bereiche in der eigenen Persönlichkeit gibt, mit denen besonders achtsam umzugehen ist, dass es aber andere Bereiche gibt, deren Stärken man unterdessen besser kennt, ist schon viel wert. Die größere Erfahrung damit, in welcher Weise der eine Teil sinnvoll mit dem anderen umgehen kann, steigert die Chance, das Leben sinnvoller und selbstbestimmter zu gestalten. In einem Fall liegt die Betonung mehr auf der Abkapselung der traumatischen Erinnerungsfragmente und einer Eingrenzung der Vermeidungshaltung auf bestimmte, unterdessen besser bekannte Trigger-Reize, im anderen Fall können die traumatischen Erinnerungen immer klarer in die Wirklichkeitskonstruktion aufgenommen werden und geben im besten Falle einen sinnstiftenden Weltbezug, wenn das ehemalige Opfer aus seinen schwierigen Erfahrungen eine tatkräftige Lebensaufgabe macht.

In dieser Phase sind hauptsächlich jene KBT-Angebote gefragt, die eine immer differenziertere Sicht auf das eigene Selbstbild fördern. Damit ist die in den vorigen Phasen zum Teil bewusst gespaltene Sicht auf die Polaritäten (Schwarz-weiß-Denken) zum Zwecke des Getrennthaltenkönnens in eine neue Stufe der Integration eingetreten. Die eindrückliche Erfahrung, dass ein immer feineres Wahrnehmen seiner selbst die eigenen Fähigkeiten besser nutzen lässt und sorgsameres Umgehen mit eigenen Schwächen und Verletzbarkeiten ermöglicht, wird ausgeweitet. Wichtig ist dabei, dass der anfangs nur in den Therapie-Stunden „eingeübte" Fokus der erhöhten Aufmerksamkeit auf die eigene Befindlichkeit und die eigenen Muster, die diese fördern oder stören, nach und nach in den Alltag und da auch in schwierige Situationen übernommen werden kann.

Auch bezüglich der Sexualität geht es um eine Bestandsaufnahme. Dabei muss einerseits eingekreist werden, welcher Bereich definitiv schwierig ist und vielleicht immer schwierig bleiben wird. Andererseits sollte aber deutlich und gewürdigt werden, „was geht". So kann auch in diesem Bereich der Umgang mit sich selbst und den eigenen Bedürfnissen achtsamer erfolgen, bei gleichzeitiger Anerkennung der Traumatisierung als Tatsache.

Nachdem die Botschaft der zentralen traumatischen Situation und die ständigen Wiederholungen des ähnlichen Musters lebensgeschichtlich immer deutlicher geworden sind, wird es der Patientin möglich, gezielter damit umzugehen.
Die Blickabwendung wird als „Frühwarnsignal" für das schuldhafte Erleben einer Situation und das alte „Halte-still-und-spür-nichts"-Muster rechtzeitiger identifiziert. Das Heraustreten aus solchen Situationen und so für sich sorgen, dass das innere Vibrieren weniger wird und die eigene Größe (ich bin kein Kind mehr) und Stabilität (jetzt stehe ich schon anders da) wahrgenommen werden, gibt ihr den Aufschub, das Muster nicht automatisch zu wiederholen. Trotzdem spricht sie in einer Stunde an, wie anfällig sie immer noch für Schuldzuweisungen sei. Ich mache den Vorschlag die konkret erlebte Situation des letzten Wochenendes in ein KBT-Angebot umzusetzen.

Ich nehme einige Sandsäckchen von der Heizung und mache ihr „Vorwürfe". Jedes Säckchen werfe ich ihr mit einem Satz vor die Füße, für den sie in ihrer Schilderung empfänglich war. Erst einmal steht sie regungslos. Als ich sie bitte, zu schauen, wie sie mit den einzelnen Vorwürfen umgehen wolle, kommt Bewegung auf. Zwei wirft sie mit lässigem Wurf ins Eck: „Die gehören nicht mir." Bei einem sei sie noch unschlüssig. Sie deponiert es in einer Kiste und sagt, das müsse sie zu gegebener Zeit genauer untersuchen. Eines nimmt sie aber auf und an sich. Das *wolle* sie gar nicht loswerden. Es solle sie erinnern. „Schau nicht weg, schau hin! Es geht aber nicht um Schuld, sondern um Verantwortung. Vielleicht ist es gut, dass ich da so empfänglich bin."
Rückblickend sprechen wir über die erste Stunde der Anamnese-Erhebung: Sie habe damals verwundert erlebt, dass man wegblicken dürfe, wenn es zu schlimm sei. Die Gewissheit und Zuversicht, die ich damals für sie ausgestrahlt hätte, dass aber irgendwann der richtige Zeitpunkt sei, sich zu stellen, sei ihr damals hilfreich gewesen.
Jetzt würde sie diese Erfahrung gerne in ihrer Selbsthilfegruppe weitergeben.

8.7.4 Zusammenfassung

Die KBT zielt auf das Bewusstmachen von im körperlichen Erleben gespeicherten Handlungs- und Wahrnehmungsmustern, die die Traumatisierung weiterhin unterhalten und deren schrittweise Veränderung eine Erweiterung der Handlungsfähigkeit und damit eine Bewältigung der als traumatisch erlebten Ereignisse darstellen können. Gerade das stetige Pendeln zwischen diesen beiden Erlebnissphären – dem Einlassen auf das „konzentrative" Erleben der bisherigen Wahrnehmungs- und Handlungs- und damit auch Beziehungsmuster und dem reflektierenden und distanzierenden Sich-davon-Entfernen – wird gefördert.

Insofern sind in der KBT beide Haltungen parallel zueinander möglich:

- Das Nutzen des sich szenisch darstellenden Übertragungsgeschehens, speziell auch zur Entschlüsselung anders noch nicht mitteilbarer Traumatisierungen (Holderegger 1993).
- Das „verständnisvoll-freundliche Ablehnen des Mitspielens beim inneren Drama" (Reddemann u. Sachsse 1997, S. 173f) durch die spezifische Gestaltung der Angebote und Reflexionsphasen mit dem Tenor: „Heute ist nicht damals."

Die KBT-Therapeutin spielt in einer Szene mit und muss dabei gleichzeitig die reflektierende Distanz bewahren. Sich auf die Szene einzulassen, sich quasi mit in die Beziehungsgestaltung hineinziehen und dafür „verwenden" (Winnicott 1969) zu lassen, ist der eine Teil. Der andere Teil besteht in der distanzierten und trotzdem empathischen Registrierung dessen, was da geschieht. Indem sich die Therapeutin in gewisser Weise als szenischer Gedächtnisspeicher zur Verfügung stellt, um den roten Faden in der sich verdichtenden Beziehungsgeschichte in die Therapie einzubringen, bietet sie ein Modell für reflektierendes Erleben. Ihre Aufgabe besteht auch darin, dass sie „einen Raum schafft, in dem spontane Äußerungen aus dem Unbewussten in bewusstes Erleben und Handeln umgesetzt werden können" (Ermann 1992). Darüber, dass die Bewegungsangebote in Frageform formuliert werden und „Spielraum" sowie die ausdrückliche Erlaubnis zur ganz eigenen Ausgestaltung geben, werden sie zum Erfahrungsraum zur Entdeckung der eigenen Muster und deren erprobenden Veränderung.

Diese Situation wird in vielen KBT-Angeboten hergestellt: der aufmerksam, wache Umgang mit sich selbst und die Erkundung der Welt im wohlwollenden Beisein anderer. Dies fördert die Erfahrung der eigenen Wirkmächtigkeit und unterstützt die Ausweitung der eigenen Ressourcen.

Für die Adaptation der Konzentrativen Bewegungstherapie an die Arbeit mit traumatisierten Patientinnen und Patienten sind in allen drei Bereichen Besonderheiten zu beachten (s. Abb. 8-1).

Körperlichkeit und Handeln
- Suche nach konkreten Bedingungen für ein Gefühl ausreichender Sicherheit und des Wohlbefindens
- Bestimmen der sensorischen Kanäle und der Trigger für das Flashback
- Suche nach positiven Erfahrungen in der Begrenzung des Flashbacks
- Suche nach positiven Inseln im Körper-Selbst
- Stärkung von Handlungsfähigkeit und Impulswahrnehmung
- kontrolliertes Wiederbeleben der Körper-Erinnerungen
- differenziertere Wahrnehmung der eigenen Verletzlichkeiten und Fähigkeiten

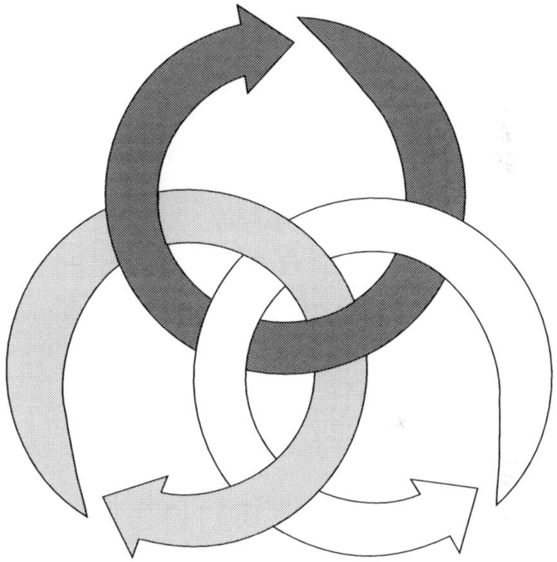

Denken und Sprechen
- Reflexionsmöglichkeiten für Zeiteinordnung schaffen
- Möglichkeiten zur Bestimmung der Begegnungsdistanz
- Symbolisierungsmöglichkeiten bis hin zur Verbalisierung
- Verknüpfung der Bereiche über sensomotorische Intelligenz (Piaget)
- Verbindung von rechts- und linkshemisphärischer Gehirnaktivität
- Integration der Körper-Erinnerungen ins autobiografische Gedächtnis

Beziehungsgeschehen
- Begrenzung des Übertragungsgeschehens (traumatisierende Übertragung)
- Verdeutlichen der Realbeziehung und ihrer Bedingungen
- Suche nach Ressourcen im Objektbeziehungsgefüge
- Körperdialog transparent machen
- Steigerung der Wahlmöglichkeiten in der Beziehungsgestaltung

Abb. 8-1: Adaptation der KBT für die Arbeit mit Traumatisierungen. Der äußere Bereich des Modells mit seinen offenen Pfeilen zeigt, dass es sinnvoll sein kann, einen Bereich selektiv herauszugreifen, um eine Intervention einzuleiten. Gerade das Ineinandergreifen der Bereiche in der Therapie bietet Vorteile für die Trauma-Therapie.

8.7.4.1 Ein Blick: aus der Ferne so nah ...

So wie der Therapie-Verlauf eben dargestellt wurde, ist diese Form der Konzentrativen Bewegungstherapie eine traumaadaptierte Psychotherapie-Methode. Sie nutzt basale psychoanalytische Überzeugungen wie die Arbeit mit Übertragung und Gegenübertragung und verbindet sie in einer sehr kreativen und produktiven Form mit Stabilisierungs- und Distanzierungstechniken, wie sie mittlerweile in der integrativen Trauma-Therapie seit Reddemann und Sachsse (1997; 1998) üblich sind.

Die Stärke der Methode ist gerade die Verbindung zwischen handlungsorientiertem Tun auf der einen Seite und der Nutzung unbewusster Mechanismen, wie Körper-Resonanz oder Körper-Gegenübertragung durch die Therapeutin. Diese Begriffe geisterten in den letzten zwei Jahrzehnten immer wieder durch die psychoanalytischen Periodika, ohne dass sie überzeugend in die „tool box" psychoanalytischer Behandlungstechnik übernommen worden wären. So verstehe ich plötzlich auftauchende Körper-Empfindungen sowohl in Patienten als auch in mir im analytischen Prozess als Botschaften, als leibnahe Informationen über dissoziierte, exkommunizierte Erfahrungen – bislang nicht seelisch empfunden (psychisiert) und nicht symbolisiert. Erst die wortsprachliche Benennung durch den Analytiker schafft neue Repräsentanzen im Körper-Selbst. Diese Form von „Körper-Empathie" scheint mir sehr viel mit dem zu tun zu haben, was aus der Sicht der KBT-Therapeutin in den ersten beiden Schritten der KBT-Trauma-Therapie beschrieben wurde. Es ist die Vorstellung eines Containings durch den Körper des Therapeuten, der, um die etwas überstrapazierte Metapher von Bion zu gebrauchen, die Körper-Empfindungen des Patienten entgiftet und sie ihm als kreative Handlungsimpulse zurückgibt.

Tieren, aber auch uns Menschen angeborene Kampf-Flucht-Mechanismus wirkt in der Trauma-Situation als unterbrochene Handlungsintention weiter, da wegen der Bewegungseinschränkung durch die Täter und der erlebten Hilflosigkeit mit Todesangst die intendierten Bewegungsimpulse nicht umgesetzt werden können – wir erstarren. Diese Handlungsunterbrechung erzeugt in uns zwei traumaspezifische Muster:

- das Übererregungskontinuum mit einer fixierten Form der Bewegungsunruhe (Spannungszustände, Hyperarousal, Aktivierung des sympathischen ANS)
- ein Dissoziationskontinuum mit einer Erstarrungsreaktion und Lähmung (Numbing, Avoidance, Aktivierung des parasympathischen ANS) (vgl. Kap. 1 u. 2 dieses Bandes)

Psychotherapie von Traumata wäre aus dieser Sicht ein Nachholen des unterbrochenen Handlungszyklus, ein Lösen der inneren Arretierung und Erstarrung. Darüber hinaus ist Trauma-Therapie natürlich auch ein empathisches Teilhaben an dem unerwarteten Unglück, dem Unrecht, das dem Opfer zugefügt wurde, und ein Stück Tröstung für dieses Unrecht. Verstehen und Empathie geht über die reine Anleitung zum Handeln weit hinaus.

Zurück zum Moment der Traumatisierung: Was tun wir, wenn wir nichts mehr tun können, fragen Fischer und Nathan (2002):

> „Bei ‚peritraumatischer Dissoziation' treten Wahrnehmungsveränderungen auf, die sich als ‚Leerlaufhandeln' oder ‚Pseudohandeln' verstehen lassen, aus einer Situation heraus, in der die Handlung ‚versagt'. (...) Manche Wahrnehmungsveränderungen lassen sich in diesem Sinne als in die Wahrnehmung verlagerte Handlung verstehen: Über dem Geschehen schweben und von außen zusehen, Einengung der sensorischen Sphäre, als ob man weglaufen würde, wie beim so genannten ‚Tunnelblick', eine Veränderung des Zeiterlebens, entweder vom Typ ‚Zeitraffer', so als würden wir mit größter Anstrengung kämpfen oder fliehen, oder als ‚Zeitlupe' – als ob die Zeit stehen bleibt für jemanden, der weder fliehen noch kämpfen kann und zur Passivität verurteilt ist, angesichts einer überwältigenden Gefahr."

Dieses so genannte „Trauma-Schema" (Fischer) vertritt entsprechend dem „Modell vom Trauma als einer unterbrochenen Handlung" das traumatisch unterbrochene Wahrnehmungsmuster. Retrospektiv sind dann häufig Erinnerungsfragmente zu beobachten: Vorstellungsbilder, Geräusche, Gerüche und Körpersensationen als unterbrochene Handlungsansätze, kurz: die sensorischen und motorischen Fragmente der unterbrochenen Handlung. Dieses Trauma-Schema besitzt wie jedes „sensomotorische" Schema die Tendenz zur ständigen Wiederholung, mit dem Ziel der Wiederaufnahme und Vollendung der unterbrochenen Handlung – die Kampf- oder Fluchthandlung erfolgreich zum Abschluss zu bringen. Ausgelöst wird die Reproduktion durch externe oder interne Schlüsselreize.

An diesem unterbrochenen Handlungs- und Wahrnehmungskreis setzt die Konzentrative Bewegungstherapie bei Trauma-Patienten an. Gerade das unbewegliche Liegen auf der Couch in der psychoanalytischen Standardsituation wiederholt die in der traumatischen Freezing-Situation erlebte Hilflosigkeit: Die Bewegungslosigkeit und die Unterwerfung können als retraumatisierend erlebt werden. Die Bewegung im Raum vermittelt das Gefühl von aktivem Gestalten, von Erfassung und Eroberung von Raum und von gelebter Zeit in der Bewegung. Dies alles steigert das Gefühl der Selbstkontrolle und wirkt somit antitraumatisch. Das Pendeln zwischen dem Aufsuchen traumatischer Situationen und dem bewussten Verlassen entspricht dem kognitiven Pendeln zwischen den traumatischen Vorstellungen/Gefühlen und der Anleitung des Therapeuten, sich ganz bewusst positive, helfende, unterstützende Anteile im Selbst vorzustellen, um diesen Lösungs- oder Ressourcen-Pol deutlich gegenüber dem Trauma-Pol zu markieren.

So wurde es für viele Patienten möglich, sich nach einer längeren Arbeit in der KBT-Trauma-Therapie gegenüber den traumatischen Bildern abzugrenzen, ohne dass eine weitere Trauma-Exposition gewünscht war. Diese Abgrenzung, diese Findung des positiven ressourcenorientierten Pols als einer Gegenwelt zur traumatischen Erfahrung nannten wir in einer Arbeit im Jahr 2000 die Methode der Trauma-Limitation (Peichl u. Schmitz 2000). Sie gelang meist dort gut, wo Täter-Introjekte im Patienten weniger wirkungsvoll in der Lage waren, jegliche Form von Besserung, Heilung durch sadistische Verbote zu verbieten.

Die oben beschriebene zweite Therapie-Phase halte ich deshalb für so wichtig, weil sie in der Lage ist, die schon in den 50er Jahren des letzten Jahrhunderts beschriebene Ich-Funktion der Affektdifferenzierung und Affektsteuerung weiterzuentwickeln. Schwierigkeiten bei der Affektsteuerung, wie wir sie zum Beispiel bei Ich-strukturell gestörten Patienten finden, wirken sich beim Trauma-Patienten häufig verheerend aus: Die unspezifische Wahrnehmung „Mir geht es schlecht" wird bei vielen Patienten als derart bedrohlich und wenig fassbar erlebt, dass ein abrupter Wechsel in Dissoziation oder Verleugnung stattfindet, mit der sich häufig daran anschließenden Somatisierung. Fähigkeiten zur Affektdifferenzierung sind immer verbunden mit einem Nachlassen der Angst, von den Affekten überrollt zu werden, und sind damit hilfreich zur Distanzierung von bedrohlichen Emotionen. Eine Trauma-Konfrontation, d. h. der Eintritt in die dritte Phase der traumaadaptierten KBT-Therapie, setzt die Fähigkeit des Patienten voraus, in Phase 1 und Phase 2 ausreichend Selbstberuhigungsstrategien und Fähigkeiten zur Selbsttröstung, aber auch zur Distanzierung und Affektregulation gelernt zu haben. Erst wenn wir in der Lage sind, uns distanzieren zu können, also einen Schritt zurück zu treten und uns dies Wirrwarr von Gefühlen oder Farben aus einer Entfernung anzuschauen, sind wir in der Lage, die Struktur des Bildes oder die Zusammenhänge von Kognition, Affekt und Erleben zu begreifen. Wahrnehmen heißt sich zu distanzieren, und somit ist KBT eine hilfreiche Methode, um unbewusst festgehaltene, eingefrorene Bewegung in Handlung zu übersetzen und Wahrnehmung zu nutzen, um Distanz zum traumatischen Pol in uns zu schaffen.

Literatur

Ermann M (1992). Die sogenannte Realbeziehung. Forum Psychoanal; 8: 281–94.

Fischer G, Nathan R (2002). Diagnose der Psychodynamik bei Störungsbildern mit posttraumatischer Ätiologie. Psychotraumatologie 2002/1 (www.thieme-connect.de).
Heiß-Begemann E (1999a). KBT-Einzelarbeit mit einer Flüchtlingsfrau aus Afghanistan. Konz Bewegungsther; 30: 17–34.
Heiß-Begemann E (1999b). Konzentrative Bewegungstherapie in Verfolgung, Flucht und dann? Hilfe für gefolterte und traumatisierte Flüchtlinge. Refugio München. Frankfurt a. M.: Verlag für Interkulturelle Kommunikation; 79–85.
Holderegger H (1993). Der Umgang mit dem Trauma. Stuttgart: Klett-Cotta.
Loenicker-Schaffranka W (2000). Konzentrative Bewegungtherapie in der Traumaarbeit. Konz Bewegungsther; 31: 33–53.
Karcher S (1996). In meinen Fingerspitzen habe ich keine Seele mehr. Körperpsychotherapie mit Folterüberlebenden. Einblicke in die Arbeit mit Konzentrativer Bewegungstherapie. In: Graessner S (Hrsg). Folter. München: C. H. Beck; 99–128.
Karcher S (2000). Körpererleben und Beziehungserleben – Konzentrative Bewegungstherapie mit Überlebenden von Folter. Psychotherapie im Dialog; 1: 28–37.
Karcher S (in print). Body psychotherapy with torture survivorsin. In: Wilson JP, Drozdek B (eds). Broken Spirits: the treatment of asylum seekers and refugees with PTSD. New York: Brunner Routledge.
Orlando C (1999). Konzentrative Bewegungstherapie bei Patienten mit traumatischen Erfahrungen. Konz Bewegungsther; 30: 35–47.
Peichl J, Schmitz U (2000). Stationäre Traumatherapie: Traumaexposition oder Traumalimitation? Psychotherapeut; 45: 82–9.
Reddemann L, Sachsse U (1997). Stabilisierung. Persönlichkeitsstörungen; 3: 113–47.
Reddemann L, Sachsse U (1998). Welche Psychoanalyse ist für Opfer geeignet? Forum Psychoanal; 14: 289–94.
Schmitz U (1998). Der Geist in der Flasche – von der sorgfältigen Handhabung des traumatischen Materials. Videoaufzeichnung eines Workshops auf dem 1. Kongress der deutschen Gesellschaft für Körperpsychotherapie. video-cooperartive-ruhr Bst.-Nr. VT 775.
Schmitz U (2004). Konzentrative Bewegungstherapie zur Traumabewältigung – ein handlungsorientierter Ansatz. Göttingen: Vandenhoeck & Ruprecht.
Winnicott DW (1969). Objektverwendung und Identifizierung. In: Vom Spiel zur Kreativität. Stuttgart: Klett 1973.

8.8 Dialektisch-behaviorale Therapie (DBT)

Christine Unckel

Die Dialektisch-behaviorale Therapie (DBT) beginnt nach ihrer Begründerin, Marsha Linehan, erst dann, wenn sich mindestens zwei Therapeuten zusammengefunden haben. Sie postuliert: „DBT starts, when you are two.“ Damit meint sie nicht, dass die Therapie beginnt, wenn der Therapeut endlich eine Patientin gefunden hat, sondern dann, wenn mindestens zwei Therapeuten bereit sind, mit der Patientin zu arbeiten: möglichst einer für das Skills-Training (in der Gruppe oder notfalls auch einzeln) und einer für die Einzeltherapie. In der Dialektik: eine Therapeutin zum Pushen, eine Therapeutin zum Validieren. Was das inhaltlich bedeutet, wird in diesem Kapitel noch deutlich werden.

Die DBT wurde für Menschen entwickelt, die sich selbst verletzen bzw. latent suizidal sind. Meist sind dies Patientinnen, deren Problematik als Borderline-Persönlichkeitsstörung (BPS) oder als komplexe chronische Belastungsreaktion mit Selbstverletzung diagnostiziert wird.

Dialektisch ist die Therapie deshalb, weil sie auf der einen Seite die Not und das Elend der Patientin sieht und wahrnimmt und alle Bemühungen wertschätzt, „validiert“, die eine Patientin zum Bewältigen, zum Coping ihrer Problematik gefunden hat, und auf der anderen Seite die Patientin ermuntert, neue Fertigkeiten zu versuchen und die Entwicklungsschritte dorthin lobt (so genanntes vorsichtiges „Cheerleading“).

Jede Therapie beginnt mit einer ausführlichen Diagnostik. Die Anamnese von Borderline-Patientinnen hört sich nicht selten an wie ein Horror-Roman. Es ist nicht leicht, die Balance zwischen therapeutischem Übereifer und offener Ablehnung zu finden. Und es ist notwendig, sich selbst als Therapeut Unterstützung durch gute Supervision zu holen, wann immer man an oder während der Therapie zu verzweifeln droht. Denn nur dann ist dem Therapeuten das möglich, was die Patientinnen so dringend brauchen: Validierung der realen Not der Patientin und Vorschläge für Veränderungsstrategien gegen das dysfunktionale Verhalten auszubalancieren. Eine ausschließliche Validierung der bisher im Leben gefundenen Lösungen würde die Gefahr des Stillstandes beinhalten: „Es ist also alles gut und in Ordnung, ich brauche mich gar nicht zu entwickeln." Eine permanente Anforderung, sich zu verändern, würde die Gefahr beinhalten, dass die Patientin ihr vertrautes Selbstbild nur wieder bestätigt fände: „Ich bin nichts, kann nichts, muss immer nur besser werden – und das schaff ich doch sowieso nie."

8.8.1 Pathogenese der Borderline-Persönlichkeitsstörung

Zum Verständnis der Therapie-Strategie der DBT ist es hilfreich, Marsha Linehans Konzept der Genese der Borderline-Störung zu verstehen. Diese biosoziale Theorie wird den Patientinnen am Beginn jeder Therapie erklärt. Eine genaue, partnerschaftliche Information ist wesentlicher Bestandteil der Therapie.

Borderline-Patientinnen sind häufig von Geburt an hoch sensitive Kinder mit biologisch bedingten, angeborenen oder erworbenen Defiziten in ihrer Möglichkeit der Emotionsregulation. Die Patientinnen wachsen zudem oft in einem invalidierenden, sie abwertenden und als inkompetent diskreditierenden Umfeld auf und sind zusätzlich häufig Realtraumata wie Misshandlung und Missbrauch ausgesetzt. Dies bedeutet für die Borderline-Patientinnen auch als Erwachsene noch erschwerte Bedingungen, sowohl im Umgang mit sich selbst als auch im Kontakt zu anderen Menschen. Denn durch das psychophysiologische Defizit der Emotionsregulation kann eine erhöhte emotionale Vulnerabilität entstehen.

Diese erhöhte Verletzlichkeit wird für die Betroffenen verstärkt durch hohe Sensitivität, hohe Reaktivität und verlangsamte Rückkehr der physiologischen Erregungskurve zum Ausgangsniveau:

- Die **hohe Sensitivität** bedingt, dass „Borderliner" meist emotional schneller reagieren als andere Menschen und auch häufig schneller, als sie selbst die Situation kognitiv erfassen können. Die Betroffenen verfügen über eine ausgesprochen niedrige Reizschwelle für emotionale Reaktionen.
- Dazu kommt eine **hohe Bereitschaft zur Reaktivität**. Borderline-Patientinnen zeigen häufig extreme Reaktionen auf Auslöser, die auf andere Menschen minimal wirken. Dies führt zu Unverständnis bei anderen, aber auch zu Schwierigkeiten für die betroffenen Patientinnen selbst, die häufig nicht in der Lage sind, ihre Reaktionen wie Schreien, Um-sich-Schlagen, Erschrecken, Weglaufen oder Türenknallen zu erklären. Denn die starken Erregungszustände beeinträchtigen die kognitiven Prozesse der Patientinnen, die dadurch unfähig werden, sich selbst zu verstehen und für andere verstehbar auszudrücken.
- Besonders schwierig auszuhalten ist für die Patientinnen selbst die **langsame Rückkehr zum Ausgangsniveau der psychophysiologischen Erregungskurve**. Die erhöhten Spannungszustände halten lange an und bewirken damit zusätzlich eine noch stärker erhöhte Sensitivität für den nachfolgenden emotionalen Stimulus. Das bedeutet: Die Patientin befindet sich rasch in einem für sie unüberschaubaren Gefühlsstrudel mit einem Circulus vitiosus. Um diese Sensitivität „bändigen" zu lernen, besuchen die Patientinnen das Skills-(Fertigkeiten-)Training und nehmen an weiteren Angeboten der DBT teil.

8.8.2 DBT-Grundannahmen

Die DBT stützt sich auf feste Grundannahmen, die das Kernstück der Therapie sind:

- Die BPS-Patientinnen geben sich wirklich Mühe.
- Die Patientinnen wollen sich verändern.
- Die BPS-Patientinnen müssen sich mehr anstrengen, härter arbeiten und stärker motiviert sein, sich zu verändern, als Patientinnen anderer Störungsbilder.
- Die Patientinnen haben nicht alle ihre Schwierigkeiten selbst verursacht, aber sie müssen sie selbst lösen.
- Das Leben suizidaler Borderline-Patientinnen ist so, wie sie es gegenwärtig empfinden, unerträglich.
- Die Patientinnen müssen in allen relevanten Lebensbereichen neues Verhalten erlernen.
- Die Patientinnen können in der Therapie nicht versagen.
- Therapeuten, die Borderline-Patientinnen behandeln, brauchen Unterstützung.

Daraus ergibt sich, dass weder der Therapeut noch die Klientin scheitern können. Dies wird am Beginn der Therapie mit der Patientin besprochen und festgelegt, in einem **Vertrag** schriftlich fixiert und sowohl der Patientin als auch dem Therapeuten ausgehändigt. In dem Vertrag ist auch suizidales Handeln ausdrücklich ausgeschlossen. Sollte es dazu kommen, ist der Vertrag zunächst einmal gebrochen, und es bedarf guter Gründe, weiter miteinander zu arbeiten.

8.8.3 Behandlungsstruktur

In der DBT ist der Ablauf der Therapie im Ganzen und jeder Therapie-Stunde im Einzelnen genau geregelt, „hierarchisiert“. Es geht generell darum, immer die Balance zwischen Akzeptanz und Veränderung zu finden. (Und im Zweifelsfall stimmt ein weiterer Wahlspruch Marsha Linehans: „Be flexible!“)

Zur äußeren Struktur: Zunächst werden die Patientinnen über die Art der Behandlung aufgeklärt, und Therapeut und Klientin ringen so lange miteinander, bis eine Zustimmung (commitment) von beiden Seiten zu den Behandlungszielen erreicht werden kann. Das geschieht durch die Motivationsanalyse und Zielbestimmung. Zur Therapie in der DBT gehören folgende Bausteine:

- Einzeltherapie
- Skills-Training
- Telefonberatung
- Supervision
- ergänzende Therapie-Strategien (Medikation, Körpertherapie)

Die Therapie teilt sich dann in **drei Therapie-Phasen** mit festem Ablauf auf: In der **ersten** Therapie-Phase steht die Frage nach suizidalem und parasuizidalem Verhalten an vorderster Stelle. In der **zweiten** Therapie-Phase werden, falls vorhanden, Posttraumatische Belastungsstörungen durchgearbeitet. In der **dritten** Phase geht es um Steigerung der Selbstachtung und um das Entwickeln und Umsetzen eigener Ziele.

Während der Einzeltherapie gibt es ebenfalls einen festen **Fragenablauf**: Gab es seit der letzten Stunde parasuizidales Verhalten, Problemverhalten oder Verhalten, das die Therapie stört?

Die Patienten tragen ihre Befindlichkeit und ihre Handlungen (z. B. Schneiden: ja/nein) wöchentlich in einen Hausaufgabenbogen ein. Damit soll innerhalb der ersten zehn Minuten der Fokus der Therapie-Stunde feststehen.

Es ist wichtig zu betonen, dass diese Struktur nicht völlig unabwendbar ist. Marsha Linehan fand dafür folgende Metapher „Skills-Training und Therapie-Struktur sind wie Etüden. Therapie ist wie Jazz.“ Sobald Themen der höheren Hierarchien wie Suizidalität oder Parasuizidalität wieder auftauchen, sind sie sofort wieder im Fokus der Therapie. Die erste Therapie-Phase kann so beispielsweise bis zu einem Jahr dauern, und auch danach kann Suizidalität immer wieder Thema sein. Suizidalität und Parasuizidalität erfahren immer oberste Priorität.

8.8.3.1 Therapie-Baustein 2 in der Standard-DBT: das Skills-Training

Im Skills- oder Fertigkeiten-Training werden (im günstigsten Fall) von zwei nicht mit dem Einzeltherapeuten identischen Therapeuten Strategien vermittelt, die die Patientin einsetzen kann, um Achtsamkeit zu üben, um Spannung zu reduzieren oder um Emotionen und Stress zu vermindern, bevor überhaupt Spannung entsteht oder so stark wird, dass sie als überwältigend erlebt und erfahren wird. Außerdem werden zwischenmenschliche Fertigkeiten eingeübt, die zunächst im Rollenspiel und dann im täglichen Leben erprobt werden.

Stresstoleranz-Skills bestehen im Einsatz ungefährlicher „Hilfsmittel" (laute Geräusche, ätzende, intensive Gerüche oder kurze, nichtinvasive Schmerzreize wie z. B. durch ein schnappendes Gummiband), die starke Sinnesreize auslösen, um so eine Neuorientierung in belastenden Situationen zu ermöglichen (nach ähnlichem Prinzip wie das Schneiden, aber ohne dabei den Körper zu gefährden). Diese Stresstoleranz-Skills sollen mit der Zeit automatisch in Situationen eingesetzt werden können, in denen die Patientin dissoziiert und der Selbstverletzungsdrang bislang angestiegen ist. So soll der Patientin wieder ein situationsangemessenes, überlegtes Handeln ermöglicht werden. Diese Übungen können dann angewendet werden, wenn die Spannung auf einer inneren Skala von 0 (gar keine Stress-Spannung) bis 100 (völlig überfordernder Spannungszustand) über 70 gestiegen ist und kein ruhiges Denken mehr möglich wäre.

Mit **Innerer Achtsamkeit** wird der Patientin die Möglichkeit wieder eröffnet, sich selbst besser wahrzunehmen, sich zu spüren und sich selbst in der eigenen Wahrnehmung zu vertrauen. Es geht vor allem darum, sich im Hier-und-Jetzt sicher zu fühlen und ohne Be- oder Entwertung in der Situation bleiben zu können. – Die Übungen zur Inneren Achtsamkeit kann man nur bei ganz niedriger Spannung anwenden, wenn die Gedanken Ruhe finden können.

Im **Umgang mit Emotionen** lernen die Patientinnen – oft zum ersten Mal in ihrem Leben – Gefühle wie Angst, Wut, Scham, Freude und andere zu erkennen, zu benennen und ihre Bedeutung für ihr Handeln zu begreifen. Störungen in der Emotionswahrnehmung führen zu Unsicherheit im Umgang mit anderen Menschen, und sie bedingen die unerträglichen Spannungszustände. Die Patientinnen müssen lernen, das Chaos der Gefühle zu sortieren und sich nicht mehr davon überwältigen zu lassen. Gleichzeitig gilt es aber auch, nicht nur angenehme, sondern auch unangenehme Gefühle zuzulassen und auszudrücken. Nur so kann eine kompetente Steuerung eigener Gefühle erlernt werden. Diese Übungen kann man noch auf einem relativ hohen Niveau, also bei einer Spannung bis 50 durchführen.

Da das Skills-Training in der Gruppe durchgeführt wird, ist hier auch der Ort zum Einüben und Erlernen neuer **zwischenmenschlicher Fähigkeiten**. Es geht darum, eigene Grenzen und Bedürfnisse zu spüren sowie eigene Ziele auf eine Art und Weise durchzusetzen, die Beziehungen zu anderen Menschen nicht gefährdet, ohne sich selbst aufgeben zu müssen. Diese Übungen können in der Spannungskurve bis 70 durchgeführt werden.

Der Notfallkoffer: Jede Patientin wählt die für sie am besten wirksamen Skills aus und packt sie in eine kleine Tasche oder einen Rucksack. Diese Skills soll sie immer dabei haben und anwenden, sobald sie merkt, dass die Spannung steigt.

8.8.3.2 Telefonberatung

Außer der Skills-Gruppe stellt auch die telefonische Kurzberatung (oder auch Situationscoaching) eine Besonderheit der DBT dar.

Borderline-Patientinnen geraten häufig in existenzielle Krisensituationen, bevor sie Skills so gut erlernt haben, dass sie diese spontan sinnvoll einsetzen können. Diese Krisensituationen können meist spontan gut geklärt werden, indem von der Therapeutin oder dem Therapeuten an bestimmte Skills erinnert wird. Eine Eskalation

Tab. 8-1: Sekundäre Ziele in der DBT.

Erhöhen	Verringern
• emotionale Modulation	• emotionale Reaktivität
• Selbstvalidierung	• Selbstinvalidierung
• realistische Einschätzung	• krisenerzeugendes Verhalten
• emotionales Erleben	• Blockierung von Trauer
• aktive Problemlösung	• aktive Passivität
• akkurater Ausdruck von Emotionen	• stimmungsabhängiges Verhalten

der Situation soll auf diese Weise sofort verhindert werden. Jede Patientin hat außerhalb der Therapie-Stunden in Krisensituationen jederzeit die Möglichkeit, ihren Therapeuten oder ihre Therapeutin anzurufen. Dies gilt auch außerhalb der normalen Arbeitszeiten und an Wochenenden. Für das Krisentelefonat gelten feste Regeln, die der Patientin am Anfang der Therapie erläutert werden. Die Telefonate sollen zeitlich begrenzt werden und ersetzen keine Therapie. Nimmt allerdings die Telefonzeit überhand, sodass die Therapeutin ihre eigenen Grenzen nicht mehr gewahrt sieht, so kann es notwendig und sinnvoll sein, die Zeit, die für die Telefonate verwendet wird, von den Einzelstunden abzuziehen.

8.8.3.3 Supervision

Für alle DBT-Therapeuten ist die Teilnahme an der Supervisionsgruppe unbedingte Pflicht. So können Burn-out und Grenzüberschreitungen auf Dauer verhindert werden. Borderline-Therapeuten müssen sich regelmäßig Unterstützung bei Kollegen und Supervisoren holen, um selbst weiterhin ihre Patientinnen unterstützen zu können.

Sekundäre Ziele der DBT sind in der Tabelle 8-1 aufgeführt.

8.8.4 Besonderheiten der DBT im Umgang mit selbstverletzendem Verhalten (SVV)

Sowohl in der stationären als auch in der ambulanten Therapie gilt eine feste Regel: Nach selbstverletztendem Verhalten (SVV, vgl. Kap. 4 in diesem Buch) fallen für 24 Stunden alle Therapien aus (Time-out). Stattdessen wird die Patientin gebeten, einen Fragebogen zur Verhaltensanalyse (VA) auszufüllen, um der Therapeutin und sich selbst zu erklären, warum nichts anderes möglich war, als sich selbst zu verletzen. Passiert das öfter oder gezielt (z. B. um Therapie zu vermeiden), kann vereinbart werden, das Time-out auch auf eine Woche oder zwei Therapie-Stunden auszudehnen. Wenn irgend möglich, werden Patientinnen, die stationär behandelt werden und durch ihr Verhalten ein längeres Time-out provoziert haben, nicht auf die geschlossene Station verlegt, sondern eher nach Hause oder in die Jugendherberge geschickt. Kommen die Patientinnen dann zurück, wird als Erstes die Verhaltensanalyse miteinander geklärt. Stationär klären die Patientinnen nicht nur mit dem Therapeuten die VA, sondern auch mit den Mitpatientinnen und dem Pflegepersonal. Erst wenn alle verstanden haben, warum das SVV notwendig war, kann die Patientin die Therapien wieder besuchen. Ambulant ist es sinnvoll, individuelle Vereinbarungen zu treffen – beispielsweise das Ausfallen einer Therapie-Stunde, unabhängig von der 24-Stunden-Regelung.

8.8.5 Stationäre Therapie

Die stationäre Therapie ist gegliedert in **drei Behandlungsphasen**:

- **1. Stufe** (1. bis 3. Woche): Während der ersten Wochen erarbeiten sich Therapeut und Patientin die Verhaltensanalyse des letzten Suizidversuchs oder der letzten schweren Selbstverletzung. Diese stellen beide gemeinsam dem gesamten Team (Einzeltherapeut, Oberarzt, Körpertherapeutin, Psychologen [Skills-Trainer], Sozialpädagogen und Pflegepersonal) vor. Wenn alle einverstanden sind und die VA verstanden haben, überlegen alle, wie sie dieser Patientin helfen können.
- **2. Stufe** (4. bis 9. Woche): Damit beginnt die zweite Stufe; das Skills-Training und die Körpertherapie kommen zu den zwei Stunden Einzeltherapie dazu, außerdem werden die Basisgruppe, die Achtsamkeitsgruppe und die Bezugsgruppe weitergeführt. – In der Basisgruppe können die Patientinnen die Therapeuten alles fragen, was sie schon immer über ihre Erkrankung wissen wollten. Sinnvollerweise legen die Patientinnen zusammen das Thema vorher fest; Beispiele können sein: Wie erkläre ich meinen Angehörigen, was BPS ist? Was ist Spannung? – In der Achtsamkeitsgruppe wird achtsames Wahrnehmen ohne Bewerten geübt. Bewertet eine Patientin, klingelt eine andere mit einer Glocke. – Die Bezugsgruppe ist eine Selbsthilfegruppe der Patientinnen ohne Therapeutinnen.
- **3. Stufe** (10. bis 12. Woche): In der dritten Stufe kann das Skills-Training zugunsten eines Arbeitsversuchs gemindert werden. Außerdem wird die ambulante weiterführende Therapie zu Hause geplant und unter Umständen auch schon Übernachten zu Hause geübt.

8.8.6 Die ambulante Therapie

Die ambulante Therapie unterscheidet sich von der stationären im Angebot. Sie ist auf zwei Jahre angelegt mit zwei Stunden Einzeltherapie pro Woche und einem Jahr anderthalb Wochenstunden Skills-Training in der Gruppe. Körpertherapie ist manchmal über ein Ergotherapie-Rezept zu ergänzen. Außerdem wird eng mit einem niedergelassenen Psychiater zusammengearbeitet, um Medikation und somatische Diagnostik abzustimmen. Stationäre Aufnahmen in Krisen sind möglich, sollten aber unnötig werden und keinesfalls verstärkend wirken. Telefonkontakte sind erlaubt und erwünscht.

Nach den vorliegenden Forschungsergebnissen ist DBT im Vergleich zu anderen Therapien gegenwärtig besser untersucht und überlegen. Marsha Linehan sagt über die DBT: „Sie ist nicht perfekt, aber das Beste, was wir momentan leisten können."

Weiterführende Literatur

Bohus M (2000). Borderline-Störung. In: Hautzinger M (Hrsg). Kognitive Verhaltenstherapie psychischer Störungen. Weinheim: Beltz; 295–333.

Bohus M (2002). Borderline-Störungen. Göttingen: Hogrefe.

Gromus B (1998). Verhaltenstherapie mit Opfern sexueller Gewalt. Psychotherapeut; 43(4): 221–8.

Kernberg O, Dulz B, Sachsse U (2000). Handbuch der Borderline-Störungen. Stuttgart, New York: Schattauer.

Linehan M (1996a). Dialektisch-behaviorale Therapie der Borderline-Persönlichkeitsstörungen. München: CIP Medien.

Linehan M (1996b). Trainingsmanual zur Dialektisch-behavioralen Therapie der Borderline-Störungen. München: CIP Medien.

Vogelsgesang M (1996). Verhaltenstherapie der Posttraumatischen Belastungsstörung. Psychotherapeut; 41(4): 254–63.

9 Die Therapie-Strategie der traumazentrierten Psychotherapie

Vielleicht

Erinnern
das ist
vielleicht
die qualvollste Art
des Vergessens
und vielleicht
die freundlichste Art
der Linderung
dieser Qual

Erich Fried

Unsere Therapie stellt folgende Fragen in den Mittelpunkt: Wie nimmt eine Therapie auf die spezifischen Stressbedingungen dieser Patientinnen Rücksicht? Wie muss mit Stress umgegangen werden? Wie muss der Stresspegel in der Therapie und außerhalb der Therapie reguliert werden? Was ist hilfreich, was hat sich bewährt?

Patienten mit posttraumatischen Stress-Verarbeitungsstörungen sind bekanntlich nicht die einzige Patientengruppe, bei der die Stressbelastung sehr genau beachtet werden muss. Pychosekranke dürfen weder zu intensivem Stress ausgesetzt werden, sonst steigert sich ihre so genannte Plus-Symptomatik, noch dürfen sie zu wenig Entwicklungs-Stress erfahren, sonst nimmt die so genannte Minus-Symptomatik zu. Auch bei psychosomatisch Kranken spielt die Beachtung von Stress eine wichtige Rolle. Zu intensiver Stress in der Therapie kann zu organischen Symptomen oder zumindest zu Symptomverstärkungen führen. Insofern ist dieses therapeutische Denken als solches allen Therapeuten gut bekannt. Warum ist es eigentlich nicht schon früher auf die posttraumatisch Gestörten angewendet worden? Weil diese PatientInnen uns immer selbst so viel Stress gemacht haben? Dann wären einige frühere Therapie-Strategien im psychoanalytischen Verständnis zumindest teilweise auch ein Gegenübertragungsagieren.

Die traumazentrierte Therapie ist, wie eigentlich alle Psychotherapien, sehr weitgehend von Erfahrungen der Patientinnen mitgeprägt worden. Lorenzer und Stephan haben schon deutlich gemacht, dass die Psychoanalyse mindestens ebenso von Anna O. entwickelt worden ist wie von Breuer und Freud. Dies gilt auch für die hypnotherapeutischen Wurzeln der imaginativen Techniken. Arbeiten von Putnam, Ross und van der Hart sind von Patientinnen ausgegangen. Marsha Linehan macht keinen Hehl daraus, dass sie von den Patientinnen gelernt hat, was ihnen hilft; daraus hat sie ihre Dialektisch-behaviorale Therapie (DBT) entwickelt. Dieses Nutzen, „Utilisieren" der Patientenempfehlungen und -erfahrungen bildet die Basis unserer Therapie-Strategie.

9.1 Die therapeutische Beziehung

Ulrich Sachsse

Jahrzehntelang hat es heftige Auseinandersetzungen darüber gegeben, welche Form der Psychotherapie die allein richtige, die allein hilfreiche, die allein heilsame sei. Diese Glaubenskriege gehen zu Ende, je mehr das Wissen über die Funktionsweise des Gehirns und die Wirkungsweise von Psychotherapie wächst. Damit unser Vorgehen verständlich wird, möchten wir die

Positionen polarisieren. Am einem Pol stände die therapeutische Überzeugung: Die Patientin ist innerseelisch ein hilfloses Kind, das sich in der und durch die therapeutische Beziehung zu einer erwachsenen Therapeutin langsam entwickelt und nachreift. Die seelische Reife und technische Kompetenz der Therapeutin, die sie in der therapeutischen Beziehung zur Wirkung kommen lässt, sind der wichtigste Wirkfaktor zur Entwicklung und Gesundung der Patientin. – Am anderen Pol stände die therapeutische Überzeugung: Wir Menschen verfügen über innere Selbstheilungskräfte. Jeder Mensch kann sich nur selbst helfen, ein Therapeut kann allenfalls Hilfe zur Selbsthilfe geben, etwa fördernde Anregungen und kompetente Hinweise.

Gestatten Sie zunächst einen Ausflug in benachbarte Regionen, um die Problematik solcher polarisierender Diskussionen deutlich zu machen. Polarisierende Diskussionen sind einerseits hilfreich, ja unentbehrlich, um im Diskurs Dinge klar zu bekommen, bestimmte Positionen zu akzentuieren und in der gegensätzlichen Auseinandersetzung voranzukommen. Der Wirklichkeit werden sie aber nur selten gerecht. In der Wirklichkeit der Natur und des Menschen findet sich häufiger: Beides ist richtig, mal ist die eine Position richtiger, mal die andere.

Dies zeigt sich etwa an der inzwischen jahrhundertealten Auseinandersetzung um die Frage: Nature or Nurture? Auf Deutsch: Genetische Anlage oder Umwelteinfluss? Je mehr wir über die Genetik wissen, umso haltloser wird diese Kontroverse. Auch hier standen sich lange unvereinbare Gegensätze gegenüber. Die einen sahen im Menschen ein Wesen, das durch seine genetische Anlage festgelegt ist. Danach kommen wir mit einem genetischen Programm auf die Welt, das sich in unserem Leben entfaltet. Wir sind geborene Genies oder geborene Verbrecher, der Einfluss von Mutter und Vater ist nachrangig, und der Einfluss der Gesellschaft ist eh zu vernachlässigen. Für die Vertreter der Gegenposition kommen wir als unbeschriebene Blätter zur Welt, die durch den Einfluss der Mutter, später des Vaters, dann aber wesentlich der Gesellschaft beschrieben werden. Wir sind nur als soziale Wesen überhaupt denkbar, und unsere Anlage, unsere Genetik liefert allenfalls das Rohmaterial, die Baustoffe zur Errichtung unseres Lebenswerkes.

Wenn ich die Genetiker richtig verstehe, ist Genetik ohne Umwelt und Umwelt ohne Genetik zwar ein interessantes Gedankenexperiment, wird aber den Phänomenen nie gerecht. Was immer in unserer Umwelt ist und geschieht, bleibt für uns irrelevant, wenn es nicht auf eine genetische Anlage, eine genetische Bereitschaft trifft. Ein Beispiel: Wir Menschen fressen kein Gras. Wenn wir sagen: „Der hat ins Gras gebissen", dann drücken wir damit aus, dass dieser Mensch nicht mehr lebt. Lebendige Menschen beißen nicht ins Gras. Das unterscheidet uns von Rindern, Hunden, Schafen und sehr vielen anderen Säugetieren. Es gibt auch keine Religion und kein Gesetzeswerk, das uns das Grasfressen verbietet. Ein solches Verbot ist nicht nötig, da wir es sowieso nur dann übertreten, wenn wir kurz vor dem Verhungern stehen. In unseren genetischen Programmen kommt Grasfressen nicht vor. Allenfalls probieren wir es als Kinder einmal aus, um zu sehen, was die Kuh denn da macht. Meistens bleibt es bei wenigen Versuchen. Insofern ist für uns Umwelt immer irrelevant, wenn sie nicht auf eine letztlich genetisch determinierte Antwort in uns trifft. Andererseits kommt es nur zur Genexpression, wenn Umweltreize erfolgen. Natürlich kann der Umweltreiz für eine Zelle auch darin bestehen, dass sie eine Information über Hormone oder Nervenimpulse bekommt. Insofern entfalten sich die Gene nicht aus sich selbst heraus, sondern stets nur als Resultat eines Interaktionsprozesses. In der alten Diskussion „Anlage versus Umwelt" kristallisiert sich die Antwort heraus: Diese Fragestellung ist in dieser Form unwissenschaftlich. Anlage kommt ohne Umwelt nicht zur Entfaltung – Umwelt braucht genetische Disposition, um wirksam werden zu können.

Dieses Denken setzt sich auch durch zum Verständnis der therapeutischen Beziehung. Es gibt gute Gründe dafür, die Wirksamkeit der therapeutischen Beziehung hoch einzuschätzen. Viele Psychotherapie-Studien haben belegt, dass die Qualität der therapeutischen Beziehung einen hohen Wirkfaktor darstellt. Umgangssprachlich ausgedrückt: Sie ist so etwa die halbe Miete. Wenn die therapeutische Beziehung nicht stimmt, wenn die Chemie nicht stimmt, wenn Menschen einander nicht mögen, wenn die beiden „nicht miteinander können“, dann kann der Therapeut noch so gut, noch so motiviert, noch so kompetent sein – aus der Therapie wird nicht so recht etwas. Das gilt leider auch umgekehrt: Wenn der Therapeut seinen Patienten „nicht riechen“ kann, dann wird die Therapie selten erfolgreich verlaufen. – Es hat auch immer wieder Versuche gegeben, therapeutische Techniken ohne therapeutische Beziehung wirksam werden zu lassen. Vor einigen Jahren haben findige Computerfachleute ein Psychotherapie-Computerprogramm namens „Eliza“ entwickelt, mit dem jemand seine eigene Psychotherapie am Bildschirm machen konnte. Das scheint aber nicht so wirksam gewesen zu sein, dass inzwischen alle Psychotherapeuten arbeitslos geworden wären. Es hat in der Frühphase des EMDR auch Versuche gegeben, Augenbewegungen als therapeutische Technik ohne therapeutische Beziehung einzusetzen und die Wirksamkeit zu überprüfen. Das Ergebnis war auch hier: Technik alleine wirkt nicht. Sonst könnten wir unseren Patientinnen ja auch ein gutes Manual in die Hand drücken und ihnen sagen: Jetzt machen Sie mal schön zu Hause diese Therapie, Sie haben ja Ihre Selbstheilungskräfte, uns brauchen Sie gar nicht, und bald geht’s Ihnen besser. Also: Die therapeutische Beziehung stellt einen unverzichtbaren Wirkfaktor der Psychotherapie dar.

Genauso viele Argumente gibt es für die Position, dass der Mensch sich selbst heilt. Diese Position ist uralt, hat ihre Wurzeln im Buddhismus, gehörte zum Credo der humanistischen Psychologie und wirkt hinein in Therapien wie Gestalttherapie, Hypnotherapie, Neurolinguistisches Programmieren (NLP) und Selbstmanagement-VT. Diese Position findet auch Unterstützung aus der allgemeinen Lebenserfahrung. Die Lebenszeit-Prävalenz für eine depressive Episode liegt über 100 %. Jeder von uns wird mehr als einmal im Leben niedergeschlagen, traurig, depressiv – jedenfalls in leichterer Form. Die Lebenszeit-Prävalenz für ein Mono-Trauma liegt bei 85 %. Die Erfahrung einer Traumatisierung – eines Verkehrsunfalls, eines lebensgefährlichen Sportunfalls oder einer lebensgefährlichen Erkrankung – mindestens einmal im Leben ist der Normalfall, nicht die Ausnahme. Wir alle erleben Lebensgefahr, Unfälle, Verluste naher Bezugspersonen, Trennungen, Arbeitsplatz-Untergänge und andere kleinere und größere Katastrophen. Und mit den allermeisten Lebensereignissen werden wir allein fertig, mit etwas Hilfe durch Freunde und das soziale Bezugssystem. Wir haben mit Sicherheit Selbstheilungsmöglichkeiten, Ressourcen, sind gegen bestimmte Lebensereignisse mehr oder weniger resilient und verfügen über sehr viele individuelle und soziale salutogenetische Faktoren. Dieses Denken findet zurzeit auch neurobiologische Unterstützung, etwa durch die Arbeiten von Aldenhoff zur Bewältigung der Depression. Die Besserungskurven durch Psychopharmaka-Medikation und durch Psychotherapie sind so ähnlich, ja fast identisch, dass sich der Schluss aufdrängt, es handele sich bei beidem um Wirkfaktoren, die ein Depressions-Selbstheilungssystem im Körper aktivieren.

Sicherlich gilt auch für die traumazentrierte Psychotherapie: Ohne eine stabile therapeutische Beziehung geht nichts, ohne die Aktivierung von Selbstheilungskräften geht aber auch nichts. In diesem Spannungsfeld hat es sich bei der Therapie von Menschen mit Posttraumatischen Belastungsstörungen aber sehr bewährt, den Aspekt „Selbstheilungskräfte“ zu akzentuieren. Dem liegen klinische Erfahrungen zugrunde. Ich habe jahrelang in der therapeutischen Tradition von Kernberg mit einer sehr beziehungszentrierten Psychotherapie gearbeitet und dadurch langjährige Abhängigkeitsverhältnisse geschaffen. Im ursprünglich 1994 erschienenen Buch „Selbstverletzendes Verhalten“ (Sachsse 2002) habe ich die Psychotherapie dieser Gruppe von Patientinnen verglichen mit Adoptionsverhältnissen oder der Aufnahme eines deprivierten, misshandelten Kindes in eine Pflegefamilie. In diesen langjährigen Abhängigkeitsverhältnissen haben sich sehr komplizierte, widersprüchliche, regressive, unerwachsene Beziehungsmuster konstelliert, die nicht auszuhalten, manchmal kaum zu verstehen und meist nur sehr schwierig zu verändern und aufzulösen waren. Der Supervisions- oder Intervisions-Bedarf stieg kontinuierlich. Therapie-Aufwand und Therapie-Resultat standen in keinem akzeptablen Verhältnis. Die ganze leidvolle Plackerei brachte nicht viel.

Wie sind solche Entwicklungen zu verstehen? Bei der therapeutischen Beschäftigung mit Traumatisierungen, gerade auch bei Trauma-Expositionen, wird leider nicht nur das Einzelereignis zeitlich befristet reaktiviert, sondern auch der zugehörige Alterszustand, der Ego-State oder Self-State, der mit diesem Alter verbunden ist. In der Sprache der Hypnotherapie, Gestalttherapie oder imaginativen Psychotherapie: Auch das Innere Kind dieser Zeit wird wieder lebendig.

Dieses Innere Kind kann sich im Erleben und auch im Alltag sehr ausbreiten, sehr viel Raum einnehmen. Dann kommt es dazu, dass die Mitpatientinnen auf der Station wie Geschwister erlebt werden und die Therapeuten wie Mütter oder Väter. Dieses Phänomen nennt man bekanntlich Übertragung, und es ist eines der wertvollsten Phänomene für die ambulante und stationäre psychoanalytische Arbeit mit Symptomen und Beziehungsstörungen. In einer Therapie, die konfliktzentriert und beziehungszentriert arbeitet, würde auf solche Übertragungsphänomene sehr viel Wert gelegt. Es ginge darum, diese in Selbsterfahrungsgruppen und in der Einzeltherapie immer wieder anzuschauen, zu verstehen, aufzulösen und Entwicklungsanreize zu setzen, um solche Fixierungen, regressiven Zustände und Übertragungen aufzulösen. Die therapeutische Beziehung, die Gruppe und das Stationsmilieu wären die Wirkfaktoren, die eine solche Entwicklung ermöglichen.

Dieses therapeutische Vorgehen scheint für Menschen mit schweren Traumatisierungen besonders schwierig zu handhaben zu sein. Denn es erfordert die Fähigkeit, zu sich selbst eine Außenposition, eine Meta-Ebene einzunehmen. Es erfordert die Fähigkeit zur therapeutischen Ich-Spaltung, die Fähigkeit also, zwischen dem Zustand des reflektierenden Erwachsenen und des erlebenden Kindes jeder Zeit sicher hin- und herzuwechseln. Dies ist für Menschen mit Posttraumatischen Störungen schwierig, oft praktisch unmöglich. Wenn sie in alte Zustände hineinrutschen, „getriggert" sind, gehört es gerade zu ihrem Krankheitsbild, dass sie die Realitäten vom Hier-und-Jetzt nicht auseinanderhalten können vom Dort-und-Damals. Sie sind im falschen Film, erfahren eine Realitätskonfusion und erleben aktuelle Beziehungen auf der inneren Wahrnehmungsschablone der Vergangenheit ohne die Möglichkeit zur selbstkritischen Distanz, zur Selbstreflexion, zum gelassenen Anschauen ihrer selbst und ihrer Beziehungskonstellationen. Sie schaffen es nicht, die Erwachsenenebene aufrechtzuerhalten und die Realitätsverwirrung aufzulösen – nicht einmal mit therapeutischer Unterstützung. Denn dazu müsste die therapeutische Arbeitsebene aufrechtzuerhalten sein. Sigmund Freud sprach von einem Normal-Ich mit der Fähigkeit zur therapeutischen Ich-Spaltung, das vorhanden sein müsse als Voraussetzung für eine beziehungszentrierte psychoanalytisch-psychotherapeutische Arbeit.

Deshalb hat sich bei uns ein Vorgehen bewährt, bei dem wir Wert darauf legen, dass die Patientin so lange und so oft wie irgend möglich so erwachsen wie irgend möglich ist und bleibt. Im Stationsalltag legen wir Wert darauf, dass erwachsene Menschen miteinander arbeiten und auskommen, ohne miteinander und aneinander alles das abzuhandeln, was in der Kindheit schief gelaufen ist. Natürlich kommt es untereinander und zu den Therapeutinnen zu Übertragungsprozessen, auch in den Beziehungen zum Pflegepersonal, zu Sporttherapeuten oder zum Oberarzt. Übertragungsprozesse gibt es überall, auch im therapeutischen Team selbst, sie prägen auch ganz normale Arbeitsprozesse. Wenn wir aber ausgeprägte Übertragungsphänomene bemerken, dann versuchen wir, sie sehr schnell anzusprechen, damit sie sich nicht ausbreiten und das erwachsene Erleben nicht überlagern. Wir sagen einer Patientin: „Wenn Sie um mich auf dem Flur einen Bogen machen, sich an der Wand lang drücken, dann kommt es mir so vor, als wären Sie noch gar nicht 28, sondern hätten Angst vor mir wie ein kleines Kind. Wie alt fühlen Sie sich denn dann?" Oder: „Als Sie gestern einen Wutanfall bekamen, weil Sie nicht gleich Ihr Essen im Kühlschrank gefunden haben, sondern das beim Aufräumen in einem anderen Fach gelandet war, waren Sie da wirklich eine 35-Jährige? Oder waren Sie innerlich viel jünger?" – Das ist dann auch gleich ein Einstieg in die Innere-Kind-Arbeit, bei der wir versuchen, die erwachsene Frau dabei zu fördern und zu beraten, mit dem Inneren Kind gut umzugehen, möglichst erheblich besser, als mit ihr als Kind von ihren Eltern umgegangen wurde. Wenn auf unserer Göttinger Station Frauen nicht fürsorglich mit sich umgehen, sagen wir vom Personal schon mal sehr bestimmt: „Wir dulden hier auf dieser Station keine Kindesmisshandlung. Bitte überlegen Sie sich, wie Sie mit sich selbst auch in einem regressiveren Zustand liebevoller umgehen können!"

Um es noch einmal deutlich zu machen: Nicht wir vom Personal schreiten ein, bevatern oder bemuttern, sondern wir geben Hinweise, wie ein Erziehungsberater es vielleicht tun würde. Nicht für alle Patientinnen ist das von Anfang an leicht zu er- und übertragen. Wir geben dann Tipps, was in dieser Situation selbst getan werden könnte, und mit der Zeit finden solche „Mütterberatungsgespräche" dann auch zwischen den Patientinnen statt. Das fördern wir, wann immer es geht.

Die Verhaltenstherapie kann dieses Denken leichter integrieren als die traditionell orientierte, „klassische" Psychoanalyse, die das Ziel hat, die Pathologie in die Übertragung zu bekommen. Ich warne sehr: Wenn sich die peritraumische Pathologie in der Übertragung entfaltet, also eine „Täter-Opfer-Wippe" (Kernberg) entsteht, wechselnd und wechselweise mal die Therapeutin sich vom Patienten traumatisiert fühlt, mal die Patientin sich vom Therapeuten, dann steigt die Frequenz der erforderlichen Supervisions-Sitzungen, und man kommt trotzdem oft gar nicht aus diesen Konstellationen wieder heraus auf die Meta-Ebene. Deshalb kämpfen wir darum, die Arbeitsbeziehung als solche aufrechtzuerhalten und die primitiven Übertragungen bzw. die pathologischen Prozesse in den Phantasiebereich, auf die Innere Bühne, in einen dritten Therapie-Raum zu verorten. Das ist die Grundidee.

Wir haben dabei die überraschende Erfahrung gemacht, dass es unseren Patientinnen nicht automatisch schlechter geht, wenn wir es uns als Therapeuten in der Therapie besser gehen lassen. Das ist ja etwas, das jener urdeutsch-protestantischen Ideologie widerspricht: „Gute Arbeit muss leidvoll sein. Je leidvoller, desto wirksamer." Diese Glaubensüberzeugung teilen wir nicht mehr. Wir sind inzwischen überzeugt, dass wir es uns in der Therapie besser gehen lassen können, ohne dadurch unseren Patientinnen zu schaden.

Immer wieder mal, glücklicherweise immer seltener, bekomme ich zu hören, ich wollte oder könnte traumatisierende Übertragungen einfach nicht aushalten. Ich kann sie aushalten und habe das als Psychoanalytiker etwa 15 Jahre lang getan. Ich will das aber nicht mehr. Ich lasse mich durch die Therapie nicht traumatisieren, ich lasse die Täter-Opfer-Wippe in der Therapie nicht zu, ich strebe keine monate-, manchmal jahrelangen gemeinsamen Phasen von Hilflosigkeit, Ohnmacht und gegenseitiger sadomasochistischer Verstrickung mehr an – denn das bringt nichts. Wenn es wenigstens überlegene Therapie-Resultate brächte! Wenn klar wäre: Diese traumatisierte Patientin hat vier Jahre Psychoanalyse mit 360 Sitzungen hinter sich, jene traumazentrierte Therapie mit 140 Sitzungen, und der ersten geht es zwar nicht doppelt so gut, aber doch sichtbar, spürbar und von mir aus auch messbar besser – dann ließe sich zugestehen: Das traumazentrierte Vorgehen ist kostengünstiger und therapeutisch bequemer, aber natürlich nicht ganz so wirksam wie das klassisch psychoanalytische. Nicht nur in Göttingen haben wir gegenteilige Erfahrungen gemacht: Traumazentrierte Therapie unter Verteidigung der therapeutischen Beziehung gegen Wahrnehmungsverzerrungen wie projektive Identifikationen und primitive Übertragungen ist weniger leidvoll für beide Seiten *und* therapeutisch effektiver.

Der traumatische Stress bringt es mit sich, dass wir mit seinen Folgen anders umgehen müssen und sollten als mit normalen, alltäglichen Stressproblemen. Es gibt Menschen, die durch Naturkatastrophen traumatisiert wurden. Aber die meisten Patienten sind in Beziehungen traumatisiert worden. Beziehungen sind darum für sie nicht mehr selbstverständlich ein Hort von Sicherheit, auch nahe Beziehungen nicht. Vielleicht ist es sogar umgekehrt: Je näher, je dichter eine Beziehung wird, umso ähnlicher wird sie der traumatisierenden Beziehung. Dies muss bei der Entwicklung der therapeutischen Beziehung beachtet werden. Es ist unabdingbar, dass die Patienten sich bei und mit den Therapeutinnen sicher fühlen. Was bedeutet das konkret?

Für die Patientinnen scheint es wichtig zu sein, dass sie die **Kontrolle** in der Therapie besitzen. Es ist wichtig, dass Therapeuten dies nicht als Widerstand verstehen und behandeln, etwa dagegen, sich hinzugeben, sich anzuvertrauen oder sich einzulassen auf einen therapeutischen Prozess, sondern als eine aus der Not entwickelte Notwendigkeit, der entsprochen werden muss.

Es ist sinnvoll, die Patientinnen sehr gut zu **informieren** und ganz genau aufzuklären, was in der Therapie auf sie zukommt. Wir geben den Patienten Bücher und Artikel zu lesen, die wir und andere geschrieben haben und die allgemein verständlich sind. Auf der Station gibt es Patientenunterricht. Der Therapeut sollte seine Patienten für seine Vorhaben in der Therapie gewinnen, sodass diese gut informiert und überzeugt zustimmen.

> Jede Form assoziativer Therapie, die unstrukturiert und unklar ist, die regressionsfördernde Elemente enthält, eine Regression im Rahmen der therapeutischen Beziehung oder/und auf der Station zum Ziel hat und sich auf einen aus sich selbst heraus wirksamen therapeutischen Prozess verlässt, verbietet sich für diese Klientel.

Es gilt das alte Motto: „Der Patient hat immer Recht.“ Dies bedeutet ganz und gar nicht, dass die Therapeutin alles tut, was die Patientin will und sagt. Aber es bedeutet, dass ernsthaft in **Verhandlungen** gegangen wird, dass der Therapeut das, was die Patienten sagen, wirklich ernst nimmt in dem Sinne, dass diese besser wissen, was gerade für sie „dran“ ist. Sie wissen es besser, wenn sie sagen, dass sie etwas nicht wollen oder können. Und der Therapeut sollte dies respektieren. Unser ideales Modell besteht darin, dass zwei erwachsene Menschen, die Patientin und die Therapeutin, sich fürsorglich um die Therapie für ein traumatisiertes Kind kümmern.

Ein zentrales Ziel der Therapie ist es, dass die Patienten **Meisterschaft im Umgang mit sich selbst** erwerben. Anders formuliert: Therapie-Ziel ist ein gutes **Selbstmanagement**. Das Problem der intrusiven Symptomatik mit Flashbacks und unkontrollierbaren Spontanregressionen besteht ja darin, dass diese Meisterschaft gerade nicht vorhanden ist, sondern dass die Patientinnen von den Folgen und Symptomen des traumatischen Stresses permanent überwältigt werden. Dabei haben sie das Gefühl, sie seien dem hilflos ausgeliefert wie ein Epilepsie-Kranker ohne Medikamente seinen epileptischen Anfällen. Dieses würde einen Teufelskreis bedeuten: Die traumatische Erfahrung war gekennzeichnet durch extreme Hilflosigkeit, und nun sind die Patienten sich selbst, ihren inneren Abläufen und Prozessen gegenüber auch so hilflos. Das gilt insbesondere für die dissoziativen Zustände und die Flashbacks. Es ist wichtig, dort vorrangig ein Stück innere Kontrolle zu erreichen. Drei Therapie-Elemente sind dafür besonders hilfreich:

- Zum **Umgang mit überwiegend optischen Flashbacks** hat sich die so genannte „Rücklauftechnik“ bewährt, die in diesem Buch im Kapitel zu den Stabilisierungstechniken (s. Kap. 9.5.3) beschrieben wird.
- Genauso wichtig ist es, die **physiologische Übererregung**, das „Hyperarousal“ herunterzuregulieren. Dazu hat die Dialektisch-behaviorale Therapie (DBT) eine Fülle von so genannten „Skills“ entwickelt, Stressregulationsfähigkeiten, die in „Skills-Gruppen“ ge-

lernt werden können. Sehr effektiv ist es für viele Patientinnen, sich vorzustellen, Erregung sei etwas wie Helligkeit und ließe sich rauf und runter regulieren wie das Licht in einem Raum mit einem Dimmer.

- Als Drittes geht es um **Affektsteuerung durch differenzierte Affektwahrnehmung**. Die meisten Patientinnen können nur sagen: „Mir geht es schlecht." Sie haben eine ganz undifferenzierte Wahrnehmung ihrer Gefühle. Es ist sehr wichtig, die Gefühle differenziert wahrzunehmen, da diese nur dann auch kontrolliert werden können. Sowohl Techniken der interaktionell-psychoanalytischen Psychotherapie, der DBT als auch der Gesprächstherapie etwa können dabei hilfreich werden.

Die Patienten müssen zudem lernen, **real Bedrohliches außen von innerer Bedrohung zu unterscheiden**. Dies können sie oft nicht, wenn sie durch ihre Flashbacks das Gefühl haben, dass etwas Vergangenes gegenwärtig ist. Es fühlt sich an, als sei es hier und jetzt. Um Vergangenes Vergangenheit werden zu lassen, muss man darauf bestehen, dass die Patientinnen immer wieder genau prüfen, was „jetzt in diesem Moment hier" ist. Sie müssen die Situation, die Zeit und den Ort hier und jetzt genau wahrnehmen. Dabei handelt es sich um eine mühsame, Geduld fordernde Arbeit, die Patientinnen immer wieder dazu anzuhalten, das Hier-und-Jetzt vom Dort-und-Damals zu unterscheiden.

> Die Sicherheit in der therapeutischen Beziehung ist die Bedingung dafür, dass sich nach und nach auch so etwas wie innere Sicherheit entwickeln kann. Sicherheit gewähren heißt gerade nicht, dass die Therapeuten ideal sind, sondern dass sie von Anfang an möglichst real sind.

Wir müssen deutlich machen, dass wir unvollkommen sind und nicht das Ziel haben, für den Patienten ideal zu sein oder zu werden. Therapeuten haben Schwächen und Macken, können krank werden, sind manchmal schlecht gelaunt, unkonzentriert, unempathisch, taktlos, unengagiert und machen Urlaub. Dies sollte den Patientinnen möglichst von Anfang an offen und explizit gesagt und verdeutlicht werden. Wir streben gerade nicht an, dass der Patient zu uns auch nur kurzfristig eine idealisierende Übertragung entwickelt oder uns als „nur gut" erlebt, weil die unvermeidliche Enttäuschung seine Stresstoleranz fast immer überfordert und ihn unfähig macht, aus der Ent-Täuschung für sich selbst zu lernen und sich daran zu entwickeln.

Menschen mit Beziehungstraumata und traumatischen Erfahrungen physischer oder sexualisierter Gewalt suchen in der Welt nun aber mal aktiv nach einer nur guten, idealen Beziehung, die ihnen immer gefehlt hat, in der sie Sicherheit und maximale Achtsamkeit finden – ohne ein Eigeninteresse der anderen. Sie suchen wie ein Kind nach einer Beziehung, in der sie nie verlassen, enttäuscht oder gar traumatisiert werden. Diese Suche ist nach unserer Überzeugung zum Scheitern verurteilt. Die therapeutische Beziehung als eine solche Beziehung auch nur implizit, tendenziell oder passager anzubieten, kann zur Beziehungsfalle werden. Entweder ich habe 1600 Sitzungen mit einer Sitzungsfrequenz von 4 bis 5 Terminen pro Woche über mehrere Jahre Zeit, dann kann ich so arbeiten. Besonders begabte Analytiker – nennen wir ruhig Namen wie Benedetti oder Wurmser – waren in der Lage, fast alle psychischen Störungen bis hin zu schizophrenen Psychosen und Heroinsucht mit diesem Vorgehen deutlich zu bessern. Habe ich aber weniger Termine zur Verfügung, etwa nur 50 oder 100 Sitzungen ambulant oder nur 6 bis 12 Wochen auf der Station, dann kommt der Beziehungsabbruch sicher und absehbar immer erheblich zu früh. Dann lasse ich die Patientin sehenden Auges in eine neue Beziehungskatastrophe laufen, in der sie ihre Nachreifung noch nicht einmal ansatzweise abgeschlossen hat und viel zu früh das therapeutische Nest wieder verlassen muss. Das halte ich für unethisch, zumal inzwischen alternative Vorgehensweisen bekannt und therapeutisch bewährt sind. Niemand kann heute mehr sagen: Ich kenne ja nur diesen Weg, den ich da vor 20 Jahren gelernt habe.

Nachreifung ist unabdingbar. Aber die therapeutische Technik der Nachreifung in und durch die therapeutische Beziehung ist meiner Erfahrung nach einer anderen Vorgehensweise unterlegen: der Arbeit mit dem Inneren Kind.

Wir streben von Anfang an eine Arbeitsbeziehung an, wie wir sie etwa zu einem neuen Mitarbeiter in der Praxis oder im therapeutischen Team entwickeln würden. Das geht natürlich nicht einfach so, sondern ist geduldige, stringente therapeutische Arbeit. Den Patienten wird vorgeschlagen, ihre Bedürfnisse imaginativ zu befriedigen und nicht den idealen Partner außen zu suchen. Der Wunsch nach idealen Bezugspersonen sollte gewürdigt werden, aber gleichzeitig sollte versucht werden, auf imaginative Weise eine Lösung zu finden, etwa auf der Inneren Bühne durch Begegnung mit Inneren Helfern.

Hierzu zwei Beispiele. Am Montag auf der Station spricht mich eine Patientin an: „Herr Sachsse, gerade die letzte Woche hätte ich Sie dringend gebraucht. Sie waren in Lindau, und mir ging es da besonders schlecht." Das tut niemand auf der Station, weil die Antwort eigentlich klar ist. Dann käme sofort: „Dann läuft aber was schief! Wenn die Therapie wesentlich über meine Realpräsenz läuft, dann ist etwas in unserer Arbeit problematisch." Wenn Sie als Therapeut nicht völlig fehl am Platze sind und beruflich einen Missgriff gemacht haben, dann sind Sie für sehr viele Menschen, die zu Ihnen kommen, mit Ihrer professionell gelassenen Zugewandtheit der wahrscheinlich ausgeglichenste, interessierteste, stabilisierendste Mensch, den diese Patientin jemals kennen gelernt hat. Dann wird Ihre Realpräsenz zu etwas sehr Beruhigendem. Wenn das nicht der Fall ist, dann ist irgendetwas mit Ihrer Berufswahl nicht in Ordnung. Wenn aber dieses Element („Es geht mir schlecht. Mein Therapeut ist da, dann geht es mir besser.") das Hauptwirkelement ist und bleibt, dann kommt es zu diesen jahrelangen Abhängigkeitsverhältnissen, und jeder Therapeutenurlaub kann Anlass einer suizidalen Krise werden. – Zweites Beispiel: „Herr Sachsse, letzte Woche waren Sie ja in Lindau, und Sie haben mir kaum gefehlt. Immer wenn ich Probleme hatte, habe ich Sie mir einfach vorgestellt." Auch diese beginnende Idealisierung würde nicht stehen gelassen, sondern etwa so aufgegriffen: „Das ist ja gut, ein wirklich hoffnungsvoller Zwischenschritt. Aber trotzdem hat das seine problematischen Seiten. Was ist, wenn Sie von mir mal enttäuscht sind? Dann ist der Innere Helfer Sachsse plötzlich nicht mehr gut, sondern vielleicht schlecht. Und wie schnell kann es mal zu einer Enttäuschung kommen! Was ist an mir denn für Sie so hilfreich?" „Sie können einem immer so Mut machen, sind auch oft ziemlich energisch und resolut, und Sie verstehen mich immer viel besser als ich mich selbst. Oft geht auch so was Tröstliches von Ihnen aus." „Ah ja, danke erst mal! Das freut mich. Welcher Gestalt aus der Welt der Märchen, Mythen oder Sagen könnten Sie denn diese Eigenschaften zubilligen oder zuschreiben? Dann könnten Sie sich eine Innere Helferin oder einen Inneren Helfer erschaffen, vielleicht auch gleich mehrere, die auch dann noch da wären, wenn Sie von mir mal enttäuscht sind. Und die nächste Enttäuschung kommt bestimmt. So gut wie im Moment waren Sie ja nicht immer auf mich zu sprechen." Und dann entwickelt die Patientin einen Inneren Helfer, der von der konkreten Person des Therapeuten unabhängig ist, aber die hilfreichen Aspekte in sich vereinigt. Auf meine Person bezogen sind das meist Gestalten zwischen Balou dem Bären und Merlin dem Zauberer.

Es gibt viele Therapie-Schulen, die mit **Konzepten von verschiedenen Teilen des Ich oder des Selbst** arbeiten. In der Transaktionsanalyse gibt es zum Beispiel das Konzept von drei verschiedenen „Ichs" („Eltern-Ich", „Erwachsenen-Ich" und „Kind-Ich"). Die Gestalttherapie arbeitet mit der Hypothese, dass alles von uns Erlebte, auch Symptombildungen, Trauminhalte oder Ängste, die wir anfangs als Ich-dyston empfinden, (auch) Teile unseres Selbst sind, die integriert werden müssen. Ähnliche Konzepte bestimmen die Psychoanalyse nach C.G. Jung. Die Ergebnisse der Hirnforschung legen übrigens nahe, dass wir aus vielen Anteilen bestehen und dass so etwas wie ein kohärentes oder wahres Selbst ein sehr zusammengefügtes, sehr synthetisches, kein von Anfang an ganzheitliches Gebilde ist. Die Idee ist, dass der erwachsene Mensch von heute ein anderer ist als das Kind, das in ihm weiterlebt; auch dass der erwachsene Mensch von heute ein anderer ist als der Traumatisierte, der irgendwann in der Vergangenheit verletzt wurde. Ein griechisches Sprichwort von Heraklit sagt: „panta rhei: alles fließt. Du kannst den gleichen Fluss nicht zweimal durchqueren." Beim zweiten Mal ist der Fluss ein anderer, und du bist auch ein anderer, nachdem du den Fluss einmal durchquert hast. Man geht bei diesem Konzept davon aus, dass alles im Wandel ist, auch wir selbst, dass alles Wichtige in uns aber weiterlebt. Normalerweise wird damit so umgegangen, dass man über alles, was in der Vergangenheit passiert ist, sagt: „Das war und bin ich." Man kann es aber auch anders konzeptualisieren und sagen: „Irgendwie bin ich es auch nicht, denn ich bin heute ein erwachsener Mensch. In mir lebt dieses Kind, aber ich kann mir auch vorstellen, wir wären wie zwei." Dies ist einfach eine andere Herangehensweise. Diese Arbeit mit dem Inneren Kind kann man besonders gut bei traumatisierten Menschen einsetzen.

Weiterführende Literatur

Fischer G (1990). Die Fähigkeit zur Objektspaltung. Ein therapeutischer Veränderungsschritt bei Patienten mit Realtraumatisierung. Forum Psychoanal; 6: 199–212.

Heigl-Evers A, Ott J (Hrsg) (2002). Die psychoanalytisch-interaktionelle Methode. Theorie und Praxis. 4. Aufl. Göttingen, Zürich: Vandenhoeck & Ruprecht.

Herman JL (1994). Die Narben der Gewalt. München: Kindler.

Kernberg OF, Dulz B, Sachsse U (Hrsg) (2001). Handbuch der Borderline-Störungen. 2. Aufl. Stuttgart, New York: Schattauer.

Linehan MM (1996). Dialektisch-behaviorale Therapie der Borderline-Störung. München: CIP-Medien.

Lozenzer A (1984). Intimität und soziales Leid. Archäologie der Psychoanalyse. Frankfurt a. M.: Fischer.

Markowitsch HJ (2001). Streßbezogene Gedächtnisstörungen und ihre möglichen Hirnkorrelate. In: Streeck-Fischer, Sachsse U, Özkan I (Hrsg). Körper, Seele, Trauma: Biologie, Klinik und Praxis. Göttingen: Vandenhoeck & Ruprecht; 72–93.

Putnam FW (1989). Diagnosis and Treatment of Multiple Personality Disorder. New York: Guilford.

Reddemann L, Sachsse U (1998). Welche Psychoanalyse ist für Opfer geeignet? Forum Psychoanal; 14: 289–94.

Rohde-Dachser C (1979). Das Borderline-Syndrom. Bern, Stuttgart, Toronto: Huber.

Ross CA (1989). Multiple Personality Disorder: Diagnosis, Clinical Features, and Treatment. New York: John Wiley & Sons.

Sachsse U (1996). Die traumatisierte therapeutische Beziehung. Projektive Identifizierung in der Psychotherapie als Kommunikation und Konfliktentlastung. Gruppenpsychother Gruppendynamik; 32: 350–65.

Sachsse U (2002). Selbstverletzendes Verhalten. Psychodynamik – Psychotherapie. Das Trauma, die Dissoziation und ihre Behandlung. 6. Aufl. Göttingen, Zürich: Vandenhoeck & Ruprecht.

Stephan I (1992). Die Gründerinnen der Psychoanalyse. Stuttgart: Kreuz.

Tolkien JRR (1976). Der Herr der Ringe. Stuttgart: Hobbit Presse im Ernst Klett Verlag.

van der Hart O, Steele K, Boon S, Brown P (1995). Die Behandlung traumatischer Erinnerungen: Synthese, Bewußtwerdung und Integration. Hypnose und Kognition; 12(2): 34–67.

van der Kolk BA, McFarlane AC, Weisaeth L (Hrsg) (2000). Traumatic Stress. Grundlagen und Behandlungsansätze. Paderborn: Junfermann.

9.2 Sei Borderline!

Ulrich Sachsse

Bei der **Imaginativen traumazentrierten Psychotherapie** (s. Kasten auf S. 193) geht es in der ersten Phase um **Stabilisierung**. Das Erreichen von ausreichender Stabilität bedeutet vor allem **Erregungs- und Affektkontrolle**, d. h. das Wahrnehmen und Aushalten von Affekten auf eine differenzierte Art und Weise. Dies müsste eine stabilisierende Arbeit leisten.

Menschen, die dissoziieren, sollen dahin gebracht werden, dass sie über ihr dissoziatives

Imaginative traumazentrierte Psychotherapie

Luise Reddemann und Ulrich Sachsse

Konzeptentwicklung in Bielefeld (Reddemann und Mitarbeiter) ab 1985. In Göttingen seit Juni 1996 auf der Spezial-Station 9 für inzwischen 18 Patientinnen mit folgenden Diagnosen bzw. folgender Symptomatik:

Kerndiagnosen

- komplexe Posttraumatische Belastungsstörung (300.89/F43.1)
- vom Phänotyp der Borderline-Persönlichkeitsstörung (301.83/F60.31)

dissoziative Symptomatik

- Dissoziative Amnesie (300.12/F44.0)
- Depersonalisationsstörung (300.6/F48.1)
- selbstverletzendes Verhalten (X.78, X.79)
- Dissoziative Identitätsstörung (300.14/F44.81)

konstriktive Symptomatik

- Somatisierungsstörung (300.81/F45.0)
- Major Depression (296.3x/F33.x)

2 Patientinnen Behandlungsphase I: 2 bis 3 Wochen: Stabilisierung und Diagnostik
16 Patientinnen Behandlungsphase II: mehrfach 6 Wochen: Trauma-Exposition

I Stabilisierung

durch Utilisation von Dissoziation und Spaltung
(Sei Borderline! – in deiner Phantasiewelt, nicht in der Realität!)

nur schlecht

- Intrusionen, Flashbacks, Derealisationen
- Panik, Furcht, Paranoia
- chaotische Beziehungen
- unkontrollierte Spontanregressionen
- Selbst- und Fremddestruktivität
- Depersonalisation

nur gut

- Tresor-Übung, Dissoziationsstopp (Bildrücklauf, Gegenbilder
- Sicherer Innerer Ort
- nur gute Innere Helfer
- Arbeit mit dem Inneren Kind
- Arbeit mit Täter-Introjekten
- Aromatherapie, Qi Gong, Feldenkrais

II Trauma-Synthese

- Zusammenführen von Wort, Bild, Affekt und Körpersensation (Gestalterleben)
- Umwandlung einer unkontrollierbaren Stressreaktion in eine kontrollierbare Stressreaktion
- Integration von Unsagbarem ins verbale Wachbewusstsein

durch bifokale Aufmerksamkeit
durch Pendeln zwischen dem Dort-und-Damals und dem Hier-und-Jetzt

- Aufheben von Verarbeitungsbremsen auf Gehirnebene
- verändertes Wiederdurchleben führt zur Veränderung der Erinnerung
- state dependent learning

durch

- Eye Movement Desensitization and Reprocessing (EMDR, Shapiro)
- Bildschirm-Technik/Beobachter-Technik

III Trauer und Neuorientierung

Literatur: Reddemann L, Sachsse U: Persönlichkeitsstörungen 3/97 (Stabilisierung), 2/98 (Trauma-Exposition); Reddemann L: Imagination als heilsame Kraft. Pfeiffer 2001.

Verhalten einige Kontrolle haben. Solange diese nicht vorhanden ist, ist Trauma-Konfrontation hoch riskant. Die Stabilisierungsphase sollte auch eben dazu dienen, **Kontrolle über dissoziatives Verhalten** zu erlangen.

Außerdem sollte der Patient in der Lage sein, sich selbst zu trösten. Er sollte in der Lage sein, auf eine funktionale Art liebevoll und mitfühlend mit sich selbst umgehen zu können, insbesondere auch mit Inneren-Kind-States. Die **Fähigkeit zu innerem Trost** ist eine Voraussetzung, die erst geschaffen werden sollte, bevor man an Trauma-Konfrontation denkt.

Der zweite Schritt in der Behandlung von Menschen mit einer posttraumatischen Störung besteht dann, wenn die Patientinnen stabil genug dafür sind, darin, dass dem Trauma begegnet werden kann. Man kann mit imaginativen Techniken Traumata sehr gut bearbeiten. EMDR lässt sich durch den Einsatz imaginativer Techniken besser dosieren. Es kann so auch bei komplex Traumatisierten noch zur Anwendung kommen, die einen auch nur sehr kurzfristigen inneren Kontrollverlust, wie er bei EMDR nicht selten ist, nicht ertragen können.

Der dritte Teil der Therapie besteht aus Integration und Betrauern. Wenn man traumatische Erfahrungen bewusst werden lässt, hat man sehr damit zu ringen, sie zu akzeptieren und zu integrieren. Diese Integrations-, Verarbeitungs- und Trauerprozesse erfordern intensive therapeutische Arbeit.

Diese Therapie-Phasen folgen einander übrigens nicht, lösen sich nicht ab, sondern stehen zueinander in einer dynamischen Beziehung. Nicht selten ist nach einer Trauma-Exposition wieder einige Zeit Stabilisierung erforderlich, und auch eine Trauer- und Integrationsarbeit kann erneute Stabilisierung erforderlich machen.

Mit diesen Grundprinzipien und der imaginativen Arbeit kann man mehr oder weniger direktiv umgehen. Man kann diese Therapie-Elemente nur beiläufig erwähnen und dem Patienten sozusagen zur Verfügung stellen, wenn man zum Beispiel analytisch arbeitet. Auch in analytischer Arbeit bringt man ja mal eine Anregung. Da in Analysen hoffentlich eher die stabileren Patienten sind, können diese solche Anregungen abwägend aufgreifen. Sind die Patienten sehr instabil, muss man sehr viel klarer strukturieren bis hin zu klaren Anweisungen: Tun Sie das, lassen Sie das, bauen Sie dieses Element zu dieser Tageszeit bitte in Ihren Tagesablauf ein!

Bei den komplex traumatisierten Patientinnen, vor allem bei jenen mit Persönlichkeitsstörungen vom Borderline-Typ, beobachtet man sehr häufig, dass sie eine Tendenz haben, die Welt in „ganz gut“ und „ganz böse“ zu spalten. Im Grunde genommen greifen wir diese Spaltungstendenz der Patientinnen auf und nutzen sie nach dem Motto: „Spalte besser, mach’ es noch gründlicher! Sei Borderline, aber in deiner Innenwelt! Externalisiere nicht!“ Spaltung wird nicht zum Problem gemacht, sondern als Ressource genutzt. Spaltungs- und Dissoziationsfähigkeit werden utilisiert, aber aktiv auf die Innere Bühne verortet.

Die Grundidee kann man so zusammenfassen: Wenn man im Leben schwer traumatisiert worden ist, dann ist es am besten, wenn man eine Borderline-Struktur entwickelt, da diese eine ausgezeichnete emotionale Orientierung liefert. Es gibt nur „ganz gut“ oder „ganz schlecht“. Das unterstützen wir und sagen: „Es ist ganz wichtig, dass Sie als Patientin diese ganz basale Orientierung erstmal bekommen.“ Fischer hat in einem Artikel 1987 geschrieben, dass Spaltungsfähigkeit für schwer Traumatisierte ein notwendiger Entwicklungsschritt ist. Und zwar deshalb, weil sie nicht fusionierte, ganzheitliche Objektbeziehungen erfahren haben, sondern paradoxe oder konfuse. Das bedeutet, dass sie die Eltern nicht teils-teils erlebt haben, sondern es war immer unklar, was gut und was schlecht war. Es wurde verwischt, oft bewusst mit krimineller Energie verwischt, verwirrt und zerstört: „Das ist gut für dich. Das macht Spaß. Das machen alle Kinder mit ihren Vätern. Das wird dir gefallen.“ Gut und schlecht ist systematisch als innere Orientierung zerstört worden. Darum ist das Element „gut oder schlecht“ neben dem Element der Sicherheit das, was vorrangig erarbeitet werden muss. Also: „Entwickeln Sie eine Borderline-Orientierung! Das Einzige, was wir Ihnen nicht empfehlen können, ist, diese zu externalisieren. Sinnvoll ist eine innerseelische Organisation, die Menschen als Phantasiewelt zur Verfügung hatten, seit wir Märchen, Mythen und Religionen kennen. Die Grundorientierung ist auch hier, dass es etwas ganz Schlechtes und etwas ganz Gutes gibt." Beim „Herrn der Ringe" von J.R.R. Tolkien sind das ganz und nur Schlechte z. B. Sauron und seine Gefolgschaft der Orks, Uruks und Nazgul, und das ganz und nur Gute sind zum Beispiel Gandalf und die Elfen, die Hobbits und die – nein, nicht die Menschen! Sehr stimmig gibt es in dieser Roman-Trilogie keinen nur guten Menschen. Die Menschen sind alle so teils-teils. Bestenfalls sind sie gut und eitel, gut und machtgierig, gut und dumm, gut und engstirnig oder gut und wankelmütig. Besser geht es halt nicht mit den Menschen. Gut versus schlecht, bekömmlich versus unbekömmlich oder erfreulich versus leidvoll sind aber unverzichtbare innere Orientierungen. Das ist etwas, was wir innerlich zur Verfügung haben müssen, und dies soll hier wieder geschaffen werden. Also nicht externalisieren, sondern solche gespaltenen, klaren, unzweideutigen Verhältnisse innerseelisch schaffen!

Die nur schlechte Welt haben die Patienten schon. Sie ist ihnen durch Traumatisierungen zugefügt worden und besteht aus Intrusionen, Flashbacks, Derealisationszuständen, Panik, Furcht, Paranoia, chaotischen Beziehungen, unkontrollierbaren Spontanregressionen, Selbst- und Fremddestruktivität, Depersonalisationszuständen etc. Das ist nur schlecht. Dem setzen wir im ersten Schritt der Stabilisierungsphase etwas entgegen: den Depersonalisationszuständen die Körpertherapie wie Qi Gong, Feldenkrais oder KBT; den Derealisationen, Flashbacks und Intrusionen den Dissoziationsstopp sowie die Imaginationen der Sicherheit, des Trostes, der optimalen sozialen Unterstützung und des Auftankens; den unkontrollierbaren Spontanregressionen die Arbeit mit dem Inneren Kind; der Selbst- und Fremddestruktivität die Täter-Introjekt-Arbeit.

9.3 Rituale

Ulrich Sachsse

Psychotherapie ist zumindest in wesentlichen Teilen – sicherlich nicht ausschließlich – ein Lernprozess. Wie lernen wir etwas? Dinge, die wir lernen, beginnen als Episode. Vielleicht erinnern Sie sich noch an die Worte des Fahrlehrers auf jener abgelegenen Nebenstraße, als Sie Ihre erste Fahrstunde hatten: „So, jetzt mal ganz entspannt! Und jetzt langsam Gas geben – noch langsamer! Und dann vorsichtig und mit Gefühl die Kupplung kommen lassen. Noch vorsichtiger! Also, das macht jetzt gar nichts, dass der Motor abgesoffen ist, das passiert den meisten am Anfang. Noch einmal. Ja, schon viel besser. Und wenn wir beim nächsten Mal auch noch die Handbremse lösen, fährt der Wagen auch viel flüssiger." Oder so ähnlich. Daran können viele von uns sich noch erinnern. Das war eine bedeutsame Episode in unserem Leben, vielleicht auch die Fahrprüfung. Aber die Fahrstunden dazwischen? Doch nur dann, wenn da wieder irgendwas Be-Merkenswertes passiert ist. Ansonsten haben wir uns die Abläufe des Autofahrens immer mehr antrainiert, um nicht zu sagen: andressiert, und sie sind aus dem episodischen immer mehr ins so genannte prozedurale Gedächtnis gewandert. Da sind sie auch unter hohem Stress abrufbar, und das müssen sie auch sein. Gerade in stressigen Verkehrssituationen müssen wir uns auf unsere antrainierten Funktionsabläufe verlassen können. Im impliziten, automatisierten, prozeduralen Gedächtnis sollten die Sachen auch bleiben. Sie können jeden erfahrenen Autofahrer aus dem Tritt bringen, indem Sie sagen: „Schalten Sie mal ganz bewusst Ihr Auto!" Sagt man einem guten Klavierspieler, dass er den Fingersatz ganz bewusst machen soll, spielt er wieder hakelig.

In den meisten Psychotherapien arbeiten wir vorwiegend mit dem episodischen Gedächtnis. Wir ermöglichen den Patienten eine Regression auf ihre wesentlichen Erfahrungsepisoden, in denen ihr Leid oder ihre Symptome begonnen haben. Das ist sicher auch richtig. Aber das reicht dann nicht aus, wenn die Symptome inzwischen im prozeduralen Gedächtnis abgespeichert sind, zwanghaft, suchtartig, repetitiv ablaufen. Freud sprach ganz richtig von seelischen „Mechanismen". Diese Metapher verweist auf das Automatisierte solcher Abläufe. Können wir solche Mechanismen, ritualisierten und automatisierten Symptome wieder ganz loswerden, wieder ganz verlernen? Können wir über ein Verständnis der Lebensgeschichte und eine Veränderung der seelischen Struktur über Neuerfahrungen in der Therapie solche Symptombildungen wieder ganz verlieren, uns gar umstrukturieren? Die Tierforscher haben da so ihre Zweifel. Es bleibt abzuwarten, was die Erforschung des Verlernens, des Löschens, der Extinktion, im Tierversuch letztlich erbringen wird. Im Moment sieht es eher so aus, als wären wirklich eindrückliche Erfahrungen nie mehr ganz zu tilgen und als wäre alles, was einmal im prozeduralen Gedächtnis gespeichert ist, nie mehr ganz zu löschen. Können wir wieder verlernen zu schwimmen? Wir können statt zu schwimmen Boot fahren oder um den See laufen, wir können unsere Fähigkeit zu schwimmen bewusst gerade nicht einsetzen, aber verlernen können wir so etwas wohl nicht mehr. Das würde in der Psychotherapie bedeuten: Symptome wie SVV, Bulimie, Dissoziation, Zwangsrituale oder Intrusionen sind nicht ganz „wegzubekommen". Wir müssen in der Psychotherapie versuchen, den Einsatz dieser Symptome schrittweise überflüssig zu machen, durch andere Abläufe zu ersetzen: „Zur Not können Sie sich ja immer noch verletzen. So was verlernt man schließlich nicht."

Manfred Spitzer berichtet, er habe vor einigen Jahren geschaut, ob er durch Verhalten seine Kortex-Landkarte verändern kann. Er hat sich unter das PET gelegt und herausgefunden, dass bei Tierbildern eine bestimmte Stelle in seinem Kortex aktiv wird. Monatelang hat er sich jeden Tag eine halbe bis drei viertel Stunde Tierbilder angeguckt. Dann hat er sich wieder unters PET gelegt. Das besagte Hirnareal für Tierbilder war größer geworden. Es war bereits bekannt von Personen, die Musikinstrumente spielen, dass bei denen der motorische Kortex für die Finger deutlich größer ist. Spitzer stellte sich die Frage: „Wenn das für Klavier spielen und Tierbilder angucken gilt, gilt das dann auch für Gewaltvideos reinziehen?" Tatsächlich gibt es nicht mehr viele Zweifel, dass dies zu Gehirnveränderungen führt. Unsere Kortex-Landkarte ist davon abhängig, was wir tagtäglich mit unserem Gehirn machen, und zwar überwiegend von den ritualisierten Sachen, von dem, was ständig, immer wieder passiert. Deshalb ist unser Auftrag in der ambulanten wie stationären Therapie: „Gewöhnen Sie sich kurzfristige Rituale von 10 bis 15 Minuten an, die Sie im Alltag unterbringen können! Am besten machen Sie morgens gleich 15 Minuten Qi Gong, nachmittags 15 Minuten eine Imaginationsübung und in den frühen Abendstunden noch 20 bis 30 Minuten Arbeit mit dem Inneren Kind – falls Ihre Zeit dafür reicht. Was Sie machen, sollten Sie aber relativ regelmäßig machen." Diese ritualisierte Erfahrung von Körperbezug, Sicherheit und einem zeitlich befristeten nur guten Zustand ist etwas, das nach einem viertel bis halben Jahr zu Veränderungen führt in der Fähigkeit, mit dem Leben umzugehen.

Wir sind überzeugt, dass Psychotherapie gute Rituale enthalten sollte. Den zwanghaft-suchtartigen Symptomen sollten gute Rituale entgegengesetzt werden. Die müssen erst einmal in Augenblicken erworben, erlernt, antrainiert werden, in denen jemand lernfähig ist, also nicht zu sehr unter Stress steht. Darum empfehlen – besser: erwarten und verlangen – wir, dass die Patienten täglich 15, besser 30 Minuten gute Rituale durchführen. Optimal sind etwa 10 Minuten Körperbezogenes – das kann auch Tanz, Joggen oder Fitnesstraining sein –, zusätzlich 20 Minuten Innere-Kind-Arbeit und/oder Imaginationsübungen. Genau wie beim Autogenen Training müssen die Abläufe sicher im prozeduralen Gedächtnis eingeschliffen sein, um in Krisensituationen verfügbar zu sein. Insofern ist unsere Therapie auch ein Training, und wir sind dabei Trainer. „Coaching" ist das Stichwort. Die Fähigkeiten, Sicherheit und soziale Bindung imaginativ herzustellen, sich darauf zu konzentrieren, dass man Hilfe bekommt, müssen automatisiert aus dem prozeduralen Gedächtnis verfügbar sein, bevor man sie gegen schlimme innere Zustände einsetzen kann.

In Göttingen gibt es auf Station 3 feste Rituale, die zum täglichen Programm gehören. Morgens ist es eine viertel Stunde Qi Gong. Daran muss niemand glauben. Es reicht, wenn man sich konzentriert, sich korrekt bewegt und richtig Luft holt. Das zweite Ritual sind die Imaginationsübungen zum Tagesausklang. Das machen wir auch, um zu vermitteln, dass es gut ist, zwischen Arbeitszeit und Freizeit ein Umschalt-Ritual zu etablieren. Das dritte Ritual, das angeboten wird, sind Märchen vor dem Einschlafen: Die Nachtschwester liest gegen 21.30 Uhr ein Märchen vor. Erst befürchteten wir, es werde die allgemeine maligne Regression ausbrechen. Das Gegenteil war der Fall. Die Abende wurden deutlich entspannter, ein Regressionsangebot war ritualisiert etabliert worden, und Regression war gesteuert erlaubt. Zu Hause geht das über Märchenkassetten. Während Qi Gong und Imaginationsübungen verpflichtend sind, sind Märchen freiwillig. Niemand wird geweckt, weil sie sich vor dem Einschlafen noch ein Märchen anhören muss.

9.4 Therapie-Planung

Ulrich Sachsse

Die ambulant und stationär verfügbaren Zeitkontingente sind für komplex Traumatisierte meist zu kurz. Mit 50 Sitzungen ambulant ist diesen Frauen nicht zu helfen. Das ist u. a. auch ein gesellschaftliches und politisches Problem. Unabhängig davon, wie viele Sitzungen zur Verfügung stehen, sollte mit den Sitzungen sparsam umgegangen werden. Wenn Sie in der Anfangsphase dem Wunsch vieler Patientinnen nach hochfrequenten Sitzungen nachkommen, fehlt dieses Kontingent später für Trauma-Expositionen. Es ist natürlich einfacher, dem leidvollen Drängen der Patientinnen nachzugeben und sie zwei- oder dreimal die Woche zu sehen. Aber hilfreicher ist von Anfang an, den Patientinnen Imaginationsübungen und andere Rituale als eine Art Übergangsobjekte mit nach Hause zu geben, um sie von der Präsenz der Therapeutin nicht zu abhängig zu machen. Optimal wäre nach unserer Einschätzung, am Anfang vierzehntäglich zu arbeiten und die Stabilisierung zu vermitteln, in der Zeit von Trauma-Expositionen dann aber auch mal mit einem Doppeltermin und einem zusätzlichen Termin in der Woche. Vielen Patientinnen wird man von Anfang an sagen müssen, dass eine Verlängerung über ein bestimmtes Sitzungskontingent hinaus problematisch werden kann, und mit ihnen besprechen, wie mit diesem Problem umzugehen ist.

In einigen Städten gibt es inzwischen in Frauenzentren oder Trauma-Zentren Gruppenangebote, wo Betroffene Imaginationsübungen und andere Stabilisierungselemente erlernen können. Das spart Einzeltermine, muss meist selbst mitfinanziert werden, ist andererseits aber auch für die meisten erschwinglich. In einigen Städten gibt es auch das Angebot von DBT-Skills-Gruppen. Auch das ist sehr zu empfehlen. Jede Möglichkeit, Einzel-Sitzungen einzusparen, um während der Phase der Trauma-Expositionen noch ein gesichertes Kontingent verfügbar zu haben, sollte genutzt werden.

9.5 Stabilisierung

Ulrich Sachsse

Angst und Zweifel

Zweifle nicht
an dem
der dir sagt
er hat Angst

aber hab Angst
vor dem
der dir sagt
er kennt keine Zweifel

Erich Fried

Wenn in der traumazentrierten Psychotherapie von den Therapie-Phasen I (Stabilisierung), II (Begegnung mit dem Trauma) und III (Trauer und Neuorientierung) die Rede ist, kann die falsche Vorstellung entstehen, diese Phasen würden zeitlich aufeinander folgen und eine Phase sei abgeschlossen, bevor die nächste beginnt. Dem ist nicht so. Vielmehr wechseln sich diese Phasen dynamisch ab, beeinflussen einander und stehen in einer eher komplexen Beziehung zueinander. Stabilisierung etwa ist für eine Patientin oft über das Therapie-Ende hinaus erforderlich, manchmal lebensbegleitend, nicht selten täglich. Stabilisierung ist nach fast jeder erfolgreichen Trauma-Synthese erst einmal wieder indiziert, bevor weitergearbeitet werden kann. Und Trauer und die Notwendigkeit zur Neuorientierung können auch von einer erfolgreichen Stabilisierungs-Übung ausgelöst werden.

Am Anfang steht die Stabilisierung. Es ist aber hilfreich, von Beginn an deutlich zu machen, dass die Arbeit an der eigenen Stabilisierung für schwer traumatisierte Menschen möglicherweise nie ganz „fertig" ist, sondern zum alltäglichen, selbstverständlichen, lebensbegleitenden Prozess werden muss. Das gilt ja auch für neurotisch strukturierte Menschen: Wir alle werden im Leben immer mal wieder destabilisiert, und dann brauchen wir alle Strategien, um unser Gleichgewicht, unsere Stabilität wiederzugewinnen.

> In der traumazentrierten Psychotherapie gilt eine Grundregel: äußere Sicherheit vor innerer Sicherheit vor Trauma-Exposition.

Der erste Schritt muss immer die Klärung der äußeren Sicherheit sein. Da erlebt man manchmal im Verlauf einer Therapie Erstaunliches, weil die Patienten Lebensumstände als sicher einschätzen, die wir Therapeuten als hochgradig unsicher einschätzen würden. Die Patienten vergleichen aber ihre jetzige Situation vielleicht mit ihrer früheren, und im Vergleich dazu kann die heutige durchaus sehr viel sicherer sein. Außerdem ist bei fast allen das natürliche, biologisch fundierte Sicherheitsempfinden massiv gestört. Es empfiehlt sich also, sehr genau nachzufragen, sehr genau hinzusehen und ins Detail zu gehen: Wo lebt die Patientin, in welcher Wohnung, in welcher Wohngegend, mit wem zusammen? Wie sind die Zimmer aufgeteilt, wie genau verhält sich die Partnerin/der Partner? (Übrigens können auch lesbische Lebenspartnerinnen retraumatisierende Verhaltensweisen haben, das wird manchmal ausgeblendet.) Wie ist das Freizeitverhalten, wie die konkrete Arbeitssituation, wie, wo, wann und wie lange der Kontakt zu den Eltern? Gerade bei pauschalen Rückmeldungen wie „Das ist alles in Ordnung" erspart man sich manche unliebsame Überraschung mit der Rückfrage „Na prima, wie ist es denn genau im Einzelnen?"

Wenn Sie mit Menschen arbeiten, die traumatisiert worden sind, dann ist es sehr wesentlich, sich genau anzuschauen, ob und wo es Elemente im äußeren Leben gibt, die unsicher sind. Wenn diese äußere Sicherheit nicht gegeben ist und man zu therapieren beginnt, dann kann es sogar sein, dass man wesentliche Schutzmechanismen schwächt, selbst durch reine Stabilisierung. Wenn jemand noch in übergriffigen, missbräuchlichen oder gar gewalttätigen Beziehungen lebt und man dann an seiner Dissoziativität arbeitet oder vielleicht sogar schon Trauma-Expositionen macht, wird man die Fähigkeit zur Dissoziation schwächen. Man nimmt diesem Menschen damit den wichtigsten Coping-Mechanismus.

Auch wenn ich mit jemandem ausschließlich stabilisierend arbeite, kann es sein, dass ich Double-binds setze, indem ich sage: „Stellen Sie sich den Sicheren Inneren Ort vor.“ Dieser Mensch stellt sich zu Hause den Sicheren Inneren Ort vor, entspannt sich dabei etwas und bekommt plötzlich von hinten eine gescheuert. Das ist eine Situation, die besonders schädigt: Wenn ich mich sicher fühle, mich innerlich in einen Zustand von Vertrauen und Sicherheit hineinbegebe und dann einen Nackenschlag bekomme. Wenn man zum Beispiel Autogenes Training macht, dann erschrickt man durch den Knall einer Tür mehr als im wachen, angespannten Zustand. Eine Arbeit mit Stabilisierungstechniken darf die Situation nicht noch widersprüchlicher, grotesker, „schräger“, kognitiv verwirrender machen.

Es ist dann wichtig Folgendes zu vertreten: „Was wir hier machen, ist noch keine Psychotherapie im eigentlichen Sinne, sondern eher eine sozialpsychiatrische Beratung.“ – „Ich überweise Sie an die Tagesklinik, damit dort Ihre Lebenssituation mit Ihnen reflektiert und verändert werden kann, bevor ich Ihnen bei mir ein Therapie-Angebot mache.“ – „Es geht erstmal darum, dass Sie mit dem Frauennotruf Kontakt aufnehmen, um einen Umzug ins Frauenhaus abzuwägen und vorzubereiten.“

Viele Patientinnen versuchen, sich darüber hinwegzusetzen. Soziale Unsicherheit, Täterkontakte und hoch problematische Beziehungen werden Therapeutinnen manchmal aktiv verschwiegen, weil natürlich auch die Patientinnen inzwischen wissen, wie die Spielregeln sind.

Häufiger ist es aber so, dass die Patientin ihre Lebenssituation ziemlich sicher findet – zumindest relativ sicher im Verhältnis zu dem, was in der Kindheit und Jugend alles war. Dann stellt sich erst im therapeutischen Prozess so nach und nach heraus, wie viel Unsicherheit, wie viel Übergriffigkeit und wie viel Kaltherzigkeit es auch in den aktuellen Bezügen noch gibt.

Wir haben nicht selten die Situation, dass wir gar nicht so viel über äußere Sicherheit gesprochen haben, weil alles ganz vertretbar klang, und trotzdem ruft uns eine Patientin zwischen zwei stationären Behandlungsintervallen an und sagt: „Kann ich nicht etwas später kommen? Ich will erstmal umziehen.“ Dann ist ihr deutlich geworden, dass sie in irgendwelchen sozialen Spannungsfeldern wohnt. Das ist in seiner Anonymität bisher immer noch sicherer gewesen als das, was sie zu Hause gehabt hat. Jetzt spürt sie aber zunehmend, dass es eigentlich noch sicherer sein könnte, und sie würde lieber in einer Umgebung wohnen, wo ein anderes soziales Klima herrscht. Sie wird feinfühliger.

An der Stelle kann es sein, dass Sie psychotherapeutisch jahrelang auf der Stelle treten. Es gibt Frauen, die sagen: „Ich will und kann aus dieser Umgebung nicht raus.“ Das kann gerade auch in ländlichen Bezügen ein unlösbares Problem sein, weil eine veränderte Lebenssituation zu einem völligen Verlust aller sozialen Bindungen führen könnte oder zu bloßstellenden Fragen des Dorfes, die eine Patientin auf jeden Fall vermeiden will. Dann ist es weit besser, die Patientin sozialpsychiatrisch zu behandeln und zu begleiten – vielleicht mit Unterstützung des regionalen Versorgungskrankenhauses, des Jugendamtes, gelegentlichem Einbeziehen des Frauenhauses oder des Frauennotrufes – als mit einer traumazentrierten Therapie zu beginnen, die diese Patientin eher zusätzlich destabilisieren würde. Manchmal können Sie eine Patientin im Grunde genommen in der Katastrophe nur therapeutisch begleiten und auf den Moment warten, in dem Sie mit der entwicklungsorientierten Therapie anfangen können.

Wenn keine äußere Sicherheit vorherrscht, kann man keine Psychotherapie machen. Man muss zuerst die Patientin dazu bewegen bzw. dabei begleiten, dass sie sich erlaubt, äußere Sicherheit zu schaffen. Dies ist manchmal sehr schwierig. Dabei kann eine imaginative Intervention doch ganz hilfreich sein, nämlich zu fragen: Wer will eigentlich diese Beziehung zum Beispiel zu einem misshandelnden Ehemann? Ist das die erwachsene Frau, oder ist das ein Inneres Kind? In der Regel ist es das Innere Kind, das sich erhofft, dass mit den Männern, Vätern, Menschen endlich alles gut wird. Dann ist es gut, wenn man parallel arbeitet: primär an der äußeren Sicherheit, aber die Patientin auch anregt, sich um ihr Inneres Kind zu kümmern und das in Sicherheit zu bringen. Dann merken viele Patientinnen erst, dass es zum Beispiel notwendig ist, sich zu trennen. Hier hat auch manche stationäre Behandlung ihre Indikation, da dort erst die notwendige Ruhe und Distanz einkehrt, diese Entscheidungen zu treffen.

Problematisch ist es auch, wenn eine Patientin zwar keinen Täterkontakt mehr hat, aber noch ein juristischer Prozess läuft. Traumazentrierte Therapie hat zum Ziel, Vergangenheit vergangen werden zu lassen. Daran arbeiten wir aktiv. Prozesse vor Gericht aktualisieren; Gutachten auch. Man muss auch während eines unabgeschlossenen Gerichtsverfahrens mehr an den äußeren und inneren Schutzmöglichkeiten arbeiten. Wenn Patienten ständig dissoziieren müssen, weil sie sich so unsicher fühlen und vielleicht ja tatsächlich eine äußere Bedrohung vorliegt, dann kommt man mit Trauma-Expositionen nicht weiter. Für manche Kollegen und Kolleginnen ist es nicht so leicht, das bei den Patienten beharrlich zu vertreten, weil sie denken, dass es grausam ist, in solchen Situationen keine Trauma-Expositionen zu machen.

Ich habe früher auch gedacht, dass die Erwachsene gestärkt werden könnte und ihre belastende Realität, etwa den Prozess oder die Ehe, besser bewältigen könnte, wenn wir diese alten Sachen jetzt so rasch wie möglich bearbeiten. Wir haben zudem früher fast alle mal gelernt: Wenn man die alten Sachen bearbeitet, dann ist dadurch das aktuelle Problem sozusagen vom Tisch, weil man weiß, dass alles ja nur an dem Alten liegt. Das ist leider ein Trugschluss, was traumatische Erfahrungen angeht. Da funktioniert das nicht, weil die therapeutische Ich-Spaltung nicht funktioniert.

Es ist auch uferlos, wenn Sie anfangen, sich bei Patienten mit Täterkontakt therapeutisch quasi selbst um deren Innere Kinder zu kümmern. Es ist wichtig, dass möglichst viele funktionale erwachsene Anteile des Patienten gestärkt werden, die entschlossen dafür sorgen können, dass im äußeren Leben mehr Ruhe und Sicherheit einkehren. Das ist es, worum es vorrangig geht.

9.5.1 Die Arbeit auf der Inneren Bühne

Ulrich Sachsse

Wesentliches Element dieser Arbeit ist es, inneren Zuständen, Befindlichkeiten, Gefühlen eine Gestalt zu geben. So kann man all dem, was kindlich in einem ist, also der Angst, der Freude, der Wut, Täter-Introjekten, der Trauer usw., eine Gestalt geben. Mit diesem Vorgehen arbeiten Therapie-Methoden wie Gestalttherapie, Kunsttherapie, Psychodrama, kreative Ergotherapie, Katathym-imaginative Psychotherapie, Focussing, Hypnotherapie, NLP und nicht zuletzt auch die aktive Imagination nach C. G. Jung.

Diese Technik hat uralte Wurzeln. Sie wurzelt im Schamanismus. In anderen Kulturen ist die Existenz von Geistern noch heute real. Früher war das auch in unserer Kultur so. Und bis heute kann man über die physische bzw. metaphysische Existenz von Engeln sowohl streiten als auch Spielfilme drehen. Dass Inneres bedrängend und bedrohlich real sein kann, erleben traumatisierte Patientinnen manchmal täglich. Ihre Geister und Gespenster sind nach außen projizierte Anteile des seelischen Selbst oder auch Fremdkörper im Selbst wie Täter-Introjekte – so unsere heutige Glaubenshaltung. In der imaginativen Psychotherapie wird dieses uralte Vorgehen modifiziert wieder aufgegriffen und der Patientin vorgeschlagen, dem, was im Inneren ist, eine Gestalt zu geben und diese Gestalt außerhalb ihrer selbst wahrzunehmen. Aus einem unkontrolliert in der Nacht auftauchenden Gespenst oder Dämon wird damit ein hoffentlich bald gesteuert aufrufbares, kontrollierbares Objekt. Horrorfilme arbeiten nach diesem Muster: Etwas Unbekanntes, Unfassbares, Unbenennbares, Unkontrollierbares wird entdeckt, macht zunächst unerträglich Angst, wird dann aber sukzessive erträglicher, umgänglicher, schließlich kontrollierbarer, auch wenn es seine Gefahr noch lange behalten mag. Im psychodynamischen Verständnis sind solche Gestalten traumhaft-albtraumhafte Wesen unseres Inneren, die eine Externalisierung erfahren. Wieder wird deutlich, dass wir etwas, das als Abwehrmechanismus bekannt ist, bewusst nutzen, „utilisieren".

Nach der Externalisierung kann diese Gestalt auf vielerlei Art verändert werden, zum Beispiel räumlich. Sie kann von einem als bedrohlich erlebten „Hinter mir" („Im Nacken") in ein handhabbares „Vor mir" gebracht werden, oder sie wird verkleinert, wie zum Beispiel eine „Riesenangst", oder vergrößert, wie zum Beispiel das Glück in der Glücksübung. Es können Kämpfe stattfinden, und eine Gestalt kann auch getötet werden, wie in diesem Buch im Kapitel über Täter-Introjekte ausführlich dargestellt wird (s. Kap. 9.5.1.3). Auch das „Innere Kind" ist eine solche Gestalt.

Die Arbeit auf der Inneren Bühne kann ausschließlich imaginativ geschehen. Sie kann aber auch konkret ablaufen, wie ich es bei der Arbeit für das Innere Kind empfehle. In die konkrete Arbeit mit Ritualen werden Imaginationen einbezogen. Stark ritualisierte Körpertherapie wie Qi Gong arbeitet mit Vorstellungen, die mit den Übungen verbunden sind: „Stehen Sie wie verwurzelt auf Ihren Fußsohlen und schwanken Sie leicht wie eine Tanne im Wind." Achterberg (1994) weist darauf hin, dass es ihrer Meinung nach bei Ritualen eher die Imaginationen als die Handlungsabläufe selbst sind, die gut tun. Da ist sicherlich etwas dran, denn alle Religionen beklagen, dass ein inhalts- und sinnentleertes Abspulen irgendwelcher Rituale bestenfalls wirkungslos, schlimmstenfalls destruktiv werden kann.

Die Arbeit mit Imaginationen knüpft an die Fähigkeit vieler traumatisierter Menschen an zu dissoziieren. Angst, zum Beispiel imaginiert als dunkle Gestalt außerhalb des Selbst, ist ein Stück weit dissoziiert, aber doch nicht völlig aus dem Bewusstsein. Die im Folgenden vorgeschlagenen Techniken sind allesamt angstreduzierend und erhöhen die bewusste Kontrolle des Patienten. Die Arbeit mit der Gestalt-Gebung ermöglicht eine innere Distanzierung bei gleichzeitiger Intensivierung des Erlebens: ein fast paradoxer Vorgang, den jeder kennt, der seinem Inneren Kind einmal bewusst begegnet ist.

Zu dieser Art des Arbeitens gehört auch, immer wieder auf Märchen und Mythen zurückzugreifen. Märchen und Mythen müssen für die Patientin stimmig sein. Therapeutinnen werden gegebenenfalls eigene Märchen finden, die für sie und ihre Patientinnen „stimmen".

Es hat sich bewährt, imaginative Techniken in allen Phasen der Trauma-Therapie anzuwenden: zur Stabilisierung genauso wie zur Trauma-Exposition.

Weiterführende Literatur

Achterberg J (1994). Gedanken heilen. Reinbek: Rowohlt.

Kast V (1991). Freude, Inspiration, Hoffnung. Olten: Walter.

Krystal P (1989). Die inneren Fesseln sprengen. Olten: Walter.

van der Hart O (Hrsg) (1982). Abschiednehmen. Abschiedsrituale in der Psychotherapie. München: Pfeiffer.

9.5.1.1 Aussöhnung mit dem Inneren Kind

Katja Eßlinger

„Im Erwachsenen steckt nämlich ein Kind, ein ewiges Kind, ein immer noch Werdendes, nie Fertiges, das beständiger Pflege, Aufmerksamkeit und Erziehung bedürfte. Das ist der Teil der menschlichen Persönlichkeit, der sich zur Ganzheit entwickeln möchte." (C. G. Jung)

Viele von uns kennen Situationen, in denen wir uns plötzlich kleiner, verletzlicher und weniger kompetent fühlen, als wir es sonst sind. Es sind Situationen, in denen man plötzlich stottert, wenn man nach dem Weg fragen muss, in hektische Bewegungen verfällt, wenn man beim Einparken beobachtet wird, seinen Chef mit ungewöhnlich kleiner Stimme um einen Gefallen bittet. Verstandesmäßig ist die Harmlosigkeit solcher Begebenheiten klar, aber die unmittelbaren Gefühle sprechen eine andere Sprache. Sie sind intensiv, unerklärlich und in der Regel unerwünscht. Dennoch sind solche Alltagssituationen schnell vergessen. Wenn jedoch die Arbeit gekündigt wird, eine Partnerschaft beendet ist oder eine nahe stehender Mensch stirbt, kann es sein, dass sich ein erwachsener, handlungsfähiger Mensch über Wochen und Monate wie ein hilfloses und verlassenes Kind fühlt (und verhält), voller Angst der Welt ausgesetzt, ohne ein Gefühl von Halt und Trost. Biografisch früh traumatisierte Menschen erleben besonders die zuletzt genannten Zustände oft, so oft, dass sie zum Bestandteil ihrer Normalität, ihres Selbstbildes werden. Besonders dann, wenn die Eltern entweder selbst Täter waren und/oder keine Hilfe boten, waren sie eigentlichen Sinne des Wortes mutter- und vaterseelenallein. Für sie als erwachsene Menschen aktualisiert sich diese Grunderfahrung in beliebigen Situationen auf intensive, unerklärliche und unerwünschte Weise und setzt die Betroffenen unerträglichen inneren Zuständen aus, die dem eines verängstigten, verlassenen und mutterlosen Kindes gleichen. Wir werden darauf noch ausführlich eingehen.

Die Erfahrung des spontanen Jüngerwerdens hat jedoch auch eine andere Seite: Das Hören einer bestimmten Musik lässt einen auf unerklärliche Weise jung und sorglos werden, der Geruch von Sonnenmilch übermütig und das Besichtigen einer Burg so neugierig wie früher. Es ist ein Begegnung mit einer verborgenen Gefühlswelt, die aus einer längst vergangenen Zeit zu stammen scheint. So im Einklang mit sich selbst haben manche den Eindruck, sie seien ihrem eigentlichen, wahren Wesen nahe. Lebensgeschichtlich früh Traumatisierte hingegen haben ein denkbar gebrochenes Verhältnis zu solchen Empfindungen. Wenn sie in guten Momenten Zugang zu ihren genussfähigen und verspielten Erlebnisweisen haben, dann dürften diese niemals mit „kindlichen" Seiten in Verbindung gebracht werden, denn die Kindheit ist entweder ausgeblendet, ausdrücklich tabu oder so negativ besetzt, dass jeder flüchtige Gedanke an sie weh tut.

Explizite und implizite Erinnerungen

Das oben beschriebene spontane Jüngerwerden (spontane Altersregression) offenbart sich in komplexen Reaktionen, die aus einer anderen Zeit unseres Lebens stammen. Diese Phänomene sind im Rahmen gegenwärtiger Gedächtnistheorien gut erklärbar, wobei dabei der Begriff des impliziten Gedächtnisses eine Schlüsselrolle einnimmt. In den 80er Jahren begann man innerhalb des integrierten Ansatzes der kognitiven Neurowissenschaften die Idee multipler Gedächtnissysteme zu diskutieren und postulierte ein übergeordnetes Gedächtnispaar: das explizite und implizite Gedächtnis. Dem expliziten System wurde dabei die Speicherung des Faktenwissens (semantisches Gedächtnis) und erzählbaren autobiografischen Wissens (episodisches Gedächtnis) zugeschrieben. Es beinhaltet Repräsentationen unserer bewussten Konzepte über uns, die Welt und unserer Lebensgeschichte, welche überwiegend kognitiv-verbal kodiert sind, über die wir also nachdenken und sprechen können. Das implizite Gedächtnis hingegen ist und wirkt unbewusst. Es umfasst neben Handlungsabläufen, Automatismen und Konditionierungen (prozedurales Gedächtnis) so genannte Gedächtniswirkungen ohne bewusst erinnerbare Quelle. Letztere sind überwiegend emotional-sensorisch kodiert und im Alltagsleben durch Déjà-vu-Erlebnisse, die unbewusste Bahnung von Erinnerungen (Priming) und eben auch spontane Alterregression erfahrbar. Man aktualisiert somit Erinnerungen, ohne sich bewusst zu sein, dass es sich um eine Erinnerung handelt. Manche Inhalte des impliziten Gedächtnisses können auf autobiografische Quellen „zurückgeführt" werden, ein Vorgehen, dessen sich die psychodynamischen und humanistischen Therapien bedienen.

Es handelt sich dabei jedoch keineswegs um die einfache Aktivierung „schlummernder“ Engramme, welche die historische Wirklichkeit 1:1 wiedergeben. Vielmehr ist der Prozess des Erinnerns eine subjektive Rekonstruktion des Gewesenen, ähnlich der Arbeit eines Paläontologen, der aus einigen Knochen das Skelett eines Urtieres rekonstruiert. Dies ist im Übrigen keine Eigenheit des impliziten Gedächtnisses, sondern ein allgemeiner Prozess, der sich bei jedem Erinnerungserleben vollzieht.

Das Konzept des Inneren Kindes

Das „innere“ oder „göttliche“ Kind ist ein altes Symbol der Menschheit und erscheint nicht nur in der Gestalt des Christuskinds. Man begegnet ihm in religiösen Mythen über die Jahrtausende hinweg, angefangen bei den Kindgöttern früher Naturreligionen, den göttlichen Kindern der Antike, dem alchimistischen Kind des Mittelalters, dem Kind Krishna der Hindus. Das Kind ist ein Symbol für die Verheißungen und Chancen des Lebens, für Erneuerung, Unschuld und die unbesiegbare Hoffnung. In diesem Bild werden die Dichotomien „gut und böse“, „arm und reich“, „schön und hässlich“, „stark und schwach“ aufgehoben, denn ein Kind steht am Anfang und kennt solche Bewertungen nicht.

Eine frühe psychotherapeutische Beachtung findet das Symbol bei C. G. Jung, der von einem kollektiven Urbild spricht, „in dem sich das umfassende Wesen der Ganzheit ausdrückt“ (Jung 1976, ursprünglich 1942 erschienen). Er versteht das Kind als unsere ursprüngliche, kreative Persönlichkeit, als einen instinktiven Zustand, der ein Gegengewicht zu den unvermeintlichen Einseitigkeiten unseres erwachsenen Lebens darstellt. Sein Gewahrwerden ist auch als Ankündigung einer seelischen Wandlung zu verstehen, innerhalb derer ein Mensch einen wichtigen Schritt in Richtung Ganzheit und Individuation macht.

25 Jahre später entwirft Eric Berne (1967), der Begründer der Transaktionsanalyse ein vergleichsweise weltliches Konstrukt, das große Ähnlichkeiten mit dem Konzept des impliziten Gedächtnisses aufweist und sich ausschließlich in einem individuellen Rahmen bewegt. Mit dem „Kindheits-Ich“ bezeichnet er einen Speicher, in dem ausschließlich die Gefühle und Bewertungen des Kindes, das man einmal war, aufbewahrt sind. Erfährt man als Kind eine Vielzahl von unglücklichen Interaktionen mit seinen Eltern, dann kommt es zu der umfassenden Selbstbewertung „Ich bin nicht O.K.“ Diese Interpretation und die Summenerfahrung kummervoller Gefühle werden dauerhaft im Gehirn registriert und im Erwachsenenleben durch alltägliche Situationen automatisch wieder heraufbeschworen. Das entscheidende Problem ist, dass ein Mensch im Zustand des so genannten „Kindheits-Ichs“ keinen oder einen sehr erschwerten Zugang zu seinen erwachsenen Ressourcen hat, stattdessen eine Vielzahl maladaptiver Verhaltensweisen aktiviert, die sich nachteilig auswirken und die negative Selbstbewertung aufrechterhalten. Aber auch für Berne hat das „Kindheits-Ich“ eine zweite Seite: In ihm ruhen die unverwässerten emotionalen Erfahrungen, die man vor allem in der Kindheit macht, nämlich Erfahrungen der Liebe, Geborgenheit, Neugier und Abenteuerlust. Berne entwirft neben dem „Kindheits-Ich“ noch andere Ich-Zustände, ein „Eltern-Ich“ und ein „Erwachsenen-Ich“. Der wesentliche Entwicklungsschritt im Rahmen der Psychotherapie liegt in der Stärkung der leitenden Funktion des „Erwachsenen-Ichs“, der zwischen „Kindheits-Ichs“ und dem meist streng und bewertenden „Eltern-Ich“ vermittelt und aussöhnt, sodass die Kreativität eines Individuums (Neugier des Kindes, kombiniert mit Planungsfähigkeit eines Erwachsenen) nicht mehr durch alte Widersprüche versperrt ist.

Seit Mitte des 80er Jahre erscheint eine zunehmende Anzahl von Selbsthilfebüchern, die sich mit dem Thema des Inneren Kindes beschäftigen. Ähnlich den Konzepten vom „Kindheits-Ich“ und „Erwachsenen-Ich“ stellen fast alle Veröffentlichungen die Annahme voran, dass in jedem Menschen zwei „Anteile“ zu finden sind: das „Innere Kind“ und der „Innere Erwachsene“. Damit wird die Gesamtmenge unserer Persönlichkeit in zwei Teilmengen unterteilt, die durch die vorgenommene „Personifizierung“ eine Quasi-Existenz erhalten, mit der man Vis-a-vis-Kontakt aufnehmen kann. Die Art des Kontaktes ist das entscheidende Stichwort: Nicht die schmerzlichen Erfahrungen an sich verursachen das eigentliche Leiden, sondern die mangelnde Bindung zwischen dem Inneren Kind und dem Inneren Erwachsenen und die daraus entstehenden Lieblosigkeit und Achtlosigkeit, die der jüngere Anteil erfährt. Je weniger Verbindung man mit seinem Inneren Kind hat, desto mehr läuft man Gefahr, in Prozesse der spontanen Altersregression hineinzugeraten: Durch die Aktivierung impliziter Inhalte „hat" man kein Inneres Kind, man „ist" das ungeliebte, verlassene, ängstliche Kind, das sich selbst nicht helfen kann. Stattdessen müssen andere und anderes diese Leerstelle füllen: Abhängigkeit von Menschen, Substanzen und Konsum sind ein unmittelbarer Ausdruck dafür. Der Herzstück der psychotherapeutischen Arbeit mit dem Inneren Kindes besteht in der Förderung der Zuwendung zu dem jüngeren Ich und der Übernahme von Verantwortung für das Innere Kind. Egal wie unbeholfen und holperig, der Innere Erwachsene hat die Aufgabe, mit dem Kind Kontakt herzustellen und diese Pflicht nicht mehr an andere zu delegieren. Er hat außerdem zu lernen, mit dem Kind achtsam und liebevoll umzugehen, eine heilsame Beziehung aufzubauen, „gemeinsam" Schmerz auszuhalten und ihm Trost zu spenden. Geschieht das, wird neben einem tief greifenden Veränderungsprozess auch die Tür zu der verborgenen Welt der kindlichen Freuden und Schätze öffnen.

Traumatische Erinnerungen

In der Gedächtnisforschung herrscht Übereinstimmung, dass das, was uns emotional berührt, unsere Aufmerksamkeit lenkt und die Speicherung fördert. Vermittelnd wirken hier Stresshormone, die bei emotionaler Erregung vermehrt gebildet werden und dafür sorgen, dass sich Erlebnisse im Gedächtnis einprägen. Im alltäglichen Leben arbeiten die beiden Gedächtnissysteme diskret und harmonisch zusammen und vermitteln uns ganzheitliche Eindrücke, die sich für uns selbstverständlich vollziehen. Traumatischer Stress führt durch die massive Ausschüttung von Stresshormonen zu einer Störung der neuronalen Verbindungen zum Kortex und erschwert die kognitive Verarbeitung und Bewertung sowie die bewusste, explizite Repräsentation der Ereignisse. Damit werden die traumatischen Erfahrungen stärker als andere Erlebnisse emotional-sensorisch, nichtsprachlich kodiert. Ihr Abruf aus dem impliziten Gedächtnis wird in Form konditionierter Reaktionen (Angst, Ekel), unwillkürlichen Wiedererlebens (Flashbacks) und der Aktivierung kognitiv-affektiver Schemata (unbewusste Re-Inszenierung des Traumas) erfahrbar. Ohne die Verbindung zu expliziten Inhalten, d. h. ohne den Rahmen einer kognitiven Einordnung, kommt es zu Erfahrungen völliger Hilflosigkeit und dem Verlust von Kontrolle. Traumatisierte befinden sich oft in emotionalen Zuständen, ohne zu wissen, woher sie stammen, was sie bedeuten und welcher Ursprungserfahrung sie zuzuordnen sind. Dies scheint umso wahrscheinlicher, je weiter die Ereignisse zurückliegen. Zahllose klinische Beobachtungen weisen darauf hin, dass die Aktivierung biografisch früher Traumatisierungen nicht selten eine emotionale Überflutung bei fast kompletter Abwesenheit kognitiver Ressourcen mit sich bringt. In solchen Situationen erzählen die Betroffenen nicht davon, wie es war, acht Jahre alt zu sein und missbraucht worden zu sein, sie sind acht Jahre alt und erleben die Erinnerung an das Trauma völlig unmittelbar und aus der Perspektive eines Kindes. Jedoch ist ihnen – oft nicht einmal in therapeutischen Situationen – klar, dass es sich um eine Erinnerung handelt. Sie fühlen sich entweder einem unheimlichen emotionalen Geschehen ausgeliefert und/oder schreiben dieses der gegenwärtigen Situation zu, nicht aber der Vergangenheit.

Aussöhnung mit dem traumatisierten Inneren Kind

Wie finden nun die Konzepte der Gedächtnisforschung, Traumatologie und des Inneren Kindes in der psychotherapeutischen Arbeit zueinander? Wie bereits erwähnt, erleben traumatisierte Patientinnen in ihrem Alltag und in den Therapie-Sitzungen sehr oft unwillkürliche Manifestationen des impliziten Gedächtnisses, die als schwer identifizierbare, überwältigende Flut von Gefühlen, gepaart mit einer völligen Abwesenheit von Bewältigungsmöglichkeiten, erfahren werden. Durch ihre Identifikation mit dem Täter haben sie ein außerordentlich negatives Bild von sich selbst, von der Welt und ihrer Zukunft. Dies führt dazu, dass das Leben potenziell gefährlich ist, denn „Misserfolge“ aktualisieren ohne weiteres die negativen Konzepte und mit ihnen intensive altersregressive Prozesse. Das Ergebnis sind Selbsthass und -beschuldigungen, Angst, Spannungsgefühle, Scham, Leere, Verlorenheit, Hoffnungslosigkeit und Dissoziation. Dies führt oft zu dysfunktionalen Selbstrettungsversuchen wie Substanzmissbrauch, Ess-Attacken, Selbstverletzungen, impulsive und kontraphobische Handlungen – ein Kreislauf, der zu immensen Spannungsgefühlen, seelischem Leiden oder weiterer Vermeidung bzw. Dissoziation führt.

Wie kann man nun mithilfe des Inneren Kindes diese Prozesse in der Therapie verfüg- und handhabbar machen? Nach einer psychoedukativen Phase, in der Patientinnen Ergebnisse der neueren Gedächtnis- und Trauma-Forschung vermittelt und ihre Symptome auf diesem Hintergrund „normalisiert“ werden, wird das Rational der Behandlung abgeleitet. Diese kann, je nach therapeutischer Orientierung, unterschiedlich akzentuiert sein (Konfrontation in sensu, EMDR, Utilisierung von Affektbrücken). Alle Strategien konvergieren in der bewussten Aktivierung bzw. Rekonstruktion traumatischer Schlüsselsituationen und der sie begleitenden Affekte. Das Ziel ist die Umwandlung von äußerst bedrohlichen, emotional intensiven und ungeordneten Inhalten des impliziten Gedächtnisses in kognitiv-sprachliche Episoden (Narrative) des expliziten autobiografischen Gedächtnisses, die therapeutisch bearbeiten werden können und als Teil des eigenen Gewordenseins eingeordnet werden. Im Rahmen der kognitiven Vorbereitung auf die Trauma-Therapie ist es notwendig, darüber aufzuklären, dass während der Phase der Trauma-Exposition schmerzhafte Affekte, lebhafte visuelle Eindrücke und physiologische Empfindungen virulent werden. Dies hat fast automatisch eine Chaotisierung und Destabilisierung der Inneren Welt und im Falle biografisch früher Traumata eine situationsübergreifende Altersregression zur Folge: Die Patientinnen verlieren den Abstand zu ihrem inneren Geschehen, fühlen sich wie das Kind von damals, können nicht zwischen Gegenwart und Vergangenheit differenzieren, sondern erleben diese Zustände als „real“, „wahr“ und im Hinblick auf ihre Person als stimmig. Sie „sind“ acht Jahre alt, schmutzig, ungeliebt, minderwertig, ekelhaft, weil sie so fühlen. Sie haben das Gefühl, die Tortur nicht zu ertragen, und immer die Angst, dass die Gefühle niemals enden. Über solche potenziellen Abläufe müssen die Patientinnen aufgeklärt werden und auch über die Tatsache, dass man solche „posttraumatischen Anfälle“ therapeutisch zwar nicht völlig verhindern kann, sie jedoch in einem handhabbaren Rahmen halten kann.

An dieser Stelle wird das Konzept des Inneren Kindes relevant. Seiner Einführung sollte ausreichend Raum zukommen, denn erfahrungsgemäß reagieren die Patientinnen verhalten und misstrauisch auf diese Intervention. Es ist hilfreich, die Gedächtnis- und Trauma-Theorien wiederholt aufzugreifen und mit dem neuen Konzept zu verknüpfen. Das Innere Kind wird als Metapher für die zahlreichen Symptome und Zustände der Patientinnen vorgestellt, und die ausdrückliche Unterscheidung von Innerem Kind und Innerem Erwachsenen herausgearbeitet. Den Patientinnen muss einfühlsam deutlich gemacht werden, dass es das Innere Kind ist, das sich beschmutzt und verstoßen fühlt, da es sich im Alltag unwillkürlich und im Zuge der Therapie bewusst an die Ereignisse von damals erinnert. Verpflichtet sich die erwachsene Patientin, Verantwortung für ihren Heilungsprozess übernehmen, dann darf sie nicht selbst zum Kind werden, weil sie sonst ihre Möglichkeiten der kognitiven und emotionalen Verarbeitung extrem eingeschränkt und Möglichkeit einer Überforderung, Retraumatisierung und Bestätigung des alten Bezugsrahmens wahrscheinlich macht. Sie muss in der Erwachsenenrolle bleiben, den Bezug zur Gegenwart halten und ihre kognitiven

Ressourcen verteidigen, um neues Lernen zu ermöglichen. Es ist nicht damit zu rechnen, dass die Patientinnen diese Hinweise spontan aufnehmen und integrieren. Dafür gibt es mehrere Gründe. Zum einen hassen sie in der Regel das Kind, das sie waren, und können sich nur sehr widerwillig dazu durchringen, mit diesem Wesen Kontakt aufzunehmen. Zum anderen haben sie das übermächtige Bedürfnis, auch einmal wichtig zu sein, sich fallen zu lassen und die Pflege an jemanden abzugeben. Darin unterscheiden sie sich überhaupt nicht von den meisten Psychotherapie-Patienten, nur dass das Ausmaß und die Qualität des erlebten Leidens diese Wünsche noch drängender machen und ihr Auftreten für Therapeuten noch legitimer erscheinen lassen. Aufgrund dieser berechtigt erscheinenden direkten und indirekten Appelle ist der dringende Hinweis auf die Übernahme der Erwachsenen- oder „Mutterrolle" durch die Patientin selbst nicht immer einfach, zumal er oft, geduldig und nachdrücklich wiederholt werden muss. Dabei ist es hilfreich, sich immer wieder zu vergegenwärtigen, welche Mühe, Anstrengung und Kraft es die Betroffenen kostet, sich um ein „Wesen" zu kümmern, was man weder kennt noch mag und das einem zudem noch immense Schwierigkeiten bereitet. Hat die Patientin das Konzept des Inneren Kindes als plausibel akzeptiert, dann gibt es verschiedene Wege, dies therapeutisch nutzbar zu machen. Im Rahmen der Trauma-Exposition kann aus emotionaler Distanz die Rahmenhandlung des traumatischen Geschehens (Skript) auf relativ unbedrohliche Weise rekonstruiert werden. Die Patientin wird zur allwissenden Erzählerin, die schildern kann, „was" in der Situation los war. Sie berichtet nicht von sich, sondern von dem Kind oder der Kleinen. Aus der emotionalen Distanz heraus kann sie nun auch das Widererleben der Affekte steuern, indem sie das Kind gezielt mit den Affekten und sich mit dem Kind assoziiert. Dieses Regulieren von Dissoziation und Assoziation, wie man es im Rahmen der Hypnotherapie oft findet, bedeutet, dass auch während der Trauma-Exposition die Unterscheidung zwischen Innerem Erwachsenen und Innerem Kind immer erhalten bleibt, da man ausdrücklich mit ihr arbeitet. Die Regulierung bedeutet auch, dass man aufgrund des Wechselspiels von Wiedererleben und Distanzierung zu einer umfassend neuen Bewertung der Ereignisse kommen kann, dass man „mit den Augen" einer Erwachsenen erkennen kann, was in einer Situation mit allen Beteiligten, vor allem aber mit dem Kind äußerlich und innerlich passiert ist. Kommen andere Verfahren wie EMDR oder Konfrontation in sensu zum Tragen, kann auch hier immer wieder auf die oben beschriebene Rollenverteilung rekurriert werden, sollte man den Eindruck gewinnen, die Patientin gleitet in einen dysfunktionalen altersregressiven Zustand ab. Nach Beendigung einer Sitzung und in den Tagen danach sind weiterhin vielfältige, oft vehemente affektive Reaktionen zu beobachten. Auch imaginäre Tresore und Innere Helfe können nicht völlig verhindern, dass sich die aktivierten neuronalen Netzwerke weiterhin gegenseitig stimulieren und zu Albträumen, heftigen Missempfindungen und anderen posttraumatischen Symptomen führen. Diese Zeiten gehören zu den schwierigsten für die Patientinnen, da sie nun „allein" mit ihrem Inneren Kind sind und oft nicht wissen, was sie tun sollen. Die Nöte sind sehr ernst zu nehmen und die Betroffenen sind von therapeutischer Seite immer wieder zu stärken, zu ermutigen, zu beraten und auch zu trösten. Die Interventionen haben aber immer einen Aspekt von Erziehungsberatung oder Müttergruppe, nicht von Kinder- oder Spieltherapie oder Übernahme der Elternrolle. Ein weiterer Weg der Nutzung kann der Wiederbelebung verschütteter Ressourcen dienen. Hier tritt die Erwachsene in einen Dialog mit ihrem Inneren Kind und versucht, es wirklich kennen zu lernen, seine Bedürfnisse, Ideen, Einfälle und Impulse zu verstehen und ihnen endlich Rechnung zu tragen oder sie, falls es sich um destruktive Impulse handelt, zu begrenzen. Gerade Traumatisierte, deren Bedürfnisse oft mit Füßen getreten wurden, erleben dieses Kennenlernen als extreme Herausforderung und gleichzeitig wirkliche Bereicherung, da sie nun die „Erlaubnis" haben, sich selbst Gutes zu tun. Die populärwissenschaftlichen Ratgeber befassen sich ansprechend und ausführlich mit dieser Art des inneren Dialogs und werden von Patientinnen zu diesem Zeitpunkt der Therapie gerne gelesen. Manchmal reichen eine innere Verbindung und Ressourcenförderung nicht aus, um neues Verhalten zu erwerben, und es muss gezielt verhaltensorientiert vorgegangen werden. Hier kann das Konzept in einer Weise nutzen, dass die Erwachsene schrittweise mit ihrem Kind ein neues Verhalten aufbaut, es ermutigt, lobt, belohnt und sich etwas zeigen lässt, um es dem Kind beizubringen. Dieses Vorgehen ist in vielen Situationen nützlich, wo es um den Abbau von Ängsten, das Aushalten schwieriger Gefühle oder das Erlernen völlig neuer Dinge geht. Der Vorteil ist, dass man gefühlsmäßig noch mal von vorne anfangen, sich Dingen und Situationen langsam annähern kann statt immer so tun zu müssen, als könne man schon alles. Wie bei anderen seelischen Störungen auch ist die Wahrscheinlichkeit, unter erhöhtem seelischen Stress in alte Muster zurückzufallen, auch nach erfolgreicher Beendigung einer Trauma-Therapie erhöht und sollte mit Patientinnen vorher besprochen werden. Im Falle von Schicksalsschlägen, Misserfolgen oder Frustrationen können sich unbewusste Inhalte erneut aktualisieren und reinszenieren. Das Bild des Inneren Kindes kann auch zukünftig dazu verwendet werden, schwierige Situationen zu erkennen (z. B. das Kind hat Angst, verlassen zu werden) und damit liebevoll und tolerant umzugehen. Letztlich, und hier schließt sich der Kreis, ist der achtsame Umgang mit sich selbst, mit seinem jüngeren Ich nach einer Therapie nicht abgeschlossen, er beginnt erst.

Literatur

Abrahms J (1996). Die Befreiung des Inneren Kindes. München: dtv.

Berne E (1967). Spiele der Erwachsenen. Reinbek: Rowohlt.

Bradshaw J (1992). Das Kind in uns. Wie ich zu mir selbst finde. München: Knaur.

Bunz-Schlösser G (2003). Hand in Hand mit dem inneren Kind. Landsberg, München: mvg.

Chopich E, Paul M (1994). Das Arbeitsbuch zur Aussöhnung mit dem inneren Kind. Freiburg: Bauer.

Chopich E, Paul M (1996). Aussöhnung mit dem inneren Kind. Freiburg: Bauer.

Eßlinger K (1999). Aussöhnung mit dem inneren Kind. KrankenPflege Journal; 37: 228–33.

Harris TA, Harris AB (1975). Ich bin O.K. Du bist O.K. Eine Einführung in die Transaktionsanalyse. Reinbek: Rowohlt.

Jung CG (1976). Die Archetypen und das kollektive Unbewußte. GW 9/I. Olten: Walter.

Lerner R (1993). Erwecke dein inneres Kind. München: Goldmann.

Markowitsch HJ (2001). Streßbezogene Gedächtnisstörungen und ihre möglichen Hirnkorrelate. In: Streeck-Fischer A, Sachsse U, Özkan I (Hrsg). Körper, Seele, Trauma: Biologie, Klinik und Praxis. Göttingen: Vandenhoeck & Ruprecht; 72–93.

Misseldine WH (1993). In dir lebt das Kind, das du warst. Stuttgart: Klett-Cotta.

Reddemann L (1998). Psychotherapie auf der inneren Bühne. Persönlichkeitsstörungen; 2: 88–96.

9.5.1.2 Therapeutische Arbeit mit dem Inneren Kind

Ulrich Sachsse

„Es ist nie zu spät für eine schöne Kindheit."
(Sten Nadolny)

Wenn man „Therapeutische Arbeit mit dem Inneren Kind" hört, dann können einem schon kitschige Gedanken kommen: Werbung mit glücklichen Kindern auf der Alm, zwei junge Golden Retriever tollen im Gras, der sportlich-sympathische Vater lächelt abgeklärt, und Mutter bringt das wertvolle Streichfett, das diesen Moment erst so richtig glücklich macht.

Schön wär's!

Die Arbeit mit dem Inneren Kind ist für Menschen mit Traumatisierungen in der Kindheit anstrengend, ermüdend, zermürbend, langwierig und desillusionierend. Sie steht für uns inzwischen gleichrangig neben der Trauma-Synthese. Für viele Patienten *ist* sie quasi diese Trauma-Synthese, und zwar für diejenigen mit einem Deprivationstrauma.

Wir haben es bei komplex traumatisierten Menschen im Allgemeinen mit einer Mischung aus Einzelereignissen (Mono-Traumata) und Deprivation zu tun. Wir haben also eine Situation, in der beide Systeme geschädigt sind, sowohl das Panik-Bindungs- als auch das Furcht-Kognitions-System, manchmal sogar durch ein und dieselbe Handlung. Sehr häufig sind die biologischen Schutzinstanzen Vater und Mutter gleichzeitig die Traumatisierenden. Es handelt sich für das Kind um eine klassische Double-bind-Situation. Kinder haben für diese Aporie keine Bewältigungsmöglichkeit. Sie kennen die biologische Reaktion: Bis zu einem bestimmten Alter klammern sich Kinder an ihre Eltern, wenn die sie schlagen. Jeder kennt das herzzerreißende Bild eines kleinen Jungen, der gerade von seinem Vater misshandelt wurde und schluchzt: „Papa ist gut!“ Kinder scheinen ihre Eltern aus biologischen Gründen erst in einem fortgeschrittenen Kindheitsstadium hassen zu können, vielleicht sogar erst in der Pubertät, egal wie schlecht oder kriminell die Eltern mit ihren Kindern umgehen. Kinder, die ihre Eltern schon mit drei oder vier Jahren ablehnen oder hassen konnten, sind der Evolution wahrscheinlich längst zum Opfer gefallen. Im Tierreich ist eine individuelle Entwicklungsreihe zu Ende, wenn Elterntiere ihre Jungen verhungern lassen oder aggressiv angreifen. Im Tierreich pflanzen sich nur diejenigen Individuen fort, die von ihren Eltern ein basales Minimum an Pflege erfahren haben. Einige Tierforscher meinen, wir Menschen halten als Spezies einfach viel zu viel aus. So viel innerartliche Aggression wie bei uns gebe es nirgends sonst.

Wir könnten nun im Sinne einer Reifung und Entwicklung fördernden Therapie darauf hinarbeiten, dass wir sagen: „Es ist in Ihrer Kindheit, in Ihrer Vergangenheit ja gar nicht gut gelaufen. Aber jetzt müssen Sie sich einfach der Gegenwart zuwenden. Heute ist doch alles viel, viel besser. Es könnte jedenfalls viel besser sein, wenn Sie sich nicht so viel mit der Vergangenheit befassen würden.“ Dann haben wir mit dem seltsamen Phänomen zu tun, dass uns die Patienten signalisieren: „So einfach geht das leider nicht!“, unabhängig davon, mit welcher Therapie-Methode wir arbeiten.

Dieses Problem ist nicht auf die Therapie beschränkt. Wenn ein vernachlässigtes und misshandeltes Kind in eine Pflegefamilie kommt, dann sind die ersten sechs bis acht Wochen eitel Sonnenschein. Alle sind glücklich miteinander. Dann geht es ohne ersichtlichen Anlass plötzlich los, dass dieses Kind alle Erfahrungen, die es bisher gemacht hat, an seinen lieben Pflegeeltern abhandelt, die gar nichts dafür können, sich völlig zu Recht unfair behandelt fühlen und das undankbare Kind schnell wieder loswerden möchten. Leonore Terr, die die Begriffe „Typ-I-Trauma“ und „Typ-II-Trauma“ entwickelt hat (Terr 1995), weist darauf hin, dass Intrusionen, Flashbacks und Erinnerungen nicht selten gerade dann wieder hervorbrechen, wenn jemand es sich jetzt mal so richtig gut gehen lassen könnte. Lebenswege wie dieser sind gar nicht selten: Ein Mädchen ist in der Familie vernachlässigt, gedemütigt und misshandelt worden, hat sich mit 15 in die Arme eines schutzvermittelnden, in Wirklichkeit aber gewalttätigen jungen Mannes geflüchtet, konnte sich erst mit Anfang 20 aus dieser Beziehung wieder lösen und hatte dann das Glück, mit Ende 20 einen ruhigen, vielleicht etwas langweiligen, aber sicher nicht traumatisierenden Partner zu finden. Sie lässt vorsichtig ihr Glück zu, verlobt sich, heiratet, ein Eigenheim ist in Planung, beide denken sogar an Kinder. Die Vergangenheit scheint endgültig vergangen. Plötzlich bricht das ganze alte Leid auf und steht der Frau ständig vor Augen. Die Beziehung zum Partner verändert sich, der bekommt ab, was er gar nicht verschuldet hat, und alle sind kreuzunglücklich. Dabei hätte es doch jetzt so schön werden können.

In einer Therapie rechnen wir geradezu damit. In der tiefenpsychologisch fundierten und in der analytischen Therapie der Neurosen begrüßen wir es, streben es aktiv an. Neurotisch Erkrankte und Strukturierte haben zu viel Über-Ich und Abwehr, zu viel Erwachsenen-States und zu wenig Triebhaftes, Verspieltes, Kindhaftes, Jugendliches und Kreatives. Deshalb möchten Sie in der Therapie Regression. Durch Über-Ich-Analyse und Deutung der Abwehr sowie ein triebförderndes Interventionsverhalten haben wir technische Möglichkeiten, diese Regression zu fördern. Das ist das so genannte „klassische" Vorgehen, welches bekanntlich sehr wirksam ist.

Wenn wir mit Menschen arbeiten, die Intrusionen oder Flashbacks haben, die immer wieder in alte Lebenserfahrungen und peritraumatische Kind-States reinrutschen, die in ihrer gegenwärtigen Alltagsrealität problematische Kind-Zustände inszenieren, dann brauchen wir keine Regression zu fördern. Wir haben vielmehr das Problem der unkontrollierten und unkontrollierbaren **Spontanregression**. Das ist eines der differenzialdiagnostischen Elemente zur Neurose, auf die Kernberg (1975) bei seiner Konzeptualisierung der Borderline-Persönlichkeitsstörungen ganz früh hingewiesen hat. Wenn sich innerhalb der ersten Anamnese-Sitzungen bereits intensive regressive Übertragungen, sprich: kindähnliche States inszenieren, die bei jemandem, der neurotisch strukturiert ist, erst nach einem Jahr therapeutischer Arbeit kommen, wenn überhaupt, dann haben Sie es mit jemandem zu tun, der nicht neurotisch, sondern posttraumatisch oder dissoziativ strukturiert ist.

Regression auf kindhafte States ist an sich nun nichts Pathologisches. Wenn es gut läuft, dann haben Sie als Erwachsene gerade am Wochenende oder in der Freizeit die Möglichkeit, diese inneren Kind-States bei sich wahrzunehmen, zu akzeptieren und zu überlegen, was Sie jetzt am Besten für sich machen. Ein Beispiel für Männer ist Fußball. Es wird niemand ernsthaft behaupten wollen, dass Männer mit ihren Schals, Käppis und Tröten auf dem Fußballplatz am Samstagnachmittag so erwachsen sind wie bei der Arbeit. Und was, bitte, veranlasst erwachsene Männer dazu, sich Sonntagnachmittag vor den Fernseher zu hocken und stundenlang zuzusehen, wie Autos immer im Kreis fahren? Ganze Industrien leben von der Arbeit mit dem Inneren Kind. Und wenn in der Werbung ein Kind erscheint, dann sind selten Nachkommen gemeint, sondern die Inneren Kinder im Erwachsenen. Die sollen sich das neue Auto kaufen, an die wird appelliert, nicht an die nüchtern abwägenden Erwachsenen. Wir haben, wenn es gut läuft, ganz viele Elemente in unserem erwachsenen Leben, wo wir etwas Kindgemäßes machen. Mütter, die keine Angst vor Regression haben müssen, machen beim Bemuttern ihrer Kinder sicherlich spontan viel Innere-Kind-Arbeit – Väter übrigens auch.

Der Unterschied zur problematischen Spontanregression liegt in zweierlei: Erstens kann die **Regression im Dienste des Ich** kontrolliert erfolgen. Sie können Ihren Inneren Jugendlichen (hoffentlich) vertrösten, bis die Rolling Stones wieder Konzerte in Deutschland geben. Sie können auf das nächste Bundesligaspiel warten oder auf den nächsten Termin bei der Kosmetikerin oder im Wellness-Bad. Diese ganze Wellness-Kultur ist Arbeit mit Inneren Kindern. Und zweitens haben Sie (hoffentlich) keine Amnesie dafür, was Sie im einen State so treiben, wenn Sie im anderen sind – allenfalls eine alkoholtoxisch bedingte, aber keine dissoziative. Bei der Gesichtsmassage könnten Sie an Ihre nächsten Arbeitsschritte denken. Und bei der Arbeit könnten Sie natürlich vom nächsten Konzert mit dem Lieblingssänger Ihrer Jugend, Cat Stevens oder auch Chris Roberts, träumen, auch wenn das die Arbeitsleistung vielleicht beeinträchtigt – oder verbessert? Die Gedanken sind frei, auch wenn Sie nicht im Übermaß Gedanken an die Freizeit und Gedanken an die Berufstätigkeit vermischen sollten, da es immer besser ist, Anspannung und Entspannung gut zu trennen: Nicht Sympathikus und Parasympathikus gleichzeitig aktivieren! Das führt zu Nackenmuskelverspannungen, meinen die Bioenergetiker.

Dieser lockere Umgang mit der Regression im Dienste des Ich ist für viele traumatisierte Patienten schwer, und daran muss vorrangig gearbeitet werden. Viele Patienten berichten, dass sie im Beruf so eben über die Runden kommen. Kommen sie abends nach der Arbeit nach Hause, brechen sie erstmal ein und kommen in Zustände, in denen es ihnen nicht gut geht. Viele Patientinnen fürchten diese Spontanregressionen, weil sie sich ihrer Kontrolle entziehen, einen Kontrollverlust bedeuten. Wenn sie es nicht schaffen, diese Spontanregressionen so weit zu steuern, dass sie sich nur im Privaten manifestieren, sondern auch in beruflichen Bezügen oder im Freundeskreis, dann schämen sie sich hinterher, stehen vor den Trümmern ihrer Beziehungen, die diesen Realitätsverzerrungen nicht gewachsen waren, oder sie verlieren ihre Arbeitsstellen. Dann werden die Inneren Kinder gefürchtet und gehasst. Die **Ablehnung der Inneren Kinder** kann auch Resultat der Wirkung eines Täter-Introjektes sein. Dann ist Täter-Introjekt-Arbeit vorrangig. (Dazu mehr in Kapitel 9.5.1.3.)

Mit der Arbeit mit dem Inneren Kind erreichen Sie nach unserer festen Überzeugung Menschen, die in der Kindheit Deprivationstraumata erlitten haben, besser als mit jeder anderen therapeutischen Arbeit. Das ist eine besondere Art von Selbstmanagement. Die Frage muss lauten: „Wie gehe ich mit diesem Inneren Kind sinnvoll um? Da sind innere Kind-Zustände, die sich melden und sagen: Ich will, dass man sich um mich kümmert."

Innere-Kind-Arbeit ist grundsätzlich im Rahmen der Stabilisierung erforderlich, wenn Trauma-Expositionen zu Kindheitstraumata geplant sind.

> Wenn Sie Trauma-Expositionen machen, dann triggern Sie mit jeder Trauma-Exposition nicht nur das konkrete, singuläre traumatische Ereignis an, sondern auch die peritraumatische Lebenssituation.

Dies ist anders als beim Mono-Trauma des Erwachsenen. Der mit 28 Jahren traumatisierte Erwachsene war nicht sehr viel anders als der Erwachsene mit 38 oder 48 Jahren, der zur Therapie kommt. Da gibt es auch Unterschiede, aber nicht so große wie etwa zwischen 8 und 38 Jahren. Es ist etwas anderes, wenn Sie ein Trauma aus einer Kindheitszeit bewusst aktualisieren. Dann haben Sie dieses Alter auch präsent. Sie können das Trauma nicht herausschälen und die Zeit drum herum isoliert nicht mit aktualisieren. Sie induzieren dann eine Regression.

Am Anfang haben wir in Göttingen versucht, diese Deprivationstraumata mit der üblichen Trauma-Expositions-Arbeit zu prozessieren: Wenn sich jemand allein gelassen, abgewertet und vernachlässigt fühlt, dann berichtet er ein Beziehungstrauma aus der Kindheit; das prozessieren wir mit EMDR oder der Bildschirmtechnik! Damit haben wir schlechte Erfahrungen gemacht. Die Deprivations-Szene wurde dann besonders plastisch und gefühlsintensiv, sie erledigte sich aber nicht. Sie blieb nach der Trauma-Exposition bestehen, die Übertragungen wuchsen stark an, und die regressive Situation breitete sich auf der Station aus.

Wenn Sie als Therapeut eine Spontanregression mitbekommen, dann ist der natürliche Reflex: Dieses Kind muss ich bemuttern! Sie gehen fast automatisch in eine Elternposition, und das **Konzept der Nachreifung in der therapeutischen Beziehung** fordert dies ja auch. Viele von Ihnen mögen denken: „Aber es ist doch gut, wenn in der Therapie eine bestimmte Erfahrung gemacht wird, die dann angewendet werden kann." Das ist völlig richtig. Wenn Sie einen Menschen haben, bei dem Sie wissen, dass er symbolisierungsfähig ist, dass er die Erfahrung behalten kann, aus der therapeutischen Beziehung ablösen und für sich selbst dann eigenständig verwenden kann, dann brauchen Sie das ständige Nachdenken über Transfer, Ablösung aus der therapeutischen Beziehung, Übergangsobjekte und diese ganzen Übungen nicht. Sie können dann damit rechnen, dass dieser Mensch ganz von allein die Erfahrungen aus der Therapie zu den seinen machen, sie symbolisieren, abstrahieren, generalisieren und anwenden wird. Auf die Risiken, Gefahren und Nebenwirkungen dieses Vorgehens bei Traumatisierten haben wir hingewiesen.

> Wir fordern von der Patientin: Zwei Erwachsene, die Therapeutin und die Patientin, kümmern sich um ein geschädigtes Inneres Kind. Wir kümmern uns als Therapeuten nicht selbst um die Inneren Kinder in der Therapie – in sehr engen Grenzen und in Ausnahmefällen, quasi modellhaft auch das mal –, sondern wir machen Mütterberatung für Mütter mit schwierigen Inneren Kindern.

Das wird von den Patientinnen nicht gerade begrüßt. Wir lassen uns die schwierigen Inneren

Kinder nicht auf den Arm schieben, nehmen sie der Patientin nicht ab, was die liebend gern möchte und was menschlich auch nur zu nachvollziehbar ist. Das ist etwa auf der Station immer wieder ein Hauptärgernis: Wie viel Versorgung darf gefordert werden? Wo ist es berechtigt zu sagen: „Es hat gar keinen Zweck, sich hier auf der Station groß daran zu gewöhnen, versorgt zu werden, wenn Sie sich zu Hause sowieso selbst versorgen müssen“? Wo sind die Mitarbeiter einfach faul und drücken sich vor ihrer Arbeit, wenn sie sagen, dass die Patientinnen Innere-Kind-Arbeit machen sollen? „Wieso? Sie wissen doch, dass ich mit mir als Kind nicht umgehen kann. Das ist Ihr Job!“ Dann haben Sie das, was für viele Borderline-Stationen typisch ist, wo kein erwachsenes Arbeitsklima mit DBT-Training oder mit Innerer-Kind-Arbeit etabliert ist: Dann haben Sie 18 Kinder oder Jugendliche auf der Station, die alle ausgesprochen schwierig sind.

Wenn Sie Expositionsbehandlungen machen und es vorher nicht klar ist, dass mit den Zuständen, die dadurch getriggert werden, gut umgegangen wird, dann machen Sie eigentlich nichts anderes, als dass Sie Erfahrungen wiederholen. Das allein halten wir bei der Trauma-Arbeit für unzureichend. Bewusstwerden, das Noch-einmal-Durchleben einer Beziehungskonstellation, die zu einer neurotischen Struktur geführt hat, kann in der Übertragungskonstellation der therapeutischen Beziehung für sich genommen schon so erhellend ist, dass es eine Neuerfahrung an sich ist und viel verändert. Aus der Gedächtnisforschung ist bekannt, dass Erinnern das Erinnerte im Allgemeinen verändert. Leider gilt das nicht für Intrusionen und Flashbacks. Da wird die Katastrophe der Vergangenheit wieder und wieder durchlebt, ohne dass sie sich groß verändert. Das würden Sie wiederholen, wenn nicht durch die Therapie inzwischen etwas etabliert und gewachsen ist, was dazu führt, dass die Aktualisierung der traumatischen Situation diesmal anders ausgeht als in der Kindheit. Sonst handelt es sich einfach nur um eine **Retraumatisierung**.

Trauma-Exposition dient dazu, dass diese Bilder im Kopf und diese Phantomgefühle diesmal anders vernetzt und verarbeitet werden, als es damals geschehen ist. Wenn ein Trauma sich zur komplexen PTBS chronifiziert hat, dann sind die sozialen Selbstheilungssysteme damals gescheitert. Das Trauma geschieht, dann greifen die sozialen Systeme ein und machen das, was hilfreich ist: darüber sprechen, ablenken, Sicherheit herstellen, damit man im Traum die Sache verarbeiten kann. Das hat nicht geklappt, oder es hat nicht ausgereicht, wenn sich etwas chronifiziert hat. Das darf sich in der Therapie nicht einfach wiederholen, sondern im posttraumatischen State muss „state dependent learning“ ermöglicht werden, eine sicher korrigierende Erfahrung: Diesmal ist Sicherheit da, geschieht Trost und Zuwendung. Hier und jetzt ist es ganz anders als dort und damals. Es geht – im Grunde genommen – um die **bewusste Aktivierung von traumatischen Kindheits-Zuständen und von Ressourcen *gleichzeitig***. Alles andere ist eine bloße Retraumatisierung in der Therapie.

Um mich mit der Erwachsenen als Mutter für die Inneren Kinder verbünden zu können, brauche ich für dieses Therapie-Vorgehen jemanden, der mal arbeitsfähig war und zumindest zeitweise im Alltag erwachsen ist. Dieses Therapie-Vorgehen kommt bei Menschen an seine Grenzen, die nie arbeitsfähig, nie wirklich erwachsen gewesen sind. Die erwachsene Seite brauche ich als Arbeitspartner. Ich brauche die Seite, die mal vor vier Jahren als Krankenschwester Nachtdienste geschoben hat oder die mal mit 22 Jahren eine Ausbildung als Kindergärtnerin abgeschlossen hat. Und die Patientin muss sich erfolgreich bemühen, diese Seite in sich, diesen leistungsfähigen State in sich für die Therapie zu mobilisieren. Diese Leistungsfähigkeit verstehen wir nicht als „Fassade“ oder als „Pseudostabilität“, sondern als einen sehr wertvollen Zustand.

Sehr viele unserer Patientinnen haben ja zwei polare Gesichter oder Lebenszustände. Der eine ist eine sehr leistungsfähige Seite:

- in der Jugend Leistungssport
- gute Schulleistungen trotz schlechter Förderung zu Hause
- Überforderung im Beruf

Der andere Zustand ist eine sehr defizitäre, konflikthafte, dekompensierte und kranke Seite:

- kaum Selbstfürsorge
- jede Menge Symptomatik
- schlechte Partnerschaften
- immer wieder Klinikaufenthalte

Jetzt sagt die eine Gruppe der Therapeuten: Mein Bezugspunkt ist die kaputte Seite, das ist die eigentliche Persönlichkeit; alles andere ist Pseudostabilität und Fassade. Die andere Gruppe sagt: Mein Bezugspunkt ist die stabile, gesunde Seite; alles andere ist hysterisches Theater, Agieren und Bösartigkeit; man sieht ja: Die können, wenn die wollen. Es scheint schwierig zu sein, beide Seiten als gleichberechtigt wahrzunehmen, zu achten und mit dieser Diskrepanz therapeutisch zu arbeiten. Für uns sind die Patientinnen beides: erstaunlich gesund, kreativ, lebendig, stark und sehr krank, eingeschränkt, unlebendig, schwach. Wir verbünden uns therapeutisch mit der starken Seite, um gemeinsam der schwachen zu helfen. Allein schaffen wir das nicht: Weder schafft es die Patientin allein, noch schaffen wir es als Therapeuten allein.

Wie kann man mit Jugendlichen arbeiten, die ja diese Erwachsenenrolle noch nicht innegehabt haben? Es gibt zwei Gruppen von Jugendlichen. Die einen haben eine Notreifung hinter sich. Das sind sehr früh erwachsene Jugendliche, die vielleicht auch parentifiziert worden sind und die sich sehr früh in sehr reife Verhaltensweisen begeben haben. Mit denen kann man so hervorragend arbeiten. Die waren sowieso immer der Ansicht, dass sie für sich selbst die besseren Eltern sind als die, die sie erlebt haben. Wenn Sie Jugendliche haben, die für sich als Erwachsene noch nie Verantwortung übernommen haben und sehr kindhaft sind, dann ist diese Arbeit mit dem Inneren Kind schwierig. Möglicherweise geht dann aber so etwas wie Spieltherapie. In der Kinder- und Jugendlichen-Therapie wird sinnvollerweise inzwischen die Grenze für Spieltherapie langsam ins Erwachsenenalter hinein verschoben. Eine ganze Zeit lang galt, dass man z. B. mit einem 16-Jährigen nicht mehr spielt. Das verändert sich, die Indikation wird individueller gestellt (vgl. Kap. 13).

Natürlich gibt es auch bei unserer Arbeit Grenzen. Wenn jemand in einer sozialen Situation von Drogen, Kriminalität und übel missbrauchenden Familienverhältnissen aufgewachsen ist, dann ist der Erfolg sehr viel begrenzter, als wenn Sie es mit jemandem zu tun haben, der auch gute Erfahrungen gemacht hat und Ressourcen entwickeln konnte. Es gibt Behandlungsgrenzen. Manchmal ist es auch sehr bitter, sagen zu müssen: „Gegen diese Geschichte und das Milieu komme ich nicht an." In vielen von uns geistert immer noch die Überzeugung herum: Was Menschen an Menschen verbrochen haben, kann von Menschen auch wiedergutgemacht werden. Diese nicht selten **narzisstisch besetzte Überschätzung der Veränderungskraft von Psychotherapie** hat bei den Überlebenden des Holocaust ein klare Grenze gefunden. Leider gibt es solche Grenzen auch für manche Überlebende destruktiver Familienverhältnisse. Trotzdem noch einmal: Mit dieser therapeutischen Arbeit erreichen Sie nach unserer Erfahrung Deprivierte besser als mit jeder anderen.

Was sind die konkreten Therapie-Schritte?

Am Anfang steht die **Motivation** zu dieser Art von Arbeit.

> „Sie haben mir eben gesagt: In jeder der Therapien, die Sie bisher gemacht haben, haben Sie die idealen Eltern gesucht, die Sie zweifelsfrei nicht hatten. Und bis heute ringen Sie verzweifelt bis zur Selbstverleugnung um die Liebe Ihrer Eltern. Ich verstehe, dass Sie die Hoffnung haben, dass Sie endlich so geliebt werden, wie Sie das sicherlich damals gebraucht hätten. Das kann ich gut verstehen, dass das Kind in Ihnen solche Sehnsüchte hat. Denken Sie, dass es dafür eine realistische Chance gibt? Die Erwachsene weiß genau, dass sich das nicht ändert. Sind Sie, die Erwachsene, bereit, mit mir zusammen daran zu arbeiten, dass das Kind in Sicherheit kommt, sich wohl fühlt, Trost findet und unabhängig von Ihrer Ursprungs-Familie wird?"

Wenn dies der Patientin einleuchtet, dann frage ich, ob alles so bleiben soll, ob die Patientin das sinnvoll findet, wo sie doch merkt, dass sie sich selbst damit schadet, oder ob sie bereit ist, mit mir gemeinsam daran zu arbeiten, das zu verändern. Das ist eine klare Auftragsformulierung. Dann muss die Entscheidung kommen, dass sie will, dass sich etwas ändert, sonst hat Therapie keinen Sinn. Therapie ist Arbeit: etwas Neues lernen und ausprobieren. Es geht nicht darum, zu jemandem hinzurennen und ihn als Mülleimer zu benutzen.

Dieses Angebot kann auch eine **spezifische Beziehungserfahrung** sein: Da ist ja ein Mensch, der traut mir was zu. Der traut mir zu, mich selbst zu bemuttern und zu bevatern. Der traut mir zu, mir einmal gewachsen zu sein. Der traut mir zu, dass ich mich selbst managen kann.

Im zweiten Schritt geht es darum, den Kind-State als solchen zu identifizieren und das **Alter des Inneren Kindes** festzustellen: „So wie es mir jetzt geht, bin ich das als erwachsener Mensch oder ist das ein Kind-Zustand?“ Hier kann es durchaus Meinungsverschiedenheiten zwischen Therapeut und Patient geben. Dabei sind die Kind-Zustände häufiger unstrittig als die Jugendlichen-States. Gerade Menschen mit dissozialen Persönlichkeitsanteilen verteidigen, dass ein bestimmtes Verhalten in ihrem Sinne ganz besonders erwachsen und überlebensnotwendig ist, während der Therapeut vertritt, dass dieses Verhalten im guten Sinne jugendlich, im traumazentrierten Sinne Manifestation eines Täter-Introjektes und im juristischen oder soziologischen Sinne antisozial und kriminell ist – je nach Perspektivenwahl. Aber niemand hat behauptet, dass Arbeit mit Inneren Kindern und Inneren Jugendlichen problemlos wäre.

Optimal ist es, im dritten Schritt dann zunächst Kontakt zum so genannten **ressourcenvollen Kind** zu bekommen. Das sind jene Kindheits-States, in denen wir glücklich waren und innerlich gesungen haben: „Schön ist es, auf der Welt zu sein!“ Diese States suchen wir als gesunde Erwachsene und selbstfürsorgliche Therapeutinnen und Therapeuten immer wieder auf, um in der Regression im Dienste des Ich aufzutanken, kreativ zu sein, Neues anzupacken und uns „wie neugeboren“ zu fühlen.

Die meisten Patientinnen machen uns das nicht leicht. Meist kommt: „Da war bei mir nichts. Da kann ich mich an nichts erinnern. Bei mir war in der Kindheit alles immer nur schlecht und schlimm.“ Eine solche Aussage ist nicht selten mit dem Unterton verbunden: Hören Sie mir überhaupt zu? Was muss ich Ihnen denn noch alles mitteilen, und wie muss ich mich Ihnen mitteilen, damit Sie begreifen: Meine Kindheit war die schlimmste, die Sie je zu hören bekommen haben! – Wir nehmen das nicht so einfach hin, lassen das nicht unhinterfragt stehen. Es ist ja sicher schon deutlich geworden, dass wir die Patientin nicht einfach da abholen, wo sie steht, besser: wo sie sich hingestellt hat. Wir glauben nicht, dass ein Mensch nur schlechte Erfahrungen gemacht hat.

Wenn jemand so etwas sagt, fragen wir etwa: „Können Sie lesen, können Sie schreiben?“ Dann kommt meist eine pampige Antwort: „Sie wissen doch, dass ich Abitur habe.“ „Was waren das für Zeiten, in denen Sie sich vom Verstand her so trainieren konnten?“ „Ja, während der Schule.“ „Gut, während der ganzen Schulzeit.“ „Aber in den Pausen ...“ „In den Pausen, das waren andere Zeiten, das weiß ich inzwischen. Aber zwischen den Pausen hat es Zeiten gegeben, wo Sie zum Beispiel Klassenarbeiten geschrieben haben und wo Sie sich sicher fühlten.“ Wir lassen diese Wahrnehmungsverzerrung „Es war alles von Anfang bis Ende immer nur schlecht“ nicht einfach so stehen. Da wird erst einmal hartnäckig diskutiert.

Wir möchten auch, dass die Patientin aktiv nach ihren guten Erinnerungsinseln sucht, ihre Ressourcen aufspürt und ihre Kindheit absucht nach Elementen, die sie heute als Ressource nutzen kann. Wenn zum Beispiel eine Patientin sagt: „Es ist mir nie gut gegangen, nur wenn eine Klassenarbeit geschrieben wurde“, bespricht man mit ihr vielleicht, ob es nicht sinnvoll ist, sich öfter mal in den Lesesaal einer Bibliothek zu setzen. Dort herrscht eine besondere Atmosphäre. Es ist ruhig, Blätter knistern, und es wird leise gemurmelt. Das könnte diesen Zustand der kindlichen Sicherheit während der Klassenarbeiten triggern.

Es geht darum, die States, die gut waren, wieder hervorzurufen. Es geht erst einmal nicht darum, die problematischen Zeiten zu mobilisieren. Es fällt vielen Patienten sehr schwer, ihre guten Kind-States abgegrenzt zu halten, aktiv abzuspalten von all den schlimmen Kindheitserfahrungen, und sie so zu schützen.

Zum inneren Erleben von Menschen mit Borderline-Zügen gehört es, dass sie von sich den Eindruck haben: Das Schlechte zerstört mir immer wieder das Gute. Diese Einschätzung beruht innerlich auf der Erfahrung, dass das Gute nur ganz schwer gegen das Schlechte zu verteidigen ist. Immer wieder zerstören Intrusionen und Flashbacks die schönen Kindheitserinnerungen – so wie die Traumatisierungen die schönen Erfahrungen zerstört haben.

Das kann viele Ursachen haben. Zwei sind besonders häufig:

- Akzeptanzprobleme bis hin zu Täter-Introjekt-Haltungen dem Inneren Kind gegenüber
- Angst vor dem Inneren Kind

Damit etwas reif und erwachsen für das Innere Kind geschehen kann, muss erst einmal eine **Akzeptanz für dieses Kind** geschaffen werden. Da haben viele eine Täter-Haltung: „Ich mag das nicht. Ich kann das nicht leiden. Ich finde es widerlich. Die hat sich nicht gewehrt, mit der will ich nichts zu tun haben. Es geschah ihr recht.“ Dann können Sie erst Innere-Kind-Arbeit machen, nachdem Sie Täter-Introjekt-Arbeit gemacht haben. Sie merken, wie die imaginative Arbeit ineinander greift, sich gegenseitig bedingt und keinem starren Schema folgen kann. Außerdem haben viele **vor diesen inneren Kind-Zuständen Angst**. Sie sagen: „Wenn ich dem Kind erstmal den kleinen Finger gebe, dann frisst mich das auf. Wenn ich sage, dass ich mich dem zuwende, dann ist das gierig und unersättlich, und ich komme damit überhaupt nicht mehr zurecht. Ich kann das nur ausblenden, anders geht das nicht.“ Da ist etwas dran. Man muss sich klarmachen, dass bei dieser Art der Arbeit die Patientin das als innerseelische Arbeit zu bewältigen hat, was sich in einer guten Borderline-Therapie bisher als Interaktionsmuster inszeniert hat.

Deshalb ist es am besten, wenn diese **Innere-Kind-Arbeit zunächst zeitlich begrenzt mit ritualisierten Angeboten** erfolgt. Das ist eine Struktur, in der es einen Anfang und ein Ende gibt. Innere-Kind-Arbeit heißt gerade nicht, dass die Kind-Zustände sich den ganzen Tag unbegrenzt ausbreiten dürfen, sondern dass es dafür eine Zeit und einen Raum gibt. Alles in Grenzen!

Es hat sich sehr bewährt, diese Arbeit nicht nur imaginativ zu machen. Es ist wichtig, dass ganz **konkret etwas Kindgerechtes** getan wird. Es ist zu überlegen, was dieses Kind im fraglichen Alter eigentlich gebraucht hätte. Der Einstieg in diese schwierige Arbeit besteht oft darin, dass kindgemäße Fernsehsendungen angeschaut werden: von Käptn Blaubär über Sandmännchen, die Sendung mit der Maus oder Sesamstraße bis zu Alf. Kinderkassetten mit Bibi Blocksberg, Flitze Feuerzahn, Benjamin Blümchen, TKKG und den 5 Freunden sind ebenso beliebt. Später kann folgen, dass jemand sich selbst Märchen laut vorliest. Auch da ersetzt der Kassettenrekorder meist die aktive Mutter. Es gibt inzwischen sehr viele Märchen auf Kassette oder CD, oft hervorragend gelesen.

Dabei sind echte innere Korrekturen möglich. Eine Patientin sagte beispielsweise: „Letztes Wochenende ist mir eingefallen, dass ich mir als Kind immer einen riesigen Teddybären von Steiff gewünscht habe. Das konnten wir uns nie leisten. Schnaps war wichtiger. Ich habe immer den bekommen, den die älteren Geschwister weitergereicht haben. Jetzt bin ich ins Geschäft gegangen und habe ihn mir selber gekauft. Sie glauben nicht, wie das für mich war.“ Andere gehen am Wochenende in Kinos, wo nachmittags in der Kindervorstellung die alten Kinderfilme laufen, drücken sich in die hinterste Reihe und heulen bei Kästners „Doppeltem Lottchen“ Rotz und Wasser. Wenn man den Inneren-Kind-Zustand zulässt, dann ist in diesem Zustand Veränderung möglich. Innere-Kind-Arbeit ist, wenn sie gut läuft, „state dependent learning".

Gerade die Arbeit mit dem Inneren Kind ist ambulant sinnvoll. Die stationäre Therapie sollte sich darauf beschränken, hier Anregungen zu geben und frühzeitig den Transfer im Auge haben. Das Dilemma ist ja immer, dass in den sechs Wochen oder in dem viertel Jahr auf der Station alles geht und danach kaum etwas fortgesetzt wird. Das gilt ja auch für die ganzen somatischen Therapie-Anwendungen. In der ambulanten Therapie ist es viel eher möglich, Innere-Kind-Arbeit in den Alltag einzubauen. Man muss es natürlich so machen, dass das zeitlich wirklich geht. Sie können jemandem, der einen 14-Stunden-Tag hat, nicht sagen: „Wir wollen jetzt noch dafür sorgen, dass Sie drei Stunden am Tag Innere-Kind-Arbeit machen." Ein zeitlicher Rahmen kann eine viertel bis halbe Stunde umfassen, wenn möglich ritualisiert jeden Tag zur gleichen Zeit. Mehr ist selten möglich.

Es kann übrigens genauso indiziert sein zu lernen, die **Inneren Kinder fortzuschicken** wie sich ihnen zu widmen. Wenn zum Beispiel die Mutter einer Patientin inzwischen ein Pflegefall ist und die Patientin in ihrem sozialen Kontext keine Chance hat, die Pflege abzugeben, könnte die Empfehlung lauten: „Gut, Ihre Mutter muss versorgt werden. Und Sie kommen aus dieser Pflicht nicht raus. Jedenfalls ist bisher weder Ihnen noch Ihren Inneren Helfern noch mir da etwas eingefallen. Und jedes Mal fühlen Sie sich wie ein Kind, wenn Sie zu Ihrer Mutter gehen, lassen sich rund machen und demütigen, obwohl sie heute von Ihnen abhängig ist. Kann die Pflege nicht die Erwachsene machen, und kann das Kind dann nicht am Sicheren Ort bleiben?" Wenn die Patienten diese dissoziativen Techniken bewusst einsetzen, dann beruhigt sich dadurch viel.

Die Arbeit mit dem Inneren Kind ist etwas, was im Privatbereich geschieht. Wir haben in Göttingen auf der Station das Glück, dass die Patientinnen Einzelzimmer haben können und sich nicht miteinander arrangieren müssen. Das bedeutet, dass die Arbeit auf dem Zimmer allein und individuell geschehen kann. Das ist eine große Hilfe. Eine Zeit lang war es bei uns auf der Station so, dass jeder mit zwei großen rosa Teddys über den Flur zog und am Hals einen Schnuller an der Kette trug. Das ist aber nicht das Stationsklima, das wir anstreben. Viele Patientinnen schämen sich auch anschließend ihrer kindhaften, manchmal einfach auch kindischen Handlungen, und auch davor sollten wir sie bewahren.

Von der Theorie her ist Innere-Kind-Arbeit, wenn sie gut läuft, „state dependent learning", ebenso wie die Trauma-Expositionen.

> „State dependent learning" bedeutet, dass man davon ausgeht, dass fast alle wesentlichen Erfahrungen in einem bestimmten emotionalen State gemacht werden.

Das kennen wir beispielsweise im Extrem aus der Drogentherapie. Wir haben dort das Problem, dass Menschen Jahre und Jahrzehnte wichtige Lebenserfahrungen im intoxikierten Gehirn-Zustand gemacht haben. In diesem Zustand haben wir bisher schlechte psychotherapeutische Interventionsmöglichkeiten. Wenn jemand intoxikiert oder betrunken ist, dann wissen wir nicht, wie wir ihm therapeutisch helfen sollen. Also muss erst einmal ein Zustand geschaffen werden, in dem keine Intoxikation oder kein Betrunkensein da ist. Das können wir durch Entzüge oder durch Abstinenzprogramme erreichen. Dadurch bekommen wir diesen anderen Zustand. Das Problem ist, dass in diesem anderen Zustand die Erfahrungen im intoxikierten State sehr schwer zugänglich sind. Die sind fast weg. Es ist sogar so, dass Probleme bestehen, an diese Dinge zu erinnern. Wenn wir daran erinnern, triggern wir wieder den Suchtdruck, und dann sind wir im Dilemma. Wir haben entweder einen Gehirn-State, in dem wir gut Psychotherapie machen können, aber an das, was wir therapieren wollen, schlecht herankommen; oder der Patient ist im behandlungsbedürftigen Zustand drin, aber wir wissen nicht, wie wir therapeutisch handeln können. Das führt dazu, dass fast alle bekannten Alkohol- und Drogentherapien mit zwei völlig getrennten Welten arbeiten: Man ist trocken und trinkt nicht mehr. Das ist eine andere Welt, als wenn man trinkt. Man ist clean, sauber oder nimmt Drogen. Das sind zwei Welten. Manche Menschen müssen umziehen, müssen in ein neues soziales Umfeld kommen, um nicht an ihre Drogenszene oder an ihre Alkoholkrankheit erinnert zu werden. Diese States, diese Welten müssen völlig getrennt werden. Mehr können wir therapeutisch noch nicht anbieten. – Das war auch bei den Trauma-Zuständen das Problem gewesen. Entweder hatten wir eine Situation, in der man sich mit dem Patienten gut unterhalten konnte; dann waren wir aber in Gefahr, den Trauma-State zu triggern. Wenn wir den in der Therapie-Sitzung aktualisiert hatten, war es schwierig, mit dem Trauma-State umzugehen und fertig zu werden. Der Patient war kurz vorm Ausrasten und so sehr im Stress und im Hyperarousal, dass Psychotherapie kaum möglich war. Was durch die Trauma-Therapie in den Trauma-Expositionen inzwischen gelungen ist, das ist, den Zustand zu triggern und trotzdem noch handlungsfähig und psychotherapiefähig zu bleiben.

Das ist die Kunst bei den Trauma-Expositionen:
Man muss den State triggern und gleichzeitig die Kontrolle aufrechterhalten. Genau das gilt aber auch für die Kind-Zustände. Wenn sich ein Kind-Zustand aktualisiert, muss erreicht werden, dass gleichzeitig ein zugewandter und kompetenter Erwachsenen-Zustand zur Verfügung bleibt. Es müssen zwei Ebenen gleichzeitig oder im sehr raschen Wechsel da sein.

Darum ist die Arbeit mit dem Inneren Kind in gewisser Hinsicht eine modifizierte Trauma-Expositions-Behandlung für Menschen mit Deprivationstraumata.

Literatur

Kernberg OF (1975). Borderline-Störung und pathologischer Narzißmus. Frankfurt a. M.: Suhrkamp.

Reddemann L (1998). Psychotherapie auf der inneren Bühne. Persönlichkeitsstörungen; 2: 88–96.

Terr L (1995). Schreckliches Vergessen, heilsames Erinnern. Traumatische Erfahrungen drängen ans Licht. München: Kindler-Knaur Taschenbuch.

9.5.1.3 Täter-Introjekte und Opfer-Introjekte: Fremdkörper im Selbst

Ulrich Sachsse

Das Phänomen, dass Menschen sich selbst im Weg stehen oder sich selbst das Leben schwer machen, ist allgemein bekannt. Man könnte auch sagen: Das kennt jeder. Patienten sagen, dass sie manchmal Angst haben, es sich gut gehen zu lassen, weil sie dann immer irgendetwas tun, womit sie es sich wieder kaputt machen. In Therapien kennen wir das Dilemma, dass es immer dann zu Rückfällen oder gar neuen Symptomen kommt, wenn es gerade mal so richtig schön voranging. Dieses Phänomen kann man unterschiedlich konzeptualisieren. Psychodynamische Konzepte sind nicht entweder richtig oder falsch. Sie sind keine Feststellungen und Diagnosen wie „Hepatitis C", sondern Verstehens-Hilfen und therapeutisch fördernde Konzeptualisierungen. Die Frage ist selten: Was ist richtig, was ist falsch? Die Frage ist vielmehr: Welche Konzeptbildung ist für die Therapie dieser Patientin bei mir im Moment am hilfreichsten?

Die erste Konzeptualisierung war diejenige Sigmund Freuds. Er bezeichnete solche Abläufe als **negative therapeutische Reaktion** und verstand sie als Manifestationen des Über-Ich und des Wiederholungszwangs. Das Über-Ich setzt sein ausgeprägtes Strafbedürfnis durch, und im Sinne des Wiederholungszwangs und des masochistischen Triumphs sagt es quasi: „Ich habe festgestellt: Du bist schuldig! Darum hast du nichts Gutes und Schönes verdient, und ich habe dafür gesorgt, dass du dir alles wieder kaputt gemacht hast." Vielen überwiegend depressiv Strukturierten kann man mit diesem Konzept sehr gut helfen.

Es gibt eine andere Tradition aus der jungianischen Analyse. Dieses Denken ist zum Beispiel in dem Buch der Jungianerin Estés „Die Wolfsfrau" (1993) enthalten. Ihr Konzept: Jeder hat Impulse in sich, sich das Leben schwer zu machen. Das sind ubiquitäre, allgemeine Aspekte jedes Selbst. Es ist nichts Pathologisches, sondern ein Selbst-Anteil jedes Einzelnen. Das ist der „innere Feind". Da dieser Aspekt häufig in den Schatten abgedrängt wird, ist es wichtig, dass wir uns ihm zuwenden und dass wir unseren Schatten integrieren, damit wir ganzheitlich werden.

Die dritte Sichtweise hat sich erst vor wenigen Jahren wieder durchgesetzt, hauptsächlich durch die Arbeiten von Mathias Hirsch. Sandor Ferenczi hat das **Konzept von den Täter-Introjekten** entwickelt, und Mathias Hirsch hat es in seinen Büchern und Veröffentlichungen immer wieder ins Gedächtnis gerufen und verbreitet. Dieses Konzept ist bei der Arbeit mit Traumatisierten besonders hilfreich. Ferenczi hat mit traumatisierten Kindern und Jugendlichen gearbeitet und etwas ganz Erstaunliches festgestellt: Bei ihnen kann sich Täterverhalten entwickeln. Es berührt uns schon seltsam, wenn Kinder in Kriegsgebieten Erschießen oder Aufhängen spielen. Dann fragen wir uns: „Sind Kinder wirklich schon so grausam?"

Aber dieses Phänomen findet sich nicht nur bei Kindern. Traumatisierte Frauen leiden besonders darunter, wenn sie sich dabei ertappen, dass sie gerade ihre Kinder so behandelt haben, wie sie selbst als Kinder behandelt wurden. Das macht dann auch Therapeutinnen manchmal Probleme: „Also, gerade von Ihnen hätte ich das nicht gedacht. Wo Sie doch wissen, wie das ist!" Das wird so natürlich keine auch nur etwas qualifizierte Therapeutin sagen, aber vielleicht doch denken. Und das reicht manchmal schon, um die therapeutische Arbeit atmosphärisch zu belasten.

Diese zentrale Arbeit von Sandor Ferenczi „Sprachverwirrung zwischen den Erwachsenen und dem Kind" aus dem Jahr 1932 hat auch eine wichtige historische Bedeutung. Ferenczi wollte ihn auf dem psychoanalytischen Kongress vortragen. Dies wurde abgelehnt, und er wurde sehr angefeindet. Es hat Jahrzehnte gedauert, bis seine Arbeit sozusagen neu entdeckt und gewürdigt wurde. In dieser Arbeit wird der Vorgang der Introjektion und der Entwicklung von Täter-Introjekten sehr eindrücklich beschrieben.

Introjektion ist ein Vorgang, der normal ist, insbesondere in der frühen Kindheit. Er ist nicht grundsätzlich etwas Pathologisches. Täter-Introjektion ist ein Vorgang, der dem Überleben dient. Der Mensch, der sich in einer traumatischen Situation befindet, hat nicht viele Möglichkeiten, das Überleben zu sichern. Das Normale wäre zu flüchten oder zu kämpfen. Dies ist in der traumatisierenden Situation in der Regel nicht möglich. Wenn es möglich wäre, dann wäre es eher keine traumatische Situation, da diese durch extreme Ohnmacht und Hilflosigkeit gekennzeichnet ist. Man kann nichts machen, also besteht die Möglichkeit zu dissoziieren, wenn das Individuum diesen Mechanismus genetisch oder durch frühkindliche Prägung zur Verfügung hat. Es gibt aber Menschen, die auch in extremsten Situationen nicht dissoziieren können. Dann besteht die Möglichkeit, den Täter oder etwas vom Täter im Sinne eines Introjektes in sich hineinzunehmen. Man verschluckt es/ihn/sie quasi. Das ist natürlich eine Metapher. Wenn dieser Täter in mir ist und sagt, dass die Traumatisierungen gut und richtig sind, dann bin ich nicht mehr ohnmächtig, nicht mehr nur Opfer. Außerdem kann ich dann, wenn ich mit dem Täter möglichst intensiv empathisch verschmelze, vielleicht einen Rest Einfluss und Kontrolle über dessen Verhalten ausüben, weil ich mich quasi von innen in dessen Gestimmtheit und seine Absichten hineinversetzen kann – auch das vielleicht überlebensnotwendig. Deshalb geschieht es relativ häufig, dass traumatisierte Menschen solche Täter-Introjekte in sich haben.

Daran sollten Sie immer denken, wenn Sie mit Menschen arbeiten, die Opfer sexualisierter Gewalt waren. Da ist es typisch, dass die Täter den Opfer sagten: „Du darfst das nicht erzählen. Wehe du redest darüber, dann passiert was Schreckliches! Dein Papa kommt ins Gefängnis, du kommst ins Heim, deine Mama muss sterben. Und jeder, dem du das sagst, wird qualvoll verenden.“ Gerade diese **Flüche** werden in der Regel verinnerlicht, introjiziert und sorgen dafür, dass das Opfer nicht redet. Wenn ein so traumatisierter Mensch in Therapie geht, vielleicht wegen einer Depression oder eines anderen primär „unverdächtigen“ Symptoms, ergibt sich vielleicht die Situation, dass diese Erfahrung zur Sprache kommen könnte. Sie erzählt Ihnen das, und das Täter-Introjekt wird aktiv. Dann gibt es einen inneren Kampf. Am Anfang können Sie davon ausgehen, dass diese inneren Kämpfe in der Regel zugunsten der Täter-Introjekte ausgehen. Wenn man diese Dinge nicht berücksichtigt, passiert es deshalb relativ häufig, dass Patienten etwas erzählen, und beim nächsten Mal sind sie suizidal und es geht ihnen schlechter denn je. Wenn Sie mit Menschen zu tun haben, die Opfer sexualisierter Gewalt in der Kindheit waren, dann gehen Sie lieber langsam und vorsichtig vor.

Aber auch sonst ist es wichtig, sich klarzumachen, dass es eine große Turbulenz verursachen könnte, wenn man nicht berücksichtigt, dass vielleicht Täter-Introjekte da sind. Die Täter-Introjekte sind ursprünglich ein Schutz. Wir müssen berücksichtigen, dass die einmal einen guten Sinn gehabt haben und dass man erst einmal daran arbeiten muss, dass diese Introjekte früher mal ihre Funktion hatten, inzwischen aber unfunktional, sozusagen veraltet sind.

Auch für Erwachsene ist das Phänomen der Entwicklung von Täter-Introjekten wissenschaftlich gut belegt. Aus politischen Feldern wissen wir, dass Traumatisierte nicht selten „die Seite wechseln“, die Partei der Täter ergreifen. Lifton hat dies belegt für amerikanische Kriegsgefangene, die von chinesischen Geheimdiensten der Gehirnwäsche unterzogen wurden. Als **Stockholm-Syndrom** ist es weit bekannt: Die von RAF-Mitgliedern überfallenen Mitarbeiter der Botschaft in Stockholm wechselten nach einigen Tagen die Seiten. Patricia Hearst, ein Entführungsopfer der Tupamaros, hat schließlich selbst an Kämpfen bzw. Straftaten dieser Gruppe mitgewirkt.

Der Sozialwissenschaftler Jan Philipp Reemtsma hat in seinem Buch „Im Keller“ (1997) differenziert beschrieben, wie er als ein Experte, der über Lebensgefahr, Deprivation und Traumatisierung durch Isolationshaft gut informiert war, sich nicht gegen die Entwicklung von Täter-Introjekten wehren konnte. In seiner Dokumentation schildert er sehr bewegend und minutiös, wie er es nicht hat verhindern können, täteridentifiziert zu werden. Er hat zugeben müssen, dass er den Haupttäter überschätzt, ihn wesentlich intelligenter eingeschätzt hat, als der sich hinterher herausgestellte. In dieser Situation der Ohnmacht, der Lebensgefahr, in der er nie sicher sein konnte, ob er nicht doch irgendwann erschossen wird, in der er „auf Gedeih und Verderb“ von den Entführern abhängig war, war es für ihn offenkundig wichtig, wenigstens in den Händen von klugen Menschen zu sein. Die Vorstellung, dass er in die Hände von insuffizienten, fehlerhaft arbeitenden Verbrechern gefallen sein könnte, war unerträglich. Der zweite Schritt war, dass er anfing, in den Gedankengängen der Täter zu denken. Die Geldübergabe lief mehrfach schief, und die Entführer sagten, dass es an seinen Angehörigen und der Polizei läge. Reemtsma hat nicht erwogen, dass es an den Entführern liegen könnte. Er hat innerlich zeitweise gegen Angehörige und Freunde Partei ergriffen. Er dachte, dass sie alles falsch und die Entführer alles richtig machten. Das Dritte war, dass er anfing, sich danach zu sehnen, dass die Entführer zu ihm in den Keller kommen. Er hat sich sogar dabei erwischt, dass eine kumpelhaft-freundschaftliche Geste Wärme in ihm hervorrief und sein Herz ihm weit wurde. Er hat sich dafür geschämt, und es war ihm peinlich, das zu schreiben.

Aber dass er die menschliche Größe hatte, es ehrlich zu schreiben, erleichtert es uns, unseren Patientinnen zu sagen: „Was erwarten Sie von sich? Sie waren damals sieben oder neun oder zwölf Jahre alt. Hier haben Sie ein Dokument, in dem jemand schreibt, dass er es trotz allen Wissens, trotz aller Lebenserfahrung und Reife nicht hat verhindern können, täteridentifiziert zu werden. Was erwarten Sie da von sich als Kind? Täter-Introjekte sind Überlebensstrategien. Wenn mein Überleben völlig abhängt von den Launen eines übermächtigen anderen, dann ist eine der letzten Überlebensstrategien, sich empathisch möglichst weitgehend in die aktuelle Befindlichkeit, in das Erleben und Denken dieses Täters einzufühlen. Wir Menschen scheinen dann aber nicht mehr in der Lage zu sein, zwischen Selbst und Objekt zu trennen, die Grenze aufrechtzuerhalten und die seelische Leistung zu vollbringen: Hier bin ich, hier ist meine Grenze, hier beginnt der andere. Wenn dies für politisch engagierte, reflektierte, kluge und emotional differenzierte Erwachsene gilt, um wie viel mehr ist dem dann ein Kind ausgeliefert?"

Deprivation ist unerträglich. In seinem Roman „Schachnovelle" schildert Stefan Zweig, wie ein Mensch in einer Deprivationssituation angefangen hat, mit sich selbst zu sprechen und gegen sich Schach zu spielen: Selbst-Spaltung als Überlebensstrategie. Wir sind genetisch einfach dialogisch angelegt und beziehungsabhängig. Um aus der Deprivation herauszukommen, kann man sich sicherlich eine ganze Zeit lang imaginativ stabilisieren, wie das viele Menschen in der Einsamkeit tun. Aber es kommt die Sehnsucht nach Körperkontakt, Anwesenheit und Wärme. Wenn sie befriedigt wird, kann das um den Preis einer Traumatisierung geschehen. Das kann bedeuten, dass Menschen als Kinder so einsam und bedürftig waren, dass es ihnen in ihrer Einsamkeit so schlecht ging, dass sie die Traumatisierung billigend in Kauf genommen habe, um aus dem Zustand der Deprivation herauszukommen. Wahrscheinlich ist ein Mangel im Bindungssystem für die meisten Kinder schwerer auszuhalten als Furcht. Das ist eine üble Beziehungsfalle und ein Beziehungsmuster, das internalisiert werden kann.

Ich muss jetzt einen Exkurs einschieben, um auf ein wenig beachtetes Phänomen hinzuweisen, das bei Täter-Introjekten nicht selten im Hintergrund steht: **Neid der Eltern auf ihre Kinder**. Neid ist einer der wichtigsten sozialen Affekte. Er wird selten wahrgenommen und auch in Therapien nicht immer bearbeitet. Er spielt aber für viele Traumatisierte eine wichtige Rolle. Neid ist ein sozial immens fördernder Affekt. Ein Kind sieht etwas, das ein anderer besitzt, und einer der ersten Sätze, die vom Kind kommen, ist: „Auch haben!" Dieses „Auch-haben-Wollen" kann ein ganzes Leben lang motivierend sein, sodass man sagt: „Das will ich auch können, darum mache ich noch eine Fortbildung. Das will ich auch haben, deshalb spare ich mein Geld. Da will ich auch hin, deshalb mache ich Karriere." In Ergänzung zu Melanie Klein könnte man von **konstruktivem Neid** sprechen. Wenn deutlich wird, dass irgendetwas nicht geht, nicht erreichbar ist, dann stellt sich die Frage, ob man sich damit arrangieren kann oder es dem anderen zerstören muss. **Destruktiver Sozialneid** wird in Gesellschaften zu Recht gefürchtet, denn er entfaltet eine sehr zerstörerische Kraft. Karl König zitiert gerne einen Witz: „Gehen zwei Amerikaner die Straße entlang; da fährt ein Cadillac vorbei; sagt der eine zum anderen: So ein Auto fahre ich auch noch mal! Gehen zwei Engländer die Straße entlang; da fährt ein Rolls Royce vorbei; sagt der eine zum anderen: Der Typ geht auch noch zu Fuß." In den Gesellschaftswissenschaften ist inzwischen klar, dass destruktiver Neid etwas ist, was Entwicklungen innerhalb von Gesellschaften sehr bremsen kann.

> Destruktiver Neid ist nicht selten eine Motivation dafür, dass Kinder sehr schlecht behandelt werden. Aufgrund dieses destruktiven Neides machen viele unglückliche Eltern ihren Kindern das Leben sehr schwer. Kinder können sich überhaupt nicht vorstellen, dass Eltern sie beneiden.

Die Eltern haben alles, können alles, sind groß und mächtig – wieso sollten sie die armen, hilflosen, abhängigen, kleinen Kinder beneiden? Es folgt die übliche depressive Verarbeitung: Die Kinder denken, dass es an ihnen liegt. Gerade dann, wenn Eltern nicht gut für sich sorgen können, können sie lebendige, glückliche, expansive und fröhliche Kinder nicht ertragen. Das kann man auch sehr gut in Mietwohnungen mit jungen Familien und alten Menschen beobachten. Die Alten reagieren auf Kinder, ihre Expansivität und ihren Lärm nicht nur deshalb, weil die Kinder laut sind, sondern weil sie das Leben noch vor sich haben, beweglich sind und weil es ihnen hörbar und sichtlich gut geht.

In Therapien kann der Blick darauf, ob ein Mensch eventuell Angst hat, sich zu entwickeln, weil dieser Mensch unbewusst den Neid der Götter oder den Neid eines Elternteils oder den Neid der Großen fürchtet, sehr hilfreich sein. Dies wäre ein Typ von Täter-Introjekten. Die Psychodynamik von manchen Tätern ist sicherlich als ein Resultat von destruktivem Neid verstehbar. In der Therapie von Sexualstraftätern wird manchmal deutlich, dass die aufgrund ihrer inneren Schuld und Zerstörtheit Kindern deren „Unschuld" neideten und ihnen die kaputt machen mussten.

Alle unsere Lebenserfahrungen machen wir im Rahmen zwischenmenschlicher Beziehungen. Das klingt wie eine Binsenweisheit, sollte eigentlich auch eine sein. Trotzdem gibt es immer wieder Gedankenexperimente, die darauf hinauslaufen, der Mensch käme als genetisches Programm auf die Welt, das sich aus sich selbst heraus entfaltet. Diese Überlegungen liegen auch manchen Philosophien zugrunde, die vom Menschen als einer Einheit ausgehen, die auch außerhalb ihrer Bezüge denkbar wäre. In der Wirklichkeit gibt es so etwas nicht. Luc Ciompi (1982) hat in seinem grundlegenden Buch „Affektlogik" zusammengestellt, dass alle unsere Entwicklungserfahrungen im Rahmen von Beziehungen stattfinden und dass Logik und Affekte allenfalls gedanklich trennbar sind, nicht in der konkreten Realität. Jede Lebenserfahrung – so Kernberg – geschieht in der Konstellation Selbst – Affekt – Objekt. Jede Lebenserfahrung ist verbunden mit einer Selbstrepräsentanz, einem Affektzustand und einer Objektrepräsentanz.

Diese Tatsache kann zu Problemen führen. Ein Mensch kann nämlich **Probleme** haben, **zwischen Selbstrepräsentanz und Objektrepräsentanz zu unterscheiden**. Das kann auch einer Therapeutin Schwierigkeiten bereiten. Wenn wir etwas empfinden und erleben, gehen wir selbstverständlich davon aus, das seien wir selbst. Wenn wir traurig sind, depressiv, wütend, wenn wir Symptome entwickeln, dann ist das Ausdruck einer Problematik, die wir selbst haben, die unser Selbst hat.

Aber wir können auch das Empfinden haben, irgendetwas laufe in uns ab, und das seien wir gar nicht selbst. Eine fremde Macht habe von uns Besitz ergriffen, wir seien fremd gesteuert, wir seien vielleicht geradezu „besessen". Im Mittelalter war uns ein solches Denken und Erleben noch selbstverständlich.

Resultat eines Täter-Introjektes ist oft, dass wir erleben, wir seien besessen, wir hätten quasi **Fremdkörper im Selbst**. Dies gilt insbesondere dann, wenn Traumatisierte Verhaltensweisen entwickeln, die ihnen Ich-dyston, die ihnen selbst fremd sind, unter denen sie leiden und die sie hinterher bedauern. Das kann selbst- oder fremdschädigendes Verhalten sein. Traumatisierte sind sich dann selber feind. Die Jungianer vertreten die Hypothese, einen inneren Feind hätten wir alle archetypisch in uns. Da ist sicherlich etwas dran. Trotzdem sind wir überzeugt, dass Menschen, die selbst schwer traumatisiert worden sind, viel eher in Gefahr sind, sich selbst oder anderen feindselig und schädigend zu begegnen, als solche, die nicht schwer geschädigt wurden. Viele Selbstverletzungen, viele Symptomrückfälle, viele negativen therapeutischen Reaktionen sind gut verstehbar mit dem Konzept des Täter-Introjektes.

Mit solchen Erlebnisweisen können wir Therapeuten nun unterschiedlich umgehen. Wir können sagen: Aufgrund innerseelischer Konflikte kann jemand etwas, das er erlebt, nicht als Selbst-Anteil akzeptieren und integrieren. Unsere therapeutische Aufgabe bestände dann darin, diese als fremd erlebte Problematik zu integrieren, zu assimilieren und dem Selbst erträglich zu machen – etwa durch eine gute Arbeit an den Selbst-Idealen, am Über-Ich und am Selbst-Konzept, in die diese Selbst-Anteile offenkundig bisher nicht integrierbar sind. Wir würden dann mit der Hypothese arbeiten: Alles, was ein Mensch erlebt und empfindet, ist Bestandteil seines Selbst.

Andere Denksysteme verstehen solche Erlebnisweisen anders. Da ist zum einen die Säuglingsbeobachtung. Sie hat bestätigt, was Anna Freud schon beobachtete: Gerade bei Kleinkindern gibt es eine „Affektansteckung". Dann ist der Säugling selbst vielleicht lebhaft, extravertiert, Kontakt suchend, seine Mutter aber hat eine schwere Depression. In diesem Fall steckt die Mutter den Säugling nicht selten affektiv an. Die depressive Stimmungslage des Säuglings ist dann nicht Resultat seiner selbst und seines Selbst, sondern eine Problematik der Mutter, mit der diese den Säugling angesteckt hat. Das könnte bedeuten, dass eine unerklärliche Depression eben nicht Ausdruck einer Selbstrepräsentanz, sondern einer Objektrepräsentanz wäre. – Das heißt übrigens nicht, dass alle Opfer gute Menschen sind und alles Schlechte von anderen kommt, Täter-Introjekt ist. Wir haben eine in unserer Religion und unserer Geschichte begründete Tendenz, Opfer zu glorifizieren und zu sagen: „Das Opfer ist der bessere Mensch." Das Opfer war der schwächere Mensch, nicht zwingend der bessere. Das ist ein Unterschied.

Mit der Frage: „Wer hat hier eigentlich welches Problem?" arbeitet die **systemische Familientherapie** in großem Umfang. Die Zuordnung der Problematik, der Affekte und Symptome zur Lebensgeschichte der einzelnen Familienmitglieder ist ein wesentlicher Arbeitsschritt in der systemischen Therapie. Diese geht so weit, dass sogar versucht wird, eine Problematik der richtigen Generation zuzuordnen. Denn es ist inzwischen aus vielen Familientherapien wie auch aus der Erforschung der transgenerationalen Probleme bei der Verarbeitung des Holocaust bekannt, dass schwerwiegende Traumatisierungen über Generationen weitergegeben werden können. Die Wege, wie dieses geschieht, werden im Moment von verschiedenen Zweigen der Wissenschaft – Soziologie, Psychoanalyse, Psychologie, Psychotraumatologie – erforscht. Ein Weg ist dabei offenkundig, dass eine traumatisierte Mutter – vielleicht auch ein traumatisierter Vater – ihre jeweilige Stressverarbeitungs-Störung bei der Kindererziehung weitergeben. In einer Familientherapie könnte jemand irgendwann sagen: „Mir ist jetzt klar: Das ist nicht mein Problem. Ich gebe es ab, ich gebe es euch Eltern zurück, ich kann es für euch nicht lösen." Das ist ein wichtiger innerer Schritt, der oft lange Vorbereitung erfordert. Aber allein die Sichtweise „Nicht alle Probleme, Symptome und merkwürdigen Verhaltensweisen, die ich habe, müssen mein genuines Problem sein" kann helfen, den ersten Schritt zu schaffen und sich dagegen abzugrenzen. Das ist auch ganz wichtig, damit ich zwischen Selbst- und Objektrepräsentanz mehr und mehr unterscheide.

Dies eröffnet eine neue Perspektive. Wenn eine Patientin unter den Symptomen einer Posttraumatischen Belastungsstörung leidet, selbst aber ihres Wissens keine Traumatisierungen erfahren hat, dann ist es sinnvoll zu überprüfen, ob sie vielleicht ein **traumatisiertes Introjekt**, ein **Opfer-Introjekt** in sich hat. Wir kennen ja alle das Problem, dass Therapeuten ihren Patientinnen sagen: „Ihre Symptome, Ihre Psychodynamik, Ihre Problematik und Ihre Lebensführung weisen darauf hin, dass Sie schwer traumatisiert worden sind. Da muss einfach was gewesen sein!" Natürlich ist das eine Vermutung, die gründlich überprüft werden muss. Es kann aber auch sein, dass jemand so iatrogen zur Traumatisierten „gemacht" wird. Alternativ sollte überprüft werden, welche Lebensgeschichte denn nahe Angehörige haben. Musste Mutter als Ostpreußin fliehen? Was ist ihr bei der Vertreibung und auf der Flucht widerfahren? Was hat sie gehört, erlebt, gesehen? War Vater in Kriegsgefangenschaft? Ist der nicht fünf Jahre in einem russischen Lager gewesen? Welche Kriegserfahrungen hatte Vater? Was bedeutet es, wenn Mutter auf den Opa, ihren Vater, immer so hasserfüllt und feindselig reagiert?

Viele Therapien scheitern genau dann, wenn jemand versucht, ein Problem zu verarbeiten, das ursprünglich gar nicht sein eigenes ist. Dies ist immer zum Scheitern verurteilt. Wir sind nur in einem sehr eingeschränkten Maße in der Lage, Probleme zu lösen, die uns transgenerational übertragen, im systemischen Sinne „delegiert" worden sind.

Manche Täter-Introjekte tarnen sich als Opfer-Introjekte. Es gibt Märchen, in denen ein sehr hilfsbedürftiges Wesen am Wegesrand sitzt. Dann kommt ein kräftiger junger Mensch vorbei, und dieses alte Wesen sagt: „Ach, trage mich doch nur eine kleine Weile. Ich kann nicht mehr laufen." Die oder der Alte wird dann auf die Schultern genommen, wird getragen, wird schwerer und schwerer und lässt nicht mehr los. Da ist die moralische Haltung, dass man einem schwachen Wesen gegenüber nicht abgrenzend sein darf, eigentlich auch ein Täter-Introjekt. Aber auf den ersten Blick sieht es wie ein Opfer-Introjekt aus, das man mit sich trägt. Es hat aber ganz eindeutig Täterseiten, lebt sozusagen schmarotzerisch und lässt sich von einem anderen Menschen stabilisieren. Es parentifiziert das Kind, kehrt die Situation Mutter/Vater und Kind um und hat auch im Märchen eine Täterseite. Es ist oft besonders schwer, gegen solche verkappten Täter-Introjekte aggressiv vorzugehen. In der systemischen Therapie würde geschaut, wer denn eigentlich richtig dafür wäre, sich um die alternden Eltern zu kümmern. Auch das kann man sich in der imaginativen Arbeit zunutze machen. Es ist dann wesentlich, dass sich innerlich künftig jemand anderes darum kümmert. Vielleicht ist das innere Elternteil ja dann besser bei einer guten Fee aufgehoben.

Luise Reddemann (1998; 2003) hat in Bielefeld überlegt, wie man mit diesen Introjekten imaginativ umgehen könnte. Zwei jungianische Autorinnen waren ihr dabei hilfreich. Estés (1993) beschreibt in einem Kapitel ihres Buchs „Die Wolfsfrau" die Auseinandersetzung mit dem, was sie den „inneren Feind" nennt. Sie beschäftigt sich in ihrem Buch mit Märchen und handelt, wie das jungianische Tradition ist, an diesen Märchenfiguren innere Konflikte subjektstufig ab. Das Märchen, das sie auswählt, um deutlich zu machen, dass es diesen inneren Feind gibt und wie man sich mit ihm auseinandersetzen kann, ist das **Blaubart-Märchen**. Es ist die Geschichte einer naiven jungen Frau, die diesen blaubärtigen Ritter durch sein etwas seltsames Äußeres anziehend findet. Blaubart hat keinen guten Ruf, und das Mädchen wird gewarnt. Sie schlägt die Warnungen in den Wind, heiratet ihn und lebt mit ihm auf seinem Schloss. Eines schönen Tages macht er eine Reise und gibt ihr die Schlüssel des Schlosses. An dem Schlüsselbund ist ein Schlüssel zu einem Raum, den sie nicht betreten soll. Bei den Täter-Introjekten ist es auch so; sie dürfen vom Ich nicht wahrgenommen werden. Natürlich ist sie neugierig und betritt den Raum. Dort findet sie die Leichen ihrer Vorgängerinnen, sieben Frauen, die Blaubart schon alle umgebracht hat. Sie bekommt einen riesigen Schreck und wahnsinnige Angst. Sie möchte es vertuschen, aber es geht nicht. Die Blutspur bleibt. Wenn man sich einmal diese Leichen im Keller angeschaut hat, dann kann man nicht mehr so tun, als wären die gar nicht da oder als hätte man die nie gesehen. Blaubart kommt zurück, ist außer sich vor Wut und will sie töten. Sie bittet ihn, ihr noch die Zeit zu lassen, ihre Gebete zu verrichten. In dieser Zeit rufen ihre Schwestern die Brüder zur Hilfe, die Blaubart im letzten Moment töten. – Eine andere jungianische Autorin, Phyllis Krystal, hat „Die inneren Fesseln sprengen" (1989) geschrieben und arbeitet mit ähnlichen Bildern im Zusammenhang mit der Auseinandersetzung mit dem negativen Eltern-Archetyp. Krystal bezieht sich auf die **Metapher des Drachenkampfes**, und es geht darum, diesen Drachen in sich zu vernichten.

Was sind nun die konkreten einzelnen **Schritte der Täter-Introjekt-Arbeit**? Am Anfang steht, dem Phänomen seinen Namen zu geben: Täter-Introjekt. Zum Beispiel vermitteln Sie einer Patientin in einer frühen Therapie-Sitzung den Sicheren Inneren Ort. Sie haben den Eindruck, dass die Patientin die Stunde etwas entspannter, gelassener und fröhlicher verlässt, und Sie denken: „Prima, wir haben wunderbar gearbeitet." Das nächste Mal ist aber alles kaputt. Sie kommt und sagt: „Mir geht es schlechter denn je" oder „An dem Ort ist jetzt mein Vater aufgetaucht", der der Täter war. Wenn Sie die Vermutung haben, dass es ein Täter-Introjekt sein könnte, dann würden Sie das in Frageform benennen und sagen: „Es scheint, als gebe es in Ihnen einen Teil, der nicht will, dass es Ihnen gut geht." Wenn es offenkundig der Vater ist, der der Täter war, dann könnte man sagen: „Es scheint, als ob Ihr Vater, der Ihnen geschadet hat, oder (besser) das Bild Ihres Vaters in Ihnen weiterlebt und jetzt wieder auftaucht. Dieser innere Vater – der natürlich nicht Ihr Vater ist, sondern das, was Sie vom Vater in sich hineingenommen haben, sozusagen das Gespenst Ihres Vaters – scheint nicht zu wollen, dass es Ihnen gut geht. Kann das sein?“ Sie haben sicher gemerkt, dass wir großen Wert darauf legen, die eigenen therapeutischen Ideen in Frageform zur Verfügung zu stellen. Sie sollten nur dann weitermachen, wenn der Patient sagt: „Ja, das klingt plausibel.“ Zwingen Sie der Patientin nichts auf, nur weil Sie finden, dass das eine tolle Idee ist, und weil Sie denken, Sie wüssten besser Bescheid über das Unbewusste als die Patientin über sich selbst. Wir gehen jetzt zunächst davon aus, dass die Patientin sagen kann: „Ja, das macht Sinn. Da gibt es so einen Teil in mir.“ Dann wäre seine Existenz benannt, und er hätte einen Namen.

Das Täter-Introjekt kann sich durch **innere Stimmen** manifestieren: „Du bist ja auch blöd“, „Du hast es nicht besser verdient“, „Du bist ja selbst schuld“ oder „Das mache ich dir sowieso kaputt“. Das sind dann manchmal letzte Fragmente von Sätzen, die wirklich gefallen sind. Manchmal sind es Sätze, die genau im falschen Moment von der Mutter oder dem Vater ausgesprochen worden sind und die sich eingebrannt haben und einen verfolgen wie eine Platte mit einem Sprung. Noch einmal: Innere Stimmen beweisen keine Schizophrenie (vgl. Kap. 3, 6 und 7 in diesem Band)!

Jetzt kann es nicht schaden, der Patientin einen Kurzvortrag zur Entstehung von Täter-Introjekten zu halten und ihre Funktion abstrakt, aber verständlich zu erläutern.

Sie würden im nächsten Schritt fragen: „Kennen Sie den Teil? Haben Sie das schon häufiger erlebt?“ Die meisten Patienten nehmen diese Teile in Form von inneren Stimmen oder Gedanken wahr, die immer wieder auftauchen. Wir haben übrigens alle solche Introjekte, die an uns rummeckern: „Du kannst das ja nie! Du hast doch schon immer gewusst, dass das nicht gut ausgeht.“ Interessanterweise wählen diese Introjekte meist die Anrede „Du“, treten in einen inneren Dialog ein. Bei den traumatisierten Patientinnen ist das natürlich deutlich heftiger und destruktiver. Deren Ich fühlt sich auch deutlich ohnmächtiger gegenüber diesen Teilen, als wir uns denen gegenüber fühlen. In der Regel ist unser Ich (hoffentlich) stärker als die Teile, mit denen wir uns runtermachen. Bei manchen unserer Patientinnen haben diese inneren Feinde eine dämonische Macht und werden als sehr bedrohlich erlebt, wie das auch im Märchen beschrieben ist. Es kommt sofort eine riesige Angst auf.

Dann fragen Sie die Patientin, ob sie dieser Vorstellung, diesem Satz oder diesem Gedanken eine **Gestalt geben** könnte. Da kommen dann regelhaft die bösen Gestalten aus den Märchen: Teufel, Drachen, Monster, Dämonen, böse Riesen, Hexen.

Wenn diese Gestalt gefunden ist, ist im nächsten Schritt zu überlegen, wie man diese **Gestalt unschädlich machen** kann. Das kann die Patientin genauso wenig wie die Protagonistin eines Märchens im Allgemeinen allein aus eigener Kraft. Sie braucht Hilfe. Es braucht Gestalten wie zum Beispiel die der Inneren Helfer, die das Ich beschützen und stark genug sind als Helfer im Kampf gegen diesen bösen Feind.

Dann folgt die Entscheidung, wie dieser Feind am besten unschädlich gemacht werden kann. Es entscheiden sich erstaunlich viele der Patientinnen tatsächlich dafür, die böse Gestalt wie im Märchen umzubringen. Aber es gibt auch immer wieder welche, die sagen, dass sie das nicht wollen. Sie möchten schon, dass dieser Drache unschädlich ist, aber umbringen wollen sie ihn nicht. Das ist auch in Ordnung. Manche stellen sich dann vor, ihn auf den Mond zu schießen, d. h. weit genug weg, sodass er nicht mehr wiederkommen kann. Da sind der Phantasie keine Grenzen gesetzt.

Manche entscheiden sich auch dafür, die Täter-Introjekte zu Inneren Helfern zu machen, zum Beispiel aus der christlichen Tradition heraus. Da gibt es im Mittelalter die Dämonen an den Kirchentüren, welche die Kirche und die Gläubigen vor den Ungläubigen schützen. So kann man auch einen Feind in einen Helfer verwandeln. Der ist nach außen immer noch böse, aber nach innen nicht mehr gefährlich. Andererseits ist diese Lösung nicht ungefährlich. Die Märchenliteratur wimmelt von bösen Gestalten, die erst mitleidig geschont wurden und dann neu erstarkt sind. Im zweiten Angang ist es dann immer sehr viel mühsamer, das Böse wirklich unschädlich zu machen. **Mitleid mit dem Bösen ist eine wirklich zweischneidige Sache**. Es gibt, wie immer im Leben, nicht nur eine Lösung, sondern viele. Es ist dann sinnvoll, mit den Patienten gemeinsam zu überlegen, was ihre beste Lösung sein könnte.

Wir suchen die Auseinandersetzung mit den Täter-Introjekten auf dieser imaginativen Ebene, weil die Erfahrung lehrt, dass die Arbeit mit diesen Bildern sehr wirksam ist. Wenn die Patienten ein gutes Bild gefunden haben, dann sitzt und wirkt das mehr, als wenn man lange darüber geredet hat. Wenn man dem Introjekt eine Gestalt gibt, bestehen schon mehr Möglichkeiten, etwas in der Vorstellung zu tun. Schon dadurch kommen die Patientinnen etwas aus der Ohnmacht heraus. Es ist nicht mehr so etwas Diffuses, Namenloses in ihnen. Dadurch dass es eine Gestalt hat, verändert sich die Beziehung. Die innere Beziehung zu sich selbst und zu diesem Selbst-Anteil verändert sich. Das Ich bekommt wieder mehr Kompetenz. Es ist wichtig, so zu arbeiten, dass das Ich am Ende gestärkt aus der Sache rausgeht und dass auf der Inneren Bühne eine Lösung gefunden wird, wie dieser bedrohliche, böse Teil in Schach gehalten wird. Das wäre immer der erste Schritt. Danach kann dann in Ruhe überlegt werden, wie es weitergehen soll. Will sich die Patientin mit diesem bösen Teil anfreunden, zum Beispiel durch Füttern wie in der Symbolkonfrontation der Katathym-imaginativen Psychotherapie? Will sie sich von ihm befreien, indem sie ihn auf den Mond schießt? Oder ist es angesagt, ihn zu töten und dadurch eine Transformation zu bewirken? In der Regel werden böse Riesen oder Drachen in den Märchen umgebracht. Es gibt viel mehr Märchen, in denen sie umgebracht werden, als Märchen, in denen es etwas „reifere" Lösungen gibt. Das scheint ein sehr archetypisches und archaisches Muster in uns zu sein: Das, was stört, muss weg! **Fremdkörper im Selbst sollten sicher und endgültig aus dem Selbst verschwinden**. Das ist eine klare Lösung. Die kindlichen Seiten in uns werden das als am sichersten empfinden. Es gibt auch immer neue Märchen – jetzt spielen sie im Weltraum, „Star Wars" etwa –, in denen genau das Gleiche passiert. Es findet immer wieder ein **Kampf zwischen „Gut" und „Böse"** statt, und am Ende siegt dann immer das Gute. Das Schöne an diesen Märchen ist, dass man sehen kann: So einfach ist es nicht. Es kann lange dauern, aber irgendwann ist es dann geschafft.

Gut ist es, wenn die Patientin dann, wenn der Drache sicher besiegt ist, nach dessen Schätzen Ausschau hält und sich die aneignet. Diese destruktiven Täter-Introjekte haben viele lebendige Seiten, Ressourcen, Fähigkeiten und kreativen Möglichkeiten in ihren Besitz gebracht und unterdrückt. Die sitzen da innerlich drauf wie der Drache auf den inneren Golddukaten und die Hexe auf den inneren Lebkuchen. Mit diesem symbolischen Schritt holt sich der Patient seine inneren Besitztümer wieder zurück. Das ist sein gutes Recht.

Unser Therapie-Ziel ist ausdrücklich nicht, diese Täter-Introjekt-Anteile zu Selbst-Anteilen umzudeuten – unseres Erachtens eine Verfälschung –, ins Selbst zu integrieren oder zu assimilieren. Unser Ziel ist es, das Selbst von diesen Täter-Introjekten, von diesen Fremdkörpern im Selbst so weit wie möglich zu entlasten und zu befreien. Dabei greifen wir in der Therapie auf die Mittel und Wege zurück, die aus der Geschichte der Menschheit zur Lösung solcher Probleme bekannt sind. Wir „utilisieren" diese allgemeinmenschlichen Selbstheilungswege. Und diese Wege sind die des **Träumens**, der **Märchen**, der **Mythen** und **Legenden**. Die moderne Form dieser Auseinandersetzung sind die phantastischen Filme oder die Fantasy-Romane. Das Muster ist dabei bekanntlich immer das gleiche: Ein gutes Land, ein gutes Haus, ein guter Mensch wird plötzlich vom Bösen überwältigt, besetzt, versklavt, unterdrückt, „besessen". Dann muss sich die oder der Gute schulen und entwickeln, um dem Bösen begegnen zu können. Sie oder er müssen Verbündete finden, weise Helfer oder kräftige und kluge, mutige Gefährten. Prototypisch kann der Roman „Der Herr der Ringe" betrachtet werden. Sauron und seine Verbündeten unterminieren, unterwandern Mittelerde und versuchen, das ganze Land zu unterdrücken. Die Gruppe der Guten, der Gefährten, versucht, die Macht des Bösen zu brechen. Fast alle Märchen, Mythen und Sagen folgen diesem Muster. Es scheint für uns Menschen innerseelisch für alle Zeiten und Kulturen wichtig zu sein. Menschen, bei denen innerseelisch immer das Böse siegt, werden als Menschen mit „Borderline-Persönlichkeitsstörungen" bezeichnet – inzwischen auch als Menschen mit chronifizierten, komplexen Posttraumatischen Belastungsstörungen.

Die Guten müssen sich zusammentun und energisch das Böse bekämpfen. Ein wesentliches Mittel, die Macht des Bösen zu brechen, sind Zauberworte, die eine Gegenmacht gegen den Fluch, den Bann des Bösen bedeuten. Dabei ist besonders mächtig und wirksam, das Böse und seinen **Fluch auszusprechen** wie im Märchen „Rumpelstilzchen". Wenn etwas erst einmal in Worte gefasst ist, dann hat es die Macht des Unsagbaren verloren. Dieses Element ist auch ein Wirkelement der Trauma-Expositions-Behandlungen.

Nach dieser eigentlich etwas schlichten Schablone funktionieren selbst Hollywoodfilme. Da siegt am Schluss auch immer das Gute, manchmal geradezu etwas mühsam, sodass man sich denkt: „Euren guten Schluss, den hättet Ihr euch wirklich sparen können!" Hätten sie aber nicht, da sie dann die Hälfte der Einnahmen weniger gehabt hätten. Denn wenn es sich rumgesprochen hätte, dass es nicht gut ausgeht, dann hätten viele sich gesagt: „Da brauchste gar nicht erst rein zu gehen, der hat einen bescheuerten Schluss!" In den 70er Jahren gab es einen Western mit dem Titel „Leichen pflastern seinen Weg". Da spielte Klaus Kinski den Bösen und schoss am Ende den Guten ganz langsam zusammen. Anschließend verübte er mit seiner Kopfgeldjägerbande ein Massaker an liebenswerten, armen Kleinkriminellen. Nach dem Kino hatten alle Besucher auf ihrem Gesicht geschrieben: „Scheiß Film!" Es muss am Schluss gut ausgehen. So sind diese Legenden angelegt, und zwar möglicherweise, weil es bei innerseelischen Prozessen wichtig ist, dass in uns die guten Erfahrungen erhalten bleiben, bei den inneren Kriegen nicht kaputt gehen und gewinnen.

Das Täter-Introjekt kann nicht eliminiert werden, solange es noch gute Seiten hat. In der Gestalttherapie bereitet es manchmal Schwierigkeiten, wenn man so einfach sagt: Dieser Teppichboden ist mein Vater, und da trommele ich mal drauf. Es geht irgendwie nicht, es wirkt so nicht. Es muss biologische Gründe haben, dass wir unsere guten inneren Objekte nicht angreifen können. Wahrscheinlich sind die guten Erfahrungen in den ersten ein bis zwei Lebensjahren eng mit unseren Lebens- und Überlebensfunktionen verbunden: Atmung, Temperaturregulation, Essen, Laufen, Sprechen. Da sind schon die ersten tiefsten Wurzeln zu den wichtigsten Bezugspersonen. Wenn wir in diesem Zusammenhang sagen, dass wir uns davon trennen wollen, dann geht es uns an den Lebensnerv. Das bedeutet, solange es noch etwas Gutes im oder am Täter-Introjekt gibt, kann ich nicht wirklich dagegen kämpfen, weil ich Gefahr liefe, eigene Überlebensfunktionen anzugreifen. Das würde Todesangst hervorrufen. Deshalb ist ein unverzichtbarer Arbeitsschritt, **das Gute** und **das Schlechte im Täter-Introjekt** auseinander zu bekommen, aktiv **zu spalten**, wie wir es schon kennen.

Es ist sehr oft so, dass ein traumatisierendes Elternteil gleichzeitig sehr viele liebevolle Seiten hatte. Die Arbeit daran, was gut und was schlecht war und wie man es auseinander bekommt, wenigstens erst einmal kognitiv, ist harte Arbeit. Das Gute wird in guten Gestalten verdichtet. Wir sagen: „Dieses Gute muss erhalten bleiben, und dem geben wir eine Gestalt." Wie das Böse lösen wir das von der konkreten Person Mutter oder Vater ab. Die Verfremdung ermöglicht diese therapeutische Arbeit überhaupt erst. Dann beschäftigen wir uns innerlich gerade nicht mit der Mutter oder mit dem Vater, sondern mit Feen, hilfreichen, sprechenden Tieren, Hexen und Teufeln. Es ist uns als Kinder auch nicht möglich, die Eltern realistisch zu sehen, und dies wahrscheinlich umso weniger, je schlechter sie im doppelten Wortsinn sind. Für viele Erwachsene ist es oft ganz hilfreich, später einmal mit der Tante, dem Onkel oder Nachbarn darüber zu sprechen, wie die Eltern eigentlich gewesen sind, um diese krass verzerrte Wahrnehmung als Kind zu korrigieren.

Ist es sinnvoll zu versuchen, immer einen positiven Anteil zu finden? Gibt es nicht auch Menschen, die wirklich nur als schlecht erlebt wurden? Dann ist es nach meiner Überzeugung nicht ein Therapie-Ziel zu sagen: „Vielleicht hat der aber doch noch sein Gutes gehabt. Sie können diesen Menschen doch nicht so verteufeln (Sie böser Mensch, Sie!)! Jeder hat doch auch was Gutes." Da geht es eher darum, dann zunächst mal imaginativ einen **idealen Vater** oder Stiefvater, eine **ideale Mutter** zu etablieren. Es ist gut, wenn im ersten Schritt das Gute als nur gute Gestalt etabliert wird. Wenn das mit dieser konkreten Person nicht in Verbindung zu bringen ist, dann ist das in Ordnung. Das Modell „Jeder hat auch sein Gutes" ist nicht unsere Ideologie. Es gibt Interaktionen, in denen jemandem ausschließlich geschadet wurde. Das ist dann zu respektieren und anzuerkennen. Dann wäre die erste Arbeit nicht das Aufspalten, sondern dem ein ideales Gegen-Patenonkel-Objekt gegenüberzustellen.

Dann denken wir gemeinsam intensiv darüber nach, wie auf der Bild-Ebene imaginativ **Gegenwehr gegen das Böse** möglich ist. Das ist natürlich ein wesentlicher Teil der Arbeit, dass ich innerlich anfange, aktiv darüber nachzudenken, was gut und was schlecht ist, wie ich mich schütze und wie ich meine Aggression zumindest erst einmal als Notwehr einsetzen kann. Kann ich mir überhaupt vorstellen, mich abzugrenzen? Ich kann als Therapeut Unterstützung und Hilfe geben, aber genau an der Stelle sollte ich nicht zu viel tun. Meist hat der Patient in sich etwas viel Besseres als das, was mir als Therapeut einfällt. Diese Erfahrung machen wir ganz oft. Wenn ich mir den Kopf zerbreche, dann finde ich meine Lösungen, aber nicht diejenigen, die aus dem Patienten selbst heraus erwachsen. Und es ist Ziel, dass die Patientin Zugang zu ihren eigenen aggressiven Ressourcen findet. In jedem Märchen gibt es Bündnisse und Möglichkeiten gegen das Böse. Im Märchen wird das Böse oft brutal, ja sadistisch vernichtet. Wenn eine Patientin diesen Weg gehen kann und will, sind wir darüber meist glücklich. Viele rückt ein solch brutales Vorgehen innerseelisch aber **zu nahe an die Objektrepräsentanz des Täters** heran. Da die Abgrenzung gegen Täterverhalten und Täter-Introjekte besonders wichtig ist, darf diese Grenze nicht gefährdet werden. Deshalb sind Zwischenlösungen oft sinnvoll.

Natürlich kann es auch sein, dass eine Patientin Ihnen sagt: „Da ist kein Täter-Introjekt. Ich bin das selbst, die sich immer runtermacht. Ich habe von mir eine ganz schlechte Meinung, und das finde ich auch voll und ganz berechtigt." Das lassen wir so nicht stehen. Wir vertreten, dass ein gesundes, natürliches Kind fröhlich spielt, manchmal traurig ist, nachdenklich, aber sich nicht aus sich heraus in seiner Existenz infrage stellt oder gar gefährdet. So etwas kommt von außen. Gesunde Kinder sind wie gesunde kleine Hunde oder Katzen. Nun ist es wenig erfolgreich, da einfach gegen an zu argumentieren. Wem das liegt, der kann etwa die **Technik des sokratischen Fragens** nach Maichenbaum anwenden, um diese innere Haltung Ich-dyston zu machen: „Ah ja, Sie haben von sich eine ganz schlechte Meinung. Was ist an Ihnen denn als Kind so viel mieser gewesen als bei anderen Kindern?" – „Dieses Kind hat sich nie gewehrt. Es war feige und hat alles mitgemacht. Ich bin sicher, das hat dem sogar Spaß gemacht." – „Ja, dann kann ich Ihre Haltung natürlich voll und ganz nachvollziehen. Kinder sind ja auch schon mitverantwortlich für das, was sie mitmachen und wo sie sich wehren. Wie alt waren Sie damals?" – „Das ging so von sechs bis zwölf." – „Von sechs bis zwölf? Wie alt ist noch mal Ihre Patentochter, Ihre Nichte?" – „Acht, wieso?" – „Also wenn die jetzt von jemandem sexuell missbraucht würde, wäre die da selbst dran schuld." – „Wie kommen Sie denn darauf?" – „Haben Sie doch eben vertreten. Kinder sind mit acht Jahren selbst schuld, wenn sie missbraucht werden." – „So ein Blödsinn, natürlich nicht." – „Das erleichtert mich jetzt natürlich. Ich konnte mir eigentlich nicht vorstellen, dass Sie als Erzieherin vertreten, dass Kinder daran schuld sind. Offenkundig mit einer Ausnahme – eben Sie als Kind. Was war bei Ihnen denn so ganz anders als bei allen anderen Kindern auf der Welt?" – „Ich weiß doch selbst, dass das Blödsinn ist, wenn ich mir daran die Schuld gebe. Aber das nützt mir gar nichts, wenn ich mir das vom Verstand her klarmache. Ich bin da trotzdem irgendwie innerlich von überzeugt." – „Sehen Sie, und so was nenne ich ein Täter-Introjekt, wenn etwas da ist, was innerlich zerstörerisch seine Wirkung entfaltet und stärker ist als jede eigene Vernunft."

Noch einmal: Wichtig bei dieser Arbeit ist, wirklich differenziert herauszubekommen, was das Schlechte war, und das dann auch zu benennen. Es geht darum zu sagen: „Das war schädlich, und ich will das nicht. Ich will speziell nicht, dass etwas, was mich vor zehn Jahren geschädigt hat, mir auch die Gegenwart versaut." Das ist ein ganz wesentlicher Schritt der inneren Arbeit. Die Posttraumatische Belastungsstörung ist durch eine Art doppelter Gemeinheit gekennzeichnet. Kindheit und Jugend sind einem schon zerstört worden, und das versaut einem auch noch die Gegenwart. Also ist es wichtig, dass die **Vergangenheit zur Vergangenheit wird**. Es geht nicht darum, Vergangenheit zu vergegenwärtigen wie bei der Neurose, sondern die Vergangenheit ist zu gegenwärtig. Sie ist zu dominant und überlagert die Gegenwart viel zu sehr. Ich muss immer wieder schauen, wo etwas, das mit der Gegenwart eigentlich nichts mehr zu tun hat, immer noch das gegenwärtige Erleben schädigt. Das muss herauspräpariert und sozusagen wieder in die Vergangenheit zurückgeschickt werden. Es ist wichtig, die Dämonen der Vergangenheit, die Geister und Gespenster zu eliminieren, weil dieses Schlechte wie im Märchen von Blaubart einen in Lebensgefahr bringt, einem das ganze Leben zerstört. Diese Introjekte sind wie Besessenheit, sind wie Dämonen, wie Geister und Gespenster, die einen verfolgen und einem den Lebensnerv auffressen. Wenn man Täter-Introjekte nicht suffizient therapeutisch wieder herausbekommt, dann zerstören sie einem die Lebensqualität.

Gerade Frauen scheinen damit manchmal so ihre Probleme zu haben. Viele leiden an gutem Herzen. Sie leiden an einer Überschätzung der Macht der persönlichen Liebe.

> Sehr viele Frauen haben die narzisstisch besetzte Überzeugung in sich, mit der eigenen Güte und Liebesfähigkeit das Böse in der Welt und insbesondere im Mann unschädlich machen zu können.

Das hierzu passende Märchen wäre „Die Schöne und das Biest". Diese Vorstellung kommt einer Gegenvorstellung vieler, hauptsächlich dissozialer Männer entgegen, die ihrerseits Frauen vermitteln: „Deine Liebe hält mich davon ab, andere zu erschlagen, Drogen zu nehmen, Alkohol zu trinken, zum Einbrecher zu werden, meine Stieftochter zu vergewaltigen" etc. Da ist manchmal sogar vorübergehend etwas dran, aber es enthält eine Falle: Wenn der Mann wieder straffällig geworden ist, hat es daran gelegen, dass die Frau nicht genug geliebt hat. Das glauben viele Frauen auch und stimmen dem innerlich zu. Estés (1993) sagt in ihrer Interpretation des Blaubart-Märchens ganz klar: Es ist einfach naiv, immer an das Gute zu glauben und überzeugt zu sein, dass das eigene Gute immer siegen wird. Das ist lebensgefährlich. Das bedeutet, dass man in der Therapie häufig an einem Punkt steht, an dem man der Patientin sagen muss: „Ganz ohne eigene Aggressivität wird es gegen diese Elemente innerlich nicht gehen." Patientinnen können sagen: „Dann werde ich ja wie die." Eine Antwort könnte lauten: „Wenn man sagt: ‚Ich will, dass mein Selbst nicht von fremden Mächten besetzt ist, und dagegen grenze ich mich aggressiv ab' wird man damit schon zum Täter?"

Probieren Sie bei der Täter-Introjekt-Arbeit mit Patientinnen auch das, was Ihnen selbst nicht viel bringen würde. Diese Arbeit wirkt bei dissoziativ Strukturierten besser als bei Neurotikern (ein Über-Ich ist etwas anderes als ein Täter-Introjekt!). Wir haben die Erfahrung gemacht, dass Patientinnen nach einer Täter-Introjekt-Arbeit gesagt haben, dass eine Stimme weg sei, die sie seit sechs Jahren im Kopf gehört haben. Die kam dann nach einer Trauma-Exposition wieder und musste wieder als Täter-Introjekt bearbeitet werden. Aber auch im Märchen sind ja manchmal drei oder gar sieben Versuche nötig.

Vielleicht noch ein theoretischer Nachtrag: Eine **Identifikation mit dem Aggressor** ist etwas anderes als eine Täter-Introjektion, und ein **Über-Ich** ist etwas anderes als ein Täter-Introjekt – hoffentlich! Der Begriff „Identifikation mit dem Aggressor" ist eine der irreführendsten Formulierungen der psychoanalytischen Begriffswelt. Gemeint ist, dass das Kind sich mit den sozialen Normen seiner Familie identifiziert. „Identifikation mit den sozialen Normen" wäre viel treffender. Das sind ganz am Anfang konkrete Verbote der Eltern, die sich als „Aggressor" dem Wunsch des Kindes entgegenstellen, eine dritte Tafel Schokolade vor dem Abendbrot zu essen. Damit identifiziert sich das Kind, wenn auch widerstrebend. Diese Identifikationen durchlaufen im so genannten Ödipus-Komplex sehr verschlungene Entwicklungs-Wege, bis ein ödipales Über-Ich geschaffen ist. Das erfährt in der Pubertät, in der Phase der Counterdependenz, eine Ablösung vom Elternhaus („Wir sind die Leute, vor denen uns unsere Eltern immer gewarnt haben"). Danach bilden sich abstrakte Werte und Normen, verehrungswürdige Erwachsene werden in Minne verehrt, gegen Ghandi und den Dalai Lama kommen die Eltern nicht an. Schließlich geht auch diese Phase zu Ende: „Erwachsen sein heißt, zu tun was man will – obwohl die Eltern dafür sind." So viel grobrasterartig zur Über-Ich-Entwicklung. Das ist ein langjähriger Prozess der Assimilation und Ausscheidung von Einflüssen, ein seelischer Verdauungsprozess, der Wachstum fördert. Ein Täter-Introjekt ist ein völlig unverdauter und unverdaulicher Fremdkörper im Selbst.

Literatur

Ciompi L (1982). Affektlogik. Über die Struktur der Psyche und ihre Entwicklung. Stuttgart: Klett-Cotta.

Estés PC (1993). Die Wolfsfrau. Die Kraft der weiblichen Urinstinkte. München: Heyne.

Ferenczi S (1932). Sprachverwirrung zwischen den Erwachsenen und dem Kind (Die Sprache der Zärtlichkeit und der Leidenschaft). In: Bausteine zur Psychoanalyse Bd. III: Arbeiten aus den Jahren 1908–1933. Frankfurt a. M., Berlin, Wien: Ullstein-Buch; 511–25.

Hirsch M (1997). Schuld und Schuldgefühle. Zur Psychoanalyse von Trauma und Introjekt. Göttingen: Vandenhoeck & Ruprecht.

Klein M (1957). Neid und Dankbarkeit. In: Das Seelenleben des Kleinkindes. Stuttgart: Klett-Cotta.

Krystal P (1989). Die inneren Fesseln sprengen. Olten: Walter.

Reddemann L (1998). Psychotherapie auf der inneren Bühne. Persönlichkeitsstörungen; 2: 88–96.

Reddemann L (2001). Imagination als heilsame Kraft. Stuttgart: Pfeiffer bei Klett-Cotta.

Reemtsma JP (1997). Im Keller. Hamburg: Hamburger.

Rosenthal G (Hrsg) (1997). Der Holocaust im Leben von drei Generationen. Familien von Überlebenden der Shoah und von Nazi-Tätern. Gießen: Psychosozial-Verlag.

Sachsse U (1990). Rache: Destruktive Wiedergutmachung. In: Herdieckerhoff E, Eckesparre D v, Elgeti R et al. (Hrsg). Hassen und Versöhnen. Psychoanalytische Erkundungen. Göttingen: Vandenhoeck & Ruprecht; 52–9.

Tolkien JRR (1976). Der Herr der Ringe. Stuttgart: Hobbit Presse im Ernst Klett Verlag.

9.5.2 Imaginationsübungen

Ulrich Sachsse

Imaginationsübungen können in mehrfacher Hinsicht wirksam werden. Die Katathym-imaginative Psychotherapie (KiP, vgl. Kap. 8.3 in diesem Band) etwa nutzt Imaginationen sowohl als Material für den therapeutischen Prozess (Konfliktbearbeitung, Diagnostik und Beeinflussung der Übertragungskonstellation) als auch als eine Art „Beruhigungsritual", Beziehungssubstitut oder Medikament. Beides können konträre Ziele sein. So werden Sie ein beruhigendes, tröstliches Bild nicht hinterfragen, bearbeiten oder analysieren, wenn Sie mit imaginativer Therapie das zweite Ziel verfolgen. Sie werden das Bild ganz einfach nur begrüßen.

Die therapeutische Arbeit mit Imaginationen hat sich in den letzten Jahren für traumatisierte Patientinnen fast uneingeschränkt bewährt und sehr verbreitet. Imaginatives Erleben kommt der Dissoziativität, dem inneren Reichtum an Phantasie und der Kreativität vieler Patientinnen sehr entgegen. Viele haben schon als Kinder auf Imaginationen zurückgegriffen, um sich in der Vorstellung das zu verschaffen, was in der Realität zu wenig vorhanden war. Genau dafür sind Imaginationen ja u. a. auch da.

Wesentliches Element der Arbeit mit Imaginationen ist es, inneren Zuständen, Befindlichkeiten, Gefühlen eine Gestalt zu geben und sie dann aktiv zu beeinflussen. Imaginative Therapie für Traumatisierte hat nicht das Ziel, die Imaginationen als Material für psychodynamische Prozesse zu verwenden. Die Imaginationen selbst und die ihnen zugrunde liegenden biologischen Basisprogramme, Affekte, Emotionen und inneren Befindlichkeiten sind das Ziel.

> „Machen Sie sich bitte innerlich schöne Zustände von Sicherheit, sozialer Unterstützung, Auftanken in der Natur oder Reinigung! Halten Sie diese Zustände so lange wie möglich aufrecht! Beeinflussen Sie Ihre innere Befindlichkeit!“ Das ist der explizite Therapie-Auftrag, der mit den Imaginationsübungen verbunden ist.

Imaginationsübungen sollen **Übergangsobjekte** sein. Es sind Amulette, symbolträchtige Handlungen, durch die das, was hoffentlich in der therapeutischen Beziehung an Sicherheit und Trost gewachsen ist, so schnell wie möglich in eine Gestalt gefasst, symbolisiert, mitgegeben und aus der unmittelbaren therapeutischen Begegnung abgelöst wird.

Es kommt natürlich nicht darauf an, gerade diese konkreten Imaginationsübungen preußisch korrekt zur Anwendung zu bringen. Sie haben sich nur bei dieser Klientel besonders gut bewährt. Wenn jemand sagt: „Ich kann nicht Bilder imaginieren. Ich höre lieber Bachs Orgelmusik“, dann ist das in Ordnung. Es ist dann eher ein akustischer Typ. Ich höre selbst gerade Orgelmusik von Bach auf Silbermann-Orgeln; irgendwie bekommt das mir und meiner Arbeit gut. Eine Patientin hat gesagt: „Mein Sicherer Innerer Ort ist ein Orgelton.“ Da kommt mancher Therapeut an Empathiegrenzen, kann das nicht nachempfinden. Das ist aber auch nicht nötig. Wichtig ist, dass die Patientin das so empfindet, bei diesen Orgelstücken ihr inneres Erleben von Sicherheit, Schutz und Trost verfügbar und zugänglich hat. Es geht darum, bestimmte States, bestimmte Zustände hervorrufen zu können – unabhängig davon, dass die Therapeutin anwesend ist.

Ziel ist es, wieder Kontrolle über das eigene Innere zu bekommen. Denn das ist etwas, was diese Patienten verloren haben. Bei denen kommen Vorstellungen, Bilder, körperliche Zustände (wie epileptische Anfälle) unkontrollierbar und unberechenbar. Die wissen oft nicht, was die Intrusionen, Flashbacks und Dissoziationen auslöst und was sie dann machen sollen.

Die Imaginationsübungen sollen irgendwann natürlich dazu dienen, dass die Patientinnen in der Lage sind zu sagen: „Jetzt bin ich in einem heftigen Erregungszustand, ich schalte um auf den Sicheren Inneren Ort.“ Diese Fähigkeit muss aber trainiert sein, und das natürlich zunächst in einer Situation relativer innerer Stabilität, Ruhe und Ausgeglichenheit. Hier gilt das Gleiche, was für die Arbeit mit dem Inneren Kind ausgeführt wurde. Eine Fähigkeit muss erst einmal in Ruhe als Episode trainiert werden wie Klavierspielen und Autofahren. Erst wenn sie im prozeduralen Gedächtnis als Automatismus abgespeichert ist, steht sie auch in Stress-Situationen relativ stabil und sicher zur Verfügung.

Patientinnen sagen sehr häufig: „Imaginieren kann ich nicht.“ Das ist manchmal ein Missverständnis. „Imaginieren“ muss nicht bedeuten, dass man eintaucht in eine opulente Kino-Bilderwelt, die für alle Sinnesqualitäten, besonders aber die optische und akustische, ganz intensiv ist. Es reicht am Anfang völlig, wenn man sich einen Sicheren Inneren Ort mit offenen Augen ausdenkt, um die Kontrolle über die aktuelle Situation zu behalten. Manchmal reicht es auch, in der Therapie über Sicherheit erst einmal zu reden und darüber den Einstieg zu finden.

Andere Patienten sagen: „Ich kann mir nicht vorstellen, dass das hilft.“ Dann sagen wir, dass die Patienten uns gerade eben selbst gesagt haben, dass Bilder für sie in negativer Hinsicht sehr wirksam sind: „Manchmal kommen so komische Bilder aus alten Zeiten, und dann geht es mir eine

Woche lang ganz schlecht." Sie verlieren dann die Kontrolle über sich, rasten aus, müssen sich betrinken oder schneiden. Also sind Bilder sehr wirksam. Davon sind wir völlig überzeugt. Wenn schlechte Bilder sehr wirksam sind, dann sind es gute Bilder auch. Die ganze Werbebranche (und auch viele Religionen) sind davon überzeugt, dass Bilder sehr wirksam sind. In der Kino-Werbung sehen wir eine schöne amerikanische Landschaft in der schönen Abendsonne, schöne Pferde und schöne Männer und sollen Lust bekommen, eine schöne Zigarette zu rauchen.

Sehr ernst zu nehmen ist der Einwand: „Immer wenn ich mir etwas Schönes vorstelle, wird mir das kaputt gemacht." Aus der Psychodynamik von Borderline-Patienten kennen wir die Angst, alles Schöne und Gute im Leben werde einem zerstört vom Bösen und Schlechten. Diese Angst ist für traumatisierte Borderline-Patienten eine Realangst, die auf Lebenserfahrung beruht. Sie bezieht sich auf äußere Geschehnisse, aber auch auf innerseelische Abläufe: „Immer wenn ich an meinem Sicheren Ort bin, dann kommt eine Wolke und es regnet." Man muss dann erst einmal schauen, ob das für diese Person nicht vielleicht ganz schön ist. „Regentropfen, die an mein Fenster klopfen", können ja ganz heimelig sein oder gar „ein Gruß von dir", also ein positiver Trigger für angenehme Bindungsempfindungen. Die Patientin sagt aber: „Nein, das macht alles kaputt, alles wird grau." Wir sagen dann: „Versuchen Sie zunächst einmal, den Film einfach anzuhalten, ein stehendes Bild zu machen oder ihn zurück zu spulen bis zu dem Punkt, wo es schön war. Beeinflussen Sie sich, sodass das nicht kaputt gemacht wird. Und wenn das nicht geht, beenden Sie bitte das Bild in dem Moment, in dem die Wolke kommt." Es ist besser, wenn eine Patientin anfangs für 30 Sekunden einen nur guten Zustand sicher aufrechterhalten kann, als dass sie sich in den Imaginationen minutenlang quält und dann doch wieder die Erfahrung macht, dass das Schlechte die Oberhand gewinnt.

Wir können den therapeutischen Prozess bei dieser Klientel nicht einfach laufen lassen. Wir können uns nicht auf „den analytischen Prozess", „die Wirksamkeit der therapeutischen Beziehung" oder auch „die Selbstheilungskräfte der Patientin" verlassen. Die Selbstheilungskräfte sind bei diesen Patienten nicht mehr sicher stabil, wenn man sie nicht aktiv unterstützt. Sie müssen lernen, auf ihr Bild-Erleben, ihre inneren Abläufe Einfluss zu nehmen, darüber wieder Kontrolle zu bekommen. Der richtige Gedanke ist: „Was kann ich denn imaginativ tun, um das Gute zu beschützen und zu bewahren?" Bei dieser Klientel kann man sich das nicht einfach entwickeln oder entfalten lassen. Da landet es immer beim Schlimmen, Schlechten, Bösen, Zerstörerischen.

Deshalb habe ich früher vor dem Einsatz imaginativer Verfahren bei Borderline-Patienten gewarnt. Bei meinen Versuchen, eine Borderline-Patientin mit Imaginationen zu behandeln, landete sie immer in tiefen Schächten oder Höhlen, aus denen sie nicht allein, aber auch nicht mit meiner therapeutischen Hilfe herauskam. Sie sagte, dass das Bildern alles nur schlimmer macht. Das stimmt, wenn das Bildern nicht aktiv beeinflusst wird. Zum Schutz, zur Abgrenzung und zur Aufrechterhaltung des Guten muss aktiv etwas getan werden, das geht nicht automatisch. Dies ist eine neue therapeutische Haltung, gerade für Therapeuten, die viel mit Imaginationen arbeiten. Es geht darum, dass ein bestimmter Zustand hergestellt wird. Das Bild ist nicht Material für den psychodynamischen Entwicklungsprozess, sondern der Aufhänger oder Anker für einen bestimmten Ich-Zustand (ego-state), der herbeigeführt werden soll.

Wie ist es mit der Imagination „Das Gute ist mein Herz, es schlägt und pulsiert in mir" oder „Das Gute ist etwas, das in meinem Becken ruht, worauf ich aufbauen kann"? Es ist bei dieser Klientel ein sehr spät in der Therapie erreichbarer Zustand von Gesundung und Reife, dass die Patienten sich vorstellen können, in ihrem Körper sei auch Gutes und von ihrem Körperinneren gehe Gutes aus. Wenn sie so weit sind, dass sie die Herzübung der Inder machen oder sich vorstellen können, dass im Beckenbereich so etwas wie Ruhe und Erdung ist, dann sind sie schon bald nicht mehr behandlungsbedürftig. Jede Hinwendung auf den eigenen Körper, auf das eigene Innere, ist zunächst etwas, was ängstigt und mit hoher Wahrscheinlichkeit Trigger-Elemente beinhaltet. Deshalb ist es am Anfang auch schwer, mit der Atmung zu arbeiten. Die Patientinnen hören ihren eigenen Atem, dann hören sie den Atem von Tätern.

Es ist auch schwierig, sich selbst zu berühren. Anfangs ist es leichter, wenn das Gute draußen, weit weg und ganz sicher ist und man im Dort das Gute erst einmal entwickelt. Nach und nach kommt es dann der eigenen Person und dem eigenen Selbst näher. Deshalb ist auch nicht alles, was für uns Therapeuten persönlich sehr hilfreich sein mag, bruchlos auf die Therapie zu übertragen. Sie können vieles ausprobieren. Sie müssen nur bereit sein, nicht auf dem zu insistieren, was Sie an Gutem anzubieten haben oder für gut halten, wenn die Patientin Ihnen verbal oder averbal signalisiert, dass es nicht gut für sie ist. Manche Therapeuten reagieren da pampig wie Tanten, von deren Kuchen man kein viertes Stück mehr haben möchte.

Imaginationen können in der Einzeltherapie gemeinsam entwickelt, besprochen und durchgeführt werden. In Göttingen findet montags bis freitags täglich eine angeleitete Imaginationsübung für alle Patientinnen in der Gruppe statt – ohne Besprechung von Erfahrungen oder Problemen. Alle müssen anwesend sein, mitmachen muss niemand. Manche sitzen nur dabei, dösen vor sich hin und haben einen leise gestellten Walkman mit Kopfhörer auf den Ohren. Für manche ist es schon zu viel äußerer Einfluss und Kontrollverlust, die Entspannungsübungen in Anwesenheit des Therapeuten oder in der Gruppe zu machen. Sie lassen sich die Übungen erklären, gehen auf ihr Zimmer und machen dort die Übungen allein. Dann kommen sie wieder in die Einzeltherapie und sprechen darüber. Wenn jemand auf sie Einfluss nimmt, indem er zu ihnen sagt: „Setzen Sie sich bitte bequem hin, tun Sie mal dieses oder jenes, atmen Sie mal so und so und stellen sie sich dabei Folgendes vor!“, dann kann das schon eine Grenzüberschreitung sein. Das gilt es zu respektieren. Es geht um nichts weniger als die Kontrolle der Welt und – was viel schwieriger ist – des eigenen Inneren.

Imaginieren kann leider ein Trigger für traumatische Erfahrungen sein. Manchmal waren Traumatisierungen mit bestimmten Bildern, Geräuschen, Gerüchen oder Körperempfindungen verbunden, die dann sehr rasch aktiviert werden, wenn sich jemand dem eigenen Inneren zuwendet. Das ist besonders prekär und bitter. Dann ist man angewiesen auf Übungen, die über andere Sinneskanäle gehen: rein bildhafte Imaginationen ohne Geräusche und Stimmen, rein akustische Imaginationen, reine Körperempfindungen, Aroma-Anwendungen – je nachdem, welcher Sinneskanal auf keinen Fall aktiviert werden soll.

Selbst so einfache, fast simple Dinge wie diese Imaginationsübungen können zum therapeutischen Problem werden.

Literatur

Achterberg J (1994). Gedanken heilen. Reinbek: Rowohlt.

Leuner H (1994). Lehrbuch der katathym-imaginativen Psychotherapie. Bern, Göttingen, Toronto: Huber.

Sachsse U (1989). „Das Bildern macht alles nur schlimmer.“ Grenzen einer Therapie mit dem katathymen Bilderleben bei Patientinnen mit strukturellen Ich-Störungen. In: Barthel G, Pesendorfer F (Hrsg). Strukturbildung im therapeutischen Prozess. Wien: Literas-Universitätsverlag; 169–82.

Sachsse U (2001). Imaginationen in der Behandlung Posttraumatischer Belastungsstörungen (PTBS). In: Rüther E, Gruber-Rüther A, Heuser MP (Hrsg). Träume. Innsbruck: VIP-Verlag Integrative Psychiatrie; 313–27.

Sachsse U, Reddemann L (1997). Katathym-imaginative Psychotherapie in der Behandlung traumatisierter Patientinnen. In: Kottje-Birnbacher L, Sachsse U, Wilke E (Hrsg). Imagination in der Psychotherapie. Bern, Göttingen, Toronto: Huber; 222–8.

Singer JL, Pope KS (Hrsg) (1986). Imaginative Verfahren in der Psychotherapie. Paderborn: Junfermann.

9.5.2.1 Safety first! – die Übung des Sicheren Inneren Ortes

Es gibt mehrere Möglichkeiten, die Imaginationsübungen anzuleiten und zu vermitteln: In

Göttingen halten wir vor dem Beginn der Übungen einen erläuternden Kurzvortrag, wie diese Übung gedacht ist, welches Ziel sie hat und wie sie gemacht werden sollte. Es ist immer wichtig, dass die Patientinnen ganz genau wissen, was kommt, wie es kommt und warum eigentlich:

> „Wir haben als Säugetier ein Sicherheitssystem. Das ist uns angeboren, ist Teil unserer Biologie. Wenn Sie eine Maus oder einen Hund hier in den Raum bringen, dann bekommen sie im Gehirn eine Novelty-Reaktion, eine Reaktion, die ihnen signalisiert: Hier war ich noch nicht, das kenne ich noch nicht, das ist neu; also muss ich erstmal prüfen, ob es hier sicher ist. Dann würden beide in ihrer je artspezifischen Weise beginnen, sich in diesem Raum zu sichern. Die Maus würde eine dunkle, höhlenartige Ecke aufsuchen, der Hund würde überall herumschnüffeln. Auch wir Menschen haben ein angeborenes Sicherheitsempfinden, das sehr aus dem Bauch heraus kommt. Dies kann uns gestört oder vielleicht sogar zerstört werden. Es kann passieren, dass man uns sagt: ‚Hier ist es ganz sicher.‘ Aber das stimmt gar nicht. Das ist natürlich sehr schlecht, und es ist wichtig, zu diesem Gefühl der Sicherheit wieder Zugang zu finden. Manchmal muss man sich das sogar ganz von vorne neu aufbauen, wenn man es kaum oder viel zu selten erfahren hat.
> Darüber hinaus ist es gut, ein Sicherheitsgefühl unabhängig von anderen Menschen zu haben. Menschen sind nämlich nie so völlig sicher, bergend und verlässlich, wie wir uns das wünschen und auch brauchen könnten. Menschen sind immer auch mal unsicher, egoistisch, unberechenbar, launisch, unkonzentriert oder unzuverlässig. Der Sichere Innere Ort kann von keinem anderen menschlichen Lebewesen erreicht werden, nur von Ihnen selbst. Sie können dort tröstende und bergende Fabelwesen hinholen, sollten aber keine real existierenden Menschen am Inneren Ort haben, weil sich die alle plötzlich verändern können. Das gilt auch für Menschen, die bereits gestorben sind, die Sie aber in nur guter Erinnerung haben. Dann erfahren Sie plötzlich etwas über denjenigen, ärgern sich, sind empört oder erschrocken, und dann ist der Sichere Innere Ort plötzlich kontaminiert, ist nicht mehr sicher und bergend.
> Am Sicheren Inneren Ort geht es auch darum, ganz genau zu spüren, was für Sie gut ist, und sich das aktiv vorzustellen. Der Auftrag ist: **Gestalten Sie den Sicheren Inneren Ort so, dass er für Sie nur gut ist.** Wenn Sie zum Beispiel spüren, dass eine Regenwolke kommt, dann müssen Sie sich überlegen, ob das jetzt gut für Sie ist. Dann lassen Sie sie regnen. Und wenn das nicht gut für Sie ist, dann stellen Sie sich vor, die Regenwolke wäre nicht da. Gestalten Sie bitte Ihre Vorstellung und nehmen Sie aktiv Einfluss auf Ihre Vorstellungswelt! Lassen Sie die sich nicht einfach entwickeln und geschehen, sondern sagen Sie: ‚Ich will mir eine Vorstellung machen, wo ich mich 100 %ig sicher fühle und wo alles für mich nur gut ist.‘ Das ist die Aufgabe.“

Danach, nach diesem erläuternden Kurzvortrag, leiten wir über zur Imagination. Hypnotherapeutisch Geschulten wird auffallen, dass wir keine latenten Botschaften verpacken. Wir sagen nicht: „Sie dürfen sich entspannen, Sie dürfen sich aber auch nicht entspannen.“ Das wäre eine solche typische Botschaft, denn bei beiden Suggestionen würde die Vorstellung „entspannen“ im Gehirn aktiviert. Das Gehirn reagiert auch auf „nicht“ mit der nicht gewünschten Vorstellung. Klassisches Experiment: „Bitte denken Sie jetzt *nicht* an einen grünen Elefanten, *nicht* an einen grünen Elefanten denken!“ Hat's geklappt? Wir formulieren deshalb so, dass wir Abgrenzung, Unschädlich-Machen, Innerlich-Fortgehen als echte Alternative anbieten, und das meinen wir auch so. – Überhaupt verwende ich nur sehr selten und dann sehr überlegt latente Botschaften in der

Therapie dieser vom Leben und anderen Menschen getäuschten, betrogenen und hintergangenen Menschen. Also hier eine übliche Überleitung in die Imagination:

„Bitte prüfen Sie zunächst, ob diese Übung hier und jetzt für Sie richtig und stimmig ist. Wenn Sie spüren, dass diese Übung für Sie im Moment nicht gut wäre, dann machen Sie meine Worte unwirksam (sic): Lassen Sie sie vorbeiziehen wie Wolken am Himmel oder vorbeirauschen wie Wasser im Bach.
Wenn Sie beschlossen haben, die Übung zu machen (sic), dann wählen Sie bitte eine Haltung, die für Sie richtig ist. Es kann für Sie auch richtig sein, eine Muskelgruppe angespannt zu lassen (sic): die Arme zu verschränken, die Beine übereinander zu schlagen, die Waden anzuspannen oder eine Faust zu ballen, um das Gefühl der Kontrolle zu behalten. Denn es ist wichtig, dass wir die Kontrolle haben über das, was in unserem Inneren geschieht (sic).
Die Augen können Sie schließen, können sie auch geöffnet lassen (sic). Dann lassen Sie den Blick bitte ruhen auf einem Punkt auf dem Boden, an der Wand oder an der Decke.“

Diese oder eine ähnliche Einleitung steht am Anfang jeder Imaginationsübung. In folgenden Kapiteln werde ich dafür einfach „Einleitung der Imagination“ schreiben.

„Ich lade Sie ein, für einige Minuten Ihre Aufmerksamkeit nach innen zu lenken und Ihren Sicheren Inneren Ort aufzusuchen. Jenen Ort in Ihrer inneren Welt, den nur Sie allein erreichen können und an dem Sie sich völlig sicher und geborgen wissen, an dem alles nur gut für Sie ist. Für manche ist dieser Ort eine einsame Insel, eine Höhle, ein Ort unter dem Meeresspiegel, ein ferner Berggipfel, ein anderer Planet oder ein Märchenreich. Sie können auch einen Ort nehmen, den es gibt, den Sie kennen. Dann schützen Sie diesen Ort bitte durch eine Tarnkappe, sodass kein anderer Mensch ihn mehr sehen kann.
Erreichen können Sie diesen Ort mit allen Mitteln des Zaubers, der Vorstellung und der Magie, die uns zur Verfügung stehen. Sie können sich dorthin zaubern und sind einfach da. Ein fliegender Teppich kann Sie dorthin bringen oder ein großer Vogel oder ein Delfin oder eine Rakete. Sie können sich auch einfach dorthin zaubern und sind dann plötzlich da.
Und wenn Sie dort sind, prüfen Sie zunächst, ob die Grenzen dieses Ortes wirklich sicher sind. Manche stellen sich eine hohe Mauer vor, einen ganz dichten Wald oder eine riesige Meeresfläche. Vielleicht muss der Planet noch weiter von der Erde entfernt sein oder aber das Märchenreich noch deutlicher abgegrenzt werden. Prüfen Sie, ob die Grenzen wirklich stabil und sicher sind. Wenn Sie den Eindruck haben, die Grenzen seien nicht wirklich sicher, dann verändern Sie bitte Ihre Vorstellungen, bis die Grenzen völlig sicher sind.
Danach prüfen Sie, ob alles, was dort ist, für Sie nur gut ist. Schauen Sie sich um. Wenn Sie etwas sehen, was für Sie nicht nur gut ist, dann verändern Sie bitte Ihre Vorstellung, bis alles, was Sie sehen, nur gut für Sie ist. – Dann hören Sie, ob alles, was Sie hören, für Sie nur gut ist. Vielleicht müssen Sie innerlich auch noch das eine oder andere verändern, was Sie hören, bis es für Sie nur gut ist. – Prüfen Sie, ob alles, was Sie riechen und schmecken, für Sie gut ist; eventuell verändern Sie es. – Dann spüren Sie bitte in sich hinein, ob Sie sich an diesem Ort körperlich völlig sicher und geborgen fühlen und ob jetzt alles für Sie nur gut ist. – Wenn Sie sich wirklich völlig sicher und geborgen fühlen, dann können Sie diesen Zustand auch verankern. Sie können irgendeine Körperhaltung einnehmen oder Ihre Hand in einer Form halten, die Ihren Körper an diesen Zustand erinnert, sodass Sie ihn das nächste Mal leichter herstellen können.

Spüren Sie, wie es ist, sich völlig sicher und geborgen zu fühlen. Es ist gut zu spüren, wie es ist, wenn man sich völlig sicher und geborgen weiß.
In dem Wissen, dass Sie Ihren Sicheren Inneren Ort jederzeit und überall aufsuchen können, wo und wann Sie es beschließen, bitte ich Sie, sich für jetzt von dort zu verabschieden und in Ihrer Zeit hierher in diesen Raum zurückzukehren.
Wer wieder hier ist, beschließt, die Aufmerksamkeit nach außen zu lenken. Sie hören die Geräusche von außerhalb, hören die anderen im Raum, spüren den eigenen Körper und bringen Spannung in den Körper. Sie holen tief Luft und machen die Augen auf."

Bei dieser Übung geht es sowohl darum, wieder ein stabiles Sicherheitsempfinden aufzubauen, als auch darum, „Nur-gut" und „Nur-schlecht" deutlich zu unterscheiden. Es geht darum, eine neue Sicherheit zu bekommen und zu unterscheiden, was hilfreich und was schädlich ist. Das wissen wir ursprünglich ganz genau: Das bekommt mir, das schmeckt mir, das wärmt mich, das tröstet mich, das freut mich, das erheitert mich – und das ekelt mich, das macht mich frösteln, das regt mich auf, das ärgert mich, das macht mich traurig. Jeder gesunde, unverstörte Säugling reagiert da ganz präzise. Und wenn die Erwachsenen nicht selbst sehr verstört sind, dann erfreut sie das. Dann gehen sie mit dem Säugling auf die spannende Entdeckungsreise, was in der Welt alles schön und gut und bekömmlich ist und was alles schlecht und böse und eklig ist. An sich ist das ein ganz robustes Ordnungs- und Unterscheidungssystem in uns: wenn wir nicht so überlebensnotwendig auf die Erwachsenen angewiesen wären. Dann können uns eklige Dinge als schmackhaft, schlechte als gut, schmerzhafte als angenehm, unerfreuliche als erfreulich vermittelt oder verkauft werden. Unsere Welt- und Selbst-Sicht kann uns sogar aufgezwungen werden:

Herr Puntila – der von Bert Brecht – sitzt Freitagabend in der Kneipe. Er trinkt und trinkt, und es wird früher Morgen. Herr Puntila herrscht den Kellner an: „Bringe er mir eine Flasche Wodka!" Der Kellner seufzt: „Herr Puntila, es ist schon Samstag früh." „Es ist Freitagabend!" „Nein, Herr, es ist Samstagmorgen." „Bringe er mir eine Flasche Wodka und einen Freitagabend!" – So weit müssen Eltern meist gar nicht gehen. Wenn sie sagen, dies ist ein Freitagabend, dann ist es für das Kind ein Freitagabend. Auch wenn sein Körper, seine Sinnesorgane klar signalisieren: Es ist schon früher Morgen.

Viele von uns werden auch kulturell in ihrer Wahrnehmung verwirrt und verstört. In der Werbung wird uns gezeigt, wie schön es ist, wilde Pferde in einer wunderbaren Landschaft bei Sonnenuntergang zu sehen. Das ist es ja auch. Gleichzeitig wird uns gezeigt, dass da eine Zigarette einfach dazugehört. Eine Anti-Raucher-Werbung hatte mal den Slogan: „Pferde rauchen nicht". Fand ich sehr kreativ. Letzte Instanz wäre unser gesundes Körperempfinden: Ist Nikotin für mich hier und jetzt schädlich, oder ist es gut und stimmig? Wäre jetzt eine Zigarre vielleicht genau das Richtige?

Ein Patient kann das Problem haben, dass er gleich mehrere Sichere Innere Orte aufsuchen könnte. Das ist völlig in Ordnung. Für den Anfang ist es für viele allerdings leichter, wenn sie erst einmal mit einem Sicheren Inneren Ort arbeiten. Später, wenn der Ausstieg aus der inneren Welt der belastenden Erinnerungen, dissoziativen Zustände, Intrusionen und Flashbacks und der Einstieg in die innere Welt als eine Welt der Möglichkeiten und Freiheiten gelungen ist, man sich dort gesteuert-kontrolliert bewegen kann, dann kann dies von mehreren Sicheren Inneren Orten aus geschehen. Wir würden dann einer Patientin sagen, dass wir erst einmal mit irgendeinem dieser Orte anfangen. Viele haben später drei oder vier, und stimmungsabhängig entscheiden sie, wo sie sich hinbegeben.

Wir stellen es einer Patientin frei, ob sie uns ihren Sicheren Inneren Ort schildern möchte oder nicht. Manche behalten ihn lieber für sich, weil auch der Therapeut darauf keinen Einfluss haben soll. Das respektieren wir.

Es sei denn, dass wir nach einiger Zeit den Eindruck haben, dass es der Patientin es trotz regelmäßiger Übungen nicht besser, sondern vielleicht sogar immer schlechter geht. Dann würden wir doch ganz gern wissen, was das für ein Sicherer Innerer Ort ist. Eine Patientin sagte zum Beispiel: „Ja, ich stelle mir immer vor, ich liege im Sarg und werde beerdigt." Dann könnte die Intervention lauten: „Das ist wahrscheinlich sehr sicher, aber unter ‚nur gut' verstehe ich etwas anderes."

Wenn wir es mit jemandem zu tun haben, der die therapeutische Arbeit und die therapeutische Arbeitsbeziehung offenkundig für Borderline-typische Externalisierungen und Inszenierungen nutzt, dann sind wir wachsam und lassen uns mehr schildern. Selbstschädigende, beziehungsschädigende oder therapieschädigende Interaktionen können zunächst verstanden werden als Manifestation von Täter-Introjekten. Alles verstehen heißt aber nicht, alles dulden oder alles mitmachen. Wir holen nicht mehr jede Patientin da ab, wo sie jetzt steht, wo sie von wem auch immer hingestellt worden ist oder wo sie sich oft genug auch selbst hingestellt hat. Sondern wir bieten an, in einer bestimmten Form mit uns zusammenzuarbeiten. Es gibt eine **große Bandbreite des Verstehens**, aber einen **relativ kleinen Spielraum des Handelns**. Wir sagen unseren Patienten öfter mal:

> „So lasse ich nicht mit mir umgehen. Ich arbeite mit Ihnen, ich biete Ihnen vieles an, was vielen anderen schon geholfen hat, und wir können gemeinsam herausfinden, was davon gerade Ihnen weiterhelfen wird. Aber ich lasse nicht zu, dass Sie mir einfach alles kaputt machen, was ich einbringe. So nicht!"

Wir arbeiten dann an den Täter-Introjekten. Aber wenn die Patientin nach vier bis sechs Wochen immer noch darauf besteht, dass sie es ist, die da beerdigt werden will, dann würden wir auch sagen: „Dann sind Sie bei mir nicht richtig." (Eine akute Suizidalität hätte selbstredend umgehend Konsequenzen, nicht erst nach einigen Wochen).

Wir haben uns völlig verändert, was die Erlaubnis angeht, an unserer Person in der Therapie die Traumatisierungen abhandeln zu lassen, uns im weitesten Sinne traumatisierend behandeln zu lassen. Dieses therapeutische Angebot geht gegen null. Wir sind ausgesprochen wachsam, wie mit der Therapie umgegangen wird, ob sich irgendetwas Destruktives im Umgang mit der Therapie und der Therapeutin manifestiert. Wir sind da sehr wenig entgegenkommend, und das betrifft auch die Stationsatmosphäre. Die Erlaubnis, sich gegenseitig und untereinander schlecht zu behandeln, ist nicht sehr groß. Wir sind da sehr normativ und viel strikter als auf einer Station, die mit der Therapie-Strategie arbeitet, dass sich Pathologie externalisieren, inszenieren und entfalten soll.

Wenn jemand in eine suizidale Krise kommt, dann kann es natürlich sein, dass er traurig und verzweifelt sagt: „Ich kann überhaupt nicht mehr meinen Sicheren Inneren Ort erreichen." Das ist etwas anderes. Daran ist dann inhaltlich zu arbeiten. Vielleicht muss ein neuer Ort geschaffen werden. Vielleicht kann der Patient sich aber wenigstens noch bruchstückhaft an Aspekte des Sicheren Inneren Ortes erinnern, sodass es Anknüpfungspunkte gibt. Nicht selten muss nach Trauma-Expositionen erst einmal wieder an basalen Imaginationsübungen gearbeitet werden.

Bei den meisten Menschen ist das Herstellen einer ganz guten inneren Situation uneingeschränkt indiziert. Bei einigen wenigen Patientinnen kann es aber erforderlich sein, diese Übung um die Förderung von gesundem Misstrauen zu ergänzen. Die meisten sind misstrauisch, störrisch und sperrig genug, eher etwas zu viel. Bei den wenigen Vertrauensseligen, bei denen die Fähigkeit zum Misstrauen, zur Risikoabwägung, zur Frage, was alles passieren könnte, fehlt, weil sie mit ihrer permanenten Sehnsucht nach Sicherheit, Liebe und Geborgenheit durch die Welt gehen und diese Sehnsucht alles andere überlagert und verfälscht, bei denen ist es gar nicht so schlecht, wenn auch ins Gespräch kommt, was alles passieren könnte, was es alles für Gefahren gibt. Einige sind nur damit beschäftigt, was alles passieren könnte, und andere sind gar nicht damit beschäftigt, was alles passieren könnte. Letztere leben auch im wirklichen Leben so, als ob überall ein sicherer äußerer Ort wäre, gehen blauäugig und naiv durch die Welt und erleben eine üble Erfahrung nach der anderen.

Balint (1970) hat darauf hingewiesen, dass Menschen eine Grundstörung sehr polar verarbeiten können: Die Philobaten lieben die Einsamkeit, meiden die Menschen und tanken auf in der Natur. Sie schätzen die Übung des Sicheren Inneren Ortes. Die Oknophilen suchen Menschen, Nähe, Anwesenheit und fühlen sich nur sicher, wenn ein anderes Mitglied der eigenen Spezies da ist. Sie fühlen sich wohler mit der Übung der Inneren Helfer.

Literatur

Balint M (1970). Therapeutische Aspekte der Regression. Die Theorie der Grundstörung. Stuttgart: Klett-Verlag.

9.5.2.2 Die Inneren Helfer

Die ihr Felsen und Bäume bewohnt,
o heilsame Nymphen,
gebet jeglichem gerne, was er im Stillen begehrt.
Schaffet dem Traurigen Muth,
dem Zweifelhaften Belehrung
und dem Liebenden goennet,
dass ihm begegne sein Glück,
denn euch gaben die Götter,
was sie dem Menschen versagten,
jedem der euch vertraut,
huelfreich und tröstend zu seyn.

Johann Wolfgang von Goethe

Der Sichere Innere Ort ist als Einstieg eher für Menschen geeignet, die ihre Grundstörung im Sinne Balints philobatisch gelöst haben; also diejenigen, die gerne allein durch die weite Natur laufen und den Eindruck haben, dass sie immer noch in der besten Gesellschaft sind, wenn sie mit sich allein sind; sie glauben, dass sie sowieso allein durch das Leben kommen müssen und von den anderen nicht viel Gutes zu erwarten sein wird. Es gibt eine andere Gruppe, die als Oknophile die innere Vorstellung haben: „Ich alleine bin verloren. Ich brauche immer jemanden.“ Sie kommen mit der Übung der Inneren Helfer besser zurecht als mit der ersten Übung. Beide Übungen sind gleichrangig und gleichwertig.

Den Hintergrund für diese Übung bilden wahrscheinlich biologisch verankerte Erwartungen, dass einem von den Eltern und von der Herde geholfen wird. Kinder kommen mit der Erwartung auf die Welt, dass sie angemessen gefördert werden. Wenn das nicht geschieht, nehmen sie sich ganz selbstverständlich das Recht heraus, zu schreien, einen Wutanfall zu bekommen, gierig zu fordern und zutiefst vorwurfsvoll oder beleidigt zu reagieren. Natürlich kann ihnen all das schnell ausgetrieben, abdressiert werden. Aber so sind erst einmal die natürlichen, spontanen, gesunden Reaktionen eines Kindes. Jedes gesunde Kind empfindet: Ich habe ein natürliches Recht darauf zu bekommen, was ich brauche! (Das entwickelt sich bald fort zu der Forderung: Ich habe ein Recht darauf, alles zu bekommen, was ich will! Darauf reagiert die soziale Gruppe dann mehr oder weniger verständnisvoll.)

Im Tierreich ist eine Evolutionslinie zu Ende, wenn Eltern ihre Kinder nicht fördern. Die Jungen sterben, gehen ein oder werden gefressen, auch mal von den eigenen Eltern. Dann war's das für diese Genkombination.

Wenn Kinder nicht gut gefördert werden, dann rechnen sie sich das selbst zu. Ihre Welt-Wahrnehmung ist: Diese Welt ist so gemacht, dass gute Kinder gut gefördert werden. Wenn ich nicht gut gefördert werde, dann muss ich kein gutes Kind sein. Schlechte Eltern oder eine schlechte Welt sind viele Jahre lang nicht vorstellbar. Erst in der Pubertät oder im Erwachsenenalter kann uns dämmern, dass möglicherweise die Eltern schlecht waren und nicht wir als Kinder. Bis dahin haben wir die feste Überzeugung, dass unsere Eltern in Ordnung sind und mit uns irgendwie was nicht stimmen muss, wenn wir nicht optimal versorgt werden.

Kinder gehen auch völlig selbstverständlich davon aus, dass alles, was den Eltern gehört, auch ihnen zur Verfügung steht. Es ist ganz erstaunlich, wie sich diese Wahrnehmung nicht selten bis ins Erwachsenenleben hinein aufrechterhält.

Dadurch dass wir extreme Nesthocker sind, die lange aufs Bemuttern angewiesen sind, und dass wir Herdentiere sind, gehen wir biologisch davon aus, dass uns von den anderen geholfen wird. Die Realität ist selten so, wie wir uns das als Kinder vorstellen. Offenkundig ist uns diese Realität aber unerträglich. Realitätsverkennung scheint hier förderlich zu sein. Wahrscheinlich sind alle Menschen, die schon als Kleinkinder ihre Eltern zutiefst und zurecht hassen konnten, längst ausgestorben.

Schon von frühester Zeit an haben wir offensichtlich kompensatorisch Vorstellungen davon entwickelt, was denn optimal wäre. Kinder aller Kulturen haben ihre spezifischen Märchen, ihr Spiel und ihre Phantasiegebäude. Erwachsene haben Mythen, Legenden und religiöse Systeme. Unterstützungssysteme mit optimaler Hilfe scheinen wir zu erwarten und zu brauchen. Die Vorstellung von optimaler Hilfe ist uns allen verfügbar und offenkundig unverzichtbar.

Innere Helfer sollen dem Reich der Märchen, Mythen und Legenden, heutzutage vielleicht auch dem Reich der Comics oder Fernsehserien, entstammen. Es sollen keine real existierenden Menschen sein. Wir haben schon mehrfach erläutert, warum das ungünstig ist.

Einleitung der Imaginationsübung

„Ich lade Sie ein, für einige Minuten die Aufmerksamkeit nach innen zu lenken und zunächst zu erspüren, in welcher Hinsicht Sie Hilfe brauchen. Brauchen Sie bei irgendeinem Problem einen klugen Ratschlag? Brauchen Sie innere Hinweise für Lebensfreude? Brauchen Sie einen Helfer, der Ihnen Mut macht? Brauchen Sie Anregungen zur eigenen Gesundheit oder auf irgendeinem anderen Feld Hinweise, Ratschläge, Unterstützung? Viele Menschen haben verschiedene Helfer für die verschiedenen Bereiche: einen Helfer für Mut und Tapferkeit, einen Helfer für kluge und weise Ratschläge, einen Helfer für Gesundheit, einen für Lebensfreude, und wofür Sie sonst Innere Helfer benötigen. Es können Wesen aus der Welt der Märchen, Mythen und Legenden sein: Feen und Zauberer, sprechende weise Tiere, Bäume, Pflanzen, Steine, Quellen und Flüsse. Alles das, was wir aus Märchen und Legenden kennen, können wir rufen. Oder wir können uns auch fragen: Wie müsste denn ein Innerer Helfer, der für mich in dieser Hinsicht richtig ist, beschaffen sein? Den stellen wir uns dann vor. – Dann können Sie Ihrem Inneren Helfer oder Ihren Inneren Helfern Ihr Anliegen vortragen. Das können Sie mit Worten machen, die werden Sie aber auch wortlos verstehen. Vielleicht sogar besser, als Sie sich selbst. – Sie werden Hinweise und Rückmeldungen bekommen. Das kann mit Worten geschehen, kann aber auch wortlos sein. – Natürlich ist es nicht so, dass Sie das nun tun müssen oder sollen, was Ihnen empfohlen oder geraten wird, sondern das ist ein Hinweis, den Sie bei Ihren eigenen Entscheidungen berücksichtigen können. – Wenn Sie Hinweise bekommen haben, bedanken Sie sich und erwägen die innerlich. – In dem Wissen, dass Sie Ihre Inneren Helfer jederzeit und überall rufen können, wann und wo Sie sie brauchen, verabschieden Sie sich für jetzt und kommen in Ihrer Zeit aus Ihrer inneren Welt hierher in diesen Raum zurück. Wer wieder hier ist, beschließt, die Aufmerksamkeit nach außen zu lenken. Sie hören die Umgebung, bringen Spannung in den Körper, holen tief Luft und machen dann die Augen auf."

Rückmeldungen Innerer Helfer können überraschend sein. Denn es ist durchaus nicht immer so, dass nur längst Bekanntes und Erwartetes aus dem eigenen Inneren kommen muss.

Eine Patientin berichtete: „Die Inneren Helfer, das ist man doch selbst, oder? Also so eigene Anteile. Weil, ich versteh gar nicht, wo das jetzt herkommt. Ich hab mir gedacht: Diese Übung ist ja wohl blöde, da kommt ja wohl doch nichts. Und hab so einen Zauberer dann gefragt: ‚Sag mal, warum soll ich eigentlich leben, warum soll ich mich nicht umbringen, was für eine Begründung gibt es eigentlich dafür?' Und da hat der geantwortet: ‚Für Leben gibt es keine Begründung. Leben braucht gar keine Begründung. Leben lebt eben.' Das hat mir irgendwie auch gleich eingeleuchtet, aber wie komm ich da eigentlich drauf? Das bin doch ich, diese Inneren Helfer, oder?"

Manchmal fragt man sich das wirklich. Es gibt ja auch Konzepte vom kollektiven Unbewussten, vom Weltgeist oder von den allgemein zugänglichen Ressourcen der ganzen Menschheit. Die Antwort des Inneren Helfers an diese Patientin entsprach ziemlich präzise der philosophisch-juristischen Haltung des Bundesverfassungsgerichtes zum Problem lebenswerten und lebensunwerten Lebens, gründlichst reflektiert und auf hochkarätigen Tagungen abgewogen. Und diese Diskussion war dieser Patientin mit Sicherheit nicht bekannt. Da kommt man auch als rationaler Therapeut manchmal ins Grübeln über Innen und Außen, Physik und Metaphysik.

Wenn eine Patientin uns heute fragt: „Was soll ich denn machen, was meinen Sie? Soll ich am Wochenende nach Hause fahren oder lieber nicht?", dann fragen wir inzwischen routinemäßig: „Was meinen denn Ihre Inneren Helfer dazu?" Die Antworten sind meist präziser als das, was einem selbst spontan an Für und Wider so eingefallen wäre.

Innere Helfer sind immer richtig und wichtig. Besonders wichtig sind sie für den Umgang mit Übertragungen. Natürlich erwarten wir von einem Psychotherapeuten, eine ideale Elternfigur zu sein oder zumindest zu werden – was denn sonst? Wenn man diese Übertragungsangebote, diese externalisierten Idealisierungen als Therapeut annimmt, führt das zu einer absehbaren herben Enttäuschung und Beziehungskrise im Rahmen der Therapie. Das streben wir gezielt an, wenn wir beziehungszentriert arbeiten. Wenn wir diesen heftigen Beziehungsstress für eine Überforderung halten – für die Patienten oder für uns selbst –, müssen wir mit diesen drängenden Hoffnungen, Erwartungen und nachvollziehbaren Sehnsüchten anders umgehen. Wir sagen:

„Diese Wünsche und Hoffnungen sind völlig nachvollziehbar und für jedes Kind, vielleicht sogar für jeden Menschen berechtigt. Aber die werde ich leider nie und nimmer erfüllen können. Denen werde ich nicht gerecht werden. Menschen, wie Sie sie suchen und ersehnen, die gibt es meiner Erfahrung nach in der äußeren Wirklichkeit nicht. Man kann sie nur in der inneren Wirklichkeit erschaffen."

Das bedeutet auch, dass die Patientin wieder etwas autonomer ist. Das ist sehr wichtig.

Auf der Inneren Bühne sollen keine real existierenden Menschen sein, denn dort erfolgt die Trennung zwischen den Idealen, nur Guten, und den Bösen. Diese Trennung hat mit real existierenden Menschen nichts zu tun. Darum bitte nicht die Oma! Wenn die Oma auftaucht, ist es wunderbar, dass es eine Oma gab, die gut war. Die Patientin wird gefragt, ob sie sich vorstellen kann, welche Eigenschaften der Oma gut waren. Denen soll eine Gestalt gegeben werden, diese Eigenschaften sollen von Oma abgelöst werden. Denn die gute Oma ist vielleicht schon nicht mehr da, ist verstorben, und das war eine Enttäuschung. Oder man erfährt von der Schwester, dass die Oma zu der gar nicht gut war, und das gute Bild bricht zusammen.

Natürlich ist das nicht einfach. Aber letztlich ist es nichts anderes als übliche therapeutische Arbeit: Sie arbeiten an einer unrealistischen Erwartung kognitiv-verhaltenstherapeutisch oder tiefenpsychologisch fundiert. Das Einzige, was dazukommt, ist, dass Sie sagen: „Diesen Wunsch finde ich berechtigt und nachvollziehbar. Ich finde, Sie haben ein Recht auf einen idealen Inneren Vater. Ich schlage Ihnen vor, dass wir gemeinsam diese Gestalt eines idealen Vater für Sie als Inneren Helfer erarbeiten."

Und was ist mit dieser Lücke, die diese unerfüllte und unerfüllbare Sehnsucht hinterlässt? Man muss sagen: „Davon müssen Sie irgendwann Abschied nehmen, jedenfalls, was die Realität der äußeren Welt betrifft." Auch in dieser traumazentrierten Therapie muss man von den unerfüllten Sehnsüchten der Kindheit und Jugend Abschied nehmen. Das geht (etwas) leichter, wenn diese Wünsche und Sehnsüchte für die innere Welt anerkannt und gewürdigt, „validiert" werden. In der Imagination, in der Vorstellungswelt, gibt es darauf ein Recht. Es muss ja offenkundig eine tiefe Sehnsucht danach geben, wozu hätte sonst die Menschheit die ganzen Märchen, Mythen und Legenden erschaffen? Es muss ein inneres Gefühl geben, das gewissermaßen sagt: „Da habe ich ein Recht drauf." Und diese Vorstellungen sind eine Information: So wäre es ideal. Die ganze Borderline-Welt ist berechtigt: als innere Welt.

Wenn wir uns vorstellen, Innere Helfer zu rufen, dann müssen wir uns gleichzeitig fragen: „Inwiefern brauche ich Hilfe? Wobei brauche ich Hilfe? Was für eine Art Hilfe brauche ich jetzt? Was ist optimale Hilfe für mich?" Das ist eine erwünschte Nebenwirkung. Wir schulen und präzisieren unsere Hilfserwartung. Wir können ein immer besseres Gespür dafür entwickeln, was genau uns jetzt helfen würde. Das ist nicht schlecht, da wir dann auch unsere Erwartungen an reale Personen präzisieren können: „Du, ich brauche jetzt mal einen klaren Ratschlag." – „Darf ich einfach mal zehn Minuten meinen Kopf an dich lehnen, ohne was zu sagen? Du brauchst auch gar nichts zu sagen. Danke!" Dieses Ansinnen hat viel mehr Aussicht auf Erfolg als eine diffuse Mitteilung, vielleicht sogar averbal: „Irgendwie geht es mir nicht so gut. Ich weiß auch nicht, warum. Ich weiß auch nicht, inwiefern eigentlich. Aber ich erwarte jetzt von dir eigentlich so irgendwie, dass du das schon weißt und mir da so richtig raus hilfst." Wenn ich weiß, welche Art von Hilfe ich brauche, es innerlich spüre und es erst einmal im Dialog mit meinen Inneren Helfern geklärt habe, bin ich im zweiten Schritt eher in der Lage, mir in der Realität genau das zu verschaffen, was ich jetzt brauche.

Gerade bei der Übung der Inneren Helfer können religiöse Menschen Probleme bekommen. Einige sagen explizit: „Ich rufe nur Gott an. Ich lasse mir von keiner anderen Wesenheit helfen. Was Sie da machen, ist Heidentum." Das stimmt. Imaginative Arbeit ist heidnisch und entstammt dem Schamanismus. Viele Religionen haben mit Krieg und Folter erzwungen, darüber bestimmen zu können, was man sich vorstellen darf und was nicht. Falsche Bilder konnten lebensgefährlich werden. „Die Gedanken sind frei" ist ein noch sehr junger Gedanke. Aber natürlich ist es in Ordnung, wenn ein Mensch einen Engel oder einen der 14 Nothelfer des katholischen Glaubens anruft oder sich an Gott selbst wendet. Schwierig ist nur eine strafende, bösartige Gottesgestalt. Da kommen wir an Grenzen. Wir können eine Arbeit mit Täter-Introjekten versuchen, aber das geht natürlich nicht, wenn das Strafende, Rächende zur Gestalt eines gerechten Gottes gehört. Wir können uns an die Klinikseelsorger wenden und haben das auch schon oft erfolgreich getan. Die können kompetenter vermitteln, dass Gott viele Seiten hat und dass jede Sichtweise Gottes menschlich und somit relativ ist. Wenn die Feindschaft der eigenen Natur gegenüber aber vergöttlicht worden ist, müssen wir manchmal einfach sagen: „Dann können wir Ihnen mit unseren Mitteln nicht helfen."

Die Gedanken sind frei. Beim Entlassungsgespräch in Göttingen sagte einmal eine Patientin: „Sie haben mir ja immer verboten, an Sie persönlich zu denken, wenn es mir schlecht ging. Damit Sie es wissen: Manchmal hab ich dann doch an Sie gedacht!"

Dumm gelaufen. Oder doch nicht?

Literatur

Grün A (1997). 50 Engel für das Jahr. Ein Inspirationsbuch. Freiburg, Basel, Wien: Herder.

Reddemann L (1998). Psychotherapie auf der inneren Bühne. Persönlichkeitsstörungen; 2: 88–96.

Reddemann L (2001). Imagination als heilsame Kraft. Stuttgart: Pfeiffer bei Klett-Cotta.

Vogelsang R (1993). Helfer und Heilige. Die vierzehn Nothelfer in Legenden und Märchen. Freiburg, Basel, Wien: Herder.
Walsch ND (1997). Gespräche mit Gott. Band 1–3. München: Arkana Goldmann.

9.5.2.3 Die Tresor-Übung

Eigentlich kennen wir alle leichtere Intrusionen und Flashbacks, wenn uns etwas beschäftigt, mit Beschlag belegt, nicht mehr loslässt, nicht zur Ruhe kommen lässt. Dann sind wir innerlich damit befasst, wie wir das einer Lösung zuführen können, manchmal bis tief in die Nacht.

Oft sagen wir uns dann selbst: „Jetzt ist es aber gut, jetzt will ich schlafen. Das hat jetzt auch Zeit bis morgen." Oder wir beschließen ganz bewusst, den Alltag mal hinter uns zu lassen und uns so entspannt wie möglich dem Wellness-Bad hinzugeben.

Gut, wenn das geht. Wir haben dann umgeschaltet oder abgeschaltet. Das ist eine beneidenswerte Fähigkeit, die aber durchaus trainierbar ist, wenn sie fehlt. Wir müssen in der Lage sein, andrängende Bilder, Gedanken oder Gefühle abschalten oder umschalten zu können, sonst sind wir weder arbeitsfähig noch liebesfähig noch genussfähig. Dann sind wir nicht mehr Herr oder Herrin im eigenen Haus. Dann haben wir keine Gedanken und Gefühle, sondern die Erinnerungen, Gedanken und Gefühle haben uns. Das kann sehr quälend werden.

Die Tresor-Übung gehört zu den „Essentials" der Imaginationsübungen. Damit üben wir, Dinge wegzupacken. Das muss manchmal oft wiederholt erfolgen, denn manches ist schon hartnäckig.

Einleitung der Imagination

„Jetzt schauen Sie mal in Ihrem Inneren, ob es Dinge gibt, die Sie gerade bedrängen, ablenken, sich Ihnen immer wieder aufdrängen und die Sie momentan einfach nur stören. – Wenn es Bilder sind, können Sie sich vorstellen, diese zu Fotos zu machen. – Wenn es Erinnerungssequenzen sind, können Sie die auf einem Video festhalten. – Wenn es Worte und Stimmen sind, können Sie die auf einem Tonbandgerät oder einer Kassette speichern. – Wenn es Gefühle sind, können Sie denen eine Gestalt geben.
Jetzt überlegen Sie einmal, wie ein Tresor beschaffen sein müsste, in den Sie diese Dinge packen könnten. Er sollte ganz sicher sein, groß genug, und den Schlüssel haben nur Sie allein. Manche brauchen auch einen ganzen Raum mit verschiedenen Regalen. Das gibt es ja: Tresorräume mit vielen Regalen und Schubladen. Manche stellen sich eine einsame, abgelegene Höhle mit einer ganz festen Tür vor.
Und jetzt packen Sie bitte die Dinge, die Sie stören, in diesen inneren Tresor und schließen Sie den sicher ab. Wichtige Dinge werden wir im Rahmen der Therapie gemeinsam hervorholen und gemeinsam in einem sicheren Rahmen betrachten und würdigen. Bis dahin sollen diese Dinge gesichert sein. Sie sollen sicher sein, dass die Ihnen bleiben, aber Sie sollen auch vor denen sicher sein. Wenn Sie auch schöne Dinge aufbewahren und sichern wollen, dann schaffen Sie sich dafür bitte einen anderen Tresor oder Raum, damit schlimme und schöne Dinge innerlich getrennt und an unterschiedlichen Orten gesichert sind.
Und jetzt prüfen Sie noch einmal, ob der Tresor wirklich sicher verschlossen ist. Dann kommen Sie bitte aus Ihrer inneren Welt langsam wieder hierher in diesen Raum zurück ..."

Diese Übung bedarf eigentlich selten irgendeiner Erläuterung. Wenn Sie nachts mal grübeln, können Sie die übrigens selbst mal ausprobieren, genau wie den Bildrücklauf aus dem Kapitel 9.5.3 (s. S. 244ff).

Literatur

Reddemann L (2001). Imagination als heilsame Kraft. Stuttgart: Pfeiffer bei Klett-Cotta.

9.5.2.4 Die Baum-Übung

Wir sind ein Teil der Natur. Im Qi Gong und Tai Chi gibt es Übungen, in denen man sich mit einem Teil der Natur verbindet: „Ich spüre, wie ich mit meinen Füßen verwurzelt bin und wie meine Arme wie Äste in den Himmel ragen. Ich stelle mir vor, ein Baum zu sein.“

Was hat diese Übung für einen Sinn? Diese Übung soll zweierlei bewirken. Das eine ist, dass wir **auftanken**. Die Frage „Wie tanke ich auf, wenn ich abgegeben habe, ausgelaugt bin, wieder was brauche?“ ist sehr wesentlich für die eigene Ausgeglichenheit, die innere Balance. Manche Menschen tanken überwiegend über andere Menschen auf. Das geht manchmal bis häufig gut, ist aber unsicher, weil „die anderen“ häufig nicht da sind oder in der falschen Stimmung sind oder auf einen einfach keine Lust haben oder gerade selbst jemanden zum Auftanken brauchen oder nun wirklich nichts abgeben können oder anderes mehr. Es ist gut, Wege zu haben, innerlich zunächst imaginativ aufzutanken.

Das zweite ist, dass sehr viele Menschen eine **Aufnahmestörung** haben und innerlich blockiert sind. Gerade dann, wenn wir etwas depressiv sind und besonders viel und auch genau das Richtige brauchen (oft ohne zu wissen, was denn genau das Richtige ist), lassen wir nichts in uns hinein, lassen nichts zur Wirkung kommen und versperren uns. Eigentlich ist irgendetwas Gutes zum Auftanken fast immer in unserer Nähe: Musik, Natur, andere Menschen, ein schöner Film, ein lustiger Comic. Dann stehe ich sozusagen vor dem gedeckten Tisch und verhungere, denn ich nehme nichts auf, mich erreicht nichts. Das ist die klassische Situation des depressiven Menschen, der eigentlich von vielem umgeben ist, was für ihn hilfreich ist, aber das nicht in sich aufnehmen kann. Dort kann diese Übung manchmal hilfreich sein, um sich wieder etwas zu öffnen.

Die Übung geht so, dass Sie in eine gute innere Landschaft gehen, sich dort nach einem Baum umsehen, der Sie anspricht und für Sie in Ordnung ist. Wenn Sie mögen, verschmelzen Sie mit diesem Baum und spüren seine und Ihre Wurzeln und Äste. Sie tanken aus der Erde, der Luft und dem Licht auf und lassen es in sich hineinströmen. Sie verlassen den Baum dann wieder, wenden sich der Landschaft zu und kommen wieder hierher zurück. Wer dieses Einswerden mit dem Baum nicht mag, der stellt sich einfach vor, sich an den Baum zu lehnen oder unter dem Baum zu stehen oder zu liegen.

Einleitung der Imagination

> „Ich lade Sie ein, für einige Minuten die Aufmerksamkeit nach innen zu lenken und zunächst eine gute innere Landschaft aufzusuchen. – Schauen Sie, ob dort ein Baum ist, zu dem Sie in Beziehung treten möchten. Mit diesem Baum nehmen Sie mit allen Ihren Sinnen Kontakt auf. Sie betrachten ihn. Sie hören den Wind in den Ästen und Zweigen. Sie riechen und schmecken Holz, Harz, Rinde, Erde. Sie spüren den Baumstamm und die Rinde. – Wenn das für Sie in Ordnung ist, können Sie sich jetzt vorstellen, sich an den Baum zu lehnen und mit ihm zu verschmelzen. – Sie spüren Ihre Wurzeln in der Erde. – Sie spüren Ihren Baumstamm. – Sie spüren die Äste und Zweige im Licht und in der Luft. – Jetzt spüren Sie in sich hinein, welche Nahrung Sie jetzt brauchen, was Ihnen fehlt, was Sie auftanken möchten. – Das, was Sie brauchen, nehmen Sie auf als Nahrung der Erde über die Wurzeln. Sie spüren, wie die Nahrung der Erde über die Wurzeln in Sie hineinströmt. – Sie spüren, wie Sie die Nahrung der Luft und des Lichtes aufnehmen, wie die Nahrung des Lichtes und der Luft über die Blätter, Nadeln, Zweige und Äste in Sie hineinströmt. – Sie tanken auf. – Es ist gut zu spüren, wie Sie auftanken, ohne etwas geben zu sollen oder zu müssen. – Wenn Sie spüren, dass Sie das bekommen haben, was Sie brauchen, und genug davon bekommen haben, treten Sie aus dem Baum wieder heraus. – Sie nehmen von außen Kontakt mit diesem Baum auf. Sie sehen ihn, hören ihn und riechen und schmecken. Sie spüren, wie es Ihnen jetzt geht. Wer mag, kann sich bei dem Baum bedanken. – Dann wenden

Sie sich mit allen Ihren Sinnen noch einmal der inneren Landschaft zu, wenden sich von dem Baum ab und kommen in Ihrer Zeit hierher in diesen Raum zurück. Wer wieder hier ist beschließt, die Aufmerksamkeit nach außen zu lenken ... "

Eine österreichische Kollegin, Maria-Gabriele Ogris, die auf unserer Station lange hospitierte, meinte einmal sehr treffend: „Ihr seid schon ein sehr seltsamer Verein. Morgens legt Ihr die Patientinnen unters PET oder NMR, und abends betet Ihr die Sonne vom Himmel herunter." Recht hat sie.

Literatur

Ogris MG (2001). Praxis Traumazentrierter Psychotherapie. Dissertation, Fakultät für Kulturwissenschaften, Universität Klagenfurt.

Reddemann L (2001). Imagination als heilsame Kraft. Stuttgart: Pfeiffer bei Klett-Cotta.

9.5.2.5 Das Bad im Meer

Imaginationsübungen entstehen nicht selten spontan aus einer Situation heraus. Nach Trauma-Sitzungen fühlen sich viele Patientinnen nachvollziehbar dreckig, schmutzig, besudelt, eklig, verletzt. Manchmal dachte ich selbst nach einer Trauma-Exposition daran, anschließend erst einmal duschen zu gehen. Da hat sich in mir diese Übung entwickelt, die ich innerlich mitmache, während ich sie anleite:

„Jetzt ist es wichtig, dass Sie, die erwachsene Frau, dieses Kind, das Sie vor vielen Jahren einmal waren, aus dieser Situation herausholen. Sicher ist diesem Kind und auch Ihnen als erwachsener Frau danach, diese Situation jetzt wieder zu verlassen, hinter sich zu lassen und um Strom der Zeit versinken zu lassen. (Und mir als Therapeuten übrigens auch – unausgesprochen!) Vielleicht wäre es jetzt gut, an einem ganz einsamen Strand in einer ganz abgelegenen Bucht oder auf einer einsamen Insel zu sein. Sie, die Erwachsene, das Kind und vielleicht noch ein Helfer, den oder die Sie gerne dort hätten. – Das Wetter ist genau richtig, so wie Sie alle es jetzt brauchen. Die Temperatur ist angenehm und stimmig. Der Strand ist genau, wie Sie ihn sich vorstellen und wünschen. – Vielleicht ist Ihnen ja danach zumute, ein Bad im Meer zu nehmen. Wir alle kommen aus dem unendlichen Meer, alles Leben ist aus dem Meer entstanden. – Das Wasser des Meeres ist genau richtig. Kühl genug, um zu erfrischen. Warm genug, um sich aufzuwärmen. – Es ist ein schönes Gefühl, vom Meerwasser getragen zu werden. Das Wasser des Meeres trägt Sie. Sie spüren, wie es ist, sicher getragen zu werden. – Das Salzwasser reinigt Sie. Das Salz des Meeres reinigt Ihre Haut. Es ist gut, zu spüren, wie das Meerwasser alles abwäscht, aufnimmt und fortträgt. – Wenn es kleine Wunden gibt, so reinigt das Meerwasser auch diese. Sie spüren diesen leichten, ziehenden Schmerz, wenn das Salz des Meeres die Wunden reinigt. Und gleichzeitig spüren sie, wie das Meerwasser beginnt, diese Wunden zur Heilung zu bringen. Es ist ein ganz besonderer Schmerz, dieser Wundheilungsschmerz, den Sie da spüren. Es ist gut, zu spüren, wie die Wunden beginnen, zu verheilen und sich zu schließen. – Und Sie spüren auch, wie das unendliche Meer alles andere aufnimmt, was Sie ans Meer abgeben: Alte Bilder und Gefühle, einfach alles, was sie abgeben wollen. In der Unendlichkeit des Meeres verliert sich dies alles. Kaum wissen Sie noch, was Sie da alles abgegeben haben. – Sie lassen sich tragen. Leicht und doch spüren Sie in diesem Getragen-Sein Ihren Körper. – Sie bleiben so lange in diesem Wasser, im Meer, wie es für Sie wichtig ist. Für Sie als Erwachsene und für Sie als das Kind, das Sie einmal waren. Es ist gut, sich so getragen und aufgehoben zu wissen. – Und wenn Sie spüren, dass Sie wieder in die Realität dieses Raumes hier und heute zurückkehren können, lassen Sie das Bild ausklingen ..."

Für Patientinnen mit SVV ist die Vorstellung von einem Wundheilungsschmerz oft sehr hilfreich. „Reframing“ nennen das dann die Hypnotherapeuten. Reinigungsvorstellungen und Reinigungsrituale gehören übrigens zu allen Religionen.

Es gibt eine Fülle weiterer Imaginationen in einer Fülle von Büchern. Gute Vorstellungen in und von einer guten inneren Welt sind eine der wichtigsten und eben jederzeit verfügbaren Ressourcen von uns Menschen. Sie sind einfach unverzichtbar.

9.5.3 Dissoziationsstopp

Ulrich Sachsse

Neben den Imaginationsübungen, die für alle Patienten Anwendung finden, sind für einige die Übungen zum Dissoziationsstopp wichtig und hilfreich. Intrusionen und Flashbacks sind Manifestationen von gespeicherten Ereignis-Fragmenten, meist visuelle Abläufe („alte Filme“), oft auch akustische, olfaktorische oder kinästhetisch-sensorische Erinnerungsfragmente. Dissoziative Zustände von Depersonalisation und Derealisation oder Flashbacks werden meist hoch ambivalent erlebt:

- Einerseits sind es quälende Erfahrungen von Ohnmacht und Ausgeliefert-Sein. Die Patientinnen sind nicht Herrin im eigenen Hause, in ihnen schaltet sich immer wieder ein Video automatisch an und überlagert ihre Realität, oder sie sind „außer sich“, „stehen neben sich“ in einem Depersonalisationszustand. Dann ist es sehr hilfreich, wenn sie lernen, auf diese Zustände Einfluss zu nehmen, auch, um nicht ganz abzurutschen und die Kontrolle über sich völlig zu verlieren.
- Andererseits kann es zur schlechten Angewohnheit geworden sein, bei jedem Alltagsfrust und jeder Bagatellkränkung trotzig aus der Wirklichkeit auszusteigen und sich im Sinne eines masochistischen Triumphes der ach so uneinfühlsamen Welt zu verweigern und zu entziehen. In diesem Fall werden die Angebote zum Dissoziationsstopp natürlich – wie alle anderen Therapie-Angebote auch – unwirksam gemacht.

Manchmal haben Sie jemanden in ambulanter Therapie, und Sie sitzen die erste Dreiviertelstunde da und sagen sich immer wieder: „Hoffentlich bekomme ich heute die Sitzung zum richtigen Zeitpunkt zu Ende.“ Sie haben die Erfahrung gemacht, dass die Patientin immer 10 bis 15 Minuten vor Schluss plötzlich unkonzentriert wird, Löcher in die Luft guckt und Sie nicht mehr wissen, was Sie machen können, um sie aus diesem Zustand herauszuholen. Dissoziative Zustände sind Spannungsregulierer. In einer traumatischen Situation können wir lernen zu dissoziieren. Manchmal geht das spontan. Manche Menschen scheinen auch eine Begabung dafür zu haben. Aber man kann sich das auch antrainieren. Menschen, die in Lebenssituationen sind, in denen sie damit rechnen müssen, traumatisiert zu werden, trainieren sich manchmal im Dissoziieren: Abschalten, Aussteigen, Depersonalisieren, Derealisieren. Das ist ein sehr gutes Mittel, um vom Trauma selbst nicht so viel mitzubekommen. Leider wird die Verarbeitung eines Traumas sehr erschwert, wenn während der traumatischen Situation gut dissoziiert wurde. Abgespeichert ist dann eine üble Mischung aus Erinnerungsfetzen, Körperempfindungen, Depersonalisationsversuchen, Derealisationsversuchen, Übererregung (Hyperarousal), beginnender albtraumartiger Verarbeitung, Stimmfetzen. Dann sind Zustände da, dass jemand ausrastet oder wegdreht, schaukelt und mit dem Kopf gegen die Wand knallt. Das ist der Zustand, der am besten durch einen Schnitt beendet wird. Die Selbstverletzung ist da als Medikament allem anderen um Klassen überlegen. Es wäre gut und hilfreich, irgendwann herauszufinden, was das für ein Medikament ist.

Dissoziative Zustände sind an sich immer dann ungut, wenn sie sich automatisch einstellen. Aber: Jede Coping-Strategie kann generalisieren. Jemand fängt in einer Krisensituation an, ein bisschen Alkohol zu trinken und wird alkoholkrank. Jemand fängt in einer Krisensituation an, ein paar Medikamente zu nehmen und hat dann Schwierigkeiten, davon wieder loszukommen. Jemand fängt an, in einer traumatischen Situation zu dissoziieren und greift bei jedem Alltagsstress automatisch auf diese Fähigkeit zurück.

Es gibt eine Möglichkeit, diesen Patientinnen behilflich zu sein, wenn sie in dissoziative Zustände mit Bewegungsstereotypien und Tunnelblick kommen, da wieder herauszukommen. Es geht darum, sie noch zu erreichen, wenn die verbalen Möglichkeiten versagen, d. h., wenn man nicht mehr in der Lage ist, mit ihnen zu reden, sie mit Worten zu erreichen (vgl. Kap. 8.5):

„Guten Tag. Sachsse ist mein Name. Ich bin der Dienst habende Arzt. Ich bin gerade von der Nachtschwester gerufen worden. Die ist beunruhigt, weil Sie so schwer erreichbar sind und weil sie die Erfahrung gemacht hat, dass es schwierig ist, mit Ihnen zu reden, wenn Sie in so einer Situation drin sind. Dann kann das auch irgendwann mal außer Kontrolle geraten. Deshalb hat die Schwester mich gebeten, dass ich versuche, mit Ihnen ins Gespräch zu kommen. Heute ist der 23. April 2002. Wir haben heute Dienstag. Wir sind hier in Göttingen, und Sie sind auf der Station 9 der psychiatrischen Klinik. Wie gesagt, ich bin der Dienst habende Arzt und will jetzt mal schauen, ob ich mit Ihnen ins Gespräch komme. (Ich rücke meinen Stuhl seitlich neben den der Patientin. Sie rückt von mir weg.) Ich merke schon: Wenn ich Ihnen zu nahe komme, das ist Ihnen nicht recht. (Die Patientin zieht die Knie auf die Sitzfläche, faltet die Hände vor den Schienbeinen und senkt den Kopf. Sie rollt sich auf dem Stuhl praktisch zusammen und verschließt sich nach außen. – Diese Haltung kann ich nicht imitieren. Dazu bin ich nicht gelenkig genug. Ich probiere holprig vor mich hin.) So ganz gelenkig wie Sie bin ich natürlich nicht mehr. Aber ich spüre, dass diese Körperhaltung was Gutes hat. Gehen Sie mal ganz bewusst in diese Körperhaltung hinein. – Spüren Sie, wie Sie sich mit den Knien und Armen abgrenzen. – Spüren Sie, wie Sie innerlich mehr und mehr zur Ruhe kommen, wie diese Haltung etwas ist, was Ihnen innerlich Sicherheit gibt. (Die Patientin schlägt den Kopf nach hinten gegen die Wand. Das mache ich nur sehr dosiert mit.) Wenn dieses Klopfen gegen die Wand etwas ist, was gut für Sie ist, versuchen Sie das mal in Ihrem Rhythmus zu machen. (Ich mache die Bewegung mit, aber in einem etwas anderen Takt.) Etwas mehr in ihrem Rhythmus bleiben, ganz bewusst in diese Bewegung hineingehen. (Die Patientin richtet sich etwas auf, hört mit dem Wippen und Kopfschlagen auf, starrt aber weiter vor sich hin.) Ich komme jetzt mal etwas näher. Ich habe den Eindruck, dass irgendwie ein innerer Film abläuft, dass dieser Film sozusagen hier auf einer Leinwand ist. (Ich halte meine Hand etwa 30 Zentimeter vor ihre Augen. Sie schreckt etwas auf. Hände sind ein sehr wirksamer Attraktor, ziehen die Aufmerksamkeit auf sich. Denn man muss aufmerken: Noch weiß man schließlich nicht, ob einen diese Hand streicheln oder schlagen wird, und es ist ja auch gar nicht sicher, was von beidem besser wäre. Also muss man eine Hand immer aufmerksam im Auge behalten). Versuchen Sie den mal hier auf der Leinwand ablaufen zu lassen. Lassen Sie die Augen bitte oben und den Film hier auf der Leinwand ablaufen. Nicht den Kopf senken! (Meine Stimme wird energisch.) Bitte halten Sie den inneren Film, wenn es geht, jetzt an. Sie drücken innerlich sozusagen auf Standbild. Sie können das Standbild vergrößern und kleiner machen, können es vor- und zurückspulen, und konzentrieren Sie sich ganz auf diese Leinwand und das Standbild. Gleich drücken Sie bitte auf Rückwärtslauf. Sie kennen das vom Videogerät. Lassen Sie den Film bitte zurücklaufen und betrachten ihn dabei ganz genau bis zum Anfang. Und: Zurücklaufen lassen! – Dieser Film wirkt jetzt etwas abgehackt, wie er so zurückläuft. Zurücklaufen lassen bis zum Anfang, bis er vorbei ist, und dann wegpacken! Ich denke, es wäre ganz gut, wenn wir ein paar Schritte auf und ab gehen würden. Meinen Sie, dass das möglich ist? Können Sie ein paar Worte mit mir wechseln? Kann ich die Nachtschwester beruhigen, dass Sie innerlich so ausgeglichen sind, dass es in Ordnung ist, Sie in Ruhe zu lassen? Kann ich mich da auf Sie verlassen? Gut. Der Film ist vorbei. Deshalb glaube ich, dass Ortswechsel, Lagewechsel, Themenwechsel ganz günstig wären. – Können Sie mal versuchen, dass Sie auf die Beine kommen? – Würden Ihnen Aromaöle helfen, aus dem Zustand rauszukommen? Dann würde ich die Schwester bitten, ein paar Aromaöle zu versuchen, die Ihnen in der Vergangenheit geholfen haben, damit es Ihnen möglich wird, sich aus dem Zustand rauszubegeben, denn es ist wichtig, dass Sie den jetzt beenden."

Welche Elemente beinhaltet dieser Dissoziationsstopp? Zuerst erfolgt eine **Definition der Situation**. Dazu verwende ich die Elemente **Zeit**, **Ort**, **Person** und **Situation**: Es ist dieser Wochentag mit diesem Datum, Sie sind in der Klinik Göttingen, ich bin der Dienst habende Arzt namens Sachsse, die Nachtschwester hat mich gerufen. Sie kennen das aus dem psychopathologischen Befund in Ihren psychiatrischen Arztbriefen: ZOPS voll orientiert. Das ist etwas, was bei manchen dann schon ausreicht. Dann kommt zum Beispiel: „Was wollen Sie denn?" Sie können in den Dialog einsteigen und sich alles Weitere sparen. Sie vertreten Ihre Realität als das Bezugssystem und gehen nicht in die Welt der Patientin: „Ja, was ist denn? Ich würde gerne verstehen, was gerade in Ihnen abläuft. Ich könnte mir denken, das ... geht in Ihnen vor. Könnte das sein?" Grenzüberschreitung ist für Traumatisierte fast immer kontraindiziert und kontraproduktiv, die Patienten müssen sich dann noch weiter in sich zurückziehen. Und **Empathie ist eine Form der Grenzüberschreitung**. Das bekommen wir in unseren Psychotherapie-Weiterbildungen leider selten so klar beigebracht. Ich bin nie so unempathisch wie in solchen Situationen, in denen ich Dissoziation beenden will. Ich verstehe gar nichts und will auch nichts verstehen, sondern ich will, dass das aufhört.

Als Zweites kündige ich an: „Ich werde versuchen, mit Ihnen ins Gespräch zu kommen." Das erste Element bei Bewegungsstereotypien und Sprachlähmung ist ein Vorgehen, wie es die Hypnotherapeuten kennen: **Pacing** und **Leading**. Man „paced" sich erstmal ein; man versucht, sich auf den Körperrhythmus einzustellen und ihn zu spiegeln sowie die Atmung aufzunehmen. Dann versucht man nach und nach, das zu verändern. Das geht durch **Reframing**. Das bedeutet, man gibt dem eine Bedeutung („Das ist eine gute, beruhigende Bewegung. Mit dieser Körperhaltung können Sie sich sicher fühlen."), macht eine **Symptomverschreibung** und sagt: „Machen Sie das bewusst!" In dem Moment, wo Sie eine Bewegungsstereotypie verordnen, wird es ein Ritual. Dann ist das nicht mehr ein Automatismus, sondern eine bewusste Handlung. Das ist so ähnlich wie beim Kuppeln während des Autofahrens. Wenn Sie das bewusst machen, dann ist das was anderes, als wenn es automatisch abläuft. Sie machen eine Symptomverschreibung und sagen: „Das ist sinnvoll und beruhigend. Machen Sie das ganz bewusst und versuchen Sie, diesen Rhythmus aufzunehmen und beizubehalten." Dann nehme ich den Takt auf, komme aber selbst aus dem Takt. Wenn wir uns ansehen, kann ich versuchen, ins Gespräch zu kommen. Einige Patientinnen fühlen sich überwiegend gestört, andere erreicht und abgeholt.

Während „Pacing" und „Leading" bei Bewegungsstereotypien und Sprachblockade hilfreich ist, ist die **Rücklauftechnik** hilfreich bei Tunnelblick. Ich gehe mit meiner Hand nahe vor die Augen und führe schon dadurch ein Aufschrecken herbei. Noch einmal: **Dissoziationsstopp ist Stören!** Das lernen wir nicht in jeder Psychotherapie-Weiterbildung. Ich hab es jedenfalls nicht gelernt.

Angebote zum Dissoziationsstopp helfen nicht immer, sondern nur in etwa 80% der Fälle, dann nämlich, wenn es einen Persönlichkeitsanteil in den Patientinnen gibt, der aus dem Ausnahmezustand wieder heraus will. Dissoziationsstopps haben das Ziel, einen dissoziativen Zustand zu durchbrechen. Das bedeutet: Uneinfühlsam sein, Abgegrenzt sein, Stören!

Es gibt noch andere Störmanöver. So können Sie eine Patientin auch mit dem falschen Namen ansprechen. Das weckt bei fast allen Menschen in fast jedem Zustand den Wunsch, das zu korrigieren: „Ich heiße Sachsse, nicht Franke! (du Trottel!)“ Diese Technik ist natürlich nur möglich, wenn die Patientin noch neu auf der Station oder mir fremd ist. Anderenfalls wäre es offen unverschämt, was gewiss auch ginge. In dem Spielfilm „Der Clou“ bringt Paul Newman als Sunnyboy-Spieler seinen Gegner bei einer Pokerpartie völlig aus der Fassung, indem er impertinent seinen Namen falsch ausspricht und ihn dadurch kontinuierlich kränkt. Dissoziationsstopp heißt: Stören! – Eine gute Fortbildung in solchen Störmanövern ist jede Sendung der Fernsehserie „Columbo“. Dieser Typ von Kommissar bzw. Inspektor (so heißt er in der amerikanischen Serie) ist ein Meister darin, andere aus dem Takt zu bringen.

Den **Filmrücklauf** können Sie bei sich selbst üben, wenn Sie abends etwas begrübeln und deshalb nicht einschlafen können. Grübel-Gedanken sind oft sich wiederholende Szenen. Damit können Sie ganz genauso selbst umgehen. Diese Technik ist eine **Konfusions-Technik**. Wenn die Bilder und Grübeleien wieder anfangen, werden sie überlagert von den gegenläufigen, rückwärts laufenden Bildern. Das verwirrt, bringt durcheinander, unterbricht den Bild-Ablauf. Manchmal muss dieses Zurückspulen mehrfach geschehen. – Wenn die Patientinnen die Technik einmal erfasst haben, wenden sie sie rasch allein an – es sei denn, sie entziehen sich bewusst oder halb bewusst der unerfreulichen Gegenwartsrealität mit dem Abtauchen in dissoziative Zustände. Natürlich können dissoziative Zustände sekundär von den Patientinnen funktionalisiert werden.

Alle Schwestern unserer Station sind in den Dissoziationsstopp-Techniken trainiert. Bei den meisten Patientinnen reicht bald die Aufforderung: Lagewechsel, Ortswechsel, Themenwechsel!

Wenn das Dissoziieren und der Dissoziationsstopp übrigens zu einem Machtkampf werden, dann stimmt die Arbeitsbasis nicht mehr. Dann muss in einem ruhigen Moment besprochen werden, was die Patientin auf der Station möchte, was ihre Motivation ist, ob sich da eine Innere Jugendliche manifestiert oder ob Täter-Introjekt-Arbeit angezeigt ist, weil die Patientin sich abends ihre Therapie-Fortschritte des Tages zerstört.

Wer gerne dissoziiert und aus der aktuellen Situation aussteigen möchte, darf das auf dem Einzelzimmer jederzeit tun. Das ist dann auch weniger ein Automatismus als eine Entscheidung. Uns kommt es darauf an, dass die Stationsatmosphäre nicht davon geprägt wird und andere nicht angesteckt werden. Hilfestellung soll denen gegeben werden, die gar nicht dissoziieren wollen.

In den sieben Jahren des Bestehens der Station 9 haben wir nur zweimal eine Patientin gegen ihren Willen **gewaltsam auf eine geschlossene Station verlegen** müssen, weil wir sie aus ihrem Zustand nicht herausbekommen haben und wussten, dass dieser Zustand in Gewalttätigkeit einmünden konnte. Dabei kann natürlich die Frage gestellt werden: Retraumatisiere ich die Patientin nicht, wenn ich sie auf die Geschlossene bringen lasse? Die Antwort heißt: möglicherweise ja. In dieser Situation kann es sein, dass die Gegebenheiten mich dazu zwingen, traumatisierend zu wirken. Wenn Sie an sich die Erwartung haben: „Ich verbiete mir selbst alles, was retraumatisierend wirken könnte“, dann werden Sie gelähmt, dann werden Sie handlungsunfähig. Sie haben nicht nur eine Patientin auf der Station. Wenn Sie sagen: „Ich schließe eine gewaltsame Verlegung auf die Geschlossene aus“, dann entsteht das, was Kernberg als „Täter-Opfer-Wippe“ bezeichnet hat. Denn dann sind Sie die Geisel der Patientin. Dann hat sie Sie in der Hand und kann Sie durch ihre Interaktionen zappeln lassen, unwirksam machen und an sich binden.

Das ist vielleicht kurzfristig für die Patientin ein Triumphgefühl, aber mittelfristig ist ein ohnmächtiger Therapeut keine gute Hilfe. Es ist einfacher und hilfreicher, wenn Sie sich ein gewisses Maß an authentischer Arbeit gestatten mit dem Risiko, dass das retraumatisierend wirkt. Manchmal muss man sich auch gegen die eine Patientin entscheiden, um die anderen oder die Stationsatmosphäre oder auch sich selbst zu schützen. Erneut: Wir akzeptieren nicht, von Traumatisierten traumatisiert zu werden.

Literatur

Grinder J, Bandler R (1984). Therapie in Trance. Hypnose: Kommunikation mit dem Unbewußten. Stuttgart: Klett-Cotta.

Mohl A (1994). Der Zauberlehrling. Das NLP Lern- und Übungsbuch. Paderborn: Fischer.

Mohl A (1996). Der Meisterschüler. Der Zauberlehrling II. Das NPL Lern- und Übungsbuch. Paderborn: Junfermann.

Tumani V (1998). Traumatherapie in der Hypnotherapie und dem Neurolinguistischen Programmieren (NLP). Persönlichkeitsstörungen; 2: 67–72.

9.5.4 DBT-Skills für Innere Kinder

Christine Unckel

Marsha Linehan, Begründerin der Dialektisch-behavioralen Therapie (DBT), hat einmal gesagt: „Die Skills sind der Ton, aus dem der Einzeltherapeut das Gefäß formt." Skills sind Fähigkeiten, Fertigkeiten. Skills haben wir alle, sonst brauchen wir sie. Ohne Skills sind wir nicht lebensfähig. Wenn wir in den kritischen Entwicklungsphasen unserer Kindheit bestimmte Fähigkeiten nicht gelernt haben, dann fehlt uns etwas. Als Erwachsene können wir uns das auch noch aneignen, aber es bleibt holpriger, als wenn wir es in der dafür vorgesehenen Phase der Kindheitsentwicklung gelernt hätten. Auch heute können Sie noch Chinesisch lernen, aber Sie werden es nie so selbstverständlich und flüssig sprechen, als wenn Sie es mit einem Jahr von Ihrer chinesischen Mutter gelernt hätten.

Fast alle Menschen mit gravierenden psychischen Problemen, Symptomen oder Erkrankungen fehlen bestimmte Fähigkeiten. Die Psychoanalyse konzeptualisiert solche Fähigkeiten als „Ich-Funktionen", die Verhaltenstherapie als Verhaltenspassiva. Besonders gilt das für Patienten mit Persönlichkeitsstörungen. Schon wenn man sich die Kriterien-Kataloge des DSM anschaut, wird deutlich: Dieser Patientengruppe mangelt es an vielen Fähigkeiten und Fertigkeiten. Die brauchen mehr Skills, und die brauchen ganz bestimmte, ganz spezifische Skills. Extra dafür wurde ein Fertigkeiten-Training, eben das Skills-Training der DBT entwickelt. Für die „Arbeit mit dem Inneren Kind" wurde das Training in Göttingen etwas verändert, sozusagen „vom Kopf auf die Füße gestellt".

Zunächst ein paar Worte zum herkömmlichen Training (s. auch Kap. 8.8). Jede Patientin muss am Fertigkeiten-Training teilnehmen, es ist ein unverzichtbarer Anteil der DBT. Dort können die Patientinnen lernen, mit sich selbst kompetenter umzugehen, bessere Selbstfürsorge zu erwerben, sich selbst besser zu „managen", mit sich selbst in Schwierigkeiten etwas Produktives anzufangen und aus inneren Patt-Situationen selbst wieder herauszukommen.

In der DBT werden die Skills je nach dem subjektiv empfundenden Grad der inneren Anspannung angewendet. Dieser Grad der inneren Anspannung wird eingeteilt zwischen 0 Grad und 100 Grad: 0 Grad bedeutet „erleuchtete Ruhe an der Grenze zum Nirwana", 100 Grad bedeutet „völlig unerträgliche Anspannung an der Grenze zum Wahnsinn". Anspannung, „Arousal", das ist, um eine vorsichtige Beschreibung zu geben, ein intensives Gefühls-Chaos, in dem man, wenn es zu stark ist, nicht mehr rational gesteuert reagieren kann.

Vier Module umfasst das Skills-Training. In den niedrigen Spannungskurven bis etwa 30 Grad wird Achtsamkeit, bis etwa 50 Grad wird der Umgang mit Gefühlen, bis 70 Grad werden zwischenmenschliche Fertigkeiten angewendet bzw. erst einmal in den Skills-Gruppen erlernt.

Ab einer Anspannung von etwa 70 Grad können nur noch Stresstoleranz-Skills angewendet werden.

9.5.4.1 Die Skills-Module

Stresstoleranz
Ist die Anspannung auf ihrer Spitze, subjektiv also zwischen 70 und 100 Grad, ist nur noch wenig möglich. Zunächst muss man dies anerkennen: „Ich stehe unter hoher Anspannung. Das ist eine Tatsache, und ich akzeptiere sie." (radikale Akzeptanz)

Danach: „Einen Schritt zurück gehen, Abstand halten zu meinem Chaos! Ich denke nur an die nächste Viertelstunde."

Was jetzt noch möglich ist: Der Einfluss starker Sinnesreize. Dazu muss man nicht mehr denken oder mit anderen Menschen umgehen können. Es wäre ja auch nicht mehr möglich.

In Göttingen werden die Patientinnen aufgefordert, einen „Notfallkoffer" bei sich zu haben. Eine Patientin meinte einmal witzelnd, jede Damenhandtasche sei in Wirklichkeit ein „Notfallkoffer". Gemeint ist damit, dass jede Patientin die für sie wirksamsten Skills in einen Rucksack, ein Beutelchen oder eben jene ominöse Damenhandtasche packt und dort aufhebt. Diese Tasche soll ständiger Begleiter sein und im Notfall mit dem „richtigen Skill" dienen können.

Umgang mit Gefühlen
Wir sind nicht unsere Gefühle, wir haben Gefühle. Das ist vielleicht erst einmal fremd, hilft aber dabei, die Kontrolle über die Gefühle zu bekommen und zu behalten. Im Skills-Training versucht man, Gefühle zu beobachten, zu beschreiben und in ihren Auswirkungen verstehen zu lernen. Dadurch kann man lernen, die innere Verwundbarkeit zu verringern und den positiven Gefühlen mehr Raum zu geben. So wird schließlich emotionales Leid geringer.

Wir haben Gefühle als Informationsquelle über unsere Wahrnehmung. Gefühle gelten als Handlungsantrieb und als Kontaktmittel. Die Ich-Psychologie der Psychoanalyse versteht Gefühle als Signale für das eigene Befinden und als Kommunikator im zwischenmenschlichen Kontakt.

Zwischenmenschliche Skills
Zwischenmenschliche Skills sind dafür gedacht, Beziehungen zu knüpfen und zu pflegen, in Begegnungen mit anderen Selbstachtung zu behalten und eigene Ziele bei anderen durchzusetzen. In der Beziehung mit anderen geht es darum, sich zu entscheiden, ob es in der Situation wichtiger ist, Beziehungen zu anderen aufrechtzuerhalten oder seinen eigenen Willen durchzusetzen. Häufig ist es ein Abwägen zwischen Prozentanteilen von beidem. Häufig geht beides, manchmal muss man eben Prioritäten setzen.

Achtsamkeit
Die Ziele des Achtsamkeits-Trainings sind:
- Bewusstsein im Alltag
- mehr Steuerungsmöglichkeiten über sich selbst zu bekommen
- Gefühl und Verstand in ein Gleichgewicht zu bringen und auf diese Weise zu dem „wahren Selbst", zu einem intuitiven Verstehen und Wissen zu gelangen

Dafür ist es nötig, sich seiner selbst gewahr zu werden und emotionale wie rationale Anteile zu erkennen und in Einklang zu bringen.

Dabei sollte man achtsam wahrnehmen, das bedeutet:
- ein Beobachten von Gedanken und Gefühlen, wie sie kommen und gehen
- im Inneren beschreiben, was man beobachtet (ganz wichtig: ohne zu bewerten)
- „Einswerden" mit der Umgebung, teilnehmen, ohne darüber nachzudenken

Auf der Abbildung 9-1 sieht man eine typische Spannungskurve der DBT.

Die vier Module sind feste Bestandteile des Skills-Trainings, und so werden sie in DBT-Gruppen gelehrt.

Im Göttinger Therapie-Ansatz spielt zusätzlich die Arbeit mit dem Inneren Kind eine große Rolle. Die Patientinnen rutschen immer wieder

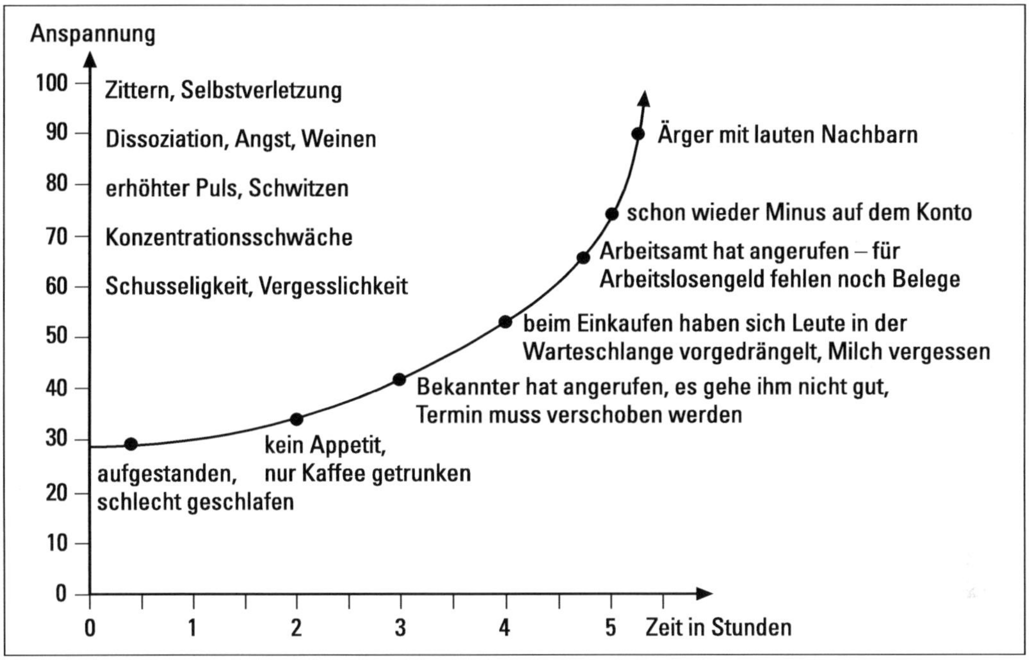

Abb. 9-1: Aufbau der Anspannungskurve über die Zeit.

in kindliche States, manchmal durch Flashbacks, manchmal in der Trauma-Exposition, manchmal durch Erinnerungen, die durch Äußerlichkeiten getriggert werden. Die Frauen haben aber nicht in der dafür richtigen Zeit, im richtigen Alter, die passenden Verhaltensweisen gelernt. Das macht manchmal so viel Angst, dass die Patientinnen sich nur noch in die Dissoziation flüchten können. Im Göttinger Skills-Training wird den Frauen die Möglichkeit gegeben, Fertigkeiten zu erlernen, die zum jeweiligen Alter der Regression passen.

Tab. 9-1: Überblick über die Entwicklungspsychologie.

Alter (Jahre)	Piagets Entwicklungsphasen	Kegans Phasen der Selbstentwicklung	Skills
0 bis 2	Instinkte und Triebe	einverleibend, auf sich selbst fixiert sein	Stresstoleranz
2 bis 5	zwischenmenschliche Gefühle	impulsiv: Springen vor Freude, Stampfen vor Wut	Umgang mit Gefühlen
6 bis 10	eigene moralische Einstellungen	souverän, bleibt bei der Sache, berücksichtigt seine Absicht	Umgang mit anderen Menschen
ab 11	idealistische kollektive Gefühle	zwischenmenschliche Gefühle	Umgang mit anderen Menschen
ab 18		institutionell, überindividuell	Achtsamkeit

Vielleicht hilft zum Verständnis zunächst ein Blick in die Entwicklungspsychologie. Piaget (1966), Kegan (1986) u. a. haben die Entwicklungsstufen des Kindes erforscht. Sie sind zu einem ähnlichen Modell gekommen (s. Tab. 9-1).

Beachtet man die Phasen der emotionalen und kognitiven Entwicklung, stellt man fest, dass diese Phasen gut mit den unterschiedlichen Skill-Modulen interagieren. Anspannung korreliert also mit Regressionszuständen. Konkret bedeutet das, dass „Inneren Kindern“ die richtigen Skills zur richtigen Zeit angeboten werden können und dass das Ziel darin besteht, dass sie sich selbst helfen können oder die inneren mütterlichen Seiten der erwachsenen Patientin für die inneren Kind-Seiten das Richtige anbieten kann. Zur Erinnerung: Stets geht es um erwachsene Frauen, die in Kind-Zustände rutschen. Daher sind manche Übungen, die vielleicht auf den ersten Blick für Kinder etwas schwer erscheinen, für die erwachsene Frau doch noch durchführbar. Durch das Skills-Training sollen sie lernen, wie sie sich selbst helfen können (s. Abb. 9-2).

Für **ganz kleine Kinder zwischen 0 und 2 Jahren** ist Denken erst einmal nicht möglich. Womit beruhigt man aber so kleine Kinder? Natürlich mit sensumotorischen Reizen oder mit Ablenkung. Wir stellen uns vor, dass unsere Patientin in diesem Regressionsgrad am besten auf taktile Reize (z. B. Eisbeutel auf der Haut, Wechselduschen, barfuß über einen Stock gehen), auf olfaktorische Reize (wie z. B. Aromaöle – so wie man einem kleinen Kind bei Bauchweh mit beruhigendem Öl das Bäuchlein massiert), auf ge-

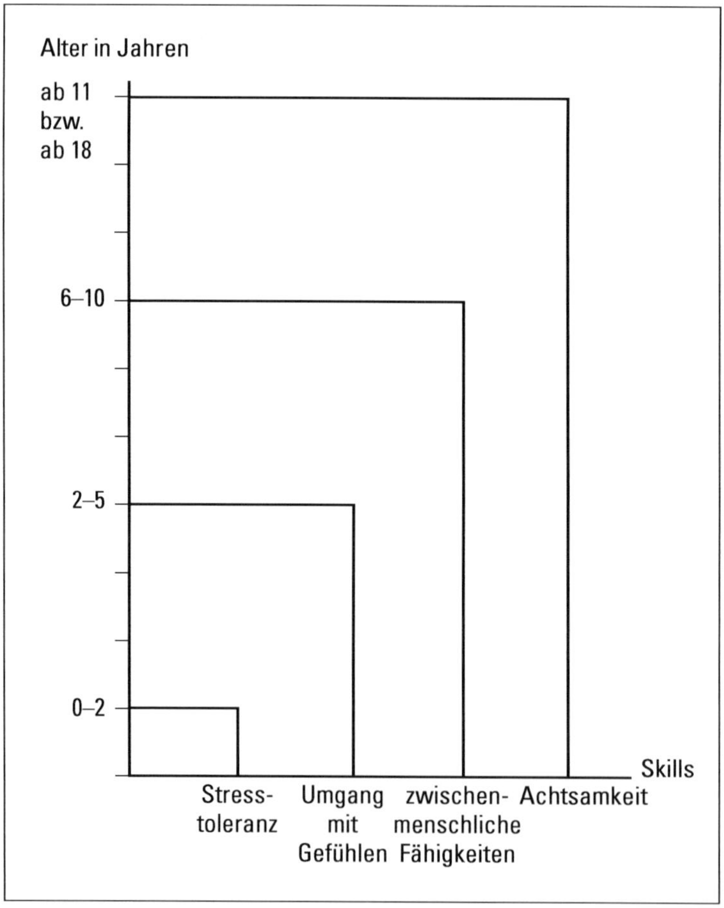

Abb. 9-2: Skills für Innere Kinder in Jahren (Achtsamkeit beginnt nach Kegan ab 18 Jahren).

schmackliche Variationen (nicht umsonst wird ein Kind „gestillt") reagieren: Bei „Inneren Kindern" kann dies Ahoi-Brause oder eine Chili-Schote sein, wobei sich natürlich manche Patientinnen tatsächlich durch Essen einer auch von Erwachsenen geschätzten Mahlzeit (z. B. Pudding) beruhigen lassen. Kleine Kinder reagieren schnell auf Geräusche: Nicht umsonst singt man Kinder in den Schlaf, liest ihnen ein Märchen vor oder lässt die Spieluhr laufen. Für die „Inneren Kinder" ist das der Walkman oder die CD mit kindgerechten Kinderliedern in angemessener Lautstärke. „Rammstein" ist richtig für Innere Jugendliche, nicht für Innere Säuglinge. (Und Lieder wie „Mutter" von „Rammstein" oder „Sie" von Grönemeyer sind überhaupt nicht geeignet für diese Patientinnen.)

Die „Inneren Kinder", die so ab **2 bis 5 Jahre** alt sind, beschäftigen sich (nach Piaget und Kegan) mit ihren eigenen Gefühlen und mit denen der anderen. Welches sind eigentlich die Grundgefühle? Liebe, Ärger, Trauer, Angst, Schuld, Ekel, Scham und Freude. Die Vielzahl der Variationen von Gefühlen hier aufzuzählen würde den Rahmen sprengen; dafür gibt es inhaltsreiche Handbücher. Gerade für Patientinnen mit einer traumatischen Erfahrung ist die exakte Wahrnehmung von Gefühlsreaktionen aber lebenswichtig. Wer invalidierende Erfahrungen im Umgang mit seinen Gefühlen gemacht hat, hat es nicht leicht, heute die richtige Entscheidung zu treffen. „Invalidierend" ist es, wenn einem die eigenen Gefühle abgesprochen, ausgeredet, verfälscht, verdreht, zerstört werden. Gesunde Kinder dieses Alters lernen, dass sie nicht „ihre Gefühle sind", sondern dass sie Gefühle haben. Und damit sind Gefühle beeinflussbar geworden. Außerdem kann man unterschiedlich verwundbar für Gefühle sein. Und es ist möglich, mit ausreichend Schlaf, ausreichender Nahrung und Getränken, Verzicht auf Drogen usw. seine eigene Verwundbarkeit für Gefühle zu verringern. Kinder lernen auch, den Ausdruck von Gefühlen gezielt einzusetzen. Sie lernen: Ich werde in meiner Mimik, in meinem Ausdruck ernst und wahr genommen. Das müssen Patientinnen, die in dieser Altersstufe vielleicht durch ein invalidierendes Umfeld und durch traumatische Erfahrungen daran gehindert wurden, den Umgang mit Gefühlen zu erlernen, jetzt durch ein richtiggehendes „Training" erst nachholen.

Gehen wir zu den etwas älteren „Inneren Kindern" und schauen auf Piagets Entwicklungskurve, so sieht man, dass die **6- bis 10-Jährigen** auf zwischenmenschlichen Umgang miteinander reagieren. Jetzt ist angesagt zu überlegen, was wichtiger ist: die Beziehung, die Selbstachtung oder das Ziel? Muss ich um etwas bitten? Will ich nein sagen und traue mich nicht? Will ich auf bestimmten Wünschen beharren? Hilft mir Humor? Bin ich fair? Ist es der andere? Dazu muss man natürlich überdenken, wie man dem anderen den Wunsch abschlägt oder wie man jemand kritisiert: „ich" statt „man" sagen; nachfragen, ob ich etwas wirklich richtig verstanden habe – und wenn nötig, wie ein Kratzer in einer Schallplatte immer wieder das Gleiche wiederholen, um endlich das Erwünschte zu erhalten.

In Göttingen geschieht das nicht in interaktiven Gruppen wie etwa in einer psychoanalytisch-interaktionellen Gruppentherapie, sondern es wird Unterricht angeboten, um das Verpasste nachzuholen. Sind zwei Patientinnen gefühlsmäßig ineinander „verstrickt", so wird sogar danach geschaut, die beiden künftig nicht mehr zur selben Zeit aufzunehmen.

Erst als **jugendliche, adoleszente oder erwachsene Menschen** entwickeln wir den Wunsch, einen tieferen Sinn im Leben zu finden. Das ist die Zeit, in der die Patientinnen so weit sind, innere Achtsamkeit zu üben. Es soll die Basis sein, von der alles ausgeht, mehr eine Lebenseinstellung. Erst jetzt ergibt sich die Möglichkeit, Gedanken kommen und gehen zu lassen, ohne zu bewerten, am Leben teilzunehmen und Lust auf Meditation zu bekommen. In Göttingen wird zum Tagesausklang jeden Wochentag eine kurze Imaginationsübung angeboten, zum Beispiel zum „Sicheren Inneren Ort" und zu den „Inneren Helfern". Diese Übungen können besonders gut in Ruhe erlernt werden, um dann auch in Katastrophen eingesetzt werden zu können.

Für alle Altersstufen gibt es einige Übungen, die die Patientinnen selbst gesammelt haben:

Skills für Innere Kinder bis zu 2 Jahren

Sich ablenken durch Aktivitäten: Puzzles, einfache Computerspiele, Lesen (sich laut Kinderbücher vorlesen), ein Instrument spielen, Sport, Tanzen, Boxen, Reiten, Flippern, in die Waschmaschine/ins Aquarium/in den Himmel schauen, Mandala malen, Lieblingskleidung anziehen; Tagebuch schreiben, ins Kino gehen, Basteln, Malen, Singen, etwas auswendig lernen, Aufräumen, Putzen, Kochen, mit einem Haustier spielen, Joggen, Rad fahren; Unterstützen: einen Freund besuchen, E-mailen, Chatten, Gesellschaftsspiele, jemandem etwas schenken, jemandem einen Kuchen backen, jemandem zuhören, jemanden ermutigen; Gedanken: Hirn-Flick-Flacks, Stadt-Land-Fluss, in 7er-Schritten rückwärts zählen, Kreuzworträtsel, Tangram, Puzzles mit und ohne Vorlage; Perlen auffädeln, Fadenspiele, Jonglieren, Jenga; Memory

Körper-Empfindungen: Gummiband ums Handgelenk; Eis auf die Haut; Wurzelbürste; Wechselduschen, laute Musik; Schreien, mit nackten Füßen in einem Bach stehen; Massage; Vitamin-Brausetablette ganz in den Mund nehmen und nicht schlucken; Theraband; Übungen an der Wand: sich mit dem Rücken anlehnen und die Knie im 90°-Grad Winkel aufstellen, barfuß laufen, Muskeln anspannen und loslassen, Callanetics®; Ammoniak, japanisches Heilöl oder Olbas riechen, Meerrettich aus dem Glas pur essen; Zitronensaft trinken, sich von jemanden umarmen lassen, sich selbst umarmen, etwas Schweres schleppen, in einem kalten See schwimmen; in die Sauna gehen; scharfe Zahnpasta; Bademassagehandschuhe, Wärmflasche, Jonglieren; **Sich beruhigen mithilfe der fünf Sinne; Sehen**: Kaleidoskop, Kunstpostkarten, Glasbriefbeschwerer mit bunten Motiven anschauen; ins Museum gehen, Lava-Lampe; Aquarium, Fotografieren, ins Feuer schauen, Dias schauen, angenehme Fotos von schönen Erlebnissen ansehen; Blumen, Wolken ziehen sehen, besonders kräftige Farben anschauen, Bildbände, Zoo, Sternbilder zuordnen; aufgenommene Einzeltherapie auf Video anschauen; leuchtendes JoJo; Malen oder Zeichnen; Schneekugelanschauen; **Hören**: Vogelgezwitscher; Musik, Meditationsmusik, Livekonzert, Wellen rauschen, selbst Musik machen, Wellenrauschen, Rauschmuscheln, Singen, Trommeln, Naturlaute wahrnehmen, Regentropfen, Geräusche im Haus, Kassette mit einem Text von der Einzeltherapie, laute Musik über Kopfhörer, Hör-Memory; Popcorn machen; **Riechen**: Lieblingsparfum, Creme, frisch gemähtes Gras, Blumen, Essen, Bett mit frisch bezogener Bettwäsche; Regen; Früchte; Kochen, ätherische Öle; Duftkerzen, Räucherstäbchen; Seife; Tigerbalsam, Knoblauch, gesägtes Holzstück; **Schmecken**: frische kräftige Kräuter, frisch gepresster Saft; Bonbons, Schokolade, Kaugummi; Kuchen, Tee, Münsterkäse; Anis; **Fühlen**: Samt, Seide, Hund, Katze, Pferd, Flauschdecke; weiche und harte Bürste, barfuß laufen; sich abklopfen; Wärmflasche; Baden; Stofftier kuscheln; Sandsäckchen (auch warm aus der Mikrowelle); Igelball; Gummiball; Vogelfeder; Massage; Lieblingshose; Spülen und die Bläschen platzen hören; Mandala-Drahtspiel bewegen; Rollerball/ Twister (Handmuskel-Trainingsgerät mit Ge-

Umgang mit Gefühlen für Kinder von 2 bis 5

Gefühle beschreiben (einem Partner oder schriftlich), emotionales Leiden loslassen (z. B. eine unangenehme Situation sich als Film auf der Leinwand vorzustellen und mit der Fernbedienung vor- und zurückspulen, Ton weglassen usw.); sich klarmachen: „Ich bin nicht mein Gefühl", „Ich habe mein Gefühl"; sich an Zeiten erinnern, in denen es besser ging; Step by step: ein kleines Schrittchen nach dem anderen gehen; etwas wiedergutmachen, sich entschuldigen; radikale Akzeptanz: Schmerz und Trauer zulassen; etwas beiseite schieben; Schritte in Richtung angenehmer Gefühle unternehmen (z. B. „Armer Petterson" von Sven Nordquist lesen); positive Dinge unternehmen; um Hilfe bitten und diese auch annehmen können; neue Erfahrungen machen, anstatt sich zurückzuziehen

Zwischenmenschliche Skills für Menschen von 6 bis 11

Zwischenmenschliche Beziehungen braucht man, um eigene Ziele durchzusetzen, um Beziehungen zu knüpfen und zu pflegen und um in der Beziehung zu anderen seine Selbstachtung zu behalten. Das bedeutet: Ich habe ein Recht darauf, nein zu sagen, und ich habe ein Recht darauf, Wünsche exakt zu formulieren. Es gibt verschiedene Mythen, die uns hindern, unsere Wünsche zu formulieren. Kindern wird oft Falsches vorgegaukelt. Sätze dieser Art sind zum Beispiel: „Eine Bitte abzulehnen ist immer selbstsüchtig“, „Ich sollte auf meine Bedürfnisse verzichten“, „Um etwas zu bitten ist selbstsüchtig“. Kindern, die missbraucht oder misshandelt werden, werden genau diese Mythen eingetrichtert. Heute gibt es keinen Grund mehr, danach zu handeln.
Ein Inneres Kind dieses Alters muss lernen, nein sagen zu dürfen, bitten zu dürfen und Bitten ablehnen zu dürfen.

Achtsamkeit für ältere Kinder und Erwachsene

Gedanken kommen und gehen, kommen und gehen, ohne Bedeutsamkeit lassen wir sie vorbei ziehen. Ich konzentriere mich darauf, was meine Sinne in diesem Moment wahrnehmen (z. B. Gedanken zählen, Geräusche zählen).
Wenn man entspannt ist, kann man meditieren, Phantasiereisen unternehmen, Rituale oder Gebete verrichten, zur Kapelle pilgern, den Sicheren Inneren Ort aufsuchen, Autogenes Training machen. Ohne Bewertung an einer Sache teilnehmen, wirkungsvoll handeln, ohne sich ablenken zu lassen. Es gibt kein gut oder schlecht. Die Frage nach dem Sinn, nach Höherem oder Spirituellem, kommt erst, wenn der Organismus in seinen Grundbedürfnissen befriedigt ist.
Und auch für die innere Achtsamkeit gibt es anschauliche Übungen, mit denen man in den „Kindern im Erwachsenen“ Interesse wecken kann: ein rohes Ei aufstellen, ein Kartenhaus mit sieben Karten bauen, Rollerball/Twister (Handmuskel-Trainingsgerät) so lange wie möglich kreiseln lassen, Jenga, Kreuzworträtsel, Patience, Stricken, Sticken, Origami, Mikado, Schach, Koans lesen, Meditationsbuch lesen; Meditieren.

Die Skills-Trainings lassen sich in ihrer Wirksamkeit steigern, wenn gemeinsam überlegt wird: Welche Skills helfen in welcher Altersstufe? Und die Innere-Kind-Arbeit lässt sich in ihrer Wirksamkeit steigern, wenn gemeinsam überlegt wird: Welche Skills braucht dieses Innere Kind dieses Alters?

Dabei sollte immer daran gedacht werden: Auch erwachsene Mütter brauchen ihre Skills. Besonders und gerade dann, wenn sie von nervigen Inneren Kindern ständig belagert werden.

Weiterführende Literatur

Heigl-Evers A, Ott J (Hrsg) (1994). Die psychoanalytisch-interaktionelle Methode. Göttingen: Vandenhoeck & Ruprecht.

Kegan R (1986). Die Entwicklungsstufen des Selbst. München: Kindt.

Piaget J (1966). The Psychology of the Child. New York: International University Press (dt.: Die Psychologie des Kindes. Freiburg: Olten 1972).

Otto J, Euler HA, Mandl H (Hrsg) (2000). Emotionspsychologie. Ein Handbuch. Weinheim: Beltz Psychologie Verlags Union.

McKay MJ (1999). Seifenblasen im Spülwasser. Achtsamkeitsübungen gegen den täglichen Stress. Braunschweig: Aurum-Verlag.

Nhat Hanh T (1997). Das Glück, einen Baum zu umarmen. Geschichten von der Kunst eines achtsamen Lebens. München: Goldmann.

9.5.5 Medikamente

Ulrich Sachsse

Gleich vorweg: Es gibt kein Medikament gegen die eigentliche Pathologie der PTBS. Denn es gibt kein richtiges Anti-Stressivum. Gäbe es ein gutes Anti-Stressivum, so müsste man es in allen Regionen der Erde ins Trinkwasser geben – oder in fast allen zumindest.

Psychopharmaka sind immer dann wirksam, wenn sie gegen einen wirklich pathologischen Zustand eingesetzt werden. Es ist aber fraglich, ob der Zustand der PTBS ein pathologischer ist oder ein evolutionär richtiger, sinnvoller Zustand – nur eben zur falschen Zeit am falschen Ort. Wenn Medikamente gegen etwas biologisch Sinnvolles eingesetzt werden, erweisen sie sich bisher immer als ausgesprochen wirkungsarm.

Die Geschichte der Behandlung der komplexen PTBS ist natürlich die Geschichte der Pharmakotherapie der BPS. Hierzu gibt es einige grundlegende Arbeiten, deren Ergebnissen bisher nicht viel hinzuzufügen ist. Eine Pharmakotherapie der komplexen PTBS hat als eigenständige Denk-Entität im Grunde genommen noch nicht einmal begonnen. Insofern kann ich hier nur die Ergebnisse einiger Jahre klinischer Erfahrung weitergeben.

Zunächst hat es sich mir bewährt, eine **Medikation nicht parallel zum Beginn der Trauma-Expositions-Behandlung** zu **senken**. Das ist so ähnlich wie bei der Behandlung eines Psychose-Kranken: Wenn der Stress auf einer Achse, beispielsweise auf der Wohn-Achse, durch einen Umzug erhöht wird, darf auf einer anderen Achse, zum Beispiel der Medikations-Achse nichts verändert werden. Wenn ich die Medikamente reduziere, vielleicht gar eine Entzugs-Symptomatik akzeptiere oder fordere, dann kann ich die Patientin nicht gleichzeitig unter den Entwicklungs-Stress der Trauma-Expositionen setzen. Das wäre eine Überforderung des Stressverarbeitungs-Systems. Nach meiner Erfahrung ist das auch nicht nötig, weil im Laufe der Therapie sowieso schrittweise reduziert werden kann. Während viele Patientinnen am Beginn mit einer Mischung aus Medikamenten fast aller Stoffgruppen in Überdosierung zur Behandlung kommen, benötigen sie ein Jahr nach Abschluss einer erfolgreichen Behandlung (vgl. Kap. 10.2 in diesem Buch) nur sehr wenige, rational verordnete Medikamente. Viele Medikationen sind hilflose Reaktionen auf Krisen in ambulanten und stationären Therapien, ohne dass hinterher riskiert wurde, diese Medikamente wieder zu reduzieren oder abzusetzen. Wenn ich die ersten Trauma-Expositionen unter hohen Psychopharmaka-Dosierungen durchgeführt habe, kann es allerdings sein, dass ich diese Expositionen später noch einmal wiederholen muss, weil die Aufarbeitung nur unvollständig gelungen ist.

9.5.5.1 Welche Medikamente welcher Stoffgruppen haben sich in Göttingen bewährt?

Ich fühle mich in der Therapie wohler und sicherer, wenn die Patientinnen als **Antidepressivum** ein SSRI (selektive Serotonin-Wiederaufnahmehemmer) einnehmen. Ich bevorzuge dabei ein SSRI modernerer Art, nicht eines der ersten Generation, ohne dass ich aus der Gruppe der SSRI der dritten und vierten Generation irgendeinem den Vorzug geben würde. Es gibt einige Studien, die belegen, dass sehr niedrige Serotonin-Spiegel mit sehr heftigen Selbstverletzungen und auch mit „harten" Suiziden korrelieren. Die modernen SSRI sind nebenwirkungsarm und stabilisieren den Serotonin-Spiegel in einer Form, die Sicherheit gibt. Dramatisch ist die Wirkung nicht. Da fast alle Patientinnen auch depressive Symptome haben, besteht hier auch eine inhaltliche Indikation. Nach einem Akut-Trauma sind SSRI nachweislich wirksam. – Wenig bewährt haben sich mir trizyklische Antidepressiva. Dies korrespondiert damit, dass die Ergebnisse mit trizyklischen Antidepressiva auch bei BPS-Patientinnen nicht überzeugend sind.

Jahrzehntelang hat diese Gruppe von Patientinnen **Neuroleptika** in Dosierungen erhalten, die bei Menschen, die sich noch nicht an Psychopharmaka gewöhnt haben, für eine Narkose ausgereicht hätten. Grundgedanke war, dass BPS-Patientinnen vielleicht doch irgendwie latent schizophren seien und dass zumindest dann, wenn eine Patientin über das Hören von Stimmen berichtete, ein Neuroleptikum indiziert sei. Außerdem wurden diese Neuroleptika eingesetzt, um die Impulssteuerungsfähigkeit zu verbessern. Die Ergebnisse waren nicht überzeugend. Für mich war es früher ein differenzialdiagnostisches Kriterium, wie ein Neuroleptikum wirkte, zur Unterscheidung, ob es sich um einen psychotischen Prozess handelte oder um eine Persönlichkeitsstörung (Sachsse 2002). Für mich haben Neuroleptika, ganz überwiegend **atypische Neuroleptika**, ihre Indikation abends zum Einschlafen, wenn bedrängende Bilder und Stimmen zunehmen, weil die Außenreize sinken. Dann kann ein atypisches Neuroleptikum den Beruhigungs- und Einschlafprozess unterstützen und fördern. Auch hier habe ich keine Präferenz für irgendein neueres, atypisches Neuroleptikum. Ich orientiere mich daran, welche Nebenwirkung ich bei dieser Patientin am wenigsten riskieren möchte: extrapyramidale Nebenwirkungen, Milchfluss, Gewichtszunahme? Bei allem Verständnis für die Kostenbegrenzung stimme ich mit Dulz (1994) uneingeschränkt darin überein, dass Spätdyskinesien eine sehr ernsthafte Komplikation sind, die auf jeden Fall verhindert werden sollte.

Niederpotente Neuroleptika können ebenfalls beim Einschlafen helfen. Hier gibt es gelegentlich ein spezifisches Problem: Werden diese Medikamente als Tablette oder Dragee eingenommen, ergibt sich ein verzögerter Wirkungseintritt. Die Wirksamkeit des Medikamentes flutet an, der Schlaf setzt aber noch nicht ein. Die Patientin erlebt in dieser Phase einen progredienten Kontrollverlust. Das macht ihr Angst, und nicht selten arbeitet sie dann gegen die Medikamentenwirkung an. Ihre Selbstkontrolle ist aber tatsächlich herabgesetzt, sodass sie nicht gut mit der Situation umgehen kann. Wir haben dabei manchmal sehr unglückliche, paradoxe Situationen erlebt. Zum Einschlafen geben wir deshalb niederpotente Neuroleptika gerne in Form eines Saftes. In dieser Darreichungsform ist der Wirkungseintritt wesentlich schneller, die Übergangsphase ist deutlich kürzer.

Die Verschreibung von **Benzodiazepinen** ist fast eine Glaubensfrage. Ich kenne sehr erfahrene Kolleginnen und Kollegen, die grundsätzlich keine „Benzos" verschreiben. Dafür gibt es gute Gründe, die in vielen Lehrbüchern der Pharmakotherapie und in psychiatrischen und psychotherapeutischen Lehrbüchern nachzulesen sind. Bei meinen Patientinnen hätte ich die Sorge, dass diese ihre „Benzos" dann eben heimlich auf dem Zimmer nehmen würden, wenn ich sie ihnen nicht gebe. Ich sagte bereits, dass ich einen Benzo-Entzug und eine traumazentrierte Psychotherapie gleichzeitig für undurchführbar halte. Viele der Angstzustände reagieren einfach sehr gut auf Benzos, die Patientinnen kennen deren Wirkungen, und sie setzen die zu Hause auch ein. Dann habe ich schon lieber etwas Übersicht über das, was die Patientinnen einnehmen, als dass es heimlich geschieht. Und die regelmäßige Laborkontrolle von „Benzos" würde auf die Station zu viel von der Atmosphäre einer Sucht-Station bringen. Ich kämpfe in der Therapie nicht gerne mit Symptomen oder um Medikamente, wenn dies nicht für das Überleben der Patientin und ihre Gesundheit unabdingbar ist. Also: Wir medizieren in Göttingen auch Benzodiazepine. Wenn wir sie absetzen, so geschieht dies in sehr kleinen Schritten.

Nur noch selten arbeiten wir mit Anti-Epileptika zur Stabilisierung der Affektschwankungen. Wenn eine Patientin etwa mit Carbamazepin kommt, werden wir diese Medikation nicht infrage stellen. Die Therapie-Resultate sind jedoch nicht so überzeugend wie bei der Behandlung der bipolaren Störungen.

In den letzten Jahren sammeln wir Erfahrungen mit drei Medikationen, die erst in neuerer Zeit breiter eingesetzt werden. Besonders bewährt hat sich uns als Schlafmittel **Melatonin** in einer Dosierung zwischen 3 und 15 mg. Melatonin wird weltweit eingesetzt, um einem Jetlag entgegenzuwirken. In den USA gilt es als Nahrungsergänzung und kann in jedem Supermarkt oder Drugstore frei neben Vitaminen und Mineralien gekauft werden. In Deutschland ist es aus sicherlich nichtwissenschaftlichen Gründen offiziell nicht erhältlich. Es muss über eine internationale Apotheke bestellt werden, oder man muss auf das Internet zurückgreifen. Melatonin wirkt bei unseren Patientinnen oft sehr viel besser zum Einschlafen als ein „Benzo" oder eines der gängigen Hypnotika. Mit Sicherheit ist es bei dieser Klientel, bei der im Gehirn neben dem Serotonin-, dem Noradrenalin- und dem Dopamin-System wahrscheinlich auch das Melatonin fehleingestellt ist, kein Plazebo.

Das zweite Medikament ist der **Opiat-Antagonist** Naltrexon, Handelsname Nemexin®. Nemexin® wird in der Behandlung heroinkranker Patienten weitgehend eingesetzt, um diese vor einem Rückfall zu schützen. Nach einem Opiat-Entzug kann Nemexin® gegeben werden, weil es die Opiat-Rezeptoren gut bindet. Es ist auch lebensrettend bei einer Heroin- oder Opiat-Intoxikation. Seit einigen Jahren schon wird mit dem Einsatz von Nemexin® bei SVV-Patientinnen und BPS-Patientinnen experimentiert. Der Applikation dieses Opiat-Antagonisten liegt die Vermutung zugrunde, gerade Depersonalisationszustände könnten eine Art Endorphin-Vergiftung sein. Aus der Stressphysiologie ist bekannt, dass unter Stress über die HPA-Achse Beta-Endorphin, aber auch Enkephalin ausgeschüttet werden. Unter permanentem, innerem Dauerstress ist offenkundig häufig der Endorphin-Spiegel lange Zeit erhöht. Dies trägt wahrscheinlich zu einigen Depersonalisationszuständen bei. Die klinischen Erfahrungen mit Nemexin® sind widersprüchlich. Bei einigen Patientinnen wirkt das Medikament fast lichtschalterartig. Die dissoziativen Zustände gehen innerhalb kürzester Zeit zurück. Dann wissen die Patientinnen aber auch, welchen inneren Sinn ihre Dissoziativität hatte. Wir haben schon erlebt, dass „schlagartig" die Vergangenheit klarer vor Augen stand, der Körper intensiver gespürt wurde, und die Emotionen viel klarer waren. Das alles hat manche Patientinnen erheblich überfordert, sodass sie auf Nemexin® lieber verzichten wollten. Das galt insbesondere für Patientinnen mit ausgeprägten Dissoziativen Identitätsstörungen. Am liebsten beginnen wir mit Nemexin® an einem Montagmorgen, nachdem wir über eine Laborkontrolle des Urins sichergestellt haben, dass keine Opiate mehr im Körper sind. Dann haben wir die Woche vor uns. Anfangs geben wir jeden zweiten Tag morgens 1, steigern dann langsam bis zu täglich 2 Nemexin®. Die Hauptindikation besteht für uns darin, hartnäckige Depersonalisationszustände anzugehen, die der traumazentrierten Arbeit nicht zugänglich sind, sich als resistent erwiesen haben. Wir machen einen Medikationsversuch mit Nemexin® also erst im fortgeschrittenen Stadium einer Therapie. Die traumazentrierte Arbeit hat Priorität. Wir haben auch den Eindruck, dass die Wirksamkeit nach einigen Wochen nachlässt. Bisher können wir überhaupt nicht vorhersagen, bei welcher Patientin Nemexin® wahrscheinlich hilfreich sein wird und bei welcher nicht. Trotz langjähriger Erfahrung verfügen wir nicht einmal über klinische Anmutungs-Prädiktoren. Hier ist sicherlich noch ein gutes Feld für fundierte, methodisch saubere Pharmakotherapie-Forschung.

Ebenfalls in weit fortgeschrittenem Stadium der traumazentrierten Psychotherapie setzen wir in letzter Zeit **Methylphenidat** (Ritalin®) ein. Methylphenidat ist die Standardmedikation beim Aufmerksamkeitsdefizit-Syndrom (ADS) bzw. hyperkinetischem Syndrom bei Kindern. In letzter Zeit wird auch diskutiert, ob ADS auch bei Erwachsenen eine sinnvolle Diagnose sein könnte. Für viele unserer Patientinnen ist sicherlich die Frontalhirn-Kontrolle über die Impulse des limbischen Systems zu schwach (vgl. Kap. 1). Wir machen einen Medikationsversuch mit Ritalin® dann, wenn die Patientin in der traumazentrierten Therapie weit fortgeschritten ist, aber immer noch unter Impulssteuerungs-Problemen leidet. Manchmal haben die Intrusionen und Flashbacks nachgelassen, trotzdem gibt es immer noch Zustände von Übererregung und SVV. Gerade da kann Methylphenidat hilfreich sein. – Bei einer Suchtanamnese ist die Indikation natürlich besonders eng zu stellen und gründlich abzuwägen.

Ich bin sicher, dass sich auf dem Feld der Regulation einer gestörten Stressphysiologie in den nächsten Jahren sehr viel tun wird. Fortschritte auf diesem Gebiet könnten auch für andere Krankheiten segensreich werden, etwa bei schizophrenen Erkrankungen. Denn auch die Schizophrenie ist eine Erkrankung, die in ihrer Symptom-Ausprägung hochgradig stressabhängig ist.

Bis dahin gilt: **Bisher haben wir kein gutes Anti-Stressivum.** Alle Medikamente können symptombezogen lindernd wirken und sollten eingesetzt werden, um Psychotherapie zu ermöglichen. Gerade dann, wenn ein Arzt neue, noch nicht etablierte Wege in der Pharmakotherapie beschreitet, sollte er psychiatrisch fundiert medizieren können, diesen Heilversuch sorgfältig abwägen, mit der Patientin gründlich diskutieren und korrekt dokumentieren. Aber das gilt ja eigentlich immer.

Literatur

Dulz B (1994). Pharmakotherapie bei Borderline-Störungen. Eine Literaturübersicht. Nervenarzt; 5: 755–61.

Moleman P, Dam K v, Dings V (2000). Pharmakotherapie der Borderline-Persönlichkeitsstörung – aktueller Wissensstand und Behandlungskonzepte. In: Kernberg OF, Dulz B, Sachsse U (Hrsg). Handbuch der Borderline-Störungen. Stuttgart, New York: Schattauer; 655–72.

Sachsse U (2002). Selbstverletzendes Verhalten. Psychodynamik-Psychotherapie. Das Trauma, die Dissoziation und ihre Behandlung. 6. Aufl. Göttingen, Zürich: Vandenhoeck & Ruprecht.

9.5.6 Ein Wort an Angehörige, Freunde, Partner

Christine Unckel

Angehörige, Freunde und Partner sind im Grunde wichtigere Verbündete im Leben als Therapeuten oder andere „Professionelle“. Sie sind unsere natürliche Ressource, sind diejenigen, auf die wir als Herden- und Familientiere spontan zurückgreifen, wenn wir es allein nicht schaffen. Sie sind unsere natürlichen Psychopharmaka, unsere natürlichen Therapeuten und äußeren Helfer. Alles andere ist eben eine Notlösung.

Patientinnen und Patienten sind für Angehörige, Freunde und Partner auch nicht unerträglich, unmöglich oder zum Fortlaufen. Wir haben alle in uns Erfahrungen und Systeme zum Helfen, zur Unterstützung und zur Krisenbewältigung anderer. Wenn wir jemandem helfen konnten, macht uns das stolz und gibt uns ein Sicherheitsgefühl: Wir können anderen helfen, wir sind stark, wir sind stabil. Manche Professionelle brauchen das geradezu und arbeiten deshalb in einem helfenden Beruf. Das ist dann natürlich problematisch, weil sie dann schlecht gesund und groß werden lassen können.

Manchmal sind Menschen in Krisen aber auch schwer erträglich. Besonders dann, wenn sie oft in Krisen sind. Dann kann bei den anderen der Eindruck entstehen: Die sind inzwischen eigentlich nur noch in Krisen. Irgendwann kann die natürliche Hilfsbereitschaft und -fähigkeit der anderen überfordert sein. Und darum geht es hier.

Dieses Kapitel ist eigentlich gar kein Lehrbuch-Kapitel. Es ist mehr ein Hinweis, fast ein Appell. Ich spreche in diesem Kapitel von „Borderline-Patienten“ und bezeichne damit eine Gruppe von Patientinnen und Patienten mit erheblichen Störungen und Schwierigkeiten im Umgang mit sich selbst und anderen. Das hier Gesagte kann auch für viele andere Menschen mit Schwierigkeiten Anwendung finden, etwa für Suchtkranke.

Wenn Angehörige eines Borderline-Erkrankten bei Therapeuten oder in einer Klinik anrufen, Hilfe benötigen, geht es in erster Linie fast immer um die Themen Grenzen und Verantwortlichkeit. Die eigenen Grenzen werden nicht gewahrt, Grenzsetzung gestaltet sich schwierig. Man will dem anderen ja helfen und nicht wehtun. Aber das wird immer schwieriger, immer belastender und wird einem schließlich einfach zu viel. Man kann nicht mehr, und man will auch einfach nicht mehr. Das geht dann so weit, dass insgeheim gedacht wird: Wenn der andere nur endlich wieder in der Klinik verschwände, dann ginge es mir wieder besser! – Natürlich würde dort das Spiel von neuem beginnen, denn keiner will ja ein so böser Mensch sein, seine Partner, Freunde oder Verwandten länger auf der geschlossenen Station eines Krankenhauses zu lassen.

Dann breitet sich der Gedanke aus, man selbst sei es doch, der für den „Borderliner" die Verantwortung in der Beziehung trage; er selbst könne dies ja ganz offenkundig nicht. Fakt ist aber, dass in einer Beziehung jeder genau 50% der Verantwortung trägt – es sei denn, es geht um minderjährige Kinder. Doch schon bei Jugendlichen kann eine Teilverantwortung erwartet werden.

Damit verbunden ist auch folgende Meinung vieler „gesunder" Menschen (was immer das nun sein mag): „Wenn der oder die andere nur auf mich hören würde, wäre alles in Ordnung. Ich weiß doch, wie es richtig geht." Das ist ein Trugschluss. Denn jemand mit einer Borderline-Störung ist natürlich genauso wie jeder andere in der Lage, auch richtige, positive Entscheidungen zu treffen – wenn er oder sie nicht entmündigt ist, und die Entmündigung ist juristisch in Deutschland ja schon länger abgeschafft. Und niemand ist in der Lage oder dazu berechtigt, einem anderen die Gefühle oder die Eindrücke über sein Leben „wegzureden". Es ist nicht möglich, eine Borderline-Störung einfach in Luft aufgehen zu lassen, indem man dem anderen gute Tipps für sein Leben gibt. Ginge das, dann würden kluge Ratgeber-Bücher ausreichen und wir brauchten keine Therapeuten mehr. Es ist auch gar nicht die Aufgabe eines Angehörigen, die Probleme eines Borderline-Patienten ständig für ihn zu lösen. Es liegt in der Verantwortung des Erkrankten, sich selbst um Hilfe zu kümmern.

Es gibt Borderline-Patienten, die ziemlich bizarre Schuldzuweisungen erfinden. Aber auch das ist ein Schuh, den sich erst einmal niemand anziehen muss. Wer welche Sache zu verantworten hat, bedarf immer einer sehr genauen Klärung. Niemand ist ständig und für alles verantwortlich, schon gar nicht bei einem anderen. Und auch wenn man jemanden sehr liebt, so kann es trotzdem sein, dass man nicht alle Taten von jemandem billigt. Tatsächlich ist es so, dass man gerade dann, wenn man ein so schwieriges Gegenüber hat, zuerst einmal nach sich selbst gucken muss. Und wer sich selbst liebt, lässt sich nicht missachten oder gar misshandeln.

Hier hilft die Grenzsetzung. Man selbst bestimmt, wie weit der andere gehen darf und wo Schluss ist. Komischerweise ist es so, dass dadurch erst richtige Nähe entstehen kann; denn das, was jetzt geschieht, ist echt, ungeheuchelt, authentisch. Alles andere wäre aus der Not heraus geboren und damit oft eher durch Schuldgefühle getragen als durch Anerkennung und Liebe.

Manchmal denkt man auch: Wenn ich es nur oft genug auf immer die gleiche Weise versuche, wird es irgendwann doch klappen. Da gibt es eine schöne Geschichte von Mary Golding, die sie auf dem Europäischen Kongress für Psychotherapie 1994 in Hamburg etwa mit folgenden Worten erzählt hat:

> „Es war einmal ein See. Der See war ein Tummelplatz für viele Enten. Die kleinen Entchen spielten im Wasser miteinander – bis auf eines. Menschen hatten den Enten eine Schutzhütte ins Wasser gebaut und daneben eine kleine Holzente gestellt, wohl damit jeder wußte, wem das Haus gehörte. Das eine der kleinen Entchen, das sich absonderte, schwamm nun immer wieder im Kreis um das Holzentchen herum. Die anderen kamen, lachten es aus und sagten: ‚Komm doch zu uns; wir spielen mit dir, dieser Holzochse wird sich nicht bewegen.'
> So ging es mehrere Tage: Das lebendige Entchen schwamm um die Holzente herum und hatte keine Augen für etwas anderes. Die anderen Enten erklärten sie für verrückt: ‚Jetzt hör doch auf damit und komme endlich – was erwartest du eigentlich?' ‚Ach', schluchzte das Entchen, ‚mit genug Liebe wird er sich schon verändern.'"

Genauso gehen viele Menschen mit ihren Partnern um, egal, ob gesund oder krank. Aber man ändert nichts, wenn der andere wie aus Holz, nicht selbst bereit zur lebendigen Veränderung ist.

Oft muss man erst mühsam aus den eigenen Fehlern lernen. Dazu gehört auch, aus Warnzeichen für den nächsten „Schub" eines Borderline-Erkrankten klug zu werden: „Immer, wenn sie drei Nächte nicht geschlafen hat, beginnt, nur noch Chips zu essen und sich zu betrinken, folgt das dicke Ende. Sie wird starr, depressiv, unerreichbar und schneidet sich." Besser wäre es, schon nach der ersten durchwachten Nacht etwas zu unternehmen. Denn das Verhalten eines Borderline-Patienten verändert sich nicht dadurch, dass die Umgebung die Augen vor den sich anbahnenden Problemen und Komplikationen verschließt („Vielleicht passiert ja diesmal ausnahmsweise nichts"). Und keiner muss jedes Verhalten billigen oder lieben. Vor allem ist es förderlich, die Verhaltensweisen eines Borderline-Erkrankten als Problematik oder Symptom zu erkennen und ihm die Tür zu öffnen, sich die Hilfe zu holen, die er benötigt, aber eben nicht von seinen Angehörigen oder Freunden erhalten kann. Daher ist es angebracht, sich therapeutische Unterstützung für die oder den Erkrankten, aber auch für sich selbst zu holen. Borderline-Verhalten, insbesondere das Schneiden, kann sehr viel Aufforderungscharakter zum Handeln haben. Natürlich ist das keine Aufforderung, jemanden verbluten zu lassen. Aber es ist durchaus möglich, ruhig erste Hilfe zu leisten und den anderen dann im nächsten Taxi allein zum Krankenhaus fahren zu lassen. Nicht man selbst muss perfekt im Nähen von Wunden werden, sondern man muss wissen, wo es professionelle Hilfe gibt.

Hilfreich kann bei einer so ernsten Erkrankung auch sein, den eigenen Humor nicht zu verlieren. Manchmal muss man einfach mit dem anderen lachen, damit die Wut wieder vorbeigeht. Damit ist nicht Auslachen, sondern das gemeinsame Lachen gemeint. Und dann ist es auch wieder möglich, sich sein eigenes Leben nicht kaputt machen zu lassen. Grundsätze wie „Ich bin nicht schuld an der Erkrankung, ich kann die Erkrankung nicht kontrollieren, ich lebe mein eigenes Leben" können manchmal sehr entlastend und entängstigend sein.

Jeder Erwachsene ist für sich selbst verantwortlich, und wenn es zu heiß wird, ist es manchmal am besten, man schließt die Tür hinter sich und geht erst einmal an die frische Luft. Auch wenn Borderline-Patienten das zunächst als Verlassenwerden verstehen können, ist es am besten, in einer solchen Situation erst einmal Sorge für sich selbst zu tragen. Denn nur dann ist man stark genug, um in der Beziehung zu bleiben und einem endgültigen Kontaktabbruch vorzubeugen.

Für den Umgang mit Menschen, die ein einzelnes Trauma erlebt und keine Borderline-Störung entwickelt haben, gelten diese Regeln natürlich ebenfalls. Nur ist hier die Hoffnung größer, dass mit einer geeigneten Therapie schneller Verhaltensänderungen auftreten. Aber bei beiden Erkrankungen kann es sein, dass sich durch die Therapie der Patient vollständig oder teilweise verändert. Dann ist es wie in jeder Beziehung notwendig zu überprüfen, ob man zusammen bleiben will oder kann. Auch Eltern und Kinder müssen vielleicht schauen, ob der oder die Erkrankte – ob Elternteil, ob Kind – nicht in einer anderen Umgebung vielleicht besser aufgehoben wäre. Vielleicht ist es aber auch möglich, zusammen zu bleiben und gegenseitig die Grenzen zu wahren.

Alles leichter gesagt als getan.

Literatur

Davis L (1992). Verbündete. Ein Handbuch für Partnerinnen und Partner sexuell mißbrauchter Frauen und Männer. Berlin: Orlanda Frauenverlag.

Fischer G (2002). Neue Wege nach dem Trauma. Erste Hilfe bei schweren seelischen Belastungen. Konstanz: Vesalius-Verlag.

Herbert C (2002). Traumareaktionen verstehen und Hilfe finden. Ein Ratgeber für Traumaüberlebende, ihre Familien und Menschen, die mit Traumatisierten arbeiten. Oxford: Blue Stallion Publications.

Mason PT, Kreger R (2003). Schluss mit dem Eiertanz. Ein Ratgeber für Angehörige von Menschen mit Borderline. Bonn: Psychiatrie Verlag.

Schmidbauer W (1977). Die hilflosen Helfer. Über die seelische Problematik der helfenden Berufe. Reinbek: Rowohlt.

9.5.7 Selbsthilfe

Christine Unckel

Sicher werden manche, die dieses Buch gekauft oder geliehen haben, um es zu lesen, selbst unter einer Traumatisierung oder an einer Borderline-Störung leiden. Damit ist ein wichtiger Weg in Richtung Selbsthilfe getan: Sie informieren sich so gut wie möglich über Ihre Erkrankung. Es gibt inzwischen mehrere Ratgeber für Erkrankte und Betroffene, und es gibt eine größere Anzahl von Selbsthilfe-Büchern.

Auch in Therapien, wie sie in Göttingen, Freiburg, Bielefeld oder Mannheim angeboten werden, lautet die oberste Prämisse: Jeder wird Spezialist für sein Krankheitsbild. Das ist so ähnlich wie bei einem Diabetiker, der von seiner Erkrankung erstmals erfährt. Auch der bekommt als Erstes eine Schulung, wie denn Diätplan und Insulingabe künftig einzuhalten sind.

Für Menschen mit einer komplexen Posttraumatischen Belastungsstörung (PTBS) oder einer Borderline-Persönlichkeitsstörung (BPS) ist eine der Hauptaufgaben, Trigger, also krank machende Bedingungen, möglichst weitgehend aus der eigenen Welt zu schaffen. Nicht nur innen soll ein sicherer Ort erreichbar sein, sondern auch außen. Lebe ich in der für mich richtigen und sicheren Wohngegend? Ist mein Kontakt zu den Angehörigen so, wie er mir bekommt? Was habe ich für Freunde und Partner?

Ein weiterer Punkt, der zwar einfach klingt, es aber nicht ist: In Zeiten, in denen das Innere nicht stabil ist, muss das Äußere möglichst stabil gehalten werden. Das bedeutet, genug und gesund essen, ausreichend Bewegung und Schlafhygiene. Das kann Ihnen nun alles natürlich auch Probleme machen, wenn Sie keine PTBS oder BPS haben. „Genau das sind doch meine Schwierigkeiten", wird der eine oder die andere jetzt denken. Stimmt. Und dann gehören diese Probleme auch in die Therapie. Vielleicht kann mit einem Arzt eine verträglichere Medikamentendosis für das Schlafen (auch gegen Depressionen) gefunden werden. Vielleicht hilft eine Volkshochschulgruppe beim Finden der richtigen Sportart, und vielleicht kann eine Diätassistentin helfen, die Ernährung wieder einzustellen. Bei Alkoholproblemen, die eine Borderline-Erkrankung mit sich bringen kann, sind die AA-Gruppen sehr bewährt, bei Drogen sind es spezielle Beratungsstellen, die Hilfen für Suchtkranke anbieten. Weder Alkohol noch Drogen sind auf Dauer eine Lösung, und sie verhindern, eine Therapie zur Trauma-Bearbeitung durchzustehen.

Eine **Selbsthilfegruppe** zu gründen ist nicht so schwierig, wie es auf Dauer in einer auszuhalten. Häufig werden nur die Schwierigkeiten und Probleme ausgetauscht, wird nur Negatives erzählt, wollen sich alle in der Gruppe nur entlasten. Alle Mitglieder sind schnell überfordert, und die Gruppe ist überlastet. Als günstig hat sich bei Borderline-Selbsthilfegruppen in Freiburg folgende Form herauskristallisiert: eine halboffene Gruppe mit Patientinnen zu bilden, die etwa den gleichen Erfahrungslevel haben, und nur dann neue Mitglieder zuzulassen, wenn andere gehen. Und diese Gruppen haben sich jedes zweite, dritte Mal eine Supervisorin oder einen Supervisor dazugeholt: einen Arzt, eine Krankenschwester, eine Psychologin, die auf Probleme innerhalb der Gruppe moderierend reagieren kann. Außerdem werden dort regelmäßig Skills (Fertigkeiten) erinnert und trainiert (vgl. Kap. 8.8 und 9.5.4), damit das Positive überwiegt. Das bedeutet nicht, dass dort niemand von seinen Sorgen erzählen darf. Es bedeutet, dies in einer geregelten Art zu tun, auf die die anderen mit eigenen Tipps und Erfahrungen reagieren können. Weder ist es hilfreich, in der eigenen Not besserwisserisch platt geredet zu werden, noch ist es hilfreich, wenn in den Gruppen eine Konkurrenz entsteht, wem es am schlechtesten geht und wer deshalb die meisten Rechte und Ansprüche an die anderen hat.

Oberstes Gebot, ob in Gruppe oder Therapie: Wenn bei jemandem die Suizidgedanken so drängend werden, dass fast kein Handlungsspielraum mehr bleibt, muss ein vorher festgelegter **Notfallplan** zum Einsatz kommen. Das muss nicht immer Klinikeinweisung heißen, ist es aber in manchen Fällen eben doch. Davor bleiben noch Notfallgespräche, Skills und wirklich sichere Orte.

Ein Ort, der in der heutigen Zeit immer zur Verfügung steht, ist das **Internet**. Es gibt mehrere Selbsthilfegruppen im Netz. Einige davon seien hier beispielhaft erwähnt. Auch da gilt es, Vorsicht walten zu lassen, wenn die Chats nur noch „runterziehen". Dann ist es besser, den Computer auszulassen. Oft bringt ein Chat-Room aber gerade nachts, wenn man nicht schlafen kann, erlösende Kontakte:

- www.borderline-community.de
- www.Versteckte-scham.de
- www.borderline-treffpunkt.de

Leider muss auf eine weitere, besonders miese Problematik hingewiesen werden: Manchmal nutzen auch Täter-Gruppen diese Chat-Räume, um sich zu informieren oder Kontakte zu knüpfen. Ein großer Vorteil dieser Internet-Kommunikation ist ja die Anonymität. Sie sollten wirklich sehr sicher sein, bevor Sie diese Ihre Anonymität aufheben. Misstrauen ist leider auch hier oft besser als „blindes" Vertrauen oder Vertrauensseligkeit.

Eine kleinere Abart des „PC-Chats" ist das Verschicken von SMS-Botschaften. Kurz, prägnant und speicherbar sind die „Handy-Tamagotchis". Nicht nur für Jugendliche spaßig, können Überlebensbotschaften tatsächlich Rettungsanker sein. Eine mitmenschliche Gemeinheit ist es übrigens, per SMS seinen Suizid anzukündigen.

Um nicht die ganze Zeit in Trauma-Erinnerungen gefangen zu sein, ist es nützlich, mit sich selbst feste Zeiten zu vereinbaren, in denen der kindliche Anteil („das Innere Kind") Platz hat zum Spielen, Toben, Fernsehen. Wichtig ist dabei, dass die Erwachsene das Kind innerlich nicht alleine lässt. Gute Innere-Kind-Arbeit wird immer von einem inneren Erwachsenen-Anteil begleitet, der aufpasst, der schützt.

Wenn das Chaos um sich greift und nichts mehr so richtig funktioniert, suchen Sie sich Menschen, mit denen Sie reden können, und zwar nicht primär oder gar ausschließlich über Ihre Problematik.

Verletzen Sie sich möglichst selten, auch wenn Schneiden ein wirksames Medikament wäre. Es hinterlässt halt Spuren.

Suchen Sie sich andere Erkrankte als Gesprächspartner, denen es momentan besser geht als Ihnen. Aber es gilt eine feste Regel: auf eine erkrankte Freundin kommen zwei gesunde.

Die Psychiatrie ist manchmal der einzig sinnvolle Überlebensort. Aber halten Sie ihn nicht für den besten Ort überhaupt. Er ist es nicht! Man kann sich in der Drehtür-Psychiatrie auch gänzlich verirren.

Manchmal total daneben und nicht möglich, ein anderes Mal genau das Richtige: Stürzen Sie sich in Arbeit! Gestalten Sie etwas Positives, bringen Sie sich in angenehmen Stress, nach dem Sie ein Ergebnis in den Händen halten und auf das Sie stolz sein dürfen. Nicht umsonst schätzen viele Klöster vieler Religionen die Gartenarbeit so.

Machen Sie sich möglichst oft selbst eine Freude. Auf den Tagebuch-Karten in der DBT werden nicht nur alle Symptome, Not und Elend eingetragen, sondern da gibt es auch ein Fach für Freude. Manche Patientinnen ergänzen dies noch mit „Entspannungszeiten" oder „mir etwas Gutes tun".

Denken Sie daran, wie stark und tapfer Sie bis heute schon waren. Loben Sie sich dafür, auch wenn die Scham Sie im Moment gerade bis ins hintere Eck fliehen lassen will. Sie haben es bis hier und heute geschafft.

Verlieren Sie nicht den Kontakt zu Ihrem Atem. Gut durchatmen, Atem-Übungen machen oder ganzheitliche Arbeiten wie beim Qi Gong. Das erdet.

Und ein Trost, der immer bleibt: Auch die schlimmste Krise geht vorbei. Alles ist in Bewegung.

Wir Menschen haben uns schon als Kinder über Märchen stabilisiert. Märchen enthalten Lösungsimpulse, Anregungen, Richtungen. Ein Märchen zu lesen und in sich aufzunehmen kann in sehr vielen Lebenslagen ein guter Schritt sein.

Allmählich können Sie den Versuch einer Erfahrung machen mit einem Wesen, das größer ist als wir. Glaube, Religiosität und Spiritualität können Mut und Kraft geben – vielleicht als Zeichen verbunden mit einem kleinen Symbol, einer Kette, einem Buch.

Diese Thesen sollen Anregungen sein, eine Hilfe zum Weitersuchen sein, kein Tagesmarathon. Sie sollen auch Therapien nicht überflüssig machen, sondern ermöglichen. Was noch zu schwierig ist, lassen Sie weg. Es geht eher darum, wieder Anschluss zu finden an die „normale Welt“, was immer das auch sein mag.

Jede, jeder Betroffene wird ein Schatzkästlein oder einen positiven Inneren Tresor haben, der offen steht, jede gute Erfahrung in sich aufzunehmen. Mit der Zeit mögen sie sich füllen und in der Not das Richtige herausgeben.

Einen Schritt haben Sie schon geschafft: den Weg zu Information. Das ist der wichtigste. Damit zeigen Sie, dass Sie auf dem Weg sind. Kommen Sie gut bei sich an, und wagen Sie einen Neubeginn.

Literatur

Bass E, Davis L (1990). Trotz allem. Wege zur Selbstheilung für sexuell missbrauchte Frauen. Berlin: Orlanda Frauenverlag.

Boothe B (Hrsg) (2002). Wie kommt man ans Ziel seiner Wünsche? Modelle des Glücks in Märchentexten. Gießen: Psychosozial-Verlag.

Fischer G (2002). Neue Wege nach dem Trauma. Erste Hilfe bei schweren seelischen Belastungen. Konstanz: Vesalius-Verlag.

Haines S (2001). Ausatmen. Wege zu einer selbstbestimmten Sexualität für Frauen, die sexuelle Gewalt erlebt haben. Berlin: Orlanda Frauenverlag.

Henderson J (2001). Embodying Well-Being. Oder: Wie man sich trotz allem wohl fühlen kann. Bielefeld: AJZ Druck & Verlag.

Herbert C (1995). Traumareaktionen verstehen und Hilfe finden. Oxford: Blue Stallion Publications.

Kaufmann L (2002). Das Leben ist voller Wunder. Märchenreise zum Ich. Stuttgart, Zürich: Kreuz-Verlag.

Maltz W (1993). Sexual Healing. Ein sexuelles Trauma überwinden. Reinbek: Rowohlt.

Reddemann L (2001). Imagination als heilsame Kraft. Stuttgart: Pfeiffer bei Klett-Cotta.

9.6 Trauma-Exposition

Ulrich Sachsse

Aufhebung

Sein Unglück
ausatmen können

tief ausatmen
so dass man wieder
einatmen kann

Und vielleicht auch sein Unglück
sagen können
in Worten
in wirklichen Worten
die zusammenhängen
und Sinn haben
und die man selbst noch
verstehen kann
und die vielleicht sogar
irgendwer sonst versteht
oder verstehen könnte

Und weinen können

Das wäre schon
fast wieder
Glück

Erich Fried

Geschichtlich betrachtet haben Trauma-Expositions-Behandlungen eine sehr lange Tradition. Bereits in der Frühzeit der Psychotherapie bei Charcot in Paris wurden Trauma-Expositions-Behandlungen durchgeführt, überwiegend mit hypnotischen Techniken. Auch die Behandlungstechnik, die Sigmund Freud in seinen „Fünf Studien über Hysterie“ im Therapie-Kapitel beschreibt, ist eine hypnotische Trauma-Expositions-Technik mit Elementen, die heute dem „Focussing“ zugeschrieben würden.

Der zentrale Wirkgedanke war damals die Vorstellung einer **Abreaktion** zur inneren Reinigung, zur „Katharsis“. Gerhard Roth hat in seinem Vortrag in Lindau 2001 verdeutlicht, welche Vorstellungen die Wissenschaft Ende des 19. Jahrhunderts zur Wirksamkeit des menschlichen Gehirns hatte. Es war klar, dass das menschliche Gehirn etwas mit Elektrizität zu tun hatte, und die Vorstellung war, das menschliche Gehirn sei eine Art großer Akku. Reize, Impulse, Stimuli von außen würden vom Gehirn aufgenommen, erhöhten die Spannung im Gehirn und drängten auf Entladung. Entladung geschah durch Gedanken, Vorstellungen, Worte, Motorik und Handlungen. Ein Gehirn unter Spannung hatte den Wunsch, Spannung abzubauen und sich zu entladen. Dem lag auch die Erfahrung mit Pseudoepilepsien, Hysteroepilepsien zugrunde (vgl. Kap. 1 und Kap. 3). Den Wissenschaftlern war klar, dass es zwei Arten von Anfällen gab. Nach der einen Art epileptischer Anfälle ging es den Menschen immer schlechter, sie hatten zunehmend neurologische Ausfälle, wurden Pflegefälle und starben schließlich. Bei der anderen Art epileptischer Anfälle ging es den Menschen nach einem Anfall besser als vorher. Sie wirkten befreit, erleichtert, wie gereinigt. Überwiegend waren es Frauen, die diese zweite Art von Anfällen hatten. Man besann sich darauf, dass schon die Griechen zwei Arten von Anfällen kannten und dass ein wesentlicher Unterschied zwischen Frauen und Männern in beider Anatomie liegt. Die griechische Hypothese von der Genese dieser Anfälle war es, dass das weibliche Hysteron, der Uterus, Krämpfe bekam, dass eine Art Wander-Uterus Ursache dieser Anfälle wäre. Diese wissenschaftliche Hypothese hat sich nicht durchgesetzt. Erhalten geblieben ist aber die Begriffsbildung: Man sprach von Hysteroepilepsien und nannte die erkrankten Frauen Hysterikerinnen. Im 19. Jahrhundert war dies übrigens kein Schimpfwort, sondern eine wissenschaftliche Präzisierung, die das Konzept von der Besessenheit ablöste. Fast alle Begriffsbildungen waren ja anfangs wissenschaftlich-deskriptiv und sollten dazu dienen, die Diskussion zu versachlichen. Sie wurden erst im Laufe der Zeit abwertend: Hysteriker, Psychopath, Borderliner usw.

Die Hypothese von der Abreaktion zur Katharsis stand also in Übereinstimmung mit den aktuellsten hirnphysiologischen Ergebnissen der Zeit sowie sehr präzisen klinischen Beobachtungen. Im Ersten Weltkrieg kamen Trauma-Expositions-Techniken sowohl in Großbritannien durch W. H. R. Rivers (1918) als auch in Deutschland durch Erich Simmel zur Anwendung (vgl. Simmel 1993). Im Zweiten Weltkrieg arbeiteten Kardiner und Spiegel (1947) sowie Grinker und Spiegel (1945) mit Abreaktionen zur Behandlung schwerer posttraumatischer Belastungsreaktionen bei Soldaten. Ende der 70er Jahre wurden diese Erfahrungen neu belebt. In der Anfangszeit strebten Therapeuten zur Behandlung von Vietnam-Veteranen und Therapeutinnen und Selbsthilfegruppen von traumatisierten Frauen eine möglichst intensive und heftige Abreaktion an. Dieses Vorgehen war für einen Teil der Patienten auch sehr hilfreich. Es war jedoch ein eher kleiner Teil, und es waren die überwiegend seelisch stabilen, weniger geschädigten oder strukturell beeinträchtigten Traumatisierten, die von den Abreaktions-Behandlungen profitierten. Viele Traumatisierte brachen diese Art von Behandlung rasch ab, und ein großer Prozentsatz verschlechterte sich auch, wenn die Behandlung unter der Devise „Das muss raus, am besten so schnell und so heftig wie möglich“ durchgeführt wurde. Aus den Erfahrungen mit Patientinnen mit Dissoziativen Identitätsstörungen, DESNOS (= Disorders of Extreme Stress Not Otherwise Specified), Kriegstraumatisierten und anderen entwickelte sich dann langsam eine veränderte Sichtweise, die heute Trauma-Expositions-Behandlungen zugrunde gelegt wird.

Literatur

Charcot JM, Richer P (1988). Die Besessenen in der Kunst. Göttingen: Steidl (ursprünglich 1887 erschienen).

Freud S (1895). Studien über Hysterie. In: GW I. Frankfurt a. M.: Fischer 1952; 75–312.
Grinker RR, Spiegel J (1945). Men Under Stress. Philadelphia: Blakiston.
Kardiner A, Spiegel H (1947). War Stress and Neurotic Illness. New York: Hoeber.
Rivers WHR (1918). The repression of war experiences. Lancet; 2: 173–7.
Sachsse U (2002). Die Deutschen und das Kriegstrauma. Fragmente einer Auseinandersetzung. In: Özkan I, Streeck-Fischer A, Sachsse U (Hrsg). Trauma und Gesellschaft. Vergangenheit in der Gegenwart. Göttingen: Vandenhoeck & Ruprecht; 76–99.
Simmel E (1993). Psychoanalyse und ihre Anwendungen. Frankfurt a. M.: Fischer.

9.6.1 Trauma-Synthese durch Trauma-Exposition: Allgemeines zur Wirksamkeit und zum therapeutischen Vorgehen

Ulrich Sachsse

Trauma-Exposition soll der **Trauma-Synthese und -Integration** dienen. Dem liegt die Hypothese zugrunde, dass traumatische Erfahrungen unverarbeitbar, unintegrierbar, quasi als „Erinnerungsabszesse" im Gehirn gespeichert bleiben können. Strategien zum Trauma-Coping wie induzierte Dissoziation (Depersonalisation und Derealisation) oder Vermeidung von Triggern gegen das Auslösen intrusiver Zustände durch phobisches Vermeidungsverhalten, zwanghafte Rituale, forcierte Ablenkung oder Substanz-Abusus sind einerseits überlebensnotwendig, um katastrophische Reizüberflutungen verhindern oder zumindest mildern zu können, erschweren andererseits aber den Prozess der normalen Trauma-Bewältigung (Horowitz 1993). Van der Kolk et al. (1996, S. XV) formulieren:

> „The key element in the psychotherapy of people with PTSD is the integration of the alien, the unacceptable, the terrifying, and the incomprehensible; the trauma must come to be ‚personalized' as an integrated aspect of one's personal history."

Huber, die in Übereinstimmung mit van der Hart den Weg zu dieser Integration als „Trauma-Synthese" bezeichnet (Huber 1995, S. 304), schreibt zum Durchführen der Trauma-Synthese:

> „Ein Trauma ist ein endlos erscheinendes Grauen, bei dem die Betreffende keinerlei Kontrolle darüber hat, was und wie ihr geschieht. Die Trauma-Synthese mithilfe der Therapeutin gibt der Betroffenen das Gefühl zurück, die Kontrolle über das Geschehen zu haben und es integrieren, also gut verarbeiten zu können. Die Therapeutin begleitet die Betroffene durch das Geschehen, hilft (...), das Trauma noch einmal in allen Einzelheiten zu durchleben, und zwar so, daß es zum ersten Mal als gesamtes Geschehen das Bewußtsein (...) durchläuft, und es anschließend mit allen wesentlichen Persönlichkeitsanteilen zu teilen und zu neutralisieren." (ebd., S. 316)

Durch eine Exposition mit Erinnerungselementen wird die traumatische Erinnerung in der therapeutischen Situation getriggert und einer gesteuerten **Synthese aus Wort, Bild, Affekt und Körpersensation** zugeführt, sodass ein **Gesamtgeschehen als ganze Gestalt** erlebt wird. Da die Dissoziation dadurch aufgehoben wird, kann das somatopsychische Erleben und Empfinden in der Therapie-Situation phasenweise schlimmer, belastender, leidvoller sein als während der Traumatisierung selbst.

> „Zur Trauma-Synthese gehört mehr als das pure Wiedererleben dessen, was an emotionalem Geschehen während des Traumas stattfand. Sie vervollständigt das Erleben auch durch die Anteile, die während des Traumas nicht erlebt werden konnten. So wird die Klientin ermutigt, Schritt für Schritt auch die Emotionen zu durchleben, die unvollständig oder gar nicht gelebt werden konnten, während das Trauma geschah. Während der Trauma-Synthese darf sie die Tränen weinen, die Schreie ausstoßen, die Wut und Verzweiflung herauslassen und ggf. alle anderen Gefühle empfinden, die sie hätte empfinden können und müssen, die aber durch die Umstände bzw. die Täter verhindert wurden, und sie lernt, diese gesamte Palette von Empfindungen, einschließlich der Schmerzen und anderen Körpergefühle, ihre Gedanken etc. (...) in die gesamte Persönlichkeit zu integrieren." (ebd., S. 305)

Es ist evident, dass ein solcher therapeutischer Schritt gut vorbereitet und stabil begleitet sein muss. Alle erfahrenen Trauma-Therapeutinnen warnen vor unvorbereiteten Trauma-Expositionen, die meist nur Retraumatisierungen sind, aber keine Integrationsschritte.

Therapie-Ziel ist heute also nicht die Abreaktion zur Katharsis, sondern die **Trauma-Synthese zur Integration**. Trauma-Synthese bedeutet, dass Wort und Bild (also Kognition), Affekt und Körpersensation, die durch die Traumatisierung peritraumatisch fraktioniert worden sind, wieder zusammengeführt werden zu einem ganzheitlichen, gestalthaften Erleben. Wort, Bild, Affekt und Körpersensationen sollen also kongruent wieder erlebt und erlebbar werden. Dies ist ein seelisch schmerzlicher und körperlich schmerzhafter Vorgang. Wer Selbsterfahrung mit Trauma-Expositionen besitzt oder Trauma-Expositionen als Therapeut durchgeführt hat, weiß, weshalb peritraumatisch dissoziiert oder das Erleben fraktioniert worden ist: weil ein ganzheitliches Erleben und Durchleiden des Traumas unerträglich gewesen wäre.

Diese Trauma-Synthese soll geschehen, damit die traumatische Erfahrung integriert wird. **Integration** bedeutet in diesem Zusammenhang, dass die traumatische Erfahrung erinnerbar werden soll. Das Trauma ist integriert, wenn es affektgetragen erinnert werden kann, ohne dass durch die Erinnerung Symptome ausgelöst werden und ohne dass jemand sich nach der Trauma-Exposition mit Alkohol oder Medikamenten betäuben muss, schneiden muss oder anderweitig aus seinem Erleben aussteigen muss.

Während in der Anfangszeit die Vorstellung bestand, dass eine Trauma-Exposition umso wirksamer sei, je emotional heftiger und körperlich leidvoller sie ist, besteht heute die Vorstellung, dass eine Überlastung des Stressverarbeitungs-Systems durch und während einer Trauma-Exposition nicht nur retraumatisierend wirken kann, sondern die posttraumatische Symptomatik sogar verschlimmern kann. Trauma-Therapeutinnen überlegen allenthalben, wie es möglich ist, die Techniken der Trauma-Exposition immer schonender zu gestalten, ohne dass dieses Vorgehen an Wirksamkeit verliert. Gerade auf diesen Aspekt werde ich immer wieder zu sprechen kommen.

Die Wirksamkeit von Trauma-Expositions-Behandlungen ist klinisch sehr umfangreich belegt und in vielen empirischen Arbeiten inzwischen bestätigt. Eine erfolgreiche Trauma-Synthese entlastet das innerseelische System ganz erheblich, weil Stimuli nicht mehr intrusive Zustände triggern können, Vermeidungsverhalten überflüssig wird und die Notbremsen Medikamente, Alkohol und SVV, um aus einer intrusiven Symptomatik und dissoziativen Zuständen herauszukommen, immer seltener eingesetzt werden müssen. Natürlich kann eine Suchtproblematik sich posttraumatisch entwickelt haben, um Intrusionen zu betäuben, inzwischen von dieser Symptomatik aber abgelöst sein. Sie muss dann gesondert mit den Methoden der Suchtkranken-Therapie behandelt werden. Es ist aber auch nicht selten, dass ein Medikamenten- oder Alkohol-Abusus sich erstaunlich rasch auflöst, wenn die zugrunde liegenden posttraumatischen Erinnerungsabszesse therapeutisch aufgelöst und integriert worden sind.

Neben der Trauma-Synthese von Wort, Bild, Affekt und Körpersensation werden weitere **Wirkfaktoren** diskutiert. Ein Element ist dabei sicher die **Integration der traumatischen Erfahrung ins verbale Bewusstsein**. Wir sind nun mal sprechende Wesen. In vielen Märchen und Legenden spielt es eine Rolle, dass ein Wort nicht gefunden oder ausgesprochen werden darf. Das Namenlose hat Macht. Wörter, Begriffe und das Aussprechen können einem Tabu unterliegen und werden als namenloses Grauen besonders erschreckend wirksam. Wenn der Fluch gebrochen ist, dem namenlosen Grauen ein Name gegeben wurde und etwas in Worte gefasst ist, dann ist es nicht mehr unsagbar, unaussprechlich, dann ist es mitteilbar und dem verbalen Bewusstsein zugänglich. Nicht alles Erfahrene muss minutiös pornographisch oder obszön in Worte gefasst werden, damit eine Traumatisierung ihre Wirksamkeit verliert. Aber es ist schon gut, wenn während und nach einer Trauma-Exposition über die Trauma-Inhalte in taktvollen, aber auch klaren Worten gesprochen werden kann.

Besonders wichtig ist der **Wirkfaktor Kontrolle**.

Intrusive Symptomatik und Dissoziativität bedeuten einen Kontrollverlust. Heutige Trauma-Expositions-Behandlung hat zum Ziel, dass eine Patientin während der Begegnung mit der traumatischen Erfahrung nicht die Kontrolle verliert. Aus einer unkontrollierbaren Stressreaktion soll eine kontrollierbare Stressreaktion werden.

Gerald Hüther hat in seinem Buch „Biologie der Angst" (1997) differenziert beschrieben, dass eine kontrollierbare Stressreaktion etwas ist, aus dem wir lernen und an dem wir uns entwickeln. Eine unkontrollierbare Stressreaktion ist etwas, das in uns das Gefühl der Ohnmacht und der Niederlage hinterlässt. Alle heutigen Trauma-Expositions-Techniken legen viel Wert darauf, so gesteuert abzulaufen, dass die Selbstkontrolle erhalten bleibt. Bei der Darstellung einzelner Trauma-Expositions-Verfahren wird dieser Aspekt immer wieder besonders wichtig sein.

Wenn eine Intrusion kontrolliert ertragen, wahrgenommen und ins verbale Wachbewusstsein integriert werden kann, wird sie mehr und mehr zur Erinnerung. **Erinnern verändert das Erinnerte**. Die Gedächtnisforschung hat dargelegt, dass wir nichts erinnern können, ohne dass unsere Erinnerung das Erinnerte verändert. Wenn Sie sich an Ihre Schultüte vom ersten Schultag erinnern, dann wird diese Erinnerung im Gehirn künftig dadurch modifiziert sein, dass Sie sich an Ihre Schultüte erinnert haben, während Sie dieses wichtige Buch gelesen haben. Künftig besteht also zwischen Ihrer Schultüte und diesem Buch innerlich eine Verbindung. Mit dieser Tatsache arbeiten alle Therapie-Verfahren, deren Ziel Erinnerung und Bewusstwerdung ist. Wenn ich an etwas Schreckliches in einer beruhigenden Atmosphäre denke, mich in einem neuen Kontext an eine schlimme Erfahrung erinnere, dann verändert dies direkt diese Erfahrung. Damit arbeitet sowohl die psychodynamische Psychotherapie, wenn sie im Kontext einer tragfähigen therapeutischen Beziehung Erinnerungen an schlimme Kindheitserfahrungen bewusst werden lässt, als auch die verhaltenstherapeutische Desensibilisierung.

Meiner Ansicht nach ist der folgende Aspekt das wichtigste Wirkelement: Eine gute **Trauma-Exposition ist „state dependent learning"**. Der Trauma-State wird aktiviert, und im State wird eine gestalthafte Synthese gefördert, ein verbales Bewusstsein hergestellt und Kontrolle erlangt, beruhigt und getröstet. Mit den Trauma-Expositions-Behandlungen gelingt es, die Intrusionen und Flashbacks als solche direkt zu erreichen und zu verändern. Das ist ein erheblicher Entwicklungsschritt nicht nur für die Behandlung Traumatisierter. Das Nachdenken darüber, welcher Zustand, welcher State in einer Therapie besonders veränderungsfördernd ist, bestimmt die aktuelle psychotherapeutische Diskussion auf vielen Feldern. Hier wirken die Erfahrungen der Trauma-Therapie auf die Psychotherapie insgesamt zurück.

Traumazentrierte Psychotherapie hat nicht das Ziel, Abwehr zu schwächen und Erleben zu intensivieren. Vielmehr geht es darum, überwältigendes Empfinden zu bewältigen, auch und gerade während der Trauma-Exposition. Dabei ist der wache, informierte und vorbereitete Verstand der Patientin ein unverzichtbarer Verbündeter. Optimal gelingen Trauma-Synthesen oft dann, wenn das **Erleben auf zwei Ebenen gleichzeitig** abläuft: auf der Ebene des (Wieder-)Erlebens und Durchleidens einerseits und der Ebene des möglichst nicht wertenden Betrachtens („So war es") andererseits. Es ist für den Therapie-Erfolg nicht wünschenswert, dass während einer Trauma-Synthese die Verstandesebene ausfällt, weil dies meist durch Affektüberflutung, Ich-Fragmentierung und Entgrenzung geschieht. Menschen mit Drogenerfahrungen berichten, das Erleben während einer Trauma-Synthese sei einem Trip nicht unähnlich: Einerseits machen sich einige Gehirnareale mit Erinnerungs- und Traumelementen selbstständig, die einfach ablaufen, andererseits bleibt eine Ebene von Rest-Realitätskontrolle erhalten: „Ich weiß, dass ich hier in der Klinik bin und das jetzt nur in mir abläuft. Ich bin jetzt hier, und was ich durchlebe, war dort damals."

Noch einmal zur Wiederholung: Zwei Erwachsene, möglichst informierte und kompetente Menschen – die Patientin und die Therapeutin – kümmern sich um eine früher Traumatisierte. Auch die Vorgehensweisen und Elemente der Trauma-Exposition werden vorher möglichst genau erklärt.

Trauma-Exposition, auch eine gut vorbereitete und optimal dosierte und begleitete, **führt mitten ins Leid**. Es geht den Patientinnen zeitweise schlecht, manchmal sehr schlecht, manchmal schlechter als je zuvor. Anders als nach Mono-Traumata, bei denen ein bis drei traumazentrierte Behandlungssitzungen zu einer sehr deutlichen Abnahme des Leidens am Trauma und seinen Folgen führen können, geht es Patientinnen, die über längere Zeit mehrfach traumatisiert wurden, nach einer Trauma-Exposition nicht immer gleich besser. Vielmehr kann jener Prozess der normalen, gesunden Trauma-Bewältigung wieder aufgenommen werden (Horowitz 1993; Reddemann u. Sachsse 1997), der unmittelbar nach der Traumatisierung unmöglich war: ein Wechsel zwischen Intrusion und Konstriktion, emotionale und manchmal ganz massive körperliche Schmerzen. Dies alles sollte auf jeden Fall milder ablaufen als durch eine retraumatisierende, unvorbereitete Trauma-Exposition, aber ganz zu verhindern ist das nicht. In jedem Fall ist es sinnvoll, mit jeder Patientin in der Stabilisierungsphase über das Thema „Der Mensch und das Leiden" an sich, im Besonderen und bei ihr ganz konkret gesprochen zu haben.

Vor der ersten Trauma-Sitzung wird eine genaue **Trauma-Landkarte** erstellt:

- Welche Arten von Traumatisierung sind vorgekommen? Deprivation, physische Gewalttätigkeit, Zeugenschaft von Gewalt, sexualisierte Gewalt, Kinderkrankheiten, emotionale Ausbeutung?
- Wann hat was angefangen und aufgehört, wer waren die Täter?

Auch der Therapeut braucht Sicherheit, braucht eine Orientierung, muss Kontrolle erlangen können über das, was auf beide in den Sitzungen zukommen wird. Es ist auch wichtig, dass bei komplex Traumatisierten nicht alles auf einmal zugelassen wird, sich nicht das ganze Trauma-Netzwerk des Gehirns auf einmal manifestiert, sodass das ganze Leben plötzlich wie ein einziges Trauma erscheint. Vielmehr soll eines nach dem anderen abgearbeitet werden, abgegrenzt, gesteuert und möglichst kontrolliert. Wir beginnen übrigens gerne mit einem Ereignis, das nicht besonders schlimm war, bei dem die Patientin schon etwas älter war und an dem die Expositions-Technik erst einmal erfahren werden kann. Das kann durchaus etwas sein wie: Zug verpasst, an der Kasse vom Supermarkt Geld nicht gefunden, in der Stadt verlaufen. Dann hat es sich bewährt, entweder chronologisch vorzugehen, weil spätere Traumata nie ganz aufgearbeitet werden können, solange frühere noch darunter liegen, oder jeweils mit dem zu arbeiten, was sich vor den Trauma-Expositions-Terminen als besonders belastend in Träumen, Intrusionen oder Flashbacks aufdrängt. Nach einigen Sitzungen sollte dann bald „das Schlimmste" bearbeitet werden, damit der Druck auf die ganze seelische Struktur etwas nachlässt. Und den Schluss bildet das, was auch im Leben das letzte Trauma war: Danach war Schluss. Nicht gar so selten war das übrigens eine gewaltsame Aufnahme in der Psychiatrie.

Das **„Stopp-Signal"** (Huber 1995, S. 309f) muss vor der ersten Trauma-Sitzung fest vereinbart sein. Es dient dazu, den Prozess der Trauma-Exposition zu unterbrechen, wenn es unerträglich wird. Für die Therapeutin ist es unsicher, sich an den Worten der Patientin zu orientieren. Wenn die Patientin „Nein, nein, nein! Aufhören! Sofort aufhören!" ruft oder wimmert, kann das zur traumatischen Szene gehören, und es könnte völlig falsch sein, den Prozess der Trauma-Synthese zu unterbrechen. Deshalb erläutere ich:

> „Frau Goslar, während der Trauma-Sitzungen kann es wichtig sein, den ablaufenden Prozess zu stoppen, zu unterbrechen. Wenn es für Sie unerträglich wird oder wenn Sie den Eindruck haben, völlig die Kontrolle zu verlieren, dann machen Sie bitte so (ich mache die Geste, mit der sich Menschen wahrscheinlich kulturinva-

riant spontan gegen etwas verwahren oder wehren, indem ich beide Hände auf Brusthöhe hebe und die Handflächen nach außen gegen einen imaginären Gegner wende). Das ist eine Geste, mit der wir Menschen uns ganz spontan und natürlich gegen irgendetwas verwahren oder wehren, was uns missfällt. Wenn Sie diese Geste machen, werde ich sofort aufhören mit der Trauma-Exposition und Sie dabei unterstützen, Abstand herzustellen, die Kontrolle wiederzugewinnen, Ihren Sicheren Inneren Ort zu erreichen und das traumatische Geschehen in den Tresor wegzupacken. An Ihren Worten werde ich mich nicht orientieren, denn das könnte zu Missverständnissen führen: Worte wie ‚Nein! Aufhören!' könnten zur traumatischen Situation gehören und gerade nicht so gemeint sein, dass die Trauma-Arbeit hier und jetzt unterbrochen werden soll, sondern eher im Gegenteil. Darum: Das Stopp-Signal ist diese Geste!“

Wenn die Patientin während einer Trauma-Exposition das Stopp-Signal macht, dann ist dies ein Befehl an den Therapeuten, der unmittelbar zu befolgen ist: Unterbrechen, Aussteigen, Abstand herstellen, Beruhigen, Stabilisieren durch Imaginationen und Atemübungen! Hinterfragt, problematisiert und diskutiert werden kann das Stopp-Signal allenfalls später, am nächsten oder übernächsten Tag aus stabiler, sicherer Distanz – wenn überhaupt. Ich habe ein Stopp-Signal noch nie infrage gestellt, auch nicht nachträglich, denn Herrin der Trauma-Synthese ist und bleibt die Patientin. Sie kann sich auf diese **paradoxe Erfahrung eines kontrollierten Kontrollverlustes** nur dann einlassen, wenn sie der Therapeutin vertrauen kann, dass diese ihre Signale wahrnimmt und respektiert und sie nicht mitten in tiefster Not plötzlich im Stich lässt.

Therapeutische Trauma-Exposition strebt die Synthese von Wort, Bild, Affekt und Körpersensation an. Wenn die traumatische Situation also darin bestand, dass ein Mensch gewaltsam anal penetriert wurde, dann werden in der Trauma-Synthese Worte gehört (z. B. Stöhnen, irgendwelche abfälligen, demütigenden Bemerkungen) und gedacht („Das und das wird mir angetan“), Bilder gesehen (entweder die Szene aus einer Außenperspektive im dissoziierten Zustand oder ein Fußboden, ein Bettlaken, ein Autositz, der sich rhythmisch bewegt), Affekte und Emotionen gefühlt (Panik, Todesangst, Verzweiflung, Scham und Peinlichkeit, Wut) und Körpersensationen empfunden (Tränen, Wimmern, Herzrasen, Übelkeit, ein stechender Schmerz im Anus, ein Fremdkörpergefühl im Bauchraum, ein Pfählungsempfinden bis zum Zwerchfell, ein Empfinden, körperlich zerrissen zu werden). Die angemessene Äußerung in einer solchen Situation wäre Zittern, Wimmern, Klagen, Weinen, Schreien, Hyperventilieren, Schwitzen, anfallsartiges Zucken, Würgen, Um-sich-Schlagen. Exakt das kann während einer Trauma-Exposition in Form von **Abreaktionen** geschehen. Und es kann längere Zeit andauern. Abreaktionen sind nicht mehr das Therapie-Ziel, sie werden nicht mehr angestrebt oder aktiv herbeigeführt, aber sie werden auch nicht unterdrückt, solange sie nicht einmünden in Dissoziation, Fragmentierung oder völligen Kontrollverlust.

Wenn die Patientin kein Stopp-Signal gibt, lautet ihr Auftrag: „Begleite mich da durch!“ Meine Begleitung besteht in empathisch-distanzierten Kommentaren, die dreierlei bewirken sollen:

- Ich signalisiere meine **empathische Anwesenheit**: „Sie spüren jetzt, wie entsetzlich dieses Ereignis damals für Sie war. – Das war nicht auszuhalten. – Sie spüren, wie sehr Sie damals gelitten haben.“ Die gesprächstherapeutische Technik des empathischen Verbalisierens emotionaler Inhalte ist hier sehr hilfreich. Und ich signalisiere zudem: „Sie sind nicht ganz allein. Ich kann Ihre Erfahrungen wahrscheinlich nicht in aller Tiefe mit- und nachempfinden (und will das auch gar nicht, denn ich will nicht mit traumatisiert werden). Aber ich spüre, wie schlimm das damals für Sie war.“
- Ich **bestätige und mache Mut**: „Es ist gut, dass sich das löst. Es ist gut, dass Sie sich als Erwachsene den Empfindungen dieses Kin-

des, das Sie einmal waren, zur Verfügung stellen. Da löst sich etwas, da kommt etwas in Fluss. Das tut erstmal weh, aber Schmerz ist auch ein Zeichen von Leben. **Schmerz ist das ‚Nein!' des Körpers**, und Sie spüren intensiv, wie heftig Ihr Körper das abgelehnt hat, was Ihnen da angetan wurde."

- Ich **bleibe hier und jetzt** und bin damit ein Brückenpfeiler zur gegenwärtigen Realität: „Das sind alles alte Geschichten, die da jetzt ablaufen. Das ist lange vorbei. Es ist gut, dass das wieder in Fluss kommt und verarbeitet werden kann. Das sind alles **Phantom-Schmerzen, Phantom-Gefühle**. Die gehören in die Vergangenheit, ins Dort-und-Damals. Die haben mit dem Hier-und-Jetzt nichts zu tun. Alles alte Sachen, die Ihnen das Leben schwer gemacht haben." Damit fördere ich aktiv das Erleben von Vergangenheit.

Von meiner inneren Haltung her bin ich also ein mitfühlender Begleiter, der einen klaren Kopf behält und dies deutlich mitteilt.

Besonders hilfreich ist es, während heftig ablaufender Emotionen einen Rest Kontrolle zu bewahren, indem man sich **auf den Atem zentriert**. Das wird auch vor der Prolongierten Exposition (PE) der Verhaltenstherapie geübt (vgl. Kap. 9.6.6 in diesem Band). Patientinnen, die meditiert haben, kennen die Technik, sich ganz auf den Atem zu konzentrieren und einfach alles geschehen zu lassen: nichts forcieren, nichts zurückhalten! Auch das kann während der Stabilisierungsphase in der Körpertherapie geübt werden.

Die Therapeutin kann aber auch während der Trauma-Exposition direktiv-stützend **zum bewussten Atmen auffordern**:

> „Ja, das war gut. Tief Luft holen! Und noch einmal! Und ganz bewusst den Atem dahin lenken, wo der Schmerz ist. Ganz bewusst in den Schmerz hineinatmen, so weit es erträglich ist. Sie spüren, wie der Atem immer wieder etwas löst von der inneren Versteinerung. Und vielleicht ist das erstmal schmerzhaft, wenn die alten Sachen ins Fließen kommen. Aber Schmerz ist auch Leben. Und mit jedem Ausatmen geben Sie ein ganz klein wenig ab von dem Schmerz, der da aus alter Zeit noch in Ihnen ist. Kaum merklich, nur ein klein wenig. Mit jedem Ausatmen geben Sie ein wenig ab an die Luft und den Strom der Zeit und lassen es hinter sich. Und noch einmal tief abatmen! Ja!"

Viele Patientinnen empfinden es als Erleichterung, wenn sie in dieser Form begleitet werden.

Atmen kann aber auch zum Problem werden. Einige Patientinnen versuchen, ihre Empfindungen wegzuatmen, wegzupressen, quasi aus sich rauszubekommen. Das gelingt nicht, verlängert nur die Prozedur. Wichtig ist überhaupt, dass die **Patientin sich nicht gleichsam innerlich verlässt**, sich vor sich selbst davon macht, ihr Inneres Kind selbst im Stich lässt. Wenn sie das bewusst tut, weil sie sich nur noch so regulieren kann, ohne zu fragmentieren oder automatisch auszusteigen, ist das in Ordnung. Aber als Therapeut achte ich sehr darauf, ob die Patientin selbst aufmerksam bei sich ist, gerade in ihrem Leid.

Den Begriff **Ausschmerzen** habe ich – wie so vieles – von einer Patientin. Mit ihm hat sie charakterisiert, dass Abatmen, Zittern, Wimmern, eben alles, wodurch sich Leiden „äußert", nach außen verlagert, auch **Elemente des Entäußerns und Loslassens** enthält. In dieser Phase ist das Konzept von der **Abreaktion und Katharsis** nicht ganz abwegig, sofern nicht bei Patientin und/oder Therapeutin die megalomane Erwartung besteht, durch dieses Durchleiden könnte ein Ereignis endgültig vorbei sein, man könnte es ganz loswerden. Es wird nur erträglich.

An dieser Stelle ist es vielleicht hilfreich, sich ins Gedächtnis zu rufen, was **normalerweise (!)** geschieht, wenn wir **Menschen intensiv leiden** müssen. Die meisten von uns werden Leiden kennen, etwa durch den Tod eines geliebten Menschen oder nach einer gescheiterten Partnerschaft. Dann bildet sich ein körperliches Missempfinden: ein Kloß im Hals, ein Stechen und Brennen in der Herzgegend (es bricht mir das

Herz), ein dumpfer Druck in der Magengegend, ein Brennen in den Eingeweiden, ein Gefühl von Zerrissen-Sein im Körperinneren, eine schmerzhafte Versteinerung der Wirbelsäulenmuskulatur. Wenn sich diese Empfindungen lösen, in Fluss kommen, beginnt der Körper zu zittern, Tränen drängen an, das Gesicht beginnt zu zucken, wir beginnen zu wimmern, zu weinen, zu klagen. Plötzlich werden wir überschwemmt von einem Schmerz, der aus dem Körperinneren anflutet. Die Tränen schießen uns in die Augen, und wir verlieren die Kontrolle. Wir schreien, strampeln, zittern, zucken mit den Extremitäten, schlagen mit der Hand auf eine Tischplatte, mit dem Kopf an die Wand oder beißen uns in die Hand. Diese schmerzhafte **Überflutung** wächst, wir überlassen uns dem Schmerz, und der Schmerz ebbt ab. Die Formulierungen „In-Fluss-Kommen", „Anfluten", „Überschwemmen" und „Abebben" sind meines Erachtens besonders treffende Metaphern dieses Erlebens. Denn gerade, wenn die erste Welle von Schmerzen zur Ruhe gekommen ist, rollt eine zweite heran, vielleicht heftiger und intensiver als die erste, steigert sich bis ins Unerträgliche und flutet wieder ab. Dieser **wellenförmige Ablauf** geschieht bis zu sieben, acht Mal, bis das meiste ausgeschmerzt ist. Normalerweise. Später können Wellen von Schmerzen noch mehrfach anfluten.

Körperkontakt? Fast eine Glaubensfrage. Viele Therapeuten berühren ihre Patientinnen fast nie, halten allenfalls einmal kurze Zeit die Hand. Ich ergreife manchmal die Hand, um in der Realität zu verankern, oder lege die Hand zwischen die Schulterblätter, wenn ich mit der Bildschirm-Technik arbeite und neben der Patientin sitze. Eine anwesende Krankenschwester oder Bekannte der Patientin kann ebenfalls die Schulter ergreifen oder die Hand zwischen die Schulterblätter legen. Wenn berührt wird: **Zupacken, Halt geben!** Nicht entgrenzend streicheln! – Wenn ich eine Patientin berühre, dann nie erstmalig unvorbereitet während einer Trauma-Exposition. Ich spreche sie vorher darauf an, bespreche das Berühren mit ihr wie das Stopp-Signal und fasse ihre Hand oder ihre Schulter fest an, damit sie meine Berührung vorher schon einmal gespürt hat. Entscheidet sie sich gegen die Berührung, akzeptiere ich das, ohne es zu hinterfragen. Sonst wird **Berührung zu Übergriffigkeit**.

Wenn ich als Mann Trauma-Expositionen durchführe, ist immer eine Krankenschwester oder eine Freundin/Bekannte der Patientin als Zeugin anwesend, sofern das Trauma in sexualisierter Gewalt bestand. Dies schützt die Patientin, aber auch mich selbst vor Missverständnissen und Fehlwahrnehmungen. In Göttingen beziehen auch die Therapeutinnen eine Krankenschwester als Zeugin und Helferin mit ein, weil auch Frauen (Mütter, Schwestern) traumatisiert haben können. Außerdem wird die Nachbetreuung einfacher, wenn die Krankenschwester weiß, was in der Trauma-Exposition abgelaufen ist.

Am Ende der Trauma-Exposition **tröstet die erwachsene Patientin imaginativ die Traumatisierte, die sie als Kind, Jugendliche oder Erwachsene einmal war**. Dazu ist es erforderlich, dass die Arbeit mit dem Inneren Kind stabil etabliert und das Täter-Introjekt bearbeitet ist, dieses Kind also nicht abgelehnt wird.

Nach den bisherigen Ausführungen wird klar sein, dass nicht nur die Patientin stabilisiert und gut vorbereitet in die Trauma-Sitzungen gehen sollte, sondern auch der Therapeut. Der Therapeut muss seine eigenen Traumata so weit integriert haben, dass er nicht selbst durch Trauma-Expositionen getriggert wird und in Intrusionen oder dissoziative Zustände abrutscht. Er darf keine Angst haben vor intensiven Emotionen, körperlichen Schmerzen, vor Wimmern, Zittern, Klagen, Schreien, Würgen, Kotzen, Wut, Hass, Kontrollverlust und anderen Leidensäußerungen aller Art. Sonst erlebt die Patientin: „Selbst ein Therapeut ist mir, meinen Zuständen und meinen Leiden nicht gewachsen. Wie kann ich es dann sein?" Dies wäre fatal.

Während der neun Jahre Arbeit mit Trauma-Expositionen mehrmals wöchentlich habe ich bei Patientinnen neben den bereits genannten Äußerungen menschlichen Leidens folgende Phänomene erlebt:

- passagere Ohnmacht
- pseudoneurologische Krampfanfälle

- massive Sensibilitätsstörungen
- Lähmungserscheinungen
- neurologisch ungewöhnliche Augenbewegungen (z. B. links senkrecht, rechts waagerecht)
- Zustände intensiver Atemnot

Es ist gut, auf all das vorbereitet zu sein und sich nicht verschrecken zu lassen. Denn alles das sind **Phantom-Gefühle**, **Phantom-Schmerzen** und **Phantom-Empfindungen**. Die Patientin hat alles das hinter sich, sie hat es schon überlebt! Bisher haben wir auf der Station 9 bei inzwischen einigen hundert Trauma-Expositionen keine bleibende, ernsthafte körperliche Erkrankung ausgelöst, auch keine Psychose – jedenfalls nicht, soweit wir wissen. Bei manifesten Organerkrankungen sichern wir uns allerdings ab. So habe ich bei einer früher schwer asthmakranken Patientin einmal deren Aufenthalt in der Inneren genutzt, um dort in Absprache mit dem dortigen Stationsarzt eine Trauma-Exposition zu machen. Die verlief eher undramatisch und blande – und drei Stunden später war die Patientin im Status asthmaticus. Da war es sehr gut, dass die schon dort war.

Wenn ich selbst nicht stabil bin, mich nicht belastbar fühle und ein diffuses Missempfinden vor einer Trauma-Expositions-Sitzung habe, dann teile ich dies der Patientin mit und bitte sie, die Sitzung auf einen anderen Termin verlegen zu können. Die drei Patientinnen, bei denen das mal nötig war, reagierten verständnisvoll, entlastet und eher beruhigt, dass ich mich nicht überfordere und sie nicht auf mich aufpassen müssen. Die spüren sowieso, wie es uns gerade geht. Warum es dann nicht einfach offen sagen?

Übrigens sind Trauma-Sitzungen selten dramatisch, intensiv und heftig, sondern meistens trist, öde, eklig, widerwärtig und mies. Heftige Abreaktionen geschehen bei höchstens 15% der Sitzungen. Sie sind weder erstrebenswert noch zu vermeiden. Wenn sie geschehen, geschehen sie, und es ist die therapeutische Aufgabe, sie empathisch, gelassen, kompetent, mit klarem Kopf zu begleiten.

Wenn eine traumatische Erfahrung zur Erinnerung geworden ist, dann vergegenwärtigt sie sich nicht mehr spontan. Sie ist ein Teil der Vergangenheit.

> Ziel der traumazentrierten Behandlung ist es, dass Vergangenes zur Vergangenheit wird, dass spürbar und zweifelsfrei erfahren wird: Dort-und-Damals ist nicht Hier-und-Jetzt.

Während wir bei der Behandlung neurotisch Erkrankter mit ihrem starken Über-Ich und ihren starren Abwehrfunktionen das Ziel haben, Regression herbeizuführen und die Vergangenheit wieder erlebbar zu machen, besteht bei der Behandlung Traumatisierter das umgekehrte Problem: Die Vergangenheit aktualisiert sich von ganz alleine. Wir brauchen uns nicht zu bemühen, sie zu reaktualisieren. Wir müssen uns darum bemühen, dass sie in den Zeitstrom der Vergangenheit zurücktritt, vergangen wird, an Bedeutung für die Gegenwart verliert.

Dieses Ziel verfolgen alle modernen Trauma-Expositions-Methoden. Ich werde nicht alle, die gegenwärtig erprobt werden, in diesem Buch vorstellen können, weil ich nicht mit allen eigene Erfahrungen habe. Ich konzentriere mich auf die imaginative Beobachter-Technik und Bildschirm-Technik sowie auf Eye Movement Desensitization and Reprocessing (EMDR). Ein gesondertes Kapitel ist der verhaltenstherapeutischen Prolongierten Exposition (PE) gewidmet. Keine Erfahrungen habe ich mit bioenergetisch fundierten sowie mit gestalttherapeutischen Vorgehensweisen der Trauma-Exposition.

Literatur

Besems T, Vugt G v (1990). Wo Worte nicht reichen. Therapie mit Inzestbebetroffenen. München: Kösel.

Herman JL (1994). Die Narben der Gewalt. München: Kindler.

Horowitz MJ (1993). Stress-response syndromes: a review of posttraumatic stress and adjustment disorders. In: Wilson JP, Raphael B (eds). International Handbook of Traumatic Stress Syndromes. New York, London: Plenum; 49–60.

Huber M (1995). Multiple Persönlichkeit. Überlebende extremer Gewalt. Frankfurt a. M.: Fischer.
Hüther G (1997). Biologie der Angst: wie aus Stress Gefühle werden. Göttingen: Vandenhoeck & Ruprecht.
Kotre J (1996). Weiße Handschuhe. Wie das Gedächtnis Lebensgeschichten schreibt. München, Wien: Carl Hanser Verlag.
Petry S (1996). Erlebnisgedächnis und Posttraumatische Störungen. Begleitetes Wiedererleben als Therapie. München: J. Pfeiffer.
van der Hart O, Steele K, Boon S, Brown P (1995). Die Behandlung traumatischer Erinnerungen: Synthese, Bewußtwerdung und Integration. Hypnose und Kognition; 12: 34–67.
van der Kolk BA, McFarlane AC, Weisaeth L (eds) (1996). Traumatic Stress. New York: Guilford.

9.6.2 „Zu Risiken und Nebenwirkungen …"

Ulrich Sachsse

Viele Therapeuten haben zu dem von ihnen favorisierten Psychotherapie-Verfahren ein fast gläubiges Verhältnis. Sie glauben, das Therapie-Verfahren sei in sich nur gut. Da die Erfahrung dies widerlegt, werden Konstrukte entwickelt wie: Das Therapie-Verfahren ist an sich für alle immer richtig, muss aber entsprechend modifiziert werden. Oder: Wenn hier etwas schief läuft, kann es nicht am Verfahren liegen, sondern nur an der Insuffizienz des Anwenders. Ich bin davon überzeugt, dass jedes Psychotherapie-Verfahren, das im Guten wirksam werden kann, grundsätzlich auch schaden kann.

Ist traumazentrierte Psychotherapie immer gut und richtig? Die wissenschaftlichen Hinweise mehren sich, dass Trauma-Expositions-Techniken sehr wirksam sind. Eine Übersicht der empirischen Forschungsergebnisse findet sich bei Eschenröder (1997). Nun mag es in Ausnahmefällen etwas geben, das Menschen anderen Menschen zugute kommen lassen, was sich immer nur gut auswirkt. In der ganz überwiegenden Mehrzahl der Fälle wird etwas, das Gutes bewirken kann, aber auch zum Schaden gereichen können. In Goethes „Faust" hat Mephisto dazu einiges Grundsätzliche angemerkt.

In der Naturwissenschaft gibt es ja ein Paradigma, das besagt, etwas könne nur als richtig apostrophiert werden, was falsifizierbar sei. Wenn wir Medizin und Psychotherapie spaßeshalber einmal als Nicht-Nicht-Wissenschaften verstehen (Nicht-Naturwissenschaft und Nicht-Geisteswissenschaft), sondern als Wirksamkeitswissenschaften mit dem Paradigma „Wer heilt, hat Recht", dann würde dies bedeuten, dass etwas seine Wirksamkeit dann bewiesen hätte, wenn es nachweislich auch schaden kann. Trauma-Expositions-Behandlungen können nachweislich schaden. Als man begann, nach dem Vietnam-Krieg Kriegsveteranen mit Expositionsverfahren zu behandeln, wurde rasch deutlich, dass dies die Symptomatik für einige drastisch verschlimmerte. Jeder Therapeut, der mit diesem Verfahren arbeitet, trägt die Verantwortung dafür, dass es nicht überdosiert ist. Überhaupt vertrete ich die Position, dass wir Psychotherapeuten mitverantwortlich sind für das, was wir an Zuständen, an states bei unseren Patienten auslösen. Das ist nicht alles „der therapeutische Prozess", das ist nicht alles Schicksal wie das Wetter, sondern vieles davon lösen wir mit unserer therapeutischen Haltung oder unserer Technik aus. Für die Zustände, die wir durch Trauma-Expositionen auslösen, gilt dies in jedem Fall.

Mit ihrer **potenziellen Schädlichkeit** tun sich alle Psychotherapie-Verfahren allerdings schwer. Allenfalls finden sich einige Hinweise, wann, wie und bei wem die Methode unwirksam bleibt. Hinweise darauf, dass ein Vorgehen aufgrund seiner spezifischen Wirksamkeit spezifisch schaden kann, werden selten gegeben.

Trauma-Exposition kann aufgrund ihrer spezifischen Wirksamkeit in ganz spezifischer Form schaden. Durch Trauma-Exposition wird nicht selten:

- Amnesie rasch reduziert oder aufgehoben
- Dissoziation beendet und die Fähigkeit zum Dissoziieren massiv geschwächt
- die bisherige Welt- und Selbst-Sicht fundamental infrage gestellt und verändert
- die Sicht wichtiger, naher Bezugspersonen deutlich verändert

- die Informationsverarbeitungsfähigkeit des Gehirns kurzfristig stark belastet

Aus dem spezifischen Wirkungsprofil der Trauma-Exposition ergeben sich spezifische **Risiken und Kontraindikationen**:

Trauma-Exposition ist kontraindiziert, solange es sexuelle und/oder übergriffige **Täterkontakte** gibt oder private Beziehungskonstellationen, in denen es zu Gewalttätigkeiten und/oder sexuellen Übergriffen kommt. Manche Patientinnen führen eine Art Doppelleben. Dies gilt insbesondere für Patientinnen mit Dissoziativer Identitätsstörung (DIS, vgl. Kap. 3 in diesem Band sowie Overkamp et al. 1997). In regelmäßigen oder unregelmäßigen Abständen suchen sie Täter auf und führen daneben ein leidlich unauffälliges, „normales" Privat- und Berufsleben, meist allerdings ohne befriedigende, dauerhafte sexuelle Beziehung. Andere Patientinnen „erlauben" alternden Vätern oder Stiefvätern weiterhin sexuelle Übergriffe „aus Mitleid" oder aus Angst vor Entdeckung und Ausgrenzung aus der Familie. Solche Patientinnen benötigen dringend ihre Fähigkeit zu dissoziieren. Durch Trauma-Expositionen, auch mit weit zurückliegenden traumatischen Erinnerungen, wird die Fähigkeit zum Einsatz dissoziativer Coping-Strategien auch für die Gegenwart herabgesetzt. Dann sind die Patientinnen den sexuellen Übergriffen seelisch ungeschützt ausgeliefert, sie leiden viel intensiver und können ihre Erlebnisse und Empfindungen noch weniger aus sich heraushalten.

Dies macht auch verständlich, warum Patientinnen während einer Trauma-Expositions-Phase nicht in übergriffigen, **missbrauchenden Privatbeziehungen** leben dürfen, auch wenn es sich um Partnerinnen und Partner handelt, die nicht zum Täterkreis der sexualisierten Gewalterfahrungen aus Kindheit und Jugend gehören. Wenn die Partnerin oder der Partner etwa eine manifeste sadomasochistische Perversion hat und diese bisher mit der Patientin praktizierte, dann wird die Patientin auf diese Praktiken nach dem Auflösen ihrer dissoziativen Mechanismen ganz anders reagieren als vorher. Da vielen Patientinnen trotz vorheriger Information gar nicht klar ist, welche Übergriffigkeiten, missbräuchliche Verhaltensweisen und latente Gewalttätigkeiten in ihren aktuellen Beziehungen enthalten sind, kann es geschehen, dass diese Patientinnen Stein und Bein schwören, mit ihren aktuellen Beziehungen sei alles bestens. Nach einigen Trauma-Expositionen kommen sie aus Wochenendbeurlaubungen dann immer verstörter und konfuser zurück. Die Trauma-Expositionen entlasten sie mittelfristig nicht mehr, sondern belasten sie zunehmend. Dann kann es erforderlich sein, die Trauma-Expositionen zu unterbrechen, zunächst das aktuelle soziale Feld zu beeinflussen und möglicherweise temporäre Kontaktsperren zu vereinbaren. Wer um missbräuchliche, übergriffige Beziehungsmuster einer Patientin weiß und sie ihrer Schutzmöglichkeiten beraubt, schadet ihr.

Traumazentrierte Psychotherapie wird zur Zwickmühle, wenn die erfolgreiche Aufarbeitung vergangener Traumata zwangsläufig zu einer **Verstärkung der Konflikte in den aktuellen wichtigen Beziehungen** führt. Die schwierigsten Patt-Situationen haben wir in unseren Therapien dann erlebt, wenn die erfolgreiche Aufarbeitung der Traumata aus der Vergangenheit zu nicht bearbeitbaren **Loyalitätskonflikten im gegenwärtigen Beziehungsgefüge** der Patientin führte. Die suffiziente Aufhebung der Amnesie führt nicht selten dazu, dass die Rollen aller Familienmitglieder bei den Traumatisierungen von der Patientin ganz neu gewichtet werden. Besonders belastend ist es immer, wenn Bilder vor Augen treten, die eine Mitbeteiligung der Mutter wahrscheinlich machen. Es kann schon reichen, wenn unabweisbar wird, „dass die was gemerkt haben muss, dass die was hätte merken müssen. Die hat einfach weggesehen, die wollte das nicht wahrhaben." Katastrophal kann es werden, wenn eine Patientin auf einmal vor Augen hat, dass ihre Mutter bei sadistischen Praktiken ihres Misshandlers aktiv mitgewirkt hat, sie dabei festgehalten hat, oder wenn sie „sieht", dass ihre Mutter mit der Weinflasche oder einer Zigarette dreckig lachend im Türrahmen stand, während ihre Tochter vergewaltigt wurde. Besonders komplex wird die Situation dadurch, dass solche Bilder, die in Therapien entstehen, nicht im juristischen Sinne „wahr" sein müssen, sondern auch sinnstiftender Ausdruck der Lebenssituation zu Hause sein können. Die Bilder können aber auch realistisch sein, und es gibt bisher **keine wissenschaftlich eindeutigen Belege, was Konstruktion und was Rekonstruktion ist** (vgl. Kap. 16 in diesem Buch). Die meisten Patientinnen haben allerdings selbst ein recht verlässliches Evidenzgespür dafür, was war und wo sie an ihrer Erinnerung zweifeln sollten.

Schon am Beginn der traumazentrierten Psychotherapie, jetzt aber erneut vor Beginn der Trauma-Expositionen wird mit der Patientin diskutiert worden sein, dass eine traumazentrierte Behandlung nicht ohne Auswirkungen bleiben wird auf ihre Familienbezüge. Dies gilt für jede Psychotherapie. Bei der traumazentrierten Psychotherapie mag aber die Hoffnung bestehen, man könne die alten Traumata aufarbeiten, ohne dass dies die gegenwärtigen Bezüge tangieren wird.

Ich selbst habe einmal folgenden Therapie-Auftrag angenommen: „Herr Sachsse, ich verstehe mich mit meinem 73 Jahre alten Vater heute hervorragend. Ich verstehe heute, warum er mich als Jugendliche so behandelt hat, wie er das getan hat. Ich möchte von Ihnen so behandelt werden, dass Sie meine Traumatisierungen in der Jugendzeit gründlich aufarbeiten, ohne dass dies mein gutes Verhältnis zu meinem Vater heute irgendwie tangiert. Können Sie das? Sonst lasse ich es lieber." Und ich habe geantwortet: „Da sind Sie bei mir ganz genau richtig. Ich habe inzwischen Techniken erlernt, mit denen vergangene Erfahrungen sehr erfolgreich aufzuarbeiten sind, ohne dass dies die Gegenwart wesentlich verändert oder gar erschüttert. Ich bin sicher, wir werden genau in der Art, die Sie wünschen, gut und erfolgreich zusammen arbeiten können." Es wurde eine der problematischsten, schwierigsten und längsten traumazentrierten Psychotherapien, die ich je gemacht habe. Immer dann, wenn die Patientin spürte, dass ihre Sichtweise des Vaters brüchig und ihr gegenwärtiges Verhältnis belastet wurde, wich sie innerlich zurück. Andererseits war sie so weit behandelt, dass ihre Erinnerungen deutlicher und klarer geworden waren. Diese konnte sie nicht einfach wieder wegpacken. Sie konnte nicht vor und nicht mehr zurück. Es war für uns beide quälend.

Zu meiner Ehrenrettung muss ich sagen, dass dieses naive Therapie-Arrangement viele Jahre zurückliegt. Es stammt aus der Anfangszeit meiner traumatherapeutischen Bemühungen. Inzwischen weiß ich: Genau so funktioniert es natürlich nicht. Immer dann, wenn ich traumazentriert eine vergangene Szene aktualisiere, aktualisiere ich auch die peritraumatische Lebenszeit und Lebenssituation. Die ist meistens problematisch gewesen, denn sonst hätte dieses Kind wahrscheinlich das Trauma im Schutz der Familie integrieren können. In einer optimalen Familienkonstellation wäre es wahrscheinlich nicht zur Entwicklung einer chronifizierten Posttraumatischen Belastungsstörung gekommen. Wenn also Traumata aus Kindheit und Jugend im Erwachsenenalter noch virulent sind, dann kann ich eher damit rechnen, dass die peritraumatischen familiären Lebensumstände nicht optimal waren. Diese Lebensumstände aktualisieren sich durch die Trauma-Exposition erheblich und belasten die aktuellen Bezüge.

Trauma-Exposition führt in solchen Fällen zu intensiven **Loyalitätskonflikten**. Patientinnen mit engen sozialen Bindungen an ihre Herkunftsfamilie sollten mit der Therapeutin vor den Trauma-Expositionen reflektiert haben, ob sie bereit sind, ihre aktuellen Bezüge konflikthaft werden zu lassen und möglicherweise zu gefährden. Sicherlich ist unmittelbar nachvollziehbar, in welche Probleme eine Patientin kommt, die zum Beispiel auf dem Lande im Rahmen ihrer Familie lebt, vielleicht alternde Eltern pflegt oder zumindest betreut und die in Trauma-Expositionen an die Traumatisierungen in Kindheit und Jugend herangeht. Das Resultat ist nicht selten, dass diese Patientinnen Teile ihrer Familie vorübergehend einfach nicht mehr sehen können.

Das kann bis zu der Problematik führen, dass sie die eigenen Kinder von den Großeltern nicht mehr betreuen lassen wollen, dass sie am liebsten ausziehen wollen und dass der Familienverbund zerbricht. Die Dorfgemeinschaft hat dafür nicht immer Verständnis, und viele Patientinnen wollen ihre Familien, ihre Väter oder ihre Eltern auch nicht bloßstellen. Solche Situationen müssen mit Patientinnen sehr konkret vorausphantasiert worden sein, bevor man mit Trauma-Expositionen beginnt. Sie sind als familiendynamische Konfliktfelder absehbar, vorhersehbar, und es wäre fahrlässig, Patientinnen nicht auf solche Konstellationen vorzubereiten, die eng in ihre Familien eingebunden sind. Manche Patientinnen sind nach Abschluss der Trauma-Expositionen buchstäblich mutterseelenallein. Dieses Problem ist nun allerdings nicht ein singuläres Problem der traumazentrierten Psychotherapie. Solche Konstellationen können sich bei jeder einzeltherapeutischen Vorgehensweise ergeben, und sie sind auch bei familientherapeutischen Settings nie auszuschließen. „Wasch mir den Pelz, aber mach mich nicht nass!“ ist ein Therapie-Auftrag, der nur dann umzusetzen ist, wenn man in der Therapie auf jede Entwicklung verzichtet und sich darauf beschränkt, zur Patientin einfach nett zu sein. Und selbst das kann dazu führen, dass die Patientin die Erfahrung macht, wie es ist, wenn man nett zu ihr ist und bisherige, weniger nette Bezüge verlässt.

Trauma-Expositionen können die Amnesie aufheben, die Dissoziationen beenden und dadurch die bisherige **Wahrnehmung der Welt**, des **Selbst** und **wichtiger anderer** deutlich verändern. Dies führt fast zwangsläufig zu **Sinnfragen**, Fragen nach der Gerechtigkeit der Welt und des Lebens, nach der Existenz und Beschaffenheit einer göttlichen Instanz, nach dem Sinn menschlichen Lebens überhaupt und des eigenen im Besonderen. Viele Patientinnen haben vorübergehend eine **Phase der Bilanzsuizidalität**. Viele müssen lernen, mit Paradoxie, Absurdität, existenzieller Ungerechtigkeit und Schuld und mit Tragik zu leben.

Trauma-Expositionen belasten die Informationsverarbeitungsfähigkeit des Gehirns erheblich. Eine Patientin, selbst Leistungssportlerin, sagte nach einer Trauma-Expositions-Sitzung: „Ich fühle mich wie nach einem Marathonlauf.“ Manche fühlen sich anschließend wirr, leer oder konfus, und während der Trauma-Expositionen kann es zu vorübergehenden pseudopsychotischen Phänomenen mit kurzfristigen erheblichen Realitätsverzerrungen kommen. Dem muss dieses Gehirn gewachsen sein. Je weniger gesunde, stabile Anteile eine Patientin hat, umso länger wird die Stabilisierungsphase dauern müssen. Dies sei auch in Richtung Kostenträger gesagt: **Eine jahrelange Schädigung ist nicht mit wenigen traumazentrierten Sitzungen zu heilen.** Der Zeitfaktor ist aus der Psychotherapie nicht herauszubekommen.

Wir haben in Göttingen die Erfahrung gemacht, dass die Aktualisierung der peritraumatischen Lebensumstände in Kindheit und Jugend durch Trauma-Expositionen die Übertragungssituation erheblich intensiviert, geradezu anheizt, wenn das Stationsklima psychodynamisch konfliktzentriert ist. In der Zeit, als ich eine kleine Gruppe traumatisierter Patientinnen auf unserer psychodynamischen Psychotherapie-Station zu behandeln versuchte, habe ich dies immer wieder beobachten müssen. Es war schwer zu handhaben und zu steuern. In Kapitel 11, in dem es um den stationären Rahmen gehen wird, wird diese Problematik vertieft dargestellt.

Aber auch auf der Station für traumazentrierte Psychotherapie haben wir lernen müssen, dass wir von außen diese Zustände nicht bewältigen können. Wir brauchen unverzichtbar eine erwachsene, motivierte und kompetente Seite der Patientin als Arbeitspartnerin, die Mitverantwortung für die Arbeit mit dem Inneren-Kind-State übernimmt, der nach der Trauma-Exposition besteht. Anfangs hatten wir nach Trauma-Expositionen eine Art Kinder- und Jugendlichen-Station, und wir kamen mit der Strukturierung von außen überhaupt nicht mehr nach. Wir alle haben darunter gelitten, und die Arbeit war sicherlich auch weniger erfolgreich als heute. Heute besprechen die Krankenschwestern mit der Patientin am Tag vor der Trauma-Exposition, wie sie morgen **nach der Trauma-Exposition für sich**

am besten sorgen kann. Sie wird dabei begleitet und unterstützt, behält aber die Verantwortung für ihren Zustand. Es ist besser, diese Planung am Vortag zu machen, weil die Patientin nach der Trauma-Exposition doch so belastet ist, dass sie diese Überlegungen nicht gut anstellen kann. Dann fühlt sie sich zu sehr als Kind oder als Jugendliche, als dass sie erwachsen überlegen könnte, was ihr denn jetzt gut täte. Wenn vorher ein gewisses Programm feststeht, von dem auch nicht ohne gute Gründe abgewichen wird, dann ist dies eine sinnvolle Struktur dafür, die Zeit nach der Trauma-Exposition integrierender gestalten zu können, als es die posttraumatische Lebenssituation ermöglicht hat.

Genau dies empfiehlt sich auch für die ambulante Therapie. Auch da ist es sinnvoll, die zwei Tage nach den ersten Trauma-Expositionen sehr gut durchzuplanen und eine Struktur aufzubauen. Sofern ein Netz von Freundinnen, Bekannten, guten Verwandten und anderen Anlaufstellen existiert, ist die ambulante Trauma-Exposition der stationären vorzuziehen, weil die Ressourcen zu Hause – hoffentlich – vielfältiger und stabiler sind. Die stationäre Arbeit ist und bleibt die Notlösung.

Einige niedergelassene Kolleginnen haben inzwischen **Arrangements mit psychiatrischen Versorgungskrankenhäusern oder Abteilungen** der Umgebung gefunden, die darin bestehen, dass sie eine Patientin nach der Trauma-Exposition auf der ruhigen Aufnahmestation sichern und betreuen lassen können. Diese an sich äußerst sinnvolle Lösung erfordert, dass es eine enge Verzahnung zwischen ambulanter und stationärer Versorgung gibt und dass es keine ideologischen Differenzen in der Sichtweise psychischer Erkrankungen und posttraumatischer Störungen sowie ihrer Behandlungen zwischen der ambulanten Therapeutin und den stationären Kollegen gibt. Es erfordert auch, dass eine Station vorhanden ist, die tatsächlich einen Schutzraum bietet und nicht ein „Kuckucksnest“ im Sinne historischer Psychiatrie-Verhältnisse. Im Kapitel 11 wird darauf Bezug genommen.

Gelegentlich haben wir auch mit einem Problem zu tun, das bei der Chronifizierung aller Symptome immer mit zu bedenken ist: **sekundärer Krankheitsgewinn**. Es ist widersinnig, traumazentriert daran zu arbeiten, dass die Symptome der Posttraumatischen Belastungsstörung zurückgehen und das Trauma Teil der Vergangenheit wird, quasi im Strom der Zeit zurücksinkt in die Vergangenheit, wenn gleichzeitig ein juristischer Prozess läuft: ein Antrag auf Opferentschädigung nach dem Opferentschädigungsgesetz (OEG) oder eine Zivilklage oder Strafanzeige gegen einen Täter. Im diesem Fall ist es wichtig, dass die Symptomatik erhalten bleibt, gegenwärtig bleibt, weil das Opfer zeigen, demonstrieren muss, dass es durch die Traumatisierung geschädigt wurde. Natürlich gibt es eine Indikation, traumatisierte Menschen bei der Durchsetzung ihrer Rechte vor Gericht oder bei Versorgungsämtern oder Versicherungsvertretern sozialpädagogisch zu begleiten und zu unterstützen oder psychotherapeutisch aufzufangen. Die eigentliche Trauma-Expositions-Arbeit widerspricht in ihren Zielen und Intentionen aber dem, was in der juristischen Auseinandersetzung sinnvoll und erforderlich ist.

Das gilt umso mehr, wenn das Bleiberecht einer ganzen ausländischen Familie davon abhängt, dass die Posttraumatische Belastungsstörung des Index-Patienten fortbesteht. Hier wäre Trauma-Exposition die bewusste Konstruktion einer Double-bind-Situation: Das Trauma soll bearbeitet werden, die Symptome der Posttraumatischen Belastungsstörung sollen sich bessern versus die Symptome der Posttraumatischen Belastungsstörung sollen bleiben, damit der Grund für die Duldung oder das Bleiberecht erhalten bleibt. Inhaltliche Arbeit ist hier nicht möglich. Darauf wird im Kapitel zur Behandlung von ethnischen Minoritäten in Deutschland noch einmal eingegangen werden (s. Kap. 14).

Wenn Sie diese Hinweise lesen und ernst nehmen, dann fragen Sie sich wahrscheinlich: „Bei wem kann ich ambulant überhaupt eine Trauma-Expositions-Behandlung beginnen? Die Patientin braucht ein soziales Netz, eine sichere Wohnung, muss sich stabilisieren können über Imaginationsübungen, eine gute Arbeit mit dem Inneren Kind gefunden haben, darf nicht mehr zu sehr in die Ursprungsfamilie verwoben sein und schon gar keine Täterkontakte haben; ich muss für Kriseninterventionen eine kompetente, ruhige Aufnahmestation im Hintergrund haben und selbst in den Trauma-Expositions-Techniken sicher und erfahren sein. Bei wem von den komplex Traumatisierten, bitte schön, trifft das denn alles gleichzeitig zu?“ Antwort: vermutlich bei niemandem. Es werden immer Kompromisse gefunden werden müssen, nie wird alles immer optimal sein können. Wichtig ist es dann, auf die absehbaren Konfliktfelder und Dilemmata vorbereitet zu sein und kompetent reagieren zu können.

Fachlich muss ich mich damit auseinandersetzen, dass eine Reihe sehr erfahrener Kolleginnen und Kollegen meint, dass ich zu früh und zu viele Trauma-Expositionen mache. Dieser Leidensweg sei weder hilfreich noch erforderlich. Meine Therapie-Resultate belegen die Wirksamkeit dieses Vorgehens auch bei chronisch behandlungsbedürftigen Patientinnen (s. Kap. 10.2). Und wenn Sie fordern, dass die Stabilisierung 100%ig sein muss, dass die soziale Situation optimal sein muss, bevor Trauma-Expositionen indiziert sind, dann kommen Sie bei den komplex Traumatisierten nie zu Trauma-Expositionen. Dann kann aber auch die Stabilisierung stagnieren. Manchmal muss ich nämlich erst einige Traumata bearbeiten, damit die Innere-Kind-Arbeit verbessert werden kann. Arbeit mit dem Inneren Kind, Arbeit mit Täter-Introjekten und Trauma-Expositionen stehen in einem dynamischen Verhältnis zueinander, verschränken sich, ergänzen sich in ihrer Wirkung und bilden ein Bedingungsgefüge. Sie bilden keine starre zeitliche Abfolge, sondern sind dynamisch interagierende Elemente einer Therapie-Strategie. Und es ist auch fragwürdig, mit einer Patientin auf Trauma-Expositionen hinzuarbeiten und dann immer wieder davor zurückzuscheuen, weil es ihr am Vortag mal wieder schlechter geht. Fast alle komplex Traumatisierten entwickeln in den Tagen vor den Trauma-Expositionen verstärkt Symptome, weil sie natürlich erheblich unter Stress geraten. Dann sollte man gleich offen vertreten: „Mit Ihnen werde ich im Rahmen der Therapie keine Trauma-Expositionen durchführen“. Dann kann die Patientin eventuell weitersuchen und fühlt sich nicht irgendwann hingehalten. Das gilt auch für einige stationäre Einrichtungen.

Ambulant mache ich die **ersten Trauma-Expositionen** gerne in einem Doppeltermin am Donnerstagnachmittag, wenn sich keine weiteren Termine anschließen. Dann stehe ich nicht unter Zeitdruck. Selten benötige ich mehr als 100 Minuten, aber ich habe innerlich gerne Luft und den Rücken frei. Am Freitagmorgen kann ich dann die Patientin sehen oder zumindest telefonieren und mich erkundigen, wie die vergangene Nacht gewesen ist. Die Patientin wird von einer Freundin oder einer Familienangehörigen gebracht, und auch ambulant habe ich dann, wenn ich mit einer sexuell traumatisierten Patientin Trauma-Expositionen mache, gerne eine Begleitperson als Zeugin anwesend, zumindest im benachbarten Wartezimmer. Oder ich lasse ein Tonband mitlaufen. Das vermeidet Missverständnisse. Anschließend muss die Patientin nicht alleine durch den Straßenverkehr finden, fährt nicht alleine Auto, sondern wird von der Begleitperson kutschiert. Für den Abend verfügt sie über eine sinnvolle Bedarfsmedikation und ist nicht alleine in ihrer Wohnung. Einige mögen das übervorsichtig finden. In 98% der Fälle ist es auch übervorsichtig. Aber ich bin als Therapeut einfach gerne auf der sicheren Seite. Nicht nur die Patientin hat nach ihrer Traumatisierung ein berechtigtes Sicherheitsbedürfnis. Auch ich als Therapeut habe ein berechtigtes Sicherheitsbedürfnis, wenn ich die Patientin fachlich kompetent dabei begleite, kontrolliert ihrem Trauma zu begegnen. Das gilt auch für die Wahl der Technik für die Trauma-Exposition. Ich wähle die Technik, mit der ich mich als Therapeut bei dieser Patientin am sichersten fühle. Safety first!

Literatur

Camus A (1959). Der Mythos von Sisyphos. Ein Versuch über das Absurde. Reinbek: Rowohlt.

Eschenröder CT (1997). Entwicklung und gegenwärtiger Status der EMDR – Ein Überblick. In: Eschenröder CT (Hrsg). EMDR. Tübingen: Dgvt; 11–65.

Huber M (1995). Multiple Persönlichkeiten. Überlebende extremer Gewalt. Frankfurt a. M.: Fischer.

Overkamp B, Hofmann A, Huber M, Dammann G (1997). Dissoziative Identitätsstörung (DIS) – Eine Persönlichkeitsstörung? Persönlichkeitsstörungen; 2: 74–84.

9.6.3 Die Beobachter-Technik

Ulrich Sachsse

Am Beginn jeder Trauma-Expositions-Sitzung steht für mich ein Kurzbericht der traumatischen Szene im Stil einer kurzen **Zeitungsnotiz**. Diese Zeitungsnotiz soll in der dritten Person abgefasst sein und nüchtern, kontrolliert vorgetragen werden. Damit soll einerseits klar sein, dass über die Sache kontrolliert gesprochen werden kann, andererseits will ich eine Orientierung haben, was in der Sitzung ablaufen wird. Die Zeitungsnotiz sollte zeitlich nicht mehr als einige wenige Minuten umfassen, und es sollte ein emotionales Abgleiten in die Szene verhindert werden.

Bei der Trauma-Synthese von Wort, Bild, Affekt und Körpersensation ist das optimale Level von Erregung, Arousal, physiologischer Reaktion stets genau zu berücksichtigen. Wort und Bild einerseits, also die Elemente der kognitiven Ebene, und Emotion und Körpersensation andererseits, also die im traditionellen Sinne eher somatische Ebene stehen in einer Art Konkurrenz. Arne Hofmann empfiehlt Trauma-Therapeuten in seinen Vorträgen eine Art „physiologischer Empathie". Je dissoziativer, je fragmentierter, je „gestörter" insgesamt eine Patientin ist, umso weniger Stresstoleranz hat sie und umso weniger Coping-Mechanismen stehen ihr zur Verfügung, wenn das Erregungs-Level ansteigt. Dann gerät sie rasch in Gefahr, zu fragmentieren, zu dissoziieren oder zu switchen.

Dieser Tatsache trägt die schonendste mir bekannte Trauma-Synthese-Technik Rechnung, die von Luise Reddemann (2001) entwickelte Beobachter-Technik. Ihre Wurzeln sind einerseits Meditations-Übungen des Buddhismus, andererseits kann sie gesehen werden als eine besonders konsequente Anwendung der Bildschirm-Technik in bewusst dissoziiertem Vorgehen. Die zentrale Botschaft bei der Beobachter-Technik an die Patientin lautet: „Erleben Sie bei der Begegnung mit dem Trauma so wenig wie möglich! Am besten: Empfinden, erleben sie gar nichts!" Mit diesem Vorgehen kann Trauma-Synthese auch bei Patientinnen noch wirksam werden, die durch alle anderen mir bekannten Vorgehensweisen überfordert wären. Das gilt sogar für gut vorbereitete Patientinnen mit DIS oder für DIS-Patientinnen, die gut strukturiert sind und eine stabile Gastgeberpersönlichkeit haben.

Das technische Vorgehen: Das Stopp-Signal wird bestätigt. Dann wird vereinbart, inwiefern körperliche Berührung sinnvoll ist. Sie ist bei dieser Technik fast nie indiziert, weil die erlebenden Anteile des Selbst gar nicht in der Therapie-Sitzung manifest werden sollen. Deshalb werden zunächst alle inneren Kind-States, aber auch alle erlebenden Seiten der erwachsenen Person an den Sicheren Inneren Ort geschickt. Sie merken, dass dies abgeschlossen ist, indem die Patientin es Ihnen sagt und keine heftigen vegetativen Regungen zeigt. Dann wird zunächst ein Zustand der Selbstbeobachtung herbeigeführt. Diese Selbstbeobachtung wird in eine Gestalt gefasst, den Inneren Beobachter. Dieser **Innere Beobachter** wird auf eine Zeitreise geschickt und soll wie ein Reporter schildern, was geschehen ist. Meist ist der Innere Beobachter ein Raubvogel oder tatsächlich eine Reporter-Gestalt. Häufig werden auch Reporter von dem, was sie beobachten und berichten, emotional ergriffen. Darunter sollte aber ihre Reportage, die Richtigkeit dessen, was sie als Zeitzeugen weitergeben, nicht leiden. Bei dieser Technik sollte der Innere Beobachter oder der Innere Reporter möglichst nicht so überschwemmt werden wie der Reporter der Hindenburg-Katastrophe. Vor der Zeitreise werden alle Innere-Kind-Anteile und auch alle erlebenden Anteile der erwachsenen Patientin an den Sicheren Inneren Ort verbracht. Weder die Innere-Kind-Zustände noch die erlebenden Seiten der Erwachsenen sollen von der Begegnung mit dem Trauma aufgewühlt, erschüttert und destabilisiert werden. Das Ganze ist passiert, es wird vom Inneren Beobachtern bezeugt, es ist ein Teil der allgemeinen und individuellen Geschichte: „So war es!" Aber es ist vergangen, es ist nur beobachtbar mit einer langen Zeitreise, und Dort-und-Damals ist nicht Hier-und-Jetzt.

Die genaue Beschreibung des Ablaufs folgt im „Klinischen Beispiel" (s. Kap. 9.6.7).

Literatur

Reddemann L (2001). Imagination als heilsame Kraft. Stuttgart: Pfeiffer bei Klett-Cotta.

9.6.4 Die Bildschirm-Technik (Screen-Technik)

Ulrich Sachsse

Die Bildschirm-Technik ist eine sehr weit verbreitete Trauma-Expositions-Technik, die theoretisch gut verstehbar, leicht erlernbar, gut anwendbar, in therapeutische Vorerfahrungen gut integrierbar und effektiv ist. Sie wird auch als **Screen-Technik** oder als **TV-Technik** bezeichnet.

Das **Grundmuster** ist sehr einfach: Eine traumatische Erinnerung, ein Flashback wird „wie ein alter Film" von Patientin und Therapeutin gemeinsam betrachtet. Die emotionale Dichte, die Intensität des Erlebens wird dabei gemeinsam reguliert durch einen **gesteuerten Umgang mit Assoziation und Dissoziation**.

„Wenn Sie **dissoziiert** sind, erleben Sie eine Erinnerung oder eine Phantasie als Zuschauer. Sie stehen außerhalb und sehen sich selber auf der Bühne oder im Film. Sie hören sich reden aus der Distanz heraus und – das ist das Wesentliche – Sie sind in der Lage, ganz andere Gefühle zu entwickeln als die Person, die auf der Bühne steht, obwohl Sie das selber sind. Wenn Sie **assoziiert** sind, sehen Sie das Geschehen mit Ihren Augen. Von sich selber sehen Sie dabei vielleicht Ihre Hände und die Vorderseite Ihres Körpers. Wenn Sie assoziiert sind, hören Sie alles, auch Ihre Worte mit eigenen Ohren, und Sie fühlen mit Ihrem eigenen Körper z. B. den Schmerz, den es in dieser Situation für die betreffende Person – und das sind Sie – zu fühlen gibt. Während Sie assoziiert sind und beispielsweise Schmerz empfinden, können Sie dissoziiert Mitleid fühlen. Während Sie assoziiert Angst empfinden, können Sie dissoziiert gelassen sein und ruhig über Lösungsmöglichkeiten nachdenken." (Mohl 1994, S. 294)

Wer letztlich die Bildschirm-Technik erstmals entwickelt und eingesetzt hat, weiß ich nicht. Ich vermute, es war wie so oft eine Patientin, die ihrer Therapeutin sagte, wie sie sich selbst zu helfen versuchte. Diese Therapeutin hat dann nicht versucht, schlauer und kompetenter zu sein als die Seele ihrer Patientin, sondern deren Erfahrungen aufgegriffen und ausgearbeitet. So läuft es ja meistens.

Sehr enge Verbindungen weist die Bildschirm-Technik mit der verhaltenstherapeutischen Methode der **Desensibilisierung** auf, den Techniken und Strategien der **Hypnotherapie** und des **Neuro-Linguistischen Programmierens** (NLP, vgl. Kap. 8.5 in diesem Band). Bandler (1988, S. 57–9) und Mohl (1994, S. 292–9) beschreiben, mit welchen Techniken sie Assoziation und Dissoziation steuern und wie sie die NLP-Techniken zur Behandlung von Phobien auch bei Patientinnen mit posttraumatischen Belastungssyndromen wirksam werden lassen. Patientinnen mit Dissoziativer Identitätsstörung (DIS) werden vielfach mit hypnotherapeutischen Techniken, u. a. der Screen-Technik behandelt (Huber 1995, S. 311; Putnam 1989). Die Katathym-imaginative Psychotherapie (KiP) (vgl. Kap. 8.3) hat ebenfalls eine Expositions-Technik für die Begegnung mit ängstigenden inneren Bildern entwickelt: die **Symbolkonfrontation** (Leuner 1955; 1994, S. 204–19). Dabei konfrontiert sich die Patientin mit ängstigenden, erschreckenden, „bösen" Symbolgestalten wie archaischen Tieren und Fabelwesen, ängstigenden Höhlen oder Sümpfen, aber auch mit durch heftige Emotionen verzerrt wahrgenommenen realen Menschen, etwa Autoritätspersonen, Prüfern oder Erwachsenen der Kindheit. Die Therapeutin begleitet und steuert diesen Prozess. Die Technik der Symbolkonfrontation kann eine wichtige Vorbereitung auf eine Trauma-Exposition sein, wenn eine Patientin sich der nackten Realität noch nicht aussetzen möchte, sondern ihren traumatischen Erfahrungen zunächst in verkleideter, symbolisierter Gestalt begegnen will (Sachsse u. Reddemann 1997; Sannwald 1995). Eine Symbolkonfrontation traumatisierter Patientinnen wird dann problematisch, wenn es nicht gelingt, die bösen Imagines günstig zu beeinflussen, zu verändern, aufzulösen oder wenigstens zu entängstigen. Dann geschieht das, was eine Patientin formulierte: „Das Bildern macht alles nur schlimmer." (Sachsse 1989, S. 169)

Frau Gandersheim war in der Göttinger Klinik zwei Wochen zur Stabilisierung und Diagnostik gewesen. Klinisch und testpsychologisch litt sie unter selbstverletzendem Verhalten als Coping-Strategie zur Beendigung dissoziativer Zustände (Depersonalisations- und Derealisationssyndrom F48.1/300.6) und Bulimia nervosa (F50.2/307.51) als Symptom-Bildungen einer komplexen Posttraumatischen Belastungsstörung (F43.1/300.89) nach Typ-II-Trauma vom Phänotyp der Emotional instabilen Persönlichkeitsstörung, Borderline-Typus (F60.31/301.83). Nach acht Wochen weiterer Wartezeit war sie zur traumazentrierten Psychotherapie aufgenommen worden. Die Stabilisierungsübungen hatte sie zu Hause weitergemacht. Sie wirkte bei der Aufnahme deutlich strukturierter als während der ersten, zweiwöchigen Behandlungsphase. Während der ersten zwei Wochen wurde die Stabilisierung weiter gefestigt, und es wurde jetzt eine orientierende, nicht ins Detail gehende **Trauma-Anamnese** erhoben, um eine Trauma-Landkarte zu erstellen:
Frau Gandersheim war im Alter von vier bis sechs Jahren von ihrer Mutter schwer geschlagen und misshandelt worden, als die Ehe der Eltern auseinander ging und die Mutter eine Zeitlang Alkohol- und Medikamenten-Abusus betrieb. Mit acht bis zehn Jahren war sie von einem Nachbarn, einem gut bekannten „lieben Onkel", sexuell missbraucht worden. Unter dieser Zeit litt sie besonders, weil sie aus dem tristen Milieu ihres Zuhauses zu dem Nachbarn immer wieder selbst hingegangen war. Der wurde schließlich wegen anderer pädosexueller Delikte inhaftiert; sie hatte ihr „Geheimnis" bisher immer gehütet. Mit 15 Jahren wurde sie Opfer eines „date-rape", einer Vergewaltigung während einer abendlichen Autofahrt mit einem älteren Nachbarsjungen, den alle Mädchen wegen seines guten Aussehens und seines schicken Autos umschwärmten und auf dessen Interesse sie damals „unheimlich stolz" gewesen war. Danach hatte sie sich von Jungen und Männern ferngehalten und erst mit 20 Jahren während eines Urlaubs am Mittelmeer wieder verliebt, „Hals über Kopf in einen Strand-Casanova". Völlig naiv-unbedarft hatte sie mit dem eine lange Autotour an einen romantischen, abgelegenen Strand gemacht, „wo der mich dann einfach so genommen hat. Einfach so. Der hat dann gar nicht viel gefragt, blieb auch richtig nett. Aber ich kam mir so benutzt vor, obwohl ich so was irgendwie irgendwo so auch geahnt habe, eigentlich." Frau Gandersheim entwickelte eine Bulimie. Sie dekompensierte, als sie sich in einen Berufskollegen verliebte, sich mit ihm zum Essen verabredete und eine Stunde vor dem Treffen, als sie sich zu Hause im Bad gerade zurecht machte, plötzlich eine Panikattacke mit Depersonalisationsempfindungen bekam. Sie machte eine tiefenpsychologisch fundierte stationäre und anschließend ambulante Psychotherapie, in der sie viel von ihrer Psychodynamik verstand, eine distanzierte Freundschaft ohne Sexualität zu dem Arbeitskollegen aufbauen konnte und wieder arbeitsfähig wurde, aber ihre immer wieder auftretenden Depersonalisationsattacken mit Panikempfindungen nicht in den Griff bekam, sodass sie sich fast wöchentlich die Haut verletzte, um solche Zustände beenden zu können.

Ich habe mit Absicht diese Lebensgeschichte umrissen, weil auch eine solche Lebensgeschichte schwere Symptom-Bildungen nach sich ziehen kann. Es gibt vordergründig weitaus schlimmere Schicksale, und Huber (1995) hat eine ganze Anzahl von extremen Traumatisierungen beschrieben. Es gibt auch viele Menschen, die nach einer vergleichbaren Kette von Traumatisierungen ihr Leben relativ symptomarm gestalten können. Die Faktoren der Salutogenese nach Traumatisierung sind ein besonders interessantes Feld der Forschung. Mir ist wichtig: Lebenserfahrungen wie die von Frau Gandersheim „reichen völlig", um schwere psychische Symptome hervorzubringen.

Ich habe nach einigem Nachdenken mit Frau Gandersheim vereinbart, dass wir zunächst die **Szene am Mittelmeer** bearbeiten. Einiges kann dafür sprechen, mit der ersten Traumatisierung im Leben zu beginnen, die erinnert wird, weil später folgende Szenen sehr häufig Elemente früherer enthalten, durch die Trauma-Exposition also sowieso getriggert würden.

Einige empfehlen auch, mit der schlimmsten Szene zu beginnen, da diese alle anderen verschlimmert und sich häufig nach einer Trauma-Exposition mit weniger schlimmen Szenen intrusiv manifestiert. Andererseits spricht vieles dafür, die ersten beiden Trauma-Expositionen so zu gestalten, dass die Patientin die Kontrolle behält, sich in die Technik einarbeiten kann (Trauma-Exposition ist wie jede andere Psychotherapie Arbeit) und sich mit mir in dieser unvertrauten Situation vertraut machen kann.

Die Mittelmeer-Szene war „so entsetzlich eigentlich nicht", die Patientin war bereits relativ erwachsen gewesen und hatte die Szene weitgehend klar, wenn auch emotional seltsam abgestumpft vor Augen. Ich habe sie gebeten, sich mit ihren Inneren Helfern zu beraten, und die hatten ihr alle empfohlen, mit dieser Szene anzufangen. Frau Gandersheim kannte die Bildschirm-Technik, weil sie während ihres ersten Aufenthaltes Dissoziationsstopp gelernt hatte, die „Umkehrtherapie" des NLP (Bandler 1988, S. 49; Mohl 1994, S. 295f). Wir hatten das Stopp-Signal vereinbart, und ich hatte sie am Arm fest angefasst. Sie fand meine Berührung „so in Ordnung". Schwester Gabriele begleitete die erste Trauma-Exposition.

Aus dem Tagebuch von Frau Gandersheim, das sie mir nach Abschluss ihrer Therapie fotokopiert hat:

> „Vor meiner ersten Sitzung: Ich habe Angst, richtig doll Angst. Den Sachsse kenne ich immer noch kaum. Er ist groß, er ist ein Mann. Ja, ein Mann – kann ich es einem Mann erzählen? Nein, nein, nein! Und warum habe ich dann darauf bestanden, gerade von dem behandelt zu werden? – Stur werde ich sein, schweigen oder vom Wetter reden. Schwester Gabriele wird mich begleiten. Das tröstet mich ... Jetzt sitze ich in dem Traumatherapiezimmer. Gemeinsam haben wir uns unsere Plätze ausgesucht. Meine Rückenlehne habe ich an die Wand gepresst, ein kleines Kissen ist fest in meinen Händen. Die Beine sind aufgestellt, der Blick an die Wand gerichtet. Während ich immer noch daran denke, stur zu sein, rede ich schon. Er fragt, und ich antworte. Er fragt gezielt, und ich rede drauflos. Vergessen ist mein Vorsatz."

Frau Gandersheim beginnt also spontan, auf zwei Ebenen gleichzeitig zu arbeiten: einer Ebene der Kontrolle, der Vorsicht, der Zurückhaltung und „Sturheit" und einer Ebene des fließenden Erlebens.

Ich (Th für Therapeut) sitze links neben Frau Gandersheim (Pat für Patientin), Schwester Gabriele rechts von ihr. Frau Gandersheim und ich schauen beide nebeneinander sitzend auf eine freie Wandfläche. Mein Abstand zu Frau Gandersheim ist deutlich größer als der zwischen ihr und der Schwester.

Ich beginne mit der Zeitungsnotiz:

Pat: „Eine etwa zwanzigjährige Urlauberin stieg am gestrigen Abend zu einem Einheimischen ins Auto. Der Mann fuhr an einen einsamen Strand, wo beide – eh – sexuell miteinander zu tun hatten."

Th: „Ja, wo wollen wir in die Szene am Mittelmeer einsteigen? Vielleicht da, bevor Sie zu dem ins Auto gestiegen sind?"

Pat: (zögernd): „Ja, gut. Also ich sitze dem so gegenüber am Tisch, und es ist Abend. Richtig schön lau."

Frau G. ist gleich in der Situation drin, ganz assoziiert. Ich möchte erst einmal Abstand, Kontrolle und fordere sie zur Dissoziation auf:

Th: „Ja, halten Sie das Bild einfach mal so an. Betrachten Sie es von außen wie ein Standbild von einem alten Film, den wir drei uns hier jetzt gemeinsam ansehen. Sie sehen ein Restaurant am Mittelmeer, Abend, laues Wetter, ein Tisch mit einem Mann und einer Frau, die Sie vor zehn Jahren einmal waren."

Pat: „Vor acht Jahren bitte!"

Th: „Tschuldigung, ja, vor acht Jahren. Beschreiben Sie mir dieses Standbild doch einmal genauer!"

Pat: „Ja, das ist also so ein typisches Lokal am Mittelmeer, wo man essen kann. Tische und Stühle alle draußen, mit Blick auf den Strand. Wie das so aussieht."

Th: „Schauen Sie bitte ganz genau hin: Wie sieht dieses Lokal aus, wie ist der Fußboden, welche Farbe haben die Möbel?"

Die nächsten zehn Minuten lasse ich mir das Lokal, die Möbel, die Speisekarte, den Fußboden, die Strandpromenade, das Abendlicht, das Wetter, die Temperatur beschreiben. Das führt zu einer merkwürdig doppelbödigen Situation: einerseits sehr nüchtern und beschreibend, andererseits wird die Atmosphäre im Raum emotional immer dichter.

Th: „Ja, an einem der Tische sehen Sie also zwei junge Leute. Wie sieht der Mann denn aus?"

Pat: „Enrico war ziemlich groß und stattlich, tolle Muskeln, braungebrannt, hatte schwarze Haare, so etwas Negerkrause. Glatt rasiert."

Th: „Welche Kleidung trägt dieser Mann auf dem Bildschirm?" (Ich versuche, die Dissoziation wieder zu verstärken.)

Pat: „Der hat ein T-Shirt mit was Spanischem drauf an, so ein Bild von einem Stier. Was mit Stierkampf."

Th: „Und die Frau?"

Pat: „Die Frau trägt eine Bluse, fast durchsichtig, aber nicht ganz. Nichts drunter. Und Jeans-Shorts. (Frau C. wird leise, versonnen und nachdenklich.) Komisch, die wirkt noch so jung. Eher wie 15, so jugendlich. Gar nicht wie 20."

Th: „Ja, Sie sehen da ein junges Mädchen sitzen. Was tut dieses Mädchen, wie wirkt es auf Sie?"

Pat: „Die himmelt den an. Die strahlt übers ganze Gesicht. Die sieht so richtig glücklich aus. Und ich werde richtig traurig, wenn ich das so sehe."

Th: „Ja, was geschieht jetzt? Lassen Sie den Film bitte weiterlaufen und schildern Sie, was Sie sehen."

Pat: „Der Mann erzählt von einer wundervollen Bucht. Er spricht gut deutsch. Hat sicher schon viel deutsch geredet (bitter). Er sagt, die beiden könnten dahinfahren mit seinem Geländewagen. Da sei abends wundervolles Licht, und es sei ganz einsam. Wir wären da ganz allein. Warum habe ich blöde Kuh denn da freudig genickt? Ich bin doch kein Kleinkind mehr! Ich wusste doch, was das bedeutete!"

Th: „Wir wollen uns die Szene erstmal ganz betrachten, später vielleicht mal verstehen. Sie sehen, wie diese junge Frau glücklich lacht. Was geschieht weiter?"

Pat: „Die beiden steigen in sein Auto. Toller Wagen, so mit hohen Rädern. Oben offen, und man sitzt höher und kann über die schöne Landschaft blicken. Tolles Licht, tolles Gefühl. (Frau G. schwankt immer wieder zwischen gefühlshafter, dichter Assoziation und distanzierter Dissoziation. Das ist typisch.) Jetzt kommen wir an den Strand. Er ist wirklich wunderschön. (Es wird still im Raum. Die Atmosphäre ist plötzlich zum Schneiden.) Ich steige aus dem Wagen." (Ich lasse

Frau G. von jetzt ab assoziiert, um ein möglichst dichtes Erleben von Wort, Bild, Affekt und Körperempfindungen gleichzeitig herbeizuführen. Sie ist dafür stabil genug.)

Th: „Sie sind jetzt wieder die junge Frau an diesem Strand zusammen mit Enrico. Sie steigen aus dem Wagen. Lassen Sie jetzt einfach alles fließen, alles zu, gerade auch Ihre Gefühle und Körper-Empfindungen, so viel Sie ertragen können."

Pat: „Er kommt auf mich zu und nimmt mich in die Arme. Umarmt mich ganz fest. Ich lege meinen Kopf an seine Schulter. (Frau G. hat den Kopf etwas nach vorne gesenkt. Sie schaut nicht mehr auf den Bildschirm, sondern mehr auf ihre Knie und Hände, die sie angefangen hat zu kneten. Ihre Stimme wirkt tonlos, stockend.) Ich kann ihn richtig riechen. Gut riecht er, irgendwie aufregend. Plötzlich schalte ich ab. Ich will gar nicht abschalten, es passiert einfach. Ich bin weg. Ich stehe neben mir, sehe das Ganze von außen. Wie wir zum Strand runtergehen. Ich gehe plötzlich wie betäubt, gehe einfach so automatisch. Das bin ich gar nicht. Er hebt mich hoch, nimmt mich auf den Arm, legt mich auf den Sand. Er küsst mich, fasst mich überall an, fängt an mich auszuziehen. Ich spür' nichts! Ich krieg' das gar nicht mit. Ich sehe richtig, wie meine Augen ins Leere gehen. Ich sehe die Sterne, tausende von Sternen. Ich bin ganz weit weg. Plötzlich habe ich einen Druck im Bauch, mir wird schlecht. Mir wird schlecht!"

Frau G. fängt etwas an zu würgen. Ihr linker Arm zittert plötzlich heftig, sie schwankt zwischen Würgen und Hyperventilation. Ihr Blick ist starr, ihr stehen Tränen in den Augen.

Th: „Sie spüren: Da will sich was lösen. Sie wollen etwas von sich geben. Gut so! Und Sie spüren ganz bewusst, wie schnell Sie atmen. Gut so! Ich fasse jetzt Ihre Hand an, um Sie spüren zu lassen, dass Sie jetzt hier neben Schwester Gabriele und mir sitzen und sich etwas löst, was damals dort vor acht Jahren passiert ist und was Sie damals gar nicht so intensiv durchlebt haben. Heute stellen Sie sich zur Verfügung, damit diese alten Sachen sich lösen können, sich äußern können. Das sind alles alte Phantom-Gefühle und Phantom-Empfindungen, die haben mit heute nichts zu tun. Es ist gut, dass die sich mal lösen. Atmen Sie jetzt ganz bewusst dahin, wo die Übelkeit sitzt und die Scham und die Peinlichkeit und der Schmerz ..."

Die nächsten 20 Minuten sind dem Abatmen, Ausschmerzen und dem Trost der jungen Frau gewidmet.

Als Frau G. sich wieder beruhigt hat, lasse ich mir noch kurz schildern, wie Enrico sie damals wieder zurückgefahren hat:

Pat: „Der hat gemerkt, dass ich innerlich gar nicht dabei war und wurde plötzlich einfach höflich. Ganz freundlich, der blieb eigentlich nett. Hat mich dann aber einfach im Ort so abgesetzt, gesagt: ‚Wir sehen uns.' Und ist hupend weggefahren. Am nächsten Tag lag er am Strand mit einer anderen. Ich fand mich so zum Kotzen!"

Diese erste Sitzung belasse ich so. Mir ist wichtig, dass Frau G. die Kontrolle weitgehend behalten hat, dass sie ihren Gefühlen und Körpersensationen nahe gekommen ist und dass sie sich trösten konnte. Mir ist klar, dass diese Situation so nicht abschließend verarbeitet ist. Die lange Derealisations-Derpersonalisations-Phase während der intimen Sexualität ist unaufgelöst. Ich halte diese Sequenz aber für einen Flashback aufgrund früherer Erfahrungen und nehme mir vor, die Mittelmeer-Szene als letzte Szene in der letzten Trauma-Sitzung noch einmal einzustellen, nachdem die früheren Sequenzen aufgelöst sind.

In den drei Gesprächssitzungen bis zur nächsten Trauma-Exposition erläutere ich Frau G. u. a. meine Hypothese, dass sie in der Mittelmeer-Szene einen Körper-Flashback hatte, dass sie also weder eine blöde Gans noch ein prüdes Huhn noch ein naives Dummchen war, sondern eine Frau mit einer Posttraumatischen Belastungsstörung mit Depersonalisations-Derealisations-Syndrom. Gegen Ende der dritten Gesprächssitzung meint sie, sich sogar erinnern zu können, dass sie in dem Moment, als sie von Enrico auf den Sand gelegt wurde, ganz kurz das Gesicht von Onkel Adolf, dem „lieben Onkel" aus der Nachbarschaft, gesehen hätte. Ob dies eine Erinnerung aufgrund einer Rekonstruktion ist oder eine sinnstiftende Neukonstruktion aufgrund meines therapeutischen Verständnisvorschlages, ist für die Therapie nicht relevant. Es geht um Sinnfindung und nicht um historische oder gar juristisch korrekte Wahrheitsfindung.

Aus dem Tagebuch von Frau Gandersheim:

„Vor der zweiten Sitzung habe ich weniger Angst. Die Sitzordnung ändert sich: Doktor, Sie dürfen mir ein Stück näher rücken! Sie sprechen ruhige, einleitende Worte. Als hätte ich hier schon hundertmal gesessen, schließe ich meine Augen und fange an, ähnlich wie ein Computer ein Bild zu suchen, und falle dabei ganz tief und lande in der Vergangenheit. Es ist wie im Film die Zeitmaschine: einsteigen und weg. Die Landung (wo und wann) ist ungewiss. Diese Reise endet mit Zittern, mit Tränen. Ich möchte gerne weinen, kann aber nicht. – Danke für die Decke, Doktor! ... Nach der Sitzung raste ich aus. Es ist Abend, und ich halte es vor Wut nicht mehr aus. Ich könnte um mich werfen, mit Gegenständen, mit allem, was ich greifen kann – jetzt tut es mir Leid."

In der zweiten Trauma-Sitzung geht es um frühe Erfahrungen mit der unberechenbaren, alkohol- und medikamentenkranken Mutter, ebenso in der dritten und vierten.

Aus dem Tagebuch:

„Heute (zur vierten Trauma-Sitzung) kommt Schwester Martha mit. Es tut mir gut. Sie nimmt meine kalte Hand, und wir gehen. – Doktor, heute ist mir egal, wo Sie sitzen – bitte nur nicht so weit weg! Ich brauche Sie in meiner Nähe, ich habe Angst, allein zu sein. Es ist schon komisch – Martha dürfte das in dieser Situation nicht. Nähe und Abstand haben jetzt schon genau so viel Bedeutung wie die Reise in die Vergangenheit."

Frau G. arbeitet durch, wie sie von ihrer Mutter unberechenbar geschlagen, übergriffig mit Intimitäten überschüttet oder einfach ignoriert wurde – je nach seelischer Verfassung der Mutter, nicht nach den Bedürfnissen des Kindes.

„Sie legten mir Ihre Hand zwischen die Schulterblätter. Ich habe eine Weile gebraucht, um sie annehmen zu können, aber nach einer Weile merkte ich Wärme und schließlich einen Halt für meinen Rücken. Vor allem aber fühlte ich mich nicht mehr allein, und das ist auf diesen Reisen wohl das Wichtigste. Mit Schwester Martha hörte ich nach der Sitzung eine CD."

Am Wochenende vor der fünften Trauma-Sitzung verletzt Frau G. sich massiv. Sie kann kaum noch schlafen, muss immer wieder an Situationen mit Onkel Adolf denken. In einem Nottermin vereinbaren wir, die schlimmste Erfahrung mit Onkel Adolf als Nächstes zu bearbeiten.

Aus dem Tagebuch:

„Bevor ich abtauche, habe ich mir Sie das erste Mal richtig angesehen. Vor einigen Wochen hätte ich Sie kaum beschreiben können. Ich frage mich wieder, warum ich das doch alles einem Mann erzähle. Das Ziel ist diesmal geplant – mich quält noch das Wochenende. Also sehe ich mir den Film an. Mit Ekel und Schmerzen. Gerne würde ich völlig abtauchen und in meine Nebenwelt gehen: in meine Welt mit schönen Farben und Licht, mit Musik und Wärme – es ist eine Harmonie des inneren Friedens."

Onkel Adolf, geduldig, verständnisvoll und kinderlieb, war seit ihrem 5. Lebensjahr ihr emotional nächster, wichtigster Vertrauter geworden, ein mütterlich-väterlicher Freund. Onkel Adolf hatte sich Zeit genommen, die Siebenjährige wie eine jugendliche Geliebte langsam und vorsichtig an die Sexualität heranzuführen: Streicheln, Berühren, Betrachten, Küssen, genitale Berührungen, schließlich orale Praktiken. Die schlimmsten Szenen waren für sie diejenigen gewesen, in denen er „Indianerspiele" mit ihr „gespielt" hatte, sie fesselte und „so ein klein bisschen marterte". Später war ihr klar geworden, dass es die offenkundige Gemeinheit, die fiese Lust am Leiden des Mädchens gewesen war, die dem schwer gestörten Mann im Gesicht geschrieben stand: Da war plötzlich überhaupt nichts Liebes, nichts Zugewandtes mehr spürbar, wobei seine Worte etwas ganz anderes behaupteten. Frau G. hatte schon die Erfahrung gemacht, dass die Trauma-Sitzungen ihr am meisten halfen, wenn sie sich während der Sitzungen oder danach dazu durchringen konnte, die Dinge relativ klar „in Worte zu fassen". Damit wurden sie entzaubert, ihres Geheimnisses beraubt, wurden entdämonisiert, selbst wenn es zunächst sehr belastend war, diese Erfahrungen auszusprechen.

Pat: „Er hat dem Mädchen die Hände auf den Rücken gefesselt. Der Mann steht hinter ihr. Er ist erregt. Er ist nackt. Er steht hinter ihr, und beide schauen in den Spiegel. (Pause. Tiefes Durchatmen. Dumpfes Stöhnen:) Nein! Nicht! Ich halt das nicht aus, ich will das nicht! Nein!"

Frau G. macht kein Stopp-Signal, aber es ist spürbar, dass ihre Belastungsgrenze erreicht ist. Sie ist ganz assoziiert im Erleben der Situation drin, und ich fordere sie zu einer doppelten Dissoziation auf:

Th: „Halten Sie jetzt das Bild an, schalten Sie auf Standbild!"

Pat: (Stöhnen): „Geht nicht. Scheiße, ich komme da nicht raus!"

Th: „Dann stellen Sie sich jetzt vor, Sie stehen hier in diesem Raum und sehen sich dabei zu, wie Sie diesen alten Film betrachten und auch durchleben! Konzentrieren Sie sich und steigen Sie aus der Situation aus, um sich wieder zu sammeln und Kraft zu schöpfen!"

Mein Ton ist freundlich, aber auch bestimmt. Frau G. atmet tief durch, blickt an die Decke, fasst Schwester Hanni an und stellt zur Szene auf dem Bildschirm Abstand her.

Th: „Besser? Gut. Wie ist es, ist es genug für heute, möchten Sie an Ihren Sicheren Inneren Ort gehen, oder wollen Sie wieder in die Szene hinein, wenn Sie sich etwas erholt haben?"

Pat: „Ich muss da durch! Wenn ich hier abbreche, wird das tödlich. Ich bin doch mitten drin. Das läuft anschließend doch weiter. Ich spür' das auch. Ich krieg das jetzt nicht mehr einfach in den Tresor."

Th: „Gut. Dann betrachten Sie die Situation von außen, bis Sie es stimmig finden, wieder in die Szene einzusteigen. Und lassen Sie sich alle Zeit, die Sie brauchen. Tief durchatmen. (Kaum merkliches Kopfnicken.) – Gut. Ja. Sie sehen wieder, wie ein Mann unbekleidet hinter einem Mädchen vor einem Spiegel steht. Die Hände des Kindes sind auf den Rücken gefesselt."

Pat: (Zitternd, kaum verständlich): „Der zieht mich an den Haaren, zieht mir den Kopf zurück. Der sieht sich im Spiegel an, wie ich Angst habe. Dieses Schwein! Der hält mich am Bauch fest. Nein! Hör auf! Das drückt so! Das tut weh! Lass das!"

Frau G. lässt sich plötzlich vom Stuhl gleiten, liegt zuckend am Boden. Ihre Körperzuckungen im Beckenbereich, ihr rhythmisches Atmen lassen keinen Zweifel daran, dass eine Körperempfindung abläuft, als würde sie vergewaltigt. Schwester Hanni kniet sich neben sie und legt ihr die Hand zwischen die Schul-

terblätter. Ich begleite sie mit Worten:
Th: „Einfach zulassen, einfach fließen lassen. Da löst sich etwas, was lange vorbei ist. Und das tut weh, es ist kaum auszuhalten. Aber es sind alte Phantom-Schmerzen, die mit der Gegenwart nichts zu tun haben.“

Die nächsten 30 Minuten sind dem Abatmen, Ausschmerzen und schließlich dem inneren Trost gewidmet.

Aus dem Tagebuch:

„Plötzlich fühle ich mich so klein, wie ein kleines Mädchen mit acht oder neun. Ich sehe es vor dem Spiegel stehen, gefesselt an den Händen und an den Hüften festgehalten. Es ist ein klares Bild. Ekel. Das Kind hat Schmerzen, ist nass und ihm ist vor allem kalt (es ist ganz nackt). Und meine Augen sind ganz fest geschlossen. Ich fühle mich eins mit meinem Sessel. Den Doktor habe ich verbannt, weit weg von mir. Gut so. Mir tut mein Po weh, ich kann nicht mehr sitzen. Kann ich mich hinlegen? Ich tue es einfach, auf die linke Seite. Das Zittern ist so furchtbar, kann es nicht unterdrücken. Und sie kommen und decken mich zu. Es tut gut, die Wärme zu spüren und nicht allein zu sein. Während ich rede, spüre ich ein Brennen im Bauch und Druck im Magen. Da will was raus, was ich nicht in Worten sagen kann. Es geht jedoch nicht. Es brennt weiter. Ich muss jetzt würgen und zittern, ein paar Tränen kommen. Eine Hand liegt zwischen meinen Schulterblättern. Es tröstet mich, tut mir gut. Danke. Hinterher ist es schlimm.“

Frau G. muss einen Tag auf einer geschlossenen Station behandelt werden, weil sie immer wieder in dissoziative Zustände und Intrusionen abrutscht und weil sie phasenweise selbst eine Fixierung wünscht. Die sechste Sitzung ist bereits eine Woche später, weil alle im Behandlungsteam der Ansicht sind, dass Frau G. mitten in einer Szene stecken geblieben ist; sie selbst wünscht nach innerer Beratung mit den Inneren Helfern auch rasch eine weitere Trauma-Sitzung. Die sechste Sitzung wiederholt die Szene der fünften zweimal, wobei die Affekte heftiger, aber klarer, konturierter, etwas weniger körperhaft-diffus werden.

Aus dem Tagebuch:

„Obwohl es mir jetzt nach unserer sechsten Sitzung nicht so gut geht, fühle ich heute ein Stück Befreiung in mir. Es tat mir gut, etwas loszuwerden. Jedoch fehlten mir häufig zu den einzelnen Situationen die Worte. Gibt es diese Worte überhaupt dafür, oder kann ich es nur auskotzen, auswürgen, weinen, schreien und auszittern? Mir tat wieder die Decke gut, und es ist mittlerweile ein großer Unterschied, ob ich mich zudecke oder ob Sie es tun. In diesem Augenblick verschwindet meine Einsamkeit.“

In der siebten Sitzung will Frau G. kein Trauma bearbeiten, sondern sich ein schönes Ereignis vor Augen führen: einen der seltenen schönen Sonntage mit ihrer Mutter und einem von deren passageren Partnern, den sie gern hatte, in einem Erlebnispark.

Aus dem Tagebuch:

„Es tat mir sehr gut, heute nach sieben Trauma-Sitzungen auch über schöne Erlebnisse zu reden. Ich habe die wohl mehr verdrängt oder vergessen als die schlimmen Dinge. Aber die machten auch den größten Teil meiner Kindheit und Jugend aus. Anfangs hatte ich ein komisches Gefühl, weil ein schönes Erlebnis ja kein Trauma ist, und ich hatte ein wenig Angst davor, dass Sie es nicht zulassen würden. Nach der Sitzung und auch in den Tagen danach ging es mir besser als sonst immer. Es gab nur sehr kurze Momente, in denen ich die Realität verließ. Aber ich kam schnell wieder zurück, weil ich Angst hatte, die schönen Augenblicke zu versäumen. Es gibt wieder welche!“

Diese Behandlungssequenz verdeutlicht nach meinen Erfahrungen sehr plastisch **Vorzüge, Risiken und Grenzen der Trauma-Exposition mit der Bildschirm-Technik**. Sie ist gut geeignet, wenn klare Bilder, Bild-Sequenzen oder mehrere Bild-Folgen einer Szene gespeichert sind und sich als Flashbacks sowieso immer wieder aufdrängen.

An sich ist die **Bildschirm-Technik gut dosierbar**. Dies gilt besonders für die Anfangssitzungen. Es gibt eine Fülle weiterer Möglichkeiten, Trauma-Synthesen mit dieser Technik zu dosieren (Huber 1995): Es ist möglich, mehrere eher schnelle Durchgänge zu machen, die zunächst völlig affektisoliert, dann jeweils mit einem adäquaten Gefühl – etwa erst Angst, dann Scham, dann Wut, dann ... – durchlaufen werden, bis ein Durchgang mit allen begleitenden Gefühlen stattfindet. Es ist möglich, die Bilder erst malen zu lassen, dann aufschreiben zu lassen, dann aussprechen zu lassen. Viele Patientinnen haben selbst gute Vorschläge, wie diese Technik bei ihnen eingesetzt werden sollte. Sie erlernen sie auch schnell, und manchmal versuchen sie dann, mit ihren Flashbacks so alleine umzugehen – was nicht selten eine Überforderung darstellt.

Nach mehreren Trauma-Sitzungen mit der Bildschirm-Technik habe ich nicht selten sehr heftige Gefühlsüberschwemmungen erlebt und insbesondere Schwierigkeiten, das Erleben nach der Sitzung wieder in den Inneren Tresor zu bekommen. Patientinnen blieben in den traumatischen Szenen stecken und kamen in der Sitzung mit der Szene nicht zu Ende. Dies geschieht bei einer Trauma-Exposition mit der Beobachter-Technik sehr selten, mit EMDR auch deutlich seltener. Die Trauma-Synthesen sind mit EMDR ähnlich heftig, aber kürzer, weniger quälend-gedehnt, weniger grauenvoll-zeitlos, sondern eher rasch und intensiv.

Zudem ist die Arbeit mit der Bildschirm-Technik für die Therapeuten emotional sehr belastend. Das Trauma steht wirklich im Raum. Manche Patientin – auch das muss deutlich ausgesprochen werden – stinkt geradezu vor Todesangst, Schmerz, Grauen und Verzweiflung in völliger Einsamkeit. Es ist viel schwerer, als Therapeut eine Trauma-Exposition mit der Bildschirm-Technik durch sich hindurchziehen zu lassen als eine mit EMDR. Die Gefahr der vikariierenden, stellvertretenden Traumatisierung der Therapeutin durch das Opfer (Lansen 1993) ist bei der Bildschirm-Technik groß.

Wegen ihrer Wirksamkeit und „Offensichtlichkeit" lassen sich Episoden mit der Bildschirm-Technik sehr gut in Trauma-Expositionen mit anderen Techniken integrieren. Die Bildschirm-Technik kann eine Hilfe sein, wenn während EMDR-Sitzungen die Bild-Sequenzen affektarm vorbeirasen, wenn wichtige Bilder immer nur kurz auftauchen und gleich wieder verschwinden oder wenn eine Patientin anfangs zu viel Angst vor der Unberechenbarkeit der traumähnlichen EMDR-Sitzungen hat. Außerdem ist sie effektiv: Von den acht Patientinnen, die ich 1994 bis 1996 ausschließlich mit der Bildschirm-Technik behandelt habe, bevor ich EMDR kennen lernte, geht es dreien klinisch sehr gut (liebesfähig, arbeitsfähig, genussfähig), dreien gut (arbeitsfähig, deutlich genussfähiger) und nur zweien nicht spürbar besser als vorher. Nur eine dieser beiden Letztgenannten war aber anschließend erneut stationär behandlungsbedürftig (Sachsse et al. 1998).

Die Bildschirm-Technik ist eine von Patientinnen und Therapeutinnen gut erlernbare, gut dosierbare und hoch wirksame Trauma-Expositions-Technik zur Trauma-Synthese. Im klinischen Beispiel (Kap. 9.6.7) erläutere ich das Vorgehen noch einmal.

Literatur

Bandler R (1988). Veränderung des subjektiven Erlebens. Fortgeschrittene Methoden des NLP. Paderborn: Junfermann.

Huber M (1995). Multiple Persönlichkeiten. Überlebende extremer Gewalt. Frankfurt a. M.: Fischer.

Lansen J (1993). Vicarious traumatication in therapists treating victins of tourture and persecution. Torture; 4: 139–40.

Leuner H (1955). Symbolkonfrontation, ein nichtinterpretierendes Vorgehen in der Psychotherapie. Schweiz Arch Neurol Psychiatr; 76: 23–49.

Leuner H (1994). Lehrbuch der katathym-imaginativen Psychotherapie. 3. Aufl. Bern, Göttingen, Toronto: Huber.
Mohl A (1994). Der Zauberlehrling. Das NLP Lern- und Übungsbuch. 4. Aufl. Paderborn: Junfermann.
Putnam F (1989). Diagnosis and Treatment of Multiple Personality Disorder. New York: Guilford.
Sachsse U (1989). „Das Bildern macht alles nur schlimmer." Grenzen einer Therapie mit dem katathymen Bilderleben bei Patientin mit strukturellen Ich-Störungen. In: Barthe G, Pesendorfer F (Hrsg). Strukturbildung im therapeutischen Prozess. Wien: Literas-Universitätsverlag; 169–82.
Sachsse U, Reddemann L (1997). Katathym-imaginative Psychotherapie in der Behandlung traumatisierter Patientinnen. In: Kottje-Birnbacher L, Sachsse U, Wilke E (Hrsg). Imagination in der Psychotherapie. Bern, Göttingen, Toronto: Huber; 222–8.
Sachsse U, Schilling L, Eßlinger K (1998). Ein stationäres Behandlungsprogramm für Patientinnen mit selbstverletzendem Verhalten (SVV). In: Streeck-Fischer A (Hrsg). Adoleszenz und Trauma. Göttingen: Vandenhoeck & Ruprecht; 221–31.
Sannwald R (1995). Besonderheiten der katathym-imaginativen Psychotherapie bei sexuell mißbrauchten Jugendlichen. Katathymer Bilderbote; 7: 21–8.
van der Kolk BA, McFarlane AC, Weisaeth L (1996). Traumatic Stress. New York: Guilford.

9.6.5 Eye Movement Desensitization and Reprocessing (EMDR)

Arne Hofmann

Die Methode EMDR (Eye Movement Desensitization and Reprocessing) wurde 1989 von Francine Shapiro vom Mental Research Institut in Palo Alto (Kalifornien) speziell für Trauma-Patienten entwickelt – eigentlich zufällig, wie sie heute erzählt. Sie entdeckte 1987, dass belastende Gedanken (sie überlebte selbst ein Krebsleiden) plötzlich für sie leichter wurden, als sie spontan ihre Augen in Saccaden bewegte: Systematisch begann sie, diese Beobachtung klinisch zu erproben, zunächst an ihren Freunden, dann an ihren Patienten. Anfangs benannte sie ihre Methode „Eye Movement Desensitization" (EMD), denn zunächst hielt sie allein die Bewegung der Augen für hilfreich. Sie bemerkte aber, dass viele ihrer Probanden nicht von selbst dazu in der Lage waren, gerichtete Augenbewegungen über längere Zeit durchzuhalten. So gab sie die saccadischen Augenbewegungen in bestimmten Häufigkeiten („Sets") mit dem Finger vor („Bitte folgen Sie dem Finger") und hatte damit immer größeren Erfolg. Sie setzte sich vor die Person und ließ diese mit deren Augen ihrem Finger folgen. Ihren Probanden ging es, wie ihr selbst, besser. Sie sammelte Erfahrungen mit der Methode der schnellen Augenbewegungen („Eye movement") und stellte fest: Dadurch, dass die Probanden sich der Trauma-Erinnerung unter Augenbewegungen aussetzten, kam es häufig zu Veränderungen der Erinnerungen, zum Beispiel in Größe, Farbe und Detailreichtum; außerdem setzte ein meist zügiger Durcharbeitungsprozess (Reprocessing) im Verlauf der Sitzungen ein. Dies führte Anfang der 90er Jahre zur Neu-Benennung der Therapie-Form in „Eye Movement Desensitization and Reprocessing" (EMDR).

Insgesamt kann die EMDR-Methode als eine der bestuntersuchten und wirksamsten Therapie-Methoden für psychotraumatische Erkrankungen gelten. Neuere neurophysiologische Studien mit bildgebenden Verfahren lassen sogar hoffen, dass die bisher für unveränderlich gehaltenen neurophysiologischen Folgen der Posttraumatischen Belastungsstörung durch EMDR zumindest teilweise reversibel sind. Auch wenn der definitive neurobiologische Mechanismus – wie ja bei vielen anderen Psychotherapiemethoden auch – noch nicht letztlich geklärt ist, scheinen sich doch die Hinweise auf einen eigenständigen neurobiologischen Mechanismus der EMDR-Methode zu erhärten. Ob es sich dabei um einen den im REM-Schlaf beobachteten Augenbewegungen ähnlichen Prozess oder um ein Aktivieren der so genannten Orientierungsreaktion handelt, ist zurzeit Gegenstand intensiver Forschungen. Fest steht, dass die EMDR-Methode nicht nur die psychologischen Testbefunde, sondern auch die pathologischen neuroimaginativen und hormonellen Veränderungen schwer traumatisierter Patienten signifikant in Richtung einer

Heilung zu verändern scheint (Levin et al. 1999; Heber et al. 2002).

9.6.5.1 Der Behandlungsplan mit EMDR

Die kurzen Behandlungszeiten der kontrollierten Studien sind für den Einsatz einer Methode in der klinischen Realität natürlich irreführend. Die Experimente der Evidence-based Medicine können hier lediglich als Hinweise auf eine gute Behandlungsmöglichkeit interpretiert werden. In realistischen, im Rahmen der Regelversorgung durchgeführten Psychotherapien muss die EMDR-Methode in einen gesamten Behandlungsplan eingebettet und – abhängig von der jeweiligen Patientin – auch mit anderen Methoden kombiniert werden. Eine Einbettung der EMDR-Methode in die Behandlungspläne vieler wirksamer Psychotherapien ist dabei gut möglich, sofern es sich um einen Behandlungsplan handelt, der traumaspezifische Probleme berücksichtigt. Dies betrifft in Deutschland besonders die Richtlinienpsychotherapien wie die Tiefenpsychologie und Verhaltenstherapie (Wöller u. Kruse 2002; Linden u. Hautzinger 2000). In anderen Ländern ist die Diskussion über Konzepte verschiedener Therapie-Schulen für traumatisierte Patienten umfassender (Lipke 2001; Shapiro 2002).

Francine Shapiro hat das Grundgerüst, an dem ein derartiger gesamter Behandlungsplan sich orientieren sollte, in den „8 Phasen" der EMDR-Behandlung beschrieben (Shapiro 2001). Die 8 Phasen im Ablauf einer Behandlung mit EMDR sind:

- **Erhebung der Vorgeschichte und Behandlungsplanung:** Hierbei werden die Trauma-Vorgeschichte, die gegenwärtige Symptomatik und die seelische Stabilität des Patienten festgestellt. Es werden Psychotherapiefähigkeit und die Behandlungsindikation geprüft und EMDR in einen eventuell schon bestehenden Behandlungsplan integriert. Kontraindikationen wie die mögliche somatische Gefährdung durch das Wiedererleben emotionaler Erinnerungen (z. B. durch eine schwere Koronarerkrankung) müssen ebenso wie zum Beispiel schwere Augenerkrankungen ausgeschlossen werden.
- **Vorbereitung und Stabilisierung des Patienten:** Bei diesem Schritt der Behandlung wird der Patient über den Behandlungsplan und die Methode aufgeklärt und, wenn nötig, durch Entspannungstechniken oder imaginative Verfahren, notfalls auch durch Medikamente stabilisiert (Reddemann 2001). Dabei werden Motivation und Indikation noch einmal überprüft. Ein besonderes Gewicht haben hier in den letzten Jahren auch die bei einer Reihe von Patienten mit großem Erfolg einsetzbaren Möglichkeiten einer Stabilisierung durch eine Kombination von imaginativen Verfahren mit EMDR, so genannte Ressourcen-Aktivierungen gewonnen (Korn u. Leeds 2002).
- **Evaluation einer belastenden Erinnerung:** In dieser Phase wird eine bestimmte Erinnerung mit ihren visuellen, kognitiven und sensorischen Komponenten in EMDR-typischer Weise systematisch erfasst. Der innere Spannungszustand wird von der Patientin mit der von Wolpe entwickelten Skala „Subject Units of Discomfort" (SUD) eingeschätzt: 0 bedeutet „macht mir heute gar nichts mehr aus" – dann ist eine Trauma-Synthese wohl gar nicht mehr nötig; 10 bedeutet „völlig unerträglich, schon der Gedanke daran". – Kognitionen, die zum Beispiel die Verletzung des Selbstwertgefühls durch das Ereignis erfassen, werden gesucht und bewertet (z. B. „Ich bin hilflos"). Als Gegengewicht gegen solche „negative Kognitionen" wird als Ziel-Kognition eine „positive Kognition" erarbeitet (z. B. „Ich habe getan, was ich konnte. Ich habe daraus gelernt"). Die Stimmigkeit dieser kognitiven Kognition schon jetzt wird mit der Skala „Validity of Cognition" (VoC) eingeschätzt: 7 bedeutet „jetzt schon völlig richtig" – dann ist die Trauma-Arbeit selten erforderlich; 1 bedeutet „jetzt noch völlig unstimmig".

- **Desensibilisierung und Durcharbeitung:** In dieser Phase wird der Patient aufgefordert, mit dem repräsentativen Bild der Erinnerung, der sensorischen Komponente des Traumas und der erarbeiteten negativen Kognition in Kontakt zu gehen. Gleichzeitig wird, meist über Augenbewegungen, eine bilaterale Stimulation induziert. Von diesem Zeitpunkt an ist der Prozess so individuell wie jeder Patient, scheint aber, zum Teil nach Verstärkung der Emotionen (Abreaktionen), in der Regel eine Entlastung des Patienten zu bewirken. Parallel kommt es – ohne dass dies fokussiert wird – meist zu einer deutlichen Stärkung des Selbstwertgefühl (und der damit verbundenen positiven Kognitionen). Keinesfalls sollte der Prozess ohne entsprechende Ausbildung versucht werden, da es gerade in dieser Behandlungsphase zu schweren Retraumatisierungen der Patienten kommen kann.
- **Verankerung:** Nachdem der emotionale Druck der Erinnerung ausreichend abgenommen hat, wird die in Phase 3 erarbeitete oder eine im Verarbeitungsprozess neu gefundene, bessere Kognition noch einmal in Erinnerung gerufen (z. B. „Ich habe überlebt"). Ebenso wie negative, traumatische Empfindungen durch bilaterale Stimulation abgeschwächt werden, wird diese positive Kognition durch bilaterale Stimulation verstärkt und scheint dadurch nachhaltiger aufgenommen zu werden.
- **Körper-Test:** Hier werden eventuell noch persistierende sensorische Erinnerungsfragmente („Körper-Erinnerungen") des Traumas gesucht und, wenn nötig, bearbeitet.
- **Abschluss:** In dieser Phase wird die häufig auch für den Patienten eindrückliche und meist zügige Bearbeitung nachbesprochen. Noch verbliebene Elemente des Traumas werden u. a. durch Distanzierungstechniken wieder „verpackt" und Verhaltensmaßnahmen für den Notfall besprochen.
- **Nachbefragung:** Diese letzte Phase findet meist zu Beginn der nächsten Stunde statt und zeigt nicht selten, zum Beispiel durch intensive Träume, Ansätze für die nächsten zu bearbeitenden Trauma-Anteile.

9.6.5.2 Indikationsbereich der Methode

Der wichtigste Indikationsbereich für die EMDR-Methode ist natürlich der Bereich der klassischen Posttraumatischen Belastungsstörungen (ICD-10, F43.1) und ihrer Teilsyndrome. Betrachtet man aber die Liste der Störungen, die mittlerweile nachgewiesenermaßen einen Trauma-Hintergrund haben, so verwundert es nicht, dass es auch zunehmend wissenschaftliche Arbeiten zum Einsatz von EMDR bei anderen, zum Teil deutlich schwerer chronifizierten Trauma-Folgestörungen gibt. Ein Beispiel ist die Studie von Leichsenring, Vogel und Sachsse (s. Kap. 10.2 in diesem Buch).

Dies passt auch zu einem wachsenden Konsens bezüglich der Beobachtung, dass die Posttraumatische Belastungsstörung keineswegs die einzige Folge einer psychischen Traumatisierung darstellen muss, sondern dass es eine Vielzahl von Störungsbildern zu geben scheint, die auf ihre Verbindung zu psychisch belastenden Erlebnissen untersucht werden sollten und bei denen möglicherweise Chancen zu einer verbesserten Behandlung durch eine spezifische traumazentrierte Psychotherapie bestehen (Post et al. 1997).

Im Bezug auf die EMDR-Methode gibt es besonders zwei neue derartige Bereiche, in denen sich die Methode mittlerweile durch kontrollierte Studien als effektiv gezeigt hat: Es ist dies zum einen der Bereich der Behandlung von traumatisierten Kindern und zum anderen die Behandlung der abnormen oder traumatischen Trauerreaktion. So konnten Chemtob et al. (2002) an 32 Kindern, die nach einem Wirbelsturm auf Hawaii eine behandlungsrefraktäre Posttraumatische Belastungsstörung aufwiesen, nach drei EMDR-Behandlungssitzungen eine signifikante Verbesserung der Symptome und eine ebenfalls signifikante Verminderung der Arztbesuche feststellen. Ginny Sprang fand in einer prospektiven kontrollierten Studie heraus, dass EMDR im Vergleich mit einer in der Therapie mit Trauernden bewährten Methode (GM, Guided Mourning) gleiche Erfolge erbrachte. Der Eintritt der Symptomverringerung trat in der

EMDR-Gruppe jedoch signifikant früher als bei der GM-Gruppe auf (Sprang 2001).

9.6.5.3 Ergebnisse der kontrollierten Studien

Ohne nun die so genannte Evidence-based Medicine als Allheilmittel gerade für den Bereich der Psychotherapie definieren zu wollen, sollen doch die wichtigsten Ergebnisse der großen Anzahl kontrollierter Studienexperimente mit der EMDR-Methode bei Posttraumatischen Belastungsstörungen hier kurz dargestellt werden. Das große Wissen, das durch eher qualitative Studien und vor allem detaillierten Einzelfallberichte zur EMDR-Methode insbesondere von Behandlern mit psychoanalytischem Hintergrund gewonnen wurde, soll hier zumindest kurz Erwähnung finden (Manfield 2000). Im Rahmen der kontrollierten Studienexperimente zeigten sich in über 20 prospektiven kontrollierten Behandlungsstudien die Behandlungsergebnisse nicht nur den Wartelistenkontrollen und nichttraumaspezifischen Interventionen signifikant überlegen, sondern auch nach 15 Monaten stabil (Wilson et al. 1997; Power et al. 2002). Dies galt nicht nur für den Bereich der „einfachen" Posttraumatischen Belastungsstörungen (PTBS), sondern auch für den Bereich der so genannten „komplexen" Posttraumatischen Belastungsstörung, zu der es noch viel zu wenige Studien gibt, obwohl ein überwiegender Teil der traumatisierten Patienten daran leidet (Carlson et al. 1998; Scheck et al. 1998). In einer Meta-Analyse konnten Maxfield und Hyer (2002) zeigen, dass bei all diesen Studien die Qualitätskriterien der Studien in hohem Maße positiv mit den positiven Outcome-Daten für die EMDR-Methode korrelierten. Das heißt: Je besser eine Studie konzipiert wurde und je besser sowohl der manualgetreue Einsatz der jeweiligen Methoden, aber auch die Resultate kontrolliert wurden, desto besser waren auch die Resultate, die sich für die EMDR-Methode ergaben. Sinnvoll ist es sicherlich, Patienten mit einer komplexen Trauma-Störung – auch in Studiensettings – nicht nur mit 2 oder 6 Behandlungsstunden, sondern eher mit 12 Stunden EMDR (oder mehr) zu behandeln (Pitman et al. 1996; Carlson et al. 1998).

Vor allem in den letzten Jahren sind einige Studien erschienen, die einen direkten Vergleich von EMDR mit verschiedenen verhaltenstherapeutischen Verfahren ermöglichen. Im Vergleich zur Reizüberflutungsmethode R (vgl. Kap. 9.6.6 in diesem Band) nach Foa zum Beispiel ergab sich in mehreren Studien, dass mit der EMDR-Methode in gleichem Maße (50 bis 80%) Remissionen bei einer PTBS erreicht werden können. Allerdings waren bei EMDR die 25 bis 100 Stunden Hausaufgaben, die für einen Behandlungserfolg bei der R nötig sind, nicht notwendig (Lee et al. 2002). In einer weiteren Studie wurden die zusätzlichen Stunden Hausaufgaben der Verhaltenstherapie in der Behandlung mit EMDR stundenmäßig ausgeglichen, und es zeigte sich, dass bei gleicher „Dosis" von 3 Behandlungsstunden die Remissionsrate bei der Reizüberflutungsmethode bei 17%, bei der EMDR-Methode bei 70% lag (Ironson et al. 2002). In einer Vergleichsstudie zur kognitiven Therapie, die in einer Studie mit der Reizüberflutungsmethode R kombiniert wurde (K + R), zeigte sich, dass beide Methoden (K + R und EMDR) gleiche Behandlungsresultate erreichten. K + R erreichte in dieser mit über 100 Patienten durchgeführten Studie eine Effektstärke von 1,0, EMDR eine Effektstärke von 1,65. Ein weiterer Unterschied der Methoden war, dass die Gruppe K + R für diese Resultate durchschnittlich 6,4 Behandlungsstunden, die EMDR-Gruppe 4,2 Behandlungsstunden (à 90 Minuten) benötigte. Dieser Unterschied bestand abgesehen von den täglichen Hausaufgaben, die bei K + R, aber nicht bei der EMDR-Methode notwendig waren (Power et al. 2002).

Insgesamt hat diese vertiefte Forschung im Bereich der EMDR-Methode zu einer zunehmenden wissenschaftlichen Anerkennung der Methode geführt. Wichtige Schritte waren dabei die Anerkennung durch die American Psychological Association (APA) vor fünf Jahren und die Aufnahme in die Leitlinien der Internationalen Fachgesellschaft für Traumatic Stress Studies (ISTSS) (vgl. Chambless et al. 1998; Chemtob et al. 2000).

9.6.5.4 Kosten und Nutzen bei der EMDR-Methode im Vergleich

Ein Bereich, der uns Psychotherapeuten selbst immer wieder die Sprache verschlägt, ist die Tatsache, wie weit, trotz des nachgewiesenen medizinischen Nutzens von Psychotherapie, neuerdings die Fragen nach der wirtschaftlichen Zweckmäßigkeit im gesamten Gesundheitssystem dominant zu werden scheinen. Sprachlos macht hier, wie diese Diskussion vorbei an allen wissenschaftlichen Einsichten dabei ist, Unworte wie zum Beispiel „Psychotherapie als Wahlleistung" in die Diskussion zu bringen. Angesichts der epidemiologischen Daten und der dokumentierten Leiden der Betroffenen fehlen einem da gelegentlich die Worte.

Nichtsdestoweniger ist Psychotherapie gerade von traumatisierten Menschen nicht nur ethisch geboten, sondern auch nachweislich ökonomisch sinnvoll. Auch wenn sich sicher nicht alle Aspekte der Diskussion so erfassen lassen, kann man doch bezüglich der EMDR-Methode festhalten, dass sich die EMDR-Methode als eine der effektivsten und auch in der regulären Versorgung zeitlich am wenigsten aufwändigen Behandlungsmethoden für die Posttraumatische Belastungsstörung gezeigt hat (Marcus et al. 1997; Scheck et al. 1998; van Etten u. Taylor 1998).

9.6.5.5 Qualitätskontrolle bei der EMDR-Methode

Eine neue psychotherapeutische Methode kann sich nur auf Dauer im Gesundheitssystem bewähren, wenn sie eine gute Qualitätskontrolle sicher stellen kann. In der Regel ist dies die Aufgabe einer Fachgesellschaft, die für die Methode Regeln und Qualitätsstandards aufstellt und – unabhängig von anderen Interessen – überwacht.

Im Falle der EMDR-Methode erfüllt die 1995 gegründete Internationale Fachgesellschaft für EMDR (EMDRIA) die mit „EMDR-Europa" einen europäischen und EMDRIA-Deutschland eine deutsche Sektion hat, diese Aufgabe. Diese EMDR-Fachgesellschaften haben weltweit über 5000 Mitglieder (in Europa ca. 2000 Mitglieder) und beschäftigen sich mit den Fragen der Qualitätskontrolle, Standardisierung und Weiterentwicklung der EMDR-Methode.

Insgesamt erscheint so die EMDR-Methode als eine Möglichkeit, die – zurückhaltend formuliert – eine sinnvolle Ergänzung für die Behandlungen psychisch traumatisierter Patienten sein kann.

Literatur

Carlson JG, Chemtob CM et al. (1998). Eye movement desensitization and reprocessing (EDMR) treatment for combat-related posttraumatic stress disorder. J Trauma Stress; 11(1): 3–24.

Chambless DL, Baker MJ et al. (1998). Update on empirically validated therapies. Clin Psychologist; 51: 3–16.

Chemtob CM, Tolin DF et al. (2000). Eye movement desensitization and reprocessing. In: Foa EB, Keane TM, Friedman MJ (eds). Effective Treatments for PTSD: practice guidelines from the International Society for Traumatic Stress Studies. New York: Guilford; 139–55, 333–5.

Chemtob CM, Nakashima J et al. (2002). Brief treatment for elementary school children with disaster related PTSD: a field study. J Clin Psychol; 58: 99–112.

Flatten G, Hofmann A, Liebermann P, Wöller W, Siol T, Petzold E (2001). Posttraumatische Belastungsstörung. Leitlinien und Quellentext. Stuttgart, New York: Schattauer.

Heber R, Kellner M et al. (2002). Salivary cortisol levels and the cortisol response to dexametason before and after EMDR: a case report. J Clin Psychol; 58: 1521–30.

Ironson GI, Freund B et al. (2002). A comparison of two treatments for traumatic stress: a pilot study of EMDR and prolonged exposure. J Clin Psychol; 58: 113–28.

Korn DL, Leeds AM (2002). Preliminary evidence of efficacy for EMDR resource developement and installation in the stabilisation phase of treatment of complex posttraumatic disorder. J Clin Psychol; 58(12): 1465–87.

Lee C, Gavriel H et al. (2002). Treatment of post-traumatic stress disorder: a comparison of stress inoculation training with prologed exposure and eye

movement desensitization and reprocessing. J Clin Psychol; 58: 1071–89.
Levin P, Lazrove S et al. (1999). What psychological testing and neuroimaging tell us about the treatment of posttraumatic stress disorder (PTSD) by eye movement desensitization and reprocessing (EMDR). J Anx Disord; 13: 159–72.
Linden M, Hautzinger M (2000). Verhaltenstherapiemanual. Heidelberg: Springer.
Lipke H (2001). EMDR und andere Ansätze der Psychotherapie. Paderborn: Junfermann.
Manfield P (ed) (2000). Innovative EMDR-Ansätze. Paderborn: Junfermann.
Marcus SV, Marquis P et al. (1997). Controlled study of treamant of PTSD using EMDR in an HMO setting. Psychotherapy; 34: 307–14.
Maxfield L, Hyer LA (2002). The relationship between efficacy and methodology in studies investigating EMDR treatment of PTSD. J Clin Psychol; 58: 23–41.
Pitman RK, Orr SP et al. (1996). Emotional processing during eye movement desensitization and reprocessing therapy of Vietnam veterans with chronic posttraumatic stress disorder (see comments). Compr Psychiatry; 37(6): 419–29.
Post RM, Weiss SR et al. (1997). Kindling versus quenching – implications for the veolution and treatment of posttraumatic stress disorder. In: Yehuda R, McFarlane AC (eds). Psychobiology of Posttraumatic Stress Disorder. New York: New York Academy of Sciences: 285–95.
Power KG, McGoldrick T et al. (2002). A controlled comparison of eye movement desensitization and reprocessing versus exposure plus cognitive restructuring, versus waiting list in the treatment of posttraumatic stress disorder. J Clin Psychol; 9: 299–318.
Reddemann L (2001). Imagination als heilsame Kraft. Stuttgart: Pfeiffer bei Klett-Cotta.
Scheck MM, Schaeffer JA et al. (1998). Brief psychological intervention with traumatized young women: the efficacy of eye movement desensitization and reprocessing. J Trauma Stress; 11: 25–44.
Shapiro F (2001). Eye Movement Desensitization and Reprocessing – basic principles, protocols, and procedures. New York: Guilford.
Shapiro F (2002). EMDR and the paradigm prism: experts of diverse orientation explore an integrated treatment. Washington, DC: American Psychological Association Press.
Sprang G (2001). The use of EMDR in the treatment of traumatic stress and complicated mourning: psychological and behavioral outcomes. Research on Social Work and Practice; 11(3): 300–20.
van Etten M, Taylor S (1998). Comparative efficacy of treatments for posttraumatic stress disorder: a meta-analysis. Clin Psychol Psychother; 5: 126–44.
Wilson SA, Becker LA et al. (1997). Fifteen-month follow-up of eye movement desensitization and reprocessing (EMDR) treatment for posttraumatic stress disorder and psychological trauma. J Consult Clin Psychol; 65(6): 1047–56.
Wöller W, Kruse J (2002). Tiefenpsychologisch fundierte Psychotherapie. Basisbuch und Praxisleitfaden. Stuttgart, New York: Schattauer.

9.6.6 Die Prolongierte Exposition (PE) der Kognitiven Verhaltenstherapie

Christine Unckel

In diesem Kapitel wird das Vorgehen der Kognitiven Verhaltenstherapie bei Patienten mit Posttraumatischer Belastungsstörung (PTBS) erläutert. In der Prolongierten Exposition (PE, stetes Wiederholen der Trauma-Inhalte) nach Edna Foa wird daran gearbeitet, immer wiederkehrende Schwierigkeiten, die nach Traumata insbesondere durch die intrusive Symptomatik auftreten, zu verringern und ein neues Selbstbewusstsein aufzubauen.

Ich will kurz erläutern, was im Verlauf der Therapie auf die Patientin zukommt und was in diesem Kapitel im Folgenden auf Sie zukommt:

- Zunächst erfolgt eine kurze Darstellung aller möglichen nach einem Trauma, etwa einer Vergewaltigung oder einem Überfall, auftretenden Symptome.
- Danach wird ruhiges Atmen geübt, um der möglichen Hyperventilation entgegenzuwirken. Stabilisierungsübungen sind sehr wichtig, und erst, wenn sie wirklich gut gelernt sind, kann die Exposition beginnen.
- Wiederholtes Aussetzen der Erinnerungen an die Vergewaltigung oder den Überfall wird eingeleitet durch die Übung, mit der Patientin Worte für die Tat zu finden.
- Als nächstes wird wiederholt in vivo geübt: Die Situationen sind realiter wieder aufzusuchen, die die Patientin bis dahin nach der Tat

vermieden hatte, um nicht erinnert zu werden.
- Als letztes wird immer darauf geachtet, dass sich auch das Denken über sich selbst wieder zum Guten wendet.

9.6.6.1 Postulate

Foa et al. (1989; 1991) gehen davon aus, dass während eines Traumas wie einer Vergewaltigung oder eines anderen tätlichen Angriffs eine klassische Konditionierung abläuft. In der Gefahrensituation werden plötzlich Dinge, Verhaltensweisen, Gerüche, Wetter, Gegenstände und vieles mehr wie durch ein Brennglas wahrgenommen und genau so in das Gedächtnis des Opfers „eingebrannt". Foa et al. versuchen, mit der prolongierten (oder massierten) Form des Immer-wieder-zur-Schau-Stellens dieser Trigger-Reize in neutralen bzw. geschützten Räumen die Konditionierung zu löschen. Dazu bekommt die Patientin zusätzliche Hilfen wie das Erlernen bestimmter Atemtechniken und Entspannungsverfahren beigebracht. Damit ist die Patientin in Situationen, in denen Trigger-Reize im täglichen Leben auftreten, gewappnet und kann sich selbst beruhigen.

Dieses Vorgehen gilt nicht für Borderline-Patientinnen. Diese habituieren nicht und profitieren mehr von Fertigkeiten, die sie in Skills-Gruppen erlernen können (s. auch Kap. 8.8 und 9.5.4 in diesem Buch).

Während der Therapie wird die massierte Form der Reizdarbietung in sensu geübt, um eine Exposition in vivo für die Patientin zu Hause vorzubereiten. Wenn möglich, werden auch innerhalb der Therapie-Sitzung In-vivo-Übungen bevorzugt.

9.6.6.2 Ergänzende kognitive Ansätze

Steil et al. (1997) schlagen als Ergänzung des allgemein formulierten Modells von Foa et al. (1989) spezifische, empirisch fundierte Ergänzungen vor, welche sich auf die Aufrechterhaltung der Symptomatik beziehen: Für sie sind es die **dysfunktionalen Interpretationen** der **Symptome** des posttraumatischen Erlebens (vor allem der Intrusionen), welche einen eigenen Teufelskreis erzeugen. Die Autorinnen nehmen an, dass die katastrophisierenden Bewertungen der Intrusionen und die damit einhergehende Erregung zu einer Erhöhung der Frequenz und Intensität von Intrusionen führen, was wiederum den verstärkten Einsatz kognitiver Vermeidungsstrategien zur Folge hat. Interpretiert man belastende Erinnerungen im Sinne von „Mein Leben ist zerstört" oder „Es lag alles an mir", erhöht das die Belastung und – damit einhergehend – möglicherweise die Aufmerksamkeit für das Auftreten der Intrusionen. Damit steigt die Wahrscheinlichkeit, dass sie sich erneut einstellen.

Das aus diesen Überlegungen abgeleitete Ziel besteht zum einen in einem Abbau der Vermeidung traumabezogener Inhalte und zum anderen in der Veränderung der negativen Bedeutung des Traumas hin zu einer realistischeren und hilfreicheren Haltung zum Erlebten.

9.6.6.3 Das Therapie-Programm

Die Therapie wird nach einem festgelegten **Manual** durchgeführt.

Die Therapie dauert etwa neun bis zwölf Wochen und beinhaltet neun bis zwölf Therapie-Sitzungen. Die Therapie-Sitzungen dauern mindestens 90 Minuten. (Trauma-Expositions-Sitzungen dauern auch in der Verhaltenstherapie 90 Minuten). Wenn es Patientinnen gibt, die mit diesem Programm neun Sitzungen lang behandelt wurden und noch nicht weit genug vorangekommen sind, bekommen diese drei Stunden extra.

Der idealtypische Ablauf einer Therapie-Sitzung
Steil (2000) hat den idealtypischen Ablauf einer Therapie-Sitzung in etwa wie folgt dargestellt: Zu Beginn einer Sitzung werden die **Hausaufgaben** besprochen. Nicht vergessen: **Kassettenaufnahme** starten und **positive Ereignisse** der Patientin bestätigen und den Erfolg dadurch ver-

stärken! Jede Kassette wird der Patientin mit nach Hause gegeben und von dieser zu Hause mehrmals täglich bis zur nächsten Therapie-Sitzung so oft angehört, bis ihre Anspannung in dieser Sequenz abgefallen ist. Zur Hausaufgabenbesprechung gehört außerdem:

- Einschätzen, inwieweit die Symptomatik schon zurückgegangen ist, und auf einer Grafik eintragen.
- Die am meisten belastende Erinnerung aktivieren und mit der **SUD-Skala** („Subject Units of Discomfort" nach Wolpe mit einer Skalierung von 0 = „macht mir gar nichts aus" bis 100 = „ist völlig unerträglich") einschätzen lassen, wie schlimm dieses Ereignis gerade gesehen wird.
- PE: Aufgreifen und Aktivieren der Erinnerung. Bearbeiten dieser Sequenz, und zwar so lange, bis die SUD-Skala gesunken ist.
- Eine neue Hausaufgabe erarbeiten. Kassette mitgeben!
- Die Therapeutin fragt die Patientin, ob noch irgendetwas Belastendes in dieser Stunde übersehen wurde und ob das Setting so für die Patientin erträglich ist. Außerdem wird gefragt, was für die Patientin heute am Wichtigsten war.
- Der Patientin sollte Zeit gegeben werden, in einem Raum noch so lange geschützt zu ruhen, bis sie sich sicher genug fühlt, um nach Hause zu gehen.

Der Inhalt der einzelnen Therapie-Sequenzen

In der **ersten Sitzung** wird die Patientin über das gesamte Programm aufgeklärt. Sie bekommt ein Manual über die Behandlung im Ganzen ausgehändigt. Dann wird sie dazu aufgefordert, von dem sie belastenden Ereignis zu erzählen. Der Therapeut muss alle Einzelheiten des Traumas kennen. Der Patientin werden mehrere Fragebögen zu PTBS und zur Angsthierarchie vorgelegt. Diese Bögen werden nach jeder Sitzung ausgefüllt, um Veränderungen festzustellen.

Bevor mit der eigentlichen Exposition begonnen werden kann, müssen noch einige Verhaltensweisen gelernt werden. So wird zum Beispiel die so genannte **Lippenbremse** geübt: ruhiges, kurzes Einatmen und langes, durch die Lippen gepresstes Ausatmen. Damit soll Hyperventilation im Falle eines Panikanfalls vermieden werden. Diese Lippenbremse zu üben ist die erste Hausaufgabe der Patientin. **Progressive Muskelrelaxation** (PM) nach Jacobson und **Imaginationsübungen** kommen als Stabilisierungsübungen hinzu. Besonders gut einzusetzen ist die Entspannungsübung, wenn die Patientin, ob in der Therapie oder außerhalb, plötzlich von ihren Erinnerungen so überrollt wird, dass aktives, normales Verhalten nicht möglich ist. – Wenn die Patientin in der Therapie-Sitzung einen Trigger bemerkt und ihre klassische Reaktion (Dissoziation, Weglaufen ...) aufhalten kann, soll sie so lange wie möglich und nötig aushalten, ohne zu Hilfsmitteln zu greifen, bis sie habituieren kann.

Nach jeder Stunde wird der Patientin ein Fragebogen vorgelegt, mit dem sie einordnet, wie erfolgreich die Stunde für sie war. Die Patientin wird außerdem nach ihren belastenden Gedanken während der Sitzung gefragt, die sie auf einer Skala einstuft.

In der **zweiten Sitzung** wird zunächst die Kassette eingeschaltet und nach der Hausaufgabe gefragt.

Die wichtigsten **Symptome der PTBS** werden aufgezählt. Nach einer Vergewaltigung oder einem Überfall können vielfältige Symptome auftreten. Die Patientin wird genau darüber aufgeklärt, und es wird ihr folgende Symptom-Liste ausgehändigt:

Symptom-Kriterien: intrusive Symptomatik wie wiederholte, unausweichliche Erinnerungen oder Wiederinszenierungen des Ereignisses, Tagträume oder Träume im Zusammenhang mit dem Ereignis, so genannte Flashbacks („innere Filme", die wie echt erlebt werden) oder Intrusionen (ungewolltes Denken an das Ereignis); konstriktive Symptome wie Depressionen oder Somatisierungsstörungen; Hyperarousal mit physiologischen Symptomen wie Zittern, Herzrasen, Übelkeit oder Drehschwindel und Hypervigilanz (erhöhte

Schreckhaftigkeit); Vermeidungsverhalten mit Abwenden von den Plätzen oder Menschen, die an das Ereignis erinnern, Vermeiden von Gedanken an das belastende Ereignis und ein belastetes Denken an die Zukunft (Betroffene denken, sie können das nicht mehr erreichen, was andere Menschen tun, z. B. Kinder bekommen, eine Familie gründen usw.). Bei sexualisierten Übergriffen kommt noch ein erschwerter Zugang zur eigenen Sexualität dazu.

Die Patientin bekommt diese Symptom-Liste schriftlich zum Mitnehmen. So soll erreicht werden, dass die Patientin lernt: Alle ihre „merkwürdigen Verhaltensweisen" sind Symptome, die wir als Therapeuten kennen und über die wir nicht erschrecken.

Wichtig ist in jeder Sitzung die Frage nach der Suizidalität. Ist die Patientin suizidal, ist vielleicht sogar eine Klinikeinweisung unumgänglich.

Danach wird eine Hierarchie der in der Realität angstmachenden Situationen („in vivo") erstellt (s. Tab. 9-2). Dabei wird besonders nach Situationen gefragt, die die Patientin seit dem Überfall meidet.

Wieder wird eine Hausaufgabe aufgegeben: Lippenbremse weiterhin üben, Kassette der Stunde anhören und ein (wenig belastendes) Ereignis der aufgestellten Hierarchie im Alltag möglichst täglich üben.

Am Ende wird wie jedes Mal die Skala über den Nutzen der vergangene Sitzung ausgefüllt.

Sitzung drei beginnt wieder mit dem Einschalten des Kassettenrekorders, einer Besprechung der Hausaufgabe und Erfragen der heutigen Stimmung. Diesmal sind so genannte **irrationale Gedanken** der Hauptfokus der Sitzung. Es werden automatische, irrationale Gedanken und ihre rationalen Antworten besprochen (s. nach Beck 1999): Was spricht dafür, was spricht dagegen? Dazu bekommt die Patientin noch ein Arbeitsblatt und einen konstruierten Fall einer Patientin ausgehändigt. Wieder folgen die Fragebogen, als Hausaufgabe bekommt sie: Negative Gedanken und deren positive Entsprechungen in das Arbeitsblatt eintragen. Außerdem: Üben von Situationen der Angsthierarchie.

Tab. 9-2: Beispiel einer Angsthierarchie.

	Beispiel einer Angsthierarchie	SUDs
1	an die nächste Therapie-Sitzung denken	20
2	mit den Kindern spielen	30
3	Sport machen	30
4	sich mit einem alten Freund treffen	35
5	Tanzen gehen	40
6	zu Hause allein die Kassette der letzten Sitzung anhören	45
7	sich im Spiegel betrachten	45
8	Telefonieren mit einem Mitglied der Selbsthilfegruppe	50
9	in die Selbsthilfegruppe gehen	50
10	ein Buch über Missbrauch lesen	55
11	Sexualität mit dem Freund	60
12	einen Fernsehfilm über Vergewaltigung ansehen	60
13	mit Freunden tagsüber in den Park gehen	60
14	mit Freunden abends in den Park gehen	70
15	allein tagsüber in den Park gehen	70
16	allein abends in der Stadt spazieren gehen	80
17	allein in den Park gehen	90
18	Schlafen bei geöffnetem Fenster	90
19	Schlafen im Dunkeln	100

Tab. 9-3: Arbeitsblatt zu In-vivo-Übungen einer Angsthierarchie (S = auslösende Situation).

Situation	Gefühle	negative Gedanken	vernünftige Antwort
Beschreiben Sie: 1. aktueller Auslöser der unangenehmen Gefühle 2. Gedanken oder Erinnerungen, die zu unangenehmen Gefühlen führten	Angst, Ärger, Trauer Intensität der Gefühle von 1 bis 100	Beschreiben Sie die automatischen Gedanken, die zu den negativen Gedanken führten. Zu wie viel Prozent stimmt dieser Gedanke (1 bis 100 %)?	Beschreiben Sie, was dagegen spricht. Zu wie viel Prozent glauben Sie diesen Gegengedanken?
Montag: S: Enge im Bus	Angst, Panik Intensität: 70	Ich sterbe jetzt. Intensität: 40	Es ist vorbei. Ich habe überlebt. Wahrheitsgehalt: 100 %
Dienstag: S: Telefonat mit Mutter	Ärger, Trauer Intensität: 65	Ich bin schuld. Intensität: 60 %	Ich habe getan, was ich konnte. Wahrheitsgehalt: 20 %

Die Tabelle 9-3 zeigt ein Beispiel für ein typisches Arbeitsblatt der ersten beiden Wochentage. Mindestens drei Situationen pro Tag sollten aufgeführt werden.

Sitzung vier startet wie immer mit dem Einschalten der Kassette und der Besprechung der Hausaufgaben: Kassette der letzten Stunde angehört, irrationale Gedanken aufgeschrieben, Lippenbremse geübt? Welche Angsthierarchie-Punkte wurden geübt? Mit welchem Erfolg?

Danach folgt das Erarbeiten weiterer **In-vivo-Präsentationen der angstmachenden Situationen**. Es wird erklärt, dass sich die Patientin so lange einer beängstigenden Situation aussetzen muss, bis die so genannte **Habituation** auch wirklich einsetzt, d. h. bis die Spannungskurve fällt. Tut die Patientin dies nicht, bricht sie die In-vivo-Konfrontation ab, bevor die Spannungskurve absinkt, hat sie ein Misserfolgserlebnis: „Ich war der ängstigenden Situation wieder nicht gewachsen. Ich kann das nicht. Ich kann gar nichts. Ich bin nichts wert. Ich bin nie was wert gewesen" usw. Um sich selbst einen Lernerfolg und ein Erfolgserlebnis zu verschaffen, muss die Patientin in vivo durchhalten. Das muss ihr ganz genau erläutert werden, und es ist Aufgabe des Therapeuten, mit ihr die Angsthierarchie so abzuarbeiten, dass sie relativ sicher ein Erfolgserlebnis und einen Lernfortschritt erreichen wird.

Besonders muss in diesen Situationen auf **kognitive Meidung**, inneren Rückzug von den belastenden Empfindungen, Körpersensationen und Gedanken, also auf ein „Abschalten und Durch!" geachtet werden. Die Patientin muss sich tatsächlich ihren Gefühlen stellen, sonst stellt sich keine Habituation ein und damit keine Heilung der genannten Situation. Bei PTBS-Patientinnen mit einem Vergewaltigungs-Hintergrund ist diese Art von „Widerstand" – psychoanalytisch gesprochen – besonders deutlich ausgeprägt. Deshalb muss man als Therapeut hier gezielt intervenieren.

Diesmal kommt als zusätzliche Hausaufgabe ein Arbeitsblatt mit SUD-Skalen vor und nach den Übungen hinzu.

In den **Sitzungen 5 bis 9 (oder 12)** werden 30 bis 45 Minuten **Prolongierte Expositionen** durchgeführt. Prolongierte Exposition ist eine Imagination der ängstigenden Situationen „in sensu", also in Gedanken, im Gegensatz zu „in vivo". Die Angsthierarchie wird von oben (ganz wenig Angst) nach unten (ganz viel Angst) bearbeitet.

Eine **Imagination in sensu** läuft folgendermaßen ab:

- Erklären, was auf die Patientin zukommt und wie das helfen kann.
- Akzeptieren und Wissen, dass die Patientin Angst hat. Vertrauen vermitteln. Erklären, dass die Sitzung auf Kassette aufgenommen wird und dass die Patientin diese mit nach Hause nehmen kann, besser: muss, um sich das zu Hause wieder und wieder anzuhören, bis sie sich an diese Situation dieser Sequenz gewöhnt hat und sie habituiert. Die Patientin bitten, die Augen zu schließen.
- Bitten, das Trauma im Präsens ganz genau zu schildern.
- In der 1. und 2. Sitzung mit PE, also Sitzung 5 und 6, kann die Patientin so viel oder wenig erzählen, wie sie mag. Ab der dritten Sitzung mit PE, also Sitzung 7, folgen gezielte Fragen der Therapeutin oder des Therapeuten.
- Alle zehn Minuten wird die Patientin nach ihrem Punktrang auf der SUD-Skala von 0 bis 100 befragt.
- Diese Prolongierte Exposition als Imagination in sensu dauert etwa 30 bis 60 Minuten.
- Es muss genug Zeit eingeplant werden, die Patientin wieder zurückkommen zu lassen. Unter Umständen Lippenbremse oder Muskelrelaxation zur Hilfe nehmen. Nach der Sitzung kann die Patientin in einem anderen Raum in der Praxis bleiben, bis sie stabil genug ist, nach Hause zu gehen.
- Die Patientin sollte in der Zeit bis zur nächsten Sitzung die Erlaubnis haben anzurufen, wenn sie in Not ist.

Nach jeder Exposition folgen 30 bis 45 Minuten kognitive Auseinandersetzung mit dem, was passiert ist. Das gesamte Repertoire der kognitiven Therapie kann jetzt hilfreich sein.

Zu Hause muss die Patientin jeweils die Kassette der letzten Stunde mehrmals täglich anhören. Die Patientin muss sich vollständig in die angstmachende Situation begeben, nur dann hat die Behandlung Erfolg. Gleichzeitig kann sie, wenn es für sie zu schlimm wird, immer wieder auf Entspannungstechniken zurückgreifen und danach wieder weitermachen. Am besten, sie sucht sich vorher festgelegte Zeiten am Tage aus, die für sie nicht besonders angstbesetzt sind. Bei Menschen, die zu kognitiver Meidung neigen, muss dieses Vorgehen ganz besonders betont werden.

In Situationen, in denen irrationale Gedanken störend auftreten, kann ein **Gedanken-Stopp** dazu verhelfen, in der Realität zu bleiben und nicht etwa vor dem Chef plötzlich zu dissoziieren. Dazu soll sich die Patientin, sobald sie bemerkt, dass ihre Gedanken entgleisen, ein inneres Stopp-Schild denken. Diese Übung verhilft dazu, sich zunächst nur kontrolliert in Situationen der Angsthierarchie in sensu zu bewegen. Außerhalb der Übungsstunden soll die Patientin bewusst auch mal eine Pause machen. Dieses Stopp-Signal muss mit der Patientin innerhalb der Stunde geübt werden.

Innerhalb dieser neun Sitzungen sollte die Belastung auf höchstens 30% auf der SUD-Skala fallen. Geschieht dies nicht, können, wie oben dargestellt, drei Sitzungen bis zur zwölften angeschlossen werden.

Die **neunte bzw. zwölfte Sitzung** gilt der **Bilanz**. Was hat sich verbessert? Wie kann die Patientin allein dafür sorgen, dass auch weiterhin niedrige SUD-Skalen beibehalten werden können? Konnte die Patientin in angstauslösenden Situationen habituieren? Führt dies zur Angstreduktion und zum Abbau von Furchtreaktionen? Kann die Angstreduktion eine Neubewertung der Erinnerung an das Trauma bewirken? Ist die Selbstwahrnehmung zum Guten hin verbessert? Hat die Patientin von sich wieder das Bild eines Menschen, der am täglichen Leben ohne Einbußen teilnehmen kann?

Alle Techniken, die die Patientin erlernt hat, sollte sie noch einmal Revue passieren lassen:

- Was war hilfreich? Was nicht?
- Was hat die Patientin erreicht, was fehlt noch?
- Meint die Patientin, sie bräuchte noch mehr Sitzungen? Was ist möglich, warum hält sie es für nötig?

Therapeut und Patientin überlegen gemeinsam Strategien, wie in Zukunft Krisen bewältigt werden können.

Und dann ist es Zeit, „Goodbye" zu sagen. Wie jede Therapie, hat auch diese zur Aufgabe, sich entbehrlich zu machen.

9.6.6.4 Wirksamkeit

Die Wirksamkeit dieser Methode ist von Foa (1995; 1999) belegt worden. In einer Studie mit Vergewaltigungsopfern zeigte sich Folgendes: Am besten schnitten die Therapien mit Patientinnen ab, die eine schwere Symptomatik zu Beginn der Behandlung zeigten, die zu Beginn der Behandlung mit der Konfrontation einen hohen SUD-Wert angaben und die einen starken mimischen Furchtausdruck zeigten (eingeschätzt von unabhängigen Ratern anhand des Videobandes).

Allgemein gilt die Wirksamkeit der Prolongierten Exposition bei Mono-Traumata als sehr gut bewiesen. Gegenwärtig streiten sich PE und EMDR im Stil eines 100-m-Laufes, welches Verfahren welche Ergebnisse in wie vielen Sitzungen erreicht. Die Unterschiede sind minimal und spiegeln oft eher die Orientierung des Forscherteams als einen echten Unterschied.

Bei komplex Traumatisierten wird PE bisher selten angewendet. Deren Neigung zur Dissoziation, zu Depersonalisation, zu allen Formen des Abschaltens, zur Abreaktion, zur inneren Überflutung macht es unmöglich, rasch mit PE anzufangen. Gegenwärtig wird geprüft, ob PE bei komplex Traumatisierten nach etwa zwei Jahren Stabilisierung durch DBT als Phase 2 der DBT-Therapie-Strategie anwendbar ist. Auch dort werden, wie bei EMDR, viele Modifikationen erforderlich sein.

Elemente der PE finden sich natürlich auch in anderen Trauma-Expositions-Techniken. So enthält die Bildschirm-Technik die Aufforderung, sich kurzfristig der psychophysiologischen Belastung so lange auszusetzen, wie es erträglich ist, bis die physiologische Reaktion zurückgeht. Das sind dann manchmal halt nur 15 Sekunden. Eine solche „fraktionierte Trauma-Synthese" wird sicherlich auch mit der Technik der PE künftig möglich werden.

Weiterführende Literatur

Beck J (1999). Praxis der Kognitiven Therapie. Weinheim: Beltz-Verlag.

Eßlinger K (1998). Traumazentrierte Psychotherapie: Kognitive Verhaltenstherapie und EMDR im Vergleich. Persönlichkeitsstörungen; 2: 59–67.

Foa EB, Kozak MJ (1986). Emotional processing of fear: Exposure to correcting information. Psychol Bull; 99: 20–35.

Foa EB, Rothbaum BO (1996). Posttraumatische Belastungsstörungen. In: Margraf J (Hrsg). Lehrbuch der Verhaltenstherapie. Bd 2. Berlin: Springer.

Foa EB, Rothbaum BO (1997). Kognitive Verhaltenstherapie der Posttraumatischen Belastungsstörung. In: Maercker A (Hrsg). Therapie der Posttraumatischen Belastungstörungen. Berlin, Heidelberg: Springer.

Foa EB, Rothbaum BO (1998). Treating the Trauma of Rape. Cognitive-behavioral therapy for PTSD. London: Guilford.

Foa EB, Sketetee G, Rothbaum BO (1989). Behavioral/cognitive conceptualisations of post-traumatic stress disorder. Behav Ther; 20: 155–76.

Foa EB, Rothbaum BO, Riggs DS, Murdock TB (1991). Treatment of posttraumatic stress disorder in rape victims: A comparison between cognitive-behavioral procedures and counselling. J Consult Clin Psychol; 59: 715–23.

Maercker A (Hrsg) (1997). Therapie der Posttraumatischen Belastungsstörungen. Berlin, Heidelberg: Springer.

Steil R (2000). Postraumatische Belastungsstörungen. In: Hautzinger M (Hrsg). Kognitive Verhaltenstherapie bei psychischen Störungen. Weinheim: Beltz; 334–77.

Steil R et al. (1997). Kognitive Aspekte der posttraumatischen Belastungsstörungen. Maerker A (Hrsg). Berlin: Springer; 123–43.

9.6.7 Ein klinisches Beispiel

Ulrich Sachsse

Im klinischen Alltag setzen wir die uns vertrauten Techniken der Trauma-Exposition ein, um individuell angepasst dosieren zu können. Im Folgenden will ich an einem klinischen Beispiel verdeutlichen, wie ein und dieselbe Situation in verschiedenen Techniken durchgearbeitet werden kann:

Th: Frau Goslar, wir wollen uns heute noch einmal gemeinsam eine Szene betrachten, die viele Jahre zurückliegt. Wie alt waren Sie damals?

Pat: Sieben.

Th: Dann liegt das Ereignis also mehr als 20 Jahre zurück. Da wird ja richtig eine Zeitreise erforderlich sein, um dieses Ereignis noch einmal zu betrachten. Ich hatte Ihnen im letzten Termin unser technisches Vorgehen (der Beobachter-Technik) ja bereits erläutert, es mit Ihnen abgesprochen. Noch einmal: Wenn es trotz aller Vorsicht emotional zu viel wird, dann machen Sie das Stopp-Signal. Dann hören wir für heute auf und arbeiten ein andermal weiter. Körperkontakt? Berührung? Oder besser nicht?

Pat: Besser nicht.

Th: Sie sitzen auf Ihrem Stuhl in einer Haltung, die Menschen häufig einnehmen, denen es nicht gut geht. Sie haben die Knie vor die Brust gezogen und die Hände vor den Schienbeinen gefaltet. Das ist eine Haltung, die für Menschen typisch ist, die in sich eigentlich eine ganze Menge empfinden und erleben, aber die Fassung bewahren wollen. Versuchen Sie doch bitte, zunächst eine andere Haltung einzunehmen, mehr diejenige einer konzentrierten Beobachtung. Wir haben ja besprochen, dass Sie in dieser Sitzung möglichst wenig erleben sollen.

Pat: Ich fühl' mich so aber am sichersten und gefassten.

Th: Ich glaube, Ihre Inneren Kinder, Jugendlichen und Ihre erwachsenen, erlebenden Anteile fühlen sich so am sichersten. Die sollten aber alle eigentlich an den Sicheren Inneren Ort.

(Frau Goslar stellt ein Bein auf den Boden, lässt aber das linke Knie angezogen.)

Th: Gut. Schildern Sie mir jetzt bitte mal im Stil einer kurzen Zeitungsmeldung, was einem siebenjährigen Mädchen da passiert ist.

Pat: In einer Vorortsiedlung störte ein siebenjähriges Mädchen ihre Mutter und deren Freund – Freund passt zu dem Typen nun wirklich nicht – mittags beim – Bumsen? Vögeln? Geschlechtsverkehr klingt so abstrakt. Sie wissen schon, was ich meine. Der Freund stieß das Mädchen aus der Wohnung, verprügelte es und warf es im Treppenhaus die Treppe hinunter. Das Mädchen brach sich den Arm. Die Mutter fuhr mit dem Mädchen nicht zum Arzt. Es hatte den ganzen Nachtmittag unerträgliche Schmerzen und war ganz allein. Schließlich fuhr die Mutter doch zum Krankenhaus, und das Mädchen bekam einen Gips. Das Mädchen war sehr traurig.

Th: Okay, ist der erster Schritt. Ich bin informiert. – Ja, schauen Sie auf einen Punkt im Raum oder schließen Sie die Augen auch, wenn Ihnen das lieber ist, und folgen Sie innerlich mal einen Moment Ihren Gedanken (Pause). Bitte sagen Sie sich innerlich oder auch laut: Ich bin mehr als meine Gedanken, denn ich kann meine Gedanken beobachten.

(Pause)

Th: Und dann wenden Sie sich bitte Ihren Gefühlen zu und beobachten die einen Moment. (Pause. Frau Goslar zieht das linke Knie noch intensiver an die Schulter und legt den rechten Fuß auf die Sitzfläche des Stuhls.) Und jetzt sagen Sie sich: Ich bin mehr als meine Gefühle, denn ich kann meine Gefühle beobachten.

(Pause)

Th: Und dann beobachten Sie einen Moment lang das, was in Ihrem Körper vorgeht, Ihre Körperempfindungen. (Pause. Frau Goslar entspannt sich insgesamt eher etwas. Schultern und linkes Knie trennen sich ein wenig. Sie sitzt etwas aufrechter.) Und dann sagen Sie sich: Ich bin mehr als mein Körper, denn ich kann meinen Körper beobachten.
Diesen Inneren Beobachter haben wir al-

le. Und ich bitte Sie, dem eine Gestalt zu geben. Ich glaube, Sie haben schon eine Innere Gestalt für Ihren Inneren Beobachter.

Pat: Ja, das ist ein Falke.

Th: Gut, ein Falke. Ein Falke kann aus sehr großen Entfernungen sehr scharf beobachten und alles mitbekommen. Jetzt bitte ich Sie, noch einmal ganz bewusst alle Inneren Kinder, aber auch die erlebenden Seiten der Erwachsenen an den Sicheren Inneren Ort zu bringen. Mir ist wichtig, dass kein Inneres Kind und auch kein erlebender Anteil der erwachsenen Frau Goslar erreicht, aufgewühlt oder gar überflutet wird.

(Frau Goslar stellt den rechten Fuß wieder auf den Boden. Sie legt den Kopf leicht in den Nacken und schaut an die Decke. Mit einem kurzen Nicken signalisiert sie, dass die erlebenden Anteile am Sicheren Inneren Ort sind. Das linke Bein schlägt sie über das rechte Bein, ihre Haltung ist jetzt diejenige konzentrierter, gespannter Aufmerksamkeit. Sie faltet ihre Hände auf dem linken Oberschenkel. Diese Haltung ist übrigens diejenige, mit der sie das Gefühl des Sicheren Inneren Ortes körperlich verankert hat. Alles das beobachte ich unkommentiert. Hätte Frau Goslar diese Haltung nicht spontan eingenommen, hätte ich noch einmal nachgefragt: Sind Sie sicher, dass Ihre Körperhaltung jetzt für Sie optimal ist?)

Th: Gut. Dann bitte ich den Inneren Beobachter, den Inneren Reporter, eine lange Zeitreise zu machen. Der Falke muss 20 Jahre zurückfliegen in eine Zeit in den 80er Jahren.

Pat: 1983.

Th: Ah ja, das weiß der Falke natürlich ganz genau. In was für eine Gegend kommt der Falke? Was ist das für ein Ort, für eine Wohngegend?

Pat: Der Falke sieht eine Großstadt, Würzburg. Und er fliegt in einen Vorort mit Mietskasernen aus der Nachkriegszeit.

Th: Was ist für ein Wetter?

Pat: Es ist so Spätsommer, leicht verhangen, frühe Mittagszeit.

Th: Der Falke kann auch durch Mauern schauen. Es geht ja wohl um eine Szene in einer Familie. In was für einer Wohnung spielt sich die Szene ab?

Pat: Das ist so eine typische Wohnung der Nachkriegszeit. Ist heute bestimmt schon längst eine Sozialwohnung.

Th: Ja, heute ist eine andere Zeit und eine andere Situation als damals.

Pat: War vor 20 Jahren aber auch schon nicht mehr die erste Wohngegend. War ja auch keine Familie, mit der man hätte Werbung machen können (bitter).

Th: Aha. Das war vor 20 Jahren eine Problemfamilie, wie man heute sagen würde.

Pat: Mit Sicherheit. Das war so eine Wohnung mit Flur, Küche, Wohnzimmer, Elternschlafzimmer und einem kleinen Kinderzimmer. Es ist Mittagszeit. Ich sitze in meinem Zimmer und mache schnell meine Hausaufgaben, damit ich so rasch wie möglich aus der Wohnung rauskomme.

Th: Der Falke sieht ein Mädchen, das zur Schule geht, und das gerade in der Mittagszeit seine Hausaufgaben macht. Wie sieht das Mädchen aus?

Pat: Kurze Haare, eher jungenhaft. Jeanshose, die die Mutter mal wieder waschen könnte. Etwas schmuddeliges T-Shirt. Das Mädchen geht gerne zur Schule, und es macht auch gerne Hausaufgaben. Das ist etwas, was das Mädchen gut kann. Zu Hause hört es immer nur: Das kannst du nicht. Schularbeiten kann das Mädchen.

(Ich notiere mir im Hinterkopf, dass ich die Problematik noch einmal werde thematisieren müssen, dass das Mädchen wahrscheinlich seine Eltern relativ rasch schulisch überflügelt hat. Das wird eine Problematik von Missgunst und Neid ausgelöst haben, die in der Arbeit mit Täter-Introjekten wohl am besten aufgehoben wäre. Für den Moment vertiefe ich diese Thematik aber nicht).

Th: Was machen die anderen aus der Familie?

Pat: Die Mutter sitzt in der Küche und starrt vor sich hin. Sie hat ein billiges Glas vor sich stehen, in dem früher mal Senf war. Jetzt ist da ein süßer Likör drin. Die Mutter trinkt viel, auch schon tagsüber. Sie hat ihr Nachthemd noch an und einen schmuddeligen Bademantel. Ihre Augen sind verheult. Sie sieht irgendwie so aus, als sei sie in letzter Zeit verprügelt worden.

Th: Der Falke beobachtet, dass die Frau verprügelt aussieht. Wie alt ist die eigentlich?

Pat: Anfang 20. Sieht aber jünger aus. (Stocken, erstaunter Gesichtsausdruck) Die ist ja wirklich noch jung!

(Wieder mache ich mir eine Art innere Notiz. Die Patientin „weiß" kognitiv seit langem, dass die Mutter mit 15 schwanger geworden ist und sie selbst zur Welt kam, als die Mutter grade 16 war. Schwangerschaft, Geburt und Kindheit der unerwünschten Tochter haben der Mutter die ganze Jugend geraubt und sie in Partnerschaften gezwungen, die ihr nicht bekommen sind, in denen sie traumatisiert wurde. Das „weiß" die Patientin, jetzt aber „sieht" sie es. Diese Erfahrung ist wesentlich wirksamer, verändernder, dichter. Trotz aller Distanziertheit geschieht hier ein auch emotional bedeutsamer Lernschritt.)

Th: Ist da noch jemand in der Wohnung?

Pat: Ja, der neue Freund von der Mutter. Ulli heißt der. Aber mit zwei ll. Nicht wie Sie. Das ist ein übler Zeitgenosse.

Th: Freut mich zu hören, dass wir beide unterschiedlich sind. Dieser Ulli ist auch in der Wohnung?

Pat: Der macht grade Mittagsschlaf. Irgendwie arbeitet der oft nachts.

Th: Ja, was beobachtet der Falke?

(Frau Goslar zieht wieder ein Knie hoch. Sie entwickelt einen leichten Tunnelblick und hat Zeichen vegetativer Erregtheit.)

Th: Bitte schauen Sie, ob alle Inneren Kinder und Ihre erlebenden Erwachsenenanteile noch am Sicheren Inneren Ort sind. Es ist wichtig, dass die kommenden Ereignisse niemanden in ihrem Inneren erschüttern oder aufwühlen.

(Frau Goslar lehnt den Kopf in den Nacken, holt mehrfach tief Luft, stellt dann wieder beide Beine auf den Boden, lehnt sich aber etwas vornüber und stützt den Oberkörper mit den Ellenbogen auf den Oberschenkeln ab. Der Blick ist geradeaus gerichtet, der Kopf bei gebeugtem Oberkörper im Nacken.)

Th: Ja, was sieht der Falke?

Pat: Der Typ ruft die Mutter ins Schlafzimmer. Er ist wach geworden. Er geht zum Klo. Die Mutter kommt nur widerwillig, aber sie sieht ängstlich aus. Sie muss mitgehen irgendwie. Der Typ macht eine Bemerkung, die das siebenjährige Mädchen noch nicht versteht. – Die Schlafzimmertür geht zu und drinnen wird es laut. Das Mädchen kennt das. Wenigstens muss ich nicht mit ins Schlafzimmer diesmal.

Th: Ja. Das war davor bei dem anderen Typen ja anders, aber das ist nicht diese Szene. Wir wollen bei dieser einen Begebenheit bleiben. Und bitte wieder alle erlebenden Anteile an den Sicheren Inneren Ort. Gut so.

(Mir ist sehr wichtig, dass die Patientin nicht in ihr ganzes Trauma-Netzwerk einsteigt und sich darin quasi verliert. Jede Szene soll so weit wie möglich als Einzelereignis gesehen und bearbeitet werden. Sonst wird das völlig uferlos.)

Pat: Das Mädchen ist mit den Schularbeiten fertig. (Der Tonfall wird jetzt wirklich etwas nüchtern-hart, wie bei einer Fernsehreportage oder einem Rundfunk-Bericht.) Das Mädchen will spielen gehen und raus aus der Wohnung. In der Wohnung ist irgendwie dicke Luft. Mutter sitzt wieder in der Küche. Das Mädchen geht in die Küche rüber und fragt die Mutter: Darf ich raus, spielen gehen?

Die Mutter schaut hoch und überschüttet das Mädchen mit Vorwürfen. Ganz ohne jeden Grund. „Du denkst immer nur an dich, für mich ist niemand da, es geht mir schlecht, siehst du denn nicht, wie es mir geht?“ usw. Das Mädchen ist völlig überrascht und verdattert, denn es hat doch gar nichts gemacht.

Th: Das Mädchen ist sich keinerlei Schuld bewusst.

Pat: Das kann auch gar nichts dafür. Das ist eine Sache zwischen der Mutter und ihrem neuen Freund.

Th: Der Falke sieht und weiß auch genau: Das Mädchen hat mit der Verfassung der Mutter in dieser Situation nichts zu tun.

Pat: Nein, für diese Sache kann das Mädchen nichts. Plötzlich kommt der Ulli aus dem Schlafzimmer gestürzt, ganz ohne was. Der stinkt nach Schweiß und noch was, irgendwie komisch.

Th: Der Falke sieht, wie das Mädchen mitbekommt: Der Ulli stinkt. (Geruchswahrnehmungen sind oft besonders dicht, besonders grenzüberschreitend. Ich bin sehr wachsam, wie Frau Goslar physiologisch reagiert. Sie bleibt erstaunlich distanziert.)

Pat: Ja, das Mädchen ekelt sich. Am liebsten würde es das Gesicht verziehen, aber dafür hat es früher schon mal schwer eine gescheuert bekommen. Auch von der Mutter. Das Mädchen darf nicht zeigen, dass es Alkohol und Schweiß und das andere eklig findet.

Th: Ja, bringen Sie die erlebenden Inneren Anteile bitte noch einmal an den Sicheren Inneren Ort.

(Kopfnicken)

Th: Gut, wie geht es weiter?

Pat: Der Ulli brüllt durch den Flur, durchs ganze Haus: Was ist das denn für ein Krach? Kann man sich hier nicht mal richtig ausschlafen? Habt Ihr blöden Kühe wieder Streit?

Th: Wie reagiert die Mutter?

Pat: Also ich bin jetzt völlig perplex.

Th: Aha, der Falke ist ganz überrascht.

Pat: Ja, denn das ist eigentlich die Höhe: Die Mutter schiebt alles auf die Tochter. „Die hat mich geärgert, die war ungezogen, die ist nicht nett zu mir, die denkt immer nur an sich“ und so was.

Th: Eigentlich reagiert die eher wie eine Schwester von dem kleinen Mädchen, nicht wie die Mutter.

Pat: Stimmt eigentlich. Das Mädchen versteht das aber nicht. Die versteht die Welt nicht mehr. Der Ulli reißt die Wohnungstür auf und scheuert dem Mädchen eine, sodass es auf den Treppenflur rausgeschleudert wird. Dann kommt er hinterher und versetzt dem Mädchen noch einen Tritt, sodass es die Treppe runterfliegt. Das Mädchen fliegt so kopfüber. Ich seh’ das jetzt so wie in Zeitlupe.

Th: Der Falke beobachtet diese alte Szene wie in Zeitlupe. Das Mädchen bekommt einen Tritt, durch den es die Treppe herunterfliegt, kopfüber.

Pat: Ja, und das Mädchen streckt die Arme nach vorne, um nicht auf den Kopf zu fallen. Dabei rutscht es mit der linken Hand über eine Treppenstufe und knallt so heftig auf die nächste. Es kann sich abfedern und rollt die Treppe runter, aber die linke Schulter sieht ganz komisch aus und tut höllisch weh.

Th: Aha. Wie reagiert das Mädchen?

Pat: Das Mädchen bricht in Tränen aus. Es ist ganz erschrocken und hat tierische Angst.

Th: Und wie reagieren die Erwachsenen?

Pat: Jetzt kommt die Mutter rausgestürzt, weil auch schon einige Türen von den Nachbarn aufgehen. Die Mutter reagiert wieder ganz link. Sie brüllt das Mädchen an: „Kannst du nicht aufpassen? Musst du so schnell die Treppe runter laufen?“ Ich finde das unheimlich mies.

Th: Ja, der Reporter hat richtig Schwierigkeiten, eine sachliche Haltung beizubehalten. Der findet das alles ziemlich empörend.

Pat: Das können Sie aber laut sagen. Das ist eine ganz miese Schote, die da abläuft.

Th: Ja, bringen Sie trotzdem alle erlebenden Seiten bitte an den Sicheren Inneren Ort. Gut. Geht die Szene noch weiter?

Pat: Und ob. Die Mutter ergreift das Kind an einem Arm und reißt es die Treppe wieder hoch. Zum Glück ist es der Arm, dem nichts passiert ist. Dann schleudert sie das Kind ins Kinderzimmer und brüllt das weinende Kind an: „Stell dich nicht so an, halt jetzt Ruhe. Du hast Stubenarrest, heute kommst du nicht mehr raus!" Das Mädchen findet das unheimlich ungerecht, und dem Mädchen tut auch die Schulter so weh. In den nächsten Stunden sitzt das Mädchen mit der kaputten Schulter in seinem Zimmer und traut sich nur drei Mal, zur Mutter in die Küche zu gehen und zu sagen: „Die Schulter tut immer noch weh!" Die Mutter fertigt sie barsch und unwirsch ab. Erst in den späten Nachmittagsstunden sagt sie der Tochter: „Dann zeig mal Deine Schulter her, du Memme!" Und dann geht sie mit dem Mädchen erst zum Arzt.

Th: Wie geht die Szene dann zu Ende?

Pat: Das beim Arzt und im Krankenhaus ist auch noch schlimm. Die Ärztin im Krankenhaus scheißt die Mutter zusammen, warum sie jetzt erst gekommen ist. Die glaubt der Mutter auch offenkundig nicht, dass das Mädchen beim Spielen die Treppe runtergefallen ist. Die Mutter muss sich von der Ärztin noch anhören: „Sind Sie auch beim Spielen die Treppe runtergefallen? Sollte ich Sie nicht am besten gleich mit untersuchen?" Die Mutter ist erschrocken und wütend und reißt das Kind nach dem Arztbesuch so richtig die Straße entlang nach Hause. Das Kind hat einen dicken Verband und darf zwei Wochen nicht zur Schule gehen. – Irgendwie kann ich nicht mehr.

Th: Ja, der Reporter kommt an seine Grenzen. Dann bitte ich Sie, selbst als Erwachsene in diese Szene 1983 hineinzugehen, das Mädchen daraus zu holen und mit dem Mädchen einen Ort aufzusuchen, der für alle Beteiligten angenehm ist. Das Mädchen braucht Trost und Schutz, der Falke braucht Ruhe, um den Kopf wieder klar zu bekommen, und Sie als Erwachsene brauchen auch Unterstützung und Ausgleich, weil Sie hart gearbeitet haben. Wenn ich mich recht erinnere, ist für Sie die Übung des Bades im Meer doch etwas, wo Sie wieder auftanken und zu Kräften kommen können. Habe ich das richtig in Erinnerung?

(Kopfnicken)

Th: Gut. Dann stellen Sie sich bitte vor, die Siebenjährige …

Die Patientin kann anschließend gut für sich selbst sorgen, macht gute Innere-Kind-Arbeit und hat mit der Schwester besprochen, dass sie sich einen Kinderpudding kochen will. Davon muss die Schwester eine Schale mitessen.

Wir stellen sowohl bei der Arbeit mit der Bildschirm-Technik als auch mit EMDR inzwischen gerne einen Durchgang mit der Beobachter-Technik voran. Das stabilisiert die selbstbeobachtenden, kognitiven Anteil und entdämonisiert die Szene. Bei Patientinnen etwa mit einer Dissoziativen Identitätsstörung (DIS) belassen wir es ausdrücklich oft dabei. Mehr wäre weniger, wäre potenziell schädlich.

Wie wäre ein Ablauf mit der Bildschirm-Technik denkbar? Ich setze mich neben die Patientin, verabrede mit ihr noch einmal das Stopp-Signal und tausche mich aus über Körperkontakt.

Th: Ja, Frau Goslar, ich möchte mir heute mit Ihnen eine alte Situation ansehen, die Ihnen noch heute manchmal Schwierigkeiten macht. Vielleicht ist es dann leichter, diese Situation hinter sich zu lassen. Mir ist es wichtig, dass wir uns zusammen die alte Szene anschauen wie einen alten Film auf einer Leinwand, zunächst distanziert und kontrolliert. Damit ich weiß, worum es geht, bitte ich Sie zunächst, mir das Ereignis vorzutragen wie eine kurze Zeitungsnotiz. Am besten sprechen Sie dabei von sich selbst als „ein siebenjähriges Mädchen" und von dem Lebenspartner Ihrer Mutter als „der Mann" oder „der Typ". Ich möchte mich orientieren können, was in der Szene alles an Wichtigem vorkommt.

Pat: Ja, ich war damals sieben, und meine Mutter hatte einen neuen Freund. (Es folgt die Zeitungsnotiz.)

Th: Ah ja, so lief das Ereignis ab. Ich merke gerade, wie dieses alte Ereignis Sie schon wieder einzuholen beginnt. Sie zittern leicht und atmen schnell und hastig. Bitte lassen Sie die Szene noch einmal zurücktreten, orientieren sich hier im Raum. Sie sind im Jahre 2003 in Göttingen, mein Name ist Sachsse, Frau Mühlenbach ist als Krankenschwester mit im Raum. Hier und heute hat mit dort und damals nichts zu tun.

(Pause)

Th: Ja, wieder distanziert?

Pat: Ja.

Th: Gut. – Als Sie sieben Jahre alt waren, welches Jahr war da?

Pat: Moment. Richtig: 1983.

Th: 1983 wohnte eine alkoholkranke Mutter mit ihrem neuen Freund und der siebenjährigen Tochter wo?

Pat: Wir wohnten in Würzburg.

Th: Die drei wohnten in einer Großstadt. Schildern Sie doch mal die Straße, die Wohnung, die Jahreszeit, das Wetter. Was sehen Sie auf dem Bildschirm?

(Ich zeige auf die vor uns liegende Wand)

Pat: Ich sehe eine Wohnsiedlung, so typisch 50er Jahre, Nachkriegszeit. Vier Stockwerke, ein Treppenhaus mit vier Wohnungen an jeder Seite. Die Fassaden sind schon etwas verwaschen, die Häuser müssten mal gestrichen werden. Vor den Wohnungen sind so große Metallstangen, zwischen denen man Wäscheleinen spannen kann, über denen man auch Teppiche ausklopfen kann. Die Jungens nehmen die immer als Fußballtore, und dann ärgern sich die alten Leute, dass es laut ist und dass der Rasen kaputt getrampelt wird. Wir wohnen im ersten Stock, rechts vom Treppenhaus. (Ich korrigiere hier nicht, denn die Patientin erscheint mir distanziert genug.) Die Wohnung besteht aus drei Zimmern, Küche und Bad. Das Mädchen hat ein Kinderzimmer. Dann gibt es noch das Wohnzimmer und das Schlafzimmer, wo die Mutter mit dem neuen Freund schläft.

Th: Was ist für eine Jahreszeit?

Pat: Das muss so Herbst sein. Draußen regnet es auch etwas. Mutter weint viel, ist viel depressiv und trinkt oft schon am Vormittag.

Th: Das ist auch an diesem Tag so? Wie viel Uhr ist es?

Pat: Es ist Mittagszeit. Die Mutter war gerade bei ihrem Freund, und es ist laut gewesen im Schlafzimmer. (Stockt)

Th: Ja, bleiben Sie bitte bei dieser einen Szene jetzt. Die anderen Bilder gehören zu anderen Szenen.

(Frau Goslar reißt sich sichtlich zusammen.)

Der Freund hat sich Schlafen gelegt. Ich bin mit den Schulaufgaben schon fertig und habe mich zum Spielen verabredet.

Th: Bleiben Sie noch etwas in der Außenperspektive, bitte. Das Mädchen will raus zum Spielen. Wie ist das Mädchen gekleidet?

Pat: Das Mädchen hat eine verwaschene, schmuddelige Jeanshose an und ein verblichenes T-Shirt. Draußen ist es schon etwas kühl. Eigentlich ist das Mädchen zu dünn angezogen. Aber das war selten anders. Das Mädchen fragt die Mutter, ob es rausgehen darf. Die Mutter sitzt in der Küche und weint.

Th: Wie sieht die Mutter aus?

Pat: Die Mutter hat in der Mittagszeit noch den Schlafanzug an und darüber einen Morgenmantel. Die Haare sind unordentlich, die Mutter ist ungeschminkt und ungepflegt. Sie sitzt am Küchentisch und weint. Auf dem Küchenschrank steht ein Glas mit süßem Likör.

Th: Das Mädchen kommt in die Küche hinein. Wie geht der Film weiter?

Pat: Das Mädchen fragt die Mutter, ob es rausgehen darf. Die Mutter wird richtig böse und guckt das Mädchen wütend an, obwohl das Mädchen doch gar nichts gemacht hat. (Frau Goslar beginnt zu schlucken, spürbar emotional beteiligt.)

Th: Ja, das ist ein alter Film, hat mit heute nichts zu tun. Das liegt Jahrzehnte zurück, mehr als 20 Jahre. Orientieren Sie sich noch einmal hier im Raum, kommen Sie hierher, atmen Sie einige Male tief durch. So ist es gut. Ja, geht es wieder? Gut. Wie geht es in der Küche weiter?

Pat: Die Mutter giftet das Mädchen an, das Mädchen sei böse, egoistisch, würde nur ans Spielen denken. Sie beklagt sich, dass es ihr so schlecht geht und dass niemand ihr hilft. Niemand würde sich um die Mutter kümmern, sie sei immer ganz alleine, auch die Tochter würde nur an sich denken. – Das Mädchen ist ganz erschrocken und weiß gar nicht, was es falsch gemacht hat.

Th: Ja, wie geht der Film weiter?

Pat: Plötzlich steht der neue Freund der Mutter in der Küchentür. Er ist wütend, weil er geweckt worden ist. Er muss nachts arbeiten, wenn er Arbeit hat. Dann schläft er tagsüber immer besonders lange. Er schaut die Mutter böse an und will auf sie losgehen. Die Mutter zeigt auf mich (schluckt), zeigt auf das kleine Mädchen und sagt: Die ärgert mich, die ist laut gewesen, die ist an allem Schuld.

Th: Ja. Stellen Sie jetzt so viel Abstand her, wie es für Sie wichtig ist. Noch einmal: Das ist Jahre vorbei. Das ist ein alter Film, den wir uns heute gemeinsam anschauen. Wie geht der alte Film weiter?

Pat: Ich sehe das jetzt so wie in schwarzweiß, das läuft ab wie eine Zeitlupe. Das kenne ich ja auch. Der Mann dreht sich um und schlägt mir – schlägt dem Mädchen – ins Gesicht. Das Mädchen reißt die Wohnungstür auf und rennt ins Treppenhaus. Der Mann rennt hinterher und tritt das Mädchen. Das Mädchen fliegt die halbe Treppe hinab und will sich mit den Händen abstützen. Erst merkt es gar nicht, dass es sich verletzt hat. Erst am Fuß der Treppe tut plötzlich die eine Schulter ganz doll weh. Das Mädchen fängt an, laut zu weinen. (Schluckt wieder, Tränen kommen.)

Th: Ja, versuchen Sie jetzt noch einmal, wieder auf Abstand zu gehen. Tief Luft holen. Mir ist wichtig, dass Sie im ersten Durchgang die Erfahrung machen: Ich kann mir das anschauen, ohne dass meine Gefühle mich überwältigen. Geht es wieder?

Pat: Ja. Im Treppenhaus gehen einige Türen auf, und die Mutter kommt rausgestürzt. Sie brüllt laut durch das Treppenhaus das Mädchen an: „Kannst du nicht aufpassen, wenn du die Treppe runter läufst? Musst du immer so heftig sein? Pass doch besser auf!“ Die Mutter tut so, als sei das Mädchen zu schnell die Treppe hinuntergelaufen und dabei gestürzt. Sie kommt die Treppe runtergewankt, reißt das Mädchen an einem Arm die Treppe wieder hoch. Glücklicherweise ist es der Arm, der nicht weh tut. Die Wohnungstür wird zugeworfen, die Mutter klebt dem Mädchen noch eine. Das tut aber gar nicht weh, weil die

Schulter so schmerzt. Die Mutter brüllt: „Stell dich nicht so an! Geh auf dein Zimmer, heute hast du Stubenarrest." Der Freund verzieht sich wieder ins Schlafzimmer, die Mutter geht in die Küche und schenkt sich ein neues Likörglas voll.

In dieser Art gehe ich mit der Patientin distanziert durch, dass sie anschließend mehrere Stunden auf ihrem Zimmer mit der schmerzenden Schulter gewesen ist, sich mehrfach wegen der Schulter bei der Mutter gemeldet hat, dabei erneut Ohrfeigen kassierte, bis die Mutter schließlich abends mit der Tochter zu einem Arzt fuhr, der das Mädchen umgehend ins Krankenhaus schickte. Dort bekam das Mädchen einen Schulterverband, weil das Schlüsselbein gebrochen war, und durfte zwei Wochen nicht zur Schule. Die Mutter schimpfte mit dem Mädchen, weil es so schwierig sei, ihm jetzt Sachen anzuziehen. „Immer machst du Ärger."

Nach diesem ersten Durchgang habe ich den Eindruck, dass drei Situationen besonders traumatisch waren: die Schuldzuweisung durch die Mutter, der Fußtritt mit dem folgenden Treppensturz, schließlich die Stunden des Wartens, als sie verletzt war und keine Hilfe bekam.

Th: Frau Goslar, ich habe den Eindruck, drei Situationen waren für Sie besonders belastend: einmal die Situation in der Küche, als Mutter Sie anschuldigte, an allem Schuld zu sein. Dann der Tritt vom Freund der Mutter oben an der Treppe und schließlich die Zeit auf dem Kinderzimmer, als Sie allein waren, Schmerzen hatten und keiner half.

Pat: Ja, das glaube ich auch. Wobei ich jetzt den Eindruck habe: Das am Anfang in der Küche und anschließend das Warten auf dem Zimmer war noch schlimmer als der Tritt vom Freund. Das war auch schlimm, aber im Moment habe ich den Eindruck, das geht mir nicht so nahe wie die beiden anderen Sachen.

(Nicht selten stellt sich bei einer Trauma-Exposition heraus, dass die Traumatisierung im engeren Sinne aktuell weniger emotional belastend ist als das, was zum Trauma geführt hat, oder die akut posttraumatische Situation.)

Th: Dann beginnen Sie den Film doch mal an der Stelle, wo Sie in der Küche stehen, Mutter ihre Situation beklagt und die Tür vom Schlafzimmer aufgeht und der Freund auf den Flur gestürzt kommt. Wie hieß der eigentlich?

Pat: (schiefes Grinsen) Ullrich.

Th: Oh! Hätte nie gedacht, dass so unerfreuliche Männer einen so erfreulichen Vornamen haben können.

Pat: Deshalb habe ich dessen Vornamen bisher auch nie erwähnt. Ich wollte nicht, dass Sie denken, Sie beide hätten irgendetwas miteinander zu tun.

Th: Nach allem, was ich bisher von dem weiß, haben wir tatsächlich nur den Vornamen gemeinsam. Okay: Dieser Ullrich kommt also auf den Flur gestürzt. Versuchen Sie jetzt mal, wenn Sie es aushalten können, innerlich wieder zu dem siebenjährigen Mädchen zu werden, das da in der Küchentür steht. Vor Ihnen ist Ihre Mutter, hinter Ihnen dieser Ullrich.

(Ich beobachte, wie Frau Goslar spontan die Schulter nach oben zieht, so als ob sie sich duckt.)

Pat: Ich höre, wie meine Mutter sagt: Die ist Schuld!

Th: Ja, halten Sie die Szene in dieser Situation mal an. So, als ob Sie die Zeit dehnen könnten. Was könnte das damals in Ihnen ausgelöst haben? Was spüren Sie heute?

Pat: Ich glaube, ich hab' damals schon gespürt: Das kann doch nicht wahr sein! Das stimmt doch gar nicht! Das ist doch ungerecht! Ich hab' doch nichts gemacht!

Th: Sie haben damals also schon völlig richtig, stimmig, innerlich angemessen reagiert. Bitte spüren Sie in sich hinein, dass dieses junge Mädchen völlig gesund, völlig richtig reagiert hat.

Pat: Und mitten in dieses Erstaunen, diese Überraschung fällt der erste Schlag von dem. Ich spür' den gar nicht richtig, so perplex bin ich.

Th: Ah ja, irgendwie ist der Körper schon ein bisschen abgeschaltet.

Pat: Ja, war ja auch nicht das erste Mal, dass ich mir eine gefangen habe. Und dann ist das wie ein Reflex: Ich dreh' mich um und versuche abzuhauen. War ja auch oft das Beste. Wenn ich dann ein paar Stunden später wiederkam, war alles schon wieder vergessen und vorbei.

Th: Sie sind geflüchtet. Eine sehr richtige und gesunde Reaktion. – Und dann war das oben an der Treppe.

Pat: Ja. Aber das hab' ich auch nicht richtig gespürt. Ich spüre nur, wie ich plötzlich den Halt verliere und falle. Und ich kann mich nicht senkrecht halten. Das muss so gewesen sein, als ob ich im Freibad einen Köpper mache. Nur eben die Treppe runter.

Th: Bleiben Sie einen Moment innerlich bei dieser Sequenz.

Pat: Das fühlt sich ganz unwirklich an. Als ob ich für einen Moment fliege. Ich fühle mich innerlich eher leicht, wie in einem komischen Traum. Ich hab' auch gar keine Angst. Das ist so, als ob das gar nicht wirklich wäre.

Th: Ja, und was ist dann?

Pat: Ich versuche, mich mit den Händen abzufedern. Dabei rutscht die rechte Hand über eine Treppenstufe auf die Treppenstufe darunter. Und plötzlich zuckt mir ein heftiger Schmerz durch die rechte Schulter. Das tut höllisch weh, und ich bin einen Moment wie betäubt. Jetzt liege ich unten an der Treppe und fange sofort an, heftig zu weinen.

Th: Ja, bleiben Sie einen Moment in dieser Situation, gehen Sie in sich hinein und spüren Sie, wie es Ihnen als Siebenjähriger damals ergangen ist.

Pat: Die rechte Schulter tut höllisch weh, der ganze Körper tut mir auf einmal weh. Ich fange sofort an zu wimmern und zu weinen.

(Der Patientin schießen die Tränen in die Augen. Sie beginnt, schwer zu schlucken. Es verschlägt ihr die Sprache.)

Th: Ja, gehen Sie jetzt in das Erleben hinein. Sie stellen heute Ihre erwachsenen Fähigkeiten in den Dienst dieses siebenjährigen Mädchens, erleben noch einmal, wie es der Siebenjährigen damals ging. Lenken sie bitte den Atem ganz bewusst in die rechte Schulter, dort, wo der körperliche Schmerz am intensivsten ist.

(Die Patientin beginnt, intensiver zu atmen. Die rechte Schulter hebt und senkt sich sichtbar).

Th: Und lenken Sie zwischendurch den Atem immer auch mal dahin, wo der seelische Schmerz am intensivsten ist. Ist das mehr im Hals, unter dem Brustbein oder im Bauchraum?

(Die Patientin zeigt mit der linken Hand auf eine Stelle zwischen Brustkorb und Kehle. Die rechte Hand wirkt seltsam schlaff, so, als ob der Muskeltonus dort herabgesetzt wäre.)

Th: Aha, dort spüren Sie Ihre Gefühle am intensivsten. Jetzt bleiben Sie einfach so lange, wie Sie es aushalten können, in dieser Situation, atmen so tief und so intensiv, wie Sie es aushalten können, dorthin, wo der Schmerz und die Gefühle am intensivsten sind.

(Die Patientin wird jetzt überwältigt von einem Tränenfluss, und die Krankenschwester legt ihr eine Hand auf ihre Schulter. Ich begleite diese Reaktion mit Kommentaren wie „Und weiter ganz tief und intensiv atmen“, „Gut, dass das mehr als 20 Jahre vorbei ist“, „Einfach alles fließen lassen“ oder „Nichts verstärken, nichts abbremsen, einfach alles so sein lassen, wie es damals war“. Die Abreaktionen laufen in Wellen ab. Die Patientin bricht in Tränen aus, schluchzt intensiv, dann ebbt die Emotion langsam ab, sie beruhigt sich wieder. Sie holt dreimal tief Luft, dann steigen aus dem Inneren wieder die Tränen auf. Ich bestätige diesen Ablauf: „Ja, das kommt so in Wellen. Es ist wie bei der Brandung. Der Schmerz wird stärker, dann bricht er sich Bahn, überflutet Sie, dann geht er aber auch wieder zurück, und Sie beruhigen sich. Sie lassen das alles ablaufen wie eine Brandung am Strand." Nach dem sechsten oder siebten Anbranden beruhigt die Patientin sich.)

Th: „Ja, ist es jetzt besser?"

Pat: Ja, es ist mehr zur Vergangenheit geworden. Ich hab' die ganze Zeit entweder unten auf der Treppe gelegen oder dann danach in meinem Zimmer, und die rechte Schulter tat höllisch weh. Was jetzt mehr kommt, ist eine unheimliche Wut. Was bilden die beiden sich eigentlich ein? Das war doch eine Riesensauerei. Die machen alles nur verkehrt, keiner hat sich im Griff, die lassen sich gehen, und ich werde für alles angeschuldigt wegen nichts und wieder nichts. Ich könnte diese Schnapsflasche nehmen und sie meiner Mutter durchs Gesicht ziehen. (Irgendwo in diesem Buch habe ich schon mal angemerkt, das Opfer schwächer sind als Täter, nicht prinzipiell besser.)

Th: Ja, Sie spüren jetzt nicht nur ihre Fluchtimpulse, sondern auch Ihre Kampfimpulse. Das ist ja gut. Bleiben Sie noch etwas bei diesen Empfindungen.

In dieser Sitzung bearbeite ich nicht auch noch die zusätzlich quälende und kränkende Situation im Krankenhaus, wo die Mutter unfreundlich behandelt wird, weil sie mit der Tochter erst so spät gekommen ist. Erneut lügt die Mutter sich heraus: „Die hat mir ja vorher nichts gesagt!" Diese Szene wird in einer späteren Exposition bearbeitet.

Es ist nicht unproblematisch, eine traumatische Szene nicht ganz bis zum Ende bearbeitet zu haben. Die Szene ist dann nicht abgeschlossen. Aber die Zeit ist weit fortgeschritten, und die Patientin ist auch emotional sehr mitgenommen. Körperlich strahlt sie deutlich aus, dass sie gerne bald die Sitzung beenden würde. So verabrede ich mit ihr auf der Arbeitsebene, dass wir die Szene im Krankenhaus später aufgreifen.

Am Schluss jeder Trauma-Sitzung stehen Trost und Sicherheit:

Th: Können Sie sich vorstellen, sich als erwachsene Frau heute dieser Siebenjährigen anzunehmen?

Pat: Ich hab' eben schon gesehen, wie ich da mit in der Wohnung stand, meine Mutter zusammengestaucht habe und die Siebenjährige einfach auf den Arm genommen habe und mit ihr zum Arzt gegangen bin. Ich spüre so richtig, wie ich mal als Erwachsene die Siebenjährige auf dem Arm habe und die mir die Schulter nass heult und mal die Siebenjährige bin, die sich an eine Erwachsene endlich mal anschmiegen darf. Das Kind wird ganz ruhig und ganz schlaff, es schläft fast ein auf meinem Arm. Und ich habe als Erwachsene eine Mordswut im Bauch.

So idealtypisch läuft das nicht immer. Trotz guter Vorbereitung, trotz Arbeit an Täter-Introjekten und Arbeit mit dem Inneren Kind sind viele Patientinnen nach der Trauma-Exposition nicht in der Lage, sich selbst zu bemuttern. Dann muss diese Funktion von Inneren Helfern, von idealen Muttergestalten oder von einer anderen, nur guten Inneren Gestalt übernommen werden.

Die Trauma-Synthese, das ganzheitliche Erleben von Wort, Bild, Affekt und Körpersensation, ist schmerzhaft. Häufig ist dieser Syntheseschritt während der Trauma-Expositions-Sitzung schmerzhafter als während des Traumas selbst. Dissoziation mit Depersonalisation und Derealisation sowie Fragmentierung der Informationsabspeicherung haben einen gnädigen Nebel gebildet, alles in eine diffuse Watte getaucht, und diese schonende Diffusität weicht jetzt einer kognitiven und emotionalen Klarheit. Hier liegt auch die Gefahr der Bildschirm-Technik: Diese Gefühlsüberflutung kann Patientinnen überfordern.

Manche Therapeutinnen streben an, dass die **Szene aktiv umgestaltet** wird. Dies tue ich nur dann, wenn der Impuls dazu von der Patientin ausgeht:

> Pat: Ich könnte der die Schnapsflasche durchs Gesicht ziehen!
> Th: Ja, Sie spüren, dass Sie nicht nur Fluchtimpulse in sich haben, sondern auch Kampfimpulse. Stellen Sie sich vielleicht einfach mal vor, Sie würden als Erwachsene dazukommen. Wie könnte die Szene dann weitergehen?
> Pat: Ich würde beide erstmal anbrüllen: „Jetzt ist Schluss! Ich nehm die Kleine mit! Dann habt Ihr endlich eure Ruhe. Ihr kommt ja mit euch selbst gar nicht klar, wie könnt Ihr euch dann um ein Kind kümmern?“ Ich merke plötzlich, wie ich da sehr selbstbewusst und bestimmt im Flur stehe.

Ich würde zögern, der Patientin einfach zuzulassen, sich vorzustellen, die Flasche zu zerschlagen und sie ihrer Mutter dann durchs Gesicht zu ziehen. Archaisch-destruktive Szenen verorte ich in der Phantasie gerne ins Reich der Märchen und Mythen und bearbeite sie als Umgang mit Täter-Introjekten. Patientinnen sind dann doch einige Stunden nach einer solchen inneren Szene ziemlich erschrocken über ihre eigenen aggressiven und destruktiven Impulse. Davor sollte ich als Therapeut die Patientin auch schützen. Wenn allerdings spürbar ist, dass eine solche Hassattacke jetzt der beste Weg wäre, die Situation innerlich weiterzuverarbeiten, dann kann ich die in der Phantasie ja durchaus einmal zulassen. So etwas fällt natürlich leichter auf einer Station, auf der die Patientin hinterher dicht begleitet und betreut werden kann.

Die Bildschirm-Technik wird so variabel, so vielfältig eingesetzt, dass es dafür keine verbindliche Vorgehensweise gibt. Der Grundgedanke bleibt immer gleich: **so viel Trauma-Synthese wie erträglich – so viel Selbstkontrolle wie erforderlich**, um die kognitiven Strukturen sicher aufrechtzuerhalten. Ziel ist die Integration der abgespaltenen Fragmente in das emotional-kognitive Wachbewusstsein, nicht die besinnungslose physische Abreaktion.

Kommen wir zur EMDR:

> Th: Ja, Frau Goslar, Sie leiden ja immer noch unter einigen Flashbacks dieser Szene.
> Pat: Ja, ich hab immer noch das Brüllen von diesem Ulli im Ohr, und das Gesicht von meiner Mutter verfolgt mich richtig, wie die lügt und mich anschwärzt.
> Th: Ja. Die EMDR-Technik hab ich Ihnen ja schon erläutert. Was ist das heute für Sie bedrängendste, belastendste Bild?
> Pat: Das Gesicht meiner Mutter, wie die mich verheult und betrunken anbrüllt.
> Th: Gibt es irgendwelche inneren Stimmen, Überzeugungen, Glaubenssätze, mit denen Sie sich für diese Situation selbst anschuldigen oder abwerten? So: „Selber schuld“, oder: „Ich bin nichts wert“. Oder so was?
> Pat: Manchmal denk ich immer noch: „Geschah dir recht, selber Schuld.“
> Th: Und wie denkt die Erwachsene heute darüber? Oder wie möchten Sie mal darüber denken?
> Pat: Diese Mutter hatte massive Probleme. Die war völlig überfordert, viel zu jung und von allen allein gelassen.
> Th: Und das Kind? Sie selbst?
> Pat: Ich hab mich ganz richtig verhalten, halt wie ein Kind in diesem Alter.
> Th: Ich war ein gesundes, normales Kind – Ich habe mich richtig verhalten. – Ist das so stimmig?
> Pat: Ja. Aber irgendwie ist das nur im Kopf. Das fühlt sich noch nicht so an.

Th: Wenn Sie an das Gesicht Ihrer Mutterdenken, was kommen für Gefühle?
Pat: Angst. Und irgendwie auch Ekel.
Th: Wie intensiv ist das heute noch?
Pat: Im Moment geht das hoch bis 7, vielleicht sogar 8.
Th: Und wo spüren Sie das im Körper?
Pat: Kloß im Hals. Ich krieg bald kein Wort mehr raus.
Th: Führen Sie sich bitte das Bild vor Augen, lassen Sie die negativen Gedanken zu, spüren Sie Ihre Gefühle, und spüren Sie insbesondere in Ihren Körper hinein – und dann folgen Sie meinen Augenbewegungen. (Set von etwa 24 horizontalen Handbewegungen)
Pat: Meine Mutter bekommt das Gesicht voneiner Hexe aus einem Märchenbuch.
Th: Bleiben Sie dabei, machen sie damit weiter. (Set)
Pat: Plötzlich tut die mir einfach nur Leid, richtig Leid. Die war doch selbst eine arme Sau.
Th: Bleiben Sie dabei, machen Sie damit weiter. (Set)
Pat: Jetzt kommt plötzlich der ganze alte Kram mit dem Freund davor. Scheiße. (Atmet schwer.)
Th: Ja, dann halten Sie bitte die Bilder an. Mich bitte ansehen! Schauen Sie mir bitte in die Augen! Gut. Wieder ganz hier? Es wäre nicht gut, wenn alles auf einmal käme.

Auch beim EMDR lassen wir die Verarbeitung nicht einfach laufen, wenn wir Sorge haben, dass alles auf einmal kommt, dass die Patientin dissoziiert oder dass sie sich quasi verliert im Netzwerk der vielfältigen Traumatisierungen. Wir steuern, wir ordnen, unterbrechen und strukturieren. Lieber etwas zu viel Kontrolle und zu wenig Erleben als umgekehrt.

Alles Weitere ist therapeutisches Handwerkszeug und auch manchmal etwas Kunst. Wie Marsha Linehan schon sagt: „Therapie ist wie Jazz." Und für guten Jazz ist es wichtig, die Etüden gut geübt zu haben und sein Instrument sicher zu beherrschen. Alle Trauma-Expositions-Techniken müssen praktikando erlernt werden und in ihrer Anwendung anfangs supervidiert werden. Aber das ist mit allem anderen ja nicht anders.

9.7 Trauer und Neuorientierung: „Es ist was es ist"

Luise Reddemann

Was es ist

Es ist Unsinn
sagt die Vernunft
Es ist was es ist
sagt die Liebe

Es ist Unglück
sagt die Berechnung
Es ist nichts als Schmerz
sagt die Angst
Es ist aussichtslos
sagt die Einsicht
Es ist was es ist
sagt die Liebe

Es ist lächerlich
sagt der Stolz
Es ist leichtsinnig
sagt die Vorsicht
Es ist unmöglich
sagt die Erfahrung
Es ist was es ist
sagt die Liebe

Erich Fried

„Trauer und Neuorientierung" heißt die Phase 3 der traumazentrierten Psychotherapie. Dies darf nun keinesfalls so verstanden werden, als spielten Trauer und Neuorientierung nur am Ende eines längeren therapeutischen Prozesses eine Rolle. Vielmehr sind sie von Anfang an präsent. So kann es sein, dass Sie mit einer Patientin in der ersten Sitzung die Übung des Sicheren Inneren Ortes machen. In der nächsten Sitzung sagt diese Patientin Ihnen: „Nach der Übung habe ich erst so richtig gemerkt, wie unsicher alles in meinem bisherigen Leben gewesen ist, die ganze Kindheit, aber auch alles danach. Ich bin sehr traurig geworden, und ich spüre, dass ich vieles künftig ganz anders machen muss. Ich muss mein Leben viel sicherer gestalten." Damit sind Trauer und Neuorientierung schon nach der ersten Sitzung als Therapie-Thema präsent. Solche Abläufe sind sogar eher die Regel. Stabilisierung, Begegnung mit dem Trauma und Trauer mit Neuorientierung sind ein kontinuierlicher, dynamischer Prozess. Sie sind ineinander verschränkt wie Girlanden keltischer Ornamente.

In diesem Kapitel geht es mir darum, einige allgemein gültige Prinzipien von Verlust- und Trauerprozessen darzustellen, um damit deutlich zu machen, dass Trauern etwas ist, was jeden Menschen oder fast jeden Menschen betrifft. Das Trauern nach Traumatisierungen ist insofern etwas Allgemeines und etwas Spezielles gleichzeitig. Es sei auf die grundlegenden Arbeiten von Freud (1916), Lindemann (1985) und Kast (1982) hingewiesen. Empfehlenswert ist auch das Büchlein „Abschied nehmen" von van der Hart (1982). Diesem Ansatz fühle ich mich besonders verbunden, weil er ebenfalls mit Symbolen arbeitet.

Verluste begleiten das **ganze Leben**. Sie gehören zur condition humaine. Bereits die Geburt ist verbunden mit Verlust: Wir verlieren die Geborgenheit und Sicherheit, die wir intrauterin – jedenfalls, wenn es gut gegangen ist – erleben durften. Der französische Arzt und Geburtshelfer Leboyer (1982) hat gezeigt, dass die Geburt für Mutter und Kind ein Vorgang ist, bei dem beide sich einem Geschehen zu überlassen haben, das nicht mehr vom Willen gesteuert werden kann; das heißt, beide – die Mutter eher bewusst, das Kind unbewusst – verlieren die Sicherheit des Kontrollieren-Könnens und können genau dadurch eine neue Erfahrung von tieferem Eingebundensein in Ordnungen, die größer sind als sie selbst, erfahren. Er hat dies auf poetische Weise verglichen mit Teilen des Odysseus-Mythos.

Es erscheint mir typisch für alle Verluste und Trauersituationen, dass Menschen **etwas verlieren** und **gleichzeitig etwas gewinnen** können, wenn sie dazu bereit sind. Dies zu erfassen ist besonders für Traumatisierte wichtig, aber auch schwierig. So kann die ganze therapeutische Arbeit – der therapeutische Prozess –, ja der ganze Lebensweg gleichzeitig als Tod und Geburt, Verlust und Gewinn gesehen und erlebt werden.

Wenn ein Kind gestillt wird, verliert es irgendwann die Brust der Mutter. Wenn es zu laufen beginnt, verliert es ein Stück Sicherheit des Getragenwerdens. Das Kind muss sich vom Kindergarten, von der Grundschule und schließlich überhaupt von der Schule trennen. Dies alles sind selbstverständliche Entwicklungen, und das Leben schult Menschen – wenn sie Glück haben – auf sanfte Weise, sich an Trennungen und Verluste zu gewöhnen. (Menschen mit traumatischen Erfahrungen hingegen werden auf sehr unsanfte Weise an Verluste gewöhnt.) Früher oder später erlebt man dann Abschiede von geliebten Menschen, sei es durch dauerhafte Trennungen, sei es durch Tod, sei es durch Krankheit: Wenn die Kinder aus dem Haus gehen, bei Arbeitslosigkeit, wenn Frauen unfruchtbar sind oder eine Fehlgeburt erleiden. Das Älterwerden kann als Verlust der Jugend verstanden werden, vielleicht auch mit dem Verlust physischer Stärke und Schönheit konfrontieren. Aber es gibt noch sehr viel mehr Trennungen und Verluste: Man kann seine Träume verlieren, man kann Wünsche und Sehnsüchte verlieren, man kann Hoffnungen und lieb gewordene Vorstellungen verlieren.

Traumata sind Extremerfahrungen von Verlust: vor allem Verlust von Vertrauen, Vertrauen in das Selbst und in eine andere Person bzw. das Schicksal, Verlust von Hoffnung, von Stabilität, Geborgenheit, Gerechtigkeit, Sinn u. a. Verluste lösen Trauer aus. Ich habe nicht den Eindruck, dass wir in einer Zeit leben, in der Trauer und der dazugehörige Prozess des Trauerns willkommen sind. Wir haben keine Kultur des Trauerns entwickelt.

Ich lade die Leserin einmal ein, zu überprüfen, wie sie selbst mit sich und anderen umgegangen ist, als es **Zeit zum Trauern** war. Haben Sie Ihren Gefühlen der Trauer, vielleicht auch der Wut, der Verzweiflung Raum gegeben? Haben Sie sie anderen gegenüber ausgedrückt? Haben Sie sich erlaubt, dass Trauern Sie schwach und verletzlich macht? Konnten Sie sich zugestehen, zu weinen und darüber hinaus auch zu klagen, vielleicht sogar Ihren Schmerz herauszuschreien? Wenn Sie Psychotherapeutin sind, bitte ich Sie, sich zu fragen, ob Sie Ihren trauernden Patientinnen Raum für dies alles lassen können. Wer all diese Fragen bejaht, ist mit sich in liebevollem Kontakt und hat wahrscheinlich erfahren, dass Trauern das Leben bereichern kann. Wer dann auch noch Menschen um sich hat, die in diesem Prozess liebevoll annehmend begleiten, hat Voraussetzungen geschaffen, zumindest zeitweilig ein glücklicher und ganzer Mensch zu sein.

Traumatisierte verfügen meist nicht über diese inneren und äußeren Ressourcen, und die therapeutische Arbeit sollte sie dazu bringen, zumindest die inneren Ressourcen zu entdecken bzw. zu entwickeln.

Trauerprozesse brauchen eine angemessene Zeit. Die Menschen wussten früher, dass es bei schweren Verlusten ein Jahr (das „Trauerjahr") und vielleicht zwei braucht, um durch diesen Prozess zu gehen, und auch die kleinen Verluste brauchen ihre Zeit des Trauerns. Oft genug aktivieren Verlustsituationen Erinnerungen an frühere Verluste. Und man betrauert dann mehr als den einen gerade statthabenden Verlust.

Bei Traumatisierten aktivieren Verlustsituationen hauptsächlich traumatische Erfahrungen, und dann ist es, als sei man auf eine Tretmine getreten. Die Ver- und Zerstörung, die eintritt, trifft die Person unvermittelt und unmittelbar. Ebenso löst die Zurkenntnisnahme und Aufarbeitung von Traumatisierungen Trauerprozesse aus.

Elisabeth Kübler-Ross (1969) hat gezeigt, dass ein **Trauerprozess mehrere Phasen** durchläuft. Erst ist da ein Schock, dann ein Nicht-wahr-haben-Wollen, dann folgen Aufbegehren und Wut, und erst dann sind Akzeptieren und das eigentliche Trauern möglich. Diese Phasen laufen nicht immer hintereinander ab und können einander überlagern und sich wiederholen. Auch in der Arbeit mit traumatisierten Menschen sollte man diese Phasen berücksichtigen. Besonders wichtig scheint mir, dass sich die Phasen mehrfach wiederholen können.

Jedes Trauern konfrontiert letztlich mit Endlichkeit und dem Tod. Trauern sollte ein würdevoller Prozess sein dürfen. Es erfordert, dass Grenzen angenommen werden, die eigenen und die anderer Menschen. Noch allgemeiner ausgedrückt, bedeutet Trauern, die Wirklichkeit anzunehmen, wie sie ist. In der ersten Zeit der Trauer sind Gefühle meist abgeschwächt, denn es besteht ein Schockzustand. Trauer und Depression sind oft wie Schwestern. Alle Gedanken kreisen um den Verlust, und vieles erinnert an Verluste. Auch Dinge, die früher das Leben angenehmer machten, scheinen jetzt unerträglich, weil sie bewusst machen, dass etwas oder jemand verloren wurde.

Die traumatisierte Patientin fragt nach dem **Sinn**. Sie fragt: Warum, warum? Warum mir? Es dauert lange, bis sie akzeptieren kann, dass es auf diese Fragen letztlich nur die paradoxe Antwort gibt, die ein taoistischer Meister so ausgedrückt hat: „Wenn du die Dinge verstehst, sind sie, wie sie sind. Wenn du die Dinge nicht verstehst, sind sie, wie sie sind."

Viele unserer Patientinnen beschäftigen sich in dieser Phase mit spirituellen Fragen (s. Wirtz u. Zöbeli 1995). Als hilfreich hat sich in unserem Konzept erwiesen, die Patientinnen an ihre Helfer zu verweisen. Die Helfer wissen am besten, welche Antworten die Patientin braucht und wo und wie sie sie findet. Es ist erwiesen (Antonovsky 1998), dass Menschen, die eine wie auch immer geartete **religiös spirituelle Orientierung** haben, sich leichter tun, ein schweres Schicksal zu akzeptieren.

Verluste schlagen Wunden, und das Heilen dieser Wunden braucht **Zuwendung zu sich**

selbst, Geduld, ja Langmut. Trauer kann man nicht beschleunigen. Wer sich nicht die für das Trauern notwendige Zeit gibt, schneidet sich von der eigenen Lebendigkeit ab. Verluste bedeuten, dass Möglichkeiten verloren werden, zum Beispiel die Möglichkeit des Austausches, der Klärung u. a. Noch nach Jahren kann man mit dem Schicksal hadern, dass diese oder jene Möglichkeit nicht mehr zur Verfügung steht. Dieses ist besonders für Traumatisierte ein wichtiger Punkt. Denn oft ist eine Klärung mit den Tätern aus unterschiedlichen Gründen nicht möglich.

Ein schwieriges Kapitel im Trauerprozess allgemein sind **Schuldgefühle** und **Selbstvorwürfe**. Wenn ein Verlust erlitten wird, kommen meist Gedanken auf wie: Ich hätte dieses oder jenes tun oder unterlassen sollen. Es fällt schwer zu akzeptieren, dass Dinge sind, wie sie sind, bzw. waren, wie sie waren. Deshalb ist es oft leichter, sich schuldig zu fühlen, statt **Ohnmacht** und Hilflosigkeit zu bejahen: „Mehr konnte ich nicht tun" oder gar: „Ich konnte überhaupt nichts tun". Die Arbeit an Scham und Schuldgefühlen nimmt dementsprechend im Trauerprozess von Traumatisierten breiten Raum ein.

Und doch macht Trauer vielen Menschen Angst. Trauern macht sie weicher und verletzlicher, und es macht auch angreifbarer – sowohl von innen als auch von außen. Ich werde später noch darauf zurückkommen, wie Menschen im Trauerprozess oft sehr stiefmütterlich mit sich umgehen. Dann stürzen sie sich in Aktivitäten, lenken sich ab. Damit will ich nicht sagen, dass man ein Jahr lang inaktiv sein soll, um zu trauern. Dennoch brauchen Menschen Zeit und Stille fürs Trauern. Traumatisierte, die sich ihrer Traumata bewusst geworden sind, sind wie ohne Haut: extrem dünnhäutig, extrem verletzlich, alles scheint zusammengebrochen. Die daraus resultierende Angst und die Ohnmachtsgefühle sind für Traumatisierte besonders schwer auszuhalten.

Trauer fügt der Seele und dem Körper **Schmerz** zu. Trauernde leiden unter vielerlei Beschwerden wie zum Beispiel Schlafstörungen, Appetitlosigkeit und körperlichen Beschwerden. Ich möchte betonen, dass dies „normal" ist. Trauer ist keine Krankheit, dennoch kann sie – in der Regel vorübergehend – krank machen. Das Immunsystem ist geschwächt und anfälliger für Infekte. Oft helfen solche Krankheitszustände, sich mehr Zeit fürs Trauern und damit für sich selbst zu nehmen. Wenn eine Traumatisierte es sich „leisten" kann, körperlich krank zu werden, erscheint uns Therapeutinnen das oft als Fortschritt.

In südlichen Ländern drücken Menschen ihren Schmerz heftig aus. In unseren Augen wirkt das oft „hysterisch". Jedoch ist das Herausschreien von Schmerz sehr heilsam. Eine Witwe, die am Grab ihres Mannes nicht weint, Kinder, die sich zusammennehmen, werden oft bewundert. Die **Versteinerung** kann im Moment sinnvoll sein, aber hilfreich und heilsam ist sie auf Dauer nicht. Versteinerung nach einem Trauma wird **Konstriktion** genannt. Wie wir wissen, ist die Versteinerung häufig genug der Beginn einer lang anhaltenden Depression und anderer Erkrankungen. Wenn die Tränen fließen können, ist oft ein großer Schritt der Selbstheilung getan. Es ist gibt Hinweise, dass allein das **Weinen** manche Krankheiten bessert: So hat man Menschen mit Asthma angeleitet zu weinen, und die Anfälle ließen nach. Wenn Traumatisierte mit konstriktiver Symptomatik weinen können, ist meistens ein großer Schritt getan.

Manchmal haben Menschen Angst, zu viel zu weinen oder dass das Weinen niemals aufhört. Dies begegnet uns bei Traumatisierten häufig. Früher dachte ich: „Man kann nicht zu viel weinen, sondern man weint so lange, wie es nötig ist, und oft über vieles, was noch nie beweint wurde. Irgendwann hört jedes Weinen auf. Eher ist es das Unterdrücken von Tränen, was den Trauerprozess nicht enden lässt." Heute wissen wir, dass lange anhaltende Trauer sich vermutlich doch schädigend auswirkt, da sich lange anhaltende Verhaltensweisen im Gehirn stark einprägen und es Mühe kostet, sie wieder zu verändern. Wir versuchen heute ja auch, Schmerzen rasch mit Medikamenten zu lindern, um kein „Schmerzgedächtnis" entstehen zu lassen. Es erscheint hilfreich, sich und der Patientin bewusst zu machen, dass alles seine Zeit hat, das Weinen, das Lachen und vieles mehr (s. Prediger 3 in der Bibel).

Das **Märchen** „Das Totenhemdchen" handelt von einer Mutter, die, wie es scheint, so lange weinte, bis das tote Kind ihr im Traum erschien und sie bat, mit dem Weinen aufzuhören, damit es zur Ruhe komme. Dieses Märchen gemahnt daran, irgendwann einmal Schmerz und Verlust als zum Leben gehörig zu akzeptieren. Wie kann das geschehen? Ich zitiere den Text „Von Freude und Leid" von Kahlil Gibran (1984):

> „Eure Freude ist entlarvtes Leid. Und diese Quelle, aus der euer Lachen entspringt, ward oft erfüllet von euren Tränen. Und wie könnte es anders sein? Je tiefer das Leid in eurem Innern bohrt, umso mehr Freude vermöget ihr zu fassen. Ist nicht die Schale, die euren Wein enthält, das gleiche Gefäß, das im Ofen des Töpfers gebrannt? Und ist nicht die Laute, die euer Leid lindert, das gleiche Holz, das von Messern durchbohrt ward? Seid ihr fröhlich, so spähet tief in eurem Herzen, und ihr werdet entdecken, dass nur, was euch Leiden schuf, euch auch Freuden bringt. Seid ihr betrübt, so spähet wiederum in eurem Herzen, und ihr werdet finden, daß ihr in Wahrheit weinet um gewesene Wonne. Etliche von euch sagen: ‚Freude ist größer denn Kummer', und andere sagen: ‚Nein, Kummer ist größer als Freude'. Doch ich sage euch: Beide sind unzertrennlich. Sie kommen gemeinsam; und sitzet nur die eine oder der andere bei euch zu Tische, so bedenket, dass der eine oder die andere auf eurem Lager schlummert. Wahrlich, wie die beiden Schalen einer Waage hanget ihr zwischen Leid und Freud. Nur wenn ihr leer seid, gelangt ihr zu Stillstand und Gleichgewicht. Und so einst der Hüter des Schatzes euch emporhebet, um zu wiegen sein Gold und sein Silber, dann wird Freud oder Leid in euch steigen oder fallen, unbedingt."

Kummer und Freude sind unzertrennlich und wie Geschwister. Wer mit dem Trauern nicht aufhören kann, nimmt das Leben nicht, wie es ist, will nicht einsehen, dass beides zum Leben gehört, Freude und Leid. Beim Trauern geht es auch darum, sich das Leben mit allem, was dazugehört, zu Eigen zu machen.

Ich stelle mir vor, dass die Mutter im Märchen nicht aufhören konnte zu weinen, weil sie mehr als den Tod ihres Kindes zu beweinen hatte. Damit will ich nicht das Leid über den Tod eines Kindes schmälern. Es kann geschehen, dass Trauer sich an etwas hängt und dadurch vermieden wird, die Verluste, um die es in Wahrheit geht, zum Beispiel Traumata anzuschauen und zu betrauern. Dann stagniert der Trauerprozess. Dass Menschen, insbesondere wenn sie vielfach traumatisiert sind, sehr viel zu betrauern haben und sich davor auch scheuen, sollte im therapeutischen Prozess anerkannt werden.

Tiefenpsychologisch kann man das Märchen auch anders verstehen: Viele Menschen in den westlichen Kulturländern haben wenig Kontakt zu dem Kind, das sie waren. Dieser **Verlust des Inneren Kindes in sich** kann endlos traurig machen, ohne dass gewusst wird, warum. Der Prozess, der da nötig wäre, ist, sich bewusst zu machen, dass das Kind in einem „tot" ist, damit es wieder lebendig werden kann und damit man aufhören kann zu weinen. Menschen, die traumatisiert sind, tun nicht wenig, um diesem Kind in sich und ihrer **Trauer nicht begegnen** zu müssen: Sie sind ständig aktiv, wollen nie zur Ruhe kommen, sie machen sich auf die eine oder andere Weise abhängig von Menschen oder Dingen oder Drogen oder Alkohol. Wir wissen, dass das alles dazu dienen kann, seelischen Schmerz und Trauer nicht spüren zu müssen. Jedoch sind nach meinen Erfahrungen die Chancen für Trauerarbeit nach der Trauma-Synthese allgemein günstig.

Ich möchte einen **gelungenen Trauerprozess** anhand des Märchens „Aschenputtel" darstellen. Dieses Märchen kann man, wie alle Märchen, auf vielerlei Arten verstehen. Hildegunde Wöller (1984) sieht in diesem Märchen die „Energie der Liebe". Sie hat mich bei meinem Verständnis dieses Märchens sehr inspiriert. Ich gehe allerdings in meinem Verständnis zum Teil andere Wege als sie. In meiner **Märcheninterpretation** folge ich der jungschen Schule und verstehe alles, was im **Märchen** vorkommt, als **Teile des Selbst**, weil dadurch ein innerseelischer Prozess deutlich wird.

Wenn es einem Menschen gut geht, fühlt er sich reich, wie der reiche Mann im Märchen. Aber dann verliert dieser Mensch etwas oder jemanden und fühlt sich plötzlich wieder klein, schwach und hilflos. Im Märchen ist das Kleine durch die Gestalt des Mädchens, das später Aschenputtel heißt, repräsentiert. Aschenputtel ist die zentrale Gestalt. Sie durchleidet den Verlust. Wann immer jemand etwas verliert, gibt es einen Teil, der trauert; auch wenn man nach außen gar nicht erkennbar und manchmal nicht einmal für sich selbst erkennbar trauert. So bleibt dieser Teil lange Zeit, bis er sich gewandelt hat. Im Märchen ist es die Hochzeit mit dem Königssohn, durch die das Ende des Trauerprozesses deutlich wird. Hochzeit bedeutet: ganz werden, die verschiedenen seelischen Anteile, sowohl weibliche und männliche als auch zum Beispiel „gute" und „böse" in sich verbinden bzw. transformieren. Dass das ein mühsamer Weg ist, ist aus dem Märchen ersichtlich.

Im Märchen stirbt die Frau des Mannes bzw. die Mutter des Mädchens. Wer jemals einen ernst zu nehmenden Verlust erlitten hat, kennt das Gefühl, sich „mutterseelenallein" auf der Welt zu fühlen. Wenn man sich seiner Traumatisierungen bewusst wird, löst das ebenfalls ein Gefühl von „mutterseelenallein" aus. Mag auch der „reiche Mann" einem seiner Geschäfte nachgehen, mag man im Alltag funktionieren, das, was weich und verletzlich ist – das Kind –, ist erst einmal untröstlich. Die Fähigkeit, sich selbst zu beruhigen, zu trösten, die Mutter in einem scheint dahin. Durch den Verlust wurde auch sie verloren. Das Mädchen im Märchen geht dann jeden Tag zum Grab der Mutter und weint. So können Menschen im Trauerprozess auch immer wieder innerlich zu dem, was sie verloren haben, gehen und es beweinen. Dieses Weinen um etwas Verlorenes verbindet einen gleichzeitig mit ihm. Es ist ein Ausdruck der Treue – im Märchen der Tochter zur Mutter –, also des kindlichen Teils zur Inneren Mutter, die verloren zu sein scheint. Es gibt in jedem Menschen dieses traurige Kind, nur wollen die meisten es die meiste Zeit nicht zur Kenntnis nehmen. Wenn ein Verlust erlebt wird, kann man ihm begegnen. Es scheint mir wichtig, dass dies als Chance begriffen wird: Wenigstens in Situationen des Kummers kann man nicht vor ihm weglaufen. Und in der Behandlung von Traumatisierten ist dies der späteste Zeitpunkt, wo dem Inneren Kind nicht mehr ausgewichen werden kann.

Das Mädchen im Märchen bleibt in Verbindung mit dem Bild der gütigen Mutter, denn diese hatte ihm gesagt: „Ich will vom Himmel auf dich herabblicken und will um dich sein." Wenn eine Patientin also beginnen kann, in sich wieder das liebevolle Mütterliche zu spüren (dadurch, dass sie zu ihrem Inneren Grab gehen und gleichzeitig vertrauen kann), fängt parallel zum Trauern der Heilungsprozess an. „Gut und fromm" blieb das Mädchen, d.h. das Mädchen verbitterte nicht, es vertraute dem Leben als einem Prozess. Dies scheint mir ein wichtiger Punkt im Heilungsgeschehen von Trauma-Patientinnen: dass sie auf irgendeine Art einen Weg finden, dem Leben als einem Prozess zu vertrauen.

Die Mutter im Märchen ist zweifellos mehr als eine reale Mutter. Die Mutter steht nach meinem Verständnis für die Göttin, denn sie hat große Macht. In den Zeiten, als **das Göttliche weiblich** verstanden wurde, hatten die Menschen, mehr als in späteren und bis heute andauernden Zeiten, in denen Gott als Mann erlebt wird, ein Wissen um die Einheit vom Leben und Sterben, Geburt und Tod. In allen Kulturen, in denen sich wenigstens Reste dieses Wissens erhalten haben, ist die Angst vor dem Tod geringer. In unserer Kultur wird der Tod oft als Strafe verstanden, nicht als Teil eines Prozesses von Werden und Vergehen. Ein weiterer wichtiger Punkt in der Arbeit mit traumatisierten Frauen ist, dass Frauen in dieser Kultur kein weibliches Göttliches besitzen. Dies schwächt das Selbstwertgefühl von Frauen in einem Maß, wie es von Psychotherapeutinnen selten gewürdigt wird. Ich halte es für wichtig, Frauen darin zu unterstützen, dieses weibliche Göttliche in sich zu finden. Die Leserin sei eingeladen, sich ein vertrautes Gebet, zum Beispiel das „Vaterunser" in einer weiblichen Version vorzustellen: „Mutter unser, die Du bist im Himmel". Übrigens hat Neil Douglas Klotz (1992) gezeigt, dass im Aramäischen, der Sprache Jesu, das Wort AWUN, das durch die griechische Übersetzung zu „Vater" wurde, eigentlich „Mutter und Vater" bedeutet. Zu Jesu Zeit und in seiner Sprache war Gott beides: Mutter und Vater. Alle Menschen, die eingebunden sind in die patriarchale Kultur, die das weibliche Göttliche fast getötet hat, trauern in ihrem Unbewussten um die Göttin. Für Frauen ist es besonders wichtig, dass sie – vorausgesetzt, eine wie auch immer geartete transpersonale Orientierung ist ihnen wichtig – Bilder für das weibliche Göttliche finden. Patientinnen, die hieran kein Interesse haben, können dennoch darauf hingewiesen werden, dass es eine Wirkung auf die Psyche hat, wenn eine Frau von klein auf nur mit einem männlichen Gott konfrontiert ist.

Im Märchen nimmt sich der reiche Mann eine andere Frau. Das kennen Trauernde gut: Der reiche Mann in ihnen will schnell alles vergessen, will weiter, will keine Unannehmlichkeiten und sucht sich schneller etwas Neues, als es einem gut tut. Im Märchen sind es die neue Frau und ihre Töchter. Was machen nun diese neue Frau und ihre Töchter? Sie verhöhnen das Mädchen, diesen Teil, der noch zu trauern hat. „Sie nahmen ihm seine schönen Kleider weg, zogen ihm einen grauen, alten Kittel an und hölzerne Schuhe. (...) Da musste es von morgens bis abends schwere Arbeit tun.“ Obendrein taten ihm die Schwestern alles ersinnliche Herzeleid an, verspotteten es und schütteten ihm die Erbsen und Linsen in die Asche. „Abends musste es sich neben den Herd in die Asche legen, und weil es dann immer staubig und schmutzig aussah, nannten sie es Aschenputtel.“

Dies ist für mich eine sehr treffende Beschreibung dessen, was geschieht, wenn ein trauernder Teil nicht ernst genommen wird, wenn er „verspottet“ wird. Er fühlt sich gedemütigt wie eine Küchenmagd; nicht mehr mit stolzem, erhobenem Haupt kann man dann trauern, sondern man versinkt immer mehr in Verzweiflung und geht in „Sack und Asche“. Asche steht auch für das, was tot ist in einem, und weil die inneren bösen Stiefschwestern, die sich nicht ums Leben als Ganzes kümmern wollen, sondern um die Äußerlichkeiten, den trauernden Teil wegschieben, muss er sich umso mehr mit dem Todesthema auseinandersetzen.

Traumatisierte sind nach meiner Erfahrung mehr als andere Menschen ohnehin mit dem Todesthema beschäftigt, und der trauernde Teil in ihnen geht meistens schon jahrelang in „Sack und Asche“. An dieser Stelle sei darauf hingewiesen, dass innerseelisch das, was jemanden belastet, gerade einen Entwicklungsprozess und mehr Tiefe ermöglicht.

Märchen zeigen, dass das Dunkle auf Dauer nicht aus dem Leben verbannt werden kann, und wenn „Linsen und Erbsen mit Asche vermischt werden“, d. h. man sich hinwegsetzt über das, was in Menschen keimen könnte – Linsen und Erbsen gelten als Symbole der Fruchtbarkeit –, dann muss umso geduldiger wieder das Lebendige und das Tote sortiert werden bis zur Erschöpfung.

Stiefmutter und Stiefschwestern sind Teile, die nicht das wahre Wesen repräsentieren: Sie sind am Werk, wenn man Dinge spricht oder tut, die einem nicht entsprechen, wenn man handelt, weil andere einem sagen, so und so hätte man zu handeln, obwohl man tief innen ahnt, dass das Reden und das Tun nicht der eigenen Wahrheit entsprechen. So geht man „stiefmütterlich“ oder „stiefgeschwisterlich“ mit sich um, und der traurige Teil hat umso mehr Grund zu trauern. In der Phase des Trauerns kann die Patientin spüren, ob sie liebevoll-mütterlich oder stiefmütterlich mit sich umgeht. Gelingt es ihr, alles, was ihr widerfahren ist, ihren ganzen Schmerz, ihre Scham- und Schuldgefühle, ihre Wut, ihren Hass, ihre Verzweiflung liebevoll anzunehmen? Mir scheint, dass gerade dieser Punkt in der Integrationsphase einer Trauma-Therapie nicht oft genug hervorgehoben werden kann.

Das Märchen zeigt viel darüber, was diese Kultur kollektiv dem Weiblichen antut und antat. Seit Jahrtausenden wird es entwertet. So kennzeichnet das Märchen zum Beispiel die häusliche Arbeit aus Sicht der Stiefschwestern als niedrig und beschämend. Wenn man im eigenen Inneren Hausarbeit verrichtet, so gilt das in unserer Kultur meist als wertlos. Früher trugen Menschen ein Jahr Trauerkleidung, und das Jahr galt allgemein als wichtig. Heute erlaubt sich kaum jemand, in Ruhe und Stille offen zu trauern. Eine traumatisierte Patientin bräuchte besonders die

Zeit des Trauerns und Räume dafür. Es fällt ihr selbst oft schwer, sich diese Zeit zu geben, und auch die Umgebung drängt häufig genug.

Mit dem Unbewussten, das sagen kann, was zu gegebener Zeit das Richtige und Notwendige ist, gehen viele genauso stiefmütterlich um. Wer nimmt sich zum Beispiel die Zeit, seine Träume in Ruhe zu betrachten und deren Sinn zu entschlüsseln? Es gibt Kulturen, in denen es selbstverständlich ist, dass man sich gegenseitig seine Träume erzählt. Die Patientin wird also ermutigt, ihre unbewussten Prozesse wie Träume u. a. ernst zu nehmen und sich Zeit dafür zu lassen. Nun ist aber das stiefmütterliche Umgehen mit der eigenen Trauer das, was den Prozess verlängert, aber auch vertiefen kann; was, wie das Märchen zeigt, ein sehr wesentlicher Weg der Entwicklung sein kann. Der Patientin aufzuzeigen, dass Hindernisse gleichzeitig eine Vertiefung und mehr Lebendigkeit nach sich ziehen, unterstützt den Prozess.

Das Aschenputtel erbittet sich vom Vater ein Reis, das es auf das Grab der Mutter pflanzt, und wieder „weint es sehr“. Aus Tränen kann etwas neues Lebendiges wachsen. Der Haselnussbaum, der im Märchen wächst, galt als Baum der Weisheit, also kann durch Trauer Weisheit entstehen. Man versteht besser als zuvor, dass nach Verlust wieder Neues entstehen kann.

Auf dem Baum kann nun ein weißes Vöglein Platz finden, das dem Mädchen seine Wünsche erfüllt. Weiße Vögel galten als Seelenvögel und Friedensbringer. Aschenputtel hat nun also durch ihre Trauer hindurch und durch ihre vielen Tränen Kontakt zu anderen Dimensionen des Seelischen gefunden. Wenn es gelingt, in diese Bereiche vorzudringen, können Wünsche wieder ins Bewusstsein kommen. In diesen Zeiten finden Patientinnen oft Antworten auf sie bedrängende Fragen, auch Sinnfragen.

Aber noch ist das Ende der inneren Reise nicht erreicht: Aschenputtel möchte auf den Tanz des Königs gehen, und die Stiefschwestern hindern sie daran. Solange man innerlich zu sehr mit der Trauer beschäftigt ist, sind äußere Dinge unwichtig, und es gibt doch noch keine echte Freude am Leben. Die Stiefschwesternanteile, die sich nicht um die Trauer kümmern wollen, wollen schon längst schöne Kleider und Schuhe anziehen. Viele verachten sich oft selbst für ihre Trauer; die Umwelt tut das ihrige dazu, indem sie ermahnt, nun doch endlich mit dem Trauern aufzuhören, schließlich gehe das Leben doch weiter. Die Stiefmutter verachtet den traurigen Aschenputtelteil und verhöhnt ihn. Sie wirft ihm Linsen in die Asche, und noch einmal gilt es, das keimende Leben, die Liebe zum Leben, das Ja zum Leben, wie es ist, auch mit seinen Verlustsituationen, zu trennen von der toten Asche. Es muss sehr genau Rechenschaft abgelegt werden über das, was lebendig ist, und das, was tot ist. Es geht nicht darum, das „Tote“ zu leugnen und wegzuschieben. Es ist ja auch da. In einem der ältesten Mythen aus unserem Kulturkreis, von Innana, der Göttin des Lichtes, muss diese in das Reich von Ereschkigal, der Todesgöttin, hinabsteigen und dort sterben (Perera 1985). Erst danach konnte das Leben in ihr wieder erwachen. Durch das Wasser des Lebens konnte sie wieder zurück auf die Erde. Trauerprozesse gelingen nicht, wenn keine Bereitschaft da ist, auch durch die innere Hölle der Verzweiflung und Einsamkeit zu gehen. Leben beinhaltet, auch bereit zu sein, in die Unterwelt, ins Dunkle zu gehen. Ich verstehe es so, dass es nicht darum geht, den Tod zu besiegen, sondern sich ihm hinzugeben. Die Patientin ist ja bereits durch die Traumatisierung und die Trauma-Arbeit durch ihre innere Hölle gegangen, und sie hat viele Todeserfahrungen gemacht durch die Traumatisierungen. Durch die Aufarbeitung der Traumata weiß sie auch mehr von ihrem Lebenswillen. Man könnte ihr also zum Beispiel sagen:

> „Durch Ihre schrecklichen Erfahrungen haben Sie sich mutig wie Innana in die Arme des Todes, in die Hölle begeben; selbst wenn Ihnen das damals, weil Sie ein Kind waren, nicht bewusst war. Es ist wichtig, dass Sie diesen Mut bei sich selbst anerkennen. Lassen Sie uns zusammen schauen, was für Sie genau ‚das Wasser des Lebens‘ ist, das Sie brauchen, um sich dem Leben als Ganzem zuzuwenden.“

Gleichzeitig ruft Aschenputtel die Tauben, Sendboten der großen Mutter, beim Sortieren zu Hilfe. Der Trauerprozess, das Sortieren von Linsen und Asche, muss mehrfach durchgeführt werden. So durchlebt die Patientin wieder und wieder ihre Trauer und Todessehnsucht. Frauen erleben in diesem Trauerprozess, wie weit sie von den Quellen ihrer Weiblichkeit entfernt sind, und Männer können entdecken, wie wenig sie in Kontakt sind mit ihrer Anima, ihrem weiblichen Teil. „Zur weiblichen Weisheit" – die Frauen und Männern gegeben ist – „gehört, dass das Sterben einbegriffen ist in den Fluss des Lebens" (Wöller 1984, S. 67).

Durch den Abstieg ist das trauernde Innere Kind, das Aschenputtel, endlich bereit, wieder dem Leben in seiner Fülle und Schönheit zu begegnen. Jetzt erhält es vom Grab der Mutter dreimal ein schönes Kleid, damit es zum Tanz des Königs gehen kann, und das ist im Inneren oft eine Zeit, wo man sich selbst nicht wiedererkennt. Die Stiefschwestern und die Stiefmutter im Märchen erkennen Aschenputtel nicht. Der hämische und selbstverletzende Teil und der trauernde Teil sind einander noch sehr fremd. Im Kontakt mit dem inneren liebevollen, mütterlichen Teil kann die Patientin anfangen, sich am Tanz des Lebens zu erfreuen. Patientinnen beginnen in dieser Phase oft, sehr kreativ zu werden. Sie malen, töpfern, tanzen, trommeln usw. Die Therapeutin sollte diese Kreativität in allen Aspekten bejahen und unterstützen.

Danach verbindet sich der Königssohn mit Aschenputtel, die zur Königin wird. Aber auch diese Verbindung, bis sie dauerhaft ist, braucht Zeit und hat ihre Hindernisse. Dreimal geht Aschenputtel zum Tanz. Dieses Dreimalige im Märchen kennen wir aus vielen Märchen, und es zeigt, dass Ganzheit nicht leicht gelingt. Es zeigt, dass Entwicklungen Zeit brauchen. Der Königssohn verliert die Prinzessin, und der reiche Mann, ihr Vater, will ihrer habhaft werden, indem er erst das Taubenhaus und dann den Birnbaum tötet. Oft gibt es im Trauerprozess Zeiten der Wut, die die Patientinnen gegen sich selbst richten. Sie vernichten ihre inneren Quellen immer wieder, aber wenn sie den Abstieg hinter sich haben, kann sie auch dies nicht aufhalten. Patientinnen mögen Rückfälle in selbstverletzendes Verhalten (SVV) haben oder andere (auto)destruktive Verhaltensweisen. Es ist wichtig, dass die Therapeutin gelassen bleibt und die Zusammenhänge, zum Beispiel anhand des Märchens, klärt und erklärt.

Ein letztes Hindernis auf dem Weg ist das Pech, das der Königssohn auf die Treppe streicht. Ich verstehe dieses Bild als Hinweis auf Ungeduld. Wenn die Patientin allzu ungeduldig auf ihrer seelischen Entwicklung beharrt, dann kann sie „Pech" haben, und es gibt einen so genannten Rückfall.

Als Nächstes verliert sie noch einmal die Verbindung zum weiblichen Teil in sich, im Märchen dargestellt durch den Schuh. Nun muss der Königssohn noch einmal Geduld aufbringen und die rechte Braut suchen. Erst begegnet er den Stiefschwestern. Sie versuchen ihn zu täuschen. Die abgehackte Zehe und die abgehackte Ferse zeigen, dass die Patientin noch nicht auf ihren Füßen voll im Leben stehen kann und wirklich mit der Erde, die sie trägt, verbunden ist. Die Stiefschwestern stehen ja für das in ihr, das nie zufrieden und immer neidisch ist. Wenn sie diese Seiten nicht annehmen und transformieren kann, kann sie nicht auf beiden Beinen fest im Leben stehen. In dieser Phase geht es darum, die eigenen Schattenseiten anzunehmen und spätestens jetzt aus der Opferhaltung herauszukommen. Mir ist wichtig, dass so genannte negative Seiten bejaht werden und auch das in ihnen steckende Potenzial gesehen wird. Es sind ja die Stiefschwestern, die erst einmal auf den Königssohn zugehen, während Aschenputtel versteckt bleibt.

Wer ist dieser innere Königssohn? Ich verstehe ihn als einen inneren männlichen Teil, der spielerisch ist und bereit, auf die innere Weisheit, die Tauben, zu hören. Er ist kein rechthaberischer Teil, der ausschließlich nach Gesetz und Ordnung ruft, sondern einer, der auch den Tiefen des Lebens – dem Pech – nicht ausweicht.

Geführt durch die innere Weisheit, können sich dann Animus und Anima verbinden. Sie feiern Hochzeit, und das bedeutet, dass die Patientin durch den Trauerprozess hindurchgegangen und reicher als zuvor ist.

Was geschieht mit den Stiefschwestern? Die Tauben hacken ihnen bei der Hochzeit die Augen aus, sodass sie „mit Blindheit auf ihr Lebtag gestraft" sind. Dies ist nach meinem Verständnis nur scheinbar grausam. Blindheit der äußeren Augen führt dazu, dass man mit dem inneren Auge sehen kann. In Märchen und Mythen sind sehr oft die Blinden Seher, und d.h., dass man nun auch mit diesen „bösen" Anteilen die wahre Schönheit integrieren kann, von der das Annehmen von allem, was zum Leben gehört, ein Teil ist. Eine andere Sichtweise ist die, dass bestimmte „böse" Teile unschädlich gemacht werden müssen (s. Kap. 9.5.1.3 in diesem Buch), bevor Heilung möglich ist. Estés (1993) hat so auch das „grausame" Märchen von dem „Mädchen mit den roten Schuhen" interpretiert.

Der tiefer gehende Trauerprozess bringt die Patientin in Kontakt mit vielen Seiten, die ihr in so genannten guten Phasen nicht bewusst waren. Vor allen Dingen kommt sie in Kontakt mit den vielen Aspekten des Kindes in sich, und zwar besonders mit dem trauernden Kind in sich. All die vielen Träume, die die Patientin glaubte, begraben zu müssen, werden berührt. Es ist notwendig, dass die Patientin sich Zeit nimmt, „am Grab" zu trauern: Dies verbindet sie mit inneren mütterlichen Teilen. Wenn sie sich erlauben kann, dass ihre Tränen fließen, ist sie wieder in Kontakt mit sich selbst.

Zum Trauern gehören auch die Verzweiflung, die Zweifel, der Hass gegen sich selbst, die Ablehnung des Lebens, und es ist notwendig, dass die Patientin sich mit diesem dunklen Reich in ihr genauso auseinandersetzt wie mit dem, was neu in ihr wachsen will. Sie ging ja bereits durch ihre eigene innere „Hölle", und nun ist Geduld nötig, diese verschiedenen Teile in ihr anzuschauen und zu sortieren. Wenn sie dann etwas Neues in sich entstehen lässt, so braucht sie Weisheit und Geduld mit sich selbst, und dadurch wird sie reich beschenkt und gewinnt sich selbst in einer Tiefe und mit einem Reichtum, den sie sich zuvor gar nicht vorstellen konnte.

Dieses Märchen und viele andere weisen immer wieder darauf hin, dass das Leben mehr ist, als irgendetwas zu haben und es festzuhalten. So kann letztlich auch ein einmal aufgedecktes Trauma nicht festgehalten werden.

Abschließend möchte ich noch auf einige **Techniken** hinweisen, die nach meiner Erfahrung die **Trauerarbeit unterstützen**:

- **Briefe schreiben:** Dieses Verfahren wird von verschiedenen Therapie-Richtungen empfohlen (van der Hart 1982; Sogyal 1994). Der Patientin wird empfohlen, Menschen, die sie verletzt haben, in Briefen, die sie nicht abschickt, alles mitzuteilen, was sie jemals hat ausdrücken wollen.
- **Rituale:** Hierzu verweise ich auf das Buch „Abschied nehmen. Abschiedsrituale in der Psychotherapie" von van der Hart (1982). Wir erleben immer wieder, wie hilfreich es für die Patientin ist, neu anzufangen, wenn sie zuvor ein ihr gemäßes Abschiedsritual durchgeführt hat.
- **Meditation über Vergänglichkeit und Tod:** Die Patientin kann darüber nachdenken, was ihr in zehn, fünf, einem Jahr, wenn sie nach Ablauf dieses Zeitraums sterben müsste, wichtig wäre (s. Wetzel 1996). Der Zeitraum kann weiter verkürzt werden bis zu einem Tag. Dadurch entwickelt sich ein Gespür dafür, was wirklich für einen selbst wesentlich ist, und dies kann zum Beispiel dabei helfen, innere und äußere Klärungen herbeizuführen.

Literatur

Antonovsky H (1998). Vertrauen, das gesund erhält – wann manche Menschen dem Streß trotzen. Psychol Heute; 2: 51–6.

Estés PC (1993). Die Wolfsfrau. Die Kraft der weiblichen Urinstinkte. München: Heyne.

Freud S (1916). Trauer und Melancholie. GW X. Frankfurt a. M.: Fischer; 428–64.

Gibran K (1984). Der Prophet. 14. Aufl. Olten, Freiburg: Walter.

Kast V (1982). Trauern. Phasen und Chancen des psychischen Prozesses. Stuttgart: Kreuz.

Klotz ND (1992). Das Vaterunser. München: Knaur.

Kübler-Ross E (1969). Interviews mit Sterbenden. Stuttgart: Kreuz.

Leboyer F (1982). Das Fest der Geburt. München: Kösel.

Lindemann E (1985). Beiträge zur Krisenbewältigung und Krankheitsvorbeugung. Göttingen: Vandenhoeck & Ruprecht.

Perera SB (1985). Der Weg zur Göttin der Tiefe. Interlaken: Ansata.

Sogyal R (1994). Das tibetische Buch vom Leben und Sterben. 4. Aufl. Bern, München, Wien: OW Barth.

van der Hart O (Hrsg) (1982). Abschiednehmen. Abschiedsrituale in der Psychotherapie. München: Pfeiffer.

Wetzel S (1996). Entspannung und Meditation. Thesen und Übungen. Jütchendorf: Selbstverlag.

Wirtz U, Zöbeli J (1995). Hunger nach Sinn. Menschen in Grenzsituationen – Grenzen der Psychotherapie. Zürich: Kreuz.

Wöller H (1984). Aschenputtel – Energie der Liebe. Zürich: Kreuz.

10 Wirksamkeit

10.1 Zur Wirksamkeit traumazentrierter Psychotherapie

Günter H. Seidler

Unter „(Psycho-)Trauma“ wird im Folgenden eine psycho-somatische Verwundung verstanden, die auf ein Ereignis (oder auf mehrere Ereignisse) zurückgeht, bei dem im Zustand von extremer Angst (Todesangst) und Hilflosigkeit die Verarbeitungsmöglichkeiten des betroffenen Individuums überfordert waren. Auch wenn die klinische Diagnostik gegenwärtig noch nahezu ausschließlich an der psychischen Symptomatik orientiert ist und physiologische Parameter lediglich im wissenschaftlichen Kontext berücksichtigt werden, erscheint es unumgänglich, die schon von Kardiner (1941, S. 195) gebrauchte Kennzeichnung einer derartigen Wunde als „physioneurosis“ erneut zu betonen: Die traumatisierende Gewalteinwirkung hinterlässt ihre Spuren in der Physiologie des beschädigten Individuums, und die relative Gleichförmigkeit der seelischen Wunden – nahezu unabhängig von der Art der jeweiligen Gewalteinwirkung – ist nur über die Anerkenntnis dieses Sachverhaltes zu plausibilisieren.

> Trauma-Qualität ist gekennzeichnet durch den durchschlagenden Effekt auf die Physiologie im Entmächtigungsgeschehen; die Wirkung entfaltet sich außerhalb eines symbolisierbaren Erlebnisses oder einer symbolisierbaren Erfahrung, weshalb wir, dem Sprachgebrauch einer Patientin folgend, von „Geschehnissen“ sprechen, und nicht von traumatisierenden „Erfahrungen“. Entsprechend ist auch das, was aktuell als „Trauma-Therapie“ betrieben wird, nur auf diesem Hintergrund verständlich.

Für das Verständnis von Trauma-Therapien und dessen, was mit ihnen bewirkt werden soll, ist es ebenfalls unerlässlich, sich den prinzipiellen Unterschied zwischen dem Erleben traumatischer und nichttraumatischer Erinnerungen zu vergegenwärtigen (van der Kolk u. Fisler 1995): Während traumatische Ereignisse voneinander dissoziierte „mental imprints“ (S. 505) hinterlassen und offenbar getrennt hinsichtlich verschiedener Sinneseindrücke abgespeichert werden, die sich als intrusive Erinnerung in unterschiedlichen „Flashbacks“ manifestieren, werden nichttraumatische Eindrücke als kontextualisiertes, persönliches Narrativ ausgearbeitet und können intendierbar erinnert werden. Diese traumaspezifische Informationsverarbeitung wird für „the very core of the pathology of PTSD“ gehalten (S. 523); eine Einwirkung auf diese Vorgänge steht im Zentrum aktuell relevanter Trauma-Therapie-Verfahren.

Bei den zur Diskussion stehenden Krankheitsbildern ist in erster Linie die Posttraumatische Belastungsstörung (PTBS = Posttraumatische Belastungsstörung; engl.: PTSD = Posttraumatic Stress Disorder; ICD-10: F43.1; DSM-IV: 309.81) zu nennen. Eine Reduktion der für sie charakteristischen Symptomatik (Intrusionen, Vermeidung, Hyperarousal) ist das Hauptkriterium der Wirksamkeit traumaspezifischer Therapie-Verfahren (Foa et al. 2000b, S. 7).

Im stationären Therapie-Bereich ist ein Krankheitsbild wichtiger, das in den großen Manualen ICD und DSM noch keinen Niederschlag gefunden hat und für das es noch auch keine Therapie-Leitlinien gibt. Nach einem Vorschlag von Herman (1992) wird von „komplexer Posttraumatischer Belastungsstörung“ gesprochen, wenn die „Narben der Gewalt“, so der deutsche Titel ihres Buchs (Herman 1993), Spuren in der Entwicklung der Persönlichkeit hinterlassen haben. Im Klinikjargon hat sich hierzu der Begriff der „komplex Traumatisierten“ eingebürgert. Unter bestimmten Umständen und/oder mit bestimmten Erweiterungen oder Modifikationen sind die für die Behandlung der PTBS erprobten Verfahren auch hier anwendbar.

Zur PTBS liegen amerikanische und deutsche Therapie-Leitlinien vor (Foa et al. 2000a; Flatten et al. 2001; s. auch unter: www.uni-duesseldorf.de/WWW/AWMF/ll/index.html). Dieses Kapitel berücksichtigt daneben zahlreiche Einzelarbeiten und den auf diesem jungen Felde (noch) sehr relevanten direkten intensiven Erfahrungsaustausch, wie er – persönlich, über Arbeitsgruppen und Tagungen – in den Fachgesellschaften (Deutschsprachige Gesellschaft für Psychotraumatologie [DeGPT]; European Society for Traumatic Stress Studies [ESTSS]; International Society for Traumatic Stress Studies [ISTSS]; Deutsches Kollegium für Psychosomatische Medizin [DKPM]) realisiert wird. Die deutschen Leitlinien differenzieren die „Therapie der Posttraumatischen Belastungsstörung" in „Erste Maßnahmen", in „Traumaspezifische Stabilisierung" und in die „Trauma-Bearbeitung". Daran schließt sich die „Psychosoziale Reintegration" an.

Die „ersten Maßnahmen" können von jedem Soforthelfer durchgeführt werden. Zu ihnen gehören u. a. der Schutz vor weiterer Traumatisierung und schon jetzt die „Psychoedukation", etwa die Information über mögliche Symptome als „normale" Reaktion auf ein außergewöhnliches Ereignis, eine Aufklärung über ein zu erwartendes Unverständnis bei anderen Menschen und in Einrichtungen und Ämtern, die Gefahr der Selbstschädigung, etwa auch durch Alkohol, und die Information über eventuell notwendige spezifische Therapie-Verfahren.

Die ebenfalls erwähnte „Stabilisierung" und die „Trauma-Bearbeitung" lässt die ursprünglich von Janet (1889) genannten Phasen Stabilisierung, Exposition und Integration erkennen, die er für eine jede Trauma-Therapie für unabdingbar hielt. Während die Integration als Phase des Trauerns, der Sinnfindung und der Einarbeitung in die bisherige Biografie mit herkömmlichen Methoden der Psychotherapie durchgeführt werden kann, wurden zur Stabilisierung und Exposition teilweise ausgesprochen spezifische Methoden erarbeitet. Sie werden in den Quellentexten zu den amerikanischen Leitlinien differenziert diskutiert und in den Leitlinien selbst gewürdigt.

Die amerikanischen PTBS-Leitlinien diskutieren folgende „treatment approaches for PTSD":

- Debriefing
- kognitiv-behaviorale Therapie
- Pharmakotherapie
- Eye Movement Desensitization and Reprocessing (EMDR)
- Gruppentherapie
- psychodynamische Therapie
- stationäre Therapie
- psychosoziale Rehabilitation
- Hypnose
- Paar- und Familientherapie
- kreative Therapien

Die folgende Darstellung bezieht nur das Debriefing, die kognitiv-behaviorale Therapie sowie das Eye Movement Desensitization and Reprocessing (EMDR) als direkt traumabezogene Interventionstrategien ein. Ebenfalls wird die psychodynamische Therapie gewürdigt, nach den amerikanischen Leitlinien und mit ihren hierzulande relevanten Modifikationen. Die stationäre Therapie von psychotraumatisierten Patientinnen und Patienten wird in ihren diesbezüglichen Modifikationsformen ebenfalls kurz skizziert, da sie als Setting-Variante in der Therapie mancher Traumatisierter unverzichtbar ist.

10.1.1 Debriefing

Das „critical incident stress debriefing" (CISD) ist Bestandteil des „critical incident stress management" (CISM, Mitchell u. Everly 1995) und wurde erstmals von Mitchell (1983) beschrieben. „Debriefing" stammt aus der Armeesprache und heißt etwa: „durch verschärftes Befragen nach einem Einsatz diesen aufarbeiten". Es war zunächst für potenziell traumatisierte Katrastrophenhelfer konzeptualisiert und wurde später im Einzel- oder Gruppensetting auch bei unmittelbar Betroffenen angewendet, wobei es mittlerweile zahlreiche Modifikationsformen gibt (Bisson et al. 2000). Da es sich direkt oder indirekt an Betroffene wendet – unabhängig davon, ob sich eine Trauma-Folgekrankheit ausgebildet hat –, ist es im strengen Sinne nicht als Therapie-Verfahren anzusehen.

Ziel ist, die unmittelbare Trauma-Reaktion in ihrer Intensität abzuschwächen und die Entwicklung einer Trauma-Folgekrankheit zu vermeiden. Der klassische Ablauf im Einzelsetting besteht aus zwei Sitzungen, wobei in der ersten Sitzung relativ kurz nach der Gewalterfahrung nach fest vorgegebenen Regeln in sieben Schritten das Erlebte in Kognition und Emotion geordnet wird. Zum Schluss der Sitzung werden Hausaufgaben mitgegeben, deren Erledigung die Rückkehr zur vorherigen Unauffälligkeit beschleunigen soll. In der zweiten Sitzung, etwa zwei Monate später, werden diese Hausaufgaben besprochen, und gegebenenfalls findet die Überweisung an einen Spezialisten statt.

Die Anwendungsempfehlungen der amerikanischen Leitlinien können sich nur auf eine schmale empirische Basis stützen. Aus den vorhandenen Studien geht nicht eindeutig hervor, dass die Anwendung von Debriefings Trauma-Folgekrankheiten verhindert, trotz der Wertschätzung, die sie offenbar weitgehend übereinstimmend bei den Betroffenen findet (Bisson et al. 2000). Es gibt sogar Hinweise darauf, dass die Anwendung von Debriefings einen generell schlechteren Verlauf begünstige (ebd.), und zwar aufgrund der mit den Debriefing-Sitzungen einhergehenden Retraumatisierung. So rät etwa auch Ehlers (1999) vom individuellen Debriefing ab, auch wenn Teilnehmer es als hilfreich empfänden (S. 24), und Fischer (2000a) sieht die „Gefahr einer Übertherapierung bzw. Pseudotherapie von Gewalt- und Unfallopfern" (S. 91).

10.1.2 Kognitiv-behaviorale Therapie

Rothbaum und Foa (1997) teilen kognitiv-behaviorale Verfahren für Angststörungen, denen sie entsprechend der DSM-Logik die PTBS zurechnen, in zwei Gruppen ein:

- Konfrontationsverfahren
- Angstbewältigungstrainings

Konfrontationsverfahren sollen dabei die Erinnerung an das Trauma wachrufen, damit pathologische Verknüpfungen innerhalb dieser Erinnerungen modifiziert werden können, Angstbewältigungstrainings zielen darauf an, dem Patienten spezielle Fertigkeiten zu vermitteln, die es ihm ermöglichen, mit intensiver Angst umzugehen.

Rothbaum et al. (2000a) zählen insgesamt acht unterschiedliche kognitiv-verhaltenstherapeutische Therapie-Verfahren für PTBS auf, wobei hier nur auf die von Rothbaum und Foa (1997) genannten beiden Konfrontationsverfahren der „systematischen Desensibilisierung" und der lang dauernden Konfrontation (bzw. Prolongierte Exposition, PE) eingegangen wird (s. hierzu Kap. 9.6.5 und Kap. 9.6.6 in diesem Band).

Die Prolongierte Exposition (PE) wurde in einer ganzen Reihe von gut kontrollierten Studien geprüft, wobei eine ausgesprochen hohe Wirksamkeit nachgewiesen wurde. Obwohl Rothbaum et al. (2000b, S. 324) diese Art der Expositionstherapie als Methode der ersten Wahl ansehen, weisen sie einschränkend darauf hin, dass die Indikation etwas zurückhaltend erfolgen sollte, wenn ein Schulderleben bei dem Betroffenen im Vordergrund steht. Ist Angst der führende Affekt, ist es besser geeignet. – Kritisch wurde gegen PE geltend gemacht, dass deren Anwendung eine ziemlich gute Ich-Stärke der Patientinnen und Patienten voraussetze, die etwa bei komplex Traumatisierten in der Regel so nicht gegeben sei (Reddemann u. Sachsse 2000).

10.1.3 Eye Movement Desensitization and Reprocessing (EMDR)

Diese Therapie-Form wurde 1987 von Shapiro (1995) entwickelt. Zunächst stand bei der Autorin das Verständnis im Vordergrund, es handele sich um eine Variante einer Desensibilisierungsmethode, und so nannte sie ihr Verfahren EMD (Eye Movement Desensitization). Später wurden jedoch deutliche Unterschiede zu bisherigen verhaltenstherapeutischen Verfahren unübersehbar, und dem wurde durch eine erweiterte Bezeichnung („and Reprocessing“) Rechnung getragen. Hofmann (1999) sieht Zusammenhänge sowohl mit Verhaltenstherapie wie auch mit der Psychoanalyse (S. 15). Als Indikationsgebiete sieht Hofmann „alle Folgeerkrankungen von traumatischen Ereignissen“ (S. 19), also auch die oben erwähnte „komplexe Posttraumatische Belastungsstörung“. Nach einer besonderen Ausbildung kann EMDR auch bei Kindern und Jugendlichen eingesetzt werden. Ebenfalls ist EMDR bei akut Traumatisierten einsetzbar, wobei dann ein etwas modifiziertes Vorgehen gewählt werden muss. Experimentelle Anwendungen beziehen sich auf den Bereich von Suchterkrankungen (Vogelmann-Sine et al. 1998), Panikstörungen und Phobien. Gegenwärtig gelten als Kontraindikationen floride Psychosen, hirnorganische Erkrankungen sowie eine körperlich eingeschränkte Belastungsfähigkeit und Augenerkrankungen, wenn über bilaterale Augenbewegungen stimuliert werden soll. Das therapeutische Vorgehen ist manualisiert durchstrukturiert und umfasst acht Behandlungsphasen, von der Anamnese und Behandlungsplanung bis zur Überprüfung des Erreichten (s. auch Kap. 9.6.5 in diesem Buch).

Die Theorie zum EMDR postuliert, dass durch die Stimulationen traumähnliche Verarbeitungsprozesse im Gehirn angestoßen werden (Shapiro 1995; Hofmann 1999; Chemtob et al. 2000), in denen die in Wort, Affekt und Körper-Erleben dissoziierten sowie getrennt hinsichtlich verschiedener Sinneseindrücke abgespeicherten Erinnerungsbruchstücke beschleunigt prozessiert und integriert werden.

EMDR ist derzeit als die am besten untersuchte Therapie-Methode im Bereich der Psychotraumatologie anzusehen (Eschenröder 1997). Der große vorliegende empirische Literaturkorpus zur Wirksamkeit von EMDR hat es Chemtob et al. (2000) ermöglicht, nur Studien mit der höchsten Evidenzstufe (Foa u. Meadows 1997) zu berücksichtigen. Evidenzgrundlage sind hier randomisierte, gut kontrollierte klinische Studien. Dieses Kriterium entspricht dem E:I-Kriterium nach Rudolf und Eich (1999).

Die Autoren teilen die berücksichtigten Studien in drei Kategorien ein:

- in eine Gruppe, in der die Anwendung von EMDR gegen eine Warteliste-Gruppe (oder gegen eine solche mit herkömmlicher Therapie) geprüft wurde
- in eine zweite Gruppe, in der die Wirkung von EMDR mit der einer anderen Behandlungsform verglichen wurde
- in eine dritte Gruppe, in der es darum ging, die Wirksamkeit der einzelnen Bestandteile einer EMDR-Behandlung zu untersuchen, im Wesentlichen die Wirksamkeit der induzierten Augenbewegungen

Zusammengefasst erlaubten es die insgesamt sieben in die ersten beiden Gruppen einbezogenen Studien, für EMDR eine Interventionsempfehlung auf dem Level A und B zu vergeben (A: „gute Evidenz, eine Maßnahme zu empfehlen“; B: „ausreichende Evidenz, eine Maßnahme zu empfehlen“; Rudolf u. Eich 1999, S. 126). Dabei resultiert die A-Empfehlung aus der Würdigung der Studien der erstgenannten Gruppe, die B-Empfehlung aus der Würdigung der Studien der zweiten genannten Gruppe. Die notwendige Anzahl der Sitzungen erwies sich erwartungsgemäß als abhängig von der Komplexität der Traumatisierung und der Anzahl der traumabezogenen Erinnerungsbruchstücke.

Einen Vergleich von kognitiver Verhaltenstherapie und EMDR stellt Eßlinger (1998) an.

10.1.4 Psychodynamische Therapie

Die Anwendung von Psychoanalyse zur Therapie von Trauma-Folgekrankheiten steht nicht zur Diskussion; ein „unmodifiziertes psychoanalytisches Verfahren“ gilt nach den deutschen Leitlinien zur Posttraumatischen Belastungsstörung als Therapie-Verfahren als „obsolet“. Die fehlende Passung zwischen Krankheitsbild und psychoanalytischer Therapie als Therapie-Methode ergibt sich hier aus der Unmöglichkeit, Symptome einer „Gehirnpsychosomatose“ (Reddemann u. Sachsse 1997, S. 119) in einer Übertragungsbeziehung zu aktualisieren: „Intrusionen sind per Containment nicht behandelbar“ (Reddemann u. Sachsse 1998, S. 293). Wiederholt sich in einer derartigen Therapie die Täter-Opfer-Beziehung, ist eine in traumaadaptierten Therapie-Formen weitgehend vermeidbare Retraumatisierung hier unvermeidlich; eine Trauma-Therapie sollte aber so schonend wie möglich sein:

> „Die alte Überzeugung ‚Je leidvoller, umso mehr wirkt es‘ ist verlassen worden. Traumazentrierte Therapie beschäftigt sich gegenwärtig mehr mit der Frage, wie Synthese und Integration immer schonender erreicht werden können.“ (Reddemann u. Sachsse 2000, S. 568)

Dies bedarf übrigens gar nicht mal so sehr der Begründung durch humanistische Ideale als vielmehr einer Orientierung an den gesteckten Zielen der Trauma-Synthese und Trauma-Integration (ebd.). Erlebt der Patient nämlich in der Therapie erneut, dass die (Intrusions-)Symptome unkontrollierbar sind, ist es verständlicherweise schwer, ein Credo der Angemessenheit der Therapie weiterhin glaubhaft zu vertreten (s. zur diesbezüglichen Diskussion auch Ehlert-Balzer 1996 und Sachsse 1996).

Auch in den amerikanischen Leitlinien zur psychodynamischen Therapie (Kudler et al. 2000) wird darauf hingewiesen, dass die Grenzen zwischen psychodynamischen Therapie-Ansätzen und kognitiv-behavioralen Therapie-Verfahren in den traumaadaptierten Therapie-Formen verschwimmen (ebd., S. 183). Es wird auf die Fülle von publizierten Fallberichten hingewiesen und bedauert, dass diesen nur ein geringer Evidenzgrad zuerkannt wird (S. 186). Ausführlich wird eine Studie von Brom et al. (1989) referiert. In dieser Studie wurde die Wirksamkeit einer Desensibilisierungstherapie mit der von Hypnotherapie und einer psychodynamischen Kurztherapie verglichen. Zielkriterium war die Reduktion der Intrusions- und Vermeidungssymptomatik. 112 Patienten wurden zufallsmäßig einer der drei Therapie-Formen zugewiesen. Mit der psychodynamischen Kurztherapie, in der übrigens die höchste Anzahl von Sitzungen realisiert wurde, wurde dabei das schlechteste Ergebnis hinsichtlich des Zielkriteriums erreicht. Eine Nachuntersuchung zeigte allerdings, dass die Patienten dieser Gruppe für den Umgang mit den verbliebenen Symptomen wirksame Coping-Mechanismen entwickelt hatten.

Im weiteren Verlauf diskutieren die Autoren dieser Leitlinien dann weitere klinische Studien, wobei jetzt zunehmend die Entwicklung von Coping-Strategien mit den vorhandenen Symptomen statt deren Beseitigung als Therapie-Ziel in den Mittelpunkt rückt. Bei der Würdigung verschiedener Studien unter diesem Zielkriterium finden die Autoren zu einer Reihe von Untersuchungen gute Ergebnisse für die psychodynamische Therapie, wobei unverständlich und unbegründet bleibt, weshalb immer wieder vermutet wird, dass die Ergebnisse dieser Studien auch auf die von psychodynamischen Langzeit-Therapien verallgemeinerbar sein dürften – vielleicht, um Langzeit-Therapien ebenfalls als geeignet erscheinen zu lassen? Ein „Umso schlimmer!“ ist schwer zu unterdrücken, wenn dort die Ergebnisse hinsichtlich der spezifischen Trauma-Symptome ähnlich schlecht aussehen sollten, was vermutet werden darf. In der Zusammenfassung ihres Artikels wird vielleicht die unterschiedliche Zielvorstellung von psychodynamischer Therapie und traumaadaptierter Therapie deutlich, wenn es nämlich heißt, dass mit psychodynamischer Therapie „normal mechanisms of adaptation by addressing what is unconscious and, in tolerable doses, making it conscious“ angestrebt würden, und zwar auf dem Wege, dass die „psychological meanings of a traumatic event“ herausgearbeitet würden (Kudler et al. 2000, S. 190). Traumaadaptierte Psychotherapie interessiert sich demgegenüber nicht für die (unbewusste) Bedeutung von Intrusionen, sondern versucht deren Umwandlung in Erinnerung. Interessant ist, dass sogar diese Autoren auf Abstand gehen zur expliziten Nutzung von Übertragungs-Gegenübertragungs-Prozessen in derartigen Therapie-Prozessen.

Auch in den amerikanischen Leitlinien wird deutlich, dass die psychodynamische Therapie gut geeignet ist für den Abschnitt der Behandlung eines traumatisierten Patienten oder einer Patientin, in dem es darum geht, die Geschehnisse in die jeweilige Biografie zu integrieren, dass derartige Therapien aber zur Behandlung einer traumaspezifischen Symptomatik ungeeignet sind. Unverständlich bleibt, warum von ihnen als Forschungsdesiderat „more case reports" gefordert werden (ebd., S. 194). Verständlicher ist auf dem Hintergrund der referierten Befunde der Vorschlag, auf „competition among rivals" in der Therapie-Forschung zu verzichten – zugunsten einer „collaboration among colleagues" (ebd.).

Im deutschen Sprachraum hat Fischer (2000b) ein „Manual zur Behandlung psychotraumatischer Störungen" vorgelegt, das der Forderung nach einer spezifischen Trauma-Adaptation eines weiterhin genuin psychodynamischen Ansatzes Rechnung trägt. Die von ihm entwickelte „Mehrdimensionale Psychodynamische Traumatherapie (MPTT) ist eine spezielle Anwendung des psychoanalytischen und psychodynamischen Therapietypus, der die Folgen psychischer Traumatisierung fokussiert" (ebd., S. 17). Die Anwendung erfordert sowohl gründliche Kenntnisse, Fertigkeiten und Erfahrungen in psychoanalytischer Psychotherapie als auch in verhaltenstherapeutischen Techniken, da es sich um ein psychodynamisch-behaviorales Verfahren handelt. Elemente aus beiden Verfahren werden allerdings nicht „eklektisch" miteinander verbunden, sondern „‚pragmatisch' miteinander kombiniert" (ebd., S. 19), und therapeutische Beziehungen werden expressis verbis „auf der Grundlage von Übertragung und Gegenübertragung" gestaltet (ebd.). In der MPTT werden vier unterschiedliche Dimensionen des Trauma-Geschehens berücksichtigt:

- als erste Dimension der natürliche Verlaufsprozess der traumatischen Erfahrung
- als zweite Dimension die traumatische Situationserfahrung
- als dritte Dimension die Persönlichkeit und ihr soziales Umfeld
- als vierte Dimension der Therapie-Verlauf

Die Berücksichtigung der Zeitdimension macht es etwa notwendig, diagnostisch zu erfassen, welche Phase des Trauma-Verlaufs gerade vorliegt; die Berücksichtigung der Situationsdimension impliziert etwa die Frage, ob es sich um eine einfache (Typ I) oder um eine komplexe (Typ II) Traumatisierung handelt. Die dritte Dimension, nämlich die Einbeziehung von Persönlichkeit und sozialem Umfeld, beinhaltet die Analyse des Trauma-Schemas, der traumakompensatorischen Schemata und des zentralen traumatischen Situationsthemas. Insbesondere hier wird deutlich, dass diese Therapie begrifflich und konzeptuell auf dem aufbaut, was Fischer und Riedesser (1998) in ihrem „Lehrbuch der Psychotraumatologie" erarbeitet haben. Hinsichtlich der vierten Dimension wird die Therapie-Planung auf das Stadium des therapeutischen Prozesses abgestimmt, unter Berücksichtigung des Ziels der MPTT, nämlich „die Akkommodation des Traumaschemas und seine Integration in die Lebensgeschichte als lebenslangen Entwicklungsprozess" (Fischer 2000b, S. 23). Die Dokumentation, die Therapie-Planung und die Erfolgskontrolle der MPTT hat aufgrund ihrer Forschungsorientierung nach dem KÖDOPS (Kölner Dokumentationssystem für Psychotherapie und Traumabehandlung, s. Fischer 2000a) zu erfolgen. Außer den im Manual aufgeführten Techniken sollte der Therapeut über Kenntnisse und Fertigkeiten in imaginativ-hypnotischen Verfahren, über Kenntnisse und Erfahrungen in speziellen Verfahren der Trauma-Bearbeitung wie z. B. dem EMDR sowie über basale Erfahrungen in Ausdrucksverfahren verfügen, wie Mal-, Bewegungs- und Gestaltungstherapie (Fischer 2000b, S. 123).

Seit einigen Jahren gibt es Deutschland eine weitere „tiefenpsychologisch fundierte, traumazentrierte Psychotherapie". Ein über diese Bezeichnung hinausgehender, genauerer, griffigerer Name scheint sich dafür nicht eingestellt zu haben, was insofern verständlich ist, als dass es sich nicht nur um ein ständig wachsendes Bündel psychoimaginativer Therapie-Verfahren, sondern basal eher um eine therapeutische Haltung handelt, die über eine „Behandlungstheorie" (Reddemann u. Sachsse 2000, S. 562–570) geleitet wird. So wäre die zunächst geeignet erscheinende Bezeichnung „psychoimaginative Trauma-Therapie" zwar zutreffend, weil sie einen Teilbereich erfassen würde, andererseits aber unzulässig verkürzend.

Die Wurzeln dessen, was die beiden Autoren dieses Ansatzes, Luise Reddemann (Bielefeld) und Ulrich Sachsse (Göttingen), ausgearbeitet haben, sind mannigfach und teilweise schwer aufzuspüren. De facto ist das sicher immer so; hier wird dieser Sachverhalt aber in erfrischender Realitätsnähe nicht künstlich heruntergespielt, etwa durch den – wenn auch nur impliziten – Anspruch einer „creatio ex nihilo". Zunächst hat L. Reddemann als Psychoanalytikerin hypnotherapeutische und systemische Elemente integriert, angeregt von den Niederländern um van der Hart und Olthuis sowie von G. Schmidt (Heidelberg). Durch die nachfolgende Zusammenarbeit mit dem Psychoanalytiker und katathym-imaginativ arbeitenden Psychotherapeuten U. Sachsse wurde der Ansatz weiter ausgearbeitet. Beide nahmen Anregungen von P. Fürstenau (Düsseldorf) auf (Ulrich Sachsse, persönl. Mitteilung).

Während dieser Ansatz von L. Reddemann zunächst für die Anwendung im stationären Rahmen ausgearbeitet wurde, vor allem zur Anwendung bei Patientinnen mit komplexen Traumatisierungen und ausgeprägten dissoziativen Störungen, wird er gegenwärtig auch ambulant vielfältig eingesetzt, etwa bei einfacher PTBS und akut Traumatisierten (Seidler et al. 2003).

Der Darstellung der praktischen Arbeit im Detail ist der größte Teil dieses Buchs gewidmet. Die Autoren orientieren sich an den bereits oben erwähnten drei Therapie-Phasen Stabilisierung, Exposition und Neuorientierung (Integration in die Biografie).

Die Frage ist von Bedeutung, wie verfahren werden kann, wenn sich im Verlauf einer psychoanalytischen Therapie – sei es aufgrund einer unzureichenden initialen Diagnostik und einer Verbesserung der diagnostischen Möglichkeiten des Analytikers im Behandlungszeitraum, sei es aufgrund des Wegfalls dissoziativer Teilamnesien beim Patienten, wobei dann allerdings wahrscheinlich ebenfalls vorhandene weitere dissoziative Symptome den Weg zum Trauma in der Vorgeschichte hätten weisen können – herausstellt, dass beim Patienten (auch) eine Trauma-Folgekrankheit vorliegt. Insgesamt ist diese Frage in der vorliegenden Literatur bislang wenig diskutiert worden; Anregungen bieten etwa Lamprecht und Lempa (1997) sowie Titze (1997). So beschreiben Lamprecht und Lempa kasuistisch ein „Vorgehen der parallelen psychoanalytischen Therapie und EMDR-Behandlung" (1997, S. 170f), das nach meiner Kenntnis in der täglichen Praxis gelegentlich realisiert, allerdings nur hinter vorgehaltener Hand kolportiert wird: Während einer vom bisherigen Therapeuten weiter fortgesetzten psychoanalytischen Therapie findet bei einem anderen, in EMDR ausgebildeten Therapeuten eine entsprechende Therapie statt, mit dem Therapie-Ziel: „Wo Intrusionen waren, soll Erinnerung entstehen!" Deren therapeutische Bearbeitung erfolgt dann in der weitergeführten psychoanalytischen Therapie. Zu solchen Kombinationsbehandlungen besteht ein immenser Forschungsbedarf, wobei allein schon kasuistische Berichte hilfreich wären.

10.1.5 Stationäre Therapie

Unverzichtbar ist auch im Bereich der Behandlung von Patientinnen und Patienten mit Trauma-Folgekrankheiten das stationäre Setting. Im deutschen Bereich sind die wichtigsten Impulse für eine stationäre Behandlung Psychotraumatisierter von der Klinik für Psychotherapie und psychosomatische Medizin des Evangelischen Johanneskrankenhauses Bielefeld (Leiterin: bis 31.12.2003 Frau Dr. L. Reddemann, seitdem: Frau Priv.-Doz. Dr. U. Gast), der Wichern-Klinik Bad Wildungen (damalige Leiterin: Frau Dr. I. Olbricht), der Klinik Hohe Mark im Taunus (damaliger Bereichsleiter: Dr. Arne Hofmann, jetzt Dr. Franz Ebner) und der Fachklinik für Psychiatrie und Psychotherapie NLKH Göttingen (Bereichsleiter: Prof. Dr. U. Sachsse) ausgegangen. Aspekte der Konzepte sind beschrieben in Reddemann (2000) und Reddemann und Sachsse (2000). Mittlerweile werden entsprechende Therapie-Angebote auch von zahlreichen anderen Kliniken bereitgehalten, entweder in speziellen Stationen oder in der Weise, dass in bestehende Systeme Module für Trauma-Therapie integriert wurden. Hauptzielgruppe sind zunächst einmal die Patientinnen (und Patienten) mit komplexen Posttraumatischen Belastungsstörungen.

Courtois und Bloom (2000a), die Autoren der amerikanischen Leitlinien zum Thema, können für den Bereich der USA auf eine mehr als 20-jährige Tradition zurückblicken, was die stationäre Psychotherapie von Patienten mit PTBS angeht. Auch hier gibt es entweder ganze Einheiten, die entsprechend konzeptualisiert wurden, oder modulartig implantierte Therapie-Konzepte für Psychotraumatisierte innerhalb allgemeiner psychiatrischer Stationen. Zwei psychotraumatisierte Patientengruppen stehen im Mittelpunkt der therapeutischen Bemühungen: ehemalige Soldaten („Veterans") und Erwachsene mit Missbrauchsgeschehnissen in ihrer Kindheit. Als Kontraindikationen für stationäre Trauma-Therapie gelten hinsichtlich beider Gruppen Psychosen, schwerer Substanzmissbrauch und schwere Ess-Störungen. Während anfangs überwiegend mit gruppentherapeutischen Ansätzen sowie mit traumaadaptierter Einzeltherapie behandelt wurde, gelegentlich unter Hinzuziehung von rehabilitativen Therapie-Elementen sowie von Familien- und Milieutherapie, wurden in der letzten Zeit umfassendere Therapie-Konzepte erarbeitet, die Aspekte der prätraumatisierten Persönlichkeit einbeziehen und die ebenfalls stärker die protektiven Faktoren berücksichtigen, die den jeweiligen Patientinnen und Patienten zur Verfügung standen.

Auf diesem Hintergrund wird ein regressionsfördernder Ansatz mit Betonung auf „Abreaktion" und Wiederbelebung der traumatisierenden Erlebensweisen unter Missachtung von Aspekten von Stabilisierung und aktueller Stabilität in den Alltagsfunktionen als wenig hilfreich verworfen und als „‚first generation‘ model of trauma treatment" (Courtois u. Bloom 2000a, S. 201) bezeichnet. Dem folgte ein „‚second generation‘ model" (ebd.), in dem auch Aspekte des Krankheitsgeschehens berücksichtigt wurden, die über die unmittelbaren Trauma-Symptome hinausgingen. Das gegenwärtig präferierte Modell ist an den posttraumatischen Phasen des Verarbeitungsprozesses orientiert, in denen sich der jeweilige Patient gerade befindet, und betont Aspekte der Stabilisierung, der Psychoedukation und des Selbstmanagements. Die Indikation zur stationären Therapie wird dann als gegeben gesehen, wenn die Gefahr einer schweren Dekompensation droht und/oder die Gefahr der Selbst- und/oder Fremdschädigung besteht. Dabei wird darauf hingewiesen, dass es auf diesem gemeinsamen Hintergrundverständnis gegenwärtig eine Fülle unterschiedlicher Ansätze gebe, jeweils gekennzeichnet durch die Präferenz für unterschiedliche traumabezogene Therapie-Verfahren und unterschiedliche Kombinationen derselben.

Die Therapie-Ziele beinhalten übereinstimmend nicht nur eine Reduktion der PTBS-Symptome, sondern auch einen Rückgang suizidaler sowie selbstbeschädigender Impulse und die Verbesserung problematischer Persönlichkeitszüge und interpersoneller Schwierigkeiten. Außerdem gehört zur stationären Therapie eine sorgfältige Entlassungsplanung, einschließlich der Suche nach ambulanten, weiterführenden Therapie-Möglichkeiten im Sinne einer Rückfallprophylaxe (Foa et al. 2000b, S. 9).

Die Orientierung der Therapie-Angebote wird als „transtheoretical and multimodal" (Courtois u. Bloom 2000a, S. 207) beschrieben. Wenngleich die basale Orientierung in der Regel psychodynamisch und kognitiv-behavioral sei, würden Techniken und Strategien auch aus anderen Orientierungen zur Anwendung kommen. Auch die Anwendung von EMDR im stationären Rahmen wird beschrieben, ebenso die Anwendung psychoedukativer Maßnahmen, die Anwendung imaginativer Techniken und die des oben beschriebenen Verfahrens der Prolongierten Exploration. Große Bedeutung kommt der vorbereitenden Planung der Entlassung zu und den Bemühungen, ambulante Fortsetzungsmöglichkeiten für das im stationären Rahmen Begonnene zu finden.

In den meisten der gesichteten Studien wurde versucht, die Wirksamkeit des jeweils ganzen Therapie-Programms gegen Programmkomponenten zu prüfen. Die verfügbaren Studien wurden in zwei Gruppen eingeteilt: die, in denen die Wirksamkeit der stationären Therapie für die Klientel ehemaliger, psychotraumatisierter Soldaten geprüft wurde, und jene, die den Behandlungsergebnissen von in der Kindheit Traumatisierten galten. Insgesamt standen 18 Studien zur Verfügung, 13 die Behandlungsergebnisse bei ehemaligen Soldaten betreffend und 5 für die zweite genannte Gruppe. Die Ergebnisse legen die Anwendung spezialisierter, traumaadaptierter Programme nahe – mit einer Dauer von zwei bis zwölf Wochen „as the inpatient option of choice for the treatment of chronic PTSD“ (ebd., S. 218). Dabei wird aufgrund der Ergebnisse der empirischen Studien ein Vorgehen befürwortet, das als ersten Schritt in der stationären Behandlung eine Stabilisierung des Patienten ansteuert, während die Anwendung von Trauma-Expositions-Techniken ohne eine vorangegangene Stabilisierung als „potentially harmful“ (ebd.) angesehen wird. Die Beschränkung auf die angegebene Therapie-Dauer (zwei bis zwölf Wochen) erwies sich als vorteilhaft dadurch, dass regressiven Prozessen vorgebeugt wurde und andererseits doch genügend Zeit zur Verfügung stand, nicht nur auf die PTBS-spezifischen Symptome zu zentrieren, sondern auch dysfunktionale Persönlichkeitsmerkmale therapeutisch zu verändern. Wird nur eine Stabilisierung des Patienten angestrebt, kann bei einer entsprechenden Klientel auch eine Aufenthaltsdauer von wenigen Tagen bis zu zwei Wochen ausreichend sein.

In ihren Therapie-Empfehlungen fassen Courtois und Bloom (2000b) die Ergebnisse ihrer Literaturanalyse noch einmal zusammen, indem sie schreiben, dass stationäre Therapie für Psychotraumatisierte sich im Hinblick auf die Reduktion der PTBS-Symptome und anderer psychiatrischer Symptome zwar als effektiv erwiesen habe, dass die Stabilität der Symptom-Reduktion allerdings zu wünschen übrig ließe. Allerdings sollte ein Therapie-Erfolg nicht lediglich über den Rückgang in der Symptomatik beurteilt werden. So sei ein therapeutischer Ansatz im stationären Rahmen vorzuziehen, der bei einer Dauer von zwei bis zwölf Wochen auch die Möglichkeit biete, dysfunktionale Aspekte der Persönlichkeit im Hinblick auf die Bewältigung des Alltags therapeutisch mit einzubeziehen.

Das Kapitel 10.2 in diesem Buch beinhaltet die Wirksamkeitsstudie der stationären traumazentrierten Therapie in Göttingen.

10.1.6 Zusammenfassung

Traumaadaptierte Therapie-Verfahren haben sich in den letzten 20 Jahren weltweit etabliert und – etwas verspätet – auch in Deutschland mittlerweile einen nicht mehr zu übersehenden Platz in der ambulanten und stationären Versorgung der für sie spezifischen Klientel erobert. In beiden Setting-Varianten haben sich dabei Methodenkombinationen bewährt; tiefenpsychologische und/oder kognitiv-behaviorale Basisorientierungen werden ergänzt um Expositions-Verfahren, die ihrerseits wieder der einen oder der anderen Basisorientierung näher stehen, auf lange Sicht wahrscheinlich aber gar nicht mehr zuzuordnen sein werden.

Bei den Expositions-Verfahren handelt es sich im Einzelnen um folgende Therapie-Formen:

- die **Prolongierte Exposition** (Foa u. Rothbaum 1998 sowie Kap. 9.6.6 in diesem Band), in einer ganzen Reihe von gut kontrollierten Studien geprüft mit dem Nachweis einer ausgesprochen hohen Wirksamkeit, allerdings mit dem Nachteil einer massiven Belastung für die Patientinnen und Patienten verbunden
- **EMDR** (vgl. Kap. 9.6.5), ebenfalls gut validiert, allerdings wegen der in Gang gesetzten Eigendynamik schwer steuerbar, dafür sehr wirksam
- **imaginative Verfahren**, die noch nicht in dem Maße wie die beiden anderen genannten

Verfahren empirisch geprüft wurden, allerdings in der Praxis oft eingesetzt werden und sich dabei bewährt haben. Sie sind relativ leicht lehr- und lernbar, in der Anwendung gut steuerbar und ausgesprochen schonend. Unabhängig von der Wahl der Expositions-Methode sind imaginative Verfahren darüber hinaus unverzichtbar in der Stabilisierungsarbeit.

Die genannten Expositions-Verfahren sind geeignet zur Behandlung der PTBS und der komplexen Posttraumatischen Belastungsstörung, wobei für letztere in der Regel ein stationärer Rahmen gewählt werden muss. Sie kommen jeweils im Einzelsetting zur Anwendung; Stabilisierungsverfahren können auch im Gruppensetting eingesetzt werden. Die in die Biografie zu integrierende Aufarbeitung der traumatisierenden Erfahrung kann ambulant erfolgen, gegebenenfalls nach einer stationären Expositions-Therapie. Diese erfolgt, bei schweren und schwersten Traumatisierungen, häufig fraktioniert.

Aufmerksam zu machen ist darauf, dass für akut Traumatisierte nahezu keine Behandlungsmöglichkeiten existieren. Es ist mitunter beklemmend zu sehen, wie es selbst in Universitätsstädten mit einer optimalen Versorgung in Psychiatrie, Psychotherapie und Psychosomatik im stationären und ambulanten Bereich unmöglich ist, eine angemessene Behandlungsmöglichkeit für einen akut Traumatisierten zu finden. Die Leugnung der Folgen von Gewalt, in Verbindung mit dem Glauben an die relative Unveränderbarkeit von Persönlichkeit, haben hier ihre Spuren hinterlassen: Symptom-Klagen eines Patienten werden nicht selten bagatellisiert oder mit einem tiefenpsychologisch-biografisch orientierten Therapie-Vorschlag beantwortet, wo es angemessen wäre, in wenigen Sitzungen gezielt auf die Trauma-Folgesymptomatik zu zentrieren. Hier besteht höchster Forschungsbedarf zur Klinik, zur Theorie und zur Therapie. In Heidelberg laufen intensive Bemühungen in dieser Hinsicht.

Aber auch in anderen Bereichen gibt es eine Vielzahl offener Fragen. Angesichts der Verfügbarkeit unterschiedlicher Expositions-Verfahren entsteht die Frage ihrer differenziellen Indikation: Welche Methode ist bei welcher Traumatisierung wirksamer? Hier fehlen evidenzgestützte Entscheidungskriterien. Oder, umgekehrt: Sind bestimmte Formen traumaadaptierter Psychotherapie auch geeignet bei anderen Formen seelischer Krankheit? Was etwa EMDR angeht, so gibt es hier eine Fülle quasi-experimenteller, häufig unsystematischer Anwendungsversuche – etwa bei unterschiedlichen Formen von Persönlichkeitsstörungen. Derartige Aktivitäten zu bündeln und empirisch zu kontrollieren ist eine weitere anstehende Forschungsaufgabe.

Was ebenfalls aussteht, ist eine Analyse des Bedingungsgefüges, einschließlich seiner gesellschaftlichen und ökonomischen Vernetzungen, das die Thematisierung der Realität von Gewaltfolgen gegenwärtig auf so breiter Linie nicht nur möglich macht, sondern offenbar erzwingt.[10]

Literatur

American Psychiatric Association (1994). Diagnostic and Statistical Manual of Mental Disorders – DSM-IV. 4th ed. Washington, DC: American Psychiatric Association.

Bisson JI, McFarlane AC, Rose S (2000). Psychological debriefing. In: Foa EB, Keane TM, Friedman MJ (eds). Effective Treatments for PTSD. Practice guidelines from the International Society for Traumatic Stress Studies. New York: Guilford; 39–59.

Boudewyns PA, Hyer LA (1996). Eye movement desensitization and reprocessing (EMDR) as treatment for post-traumatic stress disorder (PTSD). Clin Psychol Psychother; 3: 185–95.

Brom D, Kleber RJ, Defares PB (1989). Brief psychotherapy for posttraumatic stress disorders. J Consult Clin Psychol; 57: 607–12.

Bryant RA, Harvey AG (2000). Acute Stress Disorder. A handbook of theory, assessment, and treatment. Washington, DC: American Psychological Association.

---

10 Herzlich danken möchte ich Herrn Prof. Dr. Maercker, Zürich, Herrn Dr. Hofmann, Bergisch Gladbach, Herrn Prof. Dr. Sachsse, Göttingen, und Frau Dr. Rost, Frankfurt, für eine Fülle von Anregungen und Informationen zur Thematik.

Cahill SP, Carrigan MH, Frueh BC (1999). Does EMDR work? And if so, why?: A critical review of controlled outcome and dismantling research. J Anx Disord; 13: 5–33.

Chemtob CM, Tolin DF, van der Kolk B, Pitman RK (2000). Eye movement desensitization and reprocessing. In: Foa EB, Keane TM, Friedman MJ (eds). Effective Treatments for PTSD. Practice guidelines from the International Society for Traumatic Stress Studies. New York: Guilford; 139–54.

Courtois CA, Bloom SL (2000a). Inpatient treatment. In: Foa EB, Keane TM, Friedman MJ (eds). Effective Treatments for PTSD. Practice guidelines from the International Society for Traumatic Stress Studies. New York: Guilford; 199–223.

Courtois CA, Bloom SL (2000b). Inpatient treatment (treatment guidelines). In: Foa EB, Keane TM, Friedman MJ (eds). Effective Treatments for PTSD. Practice guidelines from the International Society for Traumatic Stress Studies. New York: Guilford; 342–6.

Ehlers A (1999). Posttraumatische Belastungsstörung. Göttingen: Hogrefe.

Ehlert-Balzer M (1996). Das Trauma als Objektbeziehung. Veränderungen der inneren Objektwelt durch schwere Traumatisierung im Erwachsenenalter. Forum Psychoanal; 12: 291–314.

Eschenröder CT (Hrsg) (1997). EMDR. Eine neue Methode zur Verarbeitung traumatischer Erinnerungen. Tübingen: dgvt-Verlag.

Eßlinger K (1998). Traumaexposition zur Traumasynthese. Traumazentrierte Psychotherapie: Kognitive Verhaltenstherapie und EMDR im Vergleich. Persönlichkeitsstörungen; 2: 59–76.

Fischer G (2000a). KÖDOPS. Kölner Dokumentations- und Planungssystem für dialektische Psychotherapie, Psychoanalyse und Traumabehandlung. Köln/Much: Verlag Deutsches Institut für Psychotraumatologie (DIPT).

Fischer G (2000b). Mehrdimensionale Psychodynamische Traumatherapie MPTT. Manual zur Behandlung psychotraumatischer Störungen. Heidelberg: Roland Asanger Verlag.

Fischer G, Riedesser P (1998). Lehrbuch der Psychotraumatologie. München: Ernst Reinhardt Verlag.

Flatten G, Hofmann A, Liebermann P, Wöller W, Siol T, Petzold E (Hrsg) (2001). Posttraumatische Belastungsstörung. Leitlinie und Quellentext. Stuttgart, New York: Schattauer.

Foa EB, Meadows EA (1997). Psychosocial treatments for posttraumatic stress disorder: A critical review. Ann Rev Psychol; 48: 449–80.

Foa EB, Rothbaum BO (1998). Treating the Trauma of Rape: Cognitive-behavioral therapy for PTSD. New York: Guilford.

Foa EB, Steketee G, Rothbaum BO (1989). Behavioral/cognitive conceptualisations of post-traumatic stress disorder. Beh Ther; 20: 155–76.

Foa EB, Keane TM, Friedman MJ (eds) (2000a). Effective Treatments for PTSD. Practice Guidelines from the International Society for Traumatic Stress Studies. New York: Guilford.

Foa EB, Keane TM, Friedman MJ (2000b). Introduction. In: Foa EB, Keane TM, Friedman MJ (eds). Effective Treatments for PTSD. Practice guidelines from the International Society for Traumatic Stress Studies. New York: Guilford; 1–17.

Heiland T, Maercker A (2000). Konfrontation und kognitive Umstrukturierung. – Kognitive VT in der Verarbeitung von Gewalterfahrungen. Psychotherapie im Dialog; 1: 21–8.

Herman JL (1992). Trauma and Recovery. New York: Basic Books (dt.: Die Narben der Gewalt. Traumatische Erfahrungen verstehen und überwinden. München: Kindler 1993).

Hoffmann SO (1986). Die sogenannte frühe Störung. Ein Versuch, ein trübes, seichtes und gelegentlich auch tiefes Gewässer etwas zu klären. Prax Psychother Psychosom; 31: 179–90.

Hofmann A (1999). EMDR in der Therapie psychotraumatischer Belastungssyndrome. Stuttgart: Thieme.

Janet P (1889). L'automatism psychologique. Paris: Alcan.

Kardiner A (1941). The Traumatic Neuroses of War. Washington, DC: National Research Council.

Kudler HS, Blank AS jr., Krupnick JL (2000). Psychodynamik therapy. In: Foa EB, Keane TM, Friedman MJ (eds). Effective Treatments for PTSD. Practice guidelines from the International Society for Traumatic Stress Studies. New York: Guilford; 176–98.

Lamprecht F (2000). Praxis der Traumatherapie. Was kann EMDR leisten? Stuttgart: Pfeiffer bei Klett-Cotta.

Lamprecht F, Lempa W (1997). Psychoanalyse und EMDR. In: Eschenröder CT (Hrsg). EMDR. Eine neue Methode zur Verarbeitung traumatischer Erinnerungen. Tübingen: dgvt-Verlag; 161–88.

Maercker A (Hrsg) (1997a). Therapie der posttraumatischen Belastungstörungen. Berlin: Springer.

Maercker A (1997b). Erscheinungsbild, Erklärungsansätze und Therapieforschung. In: Maercker A (Hrsg). Therapie der posttraumatischen Belastungsstörungen. Berlin: Springer; 3–49.

Maercker, A. (1997c). Besonderheiten in der Behandlung der posttraumatischen Belastungsstörung. In: Maercker A (Hrsg). Therapie der posttraumatischen Belastungstörungen. Berlin: Springer; 51–67.

Maercker A (1999). Posttraumatische Belastungsstörung: Stand und Perspektiven des Wissens über effektive Therapien. Verhaltenstherapie; 9: 182–5.

Mitchell JT (1983). When disaster strikes. The critical incident stress debriefing process. J Emergency Med Serv; 8: 36–9.

Mitchell JT, Everly GS (1995). Critical Incident Stress Debriefing: An operations manual for the prevention of traumatic stres among emergency services and disaster workers. Ellicot City, MD: Chevron.

Reddemann L (1998a). Psychotherapie auf der inneren Bühne. Persönlichkeitsstörungen; 2: 88–96.

Reddemann L (1998b). Traumaexpositionstechniken. Die Fahrstuhltechnik. Persönlichkeitsstörungen; 2: 84–7.

Reddemann L (2000). Zur Behandlung komplexer posttraumatischer Störungen im (teil-)stationären Setting. Gruppenpsychother Gruppendyn; 36: 119–32.

Reddemann L, Sachsse U (1997). Stabilisierung. Persönlichkeitsstörungen; 1: 113–47.

Reddemann L, Sachsse U (1998). Welche Psychoanalyse ist für Opfer geeignet? Einige Anmerkungen zu Martin Ehlert-Balzer: Das Trauma als Objektbeziehung. Forum Psychoanal; 14: 289–94.

Reddemann L, Sachsse U (2000). Traumazentrierte Psychotherapie der chronifizierten, komplexen Posttraumatischen Belastungsstörung vom Phänotyp der Borderline-Persönlichkeitsstörungen. In: Kernberg OF, Dulz B, Sachsse U (Hrsg). Handbuch der Borderline-Störungen. Stuttgart, New York: Schattauer; 555–71.

Renfrey G, Spates CR (1994). Eye movement desenzitization: A partial dismantling study. J Beh Ther Exp Psychiatry; 25: 231–9.

Rothbaum BO, Foa EB (1997). Kognitive Verhaltenstherapie für posttraumatische Belastungsstörungen. Formen und Wirksamkeit. In: Maercker A (Hrsg). Therapie der posttraumatischen Belastungstörungen. Berlin: Springer; 103–21.

Rothbaum BO, Meadows EA, Resick P, Foy DW (2000a). Cognitive-behavioral therapy. In: Foa EB, Keane TM, Friedman MJ (eds). Effective Treatments for PTSD. Practice guidelines from the International Society for Traumatic Stress Studies. New York: Guilford; 60–83.

Rothbaum BO, Meadows EA, Resick P, Foy DW (2000b). Cognitive-behavioral therapy (treatment guidelines). In: Foa EB, Keane TM, Friedman MJ (eds). Effective Treatments for PTSD. Practice guidelines from the International Society for Traumatic Stress Studies. New York: Guilford; 320–5.

Rudolf G, Eich W (1999). Die Entwicklung wissenschaftlich begründeter Leitlinien. Psychotherapeut; 44: 124–6.

Sachsse U (1996). Die traumatisierte therapeutische Beziehung. Projektive Identifizierung in der Psychotherapie als Kommunikation und Konfliktentlastung. Gruppenpsychother Gruppendyn; 32: 350–65.

Sachsse U (1998a). Traumasynthese durch Traumaexposition. Persönlichkeitsstörungen; 2: 72–6.

Sachsse U (1998b). Traumaexpositionstechniken. Die Bildschirm-Technik (Screen-Technik). Persönlichkeitsstörungen; 2: 77–84.

Saß H, Wittchen HU, Zaudig M (Hrsg) (1996). Diagnostisches und Statistisches Manual Psychischer Störungen DSM-IV. Göttingen: Hogrefe.

Seidler GH, Rieg K, Hain B, Micka R, Hofmann A (2003). Akut traumatisierte Gewaltopfer und ihre Therapie II – Studie zur Entwicklung einer traumaadaptierten Ambulanten Ressourcengruppe (ARG) in Kombination mit EMDR. In: Seidler GH, Laszig P, Micka R, Nolting B (Hrsg). Aktuelle Entwicklungen in der Psychotraumatologie. Theorie – Krankheitsbilder – Therapie. Gießen: Psychosozial-Verlag; 123–35.

Shapiro F (1995). EMDR – Grundlagen und Praxis. Handbuch zur Behandlung traumatisierter Menschen. Paderborn: Junfermann.

Titze M (1997). EMDR-unterstützte Thematisierung bei psychodynamisch fundierten Fokaltherapien. In: Eschenröder CT (Hrsg). EMDR. Eine neue Methode zur Verarbeitung traumatischer Erinnerungen. Tübingen: dgvt-Verlag; 180–8.

van der Kolk B, Fisler R (1995). Dissociation and the fragmentary nature of traumatic memories: Overview and exploratory study. J Trauma Stress; 8: 505–25.

van Etten ML, Taylor S (1998). Comparative efficacy of treatments for posttraumatic stress disorders: A meta-analysis. Clin Psychol Psychother; 5: 126–44.

Vogelmann-Sine S, Sine LF, Smyth NJ, Popky AJ (1998). EMDR-Behandlungmanual für stoffgebundene Süchte. Berlin: Institut für Traumatherapie 2000.

Weltgesundheitsorganisation (1995). Internationale Klassifikation psychischer Störungen. ICD-10, Kapitel V (F), Klinisch-diagnostische Leitlinien (hrsg. von Dilling H, Mombour W, Schmidt MH). 2. Aufl. Bern: Huber.

Wolpe J (1958). Psychotherapy by Reciprocal Inhibition. Stanford, CA: Stanford University Press.

World Health Organization (1992). The ICD-10 Classification of Mental and Behavioural Disorders. Clinical descriptions and diagnostic guidelines. Geneva: World Health Organization.

10.2 Ergebnisse einer traumazentrierten stationären Psychotherapie für Patientinnen mit komplexer PTBS

Falk Leichsenring, Christina Vogel, Ulrich Sachsse

Patienten mit Persönlichkeitsstörungen des Clusters B (APA 1994; Saß et al. 1996) verursachen besondere Behandlungsprobleme. Meist sind es weibliche Patienten mit Borderline-Persönlichkeitsstörungen (BPS), die mehrere Suizidversuche, viele parasuizidale Handlungen und repetitives selbstverletzendes Verhalten (SVV) aufweisen (Sachsse 1987; 1988; 1994a; 1994b; van der Kolk et al. 1991). Die wissenschaftliche Diskussion der letzten Jahre wurde dominiert von der Frage, welche Rolle Traumatisierungen in Kindheit und Jugend bei der Entstehung von Borderline-Persönlichkeitsstörungen spielen (Gunderson u. Sabo 1993; Herman et al. 1989; van der Kolk et al. 1991; Sachsse et al. 1997). Es wurde vorgeschlagen, den Begriff (APA 1994) und das Konzept (Kernberg 1975) der „Borderline-Persönlichkeitsstörung" (BPS) abzulösen durch den Begriff und das Konzept „komplexe Posttraumatische Belastungsstörung" (komplexe PTBS, Herman 1992a) bzw. den Begriff und das Konzept „Disorders of Extreme Stress" (Herman 1993; van der Kolk et al. 1996b; Pelcovitz et al. 1997) einzuführen. Von Beginn an bis heute ist diese wissenschaftliche Diskussion zur Epidemiologie und Pathopsychologie kontrovers geführt worden (Fossati et al. 1999; Johnson et al. 1999; Mullen et al. 1993; Zanarini 1997). Unstrittig ist auch aus psychoanalytischer Perspektive, dass die Symptome und Phänomene der BPS nach DSM nicht zwingend eine Borderline-Persönlichkeitsorganisation nach Kernberg als Ursache haben (Kernberg 1996). Der gegenwärtige Wissensstand zu dieser Kontroverse kann so zusammengefasst werden: Die DSM-IV-Phänomene einer BPS können sowohl von repetitiven einzelnen Traumatisierungen wie physischer Gewalt (physical abuse) und sexualisierter Gewalt (childhood sexual abuse, CSA) verursacht werden als auch von Beziehungs-/Bindungstraumata (relational/attachment traumata, Shore 2001) und Entwicklungsstörungen wie Deprivation, Familiensystemen mit Double-bind-Interaktionen, emotionaler Ausbeutung oder anderen Beziehungsschädigungen (Kernberg et al. 2000). Für viele Patienten treffen beide Schädigungsmuster zu.

Obwohl die wissenschaftliche Kontroverse weder entschieden noch abgeschlossen ist, müssen sich Therapeuten festlegen. Denn aus den unterschiedlichen ätiologischen Konzepten haben sich ganz verschiedene Behandlungsstrategien entwickelt:

- Das ursprüngliche BPS-Konzept ist ein psychoanalytisches (Kernberg 1975; 1984). Die psychoanalytischen Behandlungskonzepte haben eine Vielzahl psychodynamischer Strategien hervorgebracht (Bateman u. Fonagy 1999; 2001; Dulz et al. 1998; Kernberg 1984; Kernberg et al. 1989) und münden gegenwärtig in die manualisierte Transference-Focused Psychotherapy (TFP, Clarkin et al. 2001).
- Empirisch bereits relativ gut belegt ist die Wirksamkeit der Dialektisch-behavioralen Therapie (DBT) für BPS (Linehan 1993; Linehan et al. 1991; 1993; 1999).
- Die Konzeptualisierung der BPS als chronische PTBS hat ebenfalls mehrere wirksame Therapie-Strategien generiert (Foa et al. 2000; Flatten et al. 2001).

10.2.1 Die stationäre Behandlung dieser Patientengruppe als BPS-Patienten

Soweit uns bekannt, gibt es bisher nur vier randomisierte kontrollierte Behandlungsstudien zu BPS-Patienten: In zwei Studien von Linehan et al. (1991; 1999) erwies sich DBT als effektiver als „treatment as usual" (TAU). Linehan et al. (1991) untersuchten parasuizidale Frauen mit BPS, Linehan et al. (1999) Frauen mit BPS und Drogenabhängigkeit. Munroe-Blum und Marziali (1995) fanden, dass eine psychodynamische Kurzzeit-Einzeltherapie genauso effektiv war wie eine Gruppentherapie für BPS. Bateman und Fonagy (1999) berichteten, dass eine psychoanalytisch orientierte Tagesklinik-Behandlung einem TAU signifikant überlegen war. In einer Follow-up-Untersuchung über 18 Monate ließen sich gute Langzeiteffekte zeigen (Bateman u. Fonagy 2001). Für Patienten, die sich absichtlich intoxikiert hatten, wiesen Guthrie et al. (2001) nach, dass eine psychodynamische Kurzzeittherapie einem TAU signifikant überlegen war, bezogen auf die SVV-Häufigkeit und Suizidversuche. Es kann vermutet werden, dass dieses Sample zu einem hohen Prozentsatz der Fälle BPS-Patienten einschloss.

In verschiedenen naturalistischen Studien wurden signifikante Besserungen für Patienten mit BPS berichtet (Tucker et al. 1987; Stevenson u. Meares 1992; Karterud et al. 1992; Antikainen et al. 1995; Eckert u. Wuchner 1996; Dolan et al. 1997; Bohus et al. 2000). Stevenson und Meares (1992) berichteten eine Besserungsrate von 30%, definiert mit dem Kriterium, dass die Patienten die BPS-Kriterien des DSM-III nicht länger erfüllten. Dieses Resultat stimmt überein mit Ergebnissen der Menninger-Studie (Wallerstein 1989). Nach Stone (1990) schloss die Menninger-Studie 18 Personen ein, die als Borderline-Patienten betrachtet werden können. Nur 6 der 18 Borderline-Patienten (33%) hatten ein gutes Outcome-Ergebnis, verglichen mit 19 von 24 (79%) Patienten mit neurotischen Störungen. Darüber hinaus berichteten Studien von hohen Therapie-Abbruch-Quoten („drop-outs"), und zwar 23 bis 67% der Borderline-Patienten (Skodol et al. 1983; Stevenson u. Meares 1992; Waldinger u. Gunderson 1984; Yeomans et al. 1994).

In einer neuen Meta-Analyse zur Wirksamkeit von psychodynamischer Therapie und kognitiv-behavioraler Therapie wurden für Patienten mit BPS große Therapie-Effekte ermittelt (Leichsenring u. Leibing 2003): Für die psychodynamische Therapie betrug die Gesamteffektgröße 1,46, für die kognitiv-behaviorale Therapie 1,00.

10.2.2 Stationäre Behandlung dieser Patientengruppe als komplexe PTBS

Zahlreiche Studien zeigen, dass traumatische Erfahrungen sowohl zu Symptomen der PTBS als auch zu denjenigen anderer Störungen der Achsen I und II des DSM führen können (Review in Shalev 2000). So wurden stationäre Behandlungsprogramme insbesondere für Patientinnen mit Kindheitstraumata entwickelt, die die Beziehung zwischen der traumatischen Erfahrung und den späteren psychischen Auffälligkeiten einbezogen (Courtois u. Bloom 2000): Charakteristisch für stationäre traumazentrierte Behandlungen war von Anfang an ein multimodal-integrativer Ansatz. Derzeitig bestehen große Unterschiede in den einzelnen Programmen: Jedes Programm bietet eine einzigartige Behandlungsstrategie an. Allen Programmen gemeinsam ist die Orientierung und Spezialisierung auf das Trauma und seine Konsequenzen durch Beachtung folgender Aspekte:

- persönliche Sicherheit
- Verbesserung der kognitiven Leistungsfähigkeit
- Herausbildung von Fähigkeiten zum Selbstmanagement
- Reduktion von Symptomen
- Rehabilitation und Re-Integration ins soziale Netz

Stationäre Therapie ist Teil einer multimodalen und sequenziellen Behandlung von PTBS (Chu 1998; Courtois 1999; Marmar et al. 1994). Derzeitig liegen nur fünf Outcome-Studien vor, die die Effektivität von stationärer Behandlung bei Patienten mit Posttraumatischer Belastungsstörung nach traumatischen Kindheitserfahrungen untersuchen, von denen nur drei publiziert sind (Courtois u. Bloom 2000). Ellason und Ross

(1997) veröffentlichten die Behandlungsergebnisse von 54 Patienten mit Dissoziativer Identitätsstörung (DIS) nach der Behandlung in einem speziellen stationären PTBS/DIS-Programm. Die Studie beinhaltete keine Kontrollgruppe, und die Dauer des stationären Programms ist nicht angegeben. Im 2-Jahres-Follow-up zeigten die Patienten deutliche Verbesserungen in Bezug auf die Symptome ersten Ranges nach Schneider, Affekt- und Angststörungen, dissoziativen Symptomen und Somatisierung, verbunden mit einem deutlichen Absinken der Anzahl der verschriebenen Psychopharmaka. Bills und Bloom (1998) entwickelten ein spezifisches Therapie-Programm in einem Psychiatrischen Landeskrankenhaus. Ihre klinisch-naturalistische Ergebnisstudie ohne Kontrollgruppe und Follow-up weist nach: Geschlossene Unterbringung, SVV, Unfälle und Gewalt auf Station sanken substanziell. Auf der Basis der Arbeiten von Herman (1992b) sowie van der Kolk et al. (1996a) entwickelten Wright und Woo (2000) in der Psychiatrischen Klinik von Guelph, Kanada, ein spezielles 6-Wochen-Programm für Erwachsene, die Kindheitstraumata in der Anamnese hatten. Ihre Outcome-Studie ohne Kontrollgruppe mit Follow-up nach drei Monaten und einem Jahr zeigte gute Therapie-Resultate: Bei der Entlassung erreichten Häufigkeit und Intensität der Symptome nicht mehr die Schwelle zur PTBS oder zu den Symptom-Clustern B, C und D des DSM. Bei den Follow-up-Untersuchungen sanken im Allgemeinen die Ratings für Symptom-Häufigkeit und -Intensität, obwohl auch erneute Verschlechterungen gefunden wurden.

10.2.3 Stationäre traumazentrierte Behandlung dieser Patientinnengruppe in Göttingen

Von Beginn der traumazentrierten Behandlungen an war klar, dass wir mittelfristig die Wirksamkeit der traumazentrierten Therapie würden belegen müssen, dass auf Dauer Hinweise auf die klinische Erfahrung nicht ausreichen würden. Diese Studie erfasst den ersten Behandlungsabschnitt, beginnend ein viertel Jahr nach der Eröffnung der Spezial-Station 9 im Landeskrankenhaus Göttingen. Damals behandelten wir in längeren Zeitblöcken von 2–4 Monaten. Die Patientinnen kamen zunächst für zwei Wochen zur Stabilisierung und Diagnostik (Phase 1), wurden danach entlassen und durchschnittlich 4,8 Monate später zur Phase 2 (Trauma-Exposition) einbestellt. Nicht alle konnten bei der Einbestellung sofort kommen; sie kamen durchschnittlich 7,5 Monate später für 2–4 Monate, die meisten einmal, einige zweimal (durchschnittliche Behandlungsdauer: 157,4 Tage). Unsere Patientinnen waren alle komplex traumatisiert und benötigten eine stationäre Behandlung zur Trauma-Exposition. Sie wären ambulant nicht mit Trauma-Expositionen behandelbar gewesen, da ihre soziale Umgebung und/oder ihr Selbstmanagement dafür nicht stabil genug waren. Durchschnittlich führten wir alle zwei Wochen eine EMDR-Sitzung durch (1,87 im Monat). Zwischen den Trauma-Expositionen sind psychodynamisch und/oder kognitiv-behaviorale Einzeltherapie-Sitzungen zur Neuorientierung und zum Durcharbeiten erforderlich. Die Therapie verläuft in flexiblen, dynamischen Zyklen von Stabilisierung – Trauma-Exposition – Durcharbeiten – Stabilisierung usw. Das Forschungsdesign unserer Outcome-Studie wurde von Katja Eßlinger und Lars Schilling entworfen. Zwischenergebnisse wurden andernorts publiziert (Sachsse et al. 1998; 2002).

10.2.3.1 Methodik

Rekrutierung

Unsere Untersuchung umfasst den Zeitraum 01.10.1996 bis 30.09.2000. In diesen vier Jahren wurden 3096 Informationsbriefe versandt. 523 Patientinnen aus ganz Deutschland ließen sich auf die Warteliste setzen, 193 waren am 30.09.2000 noch auf der Warteliste. Eine differenzierte Auflösung unserer Patientinnenklientel ist der Tabelle 10-1 zu entnehmen.

Tab. 10-1: Patientinnenklientel in unserer Untersuchung (Zeitraum 01.10.1996 bis 30.09.2000).

- 3096 Informationsbriefe wurden versandt
- 523 Patientinnen ließen sich auf die Warteliste setzen
- 193 waren am 30.09.2000 noch auf der Warteliste

Phase 1 (330 waren zur Phase 1 einbestellt)

- 79 kamen nicht zur Phase 1
  - 34 waren in einer anderen Trauma-Klinik aufgenommen worden
  - 14 waren durch ambulante Therapie ausreichend versorgt
  - 31 gaben keine Rückmeldungen
- 251 kamen zur Phase 1
  - 57 verließen die Station in den ersten fünf Behandlungstagen (early drop outs: 28 fühlten sich zu gesund für diese Station; 21 fühlten sich hier „einfach nicht richtig"; 8 gingen ohne Angabe von Gründen)
  - 196 blieben bis zum Bilanzgespräch am Ende der Phase 1 (bei 18 war der Verbleib der Fragebögen unklar; 25 blieben, lehnten es aber ab, Fragebögen auszufüllen; 153 blieben und füllten den Fragebogen zum Testzeitpunkt t1 aus)
- Gruppe 1 (t1: n = 153)
  - 50 empfahlen wir keine Therapie-Phase 2 bei uns (18 erfüllten nicht die diagnostischen Kriterien; 12 benötigten keine stationäre Therapie; 20 hatten zu große Selbststeuerungsprobleme [Fremdgefährdung, Sucht, schwere DIS])
  - 146 empfahlen wir eine Therapie-Phase 2 mit Trauma-Expositionen

  Wartezeit zwischen Phase 1 und Phase 2: durchschnittlich 7,5 Monate

  Einbestellung: nach durchschnittlich 4,8 Monaten (nicht alle Patientinnen kamen direkt nach der Einbestellung)

Phase 2 (22 standen am 30.09.2000 noch auf der Warteliste für Phase 2)

- 124 bestellten wir zur Phase 2 ein
  - 16 kamen nicht ohne Angabe von Gründen
  - 108 begannen die Phase 2
- von 87 derjenigen, die zur Phase 2 kamen, liegt der Fragebogen t1 vor (Therapie)
- von 66 derjenigen, die nicht zur Phase 2 kamen, liegt der Fragebogen t1 vor (keine Therapie)
  - 50 erhielten keine Therapie-Empfehlung Phase 2 plus
  - 16 sind ohne Angabe von Gründen nicht gekommen
- t1 Therapie (n = 87) versus t1 keine Therapie (n = 66)
  - 78 hatten die Therapie-Phase 2 am 30.09.2000 abgeschlossen (Gruppe 2/t1 – t2a: n = 78)
  - 75 hatten die Fragebögen t2a und t2d ausgefüllt

1-Jahres-Katamnese

- 45 hatten die Behandlung am 30.09.2000 mehr als ein Jahr hinter sich und wurden zu einem Katamnesegespräch eingeladen
- 8 Einladungen kamen mit dem Vermerk „unbekannt verzogen" zurück
- 7 teilten telefonisch oder schriftlich mit, es gehe ihnen gut, sie wollten sich durch ein Gespräch und das Ausfüllen der Fragebögen aber nicht belasten
- 30 kamen zu einem Katamnesegespräch und füllten die Fragebögen t3 aus (Gruppe 3/t3: n = 30)

Patientenstichprobe

Der Tabelle 10-2 sind Angaben zur Altersverteilung, Schulbildung und zum Ausbildungsstand der Untersuchungsgruppen 1 bis 3 zu entnehmen. Die Diagnosen, die von den behandelnden Therapeuten nach dem Dissociative Disorders Interview Schedule (DDIS) gestellt wurden, sind in der Tabelle 10-3 zu sehen. Klinisch wurden weitere Diagnosen nach ICD-10 erfasst:

- Phobien
- Angststörungen
- Zwangsstörungen
- Ess-Störungen
- weitere Persönlichkeitsstörungen

Diese Diagnosen wurden aber nicht standardisiert gestellt, und ihre Behandlung stand nicht im Mittelpunkt. Die Diagnose einer komplexen PTBS war Voraussetzung für die Aufnahme zur Behandlungsphase 2.

Fragestellungen

Zur psychologischen Diagnostik, zur Dokumentation des Therapie-Verlaufs sowie zur Optimierung der Behandlung wurden die Patientinnen zu verschiedenen Zeitpunkten gebeten, Fragebögen zur Erfassung der Borderline-Persönlichkeitsstruktur, der Dissoziativität, der allgemeinen Symptombelastung, der Belastungsreaktionen

Tab. 10-2: Soziodemographische Daten/Subjects.

	Gruppe 1 (n = 153)		Gruppe 2 (n = 75)		Gruppe 3 (n = 30)	
Alter	n	%	n	%	n	%
< 20	5	3,27	2	2,67	0	0,00
20 bis 29	54	35,29	27	36,00	12	40,00
30 bis 39	62	40,52	34	45,33	9	30,00
40 bis 49	28	18,30	11	14,67	8	23,67
> 49	4	2,61	1	1,33	1	3,33
Schulbildung						
kein Hauptschulabschluss	7	4,58	3	4,00	2	6,67
Hauptschulabschluss	33	21,57	16	21,33	5	16,67
Realschulabschluss	60	39,22	30	40,00	13	43,33
Fachoberschulabschluss	14	9,15	8	10,67	5	16,67
Abitur	39	25,50	18	24,00	5	16,67
Ausbildung						
keine Ausbildung	39	25,49	18	24,00	5	16,67
Lehre/Berufsschule	63	41,18	34	45,33	16	53,33
Fachschule/Meisterausbildung	18	11,76	9	12,00	5	16,67
Fachhochschule	8	5,23	3	4,00	2	6,67
Universität	9	5,88	3	4,00	0	0,00
in Ausbildung/Schule/Studium	16	10,46	8	5,23	2	6,67

Tab. 10-3: Diagnosen nach dem Dissociative Disorders Interview Schedule (DDIS).

	Gruppe 1 (n = 153)		Gruppe 2 (n = 75)		Gruppe 3 (n = 30)	
	n	%	n	%	n	%
komplexe PTBS (300.89/F43.1)	135	88,24	75	100	30	100
SVV (X.76, X.78, X.83)	108	70,59	63	84,00	25	83,33
Episode einer Major Depression (296.3/F33)	102	66,67	50	66,67	15	50,00
BPS (301.8/F60.31)	94	61,44	41	54,67	14	46,67
Depersonalisation (300.6/ F48.1)	77	50,33	34	45,33	11	36,67
Dissoziative Amnesie (300.12/F44.0)	37	24,18	20	26,67	6	20,00
Somatisierungsstörung (300.81/F45.0)	35	22,88	11	14,67	4	13,33
Dissoziative Identitätsstörung (300.14/F44.81)	13	8,50	4	5,33	0	0,00
nicht näher bezeichnete dissoziative Störung (300.15/F44.9)	9	5,88	1	1,33	2	6,67
Dissoziative Fugue (300.13/F44.1)	4	2,61	0	0,00	0	0,00

infolge traumatischer Lebensereignisse sowie der Depressivität auszufüllen (vgl. Tab. 10-1): Sie erhielten diese sowohl zu Beginn der Phase 1 (t1) als auch innerhalb der ersten Woche der Behandlungsphase 2 (t2a) sowie in der Woche vor ihrer Entlassung (t2d). Ein Jahr nach der Entlassung (t3) wurde ein halbstrukturiertes Interview durchgeführt, in dem u. a. Veränderungen hinsichtlich der Selbstverletzungen sowie stationäre und ambulante Behandlungsbedürftigkeit erfasst wurden. Zu diesem Zeitpunkt erhielten die Patientinnen erneut die Fragebögen. Folgende Fragestellungen wurden untersucht:

- Die Station ist etabliert worden als homogene Spezial-Station für Patientinnen mit komplexer PTBS, Komorbidität vorrangig BPS mit SVV; eine schwer behandelbare Klientel. Wird diese Klientel durch die Informationen zum Behandlungsangebot erreicht und angezogen? Welche Patientinnen kommen zur Stabilisierungs- und Diagnostikphase 1 (Gruppe 1; t1: n = 153)?
- Wir nehmen nicht alle Patientinnen zur Phase 2 auf, die zur Phase 1 kommen. Treffen wir eine Positiv-Auswahl? Schicken wir die schwerer Gestörten fort? Unterscheiden sich die Patientinnen, die nur zur Phase 1 kommen (n = 66), von denen, die an dem weiterführenden traumatherapeutischen Behandlungsprogramm Phase 2 teilnehmen (n = 87) (Vergleich t1: n = 66 versus t1: n = 87)?
- Stabilisierung und Trauma-Exposition sind beides Elemente unserer Therapie-Strategie. Reicht allein die 14-tägige Stabilisierung der

Phase 1 aus? Hat der Zeitfaktor des Wartens von durchschnittlich 7,5 Monaten einen erheblichen Einfluss, hat die Fortsetzung des bisherigen TAU einen bedeutsamen Effekt (Kontrollgruppe: naturalistische Wartegruppe mit TAU)? Um dies zu überprüfen, wird ein Vergleich zwischen den Werten der Phase 1 (t1) und denen zu Beginn der Behandlungsphase 2 (t2a) durchgeführt (n = 78).

- Der unmittelbare Therapie-Effekt soll durch einen Vergleich zwischen den Werten bei Therapie-Beginn Phase 2 (t2a) und dem Behandlungsende Phase 2 (t2d) ermittelt werden (Gruppe 2; n = 75).
- Um zu überprüfen, ob die therapeutischen Maßnahmen langfristig wirksam sind, findet ein Vergleich zwischen den Entlassungswerten (t2d) und denen der 1-Jahres-Katamnese (t3) statt (Gruppe 3; n = 30).
- Zusätzlich werden die Werte des Therapie-Beginns (t2a) mit denen der 1-Jahres-Katamnese (t3) verglichen (n = 30).
- Untersucht werden ferner die Entwicklung des psychosozialen Funktionsniveaus sowie der klinische Gesamteindruck der Patientinnen der Gruppe 3.
- Neben den Testdaten wird untersucht, inwiefern sich die Häufigkeit selbstverletzender Verhaltensweisen im Verlauf der Therapie und nach deren Beendigung bei Gruppe 3 verändert. Ferner wird die Anzahl notwendiger psychiatrischer Behandlungstage vor und nach der traumatherapeutischen Behandlung verglichen. Die Daten beruhen auf Angaben der Patientinnen bzw. sind den Krankenakten entnommen.

Nicht ausgewertet haben wir die Entwicklung der psychiatrischen Medikation. Wir halten die Höhe einer Medikation für ein problematisches Erfolgskriterium. Klinisch hätten einige Patientinnen wahrscheinlich von einer Medikation profitiert, die dies aus ideologischen Gründen von Anfang an grundsätzlich ablehnten.

Instrumente

Gewählt wurden international etablierte Instrumente, die im Sommer 1996 in einer validierten deutschen Version zur Verfügung standen oder gerade validiert wurden. Es hat sich herausgestellt, dass unser Studiendesign weitgehend in Übereinstimmung ist mit gerade erst veröffentlichten Forschungsempfehlungen im Bereich PTBS (Foa et al. 2000; Shalev 2000).

Dissociative Disorders Interview Schedule (DDIS): Zur Diagnostik wurde das Strukturierte Interview DDIS (Ross 1989, validierte deutsche Version: Frör 2000) von den behandelnden Therapeuten angewandt. Letztere waren in der Erhebung und Auswertung der deutschen Version fünf Monate intensiv von der Übersetzerin Karin Froer geschult worden, die ihrerseits mehrere Monate Mitarbeiterin von Ross in Dallas/Texas gewesen war. Das DDIS beinhaltet 131 Items. Neben der exakten Erfassung der dissoziativen Störungen konzentriert es sich auf Differenzialdiagnosen wie Schizophrenie und Ko-Symptomatik wie Major Depression, Somatisierungsstörung und Borderline-Persönlichkeitsstörung. Störungen durch Substanzmissbrauch, körperliche Beschwerden und frühere psychische Störungen werden erfasst. DDIS erlaubt die Dokumentation der Traumatisierungserfahrungen. Da eine Exploration von Traumatisierungen zu Intrusionen und Flashbacks führen kann (Shalev 1997), haben wir diesen Teil erst am Beginn der Phase 2 kurz vor der ersten Trauma-Exposition exploriert. Die Inter-Rater-Reliabilität von DDIS liegt bei 0,68. DDIS führt valide zu DSM-Diagnosen (Ross et al. 1989; Shalev 2000) und erfordert in der klinischen Routine einen vertretbaren Zeitaufwand.

Neben der **Global Assessment of Functioning Scale (GAF)** (APA 1994) zur Erfassung der Symptom-Schwere, der Leistungsfähigkeit und psychosozialen Anpassung auf einem hypothetischen Kontinuum von psychischer Gesundheit und Krankheit wurden die **Clinical Global Impressions (CGI)** (APA 1994; Guy 1976) der Patientinnen von den behandelnden Therapeuten eingeschätzt. Dabei beschreibt CGI 1 den Schweregrad der Krankheit zum Zeitpunkt der Aufnahme (t1), der Entlassung (t2d) und der Katamnese (t3), während CGI 2 die Zustandsveränderung seit der Aufnahme (t2a) erfasst. Beim derzeitigen Forschungsstand wird auch die Anwendung dieser eher klinischen Einschätzungsinstrumente empfohlen (Shalev 2000).

Weiterhin wurden verschiedene Fragebögen eingesetzt, die von einer stationsunabhängigen Psychologin ausgewertet wurden:

Das **Borderline Personality Inventory (BPI)** (Leichsenring 1997; 1999) ist ein kurzer Fragebogen mit 53 Items. Das BPI basiert auf Kernbergs Konzept der Borderline-Persönlichkeitsorganisation. Die diagnostischen Kriterien sind kompatibel mit dem DSM-IV und Gundersons Konzept der BPS. Das BPI enthält Skalen zur Messung von Identitätsdiffusion, primitiven Abwehrmechanismen, Realitätsprüfung und Angst vor Nähe. Als Ergebnis mehrerer Studien wird ein Cut-Off-Wert vorgeschlagen, ab dem die Diagnose „Borderline-Persönlichkeitsstörung" sehr wahrscheinlich ist. Das BPI wurde in verschiedenen Studien geprüft: Interne Konsistenz und Re-Test-Reliabilität sind zufrieden stellend (Cronbachs α : 0,68 bis 0,91, r_{tt} : 0,73 bis 0,89). Die Ergebnisse für Sensitivität betragen 0,85 bis 0,89, für Spezifität 0,78 bis 0,89. Das BPI identifiziert Borderline-Patienten in hoher Übereinstimmung mit Kernbergs Kriterien der Borderline-Persönlichkeitsorganisation, DSM-IV-Kriterien der BPS und Gundersons Kriterien der BPS.

Dissociative Experience Scale (DES)/Fragebogen zu Dissoziativen Symptomen (FDS): Bei dem Fragebogen zu Dissoziativen Symptomen (FDS, Freyberger et al. 1999) handelt es sich um die validierte deutsche Übersetzung der Dissociative Experience Scale (DES, Bernstein u. Putnam 1986). Der FDS umfasst neben den 28 Items der Originalskala weitere 16 Items zur Abbildung dissoziativer Phänomene gemäß der ICD-10 (WHO u. Cooper 1991; Dilling et al. 1994) als vorwiegend pseudoneurologische Konversionssymptome. Die insgesamt 44 Items lassen sich folgenden Subskalen zuordnen:

- Dissoziative Amnesie
- Absorption
- Depersonalisation/Derealisation
- Konversion

In dieser Studie werden nur die Items berücksichtigt, die mit der DES übereinstimmen.

Impact of Event Scale (IES): Mit der deutschen Übersetzung der Impact of Event Scale (IES, Horowitz et al. 1979; Ferring u. Filipp 1994) wird die individuelle Belastungsreaktion angesichts traumatischer Lebensereignisse erfasst. Es ist möglich, zwischen „Intrusion" und „Vermeidung" als zwei individuellen Reaktionen, die im Zuge belastender Lebensereignisse auftreten können, zu differenzieren. Im Unterschied zur amerikanischen Fassung beinhaltet die deutsche Version 16 Items. Die Testscores ergeben sich aus dem Mittelwert der Items.

Als standardisierte Fragebögen finden ferner die **Symptom-Check-Liste SCL-90-R** (Derogatis 1983; Franke 1995) und das **Beck-Depressions-Inventar (BDI)** (Beck et al. 1961; Hautzinger et al. 1994) Anwendung.

10.2.3.2 Ergebnisse

Testdaten: Die statistische Auswertung der Daten erfolgte mittels SPSS (Version 8.0.0). Zur Prüfung der Hypothesen wurden zweiseitige t-Tests durchgeführt.

Fragestellung 1

Hinsichtlich der Frage, welche Patientinnen sich anmelden, zu uns kommen und an der Phase 1 der traumatherapeutischen Behandlung teilnehmen, ergibt sich folgendes Bild (s. auch Tab. 10-4): Die Patientinnen sind hinsichtlich der mit dem BPI erfassten Kriterien der Borderline-Persönlichkeitsorganisation vergleichbar mit der von Leichsenring (1999) untersuchten Referenzgruppe von Frauen mit der Diagnose „Borderline-Persönlichkeitsstörung". – Bezüglich der Dissoziativität liegen die Werte der untersuchten Patientinnen im DES dagegen deutlich über denen der FDS-Referenzgruppe stationär behandelter psychiatrischer Patienten mit einer dissoziativen Störung (Freyberger et al. 1999). – Im SCL-90-R sind die Werte der in der vorliegenden Studie untersuchten Patientinnen im Vergleich mit einer deutschen Referenzpopulation von

Tab. 10-4: Testdaten zu den Fragestellungen 1 bis 3 (* = p < 0,05; ** = p < 0,01; a = Leichsenring 1999; b = Freyberger et al. 1999; c = Franke 1995; d = Hautzinger et al. 1994; e = Ferring u. Filipp 1994; M = Mittelwert; SD = Standardabweichung; d = Effektstärke; t = t-Wert; t_1, t_{2a} = Messzeitpunkte [s. Text]).

	Fragestellung 1		Fragestellung 2				Fragestellung 3			
	Our Inpatients	Comparable Populations	Therapy t1	No Therapy t1			t1	t2a		
	M (SD)	M (SD)	M (SD)	M (SD)	t_{t1}	d	M (SD)	M (SD)	t_{t1-t2a}	d
BPI	n = 153	n = 52[a]	n = 87	n = 66			n = 78	n = 78		
Cut-Off-Score	13,87 (3,52)	13,63 (4,02)	14,01 (3,13)	13,68 (3,99)	0,54	0,09	14,32 (2,99)	14,10 (3,50)	0,67	0,11
Primitive Defense	5,21 (1,78)	5,58 (1,88)	5,30 (1,56)	5,09 (2,04)	0,69	0,12	5,33 (1,62)	5,23 (1,87)	0,53	0,08
Identity-Diffusion	8,10 (2,86)	7,94 (2,97)	8,31 (2,39)	7,82 (3,37)	1,01	0,17	8,59 (2,25)	8,29 (2,66)	1,39	0,23
Fear of Closeness	5,76 (1,76)	5,21 (2,12)	5,83 (3,61)	5,67 (1,95)	0,56	0,09	5,97 (1,61)	6,40 (4,26)	–0,84	0,14
Impaired Reality Testing	1,28 (1,34)	1,52 (1,46)	1,16 (1,27)	1,44 (1,40)	–1,28	0,21	1,14 (1,25)	1,28 (1,28)	–1,33	0,21
DES	n = 153	n = 59[b]	n = 87	n = 66			n = 78	n = 78		
DES-Score	28,30 (15,92)	17,95 (10,67)	25,58 (14,95)	27,93 (17,23)	0,25	0,04	29,87 (14,82)	28,79 (16,45)	0,80	0,13
Amnestic Dissociation	14,02 (14,33)	9,19 (9,02)	13,39 (13,14)	14,85 (15,82)	–0,62	0,07	14,45 (13,38)	15,00 (16,44)	–0,39	0,06
Absorption	36,55 (18,04)	25,12 (14,36)	37,26 (17,48)	35,60 (18,83)	0,56	0,09	38,51 (17,26)	35,67 (17,92)	1,87	0,30
Depersonalization	29,29 (21,94)	17,32 (15,54)	30,59 (20,47)	27,57 (23,79)	0,84	0,14	32,42 (20,34)	31,31 (22,45)	0,50	0,08
SCL-90-R	n = 153	n = 247[c]	n = 87	n = 66			n = 78	n = 78		
GSI	1,66 (0,65)	1,27 (0,66)	1,73 (0,62)	1,56 (0,69)	1,59	0,26	1,76 (0,63)	1,80 (0,66)	–0,53	0,09
Somatization	1,25 (0,66)	1,13 (0,81)	1,26 (0,62)	1,24 (0,71)	0,20	0,01	1,27 (0,63)	1,40 (0,66)	2,14*	0,34
Obsessive-Compulsive	1,72 (0,79)	1,39 (0,80)	1,74 (0,80)	1,70 (0,79)	0,25	0,04	1,80 (0,79)	1,76 (0,81)	0,38	0,07
Interpersonal Sensitivity	2,05 (0,87)	1,35 (0,82)	2,16 (0,82)	1,92 (0,92)	1,71	0,28	2,19 (0,84)	2,22 (0,86)	–0,45	0,05

Tab. 10-4: (Fortsetzung)

	Fragestellung 1		Fragestellung 2				Fragestellung 3			
	Our Inpatients	Comparable Populations	Therapy t1	No Therapy t1			t1	t2a		
	M (SD)	M (SD)	M (SD)	M (SD)	tt1	d	M (SD)	M (SD)	t_{t1-t2a}	d
Depression	2,15 (0,84)	1,69 (0,86)	2,23 (0,85)	2,05 (0,82)	1,26	0,21	2,28 (0,85)	2,27 (0,78)	0,75	0,02
Anxiety	1,83 (0,85)	1,45 (0,90)	1,93 (0,82)	1,70 (1,22)	1,66	0,27	1,95 (0,82)	1,97 (0,89)	–0,19	0,04
Anger-Hostility	1,20 (0,89)	1,08 (0,83)	1,19 (0,86)	1,22 (0,93)	–0,18	0,03	1,24 (0,87)	1,15 (1,79)	1,01	0,16
Phobic Anxiety	1,46 (1,00)	1,02 (1,02)	1,59 (1,00)	1,28 (0,97)	1,95	0,32	1,62 (1,01)	1,76 (1,01)	–1,80	0,28
Paranoid Ideation	1,33 (0,79)	1,06 (0,80)	1,34 (0,72)	1,32 (0,87)	0,14	0,02	1,35 (0,73)	1,48 (0,80)	–1,44	0,23
Psycho-ticism	1,35 (0,82)	0,86 (0,68)	1,50 (0,77)	1,16 (0,85)	2,60*	0,42	1,49 (0,79)	1,53 (0,86)	–0,51	0,07
BDI	n = 94	n = 128[d]	n = 87	n = 66			n = 78	n = 78		
Total Score	30,64 (9,49)	30,20 (7,60)	32,43 (9,25)	28,52 (9,32)	2,03*	0,42	33,22 (8,91)	32,72 (9,63)	0,45	0,09
IES	n = 122	n = 42[e]	n = 87	n = 66			n = 78	n = 78		
Intrusion	3,15 (0,72)	3,31 (0,73)	3,23 (0,71)	3,03 (0,71)	1,55	0,28	3,31 (0,63)	3,32 (0,65)	–1,31	0,02
Avoidance	3,03 (0,54)	3,07 (2,03)	3,02 (0,58)	3,06 (0,46)	–0,37	0,09	3,02 (0,52)	3,12 (0,46)	–1,33	0,24

Psychotherapie-Patienten (Franke 1995) vor allem in den Bereichen Unsicherheit, Depressivität und Psychotizismus hoch ausgeprägt. – Im Hinblick auf die Depressivität im BDI ähnelt die Gruppe ferner einer stationär behandelten deutschen Referenzstichprobe endogen- und neurotisch-depressiver Patienten (Hautzinger et al. 1994). Ab einem Wert von 15 gelten Patienten als „deutlich krank" (Hautzinger et al. 1994; Shalev 1997). – Hinsichtlich individueller Reaktionen im Angesicht traumatischer Lebensereignisse (IES) ähnelt die Gruppe in der intrusiven und vermeidenden Symptomatik Patienten mit einer Krebserkrankung (Ferring u. Filipp 1994). Referenzgruppen liegen hier nicht vor.

Fragestellung 2

Hinsichtlich der Frage, ob sich die Patientinnen, die nur zur Phase 1 kommen (n = 66), von denen unterscheiden, die an dem weiterführenden traumatherapeutischen Behandlungsprogramm Phase 2 teilnehmen, sind die Ergebnisse folgende:

Weder im BPI noch im DES/FDS lassen sich statistisch bedeutsame Differenzen feststellen zwischen den Patientinnen, die nach Beendigung der Phase 1 zur Behandlung kamen (n = 87), und denen, die keinen Therapie-Platz in Anspruch nahmen (n = 66) (s. Tab. 10-4). – In der SCL-90-R weisen die Therapie-Patientinnen signifikant höhere Werte in der Skala „Psychotizismus“ auf (d = 2,60 nach Cohen (1988). Ansonsten bestehen auch in der SCL-90-R keine signifikanten Unterschiede. – Im BDI zeichnen sich die Phase-2-Patientinnen sogar durch eine signifikant erhöhte Depressivität aus. – Es gibt also zumindest testpsychologisch keinen Hinweis, dass wir eine Positiv-Auswahl unter unseren Patientinnen vornehmen.

Fragestellung 3

Um zu prüfen, ob allein die 14-tägige Stabilisierung der Phase 1, der Zeitfaktor des Wartens von durchschnittlich 7,5 Monaten und die Fortsetzung des bisherigen TAU einen einen bedeutsamen Therapie-Effekt hat, wurde ein Vergleich zwischen den Werten der Phase 1 (t1) und denen zu Beginn der Behandlungsphase 2 (t2a) durchgeführt (n = 78).

Bei dem Vergleich der Werte der Phase 1 (t1) mit denen des Phase-2-Therapie-Beginns (t2a; n = 78) gibt es lediglich einen signifikanten Unterschied: Die Werte im Bereich der Somatisierung der SCL-90-R haben sich bei Behandlungsbeginn signifikant gegenüber den Werten zum Zeitpunkt der Phase 1 verschlechtert (s. Tab. 10-4). – Die Faktoren „Stabilisierungsphase 1“, „mehrmonatige Wartezeit“ und „Fortsetzung des TAU“ führen offenkundig nicht zu einer Besserung.

Fragestellung 4 (Gruppe 2)

Es wurde überprüft, welchen unmittelbaren Effekt die Therapie auf das Befinden und die Intensität der Symptome der Patientinnen bei Abschluss der Behandlung ausübt (Vergleich t2a – t2d; Gruppe 2; n = 75). – Bezüglich der strukturellen Kriterien der Borderline-Persönlichkeitsorganisation kann eine signifikante Abnahme in der Verwendung primitiver Abwehrmechanismen (Spaltung, Projektion; d = 0,63 – Effektstärken d nach Cohen (1988) sowie eine Verringerung des Cut-Off-Wertes im BPI festgestellt werden (d = 0,34) (s. Tab. 10-5). – Im Hinblick auf die Dissoziativität zeigen sich signifikante Verbesserungen in den Skalen „Absorption“ (d = 0,63) sowie „Depersonalisation/Derealisation“ der DES (d = 0,39). Ferner hat sich der Gesamtwert der DES bei Therapie-Ende signifikant gebessert (d = 0,52). – Im Bereich der Symptomatik ergeben sich neben einer signifikanten Verbesserung der Gesamtsymptomatik (GSI; d = 0,42) signifikante Verbesserungen in folgenden Skalen der SCL-90-R:

- Zwanghaftigkeit (d = 0,33)
- Unsicherheit (d = 0,62)
- Depressivität (d = 0,47)
- Ängstlichkeit (d = 0,39)
- Psychotizismus (d = 0,55)

Hinsichtlich der Belastungsreaktionen infolge traumatischer Lebensereignisse kommt es zu Verbesserungen in den Bereichen Intrusion (d = 0,42) und Vermeidung (d = 0,77) der IES, und auch die Depressivität im BDI verbessert sich signifikant (d = 0,53).

Fragestellung 5 und 6 (Gruppe 3)

Um zu überprüfen, ob die therapeutischen Maßnahmen langfristig wirksam sind, findet ein Vergleich zwischen den Entlassungswerten (t2d) und denen der 1-Jahres-Katamnese (t3) statt (Gruppe 3; n = 30). Zusätzlich werden die Werte des Therapie-Beginns (t2a) mit denen der 1-Jahres-Katamnese (t3) verglichen (n = 30).

Zur Prüfung, inwieweit die Therapie-Ergebnisse stabil sind, wurden die Ergebnisse nach der Therapie mit denen nach einem Jahr verglichen (s. Tab. 10-5 und 10-6). Diese Katamnesengruppe wurde noch differenzierter untersucht als die Gruppen 1 und 2: Die 30 Patientinnen der 1-Jahres-Katamnese waren vor der ersten Trauma-Exposition mit dem DDIS zu Traumatisierungserfahrungen befragt worden. Alle berichteten eine mehrjährige Typ-II-Traumatisierung nach Terr (1991). Die Gewichtung der Schwere der Trauma-Erfahrungen erfolgte nach der Russel-Scale (Russel 1986):

- 24 (80%) erinnerten sich an sehr schweren oder schweren sexuellen Kindesmissbrauch (CSA).
- 17 (56,6%) erinnerten sich an schwere physische/häusliche Gewalt.

Tab. 10-5: Testdaten zu den Fragestellungen 4 bis 6 (* = $p < 0{,}05$; ** = $p < 0{,}01$; M = Mittelwert; SD = Standardabweichung; d = Effektstärke; t = t-Wert; t_{t1-t2} = t-Wert bei Vergleich Messzeitpunkt t_1 und Messzeitpunkt t_2 [s. Text]).

	Fragestellung 4				Fragestellung 5							Fragestellung 6	
	t2a	t2d			t2a	t2d			t3				
	M (SD)	M (SD)	t_{t1-t2}	d	M (SD)	M (SD)	t_{t1-t2}	d	M (SD)	t_{t2-t3}	d	t_{t2a-t3}	d
	n = 75	n = 75			n = 30	n = 30			n = 30			n = 30	
BPI													
Cut-Off-Score	14,09 (3,44)	13,36 (3,67)	2,09*	0,34	13,17 (4,09)	12,27 (4,51)	1,29	0,33	11,73 (5,38)	0,82	0,21	1,38	0,36
Primitive Defense	5,24 (1,93)	4,39 (2,29)	3,86**	0,63	4,73 (2,13)	3,80 (2,67)	2,26*	0,58	3,73 (2,73)	0,18	0,05	1,94	0,50
Identity-Diffusion	8,25 (2,81)	8,01 (2,85)	0,86	0,14	7,70 (3,03)	7,10 (2,96)	1,22	0,32	6,77 (3,79)	0,70	0,18	1,36	0,35
Fear of Closeness	6,45 (4,31)	5,75 (1,70)	1,34	0,22	5,80 (1,63)	5,67 (1,79)	0,45	0,11	5,17 (2,13)	1,27	0,33	1,40	0,36
Impaired Reality Testing	1,44 (1,47)	1,64 (1,56)	–1,40	0,23	1,20 (1,35)	1,53 (1,59)	–1,78	0,45	1,10 (1,35)	2,28*	0,58	0,45	0,12
DES													
DES-Score	29,53 (16,29)	24,97 (17,32)	3,19**	0,52	24,61 (14,73)	22,30 (15,66)	1,46	0,38	19,87 (12,64)	1,36	0,35	2,30*	0,59
Amnestic Dissociation	14,97 (15,68)	12,76 (15,69)	1,61	0,26	10,75 (11,77)	9,38 (11,36)	1,04	0,27	9,92 (11,54)	–0,35	0,09	0,49	0,13
Absorption	36,36 (17,50)	30,61 (18,84)	3,83**	0,63	28,43 (15,58)	26,44 (16,18)	1,06	0,27	24,30 (13,51)	1,06	0,27	1,82	0,47
Depersona-lization	32,27 (23,16)	27,32 (22,54)	2,41*	0,39	27,68 (22,18)	27,64 (22,95)	0,20	0,04	19,83 (18,01)	2,28*	0,59	2,18*	0,56
SCL-90-R													
GSI	1,82 (0,68)	1,63 (0,73)	2,53*	0,42	1,70 (0,65)	1,52 (0,74)	1,46	0,4	1,41 (0,78)	0,99	0,26	2,05*	0,52
Somatization	1,42 (0,69)	1,36 (0,74)	0,71	0,13	1,28 (0,58)	1,38 (0,78)	–0,87	0,22	1,26 (0,66)	1,05	0,27	0,33	0,04
Obsessive-Compulsive	1,79 (0,81)	1,63 (0,89)	2,09*	0,33	1,72 (0,87)	1,69 (0,95)	0,23	0,07	1,57 (0,92)	0,90	0,23	1,01	0,25
Interpersonal Sensitivity	2,24 (0,89)	1,89 (0,93)	3,70**	0,62	2,13 (0,94)	1,59 (0,85)	3,35**	0,89	1,59 (1,00)	–0,02	0,00	3,04**	0,76
Depression	2,27 (0,84)	1,97 (0,93)	2,91**	0,47	2,24 (0,87)	1,84 (0,97)	2,49*	0,66	1,77 (0,99)	0,49	0,13	2,42*	0,65

Tab. 10-5: (Fortsetzung)

	Fragestellung 4				Fragestellung 5							Fragestellung 6	
	t2a	t2d			t2a	t2d			t3				
	M (SD)	M (SD)	t_{t1-t2}	d	M (SD)	M (SD)	t_{t1-t2}	d	M (SD)	t_{t2-t3}	d	t_{t2a-t3}	d
	n = 75	n = 75			n = 30	n = 30			n = 30			n = 30	
Anxiety	1,98 (0,95)	1,74 (0,89)	2,32*	0,39	1,76 (0,83)	1,62 (0,89)	0,81	0,22	1,45 (0,89)	1,18	0,31	1,52	0,39
Anger-Hostility	1,25 (0,88)	1,30 (1,95)	–0,46	0,08	1,28 (0,79)	1,32 (1,97)	–0,44	0,11	1,24 (0,99)	0,51	0,14	0,28	0,05
Phobic Anxiety	1,73 (0,98)	1,52 (1,04)	1,99	0,33	1,51 (0,88)	1,56 (1,04)	–0,26	0,08	1,21 (0,91)	2,55*	0,70	1,86	0,48
Paranoid Ideation	1,48 (0,85)	1,32 (0,78)	1,88	0,32	1,26 (0,79)	1,03 (0,73)	1,84	0,49	1,14 (0,79)	–0,85	0,23	1,03	0,23
Psychoticism	1,54 (0,87)	1,27 (0,87)	3,41**	0,55	1,36 (0,82)	1,02 (0,75)	2,74*	0,73	1,04 (0,88)	–0,11	0,04	2,15*	0,51
BDI													
Total Score	29,50 (10,30)	26,26 (12,67)	2,54*	0,53	25,33 (12,79)	19,50 (11,84)	1,97	0,80	22,56 (12,73)	–0,19	0,09	1,07	0,57
IES													
Intrusion	3,36 (0,63)	3,15 (0,72)	2,25*	0,42	3,16 (0,63)	2,96 (0,71)	1,45	0,46	2,75 (0,84)	0,44	0,12	2,86*	0,57
Avoidance	3,12 (0,78)	2,84 (0,56)	4,07**	0,77	3,07 (0,52)	2,70 (0,59)	2,97**	0,93	2,59 (0,68)	1,00	0,28	2,85*	0,74

- 23 (77,6%) erinnerten sich an Vernachlässigung (neglect).

Zwei Drittel hatte mindestens zwei Traumatisierungsarten erfahren. Eine Patientin war Opfer langjähriger, medizinisch erforderlicher Traumatisierungen (13 Operationen einer Kiefer-Gaumen-Spalte) geworden.

Diese Patientinnen verletzten sich durchschnittlich 6,65-mal pro Monat. Dabei stellte das Schneiden bzw. Ritzen die überwiegend angewandte Form der Selbstverletzung dar (n = 21). Weitere Formen: Kratzen (n = 7), Kopf schlagen (n = 5), Verbrennen/Verbrühen (n = 5), Stechen (n = 2), Manipulation von Wunden (n = 2), Selbstvergiftungen, Blut ablassen, Beißen, Haare ausreißen, Haut aufreißen, Verätzen (jeweils n = 1) (Mehrfachangaben waren möglich). Sechs dieser Patientinnen wiesen zu Beginn der Therapie keine selbstverletzenden Verhaltensweisen auf.

Die stationäre Therapie-Dauer der Patientinnen betrug im Jahr vor der Behandlung im Durchschnitt 87,10 Tage, was in anderen Studien bereits als „therapy resistent" charakterisiert wurde (Shalev 1997, S. 417).

In keinem der eingesetzten Instrumente ergaben sich ein Jahr nach dem Therapie-Ende signifikante Verschlechterungen. In einigen Skalen fanden sogar signifikante Verbesserungen im Katamnesezeitraum statt:

- mangelhafte Realitätsprüfung (BPI; d = 0,58)
- Depersonalisation und Derealisation (FDS; d = 0,59)
- phobische Angst (SCL-90-R; d = 0,70)

Tab. 10-6: GAF und CGI (* = p < 0,05; ** = p < 0,01; M = Mittelwert; SD = Standardabweichung; d = Effektstärke; t = t-Wert; t_{t1-t2d} = t-Wert beim Vergleich Messzeitpunkt t_1 und Messzeitpunkt t_{2d} [s. Text]).

	t1 M (SD)	t2d M (SD)	t_{t1-t2d}	d	t3 M (SD)	t_{t2d-t3}	d	t_{t1-t3}	d
GAF	24,52 (11,50)	33,79 (15,56)	–5,27**	1,38	53,10 (18,48)	–8,31**	2,18	–10,86**	2,85
CGI 1	6,00 (0,71)	5,31 (1,04)	6,15**	1,62	3,55 (1,35)	10,38**	2,73	12,11**	3,18
CGI 2		3,86 (0,69)			2,93 (1,07)	6,66**	2,47		

Bei dem zusätzlichen Vergleich der Werte zu Beginn der Phase 2 (t2a) mit denen der 1-Jahres-Katamnese ergeben sich hinsichtlich der Symptomatik weitere signifikante Veränderungen in folgenden Skalen der SCL-90-R:

- Unsicherheit (d = 0,76)
- Depressivität (d = 0,65; BDI: d = 0,57)
- Psychotizismus (d = 0,51; GSI: d = 0,52)

Des Weiteren verbessern sich die Depersonalisation (d = 0,56) und die Dissoziativität (d = 0,59) sowie die Bereiche Intrusion (d = 0,57) und Vermeidung (d = 0,74) in der IES signifikant.

Es zeigt sich, dass die Therapie-Ergebnisse ein Jahr nach dem Therapie-Ende stabil sind bzw. sich verbessern.

Fragestellung 7 (Gruppe 3)

Im Hinblick auf die psychische, soziale und berufliche Leistungsfähigkeit bzw. das Niveau der psychosozialen Anpassung (GAF) sowie auf den klinischen Gesamteindruck der Patientinnen (CGI) hat sich folgende Entwicklung ergeben: Aus der Tabelle 10-6 wird ersichtlich, dass sich das psychische Funktionsniveau der Patientinnen (GAF) seit ihrer Aufnahme signifikant gesteigert hat (d = 2,85). Auch der klinische Gesamteindruck der Patientinnen bzw. der Schweregrad der Krankheit (CGI) hat sich über die drei Erhebungszeitpunkte signifikant gebessert (d = 3,18). Es ergeben sich sehr große Effekte nach Cohen (1988).

Tab. 10-7: SVV und stationäre Behandlungstage (* = p < 0,05; ** = p < 0,01; M = Mittelwert; SD = Standardabweichung; d = Effektstärke; t = t-Wert; $t_{t2a-t2d}$ = t-Wert beim Vergleich Messzeitpunkt t_{2a} und Messzeitpunkt t_{2d} [s. Text]).

	Vor der Therapie (= t2a) M (SD)	Trauma-Therapie (= t2d) M (SD)	$t_{t2a-t2d}$	d	Katamnese (= t3) M (SD)	t_{t2d-t3}	d	t_{t2a-t3}	d
SVV	6,65 (9,21)	3,03 (2,99)	–2,27*	0,65	0,68 (1,38)	3,95**	1,14	–3,22**	0,92
stationäre Behandlungstage	87,10 (93,63)	157,40 (66,32)	3,29**	0,85	9,27 (27,52)	–11,17**	2,88	–4,79**	1,24

Fragestellung 8 (Gruppe 3)
Im Hinblick auf die Häufigkeit selbstverletzender Verhaltensweisen und die Anzahl notwendiger psychiatrischer Behandlungstage vor und nach der traumatherapeutischen Behandlung kommt die Untersuchung zu folgenden Ergebnissen (s. Tab. 10-7): Die Häufigkeit selbstverletzender Verhaltensweisen reduzierte sich im Durchschnitt von knapp 7-mal monatlich (exakt: 6,65-mal) vor der Behandlung auf weniger als 1-mal nach der Behandlung (0,68-mal) signifikant. Es ergibt sich mit d = 0,92 ein großer Effekt nach Cohen (1988).

In dem Jahr nach der Entlassung bis zum Follow-up waren im Durchschnitt lediglich 9,27 stationäre Behandlungstage erforderlich. Die Anzahl der durchschnittlichen stationären Behandlungstage (87,10) ein Jahr vor bzw. nach (9,27) der Trauma-Therapie hat sich signifikant reduziert. Hierbei handelt es sich mit d = 1,24 um einen großen Effekt nach Cohen (1988).

10.2.3.3 Diskussion

In der vorliegenden Level-B-Studie (Foa et al. 2000) sind die Ergebnisse eines Programms zur stationären Behandlung von Patientinnen mit komplexer PTBS dargestellt, deren Komorbidität überwiegend in Depression, BPS und SVV bestand. Es liegen Daten aus der Zeit von Oktober 1996 bis September 2000 von 153 Patientinnen vor, die zur Phase 1 (Stabilisierung und Diagnostik) kamen – Gruppe 1 –, von 75 Patientinnen, die die Phase 2 (Trauma-Exposition und Reorientierung) abschlossen – Gruppe 2 – und von 30 Patientinnen, die bei einer 1-Jahres-Katamnese mitwirkten – Gruppe 3.

Im Vergleich mit anderen Studien sind unsere Patientinnen sehr symptombelastet (GSI: M = 1,66; SD = 0,65), sehr dissoziativ (DES-Score: M = 28,30; SD = 17,95) und sehr depressiv (BDI: M = 30,64; SD = 9,49). Nur die Londoner BPS-Stichprobe (Bateman u. Fonagy 1999) weist im SCL-90-R einen höheren GSI auf (2,50; 0,58) sowie eine Gruppe von Patienten mit BPS plus PTBS (2,03; 0,75) (Spitzer et al. 2000). Der GSI unserer Patientinnen ist vergleichbar demjenigen einer Gruppe BPS minus PTBS (1,65; 0,72) (ebd.), einer Gruppe BPS plus Anorexia nervosa (1,63; 0,83) (Herzog et al. 1995), einer Gruppe BPS plus bulimischer Anorexie (1,59; 0,82) (ebd.), einer Gruppe zwangsneurotischer Patienten (1,5; 0,7) (Grabe et al. 1999), einer Gruppe mit Konversionsstörungen (1,44; 0,83) (Spitzer et al. 1999) und einer Gruppe mit BPS plus Bulimie (1,31; 0,62) (Herzog et al. 1995). Sie ist deutlich symptombelasteter als eine Gruppe mit allgemeinen Persönlichkeitsstörungen und psychosomatischen Erkrankungen (0,90; 0,52) (Junkert-Tress et al. 1999) und die deutsche SCL-90-R-Referenzgruppe (1,27; 0,66).

Das Gleiche gilt für die Depressivität unserer Patientinnen (BDI: M = 30,64; SD = 9,49). Höher sind die Werte der Londoner Gruppe (36,0; 7,6) und der DIS-Gruppe (33,4; 12,1) (Ellason u. Ross 1997). Vergleichbar oder niedriger sind die Werte der BPS-Ess-Störungen-Gruppen: BPS plus Anorexie (24,4; 10,44); BPS plus bulimischer Anorexie (27,5; 13,09); BPS plus Bulimie (23,54; 9,95).

Dissoziativität und SVV sind eng korreliert. Insofern war zu erwarten, dass unsere Patientinnen einen hohen FDS/DES-Score (M = 28,30; SD = 17,95) aufweisen. Dieser Score liegt deutlich über demjenigen allgemein psychiatrischer stationärer Patienten in Deutschland (Gast et al. 2001: 12,1; 11,6) oder der Schweiz (Modestin et al. 1996: 13,7; 13,5). Die Dissoziativität von Patienten in nordamerikanischen Kliniken liegt durchschnittlich etwas höher (ebd.). Auch die Werte der FDS-Referenzgruppe (17,95; 10,67) (Freyberger et al., 1999), die der zwangsneurotischen Patienten (15,2; 6,2) und die der Patienten mit Konversionsstörungen (16,5; 10,1) sind niedriger. Ähnlich sind die Werte der Gruppen BPS plus PTBS (33,18; 19,71) sowie BPS minus PTBS (23,89; 18,03). Deutlich höher liegen natürlich die Werte der DIS-Patienten (52,4; 19,1).

Die Auswertung der soziodemographischen Daten belegt ein klinisch weit bekanntes Phänomen: Die Patientinnen können ihre oft guten Schulleistungen nicht umsetzen in Erfolge im

Beruf oder an eine Hochschule. Vielmehr ist ein durchschnittlicher Karriere-Knick festzustellen: eine Fortsetzung der beruflichen Laufbahn überwiegend ein Level unterhalb des Schulabschlusses.

Unsere Patientinnen kamen aus ganz Deutschland. Sie waren vor der Behandlung bei uns durchschnittlich 67,81 Tage im zweiten Jahr vor Aufnahme und 87,10 Tage im Jahr vor ihrer Aufnahme jährlich in stationärer psychiatrischer oder psychotherapeutischer Behandlung. GAF (M = 24,52; SD = 11,50) und CGI (M = 6,00; SD = 0,71) waren sehr niedrig. Sie verletzten sich 6- bis 7-mal im Monat. DDIS, Fragebögen, GAF, CGI und stationäre Behandlungsbedürftigkeit belegen, dass zu uns Patientinnen mit genau dem schweren und schwer behandelbaren Störungsbild kommen, für die unsere Station etabliert wurde. Wir behandeln eine Untergruppe, die als „previously therapy resistent" eingestuft werden kann (Shalev 1997), da alle vorher ambulant und stationär TAU erhielten.

Jede Studie mit Borderline-Patienten hat sich mit dem Problem der „drop-outs" auseinanderzusetzen. Von den 251 Patientinnen, die zur Phase 1 kamen, verließen 57 die Station in den ersten 5 Behandlungstagen (22,71% „early drop-outs"). Dieser Wert liegt an der unteren Grenze der bisher publizierten Zahlen (23 bis 67%) (Skodol et al. 1983; Stevenson u. Meares 1992; Waldinger u. Gunderson 1984; Yeomans et al. 1994; Bateman u. Fonagy 1999; 2001; Linehan et al. 1991; Bohus et al. 2000; Guthrie et al. 2001). Unser Konzept mit Selbstmanagement, Selbstfürsorge und Eigenverantwortung vermittelt sich sehr schnell, und diese Patientinnen fühlen sich entweder „hier nicht richtig" oder auch zu gesund im Vergleich mit den üblichen SVV-Patientinnen mit ihren offensichtlichen Verbänden. – Von den 196 Patientinnen, die bis zum Bilanzgespräch der Phase 1 blieben, empfahlen wir 50 (25,51%) keine Therapiephase 2, weil sie die diagnostischen Kriterien nicht erfüllten oder zu große Selbststeuerungsprobleme für diese offene Station hatten. Von den 251, die zur Phase 1 kamen, bestellten wir also 124 zur Phase 2 ein, ziemlich genau 50% (22 weitere standen noch auf der Warteliste zur Phase 2). 108 begannen die Phase 2, also 43,02%. Manche nahmen das Angebot aus beruflichen oder familiären Gründen zunächst bedauernd nicht an, blieben aber auf der Warteliste für Phase 2. Nach Beginn der Phase 2 hatten wir nur zwei „late drop-outs", also nur 1,85%. Dies ist behandlungstechnisch und natürlich auch für die Kostenträger günstig.

Hier liegt zweifelsfrei eine Auswahl vor. Aber nicht in dem Sinne, dass wir uns die Gesündesten herausgepickt haben. Der Vergleich der Fragebögen belegt, dass wir eher die etwas Dissoziativeren und Depressiveren aufgenommen haben. Sicherlich gilt auch hier aber die alte Psychotherapie-Maxime: sick enough to need it, healthy enough to stand it. Unser Programm mit regelmäßigen Trauma-Expositionen mit EMDR alle zwei Wochen ist eine erhebliche therapeutische Belastung.

Unsere Patientinnen sind durch das Kurzzeit-Behandlungsprogramm der Phase 1 mit Information, Diagnose, Stabilisierung, Vermittlung und Training der Imaginationsübungen und der Körpertherapie nicht ausreichend behandelt. Phase 1 allein wäre kein effektives Kurzzeit-Therapie-Programm (als „Kurzzeit" gilt eine Behandlung, die einige Tage bis zu zwei Wochen dauert), ebensowenig wie es andere sind (Courtois u. Bloom 2000). Zusammen mit der Fortsetzung ihres TAU und mehr als sechs Monaten Warten auf die Phase 2 reicht dies nicht, um irgendeine signifikante Verbesserung zu erreichen. In der Skala „Somatisierung" des SCL-90-R tritt sogar eine Verschlechterung ein.

Der unmittelbare Therapie-Effekt ist deutlich. Am Ende der Behandlung erfüllen signifikant weniger Patientinnen den Cut-Off-Wert des BPI als am Anfang. Sie müssen signifikant weniger primitive Abwehrmechanismen einsetzen. Die Gesamt-Dissoziativität sinkt gemäß FDS/DES-Score signifikant. Die Absorption verringert sich deutlich – vielleicht deshalb, weil wir das Imaginieren trainieren, sodass es (das Imaginieren) seltener als Automatismus einsetzt. Etwas enttäuschend war für uns das geringe Absinken von Depersonalisation/Derealisation bei Entlassung trotz umfangreicher Körpertherapie.

Offenkundig braucht eine deutliche Besserung hier ihre Zeit, denn in der 1-Jahres-Katamnese fanden sich auch hier signifikante Besserungen mit befriedigenden Effektstärken. Auch die allgemeine Symptom-Belastung sinkt, genauso wie die Symptome Zwanghaftigkeit, Depression (auch im BDI), Angst und Psychotizismus. Überraschend ist die besonders signifikante und effektive Besserung der interpersonalen Sensitivität, obwohl wir keine Gruppen zur Besserung der interpersonellen Skills bzw. Fähigkeiten haben und ausdrücklich nicht schwerpunktmäßig an den zwischenmenschlichen Beziehungen arbeiten. Figueroa et al. (1996) leiten aus ihren Ergebnissen ab, dass Traumatisierungen über die Erhöhung der interpersonellen Sensitivität zur BPS beitragen. Wenn die pathogenen Wirkungen von Flashbacks, Intrusionen und defensiven dissoziativen Zuständen durch Trauma-Expositionen gesenkt werden – und die IES-Werte belegen dies –, dann könnte das als Nebeneffekt eine Entspannung der zwischenmenschlichen Beziehungen herbeiführen. Auch Levin et al. (1999) stellten in ihrer Trauma-Expositions-Studie überrascht eine Verbesserung der interpersonellen Sensitivität fest.

Etwas mehr als die Hälfte der signifikanten (Prä-Post-)Ergebnisse entsprechen auch Effekten von mittlerer Größe nach Cohen (1988), der Wert liegt also bei $d \geq 0{,}5$. Outcome-Studien einer störungsspezifischen Psychotherapie gegen Wartegruppe lassen hohe Effektstärken erwarten, solche gegen ein TAU mittlere Effektstärken und Studien, in denen zwei nachgewiesenermaßen effektive, störungsspezifische Therapie-Programme unterschiedlicher Provenienz miteinander verglichen werden, niedrige Effektstärken (Schnurr u. Rothbaum 2001; Chemtob et al. 2000). In unserer Studie fanden sich für TAU keinerlei signifikante Verbesserungen. Demgegenüber traten nach der traumaspezifischen Behandlung eine Reihe signifikanter Verbesserungen auf. Dies ist besonders bemerkenswert, weil der Erhebungszeitpunkt t2d in der Entlassungswoche der Phase 2 liegt. Diese Zeit ist immer besonders belastet, selbst wenn die Therapie möglichst stabilisierend ist.

Eine stationäre Langzeit-Therapie mit vielen stabilisierenden Elementen muss die Frage beantworten, wie es nach der Entlassung weitergeht. Solche Behandlungsprogramme provozieren gelegentlich einen erneuten Anstieg der Symptomatik in den Monaten nach der Entlassung (Courtois u. Bloom 2000; Wright u. Woo 2000). In unserer Studie hat sich kein einziger Wert nach einem Jahr signifikant verschlechtert. Einige Werte haben sich weiter signifikant verbessert (BPI-Cut-Off, BPI-Realitätsprüfung, DES-Depersonalisation).

Dieses Ergebnis verbessert sich dramatisch, wenn die Einschätzung des allgemeinen Funktionsniveaus mit der GAF und der klinische Gesamteindruck CGI einbezogen werden. Die GAF war anfangs sicherlich besonders niedrig, weil SVV zwangsläufig zu einem Wert zwischen 10 und 20 führt. Aber mit einem Fortfall dieses Symptoms allein ist der Anstieg von ca. 25 auf ca. 53 nicht erklärbar. CGI 1 sinkt von 6,0 (t1) über 5,31 (t2d) auf 2,73 (t3). Hinzu kommt, dass die Patientinnen sich praktisch nicht mehr verletzten. Die Patientinnen brauchten auch kaum noch stationäre Therapie. Eine Aufschlüsselung dieses Befundes zeigt nämlich, dass wir zwei Patientinnen kaum helfen konnten: Sie benötigten beide auch im Jahr nach der Entlassung über 140 Tage stationäre Behandlung. Alle anderen kamen mit 0 bis 4 Tagen aus. Inzwischen ist nachgewiesen, dass Psychotherapie Kosten spart, insbesondere auch bei „high utilizers of psychiatric services“ (Guthrie et al. 1999). Dass unsere Behandlung kosteneffektiv ist, bedarf keiner Diskussion.

Übrigens nahmen auch alle 28 Patientinnen, die nach der Entlassung mit ambulanter Behandlung auskamen, keine oder rational vertretbare, niedrige Medikationen. Die Medikationen waren in dieser klinisch-naturalistischen Studie zu unterschiedlich, um systematisch berücksichtigt werden zu können. Wir haben „wenig oder niedrige Medikation“ (Ellason u. Ross 1997) nicht als Erfolgskriterium gewichtet, obwohl alle Patientinnen der Katamnesengruppe deutlich weniger und niedriger dosiert Medikamente nahmen als bei der ersten Aufnahme.

Vergleichen wir unsere Ergebnisse mit anderen aktuellen Outcome-Studien: Die Trauma-Therapie-Station in Guelph/Kanada (Wright u. Woo 2000) hat 28 Betten und behandelt üblicherweise sechs Wochen, individuell bis zu drei Monaten. 70% sind Frauen, während wir eine reine Frauenstation mit 18 Plätzen haben und durchschnittlich 154 Tage behandeln. Die 1-Jahres-Katamnese von Guelph belegt eine gute Symptom-Besserung (SCL-90-R) und eine hohe Behandlungs- und Lebenszufriedenheit. – Die Behandlungsdauer der DIS-Patienten haben wir der Studie von Ellason und Ross (1997) nicht entnehmen können. Bei diesen Patienten verbesserten sich Dissoziativität (DES) und Depressivität (BDI) im 2-Jahres-Follow-up signifikant.

Unsere Outcome-Daten sind vergleichbar mit denen, die von Bateman und Fonagy (1999; 2001), Linehan et al. (1991; 1994; 1999) und von Bohus et al. (2000) für Borderline-Patienten mitgeteilt wurden sowie mit den Resultaten von Guthrie et al. (2001) bei Patienten, die sich absichtlich vergiftet hatten.

Grenzen unserer Studie

Unser Design enthielt keine unbehandelte Kontrollgruppe. Stattdessen zogen wir einen Vergleich zwischen den Patientinnen zwischen Phase 1 und Phase 2. Während dieser Wartezeit setzten diese ihr TAU fort. Diese Wartezeit/TAU-Zeit war nicht kurz: durchschnittlich 7,5 Monate. Entsprechend den Ergebnissen, die wir oben präsentiert haben, brachte die Wartezeit/TAU-Zeit keine signifikanten Besserungen. Auf der Gegenseite konnten wir signifikante Besserungen nach unserer Behandlung aufweisen. Wir können uns übrigens nicht vorstellen, in Deutschland eine unbehandelte Kontrollgruppe mit diesem Diagnosen-Cluster finden zu können. Neben den klinischen Grenzen gäbe es auch ethische.

Eine weitere mögliche Begrenzung mag darin gesehen werden, dass die Therapie zwar nach publizierten Behandlungsrichtlinien, nicht aber nach einem strikten Therapie-Manual durchgeführt wurde. Der naturalistische Charakter des Designs trägt jedoch dazu bei, dass unsere Resultate klinisch repräsentativ sind (Shadish et al. 2000).

Einige unserer Instrumente sind heute veraltet. Die IES wird heute ausschließlich als IES-R eingesetzt (Weiss u. Marmar 1996; Maercker u. Schützwohl 1998). Die Diagnose „Posttraumatische Belastungsstörung“ wird heute überwiegend mit der Clinician Administered PTSD Scale (CAPS) gestellt (Blake et al. 1995). Es gibt inzwischen präzisere Instrumente zur Einschätzung der Traumatisierungen in den Bereichen Vernachlässigung, emotionaler Missbrauch, physischer Missbrauch und sexueller Kindesmissbrauch, z. B. die deutsche Version des Childhood Trauma Questionnaire (CTQ). Bei der Katamnese haben wir nicht überprüft, welche Diagnosen aktuell noch zu stellen sind. Aus ökonomischen Gründen standen für Diagnostik und das Interview der 1-Jahres-Katamnese keine unabhängigen Rater zur Verfügung. Alle Einschätzungen wurden von erfahrenen Therapeuten des Behandlungsteams vorgenommen, aber nicht vom behandelnden Therapeuten selbst.

Perspektiven

Schon vor Erscheinen der Londoner BPS-Studie hatten wir klinisch den Eindruck, dass der Zeitfaktor bei unserem Therapie-Programm noch nicht optimal berücksichtigt wird. Die Frage von Kurzzeit- versus Langzeit-Therapie für BPS wird kontrovers diskutiert. Beatson (1995) plädiert für eine Langzeit-Therapie bei BPS-Patienten. Aus den Studien von McGlashan (1986), Stone et al. (1987) und Tucker et al. (1987) zogen Silver und Rosenbluth (1993) den Schluss, dass die verfügbaren Daten eher für eine Kurz-Therapie sprechen, weil es keine Evidenz für eine Überlegenheit der Langzeit- über die Kurzzeit-Therapie gebe. Allerdings korrelierten in einer aktuelleren Studie von Dolan et al. (1997) Veränderungen in der Borderline-Pathologie signifikant positiv mit der Behandlungsdauer, die durchschnittlich 7 Monate umfasst (1 bis 52 Wochen). Auch Karterud et al. (1992) berichteten, dass Symptom-Reduktion positiv korrelierte zur Aufenthaltsdauer, und die Ergebnisse der Outcome-Studie von Hoglend (1993) zu Persönlichkeitsstörungen (Cluster B und C) korrelierten signifikant zur Anzahl der Therapie-Sitzungen (Durchschnitt: 26,7). Andererseits stimmte das nicht für die Subgruppe der Patienten ohne Persönlichkeitsstörungen. Diese Resultate stimmen überein mit den Ergebnissen von Shea et al. (1990) und Diguer et al. (1993) zu depressiven Patienten mit und ohne Persönlichkeitsstörung.

Bei Persönlichkeitsstörungen scheint Zeit als Entwicklungsfaktor in der Therapie zu berücksichtigen zu sein. Wir arbeiten seit dem Jahr 2000 mit einer anderen Abfolge von Intervallen: 2 Wochen Phase 1 – Wartezeit (leider immer noch) ca. 3 bis 4 Monate – 4 bis 6 Wochen Phase 2/1 – 6 Wochen ambulante Therapie am Heimatort – 4 bis 6 Wochen Phase 2/2 – 6 Wochen ambulant usw. Nach 2 bis 4 Wochen Phasen 2 folgt eine längere Pause von 3 bis 6 Monaten, dann erneut 1 bis 2 Phasen 2. Dieses Regime ist wesentlich flexibler, ermöglicht eine bessere Umsetzung der Therapie-Resultate zu Hause, führt nach unserem klinischen Eindruck zu noch besseren Resultaten und erfordert insgesamt vielleicht sogar noch weniger stationäre Tage. Wir begleiten auch dieses Programm mit einer neuen Begleitforschung.

Nach unserer Überzeugung ist die Indikation für stationäre Behandlung von komplexen PTBS-Patienten nicht begrenzt auf Kriseninterventionen (Courtois u. Bloom 2000). Es gibt eine genuin eigenständige Indikation für stationäre Behandlung. Wir sehen eine wichtige Indikation in der Ermöglichung von Trauma-Expositionen. Die Therapie dieser Patientengruppe gerät nicht selten in eine Zwickmühle: Beziehungszentrierte Therapie-Strategien kommen rasch an ihre Grenzen, weil nahe zwischenmenschliche Beziehungen per se leicht zu Triggern traumatischer Erfahrungen werden – auch, ja gerade die therapeutische Beziehung. Dann kann Trauma-Exposition weiterhelfen, der Aktualisierung des Dort-und-Damals entgegenzuwirken und wieder im Hier-und-Jetzt zu arbeiten. Jede Trauma-Exposition aktualisiert aber nicht nur das einzelne Ereignis, sondern immer auch die Zeit und das Umfeld der Traumatisierungserfahrungen und führt zu vorübergehenden Regressionen. Dann braucht die Patientin entweder sehr stabile, belastbare Beziehungen – die sie aufgrund ihrer Beziehungsstörung oft nicht hat. Oder sie braucht Stabilisierung auf einer Trauma-Station. Dies braucht sie auch dann, wenn Trauma-Expositionen erfolgreich zur Trauma-Synthese geführt haben – mit dem Resultat einer vorübergehenden Bilanzsuizidalität. Beides kann nicht gut erfolgen auf einer üblichen psychiatrischen Akut-Station, umgeben von untersteuerten, alkoholkranken Männern, übergriffigen Manikern und realitätskonfusen Psychose-Kranken. Das Therapie-Ziel ist erreicht, wenn eine Patientin ambulant behandelbar ist. Dann streben unsere Patientinnen übrigens von allein aus der Behandlung. Niemand nistet sich auf unserer Station ein, denn niemand setzt sich dem Stress der Trauma-Expositionen freiwillig aus, wenn die innere Not dies nicht erzwingt.

Schlussfolgerungen

Ein Mensch kann zweifelsfrei eine schwere BPS entwickeln, ohne als Kind oder Jugendlicher jemals vergewaltigt worden zu sein. BPS kann nicht reduziert werden auf den Aspekt komlexe PTBS. Andererseits sind Faktoren wie sexualisierte Gewalt in der Kindheit und andere Traumatisierungen als pathogenetisch für eine BPS nicht mehr wegzudiskutieren. Bei Patientinnen mit klaren Erinnerungen an Traumatisierungen in Kindheit und Jugend, den Symptomen der komplexen PTBS/Disorders of Extreme Stress, Depressionen, BPS und/oder SVV ermöglicht eine stationäre, traumazentrierte Therapie Resultate, die wir vorher nicht kannten.

10.2.4 Zusammenfassung

Unsere naturalistische Outcome-Studie untersucht die Therapie-Resultate einer traumazentrierten stationären Psychotherapie auf einer Spezial-Station für Patientinnen mit komplexer PTBS (Komorbidität: vornehmlich SVV, Depression und BPS). Die Fragebögen (BPI, SCL-90-R, DES, BDI, IES) und die klinische Einstufung durch GAF und CGI belegen eine hohe Dissoziativität, Symptom-Belastung und Depressivität unserer Klientel. Die SVV-Frequenz von über 6-mal pro Monat und die stationäre Behandlungsbedürftigkeit von jeweils mehr als 67 Tagen durchschnittlich pro Jahr in den beiden Jahren vor Aufnahme charakterisieren die Gruppe als „previously therapy resistent". Unser Behandlungsprogramm mit durchschnittlich 157 Tagen erbrachte im Vergleich zur Kontrollgruppe (Wartegruppe von durchschnittlich 7,6 Monaten mit Fortsetzung des bisherigen „treatment as usual" [TAU]) signifikante Verbesserungen mit mittleren Effektstärken:

- BPI: Cut-Off-Score, primitive Abwehr (d = 0,63)
- FDS/DES: Score (d = 0,52), Absorption (d = 0,63), Depersonalisation
- SCL-90-R: GSI, Zwanghaftigkeit, interpersonale Sensitivität (d = 0,62), Depression (BDI: d = 0,52), Angst, Psychotizismus (d = 0,55)
- IES: Intrusion, Vermeidung (d = 0,77)

In der 1-Jahres-Katamnese zeigte sich keine einzige Verschlechterung, dafür aber weitere signifikante Verbesserungen mit mittleren Effektstärken:

- BPI: Realitätsprüfung (d = 0,58)
- FDS/DES: Score (d = 0,59), Depersonalisation (d = 0,56)
- SCL-90-R: GSI (d = 0,52), interpersonale Sensitivität (d = 0,76), Depression (d = 0,65 [BDI: d = 0,57])
- IES: Intrusion (d = 0,57)

Die SVV-Frequenz sank auf weniger als einmal im Monat durchschnittlich (d = 1,14), die stationären Behandlungstage auf weniger als 10 im Jahr durchschnittlich (d = 2,88). GAF stieg von durchschnittlich 24,52 auf 53,10 (d = 2,85), CGI 1 sank von durchschnittlich 6,00 auf 2,73 (d = 3,18). Bei Patientinnen mit Erinnerungen an Traumatisierungen in Kindheit und Jugend, Symptomen der Disorders of Extreme Stress, Depressionen, BPS und/oder SVV ermöglicht ein stationäres, traumazentriertes Psychotherapie-Programm Resultate, die wir vorher nicht kannten.

Literatur

Achterberg J (1985). Imagery Healing: Shamanism and Modern Medicine. Boston: Shambhala Publications.

Antikainen R, Hintikka J, Lehtonen J, Koponen H, Arstila A (1995). A prospective three-year follow-up study of borderline personality disorder inpatients. Acta Psychiatr Scand; 92: 327–35.

APA (1994). Diagnostic and Statistical Manual of Mental Disorders. Washington, DC: American Psychiatric Press.

Bateman A, Fonagy P (1999). The effectiveness of partial hospitalization in the treatment of borderline personality disorder: a randomized controlled trial. Am J Psychiatry; 156: 1563–9.

Bateman A, Fonagy P (2001). Treatment of borderline personality disorder with psychoanalytically oriented partial hospitalization: an 18-month follow-up. Am J Psychiatry; 158: 36–42.

Beatson JA (1995). Long-term psychotherapy in borderline and narcissistic disorders: when is it necessary? Aust N Z J Psychiatry; 29: 591–7.

Beck AT, Ward CH, Mendelson M (1961). An inventory for measuring depression. Arch Gen Psychiatry; 4: 561–71.

Bernstein EM, Putnam FW (1986). Development, reliability, and validity of a dissociation scale. J Nerv Ment Dis; 174: 727–35.

Bills LJ, Bloom SL (1998). From chaos to sanctuary. Trauma-based treatment for women in a state hospital system. In: Labotsky B, Blanch AK, Jennings A (eds). Women's Health Services: A public health perspective. Thousand Oaks, CA: Sage; 348–67.

Blake DD, Weathers FW, Nagy LM, Kaloupek DG, Gusman FD, Charney DS, Keane TM (1995). The development of a Clinician-Administered PTSD Scale. J Trauma Stress; 8: 75–90.

Bohus M, Haaf B, Stiglmayr C, Pohl U, Böhme R, Linehan M (2000). Evaluation of inpatient Dialectical-Behavioral Therapy for borderline personality disorder – a prospective study. Behav Res Ther; 38: 875–87.

Chemtob CM, Tolin DF, van der Kolk BA, Pitman RK (2000). Eye Movement Desensitization and Reprocessing. In: Foa EB, Keane TM, Friedman MJ (eds). Effective Treatments for PTSD. New York, London: Guilford; 139–54.

Chu JA (1998). Rebuilding Shattered Lives: The responsible treatment of complex post-traumatic and dissociative disorders. New York: Wiley.

Clarkin J, Yeomans F, Kernberg OF (2001). Psychotherapie der Borderline Persönlichkeit. Manual zur

Transference-Focused Psychotherapy (TFP). Stuttgart, New York: Schattauer.
Cohen J (1988). Statistical Power Analysis for the Behavioral Sciences. New York: Academic Press.
Courtois CA (1999). Recollections of Sexual Abuse: Treatment principles and guidelines. New York: Norton.
Courtois CA, Bloom SL (2000). Inpatient Treatment. In: Foa EB, Keane TM, Friedman MJ (eds). Effective Treatments for PTSD. New York, London: Guilford; 199–223.
Derogatis LR (1983). SCL-90-R: Administration, Scoring and Procedures Manual-II. Towson, MD: Clinical Psychometric Research.
Diguer L, Barber JP, Luborsky L (1993). Three concomitants: Personality disorders, psychiatric severity, and outcome of psychodynamic therapy of major depression. American J Psychiatry; 150: 1146–248.
Dilling H, Mombour W, Schmidt MH, Schulte-Markwort E (Hrsg) (1994). Internationale Klassifikation psychischer Störungen ICD-10 Kapitel V. Bern: Huber.
Dolan B, Warren F, Wilson J (1997). Change in borderline symptoms one year after therapeutic community treatment for severe personality disorder. Br J Psychiatry; 171: 274–9.
Dulz B, Gümmer S, Hoffmann SO, Sachsse U (1998). Zum aktuellen Stand der Versorgung von Borderline-Patienten: Ergebnisse einer bundesweiten Umfrage. Persönlichkeitsstörungen; 2(4): 201–8.
Eckert J, Wuchner M (1996). Long-term development of borderline personality disorder. In: Hutterer R, Pawlowsky G, Schmid P, Stipsits R (eds). Client-centered and Experiential Psychotherapy. A Paradigm in Motion. Frankfurt a. M.: Peter Lang; 213–33.
Ellason JW, Ross CA (1997). Two-year follow-up of inpatients with dissociative identity disorder. Am J Psychiatry; 154(6): 832–9.
Ferring D, Filipp SH (1994). Teststatistische Überprüfung der Impact of Event-Scale: Befunde zur Reliabilität und Stabilität. Diagnostics; 40(4): 344–62.
Figueroa EF, Silk KR, Huth A, Lohr NE (1996). History of childhood sexual abuse and general psychopathology. Compr Psychiatry; 38(1): 23–20.
Flatten G, Hofmann A, Liebermann P, Wöller W, Siol T, Petzold E (2001). Posttraumatische Belastungsstörung. Leitlinien und Quellentext. Stuttgart, New York: Schattauer.
Foa EB, Keane TM, Friedman MJ (eds) (2000). Effective Treatments for PTSD. Practice Guidelines from the International Society for Traumatic Stress Studies. New York, London: Guilford.
Fossati A, Mededdu F, Maffei C (1999). Borderline personality disorder and childhood sexual abuse: a meta-analytic study. J Personal Disord; 13(3): 268–80.
Franke G (1995). Die Symptom-Checkliste von Derogatis. Deutsche Version – Manual. Göttingen: Beltz.
Freyberger HJ, Spitzer C, Stieglitz RD (1999). Der Fragebogen zu Dissoziativen Symptomen (FDS). Bern: Huber.
Frör K (2000). Dissoziative Identitätsstörung – eine polysymptomatische Störung? Eine Validierungsstudie mit dem SIDDS (Strukturierter Interviewleitfaden zur Diagnose Dissoziativer Störungen – Deutsche Fassung des DDIS). Diplomarbeit Psychologie, Philipps Universität, Marburg.
Gast U, Rodewald F, Nickel V, Emrich HM (2001). Prevalence of dissociative disorders among psychiatric inpatients in a German university clinic. J Nerv Ment Dis; 189(4): 249–57.
Grabe HJ, Goldschmidt F, Lehmkuhl L, Gänsicke M, Spitzer C, Freyberger HJ (1999). Dissociative symptoms in obsessive-compulsive dimensions. Psychopathology; 32: 319–24.
Gunderson J, Sabo A (1993). The phenomenological and conceptual interface between borderline personality disorder and PTSD. Am J Psychiatry; 150: 19–27.
Guthrie E, Moorey J, Margison F, Barker H, Palmer S, McGarth G, Tomenson B, Creed F (1999). Cost-effectiveness of brief psychodynamic-interpersonal therapy in high utilizers of psychiatric services. Arch Gen Psychiatry; 56: 519–26.
Guthrie E, Kapur N, Mackway-Jones K, Chew-Graham C, Moorey J, Mendel E, Marino-Francis F, Sanderson S, Turpin C, Boddy G, Tomenson B (2001). A randomised controlled trial of brief psychological intervention after deliberate self poisoning. Br Med J; 21: 135–8.
Guy W (1976). ECDEU Assessment Manual for Psychopharmacology. In: US Dept Health, and Welfare publication (ADM) (ed). Rockville, Md: National Institute of Mental Health; 218–22.
Hautzinger M, Bailer M, Keller F, Worrall H (1994). Das Beck-Depressionsinventar (BDI). Bern: Huber.
Herman JL (1992a). Complex PTSD: a syndrom of survivors of prolonged and repeated trauma. J Trauma Stress; 5: 377–91.
Herman JL (1992b). Trauma and Recovery. New York: Basic Books.
Herman JL (1993). Sequels of prolonged and repeated trauma: evidence for a complex posttraumatic syndrom (DESNOS). In: Davidson J, Foa EB (eds). Posttraumatic Stress Disorder: DSM-IV and Beyond. Washington, DC: American Psychiatric Press; 213–27.

Herman JL, Perry JC, van der Kolk BA (1989). Childhood trauma in borderline personality disorder. Am J Psychiatry; 146: 190–5.

Herzog T, Stiewe M, Sandholz A, Hartmann A (1995). Borderline-Syndrom und Essstörungen. PPmP; 45: 97–108.

Hofmann A (1995). Beginnings – the start of an inpatient program for DID-patients in a German hospital. Dissociation; VIII(2): 124–5.

Hofmann A (1999). EMDR in der Therapie psychotraumatischer Belastungssyndrome. Stuttgart, New York: Thieme.

Hoglend P (1993). Personality disorders and long-term outcome after brief dynamic psychotherapy. J Personal Disord; 7: 168–81.

Horowitz MJ, Wilner N, Alvarez W (1979). Impact of Event Scale: a measure of subjective stress. Psychosom Med; 41: 209–18.

Janet P (1925). Psychological Healing. New York: Arno Press 1976.

Johnson JG, Cohen P, Brown J, Smailes EM, Bernstein DP (1999). Childhood maltreatment increases risk for personality disorders during early adulthood. Arch Gen Psychiatry; 56: 600–6.

Junkert-Tress B, Tress W, Scheibe G, Hartkamp N, Maus J, Hildenbrand G, Schmitz N, Franz M (1999). Das Düsseldorfer Kurzzeitpsychotherapie-Projekt (DKZP). PPmP; 49: 142–52.

Karterud S, Vaglum S, Friis S, Irion T (1992). Day hospital therapeutic community treatment for patients with personality disorders: an empirical evalutation of the containment function. J Nerv Ment Dis; 180: 238–43.

Kernberg OF (1975). Borderline Conditions and Pathological Narcissism. New York: Jason Aronson.

Kernberg OF (1984). Severe Personality Disorders: Psychotherapeutic Strategies. New Haven, London: Yale University Press.

Kernberg OF (1996). A psychoanalytic theory of personality disorder. In: Clarkin J, Lenzenweger M (eds). Major Theories of Personality Disorder. New York, London: Guilford; 106–40.

Kernberg OF, Selzer M, Koenigsberg H, Carr A, Appelbaum A (eds) (1989). Psychodynamic Psychotherapy of Borderline Patients. New York: Basic Books.

Kernberg OF, Dulz B, Sachsse U (Hrsg) (2000). Handbuch der Borderline-Persönlichkeitsstörungen. Stuttgart, New York: Schattauer.

Kessler RC, Sonnega A, Bromet E, Highes M, Nelson CB (1995). Posttraumatic stress disorder in the National Comorbidity Survey. Arch Gen Psychiatry; 52: 1048–60.

Kluft RP (1995). Psychodynamic psychotherapy of multiple personality disorder. In: Barber JP, Crits-Christoph P (eds). Dynamic Therapies for Psychiatric Disorders (Axis I). New York: Basic Books, Harper Collins; 332–85.

Leichsenring F (1997). „Borderline-Persönlichkeits-Inventar" (BPI). Manual. Göttingen: Hogrefe.

Leichsenring F (1999). Development and first results of the Borderline Personality Inventory: a self-report instrument for assessing Borderline Personality Organization. J Personal Ass; 73(1): 45–63.

Leichsenring F, Leibing E (2003). The effectiveness of psychodynamic psychotherapy and cognitive-behavioral therapy in personality disorders: a meta-analysis. Am J Psychiatry; 160: 1223–32.

Levin P, Lazrove S, van der Kolk BA (1999). What psychological testing and neuroimaging tell us about the treatment of Posttraumatic Stress Disorder by Eye Movement Desensitization and Reprocessing. J Anx Disord; 13(1–2): 159–72.

Linehan MM (1993). Cognitive Behavioral Treatment of Borderline Personality Disorder. New York: Guilford.

Linehan MM, Armstrong H, Suarez A, Allmon D, Heard H (1991). Cognitive-behavioral treatment of chronically parasuicidal borderline patients. Arch Gen Psychiatry; 48: 1060–4.

Linehan MM, Heard H, Armstrong H (1993). Naturalistic follow-up of a behavioral treatment for chronically parasuicidal borderline patients. Arch Gen Psychiatry; 50: 971–4.

Linehan MM, Tutek DA, Heard HL, Armstrong HE (1994). Interpersonal outcome of cognitive behavioral treatment for chronically suicidal borderline patients. Am J Psychiatry; 151: 1771–6.

Linehan MM, Schmidt H, Dimeff L, Craft J, Kanter J, Comtois K (1999). Dialectical behavior therapy for patients with borderline personality disorder and drug-dependence. Am J Addict; 8: 279–92.

Maercker A, Schützwohl M (1998). Erfassung von psychischen Belastungsfolgen: Die Impact of Event Skala – revidierte Version (IES-R). Diagnostica; 44(3): 130–41.

Marmar CR, Foy D, Kagan B, Pynoos RS (1994). An integrated approach for treating posttraumatic stress. In: Pynoos R (ed). Posttraumatic Stress Disorder: A clinical review. Lutherville, MD: Sidran Press; 99–132.

McGlashan TH (1986). The Chestnut Lodge follow-up study. III. Long term outcome of borderline personalities. Arch Gen Psychiatry; 43: 20–30.

Modestin J, Ebner G, Junghan M, Erni T (1996). Dissociative experiences and dissociative disorders in acute psychiatric inpatients. Compr Psychiatry; 37: 355–61.

Mullen PE, Martin JL, Anderson JC, Romans SE, Her-

bison GP (1993). Childhood sexual abuse and mental health in adult life. Br J Psychiatry; 163: 721–32.
Munroe-Blum E, Marziali H (1995). A controlled trial of short-term group treatment for borderline personality disorder. J Personal Disord; 9: 190–8.
Pelcovitz D, van der Kolk BA, Roth S, Mandel F, Kaplan S, Resnick P (1997). Development fo a criteria set and a structured interview for disorders of extreme stress (SIDES). J Trauma Stress; 10(1): 3–16.
Perry JC, Banon E, Ianni F (1999). Effectiveness of psychotherapy for personality disorders. Am J Psychiatry; 156(9): 1312–21.
Philipp B (1999). Aromatherapie. Pflege Z; 52(10): 696–9.
Plassmann R (ed) (1994). Factitious Disease. Psychother Psychosom; 62 (1/2).
Putnam FW (1989). Diagnosis and Treatment of Multiple Personality Disorder. New York: Guilford.
Reddemann L (2001). Imagination als heilsame Kraft. Zur Behandlung von Traumafolgen mit ressourcenorientierten Verfahren. Stuttgart: Pfeiffer bei Klett-Cotta.
Reddemann L, Sachsse U (1997). Traumazentrierte Psychotherapie I: Stabilisierung. Persönlichkeitsstörungen; 1(3): 113–47.
Reddemann L, Sachsse U (1998). Traumazentrierte Psychotherapie II: Traumaexposition. Persönlichkeitsstörungen; 2(2): 72–108.
Ross CA (1989). Multiple Personality Disorder: Diagnosis, clinical features, and treatment. New York: John Wiley & Sons.
Ross CA, Heber S, Norton G, Anderson G (1989). Differences between multiple personality disorder and other diagnostic groups on structured interview. J Nerv Ment Dis; 177(8): 487–91.
Russel DEH (1986). The Secret Trauma: Incest in the lives of girls and women. New York: Basic Books.
Sachsse U (1987). Selbstbeschädigung als Selbstfürsorge. Zur intrapersonalen und interpersonellen Psychodynamik schwerer Selbstbeschädigungen der Haut. Forum Psychoanal; 3(1): 51–70.
Sachsse U (1988). On the pathogenesis and psychotherapy of self-injury to the skin. In: Schüffel W (ed). Physician in the 21st Century: New paradigms to cope with specialisation and to promote health. 17th European Conference on Psychosomatic Research. Marburg. Abstracts. Marburg: Elwertsche Universitäts-Buchhandlung; 179–80.
Sachsse U (1994a). Overt self-injury. Psychother Psychosom; 62(1–2): 82–90.
Sachsse U (1994b). Selbstverletzendes Verhalten. Psychodynamik-Psychotherapie. Göttingen, Zürich: Vandenhoeck & Ruprecht.
Sachsse U (2002). Selbstverletzendes Verhalten. Psychodynamik-Psychotherapie. 6. Aufl. Göttingen, Zürich: Vandenhoeck & Ruprecht.
Sachsse U, Eßlinger K, Schilling L (1997). Vom Kindheitstrauma zur schweren Persönlichkeitsstörung. Fundamenta Psychiatrica; 11(1): 12–20.
Sachsse U, Schilling L, Eßlinger K (1998). Ein stationäres Behandlungsprogramm für Patientinnen mit selbstverletzendem Verhalten (SVV). In: Streeck-Fischer A (Hrsg). Adoleszenz und Trauma. Göttingen: Vandenhoeck & Ruprecht; 221–31.
Sachsse U, Schröder S, Vogel C (2002). Klinisch erfolgreich – empirisch erfolgreich? Zwischenergebnisse zur Behandlung traumatisierter Patientinnen vom Phänotyp der Borderline-Persönlichkeitsstörung mit selbstverletzendem Verhalten. In: Sachsse U, Özkan I, Streeck-Fischer A (Hrsg). Traumatherapie – Was ist erfolgreich? Göttingen: Vandenhoeck & Ruprecht; 39–53.
Saß H, Wittchen H-U, Zaudig M (Hrsg) (1996). Diagnostisches und Statistisches Manual Psychischer Störungen DSM-IV. Göttingen, Bern, Toronto, Seattle: Hogrefe.
Schnurr PP, Rothbaum BO (2001). Workshop: A Practical Orientation to Treatment Research. Paper presented at the ECOTS, Edinburgh, GB.
Shadish W, Matt G, Navarro A, Phillips G (2000). The effects of psychological therapies under clinically representative conditions: a meta-analysis. J Consult Clin Psychol; 126: 512–29.
Shalev AY (1997). Discussion: treatment of prolonged posttraumatic stress disorder – learning from experience. J Trauma Stress; 10(3): 415–23.
Shalev AY (2000). Measuring outcome in posttraumatic stress disorder. J Clin Psychiatry; 61, Suppl 5: 33–9.
Shapiro F (1995). Eye Movement Desensitization and Reprocessing: Basic principles, protocols and procedures. New York: Guilford (dt.: Paderborn: Junfermann 1998).
Shea MT, Pilkonis PA, Beckham E, Collins JF, Elkin I, Sotsky SM, Docherty JP (1990). Personality disorders and treatment outcome in the NIMH treatment of Depression Collaborative Research Program. Am J Psychiatry; 147: 711–8.
Shore AN (2001). The effects of early relational trauma on right brain development, affect regulation, and infant mental health. Inf Ment Health J; 22: 201–69.
Silver D, Rosenbluth M (1993). Inpatient treatment of borderline personality disorder. In: Paris J (ed). Borderline Personality Disorder. Etiology and Treatment. Washington, DC: American Psychiatric Press.
Skodol A, Buckley P, Charles E (1983). Is there a characteristic pattern to the treatment history of clinical

outpatients with borderline personality? J Nerv Ment Dis; 171: 405–10.

Spitzer C, Selsberg B, Grabe HJ, Mundt B, Freyberger HJ (1999). Dissociative experiences and psychopathology in conversion disorders. J Psychosom Res; 46(3): 291–4.

Spitzer C, Effler K, Freyberger HJ (2000). Posttraumatische Belastungsstörung, Dissoziation und selbstverletzendes Verhalten bei Borderline-Patienten. Z Psychosom Med; 46: 273–85.

Stevenson J, Meares R (1992). An outcome study of psychotherapy for patients with borderline personality disorder. Am J Psychiatry; 149: 358–62.

Stone M (1990). The Fate of Borderline Patients: Success outcome and psychiatric practice. New York: Guilford.

Stone MH, Hurt SW, Stone DK (1987). The PI 500: Long-term follow-up of borderline inpatients meeting DSM-III Criteria: Global outcome. J Personal Disord; 1: 291–8.

Takahashi M, Brown S (1986). Qigong for Health. Tokyo, New York: Japan Publications.

Terr L (1991). Childhood trauma: an outline and overview. Am J Psychiatry; 148: 10–20.

Tucker L, Bauer S, Wagner S, Harlam D, Sher I (1987). Long-term hospital treatment of borderline patients: a descriptive outcome study. Am J Psychiatry; 144: 1443–8.

van der Hart O, Brown P, van der Kolk BA (1989). Pierre Janet's treatment of posttraumatic stress. J Trauma Stress; 2: 263–71.

van der Hart O, Steele K, Boon S, Brown P (1995). Die Behandlung traumatischer Erinnerungen: Synthese, Bewußtwerdung und Integration. Hypnose und Kognition; 12(2): 34–67.

van der Kolk BA, Perry JC, Herman JL (1991). Childhood origins of self-destructive behaviour. Am J Psychiatry; 148: 1665–71.

van der Kolk BA, McFarlane AC, Weisaeth L (eds) (1996a). Traumatic Stress. The effects of overwhelming experience on mind, body, and society. New York, London: Guilford.

van der Kolk BA, Pelcovitz D, Roth S, Mandel FS, McFarlane AC, Herman JL (1996b). Dissociation, somatization, and affect dysregulation: the complexity of adaptation to trauma. Am J Psychiatry; 153: 7, Festschrift-Suppl: 83–93.

van Etten M, Taylor S (1998). Comparative efficacy of treatments for posttraumatic stress disorder: a meta-analysis. Clin Psychol Psychother; 5: 126–44.

Waldinger R, Gunderson J (1984). Completed psychotherapies with borderline patients. Am J Psychother; 38: 190–202.

Wallerstein R (1989). The psychotherapy research project of the Menninger Foundation: an overview. J Consult Clin Psychol; 57: 195–205.

Weiss DS, Marmar CR (1996). The impact of event scale-revised. In: Wilson JP, Keane TM (eds). Assessing Psychological Trauma and PTSD. New York: Guilford; 399–411.

WHO, Cooper JE (eds) (1991). ICD-10 Classification of Mental and Behavioural Disorders with Glossary and Diagnostic Criteria for Research ICD-10: DCR-10. Edinburgh, London, Melbourne, New York, Tokio: Churchill Livingstone.

Wright DC, Woo WL (2000). Treating post-traumatic stress disorder in a therapeutic community: the experience of a Canadian psychiatric hospital. Therapeutic Communities; 21(2): 105–18.

Yeomans F, Gutfreund J, Selzer M, Clarkin J, Hull J, Smith T (1994). Factors related to drop-outs by borderline patients: treatment contract and therapeutic alliance. J Psychother Pract Res; 3: 16–24.

Zanarini MC (ed) (1997). Role of Sexual Abuse in the Etiology of Borderline Personality Disorder. Washington, DC, London: American Psychiatric Press.

IV Spezielle Problemfelder

11 Traumatisierte auf Station

Kirstin Klups, Ulrich Sachsse

Traumatisierte Menschen haben immer schon eine große Gruppe derjenigen gestellt, die stationär psychiatrisch oder psychotherapeutisch behandelt werden mussten. Die Hysterikerinnen, die Jean Martin Charcot in der Salpêtrière in Paris stationär behandelte, waren großenteils traumatisierte Frauen (vgl. Kap. 1 in diesem Band). Anna O. wurde von Josef Breuer stationär in dessen Sanatorium behandelt. In Deutschland gingen wesentliche Impulse zur Diagnostik und Behandlung posttraumatischer Störungsbilder seit Mitte der 80er Jahre von stationären Behandlungseinrichtungen aus: von der Klinik für Psychosomatik und Psychotherapie Bielefeld unter Leitung von Frau Dr. Luise Reddemann, von der Psychosomatik der Wicker-Klinik in Bad Wildungen unter Leitung von Frau Dr. Ingrid Olbricht, von der Klinik Hohe Mark in Oberursel, von der von-Ehrenwall'schen Klinik in Bad Neuenahr-Ahrweiler und von der Fachklinik für Psychiatrie und Psychotherapie NLKH Göttingen. Traumatisierte Patientinnen und Patienten machen ein Großteil der Klientel psychiatrischer Krankenhäuser aus, insbesondere im Bereich der Persönlichkeitsstörungen des Clusters B, und hier insbesondere bei der Borderline-Persönlichkeitsstörung (Sachsse et al. 1997; Kernberg et al. 2000). Traumatisierte Männer finden sich in großer Anzahl in forensischen Psychiatrien, traumatisierte Frauen unter vielfältigen Diagnosen von Borderline-Persönlichkeitsstörung über Somatisierungsstörung, Depression, Ess-Störung, Abususverhalten bis Schmerzsyndrom in psychotherapeutischen, psychiatrischen und internistischen Kliniken (Egle et al. 1996).

Eine positive Indikation für stationäre Behandlung ist nur zu stellen, wenn die ambulante Behandlung nicht ausreicht. Im Rahmen der traumazentrierten Psychotherapie sehen wir dafür drei Indikationsschwerpunkte:

- die Krisenintervention
- die konzentrierte Schulung selbstfürsorglicher Fähigkeiten
- Trauma-Expositions-Behandlungen, sofern der soziale Rahmen ambulant dafür zu instabil ist

11.1 Die Krisenintervention auf geschlossenen Stationen

Geschlossene Stationen sind erforderlich für Menschen, die Schwierigkeiten haben, sich selbst zu steuern. Traumatisierte Menschen mit posttraumatischen Symptom-Bildungen kommen gelegentlich in Situationen, in denen sie sich nicht mehr steuern können. Also werden sie auf eine Station für Menschen mit Selbststeuerungsproblemen eingewiesen. Dort treffen sie auf andere Menschen, die aktuell Probleme haben, sich selbst zu steuern. Das macht ihnen Probleme, also machen sie dort Probleme, und das ist das Problem.

Traumatisierte entwickeln eine Vielzahl von Störungsbildern, Symptomen und Problemen (Kessler et al. 1995), die eine stationäre Krisenintervention erforderlich machen können. Dies können ernsthafte Suizidversuche sein, parasuizidale Intoxikationen mit Medikamenten, Abusus-Verhalten oder Selbstverletzungen (Sachsse 1996). Diese Gruppe von Patientinnen ist für viele geschlossene, psychiatrische Aufnahmestationen eine Problem-Gruppe.

Die folgende Situation ist typisch für die Problematik, die Traumatisierte auf solchen Stationen haben und machen können:

> Frau T. war mit einer Alkohol- und Tablettenintoxikation und einigen Selbstverletzungen am linken Unterarm eingewiesen worden. Sie ist inzwischen wieder relativ klar und bereitet ihre Entlassung vor. Abends sitzt sie vor dem Stationsfernseher. Da wird plötzlich von zwei Polizisten und zwei Krankenpflegern ein verwahrloster, alkoholisierter Mann auf die Station gebracht, der sofort rumpöbelt: „Ach ja, Schwester Edeltraut hat also wieder Nachtdienst. Schätzchen, hast du gleich mal Zeit für mich? Ist ja alles wie gehabt. Hier fühle ich mich so richtig wohl. Jede Menge scharfe Weiber (ein aggressiver, provokanter Seitenblick zur Patientin hin)." Die begleitenden Polizeibeamten und Pfleger werfen einen amüsiert-angewiderten Blick gegen die Flurdecke und verfrachten den Patienten ins Isolierzimmer. Nachtschwester Edeltraut widmet sich konzentriert und pflichtbewusst einer Spritze größeren Volumens. Frau T. sitzt mit glasigen Augen und Tunnelblick vor dem Fernseher, bekommt plötzlich einen Raptus, stürzt auf die Toilette, zerschlägt den Spiegel und schneidet sich die Unterarme auf. Am nächsten Morgen berichtet Nachtschwester Edeltraut der Frühschicht bei der Übergabe: „Mit Frau T. gab es mal wieder Ärger. Kaum ging es mal um einen anderen Patienten und nicht immer um sie, musste die aufdrehen und Ärger machen. Die muss einfach immer im Mittelpunkt stehen. Wir mussten die dann auch noch fixieren. Ärgerlich. Hoffentlich kann die bald verlegt werden."

So kann diese Sequenz natürlich interpretiert werden. Es kann sein, dass eine narzisstisch schwer gestörte Jugendliche nicht ertragen kann, auch nur kurzfristig unbeachtet zu sein. Hier ist aber die folgende Interpretation stimmiger: Der aggressiv-provokante Mann mit Alkoholfahne und sexistischen Äußerungen war für Frau T. ein Trigger. Er hat sie erinnert an Männer, die sie traumatisiert haben. Sie ist in einen dissoziativen Zustand geraten, aus dem sie sich schließlich nur durch Selbstverletzungen hat befreien können.

Menschen mit posttraumatisch gestörter Stressverarbeitungs-Fähigkeit können Selbststeuerungsprobleme bekommen. Dann kommen sie auf eine Spezialstation für Menschen mit Selbststeuerungsproblemen: „die Geschlossene". Dort treffen sie andere Menschen mit Selbststeuerungsproblemen. Das ist das Problem.

Gerade untersteuerte Mitmenschen sind für Traumatisierte besonders problematisch, auch wenn sie selbst häufig untersteuert sind. Dies gilt natürlich für das ganze Spektrum der alkoholisierten, mischintoxikierten, dissozialen, übergriffigen, provokanten, unverschämten oder distanzlos-klebrigen Männer. Dies gilt aber auch etwa für manische Frauen, die sexuell enthemmt agieren und in ihrer Art für diese Patientinnen unerträglich sind. Es kann selbst für ebenfalls traumatisierte Mitpatientinnen gelten, die unverschämt von ihren Prostitutionserfahrungen berichten oder ständig davon reden, dass ihnen die ganzen Vergewaltigungen oder Misshandlungen inzwischen gar nichts mehr ausmachen.

Bei uns in Göttingen haben sich auf den geschlossenen Aufnahmestationen einige **Grundregeln** sehr bewährt:

Traumatisierte Patientinnen mit dissoziativen Symptomen, Borderline-Persönlichkeitsstörungen, Dissoziativer Identitätsstörung und anderen posttraumatischen Symptom-Bildungen benötigen äußere Sicherheit und somit einen **sicheren Rückzugs-Raum**. Dieser klar definierte Raum ist vom Personal aktiv zu verteidigen. Es ist nicht Aufgabe der Patientin, dies zu tun. Äußerungen wie „Die muss lernen, sich durchzusetzen, sich abzugrenzen, ihre Grenzen zu verteidigen" sind nicht selten eine Mischung aus eigener Hilflosigkeit und Inkompetenz Dissozialität gegenüber, Drückerbergertum, Desengagement und Weiterbildungsmangel. Wenn die Patientin lernen soll, wie man mit dissozialen Männern fertig wird, dann am besten durch Modell-Lernen am kompetenten Personal. Sicher muss zumindest ihr Patientinnenzimmer sein, das vor übergriffigen Mitpatienten und Mitpatientinnen vom Personal aktiv geschützt wird. Noch besser ist eine kleine, aber sichere „männerfreie Zone", in die diese Patientinnen sich zurückziehen können. Frauenspezifische Angebote sind in der Akutpsychiatrie inzwischen ein Qualitätsmerkmal.

Darüber hinaus werden diese Patientinnen informiert, wenn **problematische Neuaufnahmen absehbar** sind. Sie werden dann auf ihr Zimmer geschickt, und es wird ihnen sehr nahe gelegt, nicht Zeugin der möglicherweise gewaltsamen Aufnahme eines Patienten oder einer Patientin zu werden. Viele sind selbst bereits gewaltsam aufgenommen worden oder mussten in Ausnahmezuständen überwältigt werden, und Gewaltanwendung ist für sie per se ein Trigger. Die Patientinnen ziehen sich dann auf ihr Zimmer zurück, setzen sich Kopfhörer auf und hören Musik, um sich sensorisch abzuschotten gegen das, was auf der Station gerade abgehen muss.

Wir haben auf den Akutstationen auch **keine Gruppen, für die eine Teilnahmepflicht besteht**. Gruppenangebote sind für diese Patientinnen sowieso schwierig, und wenn ein gerade aufgenommener, alkoholkranker Mitpatient in der Gruppe still und leise seinen Restalkohol an die gemeinsame Luft abatmet oder ausschwitzt, dann ist das für diese Patientinnen einfach unzumutbar und aus medizinischen Gründen gesundheitsschädlich.

Gerade an dieser Stelle kann eine sinnvolle Therapie Traumatisierter **kollidieren mit** einer weit verbreiteten **Behandlungsideologie**. Viele akutpsychiatrische Stationen stehen noch unter dem Primat der Sozialpsychiatrie, dass alle mit allen in der Gemeinde auskommen müssen: Niemand wird ausgegrenzt. Eine Zeit lang bestand ja sogar die Hoffnung, dass es dann gar keine psychiatrischen Erkrankungen mehr gäbe. Die Psychiatrie-Station ist damit die letzte sozialpsychiatrische Wiese der Gemeinde, denn außerhalb der Station kommen natürlich nicht alle Menschen mit allen anderen immer aus. Was sozialpsychiatrisch in unserer spätkapitalistisch-postmodernen Gesellschaft erreichbar ist, ist in den letzten 30 Jahren sicherlich versucht und weitgehend erreicht worden. Mehr dürfte gegenwärtig nicht möglich sein, Manches wird auch wieder zurückgenommen werden. Einige Kolleginnen und Kollegen scheinen ihren Traum von der sozialpsychiatrischen Gemeinde-Harmonie aber wenigstens auf der Station verwirklichen zu wollen und erwarten, dass an den Gruppen alle teilnehmen, weil ja jeder mit jedem können soll.

Inzwischen sollte klar sein, dass sehr viele Patientengruppen prinzipiell schlecht miteinander klarkommen. Die Gemeinschaftsstation für alle vom 13-jährigen Heroin-Junkie bis zur 93-jährigen Alzheimer-Patientin ist eine Notlösung, die hinter den Entwicklungen anderer medizinischer Fachdisziplinen deutlich hinterherhinkt. Allenthalben entstehen medizinische Spezialeinheiten: für Diabetes, für Parkinson, für Herzkatheter, für Wackelknie und für Zellulitis. Und die Psychiatrie hat ein Angebot für alle?

Für Patientinnen mit PTBS sind viele Mitpatienten Problempatienten:

- akut schizophren Erkrankte mit florider Plus-Symptomatik, weil die Psychotiker denen Angst machen, auch verrückt zu werden; umgekehrt haben die Psychotiker unter den dissozialen Zügen der Persönlichkeitsgestörten zu leiden; und manche Traumatisierte sind halt beides: dissoziativ und dissozial
- akut manisch Erkrankte, weil die oft sexuell enthemmt sind und grenzüberschreitend
- Suchtkranke, weil die krankheitsbedingt versuchen, andere auszubeuten, und schnell übergriffig werden
- Alkoholkranke, weil Alkohol bei sehr vielen traumatischen Erfahrungen mit im Spiel war
- antisoziale Männer und Frauen, weil durch deren Anwesenheit Kindheitserfahrungen getriggert werden können und die Station kein sicherer Raum mehr ist

- im Grunde also alle aggressiv und/oder sexuell untersteuerten Patienten und alle, die distanzlos und grenzverletzend sind

Also fast alle? Im Grunde genommen schon. **Komplex Traumatisierte haben das Problem, dass sie Stress machen, aber selbst nicht aushalten können.** Schwierig. Im Grunde ist das Problem nicht ganz zu lösen, denn es kann nicht jede Kreisstadt acht Spezial-Stationen für jede psychiatrische Patientengruppe bereitstellen. Also muss jede Akut-Station für sich Lösungen finden, wie sie mit dieser Problematik umgeht.

11.2 Die Behandlung Traumatisierter auf tiefenpsychologisch fundiert arbeitenden Psychotherapie-Stationen

1994 bis 1996 haben wir in Göttingen versucht, auf einer tiefenpsychologisch fundiert arbeitenden Psychotherapie-Station eine Untergruppe von vier bis fünf Patientinnen traumazentriert zu behandeln (Sachsse et al. 1998a). Dies ist uns nicht gut gelungen. Gescheitert sind wir nicht daran, dass die Mitarbeiterinnen und Mitarbeiter des therapeutischen Teams ihren Therapie-Stil und ihre Behandlungsstrategie nicht von Patient zu Patient wechseln konnten, sondern an der Stationsatmosphäre.

Wieder soll eine typische Situation das Problem verdeutlichen:

> Frau T. ist von der Akutaufnahme-Station auf die Psychotherapie-Station verlegt worden und blättert abends in einer Zeitschrift. Ihr gegenüber sitzt Herr K., ein depressiv-zwanghaft strukturierter Patient mit vordergründig masochistischen Zügen, dem seine Frau mit Scheidung gedroht hat, der in dieser Situation einen Suizidversuch gemacht hat und so zur stationären Aufnahme kam. Herr K. spricht Frau T. an: „Warum bist du denn hier?" Frau T. antwortet: „Ach, meine Therapeutin hat mir gesagt, darüber sollte ich am besten gar nicht reden. Es wäre besser, wenn meine ganzen Schwierigkeiten und Probleme ausschließlich in der Einzeltherapie besprochen werden." – „Du, das musst du missverstanden haben. Mein Therapeut hat mir gesagt, ich soll viel über alles reden, was in mir so vorgeht, was mich so bewegt. Grade auch mit den Mitpatienten. Und ich muss dir sagen: Das tut mir richtig gut! Ich hab' schon vielen erzählt, was mit mir alles schiefgelaufen ist, und ich fühle mich jetzt doch richtig leichter. Du glaubst ja nicht, wie schlecht ich manchmal meine Kinder behandelt habe. Das tut mir heute so richtig Leid. Und meine Frau erst!" Und dann berichtet Herr K. gründlich, detailliert, affektschwanger und sehr ausführlich Frau T. seine halbe Lebensgeschichte, einschließlich diverser aggressiver Entgleisungen und einiger sexueller Übergriffe seiner Frau gegenüber. Frau T. ist schon nach wenigen Sätzen erstarrt. Sie fühlt sich mit Beschlag belegt, übergriffig behandelt, Herr K. erinnert sie an üble Erfahrungen aus der Vergangenheit mit klebrigen Männern, und sie würde am liebsten einfach nur flüchten. Sie sitzt aber da wie gebannt, kann sich gegen den Redestrom von Herrn K. nicht abgrenzen und wird immer dissoziativer. Schließlich kann sie sich mit einem „Ich muss mal zum Klo" für kurze Zeit entziehen und verletzt sich erneut, diesmal mit einer Rasierklinge, die sie auf die offene Station mitgebracht hatte. Am nächsten Morgen stellt die Stationsschwester die Frage: „Ob das mit Frau T. hier geht? Gleich in der zweiten Nacht hat die sich verletzt, und mit den Mitpatienten kommt sie auch nicht gut aus. Die finden sie alle so schwierig."

Etwas **auszusprechen**, etwas ins Gespräch zu bringen, etwas diskursfähig zu machen ist einer der wesentlichen Wirkmechanismen jeder Psychotherapie. Wo Es war, soll Ich werden; Unbewusstes soll bewusst werden; Unsagbares soll sagbar gemacht werden. Grundregel der Psychoanalyse ist es, alles auszusprechen, was einem einfällt, was man fühlt, spürt, gerade auch Unwichtiges, Nebensächliches, Peinliches und Ängstigendes. – Ich will an dieser Stelle einen psychotherapeutischen Flachwitz erzählen: Zwei Therapeuten treffen sich auf einer Tagung. Der eine fragt den anderen: „Sagen Sie, wissen Sie, wo es hier zum Bahnhof geht?“ Der andere antwortet: „Tut mir Leid, ich bin auch fremd hier.“ Der erste wieder: „Ach, macht ja nichts. Hauptsache, wir haben mal drüber geredet.“ – Solche schlichten Flachwitze enthalten oft ein Körnchen Wahrheit. Unter Psychotherapeuten gibt es sicherlich manche, die davon überzeugt sind, etwas sei als Problem schon so gut wie gelöst, wenn es überhaupt ausgesprochen sei. Wer systemisch oder verhaltenstherapeutisch denkt und arbeitet, wird eine Überschätzung des Aussprechens allerdings nicht teilen. Andererseits ist die Wirksamkeit dieses Schrittes unbestreitbar. Nur muss dieses Aussprechen bei Traumatisierten sehr dosiert, gesteuert, reflektiert und ritualisiert erfolgen, viel mehr als in der üblichen psychoanalytischen oder tiefenpsychologisch fundierten Psychotherapie.

Die Stationsatmosphäre auf tiefenpsychologisch fundiert arbeitenden Stationen ist zumindest unter den Patienten, oft aber auch unter dem Pflegepersonal weitgehend davon geprägt, dass die fast uneingeschränkte Empfehlung besteht: aussprechen, drüber reden, das muss raus! Zur Krisenintervention wird meistens ein Gespräch angeboten, erst in manchen Kliniken entwickelt sich als Interventionsmöglichkeit ein Aromabad, eine Empfehlung zum Waldlauf oder eine handlungsorientierte Empfehlung. Traumatisierte können sich nicht abgrenzen, haben durchlässige Grenzen, lassen alles in sich hinein, sofern sie nicht gerade völlig versteinert, depersonalisiert und abgeschottet sind. Die dynamische, konfliktzentrierte, auf Interaktion, Übertragung und Externalisierung zentrierte Atmosphäre einer psychodynamisch arbeitenden Station überfordert sie. Hier werden aus anderen Kliniken bessere Erfahrungen berichtet. Wir haben das in Göttingen nicht gut bewältigt.

11.3 Die Behandlung Traumatisierter auf Spezial-Stationen

Aus diesem Grund arbeiten wir in Göttingen seit 1996 mit traumatisierten Patientinnen auf einer Spezial-Station. Wir haben das in Bielefeld von Reddemann und Mitarbeiterinnen entwickelte Modell übernommen, und wir haben mit diesem therapeutischen Vorgehen uneingeschränkt gute Erfahrungen gemacht.

Als ich 1995 mit der Klinikleitung diskutierte, dass ich eine Spezial-Station für 18 Patientinnen einrichten wollte, die sich fast alle selbst verletzen und überwiegend die Diagnose „Borderline-Persönlichkeitsstörung“ haben, traf ich auf freundliche, aber deutliche Skepsis: Schon drei Patientinnen pro Station sind kaum zu händeln, dann 18? Das kann doch nicht gut gehen! Die Erfahrungen in Bielefeld und Oberursel, auf die ich verweisen konnte, kamen mir zugute, aber auch die guten Erfahrungen mit unseren Spezial-Stationen für Konsumenten illegaler Drogen. Drei Junkies auf der Aufnahme-Station belasten die ganze Atmosphäre; 15 Junkies gemeinsam auf einer Station sind wesentlich leichter zu behandeln. Aufbauend auf diesen Erfahrungen konnten wir zunächst für 12 traumatisierte Patientinnen mit posttraumatischen Symptom-Bildungen eine Station einrichten, die seit mehreren Jahren für 18 Patientinnen zur Verfügung steht.

Auf dieser Station sind mehrere Details sehr erleichternd. Ausgesprochen erleichternd ist es, dass jede Patientin ihr **Einzelzimmer** hat. Sie braucht sich nicht zu arrangieren mit Fremden, die ihren Zimmerbereich völlig anders gestalten wollen. Penible Ordnung oder leichte Verwahrlosung, Fenster auf oder zu, Musik an oder aus, Vivaldi oder „Rammstein“: Das alles kann jede Patientin für sich entscheiden, sie muss sich nicht mit anderen einigen.

Sehr erleichternd ist es auch, dass bei uns **nur Schwestern** arbeiten, **die auf dieser Station arbeiten wollen**. Niemand ist dorthin geschickt worden, niemand wäre lieber anderswo tätig. Dies gilt übrigens auch für andere Spezial-Stationen unserer Klinik, wo ebenfalls fast ausschließlich Personal eingesetzt wird, das sich für diese Gruppe psychiatrisch-psychotherapeutisch behandlungsbedürftiger Patientinnen und Patienten interessiert und engagiert. Man hört gelegentlich, es gebe Pflegedienstleiterinnen oder -leiter, die jeden immer dahin schicken, wo er oder sie gerade nicht hin wollen. Diese Personalpolitik ist uns rational nicht nachvollziehbar, und sie wird in Zeiten um sich greifender Qualitätsberichte sicherlich auch zum Auslaufmodell.

Darüber hinaus haben wir einen **Personalschlüssel** nach Psych PV. Manche stationären Einrichtungen, gerade die des Reha-Bereichs, verfügen nur über eine Nachtwache für 120 Patienten. Damit kann man keine Trauma-Exposition bei Patientinnen machen, die anschließend eine Betreuung und auch Aufsicht benötigen. Bis 24 Uhr haben wir zwei Nachtwachen auf der Station, ab 24 Uhr eine Nachtwache. Viele stationäre Einrichtungen zögern deshalb auch mit Trauma-Expositions-Behandlungen, weil sie zu Recht befürchten, in der Zeit danach ihre Patienten nicht angemessen behandeln zu können.

Wir haben eine **Station ausschließlich für Frauen**. Das ist nicht zwingend erforderlich, erleichtert die Arbeit aber. Die Station ist – bis auf den Funktionsbereichsleiter und einen Pfleger – tatsächlich „männerfreie Zone“. Ohne es zu bemerken, verändern übrigens viele Patientinnen spontan ihre Körperhaltung, wenn ein Mann über den Flur geht.

Im Folgenden unser offiziöses, permanent in Überarbeitung und Aktualisierung befindliches **Stationskonzept**:

(1)

1. Therapeutische Zielvorstellungen

Die Mitarbeiterinnen und Mitarbeiter der Station 9 behandeln überwiegend Patientinnen mit intrusiven, aber auch mit konstriktiven Symptomen der komplexen Posttraumatischen Belastungsstörung (PTBS) – mit dem Ziel, dass belastende Lebenserfahrungen ohne Symptom-Bildungen oder mit deutlich verminderter Symptom-Bildung als bisher erinnerbar werden.

2. Zielgruppe unseres Behandlungsangebotes sind Frauen ab 18 Jahren, die unter einem oder mehreren der folgenden Syndrome und Symptome leiden, sofern diese Symptom-Bildungen mit Wahrscheinlichkeit auf traumatisierende Ereignisse zurückzuführen sind:

- komplexe Posttraumatische Belastungsstörung (300.89/F43.1)
  nach Typ-I- und/oder Typ-II-Trauma
  vom Phänotyp der Borderline-Persönlichkeitsstörung (301.83/F60.31)
  mit Dissoziativer Amnesie (300.12/F44.0)
  mit Dissoziativer Fugue (300.13/F44.1)
  mit Depersonalisationsstörung (300.6/F48.1)
- mit selbstverletzendem Verhalten: durch Rasierklingen (X.78), Verbrennungen mit Zigaretten (X.76), Blutentnahme (X.83)
- Dissoziative Identitätsstörung (300.14/F44.81)
- nicht näher bezeichnete dissoziative Störung (300.6/F48.1)
- Somatisierungsstörung (300.81/F45.0)
- Major Depression (296.3/F33)
- dysthymes Syndrom (300.40/F34.1)

- Paniksyndrom ohne Agoraphobie (300.01/F40.1)
- Agoraphobie (300.21/F40.0)
- Sozialphobie (300.23/F40.1)
- spezifische (einfache) Phobien (300.29./F40.00)
- generalisiertes Angstsyndrom (300.02/F41.1)
- Zwangssyndrom (300.30/F42)
- Anorexia nervosa (307.10/F50.0; F50.01)
- Bulimia nervosa (307.51/F50.2)

3. Unter **traumatisierenden Ereignissen** verstehen wir im Sinne der ICD (WHO) und des DSM außergewöhnliche, gesundheits- und lebensbedrohliche Ereignisse wie schwere körperliche Misshandlungen, sexualisierte Gewalterfahrungen in Kindheit, Jugend und im Erwachsenenalter, Vergewaltigungen, Verkehrsunfälle, schwere Erkrankungen, medizinisch erforderliche Traumatisierungen, Kriegsereignisse oder Naturkatastrophen. Traumatisierend kann es auch sein, Zeuge solcher Ereignisse geworden zu sein. Für die Behandlung von Deprivationserfahrungen haben sich unserer Erfahrung nach die Arbeit mit dem Inneren Kind und die Skills-Gruppen der Dialektisch-behavioralen Therapie (DBT) bewährt.

4. Unser **therapeutisches Vorgehen** ist zentriert auf Eigenverantwortlichkeit, Ressourcenorientierung, Selbstmanagement und Selbstfürsorge. Wir unterstützen Patientinnen, die an ihrer Gesundung und Entwicklung aktiv arbeiten wollen. Dies bedeutet, dass wir keine Patientin behandeln können, die nicht aus eigener Motivation, sondern aus Fremdmotivation „geschickt" oder zur Behandlung „gedrängt" wird.

5. Die Therapie-Elemente

Für jede Patientin wird ein individueller Therapie-Plan erstellt. Wir nutzen („utilisieren") die Bewältigungsstrategien unserer Patientinnen wie Dissoziation und Spaltung als Ressourcen der Behandlung. Es geht also darum, bewusst gute und schlechte psycho-somatische Zustände innerseelisch getrennt zu halten und sich darin zu schulen, sich wenigstens zeitweise selbst durch Imaginationen und körpertherapeutische Übungen beruhigen zu können.

6. Behandlungsregeln

Es ist unser Ziel, den Patientinnen auf der Station so viele Ressourcen und Stabilisierungsmöglichkeiten zur Verfügung zu stellen, wie es machbar und vertretbar ist. Alle Patientinnen haben Einzelzimmer und sollten weitgehend jene Stabilisierungsmöglichkeiten haben, die sie auch zu Hause hätten. Wir behandeln so wenig wie möglich einzelne Symptom-Bildungen, sondern streben eine Aufarbeitung der zugrunde liegenden, bisher unverarbeiteten traumatischen Erfahrungen an. Andererseits erfordert das Zusammenleben von 18 Patientinnen und ebenso vielen Mitarbeitern einige Regeln als Grenzmarken und Orientierungen:

I. Gewalt gegen andere ist ausgeschlossen.

II. Lebens- oder massiv gesundheitsgefährdende Gewalt gegen sich selbst ist ausgeschlossen.

III. Gespräche über eigene Trauma- oder Gewalt-Erfahrungen mit Mitpatientinnen können diese „triggern", ebenso wie Gespräche über die eigene Symptomatik. Solche Gespräche sind nicht therapiefördernd.

IV. Jede Patientin sollte bemüht sein, ihre Mitpatientinnen durch ihre Symptomatik oder durch ihr Verhalten nicht mehr als unvermeidbar zu belasten. Dies ist immer nur teilweise erreichbar, gerade in seelischen Krisen. Unser Behandlungskonzept beinhaltet jedoch ausdrücklich nicht das Angebot, dass sich alle Symptome und Verhaltensschwierigkeiten auf der Station im Zusammenleben entfalten sollten. Vielmehr erwarten wir, dass jede Patientin ihre individuelle Therapie macht und dabei die Möglichkeiten und Grenzen der Mitpatientinnen, der Mitarbeiter und der Gesamtstation soweit ihr möglich respektiert.

V. Selbstverletzendes Verhalten kann als Symptom-Bildung zur Selbstregulierung auch während der Behandlung zeitweise noch unverzichtbar sein. Es wird in Grenzen akzeptiert. Während des stationären Aufenthaltes muss eine Selbstverletzung aber unmittelbar einer Versorgung zugeführt werden, im Bedarfsfall durch unmittelbare Überweisung und Weiterbehandlung in Fachabteilungen anderer Kliniken. Die Entscheidung über die notwendigen Behandlungsschritte liegt beim medizinischen Fachpersonal.

VI. Unsere Behandlung ist seelisch und körperlich belastend. Während der Behandlung muss eine Patientin in einem körperlichen Zustand sein, der ihr die Teilnahme an der Behandlung ermöglicht. Dies bedeutet zum Beispiel, dass sie nicht so in ihrer Bewegung eingeschränkt sein darf, dass die Körpertherapie nicht möglich ist, oder so untergewichtig, dass ihr körperlicher Zustand bedrohlich wird oder die belastende Trauma-Expositions-Behandlung unmöglich macht. Dafür sind die Patientinnen selbst verantwortlich.

VII. Unsere Behandlung soll in einer überschaubaren Zeit zu einer Besserung der Symptomatik führen. Wenn die Behandlung dazu führt, dass es einer Patientin immer schlechter geht, kann dies bedeuten, dass die Behandlung zurzeit überdosiert ist oder mehr schadet als nutzt. Dann kann eine Behandlungspause erforderlich sein.

VIII. Eine stationäre Behandlung beinhaltet stets die Gefahr, die Verbindung zum Alltagsleben zu verlieren („Hospitalisierung") und sich zu sehr in die Schonwelt der Station zurückzuziehen. Alle Patientinnen sollten häufiger am Wochenende nach Hause fahren, möglichst 14-täglich (diese „Heimfahrten" werden übrigens selten von den Krankenkassen übernommen).

IX. Selbstmanagement und Selbstfürsorge geschehen wesentlich über die so genannte „Arbeit mit dem Inneren Kind". Für diese Arbeit erhalten die Patientinnen Anregung und Unterstützung, es ist aber eine selbstverantwortliche und selbst gestaltete innere Arbeit. Die Station ist keine Station für Kinder oder Jugendliche, auch keine Station, auf der sich Innere Kinder oder Innere Jugendliche entfalten können oder sollen. Wir behandeln erwachsene Patientinnen, die sich um ihre inneren Anteile selbstfürsorglich kümmern.

X. Trauma-Expositions-Behandlung ist eine konzentrierte Zuwendung zu belastenden Ereignissen der Vergangenheit. Sie ist nur möglich, wenn nicht zu viele belastende Gegenwartsprobleme alle Aufmerksamkeit erfordern. Deshalb ist es uns ein Anliegen, dass während der Behandlungsphase 2 möglichst stabile soziale Verhältnisse bestehen. Dies bedeutet, dass äußere Probleme wie Wohnungssuche, Schuldenregulierung, Scheidungsprobleme oder Sorgerechtsstreitigkeiten vor oder nach der stationären Behandlungsphase erfolgen.

XI. Krisen- und Notaufnahmen sind auf der Station nicht möglich.

Die therapeutische Arbeit bedarf dieser Regeln, ohne dass wir anstreben, dass alles geregelt ist. Probleme und Konflikte werden im Bedarfsfall im Rahmen der hierfür vorgesehenen Gruppen diskutiert und einer Lösung zugeführt.

(2) Die milieutherapeutische Orientierung der Station 9

Unter milieutherapeutischen Gesichtspunkten hat die Station 9 ein so genanntes „reflektierendes Milieu", in dem die Patientinnen möglichst weitgehend in Entscheidungen einbezogen werden und ein sehr hohes Maß an Eigenverantwortung tragen. Das Stationsmilieu enthält folgende Prinzipien und Wirkfaktoren:

1. Partizipation

Partizipation beinhaltet Mitentscheidung, Mitverantwortung und Autonomie der Patientinnen. Diesem Prinzip wird Rechnung getragen durch die grundsätzliche Freiwilligkeit des Stationsaufenthaltes und den eigenen Behandlungswunsch der Patientinnen. Alle Patientinnen treten in die Behandlung mit ihrem selbst definierten Behandlungsauftrag und Behandlungswunsch ein, aus dem sich innerhalb der therapeutischen Zusammenarbeit ihr individueller Behandlungsplan ergibt. Therapeutische Priorität hat das eigenverantwortliche Erlernen von Selbstmanagement-Techniken.

Selbstverantwortung und Mitverantwortung bezieht sich sowohl auf den sorgsamen Umgang mit sich selbst als auch auf den Umgang mit den Mitpatientinnen. So wird erwartet, dass eine Patientin auch in einer Krise ihre Mitpatientinnen so wenig wie möglich „ansteckt". Gespräche über Trauma- oder Gewalt-Erfahrungen sind nicht gestattet, und auch ein Gespräch über die Symptomatik wird nicht als therapiefördernd eingestuft.
Im rein organisatorischen Bereich wie der Küchendienstplanung oder der Wochenendgestaltung wird die Mitverantwortung der Patientinnen gefordert und gefördert. Die Regelung dieser Belange geschieht eigenverantwortlich durch die Patientinnen in der Patientinnenrunde ohne Teambeteiligung.

2. Offene Kommunikation

Offene Kommunikation beinhaltet den Informationsaustausch und die Klarheit der Informationen. Alle Patientinnen sind umfangreich informiert über Hintergründe der Therapie, Therapie-Elemente und unsere Therapie-Ziele. Die Informationsweitergabe erfolgt durch psychoedukativen Unterricht, die wöchentliche Rückmelderunde, die bei Bedarf stattfindende Gruppe für themenzentrierte Interaktion (TZI), durch die Informationstafel und in Einzelgesprächen. Informationen mit persönlichem Charakter, auch organisatorische Informationen wie Einzelterminklärung, Situationsklärung nach selbstverletzendem Verhalten o. Ä. geschehen grundsätzlich im Einzelgespräch bei geschlossener Tür. So werden Individualität, Respekt, Achtung der Intimsphäre betont und im Verhalten vermittelt. Die Informationsklarheit kann es erforderlich machen, Einzelabsprachen schriftlich festzuhalten, um Missverständnissen, Umdeutungen oder Vergessen vorzubeugen.

3. Soziales Lernen

Soziales Lernen beinhaltet Lernen am Modell, Aktivierung bzw. Wiedererlangung sozialer Kompetenz sowie ein Training sozialer Prozesse. Dieses Element tritt auf der Station eher in den Hintergrund. Die Station bietet keine konfliktzentrierte Selbsterfahrungsgruppe an, und die Klärung von Spannungen und Konflikten dient ausschließlich dazu, eine fördernde Arbeitsatmosphäre für die einzelnen Patientin aufrechtzuerhalten oder wiederherzustellen. Sehr viele Patientinnen empfinden es aber schon als wesentlichen Schritt sozialen Lernens, dass die Kommunikation auf der Station nicht über Symptome und pathogene Erfahrungen erfolgen soll, sondern über Alltagsthemen. Auf diesem Feld haben viele Patientinnen erhebliche Defizite und profitieren vom Milieu.

(3) Das Behandlungsteam der Station 9

Oberarzt (¼), Stationsärztinnen (1½),
Psychologin (½)
Pflege (12 Planstellen)
Körpertherapie (½ Feldenkrais, ½ Kraftsport, Bewegungsbad und Koordinationstraining)
Sozialarbeiterin zur kurzfristigen Beratung

(4) Die Therapie-Elemente der Station 9

- stabilisierende, ressourcenorientierte tiefenpsychologisch-fundierte oder kognitiv-verhaltenstherapeutische Einzelpsychotherapie
- Trauma-Expositions-Behandlung zur Trauma-Synthese (Eye Movement Desensitization and Reprocessing/EMDR; Beobachter-Technik; Bildschirm-Technik)
- Körpertherapie, Aromatherapie, Qi Gong, Feldenkrais, Bewegungsbad (für Patientinnen ohne offene Wunde), Entspannung und Stressmanagement, Kraftsport
- Tagesausklang mit Imaginationen
- Märchenrunde/Vorlesen
- Skills-Gruppe (DBT)
- Patientinnenrunde
- Rückmelderunde
- themenzentrierte Interaktion (TZI-Gruppe) bei Bedarf
- medizinische Sprechstunde
- sozialarbeiterische Sprechstunde

In verkürzter Form informieren wir unsere Patientinnen über unser Stationskonzept bereits dann, wenn sie unser **Informationsmaterial** anfordern:

Station 9: Traumazentrierte Psychotherapie für Frauen

Die Station 9 ist eine Station für Patientinnen, die als Kinder, Jugendliche oder Erwachsene traumatische Erfahrungen wie Misshandlung, sexualisierte Gewalt, lebensbedrohliche Erkrankungen o. Ä. durchlebt haben und diese Erfahrungen noch nicht verarbeiten konnten.

Behandelt werden Symptome der Posttraumatischen Belastungsstörung (PTBS) wie intrusive und dissoziative Zustände, die durch selbstverletzendes Verhalten (SVV) oder andere Symptome unterbrochen werden müssen. Hintergrund solcher Zustände sind sehr oft unverarbeitete Erinnerungen an Realtraumata. Diese werden durch Trauma-Exposition mittels Eye Movement Desensitization and Reprocessing (EMDR) und imaginativer Bildschirm- oder Beobachter-Techniken gezielt aufgesucht. Auf diese Trauma-Arbeit werden die Patientinnen vorbereitet, indem ihre Fähigkeit, gesteuert mit Imaginationen und dissoziativen Zuständen umzugehen, geübt und gefördert wird (Stabilisierung). Ermöglicht wird die Trauma-Arbeit durch eine Stationsatmosphäre, die nicht konfliktzentriert und nicht mobilisierend ist, sondern stabilisierend, ressourcenorientiert und genussfördernd. Qi Gong, Feldenkrais, Körpertherapie, psychoedukativer Unterricht und Imaginationsübungen erfolgen in der Gruppe; Stabilisierung, Aromatherapie und Trauma-Arbeit in Einzeltherapie.

- Die traumazentrierte Arbeit soll ungestört von anderen Problemen erfolgen, etwa Berufsplanung, Wohnungssuche, Rente, Schulden, Scheidungsstreit o. Ä.
- Keine Gespräche der Patientinnen untereinander über Symptome oder Traumata! Jede Patientin fördert mit unserer therapeutischen Hilfe ihre inneren Selbstheilungskräfte, zum Beispiel durch Arbeit mit dem Inneren Kind.
- Gewalt gegen andere ist ausgeschlossen.
- Während der stationären Behandlung ist ein Kontakt mit „Tätern“ ausgeschlossen.

SVV ist eine Symptom-Bildung, die auf der Station von Mitarbeitern und Patienten verstanden und akzeptiert wird. SVV kann andererseits „ansteckend“ wirken. Deshalb bemühen sich alle Patientinnen nach Kräften, auf SVV zu verzichten oder sich so zu verletzen, dass dies Mitpatientinnen nicht tangiert.

18 Patientinnen, überwiegend Einzelzimmer. Patientinnen aus der Region Göttingen können tagesklinisch behandelt werden. Behandlungsdauer zunächst 2 Wochen zur Stabilisierung, Information und diagnostischen Abklärung. Traumatherapie als Intervalltherapie von mehrmals ca. 6 Wochen. Längere, ununterbrochene Behandlungszeiten bergen die Gefahr von Hospitalisierung.

Wartezeiten:

18 bis 24 Monate. Mütter mit erziehungspflichtigen Kindern werden bevorzugt aufgenommen. Keine Akut- oder Krisenaufnahmen.

Infos können angefordert werden über: Prof. Dr. Ulrich Sachsse – Station 9 – Sekretariat, NLKH Göttingen, Rosdorfer Weg 70, 37081 Göttingen

Wir freuen uns auf die gemeinsame Arbeit!
Die MitarbeiterInnen der Station 9

Auf der Rückseite dieses Blattes ist ein Schema unserer Behandlungsstrategie, das auf Station als große **Schautafel** neben dem Stationszimmer hängt (s. Kap. 9.2, S. 193). Wir möchten, dass alle Patientinnen so genau wie möglich über unser therapeutisches Vorgehen informiert sind. Die erwachsenen Anteile der Patientin müssen dem therapeutischen Vorgehen zugestimmt haben und aktiv mitarbeiten.

Auf der Station gelten **zwei Regeln**, die von den Patientinnen selbst vertreten und verteidigt werden. Die erste Regel besagt, dass **über traumatisierende Lebenserfahrungen nicht gesprochen** werden darf. Das steht schon in unserer Einladung, wird aber oft nicht ernst genommen. Wenn dann eine neue Patientin in der Raucherecke anfängt „Also, ich bin von meinem Bruder und meinen drei Cousins missbraucht worden. Weshalb seid ihr denn hier?“, dann können wir uns darauf verlassen, dass eine Mitpatientin kommt und uns darauf aufmerksam macht, dass wir mit dieser Patientin noch einmal reden müssen. Viele Patientinnen glauben einfach nicht, dass wir diese Regel ernst meinen. Sie sind es gewohnt, dass auf psychotherapeutischen oder psychiatrischen Stationen jeder mit jedem über jeden und alles redet. – Natürlich kann es vorkommen, dass zwei Patientinnen sich anfreunden und dann auch miteinander austauschen. Dies geschieht dann unter vier Augen im Zimmer, ohne Billigung des therapeutischen Teams und sozusagen auf eigene Verantwortung. Das können wir nicht verhindern, empfehlen es aber auch nicht. Uns ist es wichtig, dass Gespräche über traumatische Erfahrungen nicht im öffentlichen Raum der Station stattfinden, sondern konzentriert werden auf die Einzeltherapie.

Die zweite Regel beinhaltet, dass **selbstverletzendes Verhalten und andere Symptom-Bildungen nicht diskutiert** werden sollen. Wir schätzen keine „Olympiade des Leidens“ nach dem Motto: Mir geht es am schlechtesten, ich bin am schwersten traumatisiert, ich verletze mich am intensivsten, ich habe schon die meisten Selbstmordversuche hinter mir usw. Hier ist es sehr hilfreich, dass die meisten Patientinnen ähnliche Lebensgeschichten, Probleme und Symptome haben. Nicht alle unsere Patientinnen sind in Kindheit und Jugend übrigens sexualisierter Gewalt ausgesetzt gewesen, sondern 60 bis 80%. Einige sind auch physisch schwer misshandelt worden oder waren Opfer medizinisch erforderlicher Traumatisierungen (Besser 2002). Es ist aber so, dass die wenigsten Patientinnen die anderen irgendwie beeindrucken oder schocken können mit ihrer Symptomatik. Dieser Effekt ist auch bekannt von den Stationen zur Entgiftung von illegalen Drogen. Auch dort wird ein Junkie, der mit seinen Drogenerfahrungen angibt, eher ein müdes Lächeln oder einen abfälligen Gesichtsausdruck ernten als Eindruck schinden können.

Jede Station muss sich Gedanken machen über die **Grenzen der Behandelbarkeit**. Einige Stationen behandeln keine Patientinnen, die sich auf der Station selbst verletzen. Wir akzeptieren **selbstverletzendes Verhalten (SVV)** als Selbstmedikation, tolerieren aber nicht den interaktionellen Anteil dieser Symptomatik. Selbstverletzendes Verhalten ist immer beides: Selbstmedikation und Mitteilung. Auf die Mitteilung „Ich bin verletzt“ per SVV reagieren wir ungehalten, die Selbstmedikation akzeptieren wir. Dies bedeutet: Wenn eine Patientin sich gar nicht mehr anders steuern kann als durch SVV, dann soll sie das auf ihrem Zimmer tun (Rasierklingen haben unsere Patientinnen sicherlich alle auf dem Zimmer), sie soll dann umgehend zum Pflegepersonal kommen und eine erste Versorgung akzeptieren. Anschließend entscheidet das Personal, ob eine chirurgische Versorgung erforderlich ist. Dann fährt die Patientin kommentarlos in die Chirurgische Ambulanz und lässt sich die Wunde nähen (Wollschläger 1999). Wir schätzen es nicht, wenn SVV im öffentlichen Raum der Station demonstrativ oder interaktionell eingesetzt wird, wenn die Verletzung etwa auf der Toilette geschieht, dann über den Flur eine lange Blutspur läuft oder die Patientin offene Wunden nicht versorgen und verbinden lässt. Bei uns auf der Station sind nur Patientinnen in Behandlung, die ihre Symptomatik verändern, verbessern, irgendwann einmal loswerden wollen, nicht solche, die ihren Patientinnen-Status verteidigen.

Jeden Sommer führt das zu Diskussionen darüber, ob die T-Shirts langärmlig sein sollten oder kurz sein dürfen. Meist akzeptieren die Patientinnen untereinander kurzärmlige T-Shirts, während das therapeutische Team vertritt, dass die Verbände nicht so demonstrativ zur Schau gestellt werden sollten. Wenn die Patientinnen die Regelung der kurzärmligen T-Shirts untereinander akzeptieren, gehen wir da aber nicht in einen Machtkampf.

Selbstverständlich kann man mit SVV völlig anders umgehen. So gibt es bei der DBT für Borderline-Patientinnen ein völlig anderes Vorgehen, bei dem die Verhinderung von SVV ganz im Mittelpunkt steht (Linehan 1996a). Dieses Vorgehen ist therapeutisch erfolgreich, denn es ist auch theoretisch gut fundiert und bietet für die Selbstverletzung sinnvolle Alternativen an (Linehan 1996b). Was nicht gut und erfolgreich ist, ist eine Art Schlinger-Kurs. Schädlich wird es, wenn unterschiedliche Mitarbeiter des therapeutischen Teams unterschiedliche Haltungen zum SVV einnehmen. Das ist für Patientinnen grundsätzlich nicht entwicklungsfördernd, dann können sie sich an nichts orientieren (Sachsse 1989).

Überhaupt kämpfen wir auf der Station so wenig wie möglich mit Symptomen und Selbstmedikationen. Wir akzeptieren auch sehr viele Medikamenten-Zusammenstellungen, die psychiatrisch wenig Sinn machen. Wir steigen so in die Therapie ein, und nach unserer Erfahrung lässt sich im Laufe der Therapie immer mehr an Medikation absetzen.

Grenzen sind erreicht, wenn eine Selbstverletzung so intensiv ist, dass die Patientin nicht mehr an der Körpertherapie teilnehmen kann oder anders nicht in der Lage ist, der Therapie zu folgen. Dann ist eine Beurlaubung sinnvoll, eine Therapie-Pause zur inneren Zwischenbilanz. Eine Grenze liegt auch dort, wo eine Patientin **auf der Station einen Selbstmordversuch** macht, den die anderen mitbekommen. Wenn der Notarztwagen kommen muss, die Patientin auf der Trage von der Station getragen werden muss, dann war die Therapie entweder falsch oder zumindest überdosiert. Wir verabreden im Allgemeinen eine Therapie-Pause von mindestens einem halben Jahr, auch um die Mitpatientinnen vor dieser beunruhigenden Situation zu schützen. Natürlich wird die Patientin dann nicht nach der intensivmedizinischen Versorgung einfach auf die Straße gesetzt, sondern auf eine geschlossene Station verlegt. Von dieser kehrt sie dann aber höchstens noch für kurze Zeit auf unsere Station zurück, damit wir gemeinsam die Entlassung vorbereiten und planen können. Wir setzen nach einem solchen Ereignis die Therapie nicht einfach kommentarlos fort. – Dies gilt auch für **Gewalt** gegen Mitpatientinnen, Krankenschwestern oder auch Gegenstände. Gewalttätiges Verhalten ist ein so unerträglicher Trigger für fast alle Patientinnen, dass wir hier sehr enge Grenzen haben.

Auch eine **Alkoholfahne** können wir auf der Station nicht akzeptieren, obwohl ich (U. Sachsse) manches Mal schon gewünscht habe, zur Nacht statt Medikamenten einfach eine halbe Flasche Rotwein verordnen zu dürfen. Alkoholgeruch ist für die Mitpatientinnen völlig unerträglich.

Verkürzt könnte man als oberste Stationsregel eine modifizierte Form des § 1 der Straßenverkehrsordnung formulieren: Jede Patientin soll und darf auf der Station 9 Therapie machen, für die das indiziert ist. Sie darf sich aber nur in einer Form fördern, stabilisieren und therapieren, die für die anderen nicht schädlich oder beeinträchtigend wird. Oder: Was du nicht willst, dass man dir tut, das füg auch keiner andern zu!

Literatur

Besser LU (2002). Vom Vergessen und Wiederholen medizinischer Traumata zum heilsamen Erinnern. Posttraumatische Belastungs- und Somatisierungsstörungen bei Frühgeborenen und Kleinkindern. In: Sachsse U, Özkan I, Streeck-Fischer A (Hrsg). Traumatherapie – Was ist erfolgreich? Göttingen: Vandenhoeck & Ruprecht; 174–93.

Egle UT, Hoffmann SO, Joraschky P (Hrsg) (1996). Sexueller Mißbrauch, Mißhandlung, Vernachlässigung. Stuttgart, New York: Schattauer.

Kernberg OF, Dulz B, Sachsse U (2000). Handbuch der Borderline-Störungen. Stuttgart, New York: Schattauer.

Kessler RC, Sonnega A, Bromet E et al. (1995). Posttraumatic stress disorder in the national comorbidity survey. Arch Gen Psychiatry; 52: 1048–60.

Linehan MM (1996a). Dialektisch-behaviorale Therapie der Borderline-Störung. München: CIP-Medien.

Linehan MM (1996b). Trainingsmanual zur dialektisch-behavioralen Therapie der Borderline-Persönlichkeitsstörung. München: CIP-Medien.

Reddemann L (2001). Imagination als heilsame Kraft. Stuttgart: Pfeiffer bei Klett-Cotta.

Reddemann L, Sachsse U (1997). Praxis der traumazentrierten Psychotherapie I: Stabilisierung. Persönlichkeitsstörungen; 1(3): 113–47.

Reddemann L, Sachsse U (1998). Praxis der traumazentrierten Psychotherapie II: Traumaexposition. Persönlichkeitsstörungen; 2.

Sachsse U (1989). Psychotherapie mit dem Sheriff-Stern. Zum Umgang des Therapeuten mit der Hausordnung in der stationären Psychotherapie und zu möglichen Auswirkungen auf seine Sozialisation zum Psychoanalytiker. Gruppenpsychother Gruppendynamik; 25: 141–58.

Sachsse U (1996). Selbstverletzendes Verhalten. Psychodynamik-Psychotherapie. Das Trauma, die Dissoziation und ihre Behandlung. 3. Aufl. Göttingen, Zürich: Vandenhoeck & Ruprecht.

Sachsse U (2001). Selbstverletzendes Verhalten. Psychodynamik-Psychotherapie. Das Trauma, die Dissoziation und ihre Behandlung. 6. Aufl. Göttingen, Zürich: Vandenhoeck & Ruprecht.

Sachsse U, Eßlinger K, Schilling L (1997). Vom Kindheitstrauma zur schweren Persönlichkeitsstörung. Fundamenta Psychiatrica; 11: 12–20.

Sachsse U, Schilling L, Eßlinger K (1998a). Ein stationäres Behandlungsprogramm für Patientinnen mit selbstverletzendem Verhalten (SVV). In: Streeck-Fischer A (Hrsg). Adoleszenz und Trauma. Göttingen: Vandenhoeck & Ruprecht; 221–31.

Sachsse U, Schilling L, Kremp J (1998b). Ressourcenorientierte Traumatherapie. WsFPP: Werkstattschriften Forensische Psychiatrie und Psychotherapie; 5: 35–50.

Sachsse U, Schröder S, Vogel C (2002). Klinisch erfolgreich – empirisch erfolgreich? Zwischenergebnisse zur Behandlung traumatisierter Patientinnen vom Phänotyp der Borderline-Persönlichkeitsstörung mit selbstverletzendem Verhalten. In: Sachsse U, Özkan I, Streeck-Fischer A (Hrsg). Traumatherapie – Was ist erfolgreich? Göttingen: Vandenhoeck & Ruprecht; 39–53.

Wollschläger U (1999). „Einen Taxischein, bitte!" – Die Traumatherapiestation des niedersächsischen Landeskrankenhauses Göttingen. In: Frauenhäuser VW, Matschi C, Löw S et al. (Hrsg). Strategien gegen Gewalt an Frauen: Wege aus der Ambivalenz. Wien: ad hoc wien 7, andrea zeitlhuber & REMAprint; 77–108.

12 Zur Behandlung suchtkranker Traumatisierter oder traumatisierter Suchtkranker

Christel Lüdecke, Ulrich Sachsse, Hendrik Faure

Im klinischen Alltag sind Zusammenhänge zwischen Suchtkrankheit und Traumatisierung evident. Sowohl alkoholkranke Patienten als auch illegal Drogenabhängige berichten von traumatischen Erfahrungen in Kindheit und Jugend im Kontext ihrer Suchtkrankheit. In diesem Kapitel konzentrieren wir uns auf erste klinische Erfahrungen mit Patienten, die von illegalen Drogen abhängig sind. Speziell handelt es sich hier um opioidabhängige Patienten, die zusätzlich andere Drogen unterschiedlicher Art konsumieren. Sie werden im weiteren Text der Einfachheit halber als „Drogenabhängige" bezeichnet.

Obwohl es genügend klinische Hinweise auf den Zusammenhang zwischen traumatisierenden Kindheitserfahrungen und späterer Suchtentwicklung gibt, sind empirische Studien hierzu nicht sehr zahlreich (van den Brink et al. 2003; Schäfer et al. 2000). Auch Krausz et al. (2000) weisen in ihrem Kapitel im Standardwerk „Sexueller Missbrauch, Misshandlung, Vernachlässigung" (Egle et al. 2000) darauf hin. Die vorliegenden Studien sprechen aber eindeutig dafür, dass traumatisierende Kindheitserfahrungen ein ätiologisch relevanter Faktor für die Entwicklung einer Suchtkrankheit sind. Unterscheiden muss man dabei zwischen den so genannten Bindungstraumata, Beziehungstraumata einerseits und Gewalttraumata wie physischer oder sexualisierter Gewalt andererseits (vgl. Kap. 2).

Eine spezifische Problematik ist auch darin zu sehen, dass Kinder opioid- oder benzodiazepinabhängiger Mütter nach der Geburt einen mehr oder minder merklichen Entzug durchleben müssen. Dies ist sozusagen ihr Einstieg ins Leben. Wie sich dies auswirkt, wird man erst durch die begonnenen prospektiven Studien beantworten können. Diskutiert wird, ob die Entwicklung eines hyperkinetischen Syndroms bzw. eines Aufmerksamkeitsdefizit-Syndroms (ADS) darauf zurückzuführen sein kann, dass ein Kind intrauterinen Drogeneinflüssen ausgesetzt war. Bei dieser Problematik stellt sich wie bei mancher anderen die Frage: Hängt die Entwicklung eines ADS davon ab, dass die Gehirnentwicklung in der pränatalen Zeit durch den Drogen-Abusus der Mutter beeinträchtigt worden ist, oder können drogenabhängige Mütter ihre Kinder kognitiv und emotional nicht optimal fördern? Sehr wahrscheinlich wird irgendeine Forschergruppe irgendwann herausfinden: Biologische Faktoren und soziale Faktoren sind beide erheblich und interagieren.

In unserer Klinik ist selten ein Drogenabhängiger zu finden, der im Kontext seiner Suchtkrankheit keine traumatischen Erfahrungen gemacht hätte. Dazu gehören permanente Gewalttätigkeiten wie versuchte und vollendete Körperverletzungen, Raub, versuchter Totschlag, Zeugenschaft von Straftaten, Vergewaltigungen, Prostitutionserfahrungen bei Frauen und Männern. Auch hierauf wird in Studien hingewiesen. Dabei zeigte sich weiter, dass Drogenabhängige, die in der Kindheit sexuell missbraucht worden waren, auch später häufiger physische und sexuelle Gewalt erlitten als andere Drogenkranke. Selbstverständlich gibt es auch eine Gruppe von Drogenkonsumenten, die – als Dealer oder anders finanziell gut gestellt – lange Zeit ohne traumatisierende Erfahrungen bleiben. Mit dieser Gruppe haben wir aber weniger klinische Erfahrungen.

Die Verknüpfung von kriminellem Milieu und illegaler Drogenszene wirft neue Fragen auf:

Wirken traumatisierende Erfahrungen im Zustand der Drogenintoxikation genauso wie im Entzug oder im Zustand der Nüchternheit? Wahrscheinlich nicht. Darüber hinaus wird man unterschiedliche illegale Drogen unterschiedlich einstufen müssen. Einige wirken abschirmend, beruhigend, distanzierend, sind vielleicht sogar protektiv in traumatischen Situationen. Andere mögen verstärkend wirken, eher dünnhäutig machen. Die Gedächtnisfunktionen können durch psychotrope Substanzen labilisiert werden. Auch kann sein, dass unter Substanzeinwirkung gespeicherte Gedächtnisinhalte unter späterer erneuter Einwirkung der gleichen Substanz besser reproduziert werden können. Insofern ist es ein Unterschied, ob jemand traumatisiert wurde, während er gerade „breit" war oder während er Entzugserscheinungen hatte.

Deshalb soll an dieser Stelle ein kurz gehaltener Überblick auf die Wirkung einiger besonders häufig verwendeter und besonders schädlicher Drogen gegeben werden:

In Deutschland gibt es 13 Millionen Tabakabhängige (110 000 Tote pro Jahr), 9 Millionen Menschen mit riskantem Alkoholkonsum (40 000 Tote), etwa 1 Million Cannabiskonsumenten, 1,4 Millionen Tablettenabhängige und etwa 250 000 Opioid-Abhängige (1500 Tote).

Alkohol und Benzodiazepine sind in ihren erwünschten Auswirkungen allgemein bekannt. Beide wirken angstlösend und enthemmend. In höheren Dosierungen tritt bei Benzodiazepinen überwiegend Sedierung ein, bei Alkohol teils Sedierung, teils Erregung, teils desorganisiertes Verhalten. Alkohol kann viel mehr als Benzodiazepine Aggressivität und Neigung zu unbesonnenem Handeln fördern, dies gilt mehr noch bei den in der Szene häufigen Mischintoxikationen. Chronisch Alkoholabhängige sind wesentlich häufiger als die Normalbevölkerung Gewalttäter und Gewaltopfer. Für Benzodiazepine gilt dies wegen der antriebshemmenden Wirkung in geringerem Maße, dafür sind bei hoch dosiertem Benzodiazepin-Missbrauch Persönlichkeitsverflachungen und (reversible) Erinnerungsstörungen häufig. Legal eingesetzt können Benzodiazepine andererseits die Folgen einer akuten Traumatisierung wesentlich mindern. Chronischer Alkoholkonsum führt neben Folgenschäden an vielen anderen Organen auch potenziell zu einer alkoholtoxischen Schädigung des Gehirns mit kognitiven und emotionalen Defiziten. Spezifische Trauma-Therapie setzt bei beiden Substanzgruppen zumindest eine gesichert kontrollierte Anwendung voraus, besser natürlich eine Entgiftung von diesen Substanzen.

Cannabis ist weltweit und auch in der BRD die am häufigsten konsumierte illegale Droge, wobei die rechtliche Gleichstellung mit Opioiden und Kokain auf dem inhaltlich nicht weiter begründeten Wunsch der ägyptischen Delegation der 2. Opiumkonferenz von 1925 beruht und aus Sicht der Autoren sachlich nicht gerechtfertigt ist. Gerauchtes Cannabis hat als erwünschte Wirkung ein Gefühl der Ruhe und Entspannung mit Intensivierung aller Sinneserfahrungen und vermehrter Assoziativität des Denkens. Die Wirkung ist daneben sedierend, hypnotisch und in höherer Dosierung halluzinogen. Im Cannabisrausch verändert sich die Wahrnehmung der Zeit, die Konzentration und das Kurzzeitgedächtnis sind beeinträchtigt, es kommt zu assoziativen Gedankenmustern. Unerwünschte Akutwirkungen bzw. Folgen einer Überdosierung sind Angst- und Panikattacken und Tachykardien.

Die Mehrzahl der Konsumenten betreibt einen gelegentlichen, rekreationalen Konsum, der folgenlos vertragen wird und im Rahmen unseres Themas von geringer Bedeutung ist. Allerdings ist durchaus vorstellbar, dass die Intensivierung des Erlebens auch zu einer intensiveren Wahrnehmung traumatisierender Erlebnisse unter Drogeneinwirkung führen könnte. – Chronischer regelmäßiger Cannabiskonsum kann bei einer geringen Zahl von Konsumenten sehr hoch dosiert (bis 10 g/Tag) sein und dann auch gravierende Folgen nach sich ziehen. Hier ist die Auslösung von Psychosen zu diskutieren – wenn auch in der Kausalität selten ganz eindeutig nachweisbar. Daneben kann es zu einem amotiven Syndrom mit erheblichen Defiziten in der Alltagsbewältigung kommen (Szenespruch: „Haschisch macht ja angeblich gleichgültig, aber das ist mir völlig egal"). Hoch dosierter ständiger Cannabiskonsum macht eine spezifische Trauma-Therapie unmöglich und sollte zuvor unter stationärer Kontrolle beendet werden. Hierbei ist ein blandes Entzugssyndrom mit Schlafstörungen und emotionaler Labilität möglich. Patienten mit ernsten psychiatrischen Erkrankungen, beispielsweise Schizophrenien, sind vulnerabel für die Auslösung von Rückfällen und die Verschlechterung bestehender Symptome durch Cannabis. Kurzfristige unerwünschte Nebenwirkungen, einschließlich psychoseähnlicher Zustände, sind nach hoch dosiertem Gebrauch nicht selten.

Gesichert ist, dass der Cannabisinhaltstoff THC auf spezifische Rezeptoren (CB1 und CB2) wirkt und die physiologische Aktivität endogener Liganden (Anadamide) imitiert. Diese Rezeptoren finden sich im Säugetiergehirn in großer Menge, vor allem im Hippocampus, im Gyrus dentatus, im Ammonshorn, im präfrontalen Kortex, in den Amygdalae sowie in den Basalganglien. Das Cannabis-Rezeptorsystem dürfte u. a. bei den internen Regulationen von Wahrnehmungsprozessen, bei der Regulierung motorischer Aktivitäten, bei der Schmerzwahrnehmung und bei der Speicherung von Gedächtnisinhalten eine Rolle spielen.

Entgegen weitläufiger Ansicht ist Cannabis nicht die typische „Einstiegsdroge". Erste Droge ist fast immer Tabak, danach folgen bei typischen Drogenkarrieren etwa zur Hälfte Alkohol und Cannabis.

Unter dem Begriff der **Amphetamine** wird eine große Anzahl von Substanzen zusammengefasst. Sie alle sind Derivate des Phenyläthylamins, das selbst neben dem chemisch verwandten Dopamin als Neurotransmitter auftritt. Klassische Amphetamine sind in der Akutwirkung vor allem antriebssteigernd, euphorisierend und appetitmindernd. Es kommt zu einer erheblichen Toleranz.

Die Wirkung von **Kokain** ist der Amphetamin-Wirkung vergleichbar, aber intensiver und aufgrund der typischen Applikationsformen flüchtiger. Es kommt dadurch noch rascher als bei Amphetaminen zu einem ausgeprägten psychischen Verlangen nach Wiedereinnahme und zu einer raschen Toleranzentwicklung ohne körperliche Abhängigkeit. Hoch dosierte Amphetamin- oder Kokainkonsumenten leiden häufig unter psychoseähnlichen Zuständen („Koksparanoia"), die nach Absetzen der Substanz meist rasch remittieren. Körperliche Folgeschäden können auftreten und sind letzten Endes meist auf Gefäßspasmen zurückzuführen. Die stimulierenden Substanzen haben bei Dauerkonsum ein erhebliche kriminogenes Potenzial. Es muss aber darauf hingewiesen werden, dass es eine große Anzahl von Gelegenheitskonsumenten (z. B. Party-User) gibt, die selten Folgeschäden erleiden.

Von großer Bedeutung sind in den letzten Jahren am Phenylring substituierte **Amphetaminderivate mit halluzinogener bzw. entaktogener Wirkung** („Ecstasy"), über deren Auswirkungen auf Trauma-Erleben und -Verarbeitung bislang wenig bekannt ist. Vereinzelt gab es Versuche, diese Substanzen psychotherapeutisch zu nutzen, in der Regel dürfte eine Trauma-Therapie aber nur nach Erzielen einer Abstinenz möglich sein.

Die klassischen hoch wirksamen **Halluzinogene** (LSD, Psylocybin, Mescalin u. a.) führen akut zu einem Erlöschen des Alltagsbewusstseins. Es kommt zu ausgeprägten Halluzinationen, überwiegend optisch, aber auch in allen anderen Sinnesmodalitäten, die Realitätscharakter haben und selten auch zu inadäquaten Impulshandlungen führen können. Die Heftigkeit des Erlebens unter Halluzinogen-Einwirkung kann zu protrahierten psychotischen Zuständen führen, häufiger zu ausgeprägter psychischer Erschöpfung und Depressivität. Intrapsychische Vorgänge im LSD-Rausch („Horrortrip") können durchaus einmal traumaäquivalent sein, auch wenn dies von Patienten nicht häufig spontan berichtet wird. Nach unserem Eindruck verlieren sich derartige Traumata bei sonst günstiger psychischer Entwicklung mit zunehmendem Zeitabstand. Nicht untersucht ist, ob die seltenen Flashbacks nach Halluzinogenkonsum neurobiochemisch mit den Flashbacks nach Traumatisierung vergleichbar sind. Wegen der Heftigkeit der

Wirkung ist der Konsum von stark wirkenden Halluzinogenen oft selbstbegrenzend. Wir kennen unter der großen Anzahl unserer Drogenkonsumenten nur wenige, die mehr als etwa 50 LSD-Trips in ihrem Leben eingenommen haben.

Opiat-Abhängige und insbesondere diejenigen mit niedrigem Sozialstatus haben das öffentliche Bild des Drogenabhängigen („Junkie") geprägt, der in städtischen Drogenszenen anzutreffen ist. Meistkonsumiertes Opioid ist Heroin sehr unterschiedlicher Reinheit, welches geraucht, gesnieft oder injiziert wird. Die überwiegende Zahl der Opioid-Abhängigen befindet sich heute in Hilfesystemen welcher Art auch immer und wird schadensmindernd oder abstinenzorientiert mit einem Heroin-Ersatzstoff (Methadon oder Buprenorphin, früher auch Dihydrocodein) behandelt. Überwiegend handelt es sich bei dieser Gruppe um Polytoxikomane, die neben Opioiden auch Benzodiazepine, Alkohol, Kokain, Cannabis und Nikotin konsumieren.

Erwünschte Opioid-Hauptwirkung ist eine initiale Euphorie („Kick") mit einem nachfolgenden Gefühl der „erhabenen Ruhe" und Gelassenheit, im Resultat das Gefühl einer narzisstischen Aufwertung und emotionalen Unverwundbarkeit. Weitere Wirkungen der Opioide sind Sedierung, Atemdepression und Analgesie. Die Wirkungen verlieren sich mit längerem Konsum rasch, es kommt zu Toleranz und Dosiserhöhung, wobei die Vermeidung von Entzugssymptomen motivisch immer mehr in den Vordergrund tritt. Die erwünschte Dämpfung des Erlebens wird dann zunehmend durch den Konsum von Alkohol oder Benzodiazepinen erreicht, die Euphorie durch Kokain. Ein Teil der Opioid-Konsumenten findet zu einer stabilen Dosierung mit dann geringen psychischen Auswirkungen – dies wird auch in Heroin-Modellprojekten zu erreichen versucht. Am häufigsten angewandte Ersatzdroge ist Methadon, ein vollwirksames Opioid, welches aufgrund seiner langen Wirkungsdauer weniger zu Dosiserhöhungen führt. Trotzdem betragen die bei der Substitution verwandten Dosierungen bis zum 20fachen der therapeutischen Dosis. Dennoch können die psychischen Auswirkungen einer solchen Medikation gering sein, sodass bei stabil substituierten Patienten ohne weiteres eine Trauma-Therapie versucht werden kann.

Problematisch ist (sowohl bei illegalem Konsum als auch unter Substitution) immer das Absetzen des Opioids. Die Patienten haben anhaltende körperliche Entzugsbeschwerden, welche im Wesentlichen einer starken Grippe ähneln, vor allem aber Drogengier, ausgeprägte Ängstlichkeit, psychomotorische Unruhe und Labilität. Frühere Symptome psychischer Störungen sind während des Entzugs vermehrt zu erwarten, dies gilt auch für die Erinnerung an Traumata und ihre Folgen.

Wenn man sich klarmacht, dass diese Drogen auf individuelle Drogenkonsumenten unterschiedlich wirken, dass widersprüchlich wirkende Drogen gleichzeitig oder in Folge genommen werden und dass Konsumenten so bewusst und überlegt ihre innere Befindlichkeit zu steuern versuchen und dass unterschiedliche Gewöhnungseffekte auftreten, dann wird es nicht verwundern, dass wissenschaftlich „saubere" Studien auf diesem Feld besonders schwierig sind. Die Lebensszenarien Drogenabhängiger machen es fast unmöglich, „saubere" Forschungsdesigns zu entwickeln.

Im klinischen Alltag wirft die Interaktion der beiden Störungsmuster Suchtkrankheit und Posttraumatische Belastungsstörung, nicht selten kompliziert durch Persönlichkeitsstörungen (meist BPS, Narzisstische Persönlichkeitsstörung oder Antisoziale Persönlichkeitsstörung), besondere behandlungstechnische Probleme auf. Suchtkrankheit, Persönlichkeitsstörung und Posttraumatische Belastungsstörung interagieren, verstärken sich gegenseitig, überlagern sich, können einander gelegentlich aber auch abschwächen und in den Hintergrund drängen.

Das Wissen um diese komplexen Zusammenhänge ist wesentlich, wenn eine Entzugsbehandlung verantwortlich begleitet werden soll. Denn es ist immer zu erwarten, dass der Entzug von illegalen Drogen zunächst zu einer generellen psychischen Labilisierung führt. In dieser Situation treten persönlichkeitsspezifische Merkmale, Charakterzüge oder bisher von der

Suchtkrankheit überlagerte Symptome einer Persönlichkeitsstörung deutlicher in den Vordergrund und bestimmen das Interaktionsverhalten. Es ist auch nicht selten, dass im Entzug Symptome einer Posttraumatischen Belastungsstörung manifest werden, die bisher von der Suchtkrankheit überlagert und in den Hintergrund gedrängt wurden. Es kann differenzialdiagnostisch Schwierigkeiten bereiten einzuschätzen, ob ein Patient nun besonders reizbar, dünnhäutig und schreckhaft ist, weil er im Entzug ist oder weil seine Übererregbarkeit aufgrund der Posttraumatischen Belastungsstörung plötzlich akzentuiert in den Vordergrund tritt. Differenzierte Patienten lernen übrigens im Laufe ihrer Therapie durchaus zu unterscheiden, welche Art von Symptomatik gerade jetzt im Vordergrund steht. Am Anfang kann hier aber Konfusion entstehen, eine Verwirrung darüber, auf welche Aspekte dieses Symptom denn aktuell zurückzuführen ist. Albträume, verwirrende Erinnerungen, körperliche Schmerzzustände, Somatisierungsstörungen, Hypermnesien – alles dies sind Symptome, die sowohl zur PTBS als auch zum Entzug passen.

Ist der Entzug fortgeschritten, stellt sich nicht selten die Frage: Was sollen wir denn jetzt zuerst behandeln? Erst einmal die Suchtkrankheit? Dafür gibt es bewährte, etablierte und in ihrer Wirksamkeit empirisch belegte Vorgehensweisen. Wir betrachten aber die sich entwickelnden Symptome einer PTBS als ein erhebliches Rückfallrisiko. Viele Patientinnen, aber auch Patienten, können mit zunehmenden Symptomen einer PTBS – etwa mit Intrusionen, Körper-Flashbacks, Übererregbarkeit – schwer umgehen, weil sie wissen, wie gut Drogen im Sinne einer chemisch induzierten Dissoziation gegen diese Symptome helfen. Es ist dann eine zusätzliche Erschwernis, auf die Selbstmedikation mit Drogen zu verzichten und die PTBS-Symptome einfach zu ertragen. Andererseits lehnen viele Trauma-Therapeuten es ab, Patienten mit Drogenproblemen in Behandlung zu nehmen, weil die Therapie sehr unübersichtlich, oft recht agierend und schwer überschaubar wird. Außerdem sind die Auswirkungen vieler Drogen dem konträr, was in einer traumazentrierten Therapie an verbessertem Erleben, an Affektdifferenzierung, aber auch an Entwicklung von Frustrationstoleranz und Leidensfähigkeit angestrebt wird. Wie sagte der Kollege Luther in einer Klinikbesprechung so schön doppelbödig: „Was ist der Unterschied zwischen Gefühlen und einer Bierflasche? Eine Bierflasche sollte man aufmachen und austrinken, Gefühle sollte man besser zulassen."

In dieser Situation ist es durchaus sinnvoll, kasuistische Erfahrungen mit der Behandlung von traumatisierten Drogenabhängigen bzw. drogenabhängigen Traumatisierten zusammenzutragen und zu veröffentlichen, um die klinische Basis für spätere systematische Studien oder die Entwicklung einer verbindlichen Therapie-Strategie für Patientinnen und Patienten mit der Komorbidität Suchtkrankheit/Persönlichkeitsstörung/PTBS zu entwickeln. Im Folgenden möchten wir vier kasuistische Beispiele weitergeben, die aus der Zusammenarbeit zwischen der niedrigschwelligen Drogenstation 11.1, der Ambulanz für Drogenabhängige und der Station 9 für traumatisierte Frauen unserer Fachklinik entstanden sind:

12.1 Fallbeispiel 1: Herr Z.

Herr Z. wurde mit dem Notarztwagen in unsere Klinik eingeliefert. Er hatte sich überdosiert mit Opioiden, Benzodiazepinen und Alkohol. In seinem Leben gab es seit etwa zwei Jahren keine Perspektive mehr. Er hatte es nicht geschafft, ambulant aus seiner Suchtkrankheit auszusteigen, obwohl er in der Vorgeschichte wesentlich stabilere Zeiten bis hin zu Jahren der Abstinenz hatte.
Herr Z. wurde einer Entgiftungsbehandlung zu-

geführt. Die Benzodiazepin-Dosis wurde langsam reduziert. Er wurde auf Methadon eingestellt, das ebenfalls langsam ausgeschlichen wurde. Sein Entzug auf der Spezialstation gestaltete sich äußerst schwierig, da er eine erhebliche Angst vor dem Einschlafen hatte und aktiv alles tat, um nicht in Schlaf zu fallen. Dies führte natürlich dazu, dass er nach wenigen Tagen unter erheblichem Schlafmangel litt und dadurch zusätzlich dünnhäutig, gereizt, labilisiert und „überdreht" war.
Er berichtete, dass es ihm seit zwei Jahren schlechter gehe. Er lebte damals mit seiner ebenfalls drogenabhängigen Partnerin zusammen. Beide waren rückfällig geworden. Eines Morgens wurde er wach, drehte sich auf die Seite, berührte mit der Hand seine Partnerin und spürte ihre kalte Haut: Sie war in der Nacht verstorben. Er selbst war in dieser Situation nicht mehr durch Drogen abgeschirmt. Sein Erlebnis und besonders das Gefühl der kalten Haut an seiner rechten Hand verfolgten ihn seitdem als permanente Intrusion und Körper-Flashback. Gemeinsam überlegten wir, ob es bei einem so umschriebenen Mono-Trauma nicht sinnvoll sein könnte, Trauma-Expositionen zu versuchen. Mit Herrn Z. wurden drei Sitzungen EMDR (vgl. Kap. 9.6.5) durchgeführt. Während der Trauma-Expositions-Behandlung sistierte der weitere Entzug. Schon nach der ersten Sitzung erlebte Herr Z. eine deutlich spürbare Symptom-Reduktion. Er hatte nicht mehr so viel Angst vor dem Einschlafen, seine Albträume und Hypermnesien ließen deutlich nach. Wesentlich war auch, dass sich seine negativen Kognitionen bzw. Schuldgefühle veränderten. Er hatte sich schuldig am Tod der Partnerin gefühlt, denn beide hatten sich gemeinsam intoxikiert. Dieses Schuldgefühl veränderte sich durch die EMDR-Sitzungen deutlich, und Herr Z. konnte die Sichtweise entwickeln: Meine Partnerin war für ihren Drogenkonsum und ihr Leben selbst verantwortlich. In zwei weiteren Sitzungen sank die Symptomatik weiter, Herr Z. fühlte sich äußerst entlastet und konnte relativ bald in eine Entwöhnungsbehandlung verlegt werden, nachdem die Entgiftung abgeschlossen war.

12.2 Fallbeispiel 2: Frau Y.

Frau Y. hatte sich auf Station 9 zur traumazentrierten Psychotherapie angemeldet und in ihrer Anmeldung deutlich gemacht, dass zu ihrer Anamnese eine langjährige Abhängigkeit gehörte. Sie hatte viele Jahre eine Polytoxikomanie mit den Schwerpunkten Opioide und Kokain gehabt, wenig Alkohol. Inzwischen war sie stabil eingestellt auf 140 mg Methadon/die. Sie ging täglich zu einem niedergelassenen Kollegen, bei dem sie das Methadon erhielt und zu dem eine gute Arbeitsbeziehung bestand. Frau Y. hatte seltenen Beikonsum von Kokain und Opioiden. Frau Y. war 40 Jahre alt, wirkte aber wie eine Frau Mitte 20. Sie arbeitete seit mehreren Jahren halbtags in einem stabilen Arbeitsverhältnis. Frau Y. war die erste substituierte Patientin, mit der wir eine traumazentrierte Behandlung versuchten. Wir hatten folgendes Therapie-Regime: Sie besuchte täglich die Suchtambulanz unserer Klinik, erhielt dort ihr Methadon und besprach dort substitutionsbezogene Fragen. Mit 140 mg Methadon/die war sie nicht gerade niedrig dosiert. Auf Station 9 war sie mit dieser Dosierung klinisch völlig unauffällig und wirkte keinesfalls intoxikiert. Wir arbeiteten mit ihr in der üblichen Form mit Innerer-Kind-Arbeit und Trauma-Expositionen, so wie es in diesem Buch umfangreich beschrieben ist. Im Rahmen der Trauma-Expositionen wurde deutlich, dass Frau Y. eine Vielzahl von Kindheitstraumata und Traumatisierungen im Rahmen ihrer Suchterkrankung erfahren hatte.

Bereits nach der ersten Trauma-Exposition wurde ein Phänomen deutlich, das uns inzwischen vertraut ist: Frau Y. entwickelte eine Symptomatik, die von einer Opioid-Unterdosierung nicht zu unterscheiden war. Sie erschien in der Suchtambulanz und sagte: „Ich fühl' mich so, als hätte ich heute Morgen kein Methadon bekommen." Frau Y. selbst wollte keinesfalls eine Methadon-Erhöhung, weil sie sich stabil eingestellt fühlte und ein schlechtes Gewissen gehabt hätte, wenn sie jetzt doch wieder mehr Methadon nehmen würde. Es bedurfte geradezu ärztlicher Überzeugungsarbeit, ihr deutlich zu machen, dass sie mit einer subjektiv erlebten Unterdosierung den Therapie-Erfolg ebenfalls gefährden könnte. Sie akzeptierte schließlich ein flexibles Regime, in dem die Methadon-Höhe generell erhöht und nach Trauma-Expositionen jeweils deutlich heraufgesetzt wurde. Tageweise erhielt sie nach Trauma-Expositionen maximal 250 mg Methadon, was einer Dosierung im Hochdosisbereich entspricht.

Frau Y. war bisher zu fünf Behandlungsintervallen à sechs Wochen bei uns und konnte nach diesen Behandlungsintervallen deutlich stabilisiert mit einer Tagesdosis von 200 mg Methadon/die zunächst nach Hause entlassen werden. Wir wissen aus einigen Telefonaten mit Frau Y., dass sie ambulant inzwischen ihre frühere Dosis von 140 mg Methadon wieder erreicht hat. Sie strebt an, diese Dosierung langsam, aber kontinuierlich weiter zu reduzieren.

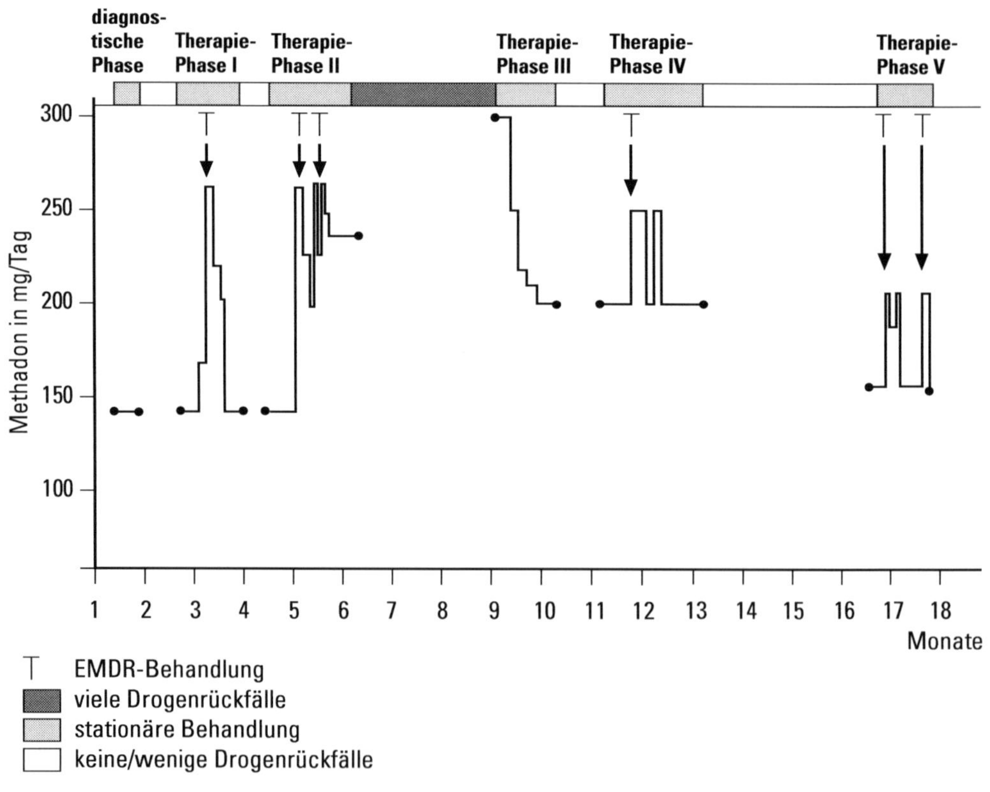

Abb. 12-1: Trauma-Exposition und Methadon-Dosis (Patientin Y).

In der psychotherapeutischen Arbeit war Frau Y. oft verwirrt (s. Abb. 12-1): Welche Körpersymptome, Empfindungen, Effekte, Gefühle und Vorstellungen sind auf die Suchtkrankheit und diese schwer verstehbare Entzugssymptomatik zurückzuführen? Welche Symptome sind traumaassoziiert? Dies war nicht immer präzise zu trennen, da Frau Y. ja auch während ihrer Suchtkrankheit traumatische Erfahrungen gemacht hatte. Aber zunehmend entwickelte sie selbst ein Gefühl dafür, welche Empfindungen wohin gehörten. Rückblickend war sie selbst der Ansicht, dass die flexible Erhöhung der Methadon-Dosis ihr in der Trauma-Therapie erheblich geholfen hatte.

12.3 Fallbeispiel 3: Frau X.

Frau X. wurde auf die Drogenentzugsstation unserer Klinik aufgenommen. Während des Entzugs wurde deutlich, dass eine PTBS-Symptomatik überwiegend intrusiver Art kontinuierlich zunahm: Frau X. entwickelte deutliche Schlafstörungen, hatte bedrängende Erinnerungen an traumatische Erfahrungen, war hypervigilant und verletzte sich selbst. Phasen von SVV hatte es auch in der Vergangenheit bereits gegeben, sowohl vor Entwicklung der Suchterkrankung als auch während ihrer Abhängigkeit.
Frau X. wurde deshalb auf die traumazentriert arbeitende Station 9 zur Stabilisierung und Diagnostik verlegt. Bei der Verlegung war sie bereits auf Methadon in einer relativ niedrigen Dosierung eingestellt, die sie in der Drogenambulanz einnahm. Sie hatte die Hoffnung, sowohl die posttraumatischen Symptome als auch ihre Suchtbehandlung in den Griff zu bekommen, und gemeinsam überlegten wir die weiteren Schritte. Zunächst begann Frau X. nach dem Absetzen des Methadon eine Langzeitentwöhnung, die sie aber nach wenigen Tagen abbrach. Aus der dortigen Klinik war zu hören, dass sie den zunehmenden PTBS-Symptomen nicht mehr gewachsen gewesen sei. Sie wurde über die Suchtambulanz unseres Hauses weiter behandelt und erneut auf Methadon eingestellt. Es folgten dann drei Therapie-Intervalle à sechs Wochen zur traumazentrierten Psychotherapie. Dabei war wie bei Frau Y. eine Erhöhung der Methadon-Dosis nach Trauma-Expositionen erforderlich. Bei Frau X. war aber keine permanente Heraufsetzung der täglichen Basis-Dosis erforderlich wie bei Frau Y. Bei Frau X. reichte es, für etwa drei Tage nach der Trauma-Exposition die Dosis zu erhöhen, zeitweilig zu verdoppeln auf 90 mg Methadon/die. Zwischendurch hatte sie einige kurzfristige Rückfälle mit Heroin und Alkohol. Diese waren aber jeweils kurzfristig ohne erneute Entgiftung abzufangen. Es kam dabei aber zu Retraumatisierungen aufgrund von Beschaffungsprostitution.
Nach zwei Behandlungsintervallen wollte Frau X. zunächst an ihrer Drogenproblematik weiterarbeiten. Eine erneute Aufnahme zur Langzeitentwöhnung wurde vorbereitet und eingeleitet. Bei Frau X. wurde besonders deutlich, dass das Stationsmilieu der Drogenstation und der Trauma-Station konträr ist. Während der Entgiftung wird auf der Drogenstation ein regressives, pflegendes, auch etwas verwöhnendes Klima bewusst akzeptiert, manchmal sogar herbeigeführt. Wir verfolgen in unserem Hause nicht die Ideologie eines harten, kalten oder leidvollen Entzugs, da die internationalen Therapie-Resultate mit sanften Entzügen durchschnittlich deutlich besser sind als diejenigen von so genannten harten Entzügen (Bonorden-Kleij et al. 1993; Neumann u. Kasper 2002). Auf der Trauma-Station wird Selbstfürsorge, Selbstmanagement, Autonomie und Autarkie akzentuiert, sodass Frau X. den Wunsch entwickelte, das Methadon abzusetzen. Wir haben gemeinsam überlegt, dass dies wahrscheinlich eine Überforderung wäre. Sie musste geradezu motiviert werden, nicht während der Trauma-Exposition auch einen Methadon-Entzug durchzuführen. Wir vermuten, dass ihr Stressverarbeitungs-System von dieser Doppelbelastung überfordert gewesen wäre (vgl. Abb. 12-2).

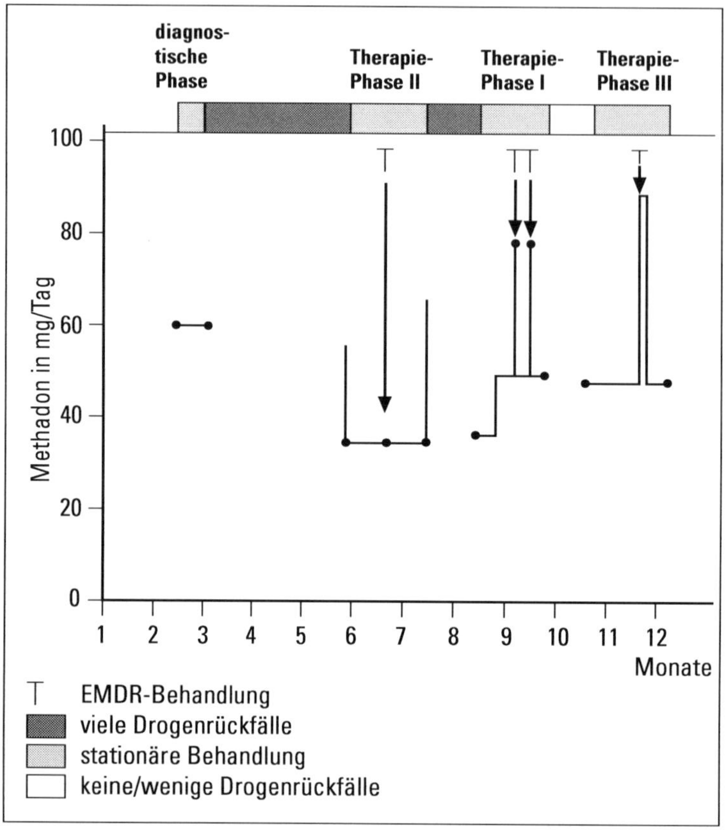

Abb. 12-2: Trauma-Exposition und Methadon-Dosis (Patientin X).

12.4 Fallbeispiel 4: Frau W.

Frau W. hatte sich als Mutter zweier Töchter zur traumazentrierten Behandlung angemeldet. Sie lebte in einer stabilen Partnerschaft, die aus einer Bekanntschaft während einer Langzeitentwöhnung hervorgegangen war. Seit dem 14. Lebensjahr war sie für etwa zehn Jahre polytoxikoman gewesen, überwiegend mit Opioiden und Kokain, daneben auch LSD. In dieser Zeit hatte sie eine Kette spezifischer Traumatisierungen erfahren, wie sie für Drogenabhängige nicht untypisch sind. Seit Bestehen der Partnerschaft war sie stabil gewesen, lebte sozial integriert und unauffällig in einem gutbürgerlichen sozialen Umfeld. Sie war dekompensiert durch die Pubertät ihrer Töchter. Deren Entwicklung hatte sie an die eigene Pubertätsentwicklung erinnert und massiv traumatische Erfahrungen aus ihrer Pubertät getriggert.

Frau W. war mit der Therapie-Strategie der Trauma-Station problemlos behandelbar. Sie benötigte keine Substitution, war schon seit Jahren „clean", hatte keinerlei Beikonsum und hielt sich auch von Alkohol konsequent fern. Bei dieser Behandlung kam uns sehr zugute, dass wir Frau W. schon darauf vorbereiten konnten, dass sie möglicherweise nach den Trauma-Expositionen einem Opioid-Entzug ähnliche Symptome entwickeln würde. So war sie darauf vorbereitet, dass nicht nur ihre Traumatisierungen ihr nach der Exposition Probleme bereiten könnten, sondern auch die opioidentzugsähnlichen Symptome. Tatsächlich war Frau W. nach den Trauma-Expositionen für drei bis fünf Tage jeweils akut rückfallgefährdet, weil sie erheblich unter Craving litt. Sie war erleichtert, dass ihre Behandlung nicht an ihrem Heimatort stattfand oder gar in der Stadt, in der sie ihre Suchterfahrungen gemacht hatte, und dass sie die üblichen Treffpunkte von Drogenabhängigen in Göttingen nicht kannte. Zeitweilig haben wir den Einsatz von Naltrexon (Nemexin®) erwogen (vgl. Kap. 9.5.5). Frau W. wollte aber ohne jede chemische Substanz ihre Symptomatik bewältigen. Auffällig bei dieser Therapie war, dass Frau W. zwar sehr rasch Zugang zu ihren Körpersymptomen bekam, intensive Schmerzzustände entwickelte und dass die Bilder und Worte gut prozessierbar waren. Frau W. hatte aber erhebliche Schwierigkeiten, die zu den Körper-Empfindungen passenden Emotionen zu entwickeln. Ihre Emotionsentwicklung hatte unter der langen Suchterkrankung gelitten, und anschließend hatte sie lange Zeit ihr Leben gut dadurch bewältigt, dass sie in gewisser Hinsicht verhärtet war und innerlich viel abgeschaltet hatte.

Nach den bisher vorliegenden Erfahrungen erwägen wir, eine kombinierte Behandlung von Patientinnen und Patienten mit Therapie-Strategien anzubieten, die aus der Suchtbehandlung erwachsen sind, und mit Therapie-Strategien, die aus der Trauma-Therapie erwachsen sind. Auf einer Drogenstation wird dazu gegenwärtig DBT (vgl. Kap. 8.8 und 9.5.4) etabliert, damit Selbstmanagement-Strategien zur Bewältigung von Stress-Situationen vermittelt werden.

Zusammenfassend lässt sich auf der Basis unserer gemeinsamen klinischen Erfahrung heute Folgendes sagen:

- Das gleichzeitige Auftreten von Traumatisierung und Suchterkrankung muss differenzialdiagnostisch bedacht werden (Labor, Drogen-Screening!).
- Bei umschriebenen Mono-Traumata ist eine zurückliegende oder aktuelle Suchterkrankung keine Kontraindikation für eine Trauma-Expositions-Behandlung. Eine Trauma-Expositions-Behandlung kann zu einer raschen Symptom-Reduzierung der PTBS-Symptome führen und die weitere Behandlung der Suchterkrankung sehr erleichtern.
- Während Trauma-Expositions-Behandlungen sollten relativ stabile Medikationsverhältnisse bestehen. Wir haben auf der Trauma-Station auch sonst die Erfahrung gemacht, dass ein Einstieg in die Trauma-Behandlung auch mit hohen Medikationsdosen durchaus sinnvoll ist (vgl. Kap. 9.5.5), um das Gehirn nicht zwei Stressoren gleichzeitig auszusetzen, nämlich Entzugssymptomen und Trauma-Expositionen. Das wäre eine Überforderung. Das heißt nicht, dass die Substitution während der ganzen Zeit stabil sein kann. Die bisherigen Erfahrungen werfen sogar die Frage auf:

12.5 Sind Trauma-Expositionen Endorphin-konsumierend?

Aus dem Tierreich ist bekannt, dass nach einer traumatisierenden Erfahrung Hautkontakt, Nähe, Wärme, Sicherheit in der Herde gesucht werden oder eine Embryonalstellung eingenommen wird. Der Gedanke ist nahe liegend, dass Endorphine zur Bewältigung einer traumatischen Erfahrung erforderlich sind, denn diese Verhaltensweisen erhöhen die Endorphin-Spiegel (vgl. Kap. 2 in diesem Buch). Wenn dies so ist, müsste nach einer Trauma-Exposition die Opioid-Substitution dem erhöhten Endorphin-Bedarf angepasst werden. Wir sind überzeugt, dass keiner Patientin und keinem Patienten ein Gefallen getan wird, wenn sie sich in einer Therapie durch unphysiologische biochemische Mangelzustände hindurchkämpfen und unter ihrer Therapie mehr als notwendig leiden müssen.

- Es ist sogar zu überlegen, ob die traumazentrierte Aufarbeitung der PTBS-Symptomatik nicht in der Therapie-Phase, in der Patienten stabil auf Methadon eingestellt sind, indizierter und leichter durchführbar ist als in der Zeit, wenn keine Substitution mehr erfolgt. Während der Methadon-Substitution ist ein flexibel angepasstes Behandlungsregime möglich. Vielleicht gelingt dabei die Verarbeitung der posttraumatisch bedingten Symptomatik sogar leichter.
- Aus der Suchtmedizin ist bekannt, dass die Methadon-Substitution vorübergehend anpassungsbedürftig sein kann: Wenn beispielsweise Hepatitis-Patienten mit Interferon behandelt werden, führt dies oft zu einer psychischen Labilisierung, die eine vorübergehende Heraufsetzung der Methadon-Dosis erfordern kann.
- Andererseits dürften die Verhältnisse nicht einfach so sein, dass Endorphine im Rahmen der Trauma-Therapie immer indiziert sind. Schließlich ist bekannt, dass manche Patientinnen klinisch von der Gabe von Naltrexon (Nemexin®), einem Opioid-Antagonisten, sehr profitieren (vgl. Kap. 9.5.5 in diesem Buch). Hier liegt ein Widerspruch.
- Wenn Patientinnen und Patienten, die früher drogenabhängig waren und inzwischen nicht mehr substituiert sind, traumazentriert behandelt werden, dann ist es wichtig, diese darauf vorzubereiten, dass sie in den Tagen nach der Trauma-Exposition mit entzugsähnlichen Symptomen zu rechnen haben. Bekannt ist ja, dass durch das Prozessieren der Traumata die peritraumatische Lebenssituation mit getriggert wird. Das führt bekanntlich dazu, dass Kindheitstraumata zu einer Regression („Kindheits-States“) führen, was entsprechende psychotherapeutische Strategien erfordert. Dies gilt sicherlich auch für die Aufarbeitung von Traumata im Rahmen einer Suchterkrankung: Wird das Trauma prozessiert, wird die peritraumatische Suchtsituation wieder lebendig. Es gibt aber auch Hinweise darauf, dass Entzugssymptome selbst dann entstehen, wenn Traumata durchgearbeitet werden, die sicher vor der Lebensphase der Suchterkrankung gelegen haben. Dies ist ein bemerkenswertes Phänomen, das bisher wissenschaftlich nicht schlüssig erklärbar ist, auf das Betroffene aber vorbereitet werden müssen.
- Schwer dissoziale Störungen, sowohl bei Frauen wie bei Männern, erschweren eine Trauma-Therapie erheblich. Wer sich als Traumatisierter wesentlich dadurch stabilisiert, dass er andere traumatisiert, ist meistens für das Therapie-Regime der Trauma-Therapie nicht zu motivieren. Manchmal muss man eine Behandlung dieser Klientel sogar ablehnen, weil man die anderen Traumatisierten auf der Station diesen traumatisierenden Traumatisierten nicht aussetzen kann.

Die Verbesserung der suchtspezifischen Therapie-Strategien und die Fortschritte in der traumaspezifischen Behandlung lassen hoffen, dass ein Austausch und eine Synergie zwischen beiden Behandlungsregimen dazu führt, dass wir schwer kranken Patientinnen und Patienten mit dieser spezifischen Multimorbidität künftig besser helfen können als bisher. Aufgrund unserer Erfahrungen können wir dann, wenn auf beiden Behandlungsfeldern eine gute klinische Kompetenz vorhanden ist, durchaus zum Experimentieren in diesem Bereich ermutigen.

Weiterführende Literatur

Bollerud (1990). A model for the treatment of trauma-related syndromes among chemically dependent inpatient women. J Substance Abuse Treatm; 7(2): 83–7.

Bonorden-Kleij K, Behrendt, Degkwitz (1993). Vom Abstinenzparadima zur praktischen Gesundheitsvorsorge – die Bedeutung des niedrigschwelligen Entzugs im Drogenhilfesystem. Krankenhauspsychiatrie; 4: 128–30.

Chiavaroli (1992). Rehabilitation from substance abuse in individuals with a history of sexual abuse. J Substance Abuse Treatm; 9(4): 349–54.

Fengler J (2002). Handbuch der Suchtbehandlung. Landsberg: ecomed.

Gastpar M, Mann K, Rommelspacher H (Hrsg). Lehrbuch der Suchterkrankungen. Stuttgart: Thieme.

Krausz M, Lucht M, Freyberger HJ (2000). Suchterkrankungen. In: Egle UT, Hoffmann SO, Joraschky P (Hrsg). Sexueller Missbrauch, Misshandlung, Vernachlässigung. Stuttgart, New York: Schattauer; 319–32.

Langeland, Draijer, van den Brink (2003). Assessment oft lifetime physical and sexual abuse in treated alcoholics. Addict Behav; 28(5): 871–81.

Neumann M, Kasper S (2002). A „Low Threshold“ Detoxication Program – Project Results. Krankenhauspsychiatrie; 13: 99–103.

Rauchfleisch U (1981). Dissozial. Göttingen: Vandenhoeck & Ruprecht.

Rotheram-Borus M, Mahler KA, Koopman C, Langabeer K (1996). Sexual abuse history and associated multiple risk behavior in adolescent runaways. Am J Orthopsychiatry; 66(3): 390–400.

Schäfer M, Schnack B, Soyka M (2000). Sexueller und körperlicher Missbrauch während früher Kindheit oder Adoleszenz bei später Drogenabhängigkeit. Psychother Psychosom Med Psychol; 50(2): 38–50.

Teusch R (2001). Substance abuse as a symptom of childhood sexual abuse. J Am Psychiatr Assoc; 52(11): 1530–2.

Tretter F (2000). Suchtmedizin. Stuttgart, New York: Schattauer.

Uchtenhagen A, Zieglgänsberger W (1999). Suchtmedizin. München, Jena: Urban und Fischer.

Walker GC, Scott PS, Koppersmith G (1998). The impact of child sexual abuse on addiction severity: an analysis of trauma processing. J Psychosoc Nurs Ment Health Serv; 36(3): 10–8.

Wilsnack SC, Vogeltanz ND, Klassen AD, Harris TR (1997). Childhood sexual abuse and women's substance abuse: national survey findings. J Studies Alc; 58(3): 264–71.

13 Jugendliche mit komplexen Traumatisierungen in stationärer Psychotherapie

Annette Streeck-Fischer

Kumulative und komplexe Traumatisierungen in der Entwicklung sind häufig Auswirkungen chronischer Misshandlungen, wie Gewalt und/oder sexueller Missbrauch (Chaffin et al. 1996; Cicchetti 1995; Streeck-Fischer u. van der Kolk 2000). Chronische körperliche und sexuelle Misshandlungen führen zu vielfältigen Störungen, die mit posttraumatischen Belastungsreaktionen und Entwicklungsstörungen einhergehen (Gordon u. Wraith 1993; Debellis et al. 1999a; 1999b).

Befunde aus der Säuglings- bzw. Bindungsforschung und der Neurobiologie verweisen auf Zusammenhänge zwischen frühen traumatischen Belastungen, desorganisiertem Verhalten, beeinträchtigten psychoneurobiologischen Regulationen und einer multimorbiden Psychopathologie.

Die Vielfalt und Komplexität der Störungen erfordern in der Regel einen mehrdimensionalen Behandlungsansatz. Dabei ist die Behandlung von Jugendlichen unter stationären Bedingungen geprägt von den adoleszenzspezifischen Konflikten und Ausdrucksweisen und den jeweiligen störungsspezifischen Mitteilungsformen des jungen Patienten. Sie kontaminieren die Behandlungsorganisation, den Behandlungsrahmen und die Beziehungsgestaltungen. Sie werden zu Austragungsorten von altersentsprechenden und störungsspezifischen Konflikten.

13.1 Grundsätzliche Überlegungen zur Behandlung Jugendlicher

„Die Einzigartigkeit jugendlichen Verhaltens, das in Acting-out-Mustern erscheint, ist determiniert“, so Josselyn (1998), „durch die Notwendigkeit Jugendlicher zu lernen, wer sie selbst sind, Erinnerungen aufzubauen und Material zu gewinnen für symbolisches Denken.“ Der Raum des kindlichen Spiels, in dem mit Spielfiguren handelnd gedacht werden kann, steht nicht mehr zur Verfügung. Jugendliche drücken sich nun in „action thoughts“ (Busch 1995) aus, im Handlungsdenken.

Über sich selbst zu reden ist ungeübt, aber vor allem auch infolge des gesteigerten Narzissmus in der Adoleszenz beschämend und beängstigend. Der Prozess der Dezentrierung, der selbstreflexiven Betrachtung, setzt in dieser Zeit erst ein. Auch deshalb greifen Jugendliche auf Handlungen zurück, mit denen sie schwer Mitteilbares darstellen.

Solche entwicklungsphysiologischen Sprachbarrieren gilt es von Unfähigkeiten zu unterscheiden, belastende Erfahrungen sprachlich zu fassen, die aus ungünstigen frühen Entwicklungsbedingungen resultieren. Solche Erfahrungen sind nicht symbolisch repräsentiert, sondern in dissoziierter Form gespeichert und deshalb als Geschichte nicht verfügbar und somit auch nicht erzählbar. In besonders massiver Form begegnen wir dieser Sprachlosigkeit bei frühen und komplexen Störungen sowie bei Traumatisierungen.

Jugendliche mit solchen komplexen Störungen haben Erfahrungen auf einer präverbalen Ebene gemacht, die sich gleichsam in den Körper und das Sensorium eingegraben haben und sprachlich nicht verfügbar sind. Umfassende diagnostische Untersuchungen von Jugendlichen mit solchen Beeinträchtigungen haben uns gezeigt, wie komplex diese Störungen sind. Ihre multiplen Verhaltensauffälligkeiten sind nicht nur Folge massiver Beziehungsstörungen, sondern resultieren auch aus kognitiven Defiziten und beeinträchtigten Wahrnehmungsmodalitäten. Jugendliche, die zur stationären Behandlung überwiesen werden, neigen oft zu massivem selbstverletzenden Verhalten, zu Sachzerstörungen, zum Drogenmissbrauch, zu Alkohol-Abusus, kriminellem Agieren u. a. Diese Verhaltensweisen, die als Selbsthilfemaßnahmen zur Selbstregulierung bei früh erfahrener Stressdeprivation zu verstehen sind, erfüllen darüber hinaus Mitteilungsfunktionen. Entsprechend der charakteristischen Selbststabilisierung von männlichen Jugendlichen durch Selbstaufblähung und der gleichzeitigen völligen Entwertung äußerer Objekte versuchen sie, Grenzen der sozialen Realität und der Institution zu zerstören. Weibliche Jugendliche attackieren demgegenüber Beziehungsgrenzen und Grenzen am eigenen Körper. Das Handeln Jugendlicher, ihre Sprachlosigkeit und die Komplexität ihrer Störungen stellen hohe Anforderungen an die Herstellung und Gestaltung der stationären Behandlung. Sie erfordern spezifische Angebote im Alltag und in der Therapie.

13.2 Zur diagnostischen Einordnung

> Unter einem psychischen Trauma versteht man ein Ereignis, das die psychischen und biologischen Bewältigungsmechanismen eines Menschen überfordert und durch Unterstützung einer anderen Person, die die Unfähigkeit dieses Menschen bzw. des Organismus ausgleichen könnte, nicht kompensiert werden kann (van der Kolk u. Streeck-Fischer 2002).

Ein Trauma ist somit kein objektives Ereignis, dessen Wirkungen für alle Menschen gleich sind, sondern eine Erfahrung, die aufgrund der persönlichen Interpretation des Opfers und seines Entwicklungsstandes sowie seiner konstitutionellen Voraussetzungen überwältigend ist. Fischer und Riedesser (1998) unterscheiden zwischen traumatischer Reaktion, ausgelöst durch die unmittelbare traumatische Situation, und dem Trauma-Schema, einem durch die traumatische Situation aktivierten Wahrnehmungs-/Handlungs-Schema, das die weitere Entwicklung umso umfassender bestimmt, je früher die Person traumatisiert wurde.

Leonore Terr (1991) hat die Wirkungen von Traumata auf Kinder im Rahmen von überwältigenden Belastungen beschrieben und ihre intrusiven Gedanken, Albträume, repetitiven Re-Inszenierungen und ihr verändertes Spielverhalten dokumentiert. Sie differenziert **zwei Typen von Trauma-Antworten**:

- Typ A: bei einmaliger traumatischer Erfahrung
- Typ B: in Antwort auf chronische Exposition

Chronisch traumatisierte Kinder und Jugendliche haben oftmals breite Entwicklungsverzögerungen, die u. a. kognitive, sprachliche, motorische und soziale Defizite (Bower u. Sivers 1998; Cole u. Putnam 1993; Debellis et al. 1999b; Streeck-Fischer et al. 2000) beinhalten. Sie zeigen komplexe und fluktuierende Störungen, die sich nur in verschiedenen klinischen Diagnosen wie Angststörungen, PTBS, Depression und verschiedenen Persönlichkeitsstörungen, wie der Borderline-Persönlichkeitsstörung, der Antisozialen, der Narzisstischen Persönlichlichkeitsstörung usw., abbilden lassen (Wolfe 1994; Putnam 1997; Giaconia et al. 1995; Ackermann et al.

1998). Am nächsten kommt der komplexen Problematik die im DSM-IV (1996) aufgeführte Diagnose der „Störung durch extremen Stress" (DESNOS) – demgegenüber sind die ICD-10-Kriterien unspezifischer.

Infolge der multiplen und komplexen Beeinträchtigungen, die sich nicht nur auf die psychische Ebene beschränken, sondern kognitive und sensomotorische Störungen einschließen, könnte man auch bei diesen Kindern und Jugendlichen von einer MCDD sprechen (Cohen et al. 1987; Towbin 1993; Lincoln et al. 1998), einer multiplen und komplexen Entwicklungsstörung. Cohen et al. (1987) haben sich mit der MCDD allerdings auf die Diagnose einer Borderline-Struktur oder einer Borderline-Persönlichkeitsstörung im Kindesalter bezogen, die bis ins Jugendalter umstritten ist. Untersuchungen zu Risikofaktoren der Borderline-Persönlichkeitsentwicklung weisen auf eine hohe Belastung durch reale Traumata (Guzder et al. 1996) hin, die gerade für die chronisch traumatisierten Kinder und Jugendlichen kennzeichnend sind. Bei 70 bis 90% (Herman et al. 1989; Ogata et al. 1990; Marziali 1992; Zanarini 1997) der Borderline-Störungen im Erwachsenenalter konnten retrospektiv traumatische Belastungen in der Kindheit festgestellt werden (vgl. auch Driessen et al. 2002).

13.3 Zur Biologie des Entwicklungstraumas

Das Gehirn entwickelt sich in einer gebrauchsabhängigen Weise und entwickelt Strukturen, die die jeweilige Realität des Kindes abbilden. Während fundamentale neuroanatomische Strukturen des Gehirns von Genomen determiniert sind, entwickeln sich schrittweise und wachstumsabhängig spezielle Schablonen für die Kategorisierung und Interpretation von Erfahrung, die im limbischen System, v. a. im Hippocampus und in den Frontallappen lokalisiert sind. In der Zeit, in der die Struktur des Gehirns organisiert wird, fördern Erfahrungen spezielle Muster von dentritischen Verästelungen und neuronalen Strukturen in einer gebrauchsabhängigen Form: Sie sind das Ergebnis der Art, der Intensität und der Frequenz neuronaler Stimulation während der kritischen Perioden der Gehirnentwicklung (Perry u. Pollard 1998). Diese frühe Organisation beeinflusst langfristig das Lernverhalten und die Kognitionen und bestimmt, wie eine Person mit zukünftigen Informationen umgeht. Die Amygdala erfasst in hoher Geschwindigkeit komplexe Informationen im Hinblick auf ihre existenzielle Bedeutung und organisiert selbstschützende Verhaltensweisen in Reaktion auf Bedrohung, die bestimmte Reize hervorrufen. Signale von der Amygdala führen zu autonomen Antworten, wie einer erhöhten Herzfrequenz und erhöhtem Blutdruck, und aktivieren Verteidigungsreaktionen (flight oder fight) und Erstarrungsreaktionen. Der limbische Regelkreis umgeht kortikale Evaluationen, um schnelle Notreaktionen zu aktivieren, die zum Schutz nötig sind. Wenn jedoch bestimmte Reize als Bedrohung missverstanden werden, können unpassende Flight-Fight-Freeze-Antworten durch nicht bedrohliche Stimuli aktiviert werden. Dies kann dazu führen, dass bereits geringe Irritationen zu einer stereotypen totalen Antwort führen, die das Lernen aus Erfahrung verhindert.

Aus der Tierforschung ist bekannt, dass der Übergang von der ungebundenen zur gebundenen Phase des Säugetierbabys mit dem Erwerb von biologischen Regulationen körperlicher Zustände (Stressregulation mit Wirkung auf das autonome Nervensystem, ANS) verknüpft ist (Hofer 1996). Diese „versteckten Regulationen", die in frühester Zeit von der Mutter als neuropsychobiologischer Regulator mit übernommen werden, sind für das unreife endokrine und nervöse kindliche System sehr wichtig. Es konnte weiter gezeigt werden, dass die Affektabstimmung der frühen Pflegeperson dabei hilft, die kindliche hypothalamische Produktion von Kortikotropin-Releasing-Faktor (CRF) zu regulieren (Schore 1994). CRF kontrolliert die Synthese von ACTH, ein Hormon, das bei der Gedächtnisbildung wichtig ist. Der orbitofrontale Kortex beeinflusst die Regulation von parasympathischen Funktionen und nimmt an der kortikalen Modulation von kardiovaskulären Gefühlsaspekten teil.

Traumatisierte Kinder und Jugendliche neigen zu massiven Antworten bei relativ geringen Reizen infolge von Sensibilisierungs- und Kindlingsprozessen (Post et al. 1998). Diese gehen vermutlich mit beidem einher, einer herabgeminderten Funktionsfähigkeit des Frontallappens und einer gesteigerten Reizbarkeit des limbischen Systems (Amygdala). Wegen der Reizgeneralisierung antworten misshandelte Kinder auf geringe Trigger mit einer Vielfalt von katastrophischen Reaktionen (Perry u. Pollak 1998). Normaler Stress wird zum Desaster. Untersuchungen von Debellis zeigen, das die Katecholamin-Aktivierung durch Misshandlung bei Kindern den Befunden bei Erwachsenen entsprechen. Demgegenüber zeigen Kinder eine höhere Kortisol-Sekretion als Erwachsene, ein Ergebnis, das Debellis (1999a) mit dem Alter und den Wachstumsbedingungen in Verbindung bringt. Putnam und Trickett (1997) haben gefunden, dass sexuell missbrauchte Kinder darüber hinaus ausgeprägte neuroendokrine Störungen in den Bereichen des Immunsystems, der thyreoidalen Funktionen und der Sexualhormonfunktionen entwickeln. Zwei Studien beschreiben gesteigerte Immunantworten bei sexuell Missbrauchten. Diese Reaktionen in den Immunfunktionen können erklären, warum sexuell Missbrauchte deutlich anfälliger für Erkrankungen sind (Felitti et al. 1998).

> Misshandlung und Missbrauch in der Kindheit führen offenbar zu breiten Störungen in der Hirnentwicklung (Teicher et al. 2002; Debellis 1999b; Bremner 2002). MRT-Messungen von Debellis et al. (1999b) an 44 Kindern ergaben ein geringeres Hirnvolumen bei größeren Ventrikeln und einen schmaleren Balken.

Diese Befunde stimmen mit Untersuchungen von Rutter (Sandberg et al. 2001) überein, der an schwerst traumatisierten und deprivierten Kindern aus Rumänien ein eingeschränktes Hirnwachstum festgestellt hat. Jungen, die missbraucht oder vernachlässigt wurden, zeigten eine Reduktion der mittleren Bereiche des Balkens (Teicher et al. 2002). Dabei scheint Vernachlässigung bei Jungen einen weit größeren Effekt zu haben als Misshandlung. Bei Mädchen zeigte sich ebenfalls eine deutliche Reduktion in den mittleren Bereichen des Balkens – insbesondere bei solchen, die körperlich oder sexuell missbraucht wurden (Debellis et al. 1999b; Teicher et al. 2002). Die Funktion des Balkens, eine Verbindung zwischen den beiden Hemisphären herzustellen, ist eingeschränkt und wird mit Störungen in den exekutiven Funktionen und Dissoziation in Verbindung gebracht. Befunde wie ein verringertes Hippocampusvolumen lassen sich, im Gegensatz zu den umstrittenen Ergebnissen bei Erwachsenen (verschiedene Hinweise sprechen für eine eher unspezifische Schädigung), bei Kindern nicht nachweisen.

13.4 Zur stationären Psychotherapie

In der Regel werden von den Jugendlichen nach einer kurzen Phase des Honeymoons, in der scheinbar alle Probleme überwunden sind, alte pathologische Beziehungsmuster im Alltag und der Therapie wiederhergestellt. Jugendliche, die traumatischen Erfahrungen ausgesetzt waren, suchen beispielsweise gefährliche Situationen wieder auf, suchen sich Freunde, die sie bedrohen oder misshandeln, ihre Familie konfrontiert sie mit schweren Belastungen, oder das weitere Umfeld – Schule, Jugendamt, Polizei o. Ä. – übernimmt einen entsprechenden Part. Sie geraten so in Verhältnisse, die mit einer Fortführung von traumatischen Erfahrungen einhergehen. In den Beziehungen auf der Station stellen sie Interaktionen mit anderen her, die überwältigend, bedrohlich oder verfolgend sind. Das therapeutische Personal erscheint misshandelnd, übergriffig, überwältigend, indem es etwa auf die Einhaltung von Regeln oder auf die Hausordnung hinweist oder sie an selbstschädigenden Verhaltensweisen hindert. Solche Belastungssituationen führen zum Rückgriff auf bisherige Selbsthilfemaßnahmen wie Selbstverletzung, Drogen, Gewalt, Ess-Störungen oder Zwänge, die den stationären Aufenthalt und die Therapie insgesamt infrage stellen können.

Dem entgegengesetzt sind Bemühungen um Entwicklung und der Aufbau von Vertrauen und ausreichend sicheren und haltenden Beziehungen mithilfe des Pflegeteams. Dabei wird gemeinsam mit dem Jugendlichen nach Sicheren Inneren Orten und auch sicheren äußeren Orten gesucht. An der Suche und Entwicklung von solchen sicheren Orten wird in der Einzelpsychotherapie aktiv gearbeitet, sodass auf sie im Alltag zurückgegriffen werden kann. Sichere Orte und ausreichend haltende Beziehungen zu entwickeln sind die ersten wesentliche Schritte in der stationären Psychotherapie, um zu vermeiden, dass das Zusammenleben auf der Station von beängstigenden und bedrohlichen Erfahrungen bestimmt ist. So wird z. B. frühzeitig mit dem Jugendlichen daran gearbeitet und geübt, dass er seine Erregungszustände selbst reguliert. Es wird erwartet, dass er sich aktiv von solchen Zuständen distanzieren und Sichere Innere Orte und sichere äußere Orte aufsuchen lernt. Solche Orte können z. B. eine kleine Brücke sein, die über einen Bach geht, das Bett oder die Erinnerung an etwas Vertrautes sein.

Die Station ist der Ort, wo nach Bedingungen gesucht wird, die helfen, aus Spannungszuständen herauszufinden, die eine gewisse Sicherheit und Ruhe vermitteln, zur Stabilisierung beitragen, der Ort, wo Ich-Fähigkeiten entwickelt und trainiert werden, nach Interessen gesucht und Ressourcen aufgebaut werden. Sie ist der Ort gemeinsamer Aktivitäten und der Ort, an dem auf gehandelte Botschaften aufmerksam gemacht wird, die der Jugendliche in die Therapie bringen soll. Die Station wird dagegen nicht als der Ort angesehen, wo Konflikte aufgedeckt und bearbeitet werden sollten oder wo selbst- und fremddestruktives Verhalten zum zentralen Thema wird. Um zu vermeiden, dass z. B. traumatische Erfahrungen im Alltag wiederhergestellt werden, ist es wichtig, deutliche Grenzen zwischen Intimität und Öffentlichkeit, Therapie-Raum und Alltag zu ziehen. Bleiben die Bedingungen für den Jugendlichen unklar, führt das zur Verwirrung. Jugendliche mit Grenzenstörungen etwa können nicht zwischen therapeutischer und alltagsorientierter Arbeit trennen und bringen Erzieher/Pflegepersonen und auch Therapeuten in Rollen- und Identitätskonfusionen.

Die dazu notwendigen Regulierungen werden im interkollegialen Raum (Moser 1992) ausgehandelt, der in seiner psychohygienischen und beziehungsregulierenden Funktion nicht immer ausreichend gesehen wird. Als Ort der Wahrnehmung von Konflikten und Inszenierungen, in die Mitarbeiter geraten sind, ist er immer wieder zu reflektieren. Der interkollegiale Raum setzt sich aus den Mitarbeitern des Stationsteams zusammen. Er wird bestimmt durch die vielfältigen Interaktionsfelder und therapeutischen Ansätze, die hier zusammengetragen und konzeptualisiert werden. Er ist auch der Raum der inneren Repräsentation des Miteinanders, das von persönlichkeitsspezifischen Merkmalen des Einzelnen und auch vom Störungsbild des Kindes oder Jugendlichen mit bestimmt ist.

13.5 Die Behandlungsphasen

Um die Wechselbeziehung von Behandlungsrahmen und dessen Gestaltung auf der einen Seite und adoleszenz- und störungsspezifischer Verhaltens- und Ausdrucksformen auf der anderen Seite darzustellen, beschreibe ich im Folgenden verschiedene Behandlungsphasen am Beispiel eines vielfach traumatisierten Jugendlichen.

Im **ersten Behandlungsabschnitt** geht es häufig erst einmal darum zu überprüfen, ob eine Therapie vorstellbar ist und ob sich etwas verändern soll. Dass Therapie hilfreich sein könnte und aus bisherigen Sackgassen herausführen könnte, ist kaum vorstellbar. Warum sollten gerade diese Erwachsenen vertrauenswürdiger sein als die, mit denen bisher negative Erfahrungen gemacht wurden? Und was bedeutet überhaupt Therapie? Anpassung an die Erwartungen anderer? Verlust bisheriger Selbststabilisierungen und der wichtigen Beziehungen zu Gleichaltrigen?

Der 17-jährige B. kommt zur stationären Behandlung. Er hat bereits mehrere schwere Suizidversuche hinter sich. Sein Körper ist übersät mit Narben, die von Selbstverletzungen herrühren. In der Zweitsicht meint er, dass es ihm seit drei Jahren so schlecht gehe. Zusammenhänge zwischen seinem Verhalten und besonderen Belastungen sieht er nicht; wahrscheinlich sei es vererbt. Lediglich dem Team fällt auf, wie wenig sich die Eltern um seine Belange kümmern, ihn geradezu vernachlässigen. Beobachtete Verhaltensweisen im Alltag, wie zum Beispiel Erregungszustände mit Bedrohung anderer, Rückzüge in Apathie und Passivität, Selbstverletzungsneigungen u. Ä., weisen auf traumatische Belastungen hin.
B. wird damit konfrontiert: Er verhalte sich wie einer, der Schlimmes durchgemacht hat. B. meint, er könne sich an nichts erinnern. Vielleicht komme er ja im Laufe seiner Therapie drauf, wird er von der Zweitsichterin ermuntert, er brauche eine Therapie; sie hoffe, er könne sich darauf einlassen. Wichtig sei zunächst in jedem Fall, dass er es hinkriege, wieder einen einigermaßen normalen Tagesablauf zu haben, zum Beispiel zur Klinikschule zu gehen, wieder lernfähig zu werden und es im Alltag zu schaffen, Abstand zu sich und den anderen zu bekommen. Ihm komme offenbar vieles zu nahe, sodass er Mühe habe, Grenzen zwischen sich und anderen zu ziehen, dies sei häufig eine Folge von traumatischen Überwältigungen.[11]

Andere Jugendliche kommen mit Heilserwartungen in die Therapie und müssen feststellen, dass anfänglich überwunden geglaubte Probleme genau so wieder auftauchen und dass sie ihre ursprünglichen Therapie-Vorstellungen, zum Beispiel sich Mühe zu geben und alles anders machen zu wollen, relativieren müssen. Manche geraten in eine Krise und wollen aufgeben. Für sie ist der Hinweis wichtig, dass gerade damit die Therapie beginnt. Diese erste Phase ist eine Zeit der Begegnung mit vergangenen und aktualisierten „Geistern" in Szenarien, die mit dem Jugendlichen gemeinsam hergestellt werden. Indem sie mit ihrem Handeln konfrontiert und ihnen Erklärungen dafür geboten werden, erfahren sie, in welchen Bereichen und wieso sie eine Therapie gebrauchen können. Darüber hinaus ist es wichtig, äußere Stützen zu schaffen, beispielsweise sich wieder an einen normalen Tagesablauf zu gewöhnen, sich im Alltag zurechtzufinden, gezielte Stabilisierungstechniken[12] bei traumatischen Belastungen zu lernen oder auch gezielte Interventionen zum Umgang mit speziellen Problemen (z. B. Essen, Zwänge), um Therapie-Fähigkeit im engeren Sinne herzustellen.

Zweite Behandlungsphase: Nachdem der Jugendliche im Alltag immer wieder auf Verbindungen zwischen seinem Verhalten und seiner inneren Situation aufmerksam gemacht wird, erkennt er allmählich seine im Alltag und in seinen Beziehungen auftretende Problematik als eine Folge innerer Konflikte. Traumatische Inszenierungen etwa werden zunehmend als solche erfasst. Er kann allmählich auf bis dahin gewohnte Selbsthilfemaßnahmen verzichten, manchmal wird darauf noch heimlich zurückgegriffen. Oft geht es ihm jetzt deutlich schlechter. In der Regel wird er gleichzeitig im Alltag mehr gefordert, zum Beispiel indem er in die Außenschule in der Stadt geht, gezielte Trainings macht o. Ä.

---

11 Den Mitarbeitern des Waldhauses, die mir ihre Protokolle zur Verfügung gestellt haben, möchte ich an dieser Stelle danken.

12 Gemeint ist hier die äußere Stabilisierung zur Entwicklung der Fähigkeit, sich traumatischen Belastungen in der Einzeltherapie zu stellen.

B. hatte aufgegeben, sich selbst zu verletzen. Zusammenhänge zwischen seinem Verhalten und bisherigen Erfahrungen konnte er zunehmend akzeptieren. Nun wollte er unbedingt die Außenschule besuchen. Einige meinten, dass er dazu in der Lage sei. Insbesondere die Körpertherapeutin hielt diesen Schritt aber für zu früh, da er nach wie vor sehr reizoffen und ohne sichere Grenzen, auch ohne Hautgrenzen wirkte. Die Einzeltherapie erlebte er als Kränkung; für ein begabtes Kind wie ihn konnte nur ein Sonderplatz genügen. Trotzdem wurde er offener. In der Schule geriet er in Panikzustände – wurde er hierdurch etwas getriggert? War er zu schutzlos? Es gab immer mehr Hinweise für traumatische Belastungen, die er erfahren hatte, für narzisstischen Missbrauch und sexuelle und anderweitige körperliche Gewalterfahrungen. Teilweise konnte er in der Therapie darüber sprechen, teilweise erzählte er davon wie beiläufig im Alltag. Er fühlte sich in verschiedener Hinsicht als Opfer – überwältigt von anderen.
Nach einer Wiedervorstellung, in der er aufgefordert wurde, sich mehr Unterstützung zu holen und auf Techniken, die ihn stabilisieren würden, zurückzugreifen, geriet er in einen massiven Spannungszustand – ähnlich dem, der zu einem früheren Zeitpunkt in dieser Form zu einem Selbstmordversuch geführt hatte. Diesmal schaffte er in kreativer Weise Chaos auf der Station – für einige wurde er das geliebte besondere Kind der Station, andere bekämpften ihn. So wie er einige idealisierte, entwertete er andere. Er akzeptierte es nun, eine Therapie zu brauchen, und arbeitete intensiv in der Einzeltherapie an seinen Ängsten.

In der **dritten Phase** kommt es häufiger zu (oft notwendigen) Krisen. Die therapeutische Arbeit vollzieht sich nun nicht mehr nur entlang der störungsspezifischen Inszenierungen, vielmehr stellen sich Beziehungsmuster, die mit der Problematik zu tun haben, immer deutlicher im Hier-und-Jetzt her – zwischen Personal und Jugendlichen, eventuell auch zwischen den Jugendlichen untereinander. Veränderungen werden sichtbar, neue innere Schritte stehen an. Gleichzeitig werden neue äußere Erfahrungen in Schule, im Arbeitsversuch oder im Umgang mit Gleichaltrigen gemacht. Erste Überlegungen, wie es nach der Entlassung weitergehen könnte, werden angestellt. In den Familiengesprächen werden problematische Beziehungsmuster hinterfragt.

B. weigert sich weiter, zur Schule zu gehen. Er ist bereit, ein Angsttraining durchzuführen. Er erhält eine medikamentöse Unterstützung. In der Körpertherapie baut er eigene Räume. Diese scheinbar sicheren Orte werden jedoch immer wieder durch plötzliche bedrohliche Einbrüche (Flashbacks) zerstört. Es kommt zu Verstrickungen mit anderen Jugendlichen und den Erziehern. Da er Grenzen zwischen Intimität und Öffentlichkeit nicht anerkennen will – er habe kein Schamgefühl –, gerät er mit dem Stationsleiter aneinander. Es stellen sich Beziehungsmuster her, in denen ihm – unter dem Vorsatz, ihn zu schützen – die Selbstbestimmung genommen wird, vergleichbar jenen Formen von Überwältigung, die er offenbar früher erfahren hatte, in denen er bedroht wurde und Grenzen zwischen sich und anderen verloren hatte. Er zeigt sich nun in verschiedenen Situationen als bedrohlicher Täter – letztlich, um der Position des überwältigten Opfers zu entkommen. Er droht, andere umzubringen. Es wird ihm deutlich, wie wichtig es ist, sichere Abstände zu schaffen, Räume des Innehaltens, Denkens, Nachdenkens – um die traumatischen Erfahrungen mit den Flight/fight- und Panik-Reaktionen zu relativieren. Der Dritte, der die gefährliche Zweierbeziehung puffert, bekommt eine wichtige Bedeutung. Noch nicht in der Lage, Abstände selbst herzustellen, kommt ihm vieles zu nahe, sodass er eine Abstandsbeurlaubung haben will. Danach will er lieber erst mal gehen, zu früh, aber – wie er meint – ausreichend stabil, um die Schule wieder besuchen zu können.

Die **Abschlussphase** ist bestimmt von der Klärung und Überprüfung, wie und wo es am besten weitergehen kann.

Für Jugendliche ist dies häufig nicht die Familie, sondern eine betreute Wohngemeinschaft. Entscheidungen im Hinblick auf schulische und berufliche Perspektiven stehen an, ebenso Überlegungen, ob die Therapie ambulant fortgesetzt werden soll. Diese Zeit stellt in der Regel eine wichtige Überprüfung der Belastbarkeit des Jugendlichen dar, seiner inzwischen entwickelten Kompetenz und Eigenständigkeit.

B. war in sein bisheriges Umfeld zurückgegangen, noch mangelhaft vorbereitet. Dies entsprach jedoch seiner Einstellung, überhöhte Ansprüche an sich zu stellen, letztlich sich selbst Gewalt anzutun. Anstelle seines „Weiß nicht, was passiert ist" waren Erinnerungen aufgetaucht mit vielfältigen Traumatisierungen. Er wusste nun, warum er sich das alles angetan hatte, und wollte seine Behandlung ambulant fortsetzen.

Es ist nicht selten, dass Jugendliche, insbesondere männliche Jugendliche, die Behandlung vorzeitig beenden.

Oft ist die innere und äußere Trennung von den Eltern noch nicht möglich. Der vorzeitige Weggang erlaubt es, sich alle Möglichkeiten offen zu halten. Mitunter reicht es dem Jugendlichen, in seinen Alltagsvollzügen wieder ausreichend stabilisiert zu sein.

Mit Recht erleben sie die Bearbeitung ihrer traumatischen Belastungen als zu destabilisierend. Für sie steht zunächst die äußere Entwicklung im Vordergrund. Hier spielen dann schulische und berufliche Perspektiven eine wichtige Rolle.

Jugendliche gehen auch, um bestimmten Wahrheiten über sich aus dem Weg zu gehen, z. B. sich über das Ausmaß ihrer Konflikte, einer Drogenproblematik o. Ä. im Klaren zu werden. Mitunter entschließen sie sich zu einem späteren Zeitpunkt dazu, eine gezielte Trauma-Therapie (z. B. EMDR) durchzuführen.

13.6 Ausblick

Die Behandlung Jugendlicher im stationären Rahmen erfordert ein hohes Engagement aufseiten des therapeutischen Teams. In der Aufnahme und Gestaltung der Behandlung bedarf es besonderer Beziehungsangebote, die den Jugendlichen bei seinen alters- und störungsspezifischen Verhaltens- und Ausdrucksformen abholen.

Da Jugendliche sich zumeist in Form von gehandelten Botschaften mitteilen, heften sich Behandlungsprobleme oftmals an der Behandlungsorganisation, an den Rahmenbedingungen und den Funktionsaufteilungen fest. Grenzen zu ziehen und gleichzeitig zu verhandeln stellt eine Herausforderung an alle therapeutisch Tätigen dar. Und es ist eine bewegende Erfahrung für alle, zu sehen, wie eine eingefrorene oder zerstörte Adoleszenzentwicklung wieder in Gang kommt.

Literatur

Ackerman PT, Newton JEO, McPherson WB, Jones JG, Dykman RA (1998). Prevalence of post traumatic stress disorder and other psychiatric diagnoses in three groups of abused children (sexual, physical, and both). Child Abuse Neglect; 22: 759–74.

American Psychiatric Association (1996). Diagnostisches und statistisches Manual psychischer Störungen. DSM-IV. 4. Aufl. Göttingen: Hogrefe.

Blos P (1963). Die Funktion des Agierens im Adoleszenzprozess. Psyche; 18: 120–38 (1964/65).

Bower GH, Sivers H (1998). The cognitive impact of traumatic events. Develop Psychopathol; 10: 625–53.

Bremner JD (2002). Neuroimaging of childhood trauma. Seminar Clin Neuropsychiatry; 7: 104–12.
Busch F (1995). Do action speak louder than words? A quiry into an enigma in analytic theory and technique. J Am Psychoanal Assoc; 43: 61–83.
Chaffin M, Kelleher K, Hollenberg J (1996). Onset of physical abuse and neglect: psychiatric, substance abuse, and social risk factors from prospective community data. Child Abuse Neglect; 20: 191–203.
Cicchetti D (1995). A developmental psychopathology perspective on child abuse and neglect. J Am Acad Child Adolesc Psychiatry; 34: 541–65.
Cohen DJ, Paul R, Volkmer F (1987). Issues in the classification of pervasive developmental disorders and associated conditions. In: Cohen DJ, Donnelean AM (eds). Handbook of Autism and Pervasive Developmental Disorders. New York: John Wiley.
Cole PM, Putnam FW (1993). The effects of incest on self and social functioning: a developmental psychopathologic perspective. J Consult Clin Psychol; 60: 174–85.
Debellis MD, Baum AS, Birmher B, Keshavan MS, Eccard CH, Boring AM, Jenkins FJ, Ryan ND (1999a). Developmental traumatology Part I: biological stress systems. Biol Psychiatry; 43: 1259–70.
Debellis MD, Keshavan MS, Clark DB, Giedd JN, Boring AM, Frustaci K, Ryan ND (1999b). Developmental traumatology Part II: brain development. Biol Psychiatry; 43: 1271–84.
Driessen M, Beblo T, Reddemann L, Rau H, Lange W, Silva A, Berea R, Wulff H, Ratzka S (2002). Ist die Borderline-Persönlichkeitsstörung eine komplexe posttraumatische Störung? Nervenarzt; 73: 820–9.
Felitti VJ, Anda RF, Nordernberg D, Willimason DF, Spitz AM, Edwards V, Koss MP, Marks JS (1998). Relationship of childhood abuse to many of the leading causes of death in adults: the adverse childhood experiences (ACE) study. Am J Prev Med; 14: 245–58.
Fischer G, Riedesser P (1998). Lehrbuch der Psychotraumatologie. München, Basel: Reinhardt.
Giaconia RM, Reinherz HZ, Silverman AB, Pakiz B, Frost AK, Cohen E (1995). Traumas and Posttraumatic Stress Disorder in a community population of older Adolescents. J Am Acad Child Adolesc Psychiatry; 34: 1369–80.
Gordon R, Wraith R (1993). Responses of children and adolescents to disasters. In: Raphael W, Raphael B (eds). International Handbook of Traumatic Stress. New York: Plenum Press; 561–75.
Guzder J, Paris J, Zelkowitz Ph, Marchessault K (1996). Risk factors for Borderline pathology in children. J Am Acad Child Adolesc Psychiatry; 35: 26–33.
Herman JL, Perry JC, van der Kolk BA (1989). Childhood trauma in Borderline Personality Disorder. Am J Psychiatry; 146: 490–5.
Hofer MA (1996). Hidden regulators. Implications for a new understanding of attachment and separation and loss. In: Goldberg S, Muir R, Kerr J (eds). Attachment Theory. Social, developmental and clinical perspectives. Hillsdale, NY: Analytic Press; 203–30.
Josselyn I (1998). Acting out in adolescence. In: Abt LE, Weissman S (eds). Acting Out. London: Jason Aronson.
Lincoln AJ, Bloom D, Katz M, Boksenbaum N (1998). Neuropsychological and neurophysiological indices of auditory processing impaiment in children with Multiple Complex Developmental Disorder. J Am Acad Child Adolesc Psychiatry; 37: 100–12.
Marziali E (1992). The etiology of Borderline personality disorder: developmental factors. In: Clarkin JF, Marziali E, Munroe-Blum H (eds). Borderline Personality Disorder. New York: Guilford; 27–44.
Moser T (1992). Der interkollegiale Raum. Wenn der Patient mehrere Therapeuten braucht. Prax Psychother Psychosom; 37: 256–65.
Ogata SN, Silk KR, Goodrich S (1990). The childhood experience of the Borderline patient. In: Links PS (ed). Family Environment and Borderline Personality Disorder. Washington, DC: American Psychiatric Press: 85–104.
Perry BD, Pollard R (1998). Homeostasis, stress, trauma and adaptation. Child Adolesc Psychiatr Clin North Am; 7: 33–51.
Post RM, Weiss SRB, Li He, Smith MA, Zhang LX, Xing G, Osuch EA, McCann UD (1998). Neural plasticity and emotional memory. Dev Psychopathol; 10: 829–55.
Putnam FW (1997). Dissociation in Child and Adolescents. New York: Guilford.
Putnam FW, Trickett PK (1997). The psychobiological effects of sexual abuse, a longitudinal study. Ann NY Acad Sci; 821: 150–9.
Sandberg S, Rutter M, Pickles A, McGuiness D, Angold A (2001). Do high-threat life events really provoke the onset of psychiatric disorder in children? J Clin Psychiatry; 43: 523–32.
Schore A (1994). Affect Regulation and the Origin of the Self: the neurobiology of emotional development. Hillsdale, NJ: Lawrence Erlbaum Associates.
Streeck-Fischer A (1995). Stationäre Psychotherapie von frühgestörten Kindern und Jugendlichen. Psychotherapeut; 2: 79–87.
Streeck-Fischer A (2000a). Jugendliche mit Grenzenstörungen. Prax Kinderpsychol Kinderpsychiatrie; 49: 497–510.

Streeck-Fischer A (2000b). Borderlinestörungen im Kindes- und Jugendalter – ein hilfreiches Konzept? Psychotherapeut; 45: 356–65.

Streeck-Fischer A, van der Kolk B (2000). Down will come baby, cradle and all: diagnostic and therapeutic implications of chronic trauma on child development. Austr N Zeal J Psychiatry; 34: 903–18.

Streeck-Fischer A, Kepper I, Lehmann U, Schrader-Mosbach H (2000). Gezeichnet für das Leben? Stationäre Psychotherapie von misshandelten und missbrauchten Kindern. In: Streeck-Fischer A, Sachsse U, Oezkan I (Hrsg). Körper, Seele, Trauma. Göttingen: Vandenhoeck & Ruprecht.

Teicher MH, Andersen SL, Polcari A, Anderso CM, Navalta CM (2002). Developmental neurobioloy of childhood stress and trauma. Psychiatr Clin North Am; 25: 397–426.

Terr L (1991). Childhood traumas. An outline and overview. Am J Psychiatry; 148: 10–20.

Towbin KE, Dykens EM, Pearson GS, Cohen DJ (1993). Conceptualising Borderline Syndrome of childhood and childhood schizophrenia as a developmental disorder. J Am Acad Child Adolesc Psychiatry; 32: 775–82.

van der Kolk B, Streeck-Fischer A (2002). Gewaltbereitschaft als Traumafolge. In: Heitmeyer W, Hagan J (Hrsg). Handbuch der Gewaltforschung. Wiesbaden: Westdeutscher Verlag.

Wolfe DA, Sas L, Wekerle C (1994). Factors associated with the development of posttraumatic stress disorder among child victims of sexual abuse. Child Abuse Neglect; 18: 37–50.

Zanarini MC, Williams AA, Lewis R, Reich B, Vera SC, Marino MF, Levin A, Yong L, Frankenburg F (1997). Reported pathological childhood; experiences associated with the development of Borderline personality disorder. Am J Psychiatry; 154: 1101–6.

14 Praxisansätze und Grenzen der traumazentrierten Arbeit mit ethnischen Minoritäten

Ibrahim Özkan

In unserem Zeitalter hat Migration noch nie da gewesene Ausmaße erreicht (Bürgerkriege, Naturkatastrophen, politische und wirtschaftliche Umstände). Nach Collatz (1996) müssen wir weltweit mit 100 bis 200 Millionen Migranten rechnen.

Im Jahr 2001 sind wieder mehr Personen nach Deutschland zugewandert als das Bundesgebiet verlassen haben. Nach Mitteilung des Statistischen Bundesamtes ergab sich im Jahr 2001 ein Wanderungsgewinn, d. h. ein Überschuss der Zuzüge über die Fortzüge, von knapp 273 000 Personen. Davon waren 84 000 Deutsche und 188 000 Ausländerinnen und Ausländer. Für das Jahr 2002 rechnet das Statistische Bundesamt aufgrund der vorliegenden Zahlen mit einem Zuwanderungsüberschuss von 235 000 Personen; dies sind rund 14 % weniger als im Jahr 2001.

Mehr als die Hälfte der 7,3 Millionen Ausländerinnen und Ausländer (vgl. Tab. 14-1) lebte 2001 schon zehn Jahre oder länger in Deutschland, darunter ein Drittel länger als 20 Jahre. Die größte Nationalitätengruppe stellten 2001 Personen mit türkischer Staatsangehörigkeit mit 1,9 Millionen oder 26,6 % der nichtdeutschen Personen insgesamt. Aus den EU-Ländern stammten knapp 1,9 Millionen (25,6 %), und aus Jugoslawien (Serbien/Montenegro) kamen 628 000 (8,6 %).

Die Zahl derjenigen Ausländerinnen und Ausländer, die in Deutschland um Asyl nachsuchen, erreichte 1992 mit rund 438 000 einen Höhepunkt (Angaben des Bundesamtes für die Anerkennung ausländischer Flüchtlinge). Nach der Änderung des Asylrechts Mitte 1993 sank die Zahl der Asylbewerberinnen und Asylbewerber im Jahr 1993 auf 323 000 und nahm in den folgenden Jahren stetig ab. Seit 1998 liegt sie jährlich unter 100 000, im Jahr 2001 lag sie bei rund 88 000. Die Anerkennungsquote bei der Feststellung einer politischen Verfolgung – bezogen auf

Tab. 14-1: Ausländische Bevölkerung nach Geburtsland am 31.12.2002 (nach Statistisches Bundesamt, aktualisiert am 02. April 2003).

Staatsangehörigkeit	insgesamt	davon	
		im Ausland geboren	in Deutschland geboren
Europa-Staaten	1 862 066	1 439 574	422 492
Europa zusammen	5 816 743	4 460 023	1 356 720
außereuropäische Staaten	1 445 664	1 293 450	152 214
staatenlos	17 203	11 790	5 413
ungeklärt und ohne Angabe	55 982	38 136	17 846
insgesamt	7 335 592	5 803 399	1 532 193

Tab. 14-2: Ausländische Bevölkerung in Deutschland nach Aufenthaltsstatus und Duldung am 31.12.2002 (nach Statistisches Bundesamt, aktualisiert am 02. April 2003).

Aufenthaltsstatus	ausländische Bevölkerung Anzahl
insgesamt	7 355 592
darunter:	
Aufenthaltserlaubnis befristet	1 648 549
Aufenthaltserlaubnis unbefristet	1 996 799
Aufenthaltsberechtigung	783 048
Aufenthaltsbewilligung	325 061
Aufenthaltsbefugnis	264 032
Aufenthaltserlaubnis EU befristet	423 603
Aufenthaltserlaubnis EU unbefristet	637 400
Duldung	226 547

die jährliche Zahl der Asylentscheidungen – bewegte sich in diesem Zeitraum zwischen 9,0 % (1995) und 3,0 % (1999/2000), im Jahr 2001 lag sie bei 5,3 % (s. auch Tab. 14-2).

Nach der Definition der Vereinten Nationen umfasst Migration alle Personen, die ihren Wohnsitz in andere Länder verlegen. Unter Migration (auch Binnenmigration, z. B. ein Bayer in Hamburg) ist aber auch eine Wanderung von Kultur A nach Kultur B zu verstehen.

Wichtig sind die Motivationen für die Migration, denn Migrationsgründe sind unterschiedlich, zum Beispiel:
- Arbeitsuche
- Flucht
- Heimatsuche
- Familienzusammenführung
- Geburt

Migrant ist nicht gleich Migrant. Allen gemeinsam ist der Migrationsprozess und damit auch der Migrationsstress (Integration, Akkulturation, Assimilation usw.), wobei einige Autoren auch von „Kulturschock“ sprechen. Je nach der individuellen Geschichte wird Migration für den Einzelnen zum „Traum“ oder zum „Trauma“ (Salman 1995).

Begrifflichkeiten passen sich der zeitlichen Entwicklung an. Während in den 80er Jahren von „ausländischen Arbeitnehmern“, „Gastarbeitern“, „Fremdarbeitern“ und „Ausländern“ die Rede war, sind in der derzeitigen Literatur Begriffe wie „Migranten“, „ethnische Minderheiten“, „transkulturelle Psychiatrie“, „Flüchtlinge“, „Asylanten“, „interkulturelle Begegnungen“, „Minoritäten“ usw. zu finden. Einige Autoren zählen Aussiedler zu den ethnischen Minoritäten.

Die Behandlung von Patienten aus ethnischen Minoritäten (Yildirim-Fahlbusch 2003) mit Posttraumatischer Belastungsstörung erfordert einen besonderen Umgang mit einer kultursensitiven Berücksichtigung der Symptome.

Der Therapie-Beginn und das Therapie-Ende wird bei Migranten in Deutschland nicht nur durch die Stabilität der Person, sondern z. B. auch durch deren Aufenthaltsstatus, deren Sprachkenntnisse und der damit verbundenen unterschiedlichen Compliance mit bestimmt. Auch bestimmte Therapie-Techniken müssen kultursensitiv an den jeweiligen Patienten adaptiert werden.

Zusätzlich zu Traumatisierungen durch

- Gewalterfahrung in der Familie,
- Vergewaltigung/sexuellen Missbrauch,
- schwere Unfälle,
- emotionalen Missbrauch oder Vernachlässigung als Kind

kommen bei diesen Patienten sehr häufig noch Traumatisierungen durch folgende Umstände hinzu:

- minoritätenfeindliche Gewalt
- sozialer Stress
- Verfolgung/Folter im Herkunftsland
- Krieg im Herkunftsland

Bei den letzteren Traumatisierungen sollte bei ethnischen Minoritäten besonders darauf geachtet werden, dass nicht nur der unmittelbar erlebte Schaden, sondern auch dessen Antizipation ein traumatisierender Stressor sein kann.

Als eine in den letzten Jahren in der Trauma-Behandlung etablierte Methode kann die EMDR-Methode (Eye Movement Desensitization and Reprocessing, Shapiro 1998) genannt werden (vgl. Kap. 9.6.5 in diesem Buch). Wir verwenden EMDR in Göttingen im Rahmen des in diesem Buch dargestellten traumazentrierten Vorgehens (Özkan u. Sachsse 2003).

14.1 Das Göttinger Konzept

Im Rahmen unseres Konzeptes (erarbeitet von Tumani et. al. 1999) wird jeder Patient einer ethnischen Minorität aufgrund seiner Erkrankung bzw. Störung auf die jeweilige Station (Akut-, Sozial-, Gerontopsychiatrie, Sucht- und Psychotherapie-Station) aufgenommen oder in der Institutsambulanz behandelt. Es gibt keine migranten- oder minoritätsspezifische Station. Die Patienten nehmen an allen Angeboten des LKH nach Indikation und Wunsch teil. Dazu gehören Physiotherapie, Lebensschule, Arbeitstherapie, Sozialtherapie und die Angebote des Sozialzentrums.

Das Konzept basiert auf vier migrantenspezifischen Elementen mit dem Schwerpunkt der Behandlung der Posttraumatischen Belastungsstörung (s. Abb. 14-1).

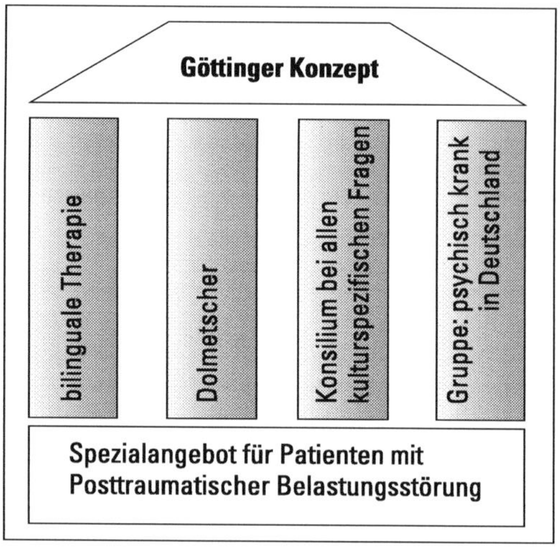

Abb. 14-1: Das Göttinger Konzept.

14.2 Besondere Problembereiche in der traumazentrierten Arbeit mit ethnischen Minoritäten

In der traumazentrierten Arbeit mit Flüchtlingen ist für eine sensible Betrachtung der familiären Sozialisation, der Affekte und der körperlichen Konstitution Sorge zu tragen. Im Einzelnen heißt das, dass die kulturellen Unterschiede andere Erwartungen in die Arbeit des Therapeuten setzen. Diese Unterschiede zeigen sich in folgenden Bereichen:

- in der Erziehung
- in der Tradition

- im Schamgefühl
- im Ausdruck der Angst
- in der Erarbeitung der Stabilität

Um diesen Erwartungen gerecht zu werden, bedarf es mehr Zeit in der Psychotherapie und Wissen über Zusammenhänge, Rituale und Traditionen der Kultur des Patienten vonseiten des Psychotherapeuten. Für den Aufbau einer vertrauensvollen therapeutischen Beziehung sollten hierbei auch Unterschiede in den Erwartungen des Patienten nicht außer Acht gelassen werden.

Auf einer guten therapeutischen Ebene kann, solange die rechtliche Situation des Patienten nicht geklärt ist, dennoch keine traumazentrierte therapeutische Aufarbeitung des Traumas erfolgen, da durch den meist unsicheren Aufenthaltsstatus eine Sicherheit (körperlich und psychisch) nicht gegeben ist.

Einige Migranten der zweiten, dritten oder vierten Generation oder Patienten, die aus politischen Gründen in Deutschland leben, lehnen erfahrungsgemäß sogar Therapeuten aus „demselben Kulturkreis" ab, weil sie zum Beispiel Vorurteile befürchten, aber auch Scham empfinden. Mit zunehmender Akkulturation werden vermehrt deutsche psychosoziale Netze genutzt. Das „Ausagieren im interkulturellen Feld" stellt ein Thema für sich dar.

Von den rund 7,3 Millionen Ausländern in Deutschland am 31.12.2002 hatten 226 547 Ausländer den maximalen Status einer Duldung in der Bundesrepublik (Zahlen des Statistischen Bundesamtes, vgl. Tab. 14-2). Die Dauer einer Duldung wird von Fall zu Fall entschieden und kann auch sehr kurze Zeitspannen umfassen (Wochen bis hin zu Monaten). Eine Stabilisierung innerhalb solcher Zeitspannen ist oftmals durch die äußeren Umstände wenig zu erreichen.

Es ergeben sich somit aus zwei Perspektiven entgegenwirkende und behindernde Zusammenhänge (s. Abb. 14-2). Einerseits soll auf einer Handlungsebene eine Begutachtung, eine Entscheidung über die Art der Störung, der Krankheit erreicht werden. Diese Störung soll versorgt, also therapiert werden im Sinne einer Herstellung einer Reisefähigkeit. Zudem soll einer Retraumatisierung durch die Therapie vorgebeugt werden. Weiterhin sollte eine Sicherheit der Fortsetzung der Behandlung im Herkunftsland gegeben sein. Zumindest soll diese Möglichkeit erfragt werden.

Andererseits soll aus juristischen und sozialwirtschaftlichen Gründen nach dem Sozialhilferecht verfahren werden – mit einschränkenden Anspruchsberechtigungen nach BSHG und AsylbLG. Lediglich die den Deutschen nach § 120/BSHG gleichgestellten Ausländer, zum Beispiel anerkannte Asylberechtigte, können wie oben beschrieben versorgt werden. In allen anderen Fällen ist das Vorgehen eher kriseninterventorisch und aus der Perspektive einer Stabilisierung zu sehen. Hierbei wird der Therapeut gefordert, schnelle, praktische Lösungen in der Arbeit zu finden.

Es erfordert interdisziplinäres Vorgehen und ein Geschick im Umgang mit Patienten anderer Kulturen, die meist stark belastet sind, sowie mit Behörden, Ämtern, Anwälten, Angehörigen und der Polizei.

Für eine Stabilisierung ist es in solchen Fällen hilfreich, mit dem Patienten bekannte Verfahren aus seiner Kultur zu erarbeiten, die den etablierten Methoden in der Trauma-Therapie entsprechen. Dies können kulturell und traditionell bewährte Ressourcen sein, aber auch die Stärkung der Familie und des sozialen Umfeldes.

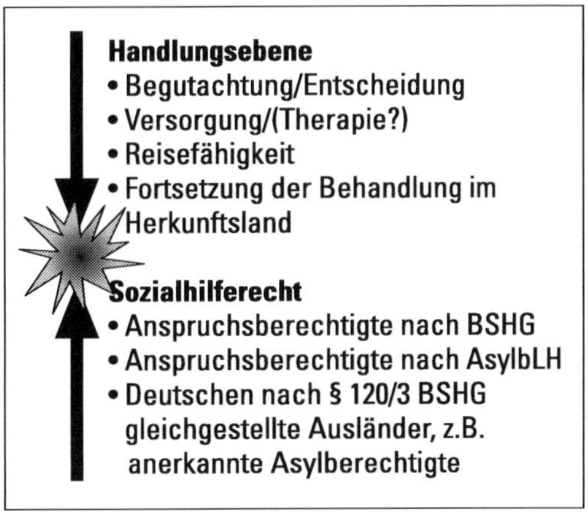

Abb. 14-2: Entgegenwirkende und behindernde Zusammenhänge: Handlungsebene und Sozialhilferecht.

14.2.1 Besondere Probleme und Missverständnisse

14.2.1.1 Sprachbarrieren

Ausdrucksmodelle zwischenmenschlicher Kommunikation gehen von den einzelnen Beteiligten, ihren Handlungen bzw. ihrem Ausdrucksverhalten und ihren Mitteilungen und Botschaften als Betrachtungsgrundlage aus und versuchen zu erklären, wie zwischen diesen Beteiligten Kommunikation oder Verstehen zustande kommt.

Demgegenüber stellen Modelle zwischenmenschlicher Kommunikation als soziales System die Sozialbeziehung und die Wechselwirkung zwischen Handlungen in den Mittelpunkt der Betrachtung. Es geht nicht um den Ausdruck innerer Zustände, sondern um die Ermöglichung von Kooperation.

Kommunikatives Handeln erfolgt in sozialen Situationen, in denen aufgrund eines Problems oder Konfliktes ein Verständigungsbedarf entsteht. Die soziale Situation ist ein Ausschnitt aus der Lebenswelt der Beteiligten. Den Hintergrund kommunikativer Äußerungen („Sprechakte") bilden die lebensweltlichen Situationsdefinitionen der Beteiligten, die sich genügend überlappen müssen, wenn die Verständigung gelingen soll. Anderenfalls muss versucht werden, zunächst im Prozess der Verständigung eine gemeinsame Situationsdefinition auszuhandeln.

Um auf allen Ebenen der verbalen Kommunikation (Schulz v. Thun 1981; 1989) kultursensitiv Botschaften austauschen zu können, ist es somit notwendig, den kulturellen Kontext mit einzubeziehen.

Folgendes Beispiel verdeutlicht den kulturellen Kontext von Sprache: 1902 übertrug ein Goethe-Verehrer das berühmte Gedicht „Ein gleiches" ins Japanische; 1911 übertrug ein Verehrer japanischer Lyrik die Verse in der irrigen Meinung, es handele sich um eine japanische Originaldichtung, ins Französische – woraus sie schließlich ein deutscher Bewunderer fernöstlicher Lyrik ins Deutsche brachte (s. Haefs 1994 sowie Tab. 14-3).

Der soziokulturelle und geschichtliche Kontext von Sprache ist ebenfalls von besonderer Wichtigkeit. Die sprachliche und soziale Entwicklung im Herkunftsland wird bei türkischen Migranten in Deutschland zum Beispiel in den meisten Fällen nicht berücksichtigt. Die in Deutschland lebenden türkischstämmigen Migranten sind zum größten Teil vor ca. 30 Jahren als Arbeitsmigranten aus ländlichen Regionen eingereist. Während dieser Zeit lebten rund 70 % der Einwohner der Türkei in ländlichen Regionen mit dem entsprechenden Sozial- und Bildungsstand. Zur letzten Volkszählung der Türkei 1999 hat sich die Zahl der Einwohner dahingehend verändert, dass sich ca. 70 % der Einwohner in die fünf größten Städte der Türkei verteilen. Dieser soziodemographische – und so auch

Tab. 14-3: Goethes Gedicht „Ein gleiches" in der Originalversion und in der Version des mehrfach rückübersetzten Textes.

Ein gleiches (J. W. v. Goethe)	Rückübersetzung
Über allen Gipfeln Ist Ruh, In allen Wipfeln Spürest du Kaum einen Hauch; Die Vöglein schweigen im Walde. Warte nur, balde Ruhest du auch.	Stille ist im Pavillon aus Jade. Krähen fliegen Stumm zu beschneiten Kirschbäumen im Mondlicht. Ich sitze Und weine

der sprachliche – Wandel hat bei den Migranten in Deutschland nicht stattfinden können. Durch Migrationsphänomene, wie sie von Koptagel-Ilal (2000) beschrieben werden („ein Lebenswandel mit Änderung des sozialen Status oder bisheriger Ideologien kann ebenfalls Identitätskonflikte ver-anlassen und als ein Stressfaktor wirken"), wurde hier in Deutschland versucht, Identität durch kulturelle (räumliche) Bindungen aufrechtzuerhalten (vgl. Koptagel-Ilal 2000; Sluzki 2001; Hartkamp 2003). Dies konservierte neben Kultur und Traditionen auch die Sprache und wurde über die Zeit an nachfolgende Generationen weitergegeben. Ein zeitlicher Aspekt der Sprachentwicklung spielt insbesondere im psychiatrisch-psychotherapeutischen Rahmen eine wesentliche Rolle. Für eine therapeutische Beziehung ist nicht nur die Sprache wichtig, sondern auch die Kenntnis des Migrationshintergrundes. Somit sind zum Beispiel auch psychometrische Verfahren und Informationsbroschüren aus der Türkei bei der türkischen Population in Deutschland nur bedingt und nur adaptiert nutzbar. Der Einsatz von Dolmetschern aus dem Familienkreis birgt hier eine große zusätzliche Fehlerquelle.

Mithilfe von geschulten und qualifizierten Dolmetschern kann gewährleistet werden, dass dieser kultursensitive Aspekt eine Berücksichtigung findet. Das Ethnomedizinische Zentrum in Hannover (EMZ) beschäftigt sich zur Lösung solcher Probleme mit der Qualifizierung von Übersetzern und Qualitätsaspekten der kultursensiblen Übersetzung (Salman 2003).

Zusammenfassend kann gesagt werden, dass die Arbeit mit traumatisierten Flüchtlingen eine auch für den Therapeuten sehr fordernde und für seine Patienten und deren Angehörige eine kriseninterventorische und stabilisierende Arbeit bedeutet.

Für den Umgang mit verschiedenen Instanzen und eine interdisziplinäre Kooperation mit diesen kann ein großes Maß an Verhandlungsfähigkeit und -geschick als Katalysator für die Erreichung der kurzfristigen Ziele dienen. Ziel sollte es sein, Lösungen zu finden, die langfristigen Anfordernissen aller entsprechen, wie sie für die psychiatrisch-psychotherapeutische Versorgung von Migranten in den „Sonnenberger Leitlinien" (Machleidt 2002; 2003) des Referates für Transkulturelle Psychiatrie des DGPPN formuliert wurden.

Literatur

Bekkum DHJ v et al. (1996). Migratie als transitie: de liminele kwetsbaarheid van migranten en implicaties voor de hulpverlening. In: De Jong JVTM, Berg M v d (Hrsg). Transculturele psychiatrie en psychotherapie. Lisse: Swets & Zeitlinger; 35 – 59.

Bericht des Beauftragten der Bundesregierung für Ausländerfragen über die Lage der Ausländer in der Bundesrepublik Deutschland (BdBfA) (1997). Mitteilungen.

Collatz J (1996). Die Welt im Umbruch. Pro Familia Magazin; 24: 2 – 6.

Haefs H (1994). Das dritte Handbuch des nutzlosen Wissens: Vom Stoff, aus dem gedichtet wird. München: dtv.

Hartkamp N (2003). Interkulturalität und Kultur, Kognition und Bewusstsein. Rundbrief der Deutsch-Türkischen Gesellschaft für Psychiatrie, Psychotherapie und Psychosoziale Gesundheit; 1: 9 – 13.

Hofmann A (1996). EMDR – Eine neue Methode zur Behandlung posttraumatischer Belastungsstörungen. Psychotherapeut; 41: 368 – 72.

Hofmann A, Ebner F, Rost C (1997). EMDR in der Therapie posttraumatischer Belastungsstörungen. Fundamenta Psychiatrica; 11: 74 – 8.

Koptagel-Ilal G (2000). Kreative und destruktive Aspekte der Migration und der Begegnung mit dem Fremden. Curare; 23(2): 105 – 9.

Machleidt W (2002). Die 12 Sonnenberger Leitlinien zur psychiatrisch-psychotherapeutischen Versorgung von MigrantInnen in Deutschland. Der Nervenarzt; 73: 1208 – 9.

Machleidt W (2003). Sonnenberger Leitlinien. Zur psychiatrisch-psychotherapeutischen Versorgung von MigrantInnen. Soz Psychiatrie; 27(2): 40 – 1.

Özkan I (2002). Problembereiche in der traumazentrierten Arbeit mit ethnischen Minoritäten. In: Sachsse U, Özkan I, Streeck-Fischer A (Hrsg). Traumatherapie – Was ist erfolgreich? Göttingen: Vandenhoeck & Ruprecht; 72 – 82.

Özkan I, Sachsse U (im Druck). Disstress-Systeme des Menschen und ihre Relevanz für die Versorgung traumatisierten MigrantInnen in psychiatrischen Versorgungssystemen. In: Machleidt W, Salman R,

Calliess I (Hrsg). Integration von Migranten in die psychiatrisch-psychotherapeutische Versorgung: Leitlinien, Modelle, Strategien. Berlin: VWB-Verlag für Wissenschaft und Bildung.

Reddemann L, Sachsse U (1996). Imaginative Psychotherapieverfahren zur Behandlung in der Kindheit traumatisierter Patientinnen und Patienten. Psychotherapeut; 41: 169–74.

Reddemann L, Sachsse U (1997). Stabilisierung. Persönlichkeitsstörungen; 3: 113–47.

Sachsse U (2003). Disstress-Systeme beim Menschen. Persönlichkeitsstörungen; 1: 4–15.

Salman R (1995). Hintergründe gelungener Migration. In: Koch E, Özek M, Pfeiffer WM (Hrsg). Psychologie und Pathologie der Migration. Freiburg i. Br.: Lambertus-Verlag; 90–100.

Salman R (2003). Sprachprobleme. Niedersächs Ärztebl; 4: 25–7.

Schulz v Thun F (1981). Miteinander reden. Psychologie der zwischenmenschlichen Interaktion. Bd. 1: Störungen und Klärungen. Allgemeine Psychologie der Kommunikation. Reinbek: Rowohlt.

Schulz v Thun F (1989). Miteinander reden. Psychologie der zwischenmenschlichen Interaktion. Bd. 2: Stile, Werte und Persönlichkeitsentwicklung. Differentielle Psychologie der Kommunikation. Reinbek: Rowohlt.

Shapiro F (1998). EMDR: Grundlagen und Praxis. Paderborn: Junfermann.

Sluzki CE (2001). Psychologische Phasen der Migration und ihre Auswirkungen. In: Hegemann T, Salman R (Hrsg). Transkulturelle Psychiatrie. Konzepte für die Arbeit mit Menschen aus anderen Kulturen. Bonn: Psychiatrie Verlag; 101–29.

Statistisches Bundesamt (2003). Onlinerecherche: http://www.statistik-bunde.de.

Tumani V (2002). Traumatherapie bei ethnischen Minoritäten. Möglichkeiten und Grenzen. In: Özkan I, Streeck-Fischer A, Sachsse U (Hrsg). Trauma und Gesellschaft. Göttingen: Vandenhoeck & Ruprecht; 208–22.

Tumani V, Özkan I, Bremer-Faure K, Faure H, Kandulski F, Sachsse U, Koller M (1999). Behandlungskonzepte für ethnische Minoritäten am LKH Göttingen – Das Göttinger Konzept. Psycho; 25/2: 111–20.

Yildirim-Fahlbusch Y (2003). Kulturelle Missverständnisse. Deutsch Ärztebl; 18: 993–5.

15 Folgen von traumatischen Belastungen in der Entwicklung – Begutachtung nach dem Opferentschädigungsgesetz (OEG)

Annette Streeck-Fischer

Im Dossier der „Zeit" vom 02.05.2002 wird unter der Überschrift „Unrecht im Namen des Volkes" über das Versagen der Justiz und der behandelnden Ärzte im Umgang mit einer traumatisierten Jugendlichen berichtet. Danach hat die Jugendliche Vater und Onkel beschuldigt, sie vergewaltigt zu haben. Ein Landgericht verurteilte diese Männer zu einer Gefängnisstrafe über viele Jahre – ein Justizirrtum, wie sich später – so die „Zeit" – herausstellen sollte. Während ihrer stationären psychiatrischen Behandlung hatte die 18-jährige Jugendliche angegeben, von ihrem Vater und ihrem Onkel sexuell missbraucht worden zu sein. Diese Mitteilung veranlasste die behandelnden Ärzte und Therapeuten der Einrichtung zur Anzeige. Ohne weitere und genauere Prüfung des Sachverhaltes – so die „Zeit" – seien beide verurteilt worden. Weder sei der Frage nachgegangen worden, warum die Jugendliche bei der gynäkologischen Untersuchung noch Jungfrau gewesen sei, noch seien weitere Realitäten genauer überprüft worden. Erst nach Absitzen der Haftstrafe sei bekannt geworden, dass der Onkel an einer seltenen primären, männlichen Alibido leide, was ihn als Täter ausschließe. Der Tatbestand des sexuellen Missbrauchs erscheint danach völlig fragwürdig. „Perfekt verschraubte die Jugendliche Wahrheit und Fiktion miteinander", so bezeichnet die „Zeit" das Verhalten der Jugendlichen. Andererseits bestehen keine Zweifel, dass die Jugendliche durch schwerste Misshandlungen seitens ihres Vaters traumatisiert wurde. Hierüber gibt es ärztliche Befunde, die schwere Körperverletzungen dokumentieren. Nach der Verurteilung hätte man annehmen können, dass dies eine Genugtuung für die Jugendliche war und es ihr besser gehe – schreibt die „Zeit" weiter. Stattdessen werde sie in psychiatrischen Landeskrankenhäusern wegen schwerer Alkohol- und Medikamentensucht, akuter Suizidalität, schweren Selbstverletzungen und dissoziativen Zuständen anhaltend behandelt – vermutlich, weil sie doch eher eine Borderline-Störung habe (und keine Traumatisierung?).

Dieser Fall einer Jugendlichen ist in verschiedener Hinsicht bemerkenswert und soll zunächst als Ausgangspunkt genommen werden, um einer Reihe von Missverständnissen nachzugehen und auf Fallstricke für beteiligte Fachgruppen hinzuweisen. Im Weiteren wird dann am Beispiel eines schwer traumatisierten 9-jährigen Mädchen der Frage von Einschätzung und Stellenwert von Opferentschädigung nachgegangen.

15.1 Zur Diagnostik von traumatisierten Kindern und Jugendlichen

Wenn im „Zeit"-Dossier steht, dass die Jugendliche „Realität und Fiktion perfekt miteinander verschraube", dann wird hier ein zentrales Problem von Traumatisierten genannt, ohne es als solches zu bezeichnen und zu bewerten. Erstaunlich ist auch, warum der schweren und sogar dokumentierten Misshandlung als Tatbestand zur Anklage keine Bedeutung beigemessen wird. Und zynisch erscheint, dass erwartet wird, eine Verurteilung unter den gegebenen Vorzeichen könnte die Jugendliche erleichtern. Die Bemerkung, dass eine Borderline-Störung eine Traumatisierung ausschließe, verdeutlicht, dass sich der Verfasser nicht mit den Folgen von Traumatisierung, insbesondere nicht denen in der Entwicklung vertraut gemacht hat (Herman et al. 1989; Ogata et al. 1990; Zanarini et al. 1997). Fast scheint es, dass nun die Jugendliche auf der Anklagebank steht, weil sie so viel Unheil angerichtet hat. Tatsächlich gehört es zum Störungsbild von Traumatisierten, Realität und Phantasie miteinander zu verwirren, nicht die genaue Geschichte wiedergeben zu können und in traumatisch/traumatisierende Inszenierungen zu geraten, ohne in der Lage zu sein, selbst herauszufinden, was wohin gehört. Traumatisierungen in der Entwicklung haben komplexe Folgen. Sie haben unmittelbare Trauma-Folgen und Folgen für die weitere Entwicklung (Debellis et al. 1999a; 1999b) und können zu Persönlichkeitsveränderungen, vor allem zu Borderline-Störungen (Herman et al. 1989) führen. Chronisch traumatisierte Kinder und Jugendliche haben oftmals breite Entwicklungsverzögerungen, die u. a. kognitive, sprachliche, motorische und soziale Defizite beinhalten (Bower u. Sivers 1998; Cole u. Putnam 1993; Debellis et al. 1999b; Streeck-Fischer et al. 2000). Sie zeigen komplexe und fluktuierende Störungen, die am ehesten der im DSM-IV (American Psychiatric Association 1996) aufgeführten Diagnose der „Störung durch extremen Stress" (DESNOS) entsprechen – demgegenüber sind die ICD-10-Kriterien unspezifischer. Untersuchungen zu Risikofaktoren der Borderline-Persönlichkeitsentwicklung weisen auf eine hohe Belastung durch reale Traumata (Guzder et al. 1996; Kernberg et al. 2000) hin, die gerade für die chronisch traumatisierten Kinder und Jugendlichen kennzeichnend sind (s. auch Kap. 13 in diesem Buch).

Kinder und Jugendliche, die in der frühen Entwicklung durch Misshandlung, sexuellen Missbrauch und/oder Vernachlässigung traumatisiert wurden, haben **kein ganzheitliches Konzept von sich selbst und anderen**. Sie haben kein kontinuierliches und vorhersehbares Gefühl von sich selbst und von anderen. Sie geraten in unterschiedliche Zustände (states) oder treten als unterschiedliche Personen (alter ego) auf oder bewegen sich in unterschiedlichen Lebensaltern. Diese Zustände können völlig unverbunden nebeneinander existieren, was bedeutet, dass man in dem einen Zustand die Person mit ihrem anderen Zustand nicht erreicht.

Solche Kinder und Jugendliche zeigen **Störungen in der Selbst-, Affekt- und Impulsregulierung**. Aufgrund der frühen traumatisierenden Belastungen haben sie die Fähigkeit der Selbstregulation nicht erworben.

> Frühe Erfahrungen von Sicherheit und guter Bemutterung führen zu stabilen inneren neuropsychobiologischen Regulationen. Die Mutter übernimmt in der frühen Pflege die selbstobjekthafte Funktion eines neuropsychobiologischen Regulators.

Insofern ist es eine wesentlicher Teil von Entwicklung, wenn **äußere Regulation** (durch die Mutter) **in innere Regulation** transformiert wird (Schore 1997).

Früh traumatisierte Kinder verinnerlichen solche Regulationen nicht oder unvollständig. Einige sind zwar in der Lage, sich in einer gut strukturierten Umgebung anzupassen. Bei diesen vordergründigen Anpassungen handelt es sich jedoch um Regulierungen, die anhaltend von außen übernommen werden, anders gesagt: um abgestützte Regulierungen, die zusammenbrechen, sobald die Situation desorganisiert ist, zum Beispiel in der Schule. Dort fallen diese Kinder durch ihr ungesteuertes, impulsives und aggressives Verhalten auf. Später, im Jugendalter, greifen sie weiterhin zu äußeren regulierenden Mitteln wie Alkohol, Drogen oder auch bestimmten Ideologien, die eine identitätsstiftende, aber auch selbstregulierende Funktion haben können. Solche Ersatzregulierungen sollen den inneren Mangel an Regulierung ausgleichen.

Wir treffen bei diesen Kindern auf deutliche **Bewusstseinsveränderungen** und **Gedächtnisstörungen**. Wir erfahren nur partiell, was sie erlebt haben, und können es gegebenenfalls lediglich an ihrem Verhalten erkennen. Das hat dann nichts mit Verschweigen zu tun, das aus Loyalitätskonflikten oder Beschämungen resultiert. Denn die Fähigkeit, Gefühle benennen zu können und Verständnis für innere Zustände zu haben, setzt voraus, dass das Kind positive Erfahrungen in der frühen Mutter-Kind-Interaktion macht, in denen die Mutter ihm sein Selbst reflektiert hat. Es sind Erfahrungen, bei denen die Mutter als kreativer sozialer Spiegel (Fonagy u. Target 2001) wirkt. Diese Interaktion verhilft dem Kind zu Selbstreflexivität und Entwicklung von inneren Bildern.

Kinder mit frühen Traumatisierungen wurden nicht gespiegelt und können nur mangelhaft sich selbst erkennen. Ihre Erfahrungen werden im prozeduralen Gedächtnis gespeichert. Das prozedurale Gedächtnis ist anders als das deklarative Gedächtnis, in dem Welt-Wissen und episodisches Wissen gespeichert wird, nicht verfügbar und bewusst aktivierbar.

Frühes Beziehungswissen ist prozedural gespeichert und zeigt sich in den Handlungen und der Interaktion mit anderen. Sind Kinder und Jugendliche früh traumatisiert worden, stellt sich das entsprechend in Interaktionen her.

Bei Pflegekindern oder auch adoptierten Kindern bleibt mitunter völlig im Unklaren, was tatsächlich gewesen ist, und man muss sich damit begnügen, die Verstrickungen, in die man hineingerät, ernst zu nehmen. Da diese Kinder und Jugendliche aufgrund früher ungünstiger Bedingungen nicht gelernt haben, sich mitzuteilen, ist es eine Aufgabe der Erwachsenen, für diese Kinder und Jugendliche eine Sprache zu finden, die sie aus ihrem Handeln herausführt. Denn dieses Handeln bedeutet, dass sie immer wieder die traumatischen Erfahrungen fortsetzen, die sie früher erlebt haben.

Als Folge früher traumatischer Bedingungen finden wir **Störungen in der Selbstwahrnehmung und der Wahrnehmung von anderen**. Diese Störungen gehen mit Grenzenstörungen einher, die sich zum Beispiel im Umgang mit Realität und Phantasie und Vergangenheit und Gegenwart zeigen (Streeck-Fischer 2000). Wir begegnen dem Problem, dass wir an den Erzählungen der Kinder und Jugendlichen mitunter nicht erkennen, was Wirklichkeit und was Phantasie ist. In jedem Fall ist es wichtig, ihre Mitteilungen als Wirklichkeit zu nehmen. Allerdings können schwere Fehler damit gemacht werden, wenn zu schnell real gehandelt und eingegriffen wird, wie bei dem o. g. Fall, bei dem zu früh, zu schnell und zu ungeschützt eingegriffen wurde und dessen Veröffentlichung mit einschneidenden und erneut traumatisierenden Maßnahmen einherging. Schwer traumatisierte Kinder und Jugendliche können infolge ihrer Dissoziationen mitunter nicht unterscheiden, was wirklich und was Phantasie ist. Um nicht in „traumatische Fallen" zu geraten, müssen äußere Schritte sehr sorgfältig überlegt werden.

Aufgrund früher traumatischer Erfahrungen in der Entwicklung besteht ein **mangelndes basales Vertrauen in Personen und Umwelt**. Die Kinder entwickeln häufig korrupte Wertsysteme und brüchige Normen. Stabile innere Orientierungen fehlen in der Regel. Der Weg heraus aus verbindlichen gesellschaftlichen Bezügen in dissoziale oder kriminelle Karrieren ist dann schnell gebahnt.

Kinder und Jugendliche mit Traumatisierungen zeigen darüber hinaus **sensomotorische Kurzschlussmechanismen**. Das bedeutet, dass sie komplexe Körperwahrnehmungsstörungen haben, zum Beispiel mangelndes Schmerz- oder Geschmacksempfinden, oder deutliche Wahrnehmungsverzerrungen zeigen, die sie leicht in Situationen bringen, in denen sie retraumatisiert werden. Solche Beeinträchtigungen haben insbesondere Folgen für ihre Schulkarriere. – In unseren Untersuchungen haben wir bei diesen Kindern und Jugendlichen erhebliche Körperwahrnehmungsstörungen festgestellt. Diese zeigten sich u. a. im Mann-Zeichen-Test, wo Körperteile fehlen oder an eine andere Stelle lokalisiert wurden. Aufgrund von Erstarrungsreaktionen zeigen diese Kinder häufig Auffälligkeiten in ihrer Bewegungsentwicklung und ihrem Spiel. Indem sie in ihren Entwicklungsstopps verharren, versäumen sie wichtige Erfahrungen, sodass sie kognitiv als mangelhaft ausgerüstet erscheinen.

15.2 Auswirkungen von Traumatisierung

Auswirkungen langfristig zurückliegender psychischer Schädigungen sind schwierig zu objektivieren. Verschiedene Autoren schlagen zur Feststellung der realen Belastung die Abwägung des Einflusses von Risikofaktoren und protektiven Faktoren vor (Huck u. Behmer 2000).

Traumatisierungen in der Entwicklung führen nicht zwangsläufig zu psychopathologischen Auffälligkeiten. Hier spielen genetische, konstitutionelle und psychosoziale Faktoren eine Rolle. Der Einfluss genetischer Belastungen (z. B. bei Adoptivkindern) kann durch frühe günstige Pflegebedingungen in einem sicheren sozialen Umfeld zurückgedrängt werden. Andererseits scheinen genetische Veränderungen im Kortisol-Stoffwechsel nach schweren Traumatisierungen in der Elterngeneration an die folgenden Generation weitergegeben zu werden (Yehuda et al. 2000). Chronische und anhaltende Traumatisierungen, die Folge eines von multiplen Dysfunktionen gekennzeichneten Familienmilieus sind, haben langfristigere und schwerwiegendere Effekte auf die Entwicklung als einmalige und kurzfristige Traumatisierungen (Terr 1991). Besonders gravierend sind Traumatisierungen, die durch die nächsten Bezugspersonen (z. B. die Eltern) zugefügt werden. Dennoch ist es nicht immer leicht, Korrelationen zwischen Traumatisierung und Folgen herzustellen. So wurde beispielsweise an gesichert sexuell missbrauchten Kindern in einer amerikanischen Studie 17 Jahre später festgestellt, dass sich 38 % an dieses Ereignis nicht mehr erinnern konnten. Das bedeutet jedoch nicht, dass die traumatische Erfahrung in der weiteren Entwicklung irrelevant gewesen ist. So zeigten in einer Untersuchung von Burgess et al. (1995) an 34 Kindern, die vor dem Alter von zweieinhalb Jahren sexuell missbraucht worden waren, noch 63 % fünf Jahre später ein auffälliges Verhalten, das mit dem Trauma in Verbindung stand (z. B. sexualisiertes Verhalten im Umgang mit anderen und im Spiel).

Wie Traumatisierungen bewältigt werden, hängt vom Temperament des Kindes, seiner kognitiven Ausstattung und frühen protektiven Bedingungen ab, wie beispielsweise eine hinreichend gute Bemutterung (Laucht et al. 2002).

> Liegen hilfreiche familiäre Stützsysteme vor oder gibt es günstige Angebote durch soziale Stützsysteme, kann das Ausmaß der traumatischen Belastungsfolgen reduziert, wenn nicht überwunden werden. Kinder aus dysfunktionalen Familien finden in der Regel keine Hilfe von ihren Eltern.

Mitunter können Lehrer solche Funktionen partiell übernehmen und Kinder, die kognitiv gut ausgestattet sind, darüber stützen und einbinden. Die Frage jedoch, welche Kinder traumatischen Belastungen gegenüber resilient sind, ist bisher noch nicht hinreichend beantwortet. Hier spielen neben genetisch-konstitutionellen Faktoren vor allem Bedingungen eine Rolle wie verlässliche und unterstützende Bezugspersonen im Kindesalter, soziale Förderung, überdurchschnittliche Intelligenz und robustes kontaktfreudiges Temperament (Egle et al. 1997). Je ungünstiger die Risikofaktoren, umso geringer ist die Fähigkeit, traumatische Belastungen zu überwinden.

Frühe Traumatisierungen gehen in der Regel mit globalen Schäden einher, sowohl im Hinblick auf die körperliche als auch im Hinblick auf die kognitive und affektive Entwicklung. Infolge ihrer gehandelten Mitteilungen neigen Kinder und Jugendliche dazu, ihre ursprünglich traumatischen Erfahrungen in den Beziehungen zu wiederholen. Es handelt sich dann um Wiederholungsinszenierungen von Misshandlung und Missbrauch.

Bezogen auf die eingangs erwähnte Jugendliche wird nicht nur die Wahrheitssuche zum Problem als Folge der mangelnden Grenzziehung zwischen Realität und Phantasie. Die Jugendliche stellt fortgesetzte Beziehungsmodi her, die von Misshandlung gekennzeichnet sind. Ihr „perfektes Verschrauben von Realität und Fiktion" lässt sich mit Dissoziationen erklären; dies sind Abwehr- und Schutzformen, die der Bewältigung von Traumatisierungen dienen. Es handelt sich um ein „Ausklinken" oder Wegtreten aus der Realität: Dadurch entsteht eine Unsicherheit im Hinblick auf das, was wirklich und was Phantasie ist. Innere Bilder bedrohlicher Erfahrungen können mangelhaft von den tatsächlichen Erfahrungen getrennt werden. Sie werden durch Flashbacks (Rückblenden) reaktiviert und verschwimmen in einem Zwischenraum zwischen Realität und Phantasie. In dem anberaumten Gerichtsprozess geht es zwar auch um Misshandlungen, jedoch nicht um jene, die sie ohne jeden Zweifel erfahren hat, sondern um sexuelle. Tatsächlich erfährt sie hier wie auch früher, mit den erfahrenen körperlichen Traumatisierungen nicht ernst genommen zu werden. Stattdessen setzen sich Misshandlungszyklen fort, in denen sie zum Opfer und zum Täter wird – Bedingungen, die sich bei schweren Traumatisierungen zwangsläufig herstellen, ohne bewältigt zu werden. Freud hat solche Wiederherstellungen als „Wiederholungszwang" bezeichnet. Und es gibt mittlerweile viele Arbeiten, die solche pervasiven Wiederherstellungen von traumatischen Interaktionen bestätigen (Glasser et al. 2001; Streeck-Fischer 2000; Wetzels 1997). Die junge Frau bringt ihren Vater wie auch ihren Onkel hinter Gitter – als Opfer und offenbar auch als Täterin, ebenso, wie sie zu einem Opfer der weiteren Geschehnisse wird, eines Unrechts, das mit Unrechtem und nicht mit Recht vergolten wird. Die Ärzte und Erzieher, die ihr durch die Gerichtsverhandlung Genugtuung verschaffen wollen, bringen sie in eine Situation, in der sie die Traumatisierungsszenarien nicht bewältigen kann, vielmehr diese in noch schlimmerer Form fortführen muss. Denn dem Unrechten wurde keine Grenze gesetzt.

15.3 Fallbeispiele

Werden Traumatisierungen aufgedeckt, können daraus sequenzielle Traumatisierungen folgen. Sequenzielle Traumatisierungen hat erstmals Keilson (1979) an Kindern während und nach dem Zweiten Weltkrieg beschrieben, die ihre Eltern verloren und dann durch Flucht und weitere Beziehungsabbrüche immer wieder neu traumatisiert wurden.

Entsprechende Erfahrungen machte die 9-Jährige, die im Alter von 3 bis 6 Jahren von ihrem Vater sexuell missbraucht worden war. Sie wurde mit 6 Jahren aus ihrer Ursprungsfamilie entfernt (nicht der Täter). Die Mutter stand aufseiten ihres Mannes. Die Tochter schien ihr gleichgültig. Sie kam zu einer Pflegemutter, die ihr ambivalent gegenüberstand. Da sie vielfältige Störungen zeigte, kam sie im Alter von 9 Jahren in stationäre Psychotherapie. Erst zu diesem

Zeitpunkt kam es zur Gerichtsverhandlung, wo sie zu den Ereignissen des sexuellen Missbrauchs Stellung nehmen musste. Ein Gutachter erwirkte, dass sie gynäkologisch untersucht werden musste, obwohl die Ereignisse bereits drei Jahre zurücklagen und sie zum damaligen Zeitpunkt bereits untersucht worden war. Es kam also bei ihr zu fortgesetzten Retraumatisierungen durch Konfrontation mit dem Missbrauch und Verlust bisheriger wichtiger Bindungen.

Anhand der diagnostischen Befunde des oben erwähnten 9-jährigen Mädchens sollen dauerhafte Folgen für ihre Entwicklung verdeutlicht werden. Aufgrund der schweren anhaltenden Traumatisierung in der frühen Entwicklung des Kindes sind ihre Beeinträchtigungen im körperlichen, kognitiven und affektiven Bereich besonders vielfältig.

B. ist mit fünfeinhalb Jahren per Gerichtsbeschluss aus der Familie herausgenommen worden und nach schwerem sexuellen Missbrauch mit vaginalem Verkehr und Misshandlungen durch den Vater und grober Vernachlässigung durch die Mutter in eine Pflegefamilie gekommen. Die stationäre Aufnahme in Tiefenbrunn erfolgte drei Jahre später, weil B. ein sehr auffälliges Verhalten zeigte, wie unkontrolliertes Essen mit anschließendem Erbrechen, Essen horten, Unruhezustände, plötzliche aggressive Handlungen (auch gegen die Pflegemutter), Schlafstörungen mit Albträumen und nächtlichem Wachwerden mit Schreien und panischen Angstzuständen („Nein Vati, tu das nicht"), Verdacht auf Flashbacks und Trancezustände und einem deutlichen allgemeinen Entwicklungsrückstand: Sie erschien körperlich wie eine 6-Jährige, vom Gesamteindruck jedoch eher wie eine 4-Jährige.

B. zeigte im Alltag häufiger Erstarrungsreaktionen. Sie setzte ein maskenhaft erstarrtes Gesicht auf, bewegte sich verkrampft, zum Teil schamhaft kichernd, ohne in der Lage zu sein, von ihrer Umwelt etwas aufzunehmen. Sie fiel häufiger in kleinkindhafte Zustände zurück, erschien manchmal verträumt, weggetreten und begann in Verbindung mit bestimmten Handlungen, plötzlich zu weinen. Dabei war unklar, ob es sich um Überforderungsreaktionen oder Flashbacks handelte. Zeitweilig geriet sie vor Vergnügen außer sich, fiel zu Boden und strampelte, oder sie wurde unruhig und hektisch. Auf der Station fielen ihre sexualisierte Sprache auf, ihr sexualisiertes Sich-Präsentieren, ihre Affektlabilität, ihre Antriebslosigkeit und ihr Vermeiden jeglicher Phantasietätigkeit.

B. wurde bereits vor der stationären Aufnahme im Rahmen einer Begutachtung vor drei Jahren erstmals zu ihrem **Leistungsvermögen** untersucht. Die damals gewonnenen Ergebnisse können nur bedingt interpretiert werden. Es lassen sich allenfalls Tendenzen aufzeigen; auf statistische Einzelfallanalysen wird daher verzichtet.[13]

Ihr Arbeits- und Leistungsverhalten war vor drei Jahren bei weitem nicht altersentsprechend entwickelt und beeinträchtigte sehr deutlich das Leistungsvermögen. Es entsprach in etwa der Stufe eines 4-jährigen Kindes. Ihr Durchhaltevermögen war sehr begrenzt. Bei allen Aufgaben wirkte sie ungeübt und reagierte mit großer Scham.

Im CPM muss das fehlende Stück einer geometrischen Figur bzw. eines Musters gefunden werden, d. h. es müssen Gestaltprinzipien durch einfaches Vergleichen und optisch gestütztes Fortführen eines Musters erkannt werden. Bei der Durchführung kommt es bei B. immer wieder zu erheblichem Aufmerksamkeitsverlust

13 Folgende Verfahren kamen u. a. zum Einsatz: RAVEN, Coloured Progressive Matrices (CPM), Draw-a-Man-Test (DAM) und der Breuer-Weuffen-Test.

(dissoziativen Ausblendungen?), wenn sie mehrfach wie automatisch auf positionsgleiche Wahl-Items zeigt. Zudem scheinen Störungen (diese werden später in der Körperdiagnostik genauer festgestellt) das Durcharbeiten der angebotenen Muster zu verhindern. Es finden sich Hinweise auf eine Bilateral-Integrationsstörung und auf Schwierigkeiten bei der Orientierung im Raum, die ihr das Überqueren der Körpermittellinie erschweren. Die Probleme im taktilen Bereich, auf die Haut gezeichnete Formen zu identifizieren, verhindern auch, dass sie optisch vorgegebene Formen formkonstant im Sinne von Formgleichheit erkennen kann. Die Leistungen entsprechen einem Prozentrang von 2. Bei der Differenzierungsprobe nach Breuer und Weuffen, die die Wahrnehmungsdifferenzierung prüft, zeigen sich bei B. ausgeprägte Teilleistungsschwächen in der optischen Raumwahrnehmung sowie der akustischen Wahrnehmungsdifferenzierung durch Aufmerksamkeitsverlust und Seriationsprobleme.
Beeindruckend ist B.s „Mann-Zeichen-Test“ im Alter von sechs Jahren (s. Abb. 15-1). Die Standardinstruktion musste geändert werden, da B. bei stereotyp gezeichneten Gesichtern blieb. Sie wurde aufgefordert, anhand der Extremitäten der Untersucherin diese zu benennen. Sie malte diese dann unaufgefordert in den Kopf hinein. So entstand ansatzweise ein Kopffüßler, der aber eher der Entwicklungsstufe eines knapp 4-jährigen Kindes entspricht. Die in den Kopf hineingezeichneten Extremitäten geben Hinweise auf eine ungeordnete Wahrnehmung der einzelnen Elemente des eigenen Körpers. Es kann hier von einer ausgeprägten Störung der Körperwahrnehmung ausgegangen werden. Abgesehen von erheblichen Schwierigkeiten im Umgang mit Papier- und Bleistiftaufgaben und dem deutlichen Entwicklungsrückstand, verweist die Zeichnung auf ein psychisch schwer gestörtes Kind.
B. zeigte im Bereich der taktilen und der vestibulären Wahrnehmung, der kinästhetischen Reizverarbeitung, der Entwicklung des Körper-Schemas und der Praxie[14] komplexe Beeinträchtigungen: Diese multiplen Schädigungen, die sie im Kontakt- und Beziehungsverhalten beeinträchtigten, hatten zu einer allgemeinen Entwicklungsstörung geführt, die ihrerseits eine soziale und kognitive Behinderung zur Folge hatten. Im Rahmen der Therapie konnten gewisse Entwicklungsschritte wieder in Gang gebracht werden. Aufgrund der frühen Störung konnten diese jedoch nur begrenzt überwunden werden.

15.4 Zur Feststellung der Schädigungsfolgen

Im geschilderten Fall des 9-jährigen Kindes sind im Rahmen der Glaubhaftigkeitsbegutachtung sowie im Verlauf des Gerichtsprozesses Tatzeitpunkte von sexuellem Missbrauch und Misshandlungen und damit schädigende Ereignisse festgestellt worden. Zweifel an dem stattgefundenen Trauma gab es nicht.

14 Der Begriff „Praxie“ meint die Handlungsfähigkeit eines Menschen, die auf der Entwicklung seiner sensomotorischen Fähigkeiten beruht. „Praxie bedeutet nicht nur, dass man weiß, was zu tun ist, sondern auch, wie man es tun muss.“ (Ayres 1989) Auch beinhaltet der „Begriff Praxie die Fähigkeit, Verhalten zu organisieren und die für die Durchführung einer bestimmten Aufgabe notwendigen motorischen Strategien zu entwickeln oder auszuwählen“ (Cermak 1985). Man testet und unterscheidet verschiedene Formen der Praxie, zum Beispiel Praxie des Konstruierens, Praxie auf verbale Anweisungen, Somatopraxie usw.

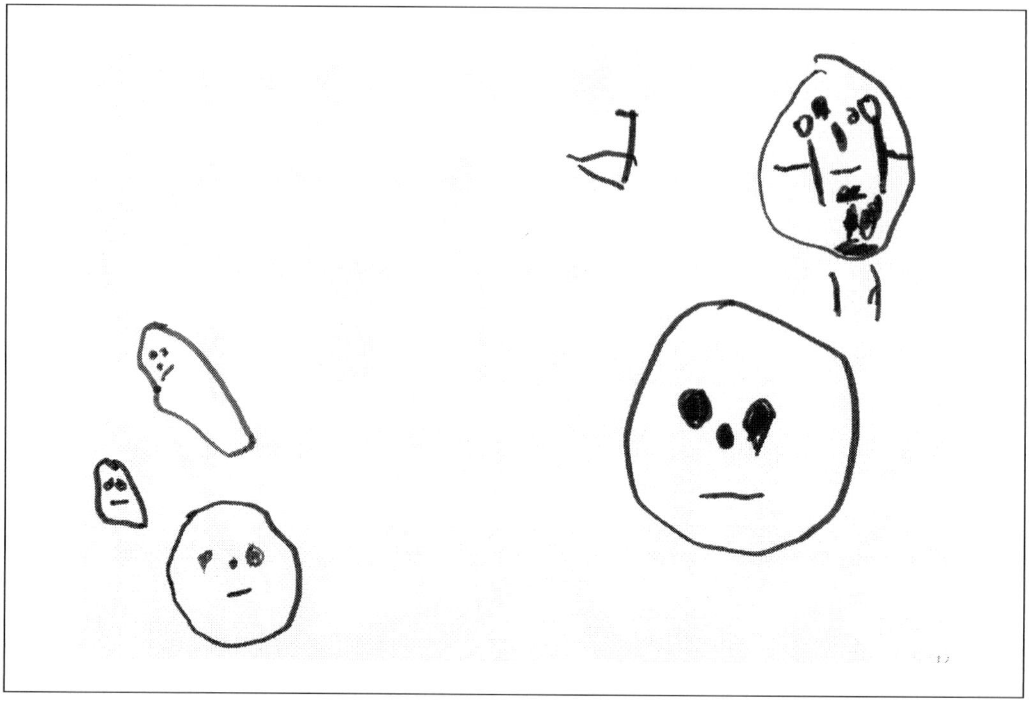

Abb. 15-1: Mann-Zeichen-Test (Patientin B., 6 Jahre).

Geht man von den Angaben im kindlichen Vorsorgeheft aus, das für die ersten beiden Lebensjahre von B. die Entwicklung durch den Kinderarzt dokumentiert, so sind zu diesem Zeitpunkt keine Entwicklungsrückstände festgestellt worden, sodass ein Vorschaden eher ausgeschlossen werden kann. Allerdings ist unklar, wie ausgeprägt das Ausmaß der Vernachlässigung durch die Mutter war, das vom Arzt offenbar nicht näher festgehalten wurde. Immerhin hatte diese Mutter nicht um ihre Tochter gekämpft.

Zum Zeitpunkt des Eintritts in den Kindergarten, der erst im 5. Lebensjahr erfolgte, wurde B. von Außenstehenden als extrem auffälliges Kind beschrieben – mit vielfältigen gravierenden Entwicklungsrückständen und Verhaltensauffälligkeiten. Zu diesem Zeitpunkt hatte der Missbrauch bereits über eine längere Zeit hinweg stattgefunden. Im Zusammenhang mit dem stattgefundenen Missbrauch haben offensichtlich keinerlei protektive Faktoren vorgelegen, wie schützendes familiäres Umfeld oder besondere mütterliche Fürsorge, die Folgen der Traumatisierungen hätten mildern können. Es war eher der missbrauchende Vater, der als der sorgende Elternteil „mütterliche" Funktionen mit übernommen hatte – Bedingungen, die das Ausmaß der traumatischen Belastungen noch verschärften. Die Familie lebte offenbar mit wenig Außenkontakten (fehlende soziale Kontrolle) als „Festungsfamilie".

Das Ausmaß der Gesundheitsstörung ist erheblich, einer Störung, bei der vor allem eine chronifizierte Posttraumatische Belastungsstörung und komplexe Entwicklungsstörungen vorliegen. Zu fragen ist, ob die ausgeprägte Entwicklungsverzögerung und die multiplen Störungen im Bereich der Sensorik und Motorik auch eine Folge perinataler Schädigung sein könnten. Darüber ist anamnestisch nichts bekannt. Auch gab es keine Hinweise im Mutterpass. Außerdem wären sie in einem protektiven Umfeld im breiten Bereichen kompensierbar gewesen (Laucht et al. 2002). Dies bestätigen auch die positiven Entwicklungen, die sie im stationären Rahmen nehmen konnte. Dort sind Entwicklungsprozesse wieder in Gang gekommen, nachdem B. aus ihren Erstarrungsreaktionen im Umgang mit Personen und Anforderungen herausfinden konnte. Infolge der Vernachlässigung und der traumatischen Belastungen war jedoch zu vermuten, dass sie in ihrer Entwicklung langfristig hinter normalen Kindern zurückbleiben würde, da ihr erfahrungsabhängige Anreize in kritischen Perioden der Entwicklung gefehlt hatten. Dabei scheinen die Eltern auch aufgrund ihrer Herkunft und ihres Bildungsstandes wenig förderlich gewesen zu sein. Grundsätzlich sollte deshalb bei der vorliegenden Problematik eine multifaktorielle Störung in Betracht gezogen werden. Dennoch stehen die schädigenden Ereignisse im Vordergrund, von denen als schädigend im Sinne des OEG lediglich die sexuelle Traumatisierung anzusehen ist (Stevens u. Förster 2002). Zwar ist schwer auseinander zu halten, welche Störungen den Vernachlässigungen und welche dem Missbrauch anzulasten sind, jedoch kann insgesamt der sexuelle Missbrauch als wichtiger Teil der Gesundheitsschädigung angesehen werden. Erschwerend kommen die Belastungen durch sequenzielle Traumatisierung hinzu, Schädigungsfaktoren, die über einen Zeitraum von drei Jahren nach dem ursprünglich schädigenden Ereignis fortgewirkt und verhindert haben, dass sie überwunden werden konnten. Auf potenziell verfügbare Ressourcen konnte B. in dieser Zeit nicht zurückgreifen.

Das Ausmaß der Beeinträchtigungen von B. ist am Ende der stationären Psychotherapie, wie in der GdB/MdE-Tabelle[15] gefordert, als Ist-Zustand nur mit dem Vorbehalt verschiedener Entwicklungsaspekte (z. B. Persönlichkeit, soziale Einordnungsmöglichkeiten) beurteilbar. Es bestehen, obwohl B. in der Pflegefamilie und im Rahmen der komplexen stationären Psychotherapie Entwicklungsrückstände reduzieren konnte, weiterhin erhebliche kognitive Einschränkungen in der Auffassung, Merkfähigkeit, Aufmerksamkeit, der psychischen Belastbarkeit sowie der sozialen Einordnung, sodass eine Beschulung in einer Sonderschule für Lernbehinderte notwendig wurde. Bezogen auf die kognitiven Fähigkeiten entspricht dies einem GdB-Grad von gegenwärtig 50 bis 70. Längerfristige Beurteilungen sind nicht möglich, da B. sich noch in Entwicklung befindet. Allerdings ist auch bei weiter gehender Psychotherapie und gezielter Förderung zu erwarten, dass bei B. „nach Abschluss der Schule auf eine Beeinträchtigung der Fähigkeit zu selbstständiger Lebensführung oder sozialer Einordnung geschlossen werden kann“ (GdB/MdE-Tabelle 26.3). Es kommt jedoch auch der Aspekt der „besonders im Kindesalter beginnenden psychischen Behinderungen“ (GdB/ MdE-Tabelle 26.3) in Betracht, wobei der Grad der Einschränkungen von 50 bis 80 reicht. In beiden Bereichen ist bei B. von einem Höchstgrad der Einschränkungen zu dem beschriebenen Zeitpunkt auszugehen, d. h. von 70 bzw. 80 %.

Als dritte Möglichkeit sind als „Folgen psychischer Traumen“ (GdB/MdE-Tabelle 26.3) nicht nur wesentliche Einschränkungen der Erlebnis- und Gestaltungsfähigkeit, sondern auch schwere Störungen im Sinne von mittelgradigen bis schweren Anpassungsstörungen (50 bis 70 % bzw. 80 bis 100 %) festzustellen, die bei B. in der Ausprägung von etwa 80 % vorliegen.

15 GdB = Grad der Behinderung, MdE = Minderung der Erwerbstätigkeit

15.5 Ausblick

Zur Feststellung von Schädigungsfolgen wurde vom Bayerischen Landesamt für Versorgung und Familienförderung ein Katalog von Fragen für die Begutachtung von sexuellem Missbrauch erstellt (Winkler 1998).

Danach ist es wichtig, Folgendes zu prüfen und zu eruieren:

- generell die Gesundheitsstörungen des Kindes
- die Gesundheitsstörungen, die durch den sexuellen Missbrauch allein oder zumindest gleichwertig neben anderen Ursachen entstanden sind
- die Gesundheitsstörungen, die durch den Missbrauch verschlimmert wurden
- welcher MdE-Grad gegebenenfalls für die im Sinne der Entstehung oder im Sinne der Verschlimmerung anzuerkennen ist

Betrachtet man die Entwicklungen von beiden Fällen, dann wird bei beiden deutlich, dass die Umstände der Aufdeckung der jeweiligen Traumatisierungen mit fortgesetzten traumatischen Belastungen einhergingen – im Sinne von sequenziellen Traumatisierungen; eine Problematik, die – wie versucht wurde, aufzuzeigen – nicht selten „traumaimmanent" ist.

Schädigungsfolgen im Kontext von Hilfsangeboten werden in der Regel nicht explizit berücksichtigt, sind aber kaum übersehbar. Hier ist es insbesondere im Interesse des Wohles des Kindes oder Jugendlichen wichtig, sehr sorgsam zu prüfen, welche Schritte hilfreich sind, um bei aller Suche nach Recht und Ordnung weitere Traumatisierungen im unmittelbaren Kontext zu verhindern.

Je früher Traumatisierungen stattfinden, umso stärker wirken sie sich ungünstig auf die weitere Entwicklung aus. Dies ist insbesondere in dysfunktionalen Familien der Fall. Hier sollten Hilfsangebote und Empfehlungen zur Förderung von Kindern besonders berücksichtigt werden. Da aber gerade im Entwicklungsalter die Dauer der Folgen und ihr Ausmaß schwer abschätzbar sind, können Schädigungen langfristig nicht abschließend festgelegt werden. Nachbegutachtungen sind darum erforderlich.

Literatur

American Psychiatric Association (1996). Diagnostisches und Statistisches Manual Psychischer Störungen. DSM-IV. 4. Aufl. Göttingen: Hogrefe.

Ayres AJ (1989). Sensory Integration and Praxis Tests. Los Angeles: Western Psychological Services.

Bower GH, Sivers H (1998). The cognitive impact of traumatic events. Dev Psychopathol; 10: 625 – 53.

Burgess AW, Hartman CR, Baker T (1995). Memory representations of childhood abuse. J Psychosoc Nurs; 33: 9 – 16.

Cermak S (1985). Developmental dyspraxia. In: Roy ES (ed). Neuropsychological Studies of Apraxia and Related Disorders. New York: North-Holland; 225–48.

Cole PM, Putnam FW (1993). The effects of incest on self and social functioning: a developmental psychopathologic perspective. J Consult Clin Psychol; 60: 174–85.

Debellis MD, Baum AS, Birmher B, Keshavan MS, Eccard CH, Boring AM, Jenkins FJ, Ryan ND (1999a). Developmental traumatology Part I: biological stress systems. Biol Psychiatry; 43: 1259 – 70.

Debellis MD, Keshavan MS, Clark DB, Giedd JN, Boring AM, Frustaci K, Ryan ND (1999b). Developmental traumatology Part II: brain development. Biol Psychiatry; 43: 1271 – 84.

Egle U, Hoffmann SO, Steffens M (1997). Pathogene und protektive Faktoren in kindheit und Jugend. In: Egle U, Hoffmann SO, Joraschky P (Hrsg). Sexueller Missbrauch, Misshandlung, Vernachlässigung. Stuttgart, New York: Schattauer; 3 – 20.

Fonagy P, Target M (2001). Mit der Realität spielen. Zur Doppelgesichtigkeit psychischer Realität von Borderline-Patienten. Psyche; 55: 961 – 95.

Glasser M, Kolvin I, Campbell D, Glasser A, Leitch I, Farrelly S (2001). Cycle of child sexual abuse: links between being a victim and becoming a perpetrator. Br J Psychiatry; 179: 482 – 94.

Gordon R, Wraith R (1993). Responses of children and adolescents to disasters. In: Raphael W, Raphael B (eds). International Handbook of Traumatic Stress. New York: Plenum Press; 561 – 75.

Guzder J, Paris J, Zelkowitz P, Marchessault K (1996). Risk factors for Borderline pathology in children. J Am Acad Child Adolesc Psychiatry; 35: 26 – 33.

Herman JL, Perry JC, van der Kolk BA (1989). Childhood trauma in Borderline Personality Disorder. Am J Psychiatry; 146: 490 – 5.

Huck W, Behmer M (2000). Besonderheiten in der Begutachtungssituation nach dem Opferentschädigungsgesetz bei Kindern und Jugendlichen. Med Sach; 96: 88 – 92.

Keilson H (1979). Sequentielle Traumatisierung bei Kindern. Stuttgart: Enke.

Laucht M, Schmidt MH, Esser G (2002). Motorische, kognitive und sozial-emotionale Entwicklung von 11-Jährigen mit frühkindlichen Risikobelastungen: späte Folgen? Z Kinder Jugendpsychiatrie; 30: 5 – 20.

Ogata SN, Silk KR, Goodrich S (1990). The childhood experience of the Borderline patient. In: Links PS (ed). Family Environment and Borderline Personality Disorder. Washington, DC: American Psychiatric Press: 85 – 104.

Schore A (1997). Affect Regulation and the Origin of the Self: The neurobiology of emotional development. Hillsdale, NJ: Erlbaum.

Stevens A, Förster K (2002). Psychiatrische Begutachtung der Folgen kindlichen Missbrauches nach dem Opferentschädigungsgesetz. Med Sach; 5: 173 – 9.

Streeck-Fischer A (2000). Jugendliche mit Grenzenstörungen. Prax Kinderpsychol Kinderpsychiatrie; 49: 497 – 510.

Streeck-Fischer A, Kepper I, Lehmann U, Schrader-Mosbach H (2000). Gezeichnet für das Leben? Stationäre Psychotherapie von misshandelten und missbrauchten Kindern. In: Streeck-Fischer A, Sachsse U, Oezkan I (Hrsg). Körper, Seele, Trauma. Göttingen: Vandenhoeck & Ruprecht.

Terr L (1991). Childhood traumas. An outline and overview. Am J Psychiatry; 148: 10 – 20.

Wetzels P (1997). Gewalterfahrungen in der Kindheit. Baden-Baden: Nomos.

Winkler R (1998). Begutachtung von Folgen sexuellen Missbrauches im Kindes- und Jugendalter nach dem Opferentschädigungsgesetz. Med Sach; 94: 91 – 5.

Yehuda R, Bierer L, Schmeidler J, Breslau I, Dolan S (2000). Low cortisol and risk for PTSD in adult offspring of Holocaust survivors. Am J Psychiatry; 157: 1252 – 8.

Zanarini MC, Williams AA, Lewis R, Reich B, Vera SC, Marino MF, Levin A, Yong L, Frankenburg F (1997). Reported pathological childhood experiences associated with the development of Borderline personality disorder. Am J Psychiatry; 154: 1101 – 6.

V The International Society for Traumatic Stress Studies (ISTSS)

16 Kindheitstraumata – erinnert:

ein Report zum derzeitigen wissenschaftlichen Kenntnisstand und zu seinen Anwendungen[16]

Chief Editors: • Susan Roth, PhD; Duke University, Durham, NC • Matthew J. Friedman, MD, PhD; National Center for PTSD, Veteran's Affairs Medical Center, White River Junction, VT; Dartmouth Medical School, Hanover, NH

Section Editors (in fortlaufender Reihenfolge): • David Finkelhor, PhD; Family Research Lab, University of New Hampshire, Durham, NH • Linda Williams, PhD; Stone Center, Wellesley Centers for Women, Wellesley College, Wellesley, MA • Matthew J. Friedman, MD, PhD; National Center for PTSD, Veteran's Affairs Medical Center, White River Junction, VT; Dartmouth Medical School, Hanover, NH • Lucy Berliner, MSW; Harborview Center for Sexual Assault and Traumatic Stress, Seattle, WA • Sandra L. Bloom, MD; Alliance for Creative Development, P.C., Quakertown, PA

unter Mitarbeit von (in alphabetischer Reihenfolge): • Victoria L. Banyard, PhD, University of New Hampshire, Durham, NH • Christine Courtois, PhD, Private Practice and The Psychiatric Institute, Washington, DC • Diana Elliot, PhD, Harbor-UCLA Medical Center, Torrance, CA • Ira Hyman, PhD, Western Washington University, Bellingham, WA • Debra L. Rubin, MSS, MLSP, LSW, Women's Law Project, Philadelphia, PA • Daniel Schacter, PhD, Harvard University, Cambridge, MA • Jonathan W. Schooler, PhD, University of Pittsburgh, Pittsburgh, PA • Steven Southwick, MD, National Center for PTSD, West Haven, CT; Yale University Medical School, New Haven, CT • Carol Tracy, JD; Women's Law Project, Philadelphia, PA • Bessel A. van der Kolk, MD, Boston University School of Medicine, Boston, MA.

In den letzten Jahren hat das Thema „Erinnerungen an Kindheitstraumata", besonders an Kindesmissbrauch, zu erheblichen Diskussionen nicht nur unter Experten, sondern auch unter Laien geführt. Diese Diskussionen haben die Aufmerksamkeit der Medien auf sich gezogen, wodurch ein großes Interesse an Fragen in Bezug auf die Erinnerung Erwachsener an traumatische

---

16 Dieser Bericht wird getragen von der International Society for Traumatic Stress Studies (ISTSS) und wurde vorbereitet mithilfe der Mitarbeiter des Hauptsitzes, des ehemals Vorsitzenden der ISTSS, Terence Keane (PhD), und der aktuellen und ehemaligen Herausgeber der Fachzeitschrift „Journal of Traumatic Stress", Bonnie Green, PhD, und Dean Kilpatrick, PhD. Er wurde übersetzt aus dem Englischen von Marcel Ditté, Fachübersetzer; idiomatische Überarbeitung: Prof. Dr. med. Ulrich Sachsse, Göttingen, und Prof. Dr. med. Ulrich Schnyder, Zürich. Copyright: ISTSS. Generelle Verantwortlichkeit für die deutsche Version: Prof. Dr. med. Ulrich Sachsse, Göttingen.

Erlebnisse in der Kindheit sowohl widergespiegelt als auch geweckt wurde.

Das starke allgemeine und professionelle Interesse an der Glaubwürdigkeit von Erinnerungen an Missbrauch im Kindesalter hat geholfen, einen gesellschaftlichen Hintergrund zu schaffen, vor dem persönliche, klinische und rechtliche Gesichtspunkte der Opfer von Kindesmissbrauch erörtert und verarbeitet werden können. Einerseits wurde das Augenmerk auf die Bedeutung und die Folgen von Kindesmissbrauch durch jene Erwachsene gerichtet, die Kindern eigentlich einen Ort von Versorgung, Liebe und Geborgenheit bieten sollen. Andererseits sind wiederkehrende Erinnerungen an Kindheitstraumata oft dem Verdacht ausgesetzt, sie seien als Reaktion auf bestimmte Schlagwörter oder Auslöser (Trigger) in den Medien, in der Psychotherapie, im Gerichtssaal oder im Familienleben aufgetreten. Was in der öffentlichen Diskussion vor allem fehlt, ist ein ausgewogener Report zum derzeitigen Stand der wissenschaftlichen Erkenntnisse über Erinnerungen an Kindesmissbrauch und deren Bedeutung für die klinische und forensische Praxis. Es ist das Anliegen dieses Reportes, im Folgenden diese Erkenntnisse leicht verständlich darzulegen.

Die Initiative zu diesem Bericht ging vom Vorsitz der ISTSS unter tatkräftiger Mithilfe ihrer Mitglieder aus. Diese Gesellschaft verfügt über eine vielleicht einmalige Erfahrungsgrundlage als Basis für die Präsentation neuester wissenschaftlicher Erkenntnisse auf dem Gebiet der Erinnerung an Kindheitstraumata. ISTSS ist eine Fachorganisation mit weltweitem Einfluss, die sich der Erforschung und Verbreitung von Erkenntnissen, der Anregung von Behandlungsmethoden, Programmen sowie Initiativen sozialer Dienste widmet, die bezogen sind auf das Auftreten und die Auswirkungen von traumatischem Stress. Für den vorliegenden Bericht haben wir Input von einigen der erfahrensten und angesehensten klinischen und wissenschaftlichen Experten erhalten, die sich mit traumatischer Erinnerung beschäftigen. So können wir Ihnen an dieser Stelle den aktuellsten und besten Kenntnisstand auf diesem Gebiet vermitteln und Vorschläge zur sinnvollsten Anwendung dieser Erkenntnisse machen.

Dieser Bericht ist in fünf Kapitel unterteilt. Im **ersten** Kapitel wird eine Zusammenfassung der wissenschaftlichen Erkenntnisse über die Prävalenz von Kindkeitstraumata und deren psychische Konsequenzen gegeben. Darüber hinaus wird die Beziehung zwischen diesen Erkenntnissen und den Traditionen der traumazentrierten Psychotherapie und Behandlung erläutert. Im **zweiten** Kapitel wird die wissenschaftliche Evidenz für das Vergessen von traumatischen Ereignissen in der Kindheit, für die spätere Erinnerung traumatischer Ereignisse nach einer Periode des Vergessens („delayed recall") und für „falsche Erinnerungen" an Kindheitstraumata („false memories") dargelegt. Dieses Kapitel ist das Kernstück unseres Reports; die drei darauf folgenden Kapitel widmen sich der Ausarbeitung und Beurteilung der hier vorgestellten Informationen. Im **dritten** Kapitel wird geschildert, wie kognitive Psychologen und Neurobiologen, basierend auf neueren wissenschaftlichen Forschungen, das menschliche Gedächtnis verstehen. Die Bedeutung dieser Forschungen für das Verständnis traumatischer Erinnerungen im Allgemeinen und „delayed recall" traumatischer Ereignisse im Besonderen wird beschrieben. Das **vierte** und **fünfte** Kapitel beschäftigen sich damit, wie die derzeitigen Erkenntnisse am besten in der klinischen und forensischen Praxis bei Überlebenden schwerer Traumata angewendet werden können. Hierbei wird auch auf Lücken und ungeklärte Bereiche beim derzeitigen Erkenntnisstand hingewiesen.

Dieser Report repräsentiert und beinhaltet die Arbeit verschiedener Gruppen von Gelehrten, die in einer Vielzahl unterschiedlicher Themengebiete und beruflicher Kontexte als Experten ausgewiesen sind. Er ist eine Momentaufnahme des derzeitigen wissenschaftlichen Erkenntnisstandes, der sich erwartungsgemäß ständig verändert, sobald neue Erkenntnisse und Informationen verfügbar werden. Schließlich sollen durch diesen Bericht die von anderen Berufsorganisationen gewonnenen Erkenntnisse (s. „Weiterführende Literatur zur Einführung") zu einem „roten Faden" zusammengefasst werden.

Dieser Bericht soll keinen umfassenden Überblick über den Stand der Forschung darstellen. Vielmehr soll ein genereller Überblick über die wichtigsten Aspekte zur Erinnerung an Kindheitstraumata gegeben werden. Daher werden entsprechende Referenzinformationen nicht wie bei wissenschaftlichen Arbeiten üblich als Zitat in den Text eingefügt, sondern dem Leser als Zusatzinformationen (und auch empfohlene weiterführende Literatur) im Anhang jedes Kapitels angeboten.

Weiterführende Literatur zur Einführung

In Folgenden finden Sie Berichte von Expertengruppen und Berufsorganisationen zum Thema „Erinnerung an Kindesmissbrauch“:

Alpert J, Brown L, Ceci S, Courtois C, Loftus E, Ornstein P (1996). Working group on the investigations of memories of childhood abuse: Final report. Washington, DC: American Psychological Association.

American Medical Association. Memories of Childhood Abuse., Report of the Council on Scientific Affairs (CSA Report 5-A-94).

American Psychiatric Association. Statement on Memories of Sexual Abuse approved by the Board of Trustees of the American Psychiatric Association on December 12, 1993.

Hammond DC et al. (1994). Clinical Hypnosis and Memory. Guidelines for clinicians and for forensic hypnosis. American Society of Clinical Hypnosis Press.

Working Party of the British Psychological Society (1996). Recovered memories. In: Pezdek K, Banks W (eds). The Recovered Memory/False Memory Debate. New York: The Academic Press.

16.1 Prävalenz und Konsequenzen von Kindheitstraumata

Insgesamt erleiden viel zu viele Kinder ernsthafte Traumatisierungen in ihrer Kindheit. Schwere Unfälle im Auto oder durch Feuer mit Knochenbrüchen oder Gehirnerschütterungen sind weit verbreitet. Kinder machen unglücklicherweise auch Erfahrungen mit lebensbedrohlichen Krankheiten wie Krebs, Leukämie und systemischen Infektionen. Manche Kinder werden überrascht von natürlichen und von Menschen verursachten („human-made“, „man-made“) Katastrophen wie Erdbeben, Überschwemmungen, Krieg oder ethnischer Verfolgung. Kinder erfahren Gewalt in ihren Kommunen; sie werden gekidnapped, vergewaltigt oder müssen Übergriffe auf andere mit ansehen. Und während vieles davon in der Vergangenheit dem Blick der Öffentlichkeit verborgen blieb, wissen wir heute, dass Kinder sehr oft Opfer von Gewalt oder sexuellem Missbrauch durch diejenigen sind, die eigentlich für sie sorgen sollten, oder sie werden Augenzeuge von gewaltsamen Auseinandersetzungen ihrer Eltern.

Wir kennen nicht die genaue Anzahl der Kinder, die ein schweres Trauma erleiden, aber wenn man die große Bandbreite der möglichen Formen betrachtet, in der ein Trauma auftreten kann, so ist klar, dass die Anzahl der betroffenen Kinder nicht gering ist. In den vergangenen Jahren wurde versucht, die Häufigkeit des Auftretens bestimmter Arten von Kindheitstraumata zu erfassen. Die Vermutung, dass 20 % der Mädchen und 5 bis 10 % der Jungen während ihrer Kindheit Erfahrungen mit ungewolltem sexuellen Kontakt oder sexueller Belästigung hatten, basiert auf einer großen Anzahl epidemiologischer Studien, bei denen Erwachsene über ihre Kindheit befragt wurden. In diesem Zusammenhang ist zu bemerken, dass den Behörden nur ein Bruchteil der Fälle zum Tatzeitpunkt offenbart wird. So lässt sich erklären, warum den US-Jugendbehörden jährlich nur etwa 300 000 Fälle gemeldet werden.

Wissenschaft und persönliche Erfahrung lehren uns, dass solche Ereignisse in der Kindheit manchmal Narben hinterlassen, die bis ins Erwachsenenleben bleiben und auch Ursache für Gesundheitsprobleme sein können. Es ist eines der konsistentesten wissenschaftlichen Ergebnisse, dass Traumata, Notlagen und Härten in der Kindheit das Risiko für eine ganze Reihe späterer Probleme und Schwierigkeiten erhöhen können. Das gilt für alle Formen früher Traumata, einschließlich Unfälle, Katastrophen und das Miterleben von Gewalt. Wir wissen jedoch, dass dies besonders auf die Opfer von Kindesmissbrauch und Vernachlässigung („neglect") zutrifft, wie eine große Anzahl diesbezüglicher Studien zeigt. Kinder, die schwer missbraucht worden sind, haben eine zwei- bis fünfmal so hohe Wahrscheinlichkeit, als Erwachsene an einer seelischen Krankheit zu leiden, als diejenigen, die eine solche Erfahrung nicht machen mussten. Sie leiden zudem häufiger unter einem geringen Selbstwertgefühl und haben oftmals soziale, schulische und berufliche Probleme. Kinder, die missbraucht oder vernachlässigt wurden, sind darüber hinaus auch wesentlich anfälliger für ein späteres delinquentes oder kriminelles Verhalten, Gewalt, Alkohol- und Drogenmissbrauch.

Natürlich ist die Beziehung zwischen Kindheitstraumata und späteren Problemen nicht simpel-linear oder unausweichlich. Nicht alle traumatisierten oder misshandelten Kinder leiden später zwangsläufig unter Problemen. Viele erholen sich davon, manchmal sogar sehr schnell, und führen ein erfolgreiches Leben. Manche traumatisierte Kinder leiden später unter Problemen, die nicht direkt im Zusammenhang mit einem in der Kindheit erlebten Trauma stehen, sondern sie leiden unter anderen Problemen, wie zum Beispiel Armut oder einer genetischen Vulnerabilität, die sie für Traumata besonders anfällig gemacht hat. Insgesamt deuten die Forschungsergebnisse auf diesem Gebiet aber sehr stark darauf hin, dass Kindheitstraumata ein wichtiger Kausalfaktor für eine schlechte Anpassungsfähigkeit im späteren Erwachsenenleben sind.

Unter der Annahme, dass Kindheitstraumata eine wichtige Rolle bei Problemen im Erwachsenenleben spielen können, gehen viele derzeit angewandte Psychotherapie-Methoden davon aus, dass es wichtig, ja essenziell ist, ein umfassendes Bild der Trauma-Vorgeschichte eines Patienten zu bekommen, um eine Behandlung gezielt planen zu können. Die peritraumatischen Details können hierbei Aufschluss geben über die Tiefe und Ernsthaftigkeit der Probleme einer Person. Kenntnisse über diese Traumata und über einige ihrer möglichen Folgen können dem Therapeuten dabei helfen, jene korrigierenden Erfahrungen zu gestalten, welche die momentane Situation mit Disstress und schlechtem Funktionsniveau lindern können. Obwohl es nicht erwiesen ist, dass traumazentrierte Behandlungsmethoden zwangsläufig effektiver sind als andere Behandlungsmethoden für Überlebende von Traumata und obwohl derzeit erstmals kontrollierte Studien an einer großen Anzahl traumatisierter Personen durchgeführt werden, haben die bisherigen Forschungsergebnisse dennoch bereits gezeigt, dass traumazentrierte Behandlungsmethoden effektiv sein können. Patienten berichten von spürbaren Erleichterungen von Angstzuständen und Depressionen und Befreiung von intrusiven Gedanken und Gefühlen zu traumatischen Kindheitserlebnissen. Die Anwendung der traumazentrierten Behandlung und Psychotherapie erfreut sich aus diesen Gründen in den letzten Jahren stetig wachsender Popularität. Darauf soll in Kapitel 16.4 nochmals eingegangen werden.

Weiterführende Literatur zu Kapitel 16.1

Briere J, Elliot D (1994). Immediate and long-term impacts of child sexual abuse. Future of Children; 4(2): 54–69. (Dieser Review-Artikel sichtet die Beweislage für langfristige Auswirkungen von frühem traumatischem, sexuellem Missbrauch.)

Finkelhor D (1994). Current information on the scope and nature of child sexual abuse. Future of Children; 4(2): 31–5. (Dieser Review-Artikel erfasst die Prävalenz von sexuellem Kindesmissbrauch in der Gesamtbevölkerung.)

U.S. Department of Health and Human Services (1997). Child maltreatment 1995. Reports from the states to the National Child Abuse and Neglect Data System. Contract no. ACF-105-95-1849. Washington, DC: U.S. Government Printing Office. (Diese Publikation beinhaltet die neuesten Informationen über die große Anzahl der Fälle von Kindesmissbrauch, die derzeit den staatlichen Stellen gemeldet und dort untersucht werden.)

16.2 „Delayed recall": spätere Erinnerung an traumatische Ereignisse nach einer Periode des Vergessens

Die Debatte über die Erinnerung an Kindheitstraumata wurzelt in der Frage, wie weit es unter Erwachsenen verbreitet ist, dass sie sich an in der Kindheit erlittene Traumata nicht mehr erinnern können. Menschen vergessen unzählige übliche Erfahrungen – aber vergessen sie auch ein Kindheitstrauma? Während es eine Zeit im Säuglingsalter und im frühen Kindesalter gibt, für die Wissenschaftler keinerlei Erinnerung an Lebensereignisse erwarten, dreht sich die gegenwärtige Diskussion um die „wiederentdeckte Erinnerung" an Traumata, die nach dieser frühen Kindheitsphase, etwa der ersten zwei oder drei Lebensjahre stattfanden.

16.2.1 Beweislage für das Vergessen von Kindheitstraumata

Evidenz dafür, dass Menschen eine große Bandbreite an Kindheitstraumata vergessen, liefern klinische und nichtklinische Studien. Die Hinweise beschränken sich hierbei nicht nur auf Patienten, die in Behandlung sind oder deren Trauma ein sexueller Missbrauch ist. Klinische Berichte über traumabezogenes Vergessen bei einzelnen Patienten lassen sich in der psychiatrischen Fachliteratur der letzten 100 Jahre finden. In den letzten 10 Jahren hat sich die Forschung verstärkt mit größeren Gruppen von Frauen und Männern beschäftigt, die wegen der Folgen sexuellen Missbrauchs in Behandlung waren. Die Ergebnisse zeigen, dass viele Erwachsene, die sich an sexuellen Missbrauch in ihrer Kindheit erinnern, von früheren Zeiträumen berichten, in denen sie sich an den Missbrauch nicht erinnern konnten. Neuere Untersuchungen beziehen auch nichtklinische Gruppen von Erwachsenen mit ein, die über eine größere Bandbreite von Traumata berichten, und auch hier gibt es hohe Raten von Berichten über frühere Abschnitte des Vergessens. Eine Schwierigkeit bei solchen Studien besteht darin, dass Berichte über frühere Zeitabschnitte des Vergessens mitunter auch auf Gedächtnisprobleme zurückzuführen sind. Wir können nicht davon ausgehen, dass die Beurteilungen von Personen über ihr früheres Vergessen tatsächlich korrekt sind. Prospektive Studien über dokumentierten Missbrauch, die ein momentanes Vergessen evaluieren, legen jedoch nahe, dass ein bedeutender Teil von Frauen und Männern mit dokumentierten Fällen von sexuellem Missbrauch in der Kindheit sich an diese dokumentierten Vorfälle nicht mehr zu erinnern scheint, wenn man sie als junge Erwachsene diesbezüglich interviewt. Einige der Forschungsergebnisse von retrospektiven und prospektiven Studien sind im Folgenden kurz zusammengefasst:

- Herman und Schatzow (1987) fanden, dass 28 % ihrer weiblichen Patientinnen in einer Gruppentherapie für Inzest-Opfer von „ernsten Erinnerungsdefiziten" an ihren Missbrauch berichteten.
- Briere und Conte (1993) fanden, dass 59 % von 450 Frauen und Männer in Behandlung für sexuell Missbrauchte angaben, sie hätten den sexuellen Missbrauch, unter dem sie während ihrer Kindheit zu leiden hatten, in einigen Zeitabschnitten vor ihrem 18. Lebensjahr vergessen.

- Loftus et al. (1994) gaben an, dass 31 % der bei ihnen in Behandlung befindlichen sexuell missbrauchten Frauen über zumindest partielle Gedächtnislücken und inkomplette Erinnerung an ihren Missbrauch berichteten. 19 % berichteten über frühere totale Erinnerungslücken an ihren Missbrauch.
- Elliot (1997) fand bei 505 landesweit randomisiert ausgewählten Frauen und Männern heraus, dass 20 % der 116 Personen, die sexuellen Missbrauch in ihrer Kindheit angaben, berichteten, dass es einen Zeitabschnitt gab, in dem sie keinerlei Erinnerung an den Missbrauch hatten. Vollständiges bis partielles Vergessen wurde nach jeder Art von traumatischer Erfahrung berichtet, besonders häufig bei sexuellem Kindesmissbrauch, Beobachtung des Mordes an einem Familienangehörigen und Kriegs- und Gewalthandlungen.
- Williams (1994) sowie Williams und Banyard (1997) machten eine Follow-up-Studie bei Frauen und Männern, die in den frühen 70er Jahren wegen sexuellem Kindesmissbrauch in der Notaufnahme eines Krankenhauses waren. Sie fanden heraus, dass zur Zeit ihrer Studie (17 Jahre später) 38 % der Frauen und 55 % der Männer sich nicht mehr an den dokumentierten Missbrauch erinnerten. Von den Frauen, die sich daran erinnerten, gaben 16 % an, dass es in der Vergangenheit eine Zeit gab, in der sie sich überhaupt nicht daran erinnerten, dass ihnen so etwas zugestoßen war.
- Widom und Morris (1997) fanden, dass 32 bis 60 % der Frauen und 58 bis 100 % der Männer, bei denen gerichtlich erwiesen war, dass sie als Kinder Opfer sexuellen Missbrauchs waren, mehr als 20 Jahre später bei einer Wiederbefragung nichts von solch einem Missbrauch berichteten.

Es wird darauf hingewiesen, dass die hier vorgestellten Ergebnisse in einer Reihe von Kritiken infrage gestellt wurden. Hierbei bezog man sich auf die methodische Vorgehensweise bei den retrospektiven Studien und bei der Williams-Studie (s. Pope u. Hudson 1995).

Quellen von Kapitel 16.2.1

Briere J, Conte J (1993). Self-reported amnesia for abuse in adults molested as children. J Trauma Stress; 6: 21 – 31.

Elliot DM (1997). Traumatic events: Prevalence and delayed recall in the general population. J Consult Clin Psychol; 65: 811 – 20.

Herman JL, Schatzow E (1987). Recovery and verification of memories of childhood sexual trauma. Psychoanal Psychol; 4: 1 – 14.

Loftus E, Polonsky S, Fullilove MT (1994). Memories of childhood sexual abuse: remembering and repressing. Psychol Women Q; 18: 67 – 84.

Widom CS, Morris S (1997). Accuracy of adult recollections of childhood victimization. Part 2: Childhood sexual abuse. Psychol Ass; 9: 34 – 6.

Williams LM (1994). Recall of childhood trauma: a prospective study of women's memories of child sexual abuse. J Consult Clin Psychol; 62: 1167 – 76.

Williams LM (1995). Recovered memories of abuse in women with documented child sexual victimization histories. J Trauma Stress; 8: 649 – 75.

Williams LM, Banyard VL (1997). Gender and recall of child sexual abuse: a prospective study. In: Read JD, Lindsay DS (eds). Recollections of Trauma: Scientific evidence and clinical practice. New York: Plenum Press; 371 – 7.

16.2.2 Beweislage für „delayed recall“: ein späteres Erinnern des Traumas nach einer Periode des Vergessens

Wenn wir akzeptieren, dass eine signifikante Minorität von Personen tatsächlich Kindheitstraumata – zumindest für eine gewisse Zeit – vergisst, dann ergeben sich daraus weitere interessante Fragen. Wenn Personen berichten, dass sie sich an Einzelheiten eines vorher vergessenen Kindheitstraumas wieder erinnern, dann ist es für Kliniker und Forscher von besonderer Bedeutung, welche Faktoren zu diesem „delayed recall“ geführt haben und wie präzise die „wiederentdeckten Erinnerungen“ (recovered memories) sind. Forschungsergebnisse lassen darauf schließen, dass das Alter zur Zeit des Kindheitstraumas in Zusammenhang mit dem Vergessen steht und dass diejenigen Personen, die sehr jung waren, als sie ein Trauma erlitten, auch diejenigen sind, die es eher vergessen und bei denen später wiederaufgetauchte Erinnerungen zu beobachten sind. Das Wiederkehren von Erinnerungen an Kindheitstraumata ist offenbar mit einer ganzen Reihe verschiedener Auslöser (Trigger) verbunden. Dazu zählen:

- das Sehen eines Fernsehprogramms
- das Lesen von Artikeln über Traumata
- das Wiederkehren einer ähnlichen Situation im späteren Leben
- Gespräche mit der Familie und Freunden

Es ist wahrscheinlich, dass Situationen, die Ähnlichkeiten mit dem ursprünglichen Schlüsselerlebnis aufweisen, auch mit den wiedergekehrten Erinnerungen in Zusammenhang stehen. Interessanterweise lässt sich feststellen, dass die Mehrzahl der wiederkehrenden Erinnerungen außerhalb einer Therapie auftaucht.

Betrachtet man die Genauigkeit der wiedergekehrten Erinnerungen, so lässt sich sagen, dass mehrere bestätigte und amtlich dokumentierte Fälle von späterer Erinnerung an Missbrauch in der Kindheit die Genauigkeit der Erinnerungen evident machen, wie auch erste Studien von wiedergekehrten Erinnerungen dokumentierter traumatischer Kindheitserlebnisse zeigen. Im bereits erwähnten Forschungsprojekt konnte Williams (1994) beispielsweise die aktuelle Beschreibung, die Frauen von ihrem Missbrauch gaben, mit den Details vergleichen, die in den 70er Jahren, als der Missbrauch stattfand, aufgezeichnet worden waren. Williams fand dabei heraus, dass die Beschreibungen der Frauen, die früher einmal über Zeitabschnitte des Vergessens berichtet und Erfahrung mit wiederaufgetauchten Erinnerungen gemacht hatten, und die Beschreibungen anderer Frauen, die sich stets an den Missbrauch erinnern konnten, beim Vergleich dieser Beschreibungen mit den 17 Jahre früher angefertigten Aufzeichnungen die gleiche Anzahl an Diskrepanzen aufwiesen. Hieraus wird evident, dass Erinnerungen an Kindheitstraumata nach einer Zeit des Vergessens wieder zugänglich gemacht werden können. Eine Zusammenfassung und Synthese von mehr als 25 Studien über traumabezogenes Vergessen ist bei Scheflin und Brown (1996) nachzulesen.

Es gibt keinen wissenschaftlichen Beweis dafür, dass Erwachsene bei der Untersuchung mit den gängigen Screening-Methoden oder wenn sie ihrer Familie, ihren Freunden oder auch Therapeuten von ihrem Missbrauch erzählen, absichtlich Behauptungen aufstellen über den Missbrauch in ihrer Kindheit. Allerdings muss kritisch hinterfragt werden, ob nicht ein bestimmter Teil der Darstellungen wiederentdeckter Erinnerungen an ein Kindheitstrauma zwar ernsthaft ehrlich gemeint, aber doch ungenau ist (z. B. das, was „false memories", Fehlerinnerungen, genannt worden ist).

16.2.3 Beweislage, dass Erinnerungen implantiert werden können

Eine Vielzahl von Laborversuchen zur Erinnerung und Suggestibilität bestätigt die Position, dass Erinnerung rekonstruktiv und unvollkommen ist, dass Erinnerung beeinflusst und verzerrt werden kann, dass Konfabulationen auftreten können, um Erinnerungslücken zu füllen, und dass Personen derart manipuliert werden können, dass sie glauben, Ereignisse gehört, gesehen oder erlebt zu haben, obwohl sie das nie taten. Es ist erwiesen, dass an unzutreffende Erinnerungen fest geglaubt und sie überzeugend beschrieben werden können. Viele der Laborversuche zur Suggestibilität der Erinnerung arbeiten mit dem Paradigma, dass Personen zunächst ein Ereignis betrachten, an dem sie nicht selbst beteiligt sind, zu dem sie im zweiten Schritt falsche Informationen bekommen und über das sie dann schließlich befragt werden. Die falsche Information wird in die spätere Beschreibung aus der Erinnerung erwartungsgemäß eingebaut. Das wird als „misinformation effect" (Fehlinformationseffekt) bezeichnet. Es wird argumentiert, dass dieser Effekt ebenfalls Auswirkungen auf die Erinnerungen an Kindheitstraumata oder sexuellen Missbrauch in der Kindheit hat. Es wird behauptet, dass ähnliche Prozesse zu der Fehlannahme eines Patienten führen könnten, er oder sie sei sexuell missbraucht oder anderweitig traumatisiert worden, wenn eine solche Vorgeschichte durch den Therapeuten unterstellt wird.

Die Kritik an der Übertragbarkeit dieser Laborergebnisse, bezogen auf die Frage der Erinnerung an Kindheitstraumata grundsätzlich und den sexuellen Missbrauch in der Kindheit im Besonderen, zielt auf die Validität der Studien (z. B. ihre Anwendbarkeit auf Erfahrungen in der realen Welt mit traumatischen Ereignissen in der Kindheit und Kindesmisshandlung und ihre Auswirkungen). Das bloße Ändern oder Hinzufügen eines Ereignisses, was in vielen der Laboruntersuchungen die gängige Praxis ist, ist nicht das Gleiche, wie jemanden zu dem Glauben zu bringen, dass ein völlig neues Geschehen stattgefunden hat. Kritiker haben argumentiert, dass das „Einpflanzen" von Erinnerungen an traumatische Ereignisse und generell an Ereignisse, bei denen die betreffende Person selbst beteiligt ist, eine ganz andere Sache sein kann. Natürlich schließt die Forschungsethik jegliche Experimente aus, die zum Gegenstand hätten, Erinnerungen an etwas so Ernstes wie sexuellen Missbrauch „einzupflanzen".

Kürzlich wurden einige Untersuchungen angestellt, um ganz konkret die „Einpflanzung" von Erinnerung an Ereignisse beurteilen zu können, die zum Zeitpunkt ihres Geschehens eher schwach traumatisierend gewesen wären, sofern sie stattgefunden hätten; so sollte herausgefunden werden, welche Art von Ereignissen sich besonders gut zur erfolgreichen „Einpflanzung" von Erinnerung eignet. Außerdem wollte man auch die Faktoren untersuchen, die bei der „Einpflanzung" von Erinnerungen an Ereignisse eine Rolle spielten, die nie stattgefunden haben. Bei diesen Studien wurden verschiedene Designs und Paradigmen angewendet, aber alle hatten gemeinsam, dass die Forscher den jüngeren Familienmitgliedern der mitwirkenden Testpersonen etwas „in Erinnerung riefen", was gar nicht geschehen war. In diesen Studien gelang es den Forschern (manchmal nach mehreren Versuchen), abhängig von der Stärke der experimentellen Manipulation 20 bis 40 % der Teilnehmer dazu zu bringen zu glauben, dass ihnen Ereignisse, die es in der Realität nie gegeben hatte, wirklich passiert sind. In einigen Literaturstellen wird angenommen, dass diejenigen, die sich an Ereignisse „erinnern", die nie geschehen sind, einen höheren Score an kreativer Imagination und Dissoziation aufweisen. Wenn die Personen dann gebeten wurden, ein mentales Bild eines Ereignisses zu entwerfen und es dem Interviewer zu beschreiben, haben sie interessanterweise nicht nur eher ein falsches Ereignis kreiert, sondern sich auch eher an vorher unverfügbare wahre Ereignisse erinnert. Obwohl sich alle diese Studien auf eher kleine untersuchte Gruppen stützen und obwohl die Mehrheit der Testteilnehmer in diesen Studien sich einer „Einpflanzung" von Erinnerung widersetzte, legen die Ergebnisse doch nahe, dass bestimmte situative und persönlichkeitsspezifische Charakteristika die Suggestibilität maximieren könnten, sodass einige Personen falsche oder ungenaue Erinnerungen an Kindheitstraumata berichten. Während noch Unklarheit über die Faktoren herrscht, die mit ungenauen Erinnerungen in Verbindung stehen, lassen die provozierenden Laborergebnisse über Suggestibilität und Erinnerung darauf schließen, dass ein solides Grundwissen über menschliche Erinnerungsprozesse für Trauma-Kliniker und -Forscher von großem Wert ist.

Weiterführende Literatur zu Kapitel 16.2

Hyman I, Husband TH, Billings FJ (1995). False memories of childhood experiences. Appl Cogn Psychol; 9: 181–97. (Diese Arbeit zeigt, dass Individuen dazu gebracht werden können, dass sie glauben, ungewöhnliche Erfahrung in der Kindheit gemacht zu haben, die tatsächlich überhaupt nicht passiert sind. Nach dem dritten suggestiven Interview behaupteten 25 % der Versuchspersonen, Ereignisse wieder erinnern zu können, die nicht geschehen waren.)

Hyman LE, Pentland J (1996). The role of mental imagery in the creation of false childhood memories. J Mem Lang; 35: 101 – 17. (Dieser Artikel beweist, dass Individuen, die aufgefordert wurden, ein mentales Bild eines Ereignisses zu entwerfen und zu beschreiben, eher dazu neigten, ein falsches, fiktives [false] Erlebnis zu erschaffen. Diese Personen entdeckten allerdings auch Erinnerungen an ein vorher nicht erinnerungsfähiges, wahres Ereignis leichter.)

Loftus EF, Pickrell JE (1995). The formation of false memories. Psychiatr Ann; 25(12): 720 – 5. (Die Arbeit befasst sich mit dem Paradigma „Im Kaufhaus verloren gegangen“, um zu zeigen, dass Erwachsene ein Kind glauben machen können, es habe sich in einem Kaufhaus verlaufen; vertreten wird, dass Erinnerungen an zumindest ein leicht traumatisches Ereignis implantiert werden können.)

Pope HG, Hudson JI (1995). Can memories of childhood sexual abuse be repressed? Psychol Med; 25; 121 – 6. (Der Artikel bietet eine durchdachte methodologische Analyse über die Begrenztheit von Studien über das Vergessen von sexuellem Missbrauch in der Kindheit und macht konstruktive Vorschläge zur Gestaltung künftiger Studien.)

Scheflin AW, Brown D (1996). Repressed memory of dissociative amnesia: What the science says. J Psychiatry Law; 24(2): 143 – 88. (Diese Arbeit präsentiert eine Zusammenfassung und Synthese von mehr als 25 Studien über traumabezogenes Vergessen.)

Schooler JW, Bendiksen M, Ambadar Z (1997). Taking the middle line: Can we accommodate both fabricated and recovered memories of sexual abuse? In: Conway M (ed). False and Recovered Memories. Oxford: Oxford University Press; 251 – 92. (Dieser Aufsatz beweist die Existenz von wiederentdeckten Erinnerungen, weist aber auch darauf hin, dass einige Personen ihr früheres Vergessen übertreiben könnten, indem sie vorgeben, sie hätten sich in bestimmten Zeitspannen nicht an den Missbrauch erinnern können, obwohl sie während dieser Zeitspannen nachweislich darüber gesprochen haben.)

Williams LM, Banyard VL (1997). Perspectives on adult memories of childhood sexual abuse: A research review. In: Spiegel D (ed). Section II American Psychiatric Review of Psychiatry; 16, Chapter 9: II-123–II-151. (Dieses Kapitel gibt einen Review über empirische Beweise, welche die Wahrscheinlichkeit unterstützen, dass sexueller Missbrauch in der Kindheit vergessen werden kann, dass Erinnerung an Missbrauch implantiert werden kann und dass Erinnerungen an einen bereits vergessenen Missbrauch wiederkehren können.)

16.3 Menschliche Erinnerungsprozesse, traumatische Erinnerung und verspätete Erinnerung traumatischer Ereignisse

- Erinnerung ist kein simpler ganzheitlicher Prozess.
- Erinnerungen werden nicht als komplette und separate „Informationspakete“ abgespeichert.
- Erinnerung ist keine perfekte Darstellung wie ein Foto.
- Es gibt zwei grundsätzliche Formen von Erinnerung: die explizite und die implizite Erinnerung.
- Traumatische Erinnerungen können sich von gewöhnlichen Erinnerungen unterscheiden.
- Es gibt eine Vielzahl bislang nicht bewiesener Mechanismen, die erklären könnten, wie traumatische Erinnerungen „vergessen“ werden.
- Es gibt derzeit keinen wissenschaftlichen Konsens darüber, wie eine „vergessene“ Erinnerung später wieder „entdeckt“ werden kann.

Bis vor kurzem dachte man gemeinhin, dass Erinnerungen an bestimmte Ereignisse als diskrete Informations-Bits im Gedächtnis abgespeichert würden. Der griechische Philosoph Plato verglich den Erinnerungsprozess mit einem Vogelhaus, in dem jeder Vogel eine andere Erinnerung darstellte. Das Erinnern war, nach Plato, der Prozess, bei dem das Gedächtnis versucht, den richtigen Vogel zu fangen, sodass die gesamte Erinnerung an ein bestimmtes Ereignis bewusst wahrgenommen werden kann. Dieses Konzept der Erinnerung galt mit einigen Variationen 2000 Jahre lang. Erinnerung war, aus dieser Perspektive gesehen, einfach das Identifizieren der kompletten Repräsentanz eines einzelnen Ereignisses aus der Vergangenheit aus der Sammlung von Erinnerungen des Gedächtnisses.

Basierend auf neuesten wissenschaftlichen Untersuchungen werden solche Modelle des Erinnerungsprozesses heute nicht mehr akzeptiert. In diesem Kapitel sollen einige der wichtigsten wissenschaftlichen Erkenntnisse kognitiver Psychologen und Neurobiologen zu den menschlichen Erinnerungsprozessen vorgestellt werden. Es muss allerdings von vornherein betont werden, dass die wissenschaftlichen Fragen auf diesem Gebiet kompliziert sind. Deshalb ist das Folgende nur eine vereinfachte Zusammenfassung unseres derzeitigen Wissensstandes.

16.3.1 Erinnerung ist kein simpler ganzheitlicher Prozess

Erinnerung beinhaltet drei komplizierte Prozesse, die von mehreren Gehirnregionen und -verbindungen abhängen:

- Enkodierung ist die Erschaffung der Erinnerung.
- Konsolidierung ist ein Zwischenschritt, durch den die Erinnerung so strukturiert wird, dass sie auf Zeit gespeichert werden kann.
- Retrieval ist der Prozess, durch den die Erinnerung wieder aus dem Speicher geholt wird und für das Bewusstsein verfügbar gemacht wird.

16.3.2 Erinnerungen werden nicht als komplette und separate „Informationspakete" abgespeichert

Neuere Untersuchungen auf dem Gebiet der kognitiven Psychologie zeigen, dass die Erinnerung an ein bestimmtes Ereignis nicht an einer einzigen bestimmten Stelle im Gehirn gespeichert wird, sondern dass sie stattdessen über ein Netzwerk aufgeteilt wird. Das bedeutet, dass verschiedene Dimensionen der Erinnerung wie visuelle Eigenschaften oder räumliche Lokalisationen in verschiedenen Bereichen des Gehirns gespeichert sind. Man geht davon aus, dass die Konsolidierung solcher Erinnerungen auch die Verbindung dieser unterschiedlichen Gehirnregionen beinhaltet, die zusammen das Gesamtereignis abspeichern. Um ein Ereignis zu erinnern, muss das Gehirn die eigentliche Erinnerung aus den Einzelelementen wohl irgendwie rekonstruieren.

In den letzten Jahren haben kognitive Psychologen Platos Vögel verworfen und favorisieren stattdessen ein Modell der Erinnerungsspeicherung, das eher wie ein Spinnennetz ist, in dem bestimmte Erinnerungen durch das Muster der Verbindungen innerhalb des gesamten Spinnennetzes repräsentiert werden. Erinnerung ist nicht ein Prozess des Lokalisierens von intakten Informations-Bits, sondern beinhaltet eher das teilweise Wiedererschaffen eines Musters von zusammengehörenden Informationsfäden über ein gesamtes Netzwerk. Versuche, sich an etwas Bestimmtes zu erinnern, könnten mit einem besonderen Vibrationsmuster im gesamten Netzwerk verbunden sein. Manchmal könnte der Retrieval-Prozess auch eine enge Annäherung an die ursprüngliche Erinnerung aktivieren, eine, die zwar ähnlich, aber eben nicht exakt die gleiche ist wie die Original-Erinnerung. Dieses **Verknüpfungsmodell der Erinnerung** (Connectionist Model of Memory) erklärt beispielsweise, wie Erinnerungen an ähnliche Ereignisse einander beeinflussen können und wie Menschen sich oftmals an einige, aber eben nicht alle Aspekte eines Ereignisses aus der Vergangenheit erinnern. Dieses Modell hilft uns, häufig auftretende Erinnerungsfehler zu verstehen.

16.3.3 Erinnerung ist keine perfekte Darstellung wie ein Foto

Die menschliche Fähigkeit, sich zu erinnern und sich Ereignisse aus der Vergangenheit wieder vor Augen zu führen, ist weitgehend akkurat, aber sie ist nicht perfekt. Erinnerung ist ein selektiver Prozess, der jenen Informationen Priorität gibt, die am wichtigsten zu sein scheinen, jedenfalls zu dem Zeitpunkt, an dem sie entstanden. Obwohl die meisten Fehler beim Abrufen einer Erinnerung recht klein sein werden, können sie manchmal auch ziemlich umfangreich sein. Einige der Fehler, die beim menschlichen Erinnern gewöhnlich auftreten, sind:

- Menschen sind manchmal unfähig, sich an sehr große Teile ihrer Erfahrungen in der Vergangenheit zu erinnern.
- Menschen können manchmal nicht genau bestimmen, woher ihre Erinnerungen stammen.
- Menschen können Erinnerungen vorgestellter Ereignisse für Erinnerungen realer Ereignisse halten.
- Menschen sind beeinflussbar; sozialer Einfluss kann grundsätzlich Auswirkungen auf den Erinnerungsprozess haben, und die Erinnerung an ein Ereignis kann durch Falschinformation beeinflusst werden.

16.3.4 Es gibt zwei grundsätzliche Formen von Erinnerung: die explizite und die implizite Erinnerung

Die **explizite Erinnerung**, auch **deklaratives Erinnerungssystem** genannt, zeichnet bewusst verfügbare Informationen über Erfahrungen aus der Vergangenheit auf. Die **implizite Erinnerung**, auch **nichtdeklaratives Erinnerungssystem** genannt, ist Information, die nicht bewusst verfügbar ist. Fertigkeiten („skills") oder Haltungen, die die „zweite Natur" eines Menschen sind und relativ automatisch ablaufen, sind Beispiele für implizite Erinnerungen. Implizite Erinnerungen können auch an stark emotionalen Erinnerungen beteiligt sein. Die gegenwärtig verfügbaren Informationen über diese beiden Grundformen der Erinnerung sind hilfreich beim Verstehen traumatischer Erinnerungen:

- Unterschiedliche Gehirnstrukturen dienen expliziter vs. impliziter Erinnerung.
- Implizite Erinnerungen können bei der Verarbeitung von Ereignissen eine Rolle spielen, die mit Furcht, Angst und anderen starken Emotionen zu tun haben. Diese Erinnerungen können auch an der Schaffung von Erinnerungen nichtemotionaler Informationen beteiligt sein, so wie Aneignung von Fertigkeiten und Priming.
- Verschiedene Medikamente können diese beiden Systeme unterschiedlich beeinflussen.
- Implizite Erinnerungsmechanismen scheinen eine Schlüsselrolle bei der Verarbeitung einiger traumatischer Erinnerungen zu spielen, obwohl explizite Erinnerungsmechanismen dabei auch wichtig sind.

16.3.5 Traumatische Erinnerungen können sich von gewöhnlichen Erinnerungen unterscheiden

Es gibt viele verschiedene Blickwinkel und Überzeugungen unter Forschern und Experten bezüglich der Erinnerung traumatischer vs. nichttraumatischer Ereignisse. Einige Forscher glauben, dass beim Vergessen von traumatischen und nichttraumatischen Erinnerungen der gleiche grundlegende Erinnerungsprozess eine Rolle spielt. Andere wiederum sind der Meinung, dass es, obwohl durchaus Übereinstimmungen zwischen traumatischen und nichttraumatischen Erinnerungen vorliegen, dennoch wichtige Unterschiede zwischen diesen beiden Erinnerungsarten in Bezug auf Enkodierung, Konsolidierung und Retrieval gibt. Einige Forscher vertreten, dass Erinnerungen an traumatische Ereignisse weniger verzerrt, länger haftend und weniger anfällig sind für ungenaue Erinnerung, Beeinflussung oder sozialen Einfluss. Das ergibt sich daraus, dass traumatischer Stress sowohl die explizite als auch die implizite Erinnerung in weitaus größerem Ausmaße aktiviert, als das bei nichttraumatischer Ereignissen der Fall ist. Emotionale, mit traumatischen Ereignissen verbundene Erregung („arousal") kann auch mit dem Anstieg von Stresshormonen und Neuromodulatoren einhergehen, welche die Erinnerungsbildung erleichtern. Der Grad der Erregung, der während eines traumatischen Erlebnisses auftritt, kann allerdings auch Einfluss auf die Qualität der Erinnerungsbildung haben. Einige Forscher argumentieren, dass moderate Erregungs-Level zu verlässlicheren Erinnerungen führen können, dass aber extreme Erregungs-Level die Aufmerksamkeit so stark beeinflussen können, dass nur Weniges von dem Ereignis in Erinnerung behalten wird. Andere Experten wiederum sind der Meinung, dass besonders starke traumatische Erinnerungen manchmal aktive Maßnahmen zum Vergessen einer Erinnerung mobilisieren können. Ein solcher theoretischer Mechanismus (unter anderen), der intensiv diskutiert wurde, ist die so genannte **Verdrängung** („repression"*)*, die das bewusste Erinnern an solche Ereignisse verhindert. Die Verdrängung, die ursprünglich in der psychoanalytischen Theorie postuliert wird, ist ein Konzept, das in Laboruntersuchungen empirisch nicht nachgewiesen wurde.

Diese unterschiedlichen Ansichten über die Erinnerung traumatischer vs. nichttraumatischer Ereignisse stimulieren nach wie vor eine umfangreiche, aufregende Forschungsarbeit. Trotz unserer noch immer vorhandenen Wissenslücken und unterschiedlichen Meinungen gilt als grundsätzlich akzeptiert, dass die Erinnerungen an traumatische Ereignisse in der Kindheit und im Erwachsenenalter nach deren Stattfinden manchmal unwiederbringlich „vergessen" sein können. Es gab ebenfalls ein großes Meinungsspektrum bezüglich der Mechanismen, die das Vergessen von Kindheitstraumata erklären könnten.

16.3.6 Es gibt eine Vielzahl bislang nicht bewiesener Mechanismen, die erklären könnten, wie traumatische Erinnerungen „vergessen" werden

Derzeit ist nicht bekannt, wie traumatische Erinnerungen vergessen werden. Unterschiedliche Mechanismen können unter verschiedenen Umständen arbeiten. Diese Fragen sind für die Forschung von großem Interesse, und wir können innerhalb der nächsten zehn Jahre auf diesem Gebiet ein rapides Wachstum an Information erwarten. Unter den Erklärungsmodellen, die für das „Vergessen" verantwortlich sein können, sind die folgenden:

- **Störungen beim Enkodieren:** Eine Störung beim Erstellen einer Erinnerung zum Zeitpunkt des Ereignisses.
- **Dissoziation:** Ein alterierter kognitiver Zustand, der manchmal während eines traumatischen Ereignisses auftritt und der die normalen Prozesse (Enkodieren, Konsolidieren, Retrieval) solcher Ereignisse stört.
- **einfaches Vergessen:** Das Verblassen der Erinnerung mit der Zeit (normales Phänomen bei nichttraumatischen Erinnerungen).
- **Verdrängung:** Ein theoretisch angenommener psychischer Prozess, bei dem das bewusste Erinnern aktiv verhindert wird.
- **konditionierte Extinktion:** Ein Laborphänomen, durch das unter bestimmten Bedingungen Hemmungen einer vorher erlernten Verhaltensweise aktiviert werden können

oder der Zugriff auf diese Verhaltensweise beeinträchtigt werden kann.

- **state dependent learning:** Ein Mechanismus, der erklären würde, warum traumatische Erinnerungen nur dann abgerufen werden können, wenn die betreffende Person im gleichen emotionalen, kontextuellen und neurobiologischen Zustand ist wie zu der Zeit, als das eigentliche traumatische Ereignis geschah.
- **langfristige Depression:** Ein Zellmechanismus, der den Datenaustausch bestimmter Nervenzellen untereinander unterdrückt. Das könnte theoretisch das Abrufen von vorher zugänglichen Informationen beeinträchtigen.

16.3.7 Es gibt derzeit keinen wissenschaftlichen Konsens darüber, wie eine „vergessene" Erinnerung später „wiederentdeckt" werden kann

Da es bereits bewiesen ist, dass „vergessene" Erinnerungen traumatischer Ereignisse manchmal „wiederentdeckt" werden, ist es nun notwendig zu verstehen, wie dies geschehen könnte. Der Schlüssel zur Beantwortung dieser Frage ist, zunächst zu verstehen, wie die ursprünglichen Erinnerungen unzugänglich wurden. Es ist zu erwarten, dass wir dann, wenn wir die Mechanismen des „Vergessens" besser verstehen, auch in der Lage sein werden, die Frage der „Entdeckung" von Erinnerung systematisch anzugehen. Es ist natürlich genauso wichtig zu verstehen, wie ungenaue Erinnerungen, die nur scheinbar „entdeckt" worden sind, so überzeugend sein können, dass sie von einigen als echtes Ereignis angesehen werden. Die Herausforderungen, die sich gerade durch die Diskussion über die „wiederentdeckten" Erinnerungen stellen, haben in letzter Zeit einen Forschungs-Boom stimuliert. Das wird zweifellos unser Verständnis der komplexen kognitiven Psychologie und Neurobiologie des menschlichen Erinnerungsprozesses verbessern.

Weiterführende Literatur zu Kapitel 16.3

Davis S (ed) (1992). Connectionism: Theory and practice. New York: Oxford University Press. (Dieses Buch beinhaltet mehrere sehr interessante Kapitel über das Verknüpfungsmodell der Erinnerung.)

Roediger HL (1980). Memory metaphors in cognitive psychology. Memory & Cognition; 8: 231–46. (Diese Arbeit gibt einen gründlichen Review über die Entwicklung der Modelle des Erinnerungsprozesses von der Antike bis zur Gegenwart.)

Schacter DL (1996). Searching for Memory: The brain, the mind and the past. New York: Basic Books. (Dies ist das Standardwerk über Gehirnmechanismen und Erinnerung.)

Shobe KK, Kihlstrom JF (1997). Is traumatic memory special? Curr Directions Psychol Sci; 6: 70–4. (Dieser Artikel beschäftigt sich kritisch mit der Behauptung, traumatische Erinnerung sei außergewöhnlich, und analysiert die Daten, auf deren Basis diese Behauptung aufgestellt wird.)

van der Kolk BA (1996). Trauma and memory. In: van der Kolk BA, McFarlane AC, Weisaeth L (eds). Traumatic Stress: The effects of overwhelming experience on mind, body and society. New York: Guilford (dt.: Paderborn: Junfermann Verlag 2000). (Dieses Kapitel gibt einen umfassenden Überblick über Daten, die zeigen, dass sich der Erinnerungsprozess bei traumatischen Erlebnissen von anderen Erinnerungsprozessen unterscheidet.)

Vier Kapitel aus: Yehuda R, McFarlane AC (eds) (1997). Psychobiology of Post Traumatic Stress Disorder. Annals of the New York Academy of Sciences, 821. New York: Academy of Sciences:

van der Kolk BA, Burbridge JA, Suzuki J. The psychobiology of traumatic memory: clinical implications of neuroimaging studies; 99–113.

Cahill L. The neurobiology of emotionally influenced memory: implications for understanding traumatic memory; 238–46.

Roozendaal B, Quirarte G, McGaugh JL. Stress-activated hormonal systems and the regulation of memory storage; 247–58.

Armony JL, LeDoux JE. How the brain processes emotional information; 259–70.

16.4 Anwendung des derzeitigen wissenschaftlichen Kenntnisstandes auf die klinische Praxis

Ein Trauma ist, wie andere negative Erfahrungen im Leben, verbunden mit einer Reihe negativer psychischer Konsequenzen. Die Betrachtung dieser Erfahrungen aus der Vergangenheit gilt als wichtige Komponente vieler Therapie-Ansätze. Schlüsselbereiche in solchen Therapien sind das Verstehen von Auswirkungen traumatischer Ereignisse auf die gegenwärtige Funktionsfähigkeit und das Angehen noch ungelöster Konsequenzen solcher Erfahrungen. Die Erinnerung an Traumata ist dann relevant, wenn Patienten wegen spezieller Probleme Behandlung suchen, die mit traumatischen Erfahrungen in Zusammenhang stehen könnten, oder wenn sich im Laufe einer Therapie eine Trauma-Vorgeschichte erschließt oder wenn Patienten sich in der Therapie an vorher vergessene Erfahrungen erinnern. Eine Therapie zentriert sich nicht immer und ausschließlich auf traumatische Erinnerungen, aber sie muss auf Traumata-Aspekte wie Emotionen und Kognitionen fokussieren, wenn diese Quelle von Disstress sind.

Viele posttraumatische Symptome sind mit traumatischen Erinnerungen verbunden, zum Beispiel:

- intrusive Gedanken
- Intensivierung von emotionalen und physischen Reaktionen während des Erinnerungsprozesses
- Flashbacks
- Albträume

Spezifische Erinnerungen an traumatische Ereignisse sind besonders störend und stehen deshalb auch im Fokus vieler traumaspezifischer Therapien. Neben diesen erinnerungsbezogenen Symptomen können natürlich auch Veränderungen in den Selbst-Annahmen auftauchen, die aus Handlungen erwachsen, die während und nach traumatischen Ereignissen getan wurden oder eben nicht getan wurden. Kognitives und emotionales Prozessieren sind effektive Behandlungsmethoden für Posttraumatische Belastungsstörungen (PTBS), was beinhaltet, dass ganz spezifisch und im Detail über die Erfahrung gesprochen wird. Pharmakologische Interventionen können aufregende und unangenehme Symptome reduzieren, die in Zusammenhang mit traumatischen Erinnerungen stehen, und so die Funktionsfähigkeiten von Patienten verbessern.

> Erinnerungen an Traumata sind, wie alle Erinnerungen, rekonstruktiv: Sie können vollständig wahr sein, wesentliche Ungenauigkeiten enthalten oder, in einigen Fällen, reine Illusionen sein. Kompetente Therapeuten erkennen an, dass Erinnerung fehlbar ist und dass bestimmte therapeutische Ansätze die Wahrscheinlichkeit einer Verzerrung oder Konfabulation erhöhen können.

Wenn Patienten in therapeutischen Situationen über traumatische Erfahrungen berichten, kann es sein, dass die Genauigkeit der Erinnerung weniger relevant ist als deren Wahrnehmung und Bedeutung. Auf der anderen Seite ist es schädlich für Patienten zu glauben, sie hatten traumatische Erfahrungen, obwohl sie die nicht hatten. Eine Therapie, die eine falsche Annahme an ein Trauma schafft oder verstärkt, kann negative Auswirkungen auf Klienten und deren Umfeld haben.

Die derzeitigen Kontroversen über wiederentdeckte Erinnerung haben Berufsorganisationen in Nordamerika, Europa, Australien und Neuseeland veranlasst, Positionspapiere zu diesem Thema zu veröffentlichen. Obwohl es zwischen ihnen bestimmte Differenzen in Inhalt und Gewichtung gibt, besteht in einigen Punkten Übereinstimmung:

- Traumatische Ereignisse werden gewöhnlich teilweise oder vollständig erinnert.
- Traumatische Erinnerungen können vergessen und dann, einige Zeit später, erinnert werden.
- Es können fiktive Erinnerungen auftreten.

Genereller Konsens ist, dass es derzeit ungelöste wissenschaftliche Fragen über den Mechanismus des Erinnerns und Vergessens gibt. Die Experten stimmen schließlich darin überein, dass es ohne Beweise oder Untermauerung keine Standardprozedur zur Verifizierung der Wahrhaftigkeit und Genauigkeit von Erinnerungen in Einzelfällen gibt; deshalb kann es durchaus zu unterschiedlichen Meinungen unter Therapeuten kommen, wenn es um die Evaluierung der Validität einzelner Darstellungen geht. Obwohl ein Therapeut in der klinischen Einzelsituation eine Hypothese über die Validität der Darstellung entwickeln kann, muss am Ende allein der Patient, nicht der Therapeut, zum Schluss kommen, was in der Vergangenheit tatsächlich passiert ist.

Kliniker sollten sich dieser Tatsachen bewusst sein und sich an anerkannte Therapie-Prinzipien halten. Einige spezielle Praktiken oder Vorgehensweisen liegen außerhalb des Behandlungsstandards oder sind potenziell riskant. Man sollte beispielsweise niemals annehmen, dass bestimmte Symptome oder Symptom-Cluster in und durch sich selbst schon auf ein Trauma hindeuten oder auf eine Missbrauch-Anamnese. Die Diagnosen „Posttraumatische Belastungsstörung" und „Akute Belastungsstörung" werden nur gestellt, wenn der Patient eine entsprechende Vergangenheit mit traumatischen Stressfaktoren und eine bestimmte Anzahl traumabezogener Symptome angibt. Alle anderen psychischen Symptome, sogar solche, die gewöhnlich bei Trauma-Opfern festgestellt werden, können eine ganze Reihe von Ätiologien haben. Klienten dahingehend zu beeinflussen, dass sie traumatische Erfahrungen gemacht haben müssen, oder sie dazu zu ermuntern sich vorzustellen, sie seien traumatisiert worden, ohne eine von diesen selbst berichtete Trauma-Anamnese, ist nicht nur kontraindiziert, sondern kann auch die Entwicklung fiktiver Erinnerungen fördern. Hypnosen und Behandlungen mit Amobarbital (o. Ä.), die angewendet werden, frühere Erfahrungen wiederzuentdecken, und die Suggestionen in Richtung mögliches Trauma enthalten, können ebenfalls falsche Erinnerungen produzieren. Daher sollte keine Behandlungsmethode bei der Anwendung Suggestionen enthalten, die Erinnerungen posthypnotisch oder postmedikamentös beeinflussen. Darüber hinaus sollten sich Kliniker bewusst sein, dass dann, wenn ein Patient hypnotisiert oder ihm Amobarbital (o. Ä.) gegeben wird, ihnen in einigen US-Staaten eine Zeugenaussage in jeder Art von zivilrechtlichen oder strafrechtlichen Vorgängen nicht erlaubt ist.

Einzelne Personen haben manchmal vage oder unvollständige Erinnerungen an Missbrauch in der Kindheit oder sie sind beunruhigt über einen möglichen Missbrauch in der Vergangenheit, basierend auf hierauf bezogene Kindheitserinnerungen oder durch Informationen anderer oder aktuelle Symptome. Verständlicherweise möchten sie in vielen Fällen Klarheit darüber, ob sie tatsächlich missbraucht worden sind, und wenn ja, die Art und das Ausmaß dieser Erfahrungen. Wenn Patienten diese Besorgnis in einer Psychotherapie äußern, sollte auf diesen Aspekt fokussiert werden. Therapeuten können den Patienten eine Möglichkeit geben, die Grundlage für ihre Verdächtigungen zu prüfen, alternative Erklärungen zu berücksichtigen, sie über die auf Missbrauch bezogenen und nicht auf Missbrauch bezogenen Entstehungsarten von psychischen Störungen aufzuklären und auf diesem Weg wichtige Informationen darüber zu erhalten, wie der Erinnerungsprozess abläuft, wie er verändert oder sogar verzerrt werden kann. Patienten, die etwas über ihre Vergangenheit erfahren möchten, können darüber auch mit Familienmitgliedern oder anderen sprechen und Unterlagen der Schule, Beratungsunterlagen oder Krankengeschichten hinzuziehen. Manche Patienten möchten auch ihre wesentlichen Gedanken oder Gefühle über diese Zeit aufzeichnen. Diese Information kann Teil des Therapie-Prozesses werden. Therapeuten sollten Kommentare unterlassen, die die Validität von Erinnerungen bestätigen oder verneinen. Stattdessen sollten sie Patienten unterstützen, selbst ihre Schlüsse zu ziehen.

Klienten erwägen manchmal während der Therapie wegen Missbrauchs in der Kindheit bestimmte Handlungen gegenüber beschuldigten Straftätern und/oder Familienmitgliedern. Zu diesen Handlungen können u. a. das Konfrontieren der Straftäter, das Informieren anderer über den Missbrauch, das Einschränken und in einigen Fällen Lösen der Familienbeziehungen oder das Einleiten rechtlicher Schritte gegen einen vermutlichen Täter zählen. Therapeuten sollten in diesem Fall versuchen, mit den Klienten gemeinsam herauszufinden, welche möglichen positiven und negativen Auswirkungen verschiedene Entscheidungen psychologisch und sozial haben könnten. Therapeuten sollten Klienten nicht instruieren oder Druck ausüben, eine bestimmte Maßnahme zu ergreifen.

Therapeuten, die Klienten behandeln, die unter einem Trauma gelitten haben oder eine Trauma-Anamnese berichten, sind verpflichtet, ein therapeutisches Umfeld zu schaffen, das einerseits unterstützend in Bezug auf das Trauma wirkt, das aber andererseits anerkennt, dass Erinnerung unvollständig ist. Patienten dürfen durch mögliches Unbehagen des Therapeuten wegen der traumatischen Erfahrungen oder durch unangemessene Skepsis aufgrund der Darstellungen des Patienten nicht entmutigt werden, ihre traumatischen Erfahrungen offenzulegen und darüber zu sprechen. Es kann jedoch ratsam sein, besonders bei einem „delayed recall" an Ereignisse, die weit in der Vergangenheit liegen, dass Therapeuten über die rekonstruktive Natur von Erinnerung aufklären.

Therapeuten und Patienten brauchen nicht vor der Exploration traumatischer Vorgeschichten zurückzuschrecken; Erinnern als Selbstzweck sollte aber nicht Ziel der Therapie sein.

> Effektive Trauma-Therapie hilft Patienten bei der Aufarbeitung traumaspezifischer Symptome, führt zu einer genauen und aussagekräftigen Interpretation des traumatischen Ereignisses und erlaubt es, der Erfahrung eine Perspektive zu geben.

Obwohl die Besprechung der traumatischen Erlebnisse der Vergangenheit oftmals eine wichtige Komponente einer Therapie der Wahl ist, wird dadurch ein entsprechender Behandlungsschwerpunkt zur Gegenwart hin nicht ausgeschlossen. Bei der Behandlung Erwachsener, die in ihrer Kindheit ein Trauma erlitten haben, besteht das eigentliche Ziel darin, die noch immer andauernden Auswirkungen dieses Kindheitstraumas so zu verarbeiten, dass Patienten ihr momentanes und künftiges Leben verbessern können. Ob dabei traumatisches Material diskutiert wird oder nicht ist: Das Hauptziel der Therapie ist die Verbesserung des gegenwärtigen Funktionsniveaus. Traumatische Kindheitserlebnisse bleiben wahrscheinlich für immer ein wichtiger Teil der persönlichen Identität eines Opfers von Missbrauch; nach einer erfolgreichen Behandlung ist die Wahrscheinlichkeit jedoch groß, dass die Überlebenden nach vorne in die Zukunft schauen, anstatt zurück in die Vergangenheit.

Weiterführende Literatur zu Kapitel 16.4

Berliner L, Briere J (in press). Trauma, memory, and clinical practice. In: Williams L (ed). Trauma and Memory. Thousand Oaks, CA: Sage. (Dieses Kapitel fasst die relevante Literatur über die Auswirkungen von Traumata auf die Erinnerung, die Fehlbarkeit von Erinnerung, Therapie-Praktiken in Bezug auf Erinnerung zusammen. Implikationen für die Praxis werden ebenfalls diskutiert.)

Briere J (1996). Therapy With Adults Molested as Children. New York: Springer. (Dies ist eine revidierte Ausgabe eines bahnbrechenden Buchs über die Behandlung von Erwachsenen, die schwer missbraucht wurden. Es enthält aktualisierte Kapitel über Behandlungsmethoden unter besonderer Berücksichtigung des Aspektes „Erinnerung".)

Courtois CA (1997a). Guidelines for the treatment of adults abused or possibly abused. Am J Psychother; 51: 497–510. (Eine Sammlung von Richtlinien für die Therapie-Praxis auf dem Gebiet der wiederentdeckten Erinnerung.)

Courtois CA (1997b). Informed clinical practice and the standard of care: Proposed guidelines for the treatment of adults who report delayed memories of childhood trauma. In: Read JD, Lindsay DS (eds). Recollections of Trauma: Scientific research and clinical practice. New York: Plenum; 337–61. (Dieses Kapitel nennt zentrale Aspekte in der Behandlung von erwachsenen Patienten, die über Kindesmissbrauch berichten oder sich während der

Therapie daran erinnern. Es gibt konkrete Richtlinien für die therapeutische Praxis.)

Dalenberg C, Carlson E (in press). Ethical issues in the treatment of the recovered memory trauma victims and patients with false memories of trauma. In: Buckey S (ed). The Comprehensive Textbook of Ethics and Law in the Practice of Psychology. New York: Plenum. (Dieses Kapitel beschreibt die verschiedenen klinischen Situationen, in denen Erinnerungen oder fehlende Erinnerungen an ein Trauma thematisiert werden. Es schildert die verschiedenen und komplexen Dilemmata, in denen Kliniker stecken, und schlägt therapeutische Lösungsansätze im Lichte dieser Dilemmata vor.)

Knapp S, VandeCreek L (1996). Risk management for psychologists: Treating patients who recover lost memories of childhood abuse. Professional Psychology: Research and Practice; 27: 452–9. (Diese Arbeit empfiehlt eine Reihe von basalen Vorsichtsmaßnahmen, die Praktiker ergreifen können, um gesetzliche Risiken mit Patienten zu reduzieren, inklusive Aufrechterhaltung von Grenzen, Einverständniserklärung, Aufsuchen von Konsultation und Supervision und Erstellung einer sorgfältigen Dokumentation.)

Knapp S, VandeCreek L (1997). Treating Patients with Memories of Abuse: Legal risk management. Washington, DC: American Psychological Association Press. (Ein Band, der sich mit Behandlungsaspekten befasst, die Therapeuten im Zusammenhang mit gesetzlichem Risikomanagement beachten sollten.)

Read JD, Lindsay DS (eds) (1997). Recollections of Trauma: Scientific evidence and clinical practice. New York: Plenum. (Herausgabe von Papers und Kommentaren von der NATO-Konferenz gleichen Titels 1996.)

16.5 Anwendung des derzeitigen wissenschaftlichen Kenntnisstandes auf die forensische Praxis[17]

Das Thema „Wiederentdeckte Erinnerungen an Missbrauch in der Kindheit" ist eines, das oft heftige Emotionen weckt. Auf der einen Seite fällt es schwer, die Tatsache zu akzeptieren, dass Erwachsene manchmal dabei versagen, Kinder zu schützen, oder ihnen sogar Leid zufügen, besonders wenn diese Erwachsenen Familienmitglieder sind. Das geht gegen unser moralisches Empfinden und gegen unser Bedürfnis nach Sicherheit und Geborgenheit in der sozialen Ordnung. Hinzu kommt, dass dieses ganze Thema „Kindesmissbrauch" sehr schwierig zu diskutieren ist. Bis vor kurzem gab es nicht einmal ein öffentliches Forum, wo dieses Thema volle Aufmerksamkeit erhalten und öffentlich diskutiert werde konnte.

Eine weitere Möglichkeit, die stark emotionale Antwort auf das Thema „Wiederentdeckte Erinnerungen an ein Trauma in der Kindheit" zu verstehen, besteht darin, sich vor Augen zu führen, dass aufgrund der starken rechtsstaatlichen Bindung unserer Gesellschaft auch eine starke Bindung an die juristisch einwandfreie Überführung eines Angeklagten im Falle des Kindesmissbrauchs besteht.

> Es ist wichtig sicherzustellen, dass unschuldige Personen nicht solch verwerflicher Verhaltensweisen angeklagt werden; es ist ebenso wichtig, dass die Opfer sehen, dass ihre Täter zur Rechenschaft gezogen werden.

Dieser Anspruch auf Gerechtigkeit wird durch Ambiguitäten noch verkompliziert, die Situationen inhärent sind, in denen die Glaubhaftigkeit der Erinnerung an einen Missbrauch infrage gestellt wird. Daher muss die emotionale Entrüstung über Kindesmissbrauch gedämpft werden, wenn der Verdacht besteht, dass die wiederentdeckte Erinnerung an ein Trauma in der Kindheit falsch sein und dazu führen könnte, dass jemand fälschlicherweise angeschuldigt würde. Die stark emotionale Wirkung des Themas „Wiederentdeckte Erinnerungen an einen Missbrauch in der Kindheit" tritt wohl nirgendwo so deutlich zu

17 Der folgende Text ist vorwiegend auf die USA bezogen (Anm. d. Herausgebers).

Tage wie in der juristischen Arena. In dem Bestreben unserer Rechts- und Justizsysteme, sowohl die Rechte der mutmaßlichen Opfer als auch die Rechte der mutmaßlichen Täter zu wahren, hat die momentane wissenschaftliche Kontroverse in Bezug auf wiedergekehrte Erinnerungen die besondere Aufmerksamkeit der Gerichte auf sich gezogen. Das hat zu Gesetzesinitiativen geführt, um sowohl den Schutz der mutmaßlichen Opfer, die sich an den früheren Missbrauch wieder erinnern, als auch den Schutz der mutmaßlichen Täter, die fälschlicherweise beschuldigt wurden, auszuweiten.

Die Gesetze gegen Kindesmissbrauch haben zum Ziel, rechtliche Mechanismen zur Verfügung zu stellen, durch die Kinder vor Schaden innerhalb ihrer Familien bewahrt werden, die Gesellschaft vor verurteilten Kriminellen geschützt wird, Vergeltung für Gesetzesverstöße festgelegt werden oder finanzielle Entschädigung für absichtliche oder fahrlässige Taten verfügbar wird. Unterschiedliche Länder haben unterschiedliche Arten von Rechtssystemen, basierend auf rechtlichen und juristischen Prinzipien, Regeln und Präzedenzfällen. In den Rechtssystemen in England, Schottland, Irland, Kanada, Australien oder den USA muss die Regierung oder die jeweilige Partei, die eine Klage einbringt, zunächst die Behauptungen beweisen, bevor Personen das Sorgerecht oder den Zutritt zu ihren Kindern, ihre Freiheit oder ihr Vermögen verlieren.

Mitarbeiter im Gesundheitswesen für psychische Erkrankungen können auf vielerlei Art und Weise an rechtlichen Maßnahmen oder Handlungen beteiligt werden. Ein Beispiel hierfür ist die Meldung eines vermuteten Kindesmissbrauchs an eine Regierungsbehörde. In den USA, Kanada und in einigen australischen Staaten sind Mitarbeiter im Gesundheitswesen gesetzlich dazu verpflichtet, einen vermuteten Kindesmissbrauch an die zuständigen Behörden des Jugendschutzes und der Strafjustiz zu melden. In vielen anderen Ländern mit Gewohnheitsrecht können Verdachtsfälle von Kindesmissbrauch an die zuständigen Regierungsbehörden gemeldet werden, die dazu ermächtigt sind, Nachforschungen anzustellen und gegebenenfalls einzugreifen. Andere Länder haben nichtstaatliche Stellen oder festgelegte Fachleute, die Meldungen entgegennehmen und intervenieren. In jenen Ländern mit formalen Kinderschutz-Gesetzen oder -Systemen wird Praktikern generell eine gewisse Immunität bei einer Meldung „im guten Glauben“ gewährt. Alle anderen auf diesem Feld Tätigen sollten mit ihren spezifischen Pflichten, Rechten und ihrer rechtlichen Absicherung gut vertraut sein. Obwohl gerichtlich bestellte Ärzte, wie zum Beispiel Psychiater oder Psychologen, juristische Immunität genießen, gab es in der letzten Zeit in den USA Fälle, in denen juristisch Beauftragte zivilrechtlich verfolgt oder von mutmaßlichen Tätern an Zulassungsbehörden gemeldet wurden.

Die meisten Rechtsprechungen, die die Meldung von Kindesmissbrauch fordern, verlangen eine solche Meldung nicht, wenn der Kindesmissbrauch erst von erwachsenen Patienten entdeckt wurde. Eine solche Meldung kann für einen praktisch Tätigen allerdings dann verpflichtend werden, wenn er Kenntnis davon hat, dass ein anderes Kind im Moment in Gefahr ist. In Ländern oder Rechtssystemen, in denen nichtstaatliche Stellen für diese Meldungen zuständig sind, können Praktiker beschließen, einen Fall zu melden, weil sie glauben, dass eine offizielle Untersuchung zum Schutz des Kindes notwendig ist. Genaue Kenntnis der relevanten Vorschriften und Folgen einer solchen Meldung gehört zu den Verantwortlichkeiten jeder Profession.

Praktisch Tätige können auch als Zeugen bei strafrechtlichen oder zivilen Rechtsstreitigkeiten herangezogen werden. Sie können Tatsachen bezeugen, da sie über relevante und zulässige Informationen verfügen. In solchen Fällen werden sie zur Aussage vor Gericht geladen und das Arzt/Therapeut-Patienten-Privileg, das dem Arztgeheimnis und der Schweigepflicht innewohnt, kann aufgehoben werden. Es kann auch vorkommen, dass praktisch Tätige als sachverständige Zeugen in den Prozess einbezogen werden. Experten der Anklage oder der Verteidigung können aufgefordert werden, über einen bestimmten Patienten auszusagen, da sie eine gerichtsmedizinische Bewertung vorgenommen oder Fallmaterial überprüft haben. Sie können auch aufgefordert werden, eine Einschätzung darüber abzugeben, ob das traumatische Ereignis tatsächlich stattgefunden hat und ob und inwieweit daraus psychischer Schaden entstanden ist. Ebenso können sie beurteilen und bezeugen, ob der betreffende Praktiker sich an die für ihn gültige Sorgfaltspflicht gehalten hat, wenn er eines Kunstfehlers bezichtigt wird oder einer Zulassungsbehörde oder einem Berufsverband gemeldet wird. Manchmal sagen Experten vor Gericht auch über relevante wissenschaftliche und klinische Erkenntnisse aus, ohne speziellen Bezug auf ein bestimmtes Individuum zu nehmen.

In den letzten Jahren sind mehrere neue Gesetzesfelder entstanden, die direkt mit Fragen der Erinnerung in Verbindung stehen und praktisch Tätige als Zeugen oder Sachverständige involvieren können. Viele Rechtssysteme haben beispielsweise durch ihre Gesetzgebung oder auf Präzedenzfälle bezogene Rechtsprechung die Verjährungsfristen (die Zeitspanne nach einer Tat, bis zu der rechtliche Schritte beginnen müssen) für Kindesmissbrauch, Strafverfolgungen oder Schadenersatzklagen heraufgesetzt. Dies geschah als Reaktion auf ein geschärftes Bewusstsein, dass einige Opfer sich erst sehr lange nach dem Ereignis an ihre Erfahrungen erinnern oder nur verspätet die Verbindung zwischen einer gegenwärtigen Dysfunktion und einer früheren Misshandlung erkennen. Verjährungsfristen gibt es angesichts der Tatsache, dass die Erinnerung mit der Zeit verblasst, Beweise verloren gehen können, Zeugen verschwinden oder sterben können und dadurch das Recht des Angeklagten auf eine angemessene Verteidigung und ein faires Gerichtsverfahren gefährdet sein kann. Diese Fristen zwischen dem Begehen einer schädigenden Handlung und der Einreichung einer Schadenersatzklage durch ein mutmaßliches Opfer einer solchen Handlung können durch Gesetzesinterpretation oder durch eine neue Gesetzgebung, basierend auf der „Verspätete-Aufdeckung-Regel" (delayed discovery rule), verlängert werden. Dieses Rechtsprinzip trägt der Tatsache Rechnung, dass es Umstände gibt, unter denen es für ein Opfer nicht möglich ist, von einem Verbrechen oder einer fahrlässigen Handlung und seinen schädigenden Auswirkungen zu wissen, bis die Verjährungsfrist abgelaufen ist. In diesen Fällen beginnt die Verjährungsfrist erst, wenn ein Opfer sich an das Ereignis erinnert oder den Schaden an sich bemerkt.

Eine weitere wichtige Entwicklung auf juristischem Gebiet in den USA waren die Klagen gegen Therapeuten wegen Kunstfehlern, eingereicht von Dritten, die nicht Klienten sind und auch sonst nicht in therapeutischer Beziehung zu den angeklagten Therapeuten stehen, die aber Klage erheben, durch das Handeln der Therapeuten Schaden erlitten zu haben. Unter dem üblichen Kunstfehler-Gesetz können Therapeuten ausschließlich von ihren Patienten auf fehlerhafte Behandlung verklagt werden. Einige Klagen wurden zum Beispiel von Patienten eingereicht, die behaupten, dass ihr Therapeut Druck auf sie ausgeübt habe, ein früheres Trauma zu erinnern, oder von Patienten, die anfangs ein Familienmitglied des Kindesmissbrauchs beschuldigten, die Beschuldigung später wieder zurückzogen und den Therapeuten nun dafür zur Verantwortung ziehen, die anfänglichen Beschuldigungen vorangetrieben zu haben. Kürzlich haben einige Gerichte auch Klagen zugelassen, in denen „von dritter Seite" – gewöhnlich von einem Familienmitglied des Patienten – behauptet wird, der Therapeut habe einen Kunstfehler begangen, indem er Praktiken angewendet habe, die Klienten dazu gebracht haben können, falsche Erinnerungen über diese „dritte Seite" zu schaffen. Diese Fälle wurden fortgesetzt, auch wenn der erwachsene Klient dies nicht wollte und wenn er keine rechtlichen Schritte gegen den mutmaßlichen Täter eingeleitet hatte. Über die Gerichtsverfahren hinaus haben sich Personen von dritter Seite erfolgreich bei Disziplinar-Ausschüssen beschwert, mit der Folge von Behandlungs-Einschränkungen oder Verlust der Lizenz, praktizieren zu dürfen. In vielen dieser Fälle haben die Patienten die Klagen nicht unterstützt und auch nicht geglaubt, dass sie durch die Therapie geschädigt wurden. Ein Ergebnis dieser Entwicklungen ist, dass einige Therapeuten zunehmend zögerlich geworden sind, auf die traumatischen Erinnerungen ihrer Patienten einzugehen, auch wenn therapeutische Aufmerksamkeit an diesem Punkt notwendig erschiene.

Praktiker, die forensische Gutachten anfertigen oder als sachverständige Zeugen aussagen, müssen sich an die festgelegten Praxisstandards in ihren jeweiligen Disziplinen halten. Forensische Praxis unterscheidet sich zum Beispiel von klinischer Praxis in Bezug auf die Rolle des praktisch Tätigen, den Zweck der beruflichen Aktivität und die generell akzeptierten Methoden und Ansätze. Forensische Gutachten dienen der juristischen Entscheidungsfindung, obgleich der Gutachter nicht immer vor Gericht aussagt. Solche Gutachten werden normalerweise von Anwälten oder vom Gericht angefordert. Die Patienten werden über die Art des Gutachtens informiert und stimmen einer Weitergabe der Informationen an designierte Parteien zu. Praktiker nehmen hierbei generell einen neutralen Standpunkt ein und verlassen sich darauf, dass es vor Gericht noch eine Vielzahl weiterer Informationsquellen zusätzlich zum Patientenbericht gibt. Experten müssen mit dem gegenwärtigen wissenschaftlichen und klinischen Kenntnisstand auf dem Gebiet „Trauma und Erinnerung" auf dem Laufenden sein.

Dieser Bereich expandiert rapide, und neue Forschungsergebnisse werden regelmäßig in Fachzeitschriften veröffentlicht und auf Fachtagungen vorgetragen. Obwohl es nicht erforderlich ist, dass Experten wissenschaftliche Forscher sind – eine Expertise kann auch Ergebnis jahrelanger Erfahrung sein –, sind klinische Experten gut beraten, sich generelle Prinzipien und Fakten vor Augen zu halten, die von der relevanten wissenschaftlichen Gemeinschaft akzeptiert werden.

Für Praktiker ist es wichtig zu verstehen, dass Gesetze und Gesetzgebung zu Verjährungsfristen, dem Einsatz von verspäteter Aufdeckung von Erinnerungen sowie die Klageeinreichungen von dritter Seite staaten- und landesspezifisch sind und sich häufig ändern. Es wird empfohlen, dass Praktiker sich in Bezug auf Sorgfaltspflicht und Kunstfehler in ihrem Beruf an die in ihrem Land zuständige Stelle bezüglich der geltenden Rechtslage wenden.

Weiterführende Literatur zu Kapitel 16.5

Bowman CG, Mertz (1996). A dangerous direction: Legal intervention in sexual abuse survivor therapy. Harv Law Rev; 109: 551 – 63. (Dies ist eine Zusammenfassung rechtlicher Aspekte auf dem Gebiet der Erinnerungswiedergewinnung und der Therapie.)

Brown D, Scheflin AW, Hammond DC (1998). Memory, Trauma Treatment, and the Law. New York: W.W. Norton. (Dieses Buch wurde für Ärzte, Forscher, Rechtsanwälte und Richter geschrieben, um eine kritische Auseinandersetzung mit der Erinnerungsforschung, der Trauma-Behandlung und relevanten Gerichtsfällen verfügbar zu machen.)

Knapp S, VandeCreek L (1996). Risk management for psychologists: Treating patients who recover lost memories of childhood abuse. Professional Psychology: Research and Practice; 27: 452 – 9. (Diese Arbeit gibt eine Reihe von Ratschlägen zu basalen Vorsichtsmaßnahmen für Praktiker zur Reduzierung gesetzlicher Risiken bei Klienten, inklusive das Aufrechterhalten von Grenzen, die Einverständniserklärung, Suche nach Konsultation und Supervision und Erstellung einer sorgfältigen Dokumentation.)

Pope KS, Brown LS (1996). Recovered Memories of Abuse: Assessment, therapy, forensics. Washington, DC: American Psychological Association. (Dieses Buch wurde für Kliniker und Experten geschrieben, die mit Patienten arbeiten, die über wiederentdeckte Erinnerungen an Missbrauch in der Kindheit berichten. Forensische Aspekte für Therapeuten, die Behandlung anbieten, und Sachverständige als Zeugen sind aufgeführt.)

Tracy CE, Morrison JC, McLaughlin MA, Bratspies RM, Ford DW (1996). Brief of the International Society for Traumatic Stress Studies and the Family Violence & Sexual Assault Institute as Amici Curiae in support of the state. No. 95-429; State of New Hampshire v. Joel Hungerford; State of New Hampshire v. John Morahan; Appeal of an Order of the Hillsborough County Superior Court, Northern District, Pursuant to RSA 606:10; In the State of New Hampshire Supreme Court, 1996 term, July session. (Dieses juristische Amici-Curiae-Dokument beschäftigt sich mit der Zulässigkeit von Aussagen bezüglich wiederentdeckter Erinnerungen an sexuellen Missbrauch in der Kindheit und im Besonderen mit der gerichtlichen Anerkennung von traumabedingter Amnesie als gut dokumentiertes Symptom, das aus einem schweren Trauma resultieren kann.)

16.6 Zusammenfassung und Schlussfolgerungen

Kindheitstraumata, die mit zwischenmenschlicher Gewalt einhergehen, treten häufig auf und spielen eine wichtige Rolle bei späteren maladaptiven Funktionsstörungen von Erwachsenen. Korrespondierend mit einer generellen Weiterentwicklung der traumabezogenen Wissenschaftlichkeit hat es eine Zunahme der Kenntnis über verspätete Erinnerung traumatischer Ereignisse und über Erinnerungsprozesse gegeben, die für das Verstehen traumatischer Erinnerungen relevant sind. Wir wissen, dass Menschen Kindheitstraumata vergessen und dass dies nicht auf Menschen in Behandlung oder auf Menschen, deren Trauma in Folge eines sexuellen Missbrauchs entstand, beschränkt ist. Wir wissen auch, dass Menschen sich genau an bereits dokumentierte Kindheitstraumata erinnern können, die sie nach eigener Aussage zuvor vergessen hatten, und dass eine Vielzahl an Auslösern mit diesen Erinnerungen verbunden ist. Die meiste Erinnerungs-Entdeckung scheint in Situationen aufzutreten, die Schlüsselreize enthalten, die ihrerseits der ursprünglichen traumatischen Situation ähnlich sind, und scheint nicht als direktes Resultat von Psychotherapie aufzutauchen. Es ist allerdings möglich – und viele würden so argumentieren –, dass Therapeuten, die sich nicht an akzeptierte Praxisstandards halten, eine „wiederentdeckte Erinnerung" eines Ereignisses begünstigen, das niemals stattgefunden hat.

Es gibt einerseits Beweise, dass wiederentdeckte Erinnerungen an Missbrauch in der Kindheit so genau sein können wie niemals vergessene Erinnerungen an Missbrauch in der Kindheit; es gibt andererseits ebenfalls Beweise, dass Erinnerung rekonstruktiv und unvollkommen ist, dass Menschen sehr grobe Fehler machen können beim Erinnern, dass Menschen unter bestimmten Umständen durch sozialen Einfluss oder durch Überredung beeinflussbar, suggestibel sind, wenn sie Erinnerungen an vergangene Ereignisse erzählen, und dass, zumindest unter bestimmten Umständen, ungenaue Erinnerungen heftig geglaubt und überzeugend beschrieben werden können. Darüber, dass traumatische Erinnerungen von normalen Erinnerungen verschieden sein können, haben wir derzeit keinen endgültigen wissenschaftlichen Konsens. Es ist ebenfalls noch nicht bekannt, wie traumatische Erinnerungen vergessen und später wiederentdeckt werden. Dies sind alles fundamentale Fragen, die eine Flut wichtiger Forschung über den Erinnerungsprozess im Allgemeinen und traumatische Erinnerungen im Besonderen ausgelöst haben.

Die Fragen nach der Bewertung und Behandlung von Traumata haben auch eine differenzierte Betrachtungsweise des Ziels, des Prozesses und der Standards von Therapie vorangetrieben. Während kompetente Therapeuten ein Therapie-Umfeld schaffen müssen, in dem auf wiederentdeckte Erinnerungen an ein Trauma in der Kindheit eingegangen werden kann, müssen sie gleichzeitig anerkennen, dass Erinnerung fehlbar ist und dass bestimmte therapeutische Ansätze die Wahrscheinlichkeit von Verzerrung und Konfabulation vergrößern können. Fachleute stimmen darin überein, dass es keine standardisierte Vorgehensweise für die Herstellung von Genauigkeit bei wiederentdeckten Erinnerungen gibt und dass es in der klinischen Praxis die Sache der Patienten ist, Schlüsse zu ziehen, ob er oder sie in der Vergangenheit traumatisiert wurde oder nicht, und auch zu den genauen Details solcher Ereignisse. Professionelle stimmen auch darin überein, dass es nicht Aufgabe der Therapeuten ist, Patienten zu instruieren oder unter Druck zu setzen, eine bestimmte Richtung dahingehend einzuschlagen, Täter und/oder Familienmitglieder während einer Therapie für Kindesmissbrauch zu verklagen.

Es gibt in der gegenwärtigen Gesellschaft eine starke Übereinstimmung, Kinderschänder aufzuspüren. Hierbei ist es genauso wichtig, dass unschuldige Menschen nicht eines solchen Verbrechens bezichtigt werden, wie es wichtig ist, dass die Opfer sehen, dass ihre Täter zur Rechenschaft gezogen werden. Durch das Bestreben unserer juristischen Systeme, Rechte und Schutz von mutmaßlichen Opfern und Tätern auszubalancieren, wird der derzeitigen wissenschaftlichen Kontroverse bezüglich der wiederentdeckten Erinnerung erhebliche forensische Aufmerksamkeit geschenkt, und es hat bereits zu einigen Gesetzesinitiativen geführt. Sowohl die mutmaßlichen Täter als auch diejenigen, die wegen mutmaßlich falscher Beschuldigungen zur Rechenschaft gezogen werden (Therapeuten eingeschlossen), befinden sich im Fadenkreuz der Justiz. Momentan gibt es keine festgelegte Standard-Vorgehensweise, um die Validität einzelner Berichte über wiederentdeckte Erinnerungen an ein Trauma in der Kindheit zu bestimmen; unser derzeitiger wissenschaftlicher Kenntnisstand bietet allerdings übereinstimmend akzeptierte und ausgewogene Information, die für die forensische Praxis von großer Bedeutung sein kann.

Diese Arbeit wurde von der International Society for Traumatic Stress Studies erstellt, um die Öffentlichkeit über die komplexen und wichtigen Faktoren zu informieren, die in der momentanen Kontroverse über Erinnerungen an sexuellen Missbrauch in der Kindheit eine Rolle spielen. Wir behandeln die Fragen zu Kindheitstrauma, traumatischer Erinnerung, Erinnerungsprozess, klinischen Faktoren und forensischen Implikationen im Hinblick auf diese Kontroverse. Wir haben versucht, eine ausgewogene Übersicht dieser Fragen zu präsentieren. Als eine internationale Organisation, die sich der Aufgabe verschrieben hat, die beste Forschung und Ausbildung auf diesem Gebiet voranzutreiben, glauben wir, dass es essenziell wichtig ist, dass Menschen, die sich mit diesem kontroversen Thema auseinandersetzen, mit der genauesten und umfassendsten Information ausgestattet sind, die möglich ist. Wir hoffen, dass diese Arbeit diesen Zweck erfüllt hat.

Weiterführende Literatur ab 1998

Dieser Report wurde im Juni 1997 von der ISTSS publiziert. Seitdem gibt es weitere Veröffentlichungen in englischer Sprache zur Gedächtnisbildung und Erinnerung, die für die Leser von Interesse sein könnten:

Brewin CR, Andrews B (1998). Recovered memories of trauma: Phenomenology and cognitive mechanisms. Clin Psychol Rev; 4: 949 – 70.

Courtois CA (1999). Recollections of Sexual Abuse: Treatment principles and guidelines. New York: Norton.

Foa EB, Keane TM, Friedman MJ (2000) (eds). Effective Treatment for PTSD. Practice Guidelines from the International Society for Traumatic Stress Studies. New York: Guilford.

Freyd JJ, DePrince AP (2001). Trauma and Cognitive Science. Binghamton, NY: Haworth Press.

Williams LM, Banyard VL (eds) (1999). Trauma & Memory. Thousand Oaks, CA: Sage.

Deutschsprachige Artikel und Bücher zum Thema

Ernst C (1999). Missbrauch vergisst man nicht. Psycho; 25: 613 – 7.

Flatten G, Hofmann A, Liebermann P, Wöller W, Siol T, Petzold E (2001). Posttraumatische Belastungsstörung. Leitlinie und Quellentext. Stuttgart, New York: Schattauer.

Gunkel S (1999). Die Häufigkeit posttraumatischer Belastungsstörungen: Epidemiologische Befunde. In: Kruse G, Gunkel S (Hrsg). Trauma und Konflikt. Hannover: Hannoversche Ärzte-Verlags-Union; 48–83.

Kirsch A (2001). Trauma und Wirklichkeit. Wiederauftauchende Erinnerungen aus psychotherapeutischer Sicht. Stuttgart: Kohlhammer.

Loftus E, Ketcham K (1995). Die therapierte Erinnerung. Vom Mythos der Verdrängung bei Anklagen wegen sexuellen Mißbrauchs. Hamburg: Ingrid Klein Verlag.

Markowitsch HJ (2001). Streßbezogene Gedächtnisstörungen und ihre möglichen Hirnkorrelate. In: Streeck-Fischer A, Sachsse U, Özkan I (Hrsg). Körper, Seele, Trauma: Biologie, Klinik und Praxis. Göttingen: Vandenhoeck & Ruprecht; 72 – 93.

Sachsse U, Eßlinger K, Schilling L (1997). Vom Kindheitstrauma zur schweren Persönlichkeitsstörung. Fundamenta Psychiatrica; 11: 12 – 20.

Simmich T (1999) Diagnostische, forensische und behandlungsethische Aspekte zur Problematik psychotherapie-induzierter sexueller Missbrauchserlebnisse. Nervenarzt; 70(11): 1009 – 13.

Stevens A, Foerster K (2002). Psychiatrische Begutachtung der Folgen kindlichen Missbrauchs nach dem Opferentschädigungsgesetz. MED SACH; 98(5): 172–7.

Wetzels P (1997). Zur Epidemiologie physischer und sexueller Gewalterfahrungen in der Kindheit. Ergebnisse einer repräsentativen retrospektiven Prävalenzstudie für die BRD. Forschungsbericht Nr. 59. Hannover: Kriminologisches Forschungsinstitut Niedersachsen.

VI Nachwort

Selbstfürsorge eines Therapeuten

Ulrich Sachsse

Die Warner

Wenn Leute dir sagen:
„Kümmere dich nicht
soviel
um dich selbst“
dann sieh dir
die Leute an
die dir das sagen:
An ihnen kannst du erkennen
Wie das ist
Wenn einer
Sich nicht genug
Um sich selbst
Gekümmert hat

Erich Fried

Gerade auf dem Feld der traumazentrierten Psychotherapie haben sich viele Therapeutinnen und Therapeuten Gedanken darüber gemacht, wie sie besonders gut für sich selbst sorgen können. Dies ist nicht erstaunlich, da Stabilisierung, Selbstmanagement und Selbstfürsorge zentrale Bestandteile der traumazentrierten Psychotherapie sind. Dies legt nahe, darüber dann auch bei sich selbst nachzudenken. Tatsächlich hat die Arbeit mit der Behandlungsstrategie der traumazentrierten Psychotherapie meine Selbstfürsorge erheblich verändert, glücklicherweise erheblich verbessert.

Selbstfürsorge bezieht sich sowohl auf die Zeiten, in denen ich behandle, als auch auf die Freizeit. Besonders wichtig ist es, während Trauma-Expositionen einen Umgang mit sich selbst zu finden, der diese Art der Therapie überhaupt erträglich macht. Während einer Trauma-Exposition hören Sie Dinge, erleben Sie diese partiell in einer Form mit, die oft schwer erträglich ist. Bei den ersten Trauma-Expositions-Sitzungen ist es unvermeidlich, dass Sie darunter leiden werden, dass Ihnen das nahe geht, anschließend noch in den Knochen steckt. Dieser Ausdruck ist eine Metapher dafür, dass etwas die Selbst-Grenzen überschritten und sich im Körper quasi niedergeschlagen hat.

Ich versuche, **während einer Trauma-Exposition** im Hier-und-Jetzt so präsent und mitfühlend – nicht: mit leidend – wie möglich zu sein. Ich habe noch von keiner Patientin gehört, ich sei so entfernt gewesen, so unempathisch, so kalt, so distanziert, so verschlossen, so abwesend. Das ist auch mein Ziel: Ich vermittle, dass ich da bin, sie verstehe, und dass mir nahe geht, was ich mitbekomme. Aber: **Ich möchte nichts, aber auch gar nichts davon behalten.** Es ist mir ein Anliegen, während einer Trauma-Exposition in mancher Hinsicht eine meditative Haltung einzunehmen. Ich bin ganz da im Hier-und-Jetzt, aber ich stelle nur fest: So war es, jetzt ist es vorbei, es ist nicht mein Schicksal. Und auch für die Patientin ist es Vergangenheit, ist nicht gegenwärtiges Schicksal, ist vorbei. Sie kämpft mit Phantom-Gefühlen, Hirn-Gespinsten, mit Gespenstern. Diese Haltung, bei der ich alles durch mich hindurchziehen lasse, nichts festhalte, widerspricht der Haltung des psychoanalytischen Containments. Eine Kollegin meinte einmal, diese Präsenz sei durchaus auch Containment, eine Art Sekunden-Containment. Damit kann ich mich einverstanden erklären. Wichtig ist mir, dass ich möglichst nichts aus der Sitzung mitnehmen möchte, nichts behalten möchte, schon gar nichts nach Hause tragen möchte. Das ist in dieser Radikalität nicht immer möglich, und die Inhalte einiger Trauma-Sitzungen wirken dann doch abends oder in der Nacht bei mir fort. Das wird aber immer weniger.

Diese meine Haltung erläutere ich meinen Patientinnen übrigens. Fast alle erleichtert das eher. Manche sagen offen: „Eigentlich finde ich das schlimm, dass Sie diese Sachen, die für mich so entsetzlich waren, nicht behalten wollen. Ich teile sie ja auch Ihnen mit. Andererseits erleichtert es mich. Denn ich habe mich schon gefragt: Wie halten Sie das eigentlich alles aus? Jetzt weiß ich, dass ich mir um Sie keine Sorgen machen muss, dass ich auf Sie keine Rücksicht nehmen muss. Ich kann alles in die Trauma-Sitzungen einbringen, ohne Angst haben zu müssen, dass Sie so darunter zusammenbrechen, wie es mich in der Vergangenheit überfordert hat." Das bestätige ich. Und es ist durchaus so, dass ich manchmal in einer der Nachbesprechungs-Sitzungen erfrage: „Können Sie mir noch einmal diese Sequenz der letzten Trauma-Sitzung in Erinnerung rufen? Ich habe sie wieder vergessen, wollte sie offenkundig auch gar nicht behalten."

Während der Arbeit mache ich besonders gerne Dinge mit den Patientinnen, die ich selbst auch gerne mache. Wenn es sich zeitlich einrichten lässt, nehme ich am morgendlichen **Qi Gong** teil. Einmal pro Woche mache ich auf der Station **Callanetics©**, eine Wirbelsäulengymnastik, bei der man sehr schön Stress abbauen kann. Ich erkläre die Übungen, mache sie auch vor, schließe aber bei den Übungen die Augen, damit die Patientinnen sich nicht beobachtet fühlen. Außerdem bin ich dann achtsamer in meinem Körper. – Wenn ich Imaginationsübungen anleite, komme ich auch selbst in diesen Zustand leichter Versenkung hinein, der mit den Imaginations-Übungen verbunden ist.

Die Auseinandersetzung mit Selbstfürsorge, Ressourcen, Stabilisierung und Selbstmanagement hat auch meine **Freizeit** verändert. Eines vorweg: Einer der wichtigsten Bereiche der Selbstfürsorge geht Sie nichts an. Der ist Privatsache. Ich bemühe mich, alle wesentlichen Aspekte meines Körpers und meiner Seele während einer Woche zu ihrem Recht kommen zu lassen. Ich spüre in mich hinein, welche Seite beginnt, Mangel zu leiden, und bemühe mich darum, diese Seite in meiner Freizeit zu berücksichtigen.

Ich bade gern. Wie ein fröhlicher Säugling genieße ich es, in einer Badewanne mit Körpertemperatur zu liegen, Badeöle und Meersalz aus dem Toten Meer hinzuzufügen und mich vom Badewasser tragen zu lassen. Ein aktiver Schwimmer bin ich weniger. Es liegt sicher mit daran, dass in den Badeanstalten und Hallenbädern immer etwas Chlor im Wasser ist, und das schätze ich nicht. Dafür bin ich gerne in der Sauna, im Whirl-Pool und im Sole-Wasser.

Seit längerem profitiere ich von den Erkenntnissen von Moshe Feldenkrais. **Feldenkrais** bekommt mir ausgezeichnet, ich bekomme ein besseres Gespür für meine Statik, meinen Körper im Raum und meine Bewegungen. Gleichzeitig ist es ein interessanter Ausflug in die Prägungen der präverbalen Zeit.

Ich jogge gern. **Joggen** ist für mich eine Art EMDR. Rechts – links – rechts – links – rechts – links. Dabei kommen die Gedanken in Fluss, Bilder laufen ab, manchmal bewege ich die Augen sogar an der Horizontlinie hin und her, wenn ich sicher bin, die nächsten 100 Meter nicht über irgendetwas stolpern zu können. Dabei wird mein Kopf frei, ich baue Spannungen und Stress ab, und mein Körper freut sich an der Bewegung.

Ich höre gerne **Musik**. Die Instrumentalmusik von Bach, das Spätwerk von Beethoven, Kammermusik von Mozart und einige seiner Konzerte. Musik begleitet mich durchs Leben, und ich kann ziemlich genau sagen, welches Stück in welcher Interpretation genau das Richtige für diese meine Stimmung jetzt ist. – Das gilt auch für Popmusik. Popmusik ist auch immer Arbeit für den Inneren Jugendlichen. So habe ich seit 1990 bei jeder Tournee der „Rolling Stones" wenigstens ein Konzert besucht. Da fühlt man sich doch gleich wieder richtig jung, wenn diese Rentner-Band aufspielt. Für manche Stimmung ist auch die Musik von „Rammstein" genau das Richtige.

Ich gehe gerne ins **Kino**. Früher habe ich Filme von Ingmar Bergman gesehen, heute befasse ich mich mit Problemen fremder Menschen fast nur noch, wenn ich dafür bezahlt werde. Dafür gehe ich gerne in Männer-Märchen mit Helden wie James Bond, Arnold Schwarzenegger, Tom Cruise, Bruce Willis, aber auch Heldinnen wie Lara Croft oder Sigourney Weaver und wie sie alle heißen. Das ist zwar auch Fortbildung in Stress und Trauma, aber da lernt man doch immer wieder gerne.

Ich **lese** gern. Besonders kurz vor dem Einschlafen führe ich meinem Gehirn Worte und Gedanken zu, von denen ich möchte, dass sie mich in meine Träume begleiten. Das können Bücher erbaulichen, philosophischen, spirituellen oder religiösen Inhaltes sein. Kurz vor dem Einschlafen lese ich eigentlich selten Problem-Romane oder Krimis oder spannende Lektüre. An dieser Stelle ist das nicht für mich das Richtige. – Sonst übrigens auch nicht. Besonders Problem-Romane mit schweren Lebensschicksalen hab ich genug bei der Arbeit.

Ich **reise** gern. Und dabei **wandere** ich besonders gerne. Städte, Landschaften und Regionen erfahre ich am besten dadurch, dass ich sie mir erwandere. Einmal im Jahr brauche ich körperlich die Erfahrung, auf dem Weg zu sein. Ich erlebe mein Leben sehr als ein Auf-dem-Weg-Sein, und es bekommt mir gut, wenn ich diese Erfahrung – wenigstens in größeren Abständen – körperlich spüre. Dann ist mein seelisches Erleben und meine körperliche Erfahrung wieder kongruent.

Ich **esse** gern. Das ist in der heutigen Zeit dann ein Problem, wenn man sowohl die Tugend der Völlerei als auch die Tugend der Eitelkeit sein Eigen nennt. In der Barock-Zeit gab es da keine Ziel-Konflikte. Heute bedarf es da einer überlegten Balance: Auf Phasen der Völlerei müssen gelegentlich Tage und Wochen der Askese folgen. Wenn man das erst einmal raus hat, lässt sich auch die Askese genussvoll gestalten.

Ich versuche das mir Mögliche, meine **Arbeit zeitlich zu strukturieren**. Unter Medizinern ist das ja geradezu verpönt, mit seiner Arbeitszeit halbwegs über die Runden zu kommen. Aber ich will nicht immer nur hetzen, schuften, unter Zeitnot leben. Das geht auch schon viel besser als vor acht oder neun Jahren. Sehr profitiert habe ich von den Zeit-Management-Büchern von Seiwert (z. B. Seiwert 1998). Dessen Denken kommt mir sehr entgegen: „Zeit ist Geld! – Falsch! – Zeit ist viel wertvoller als Geld.“ Recht hat er.

Meinen Patientinnen erzähle ich gerne eine Erfahrung, die ich bei einem Seminar in Bioenergetik in Österreich einmal gemacht habe. Am dritten Vormittag meinte der sportliche Gruppenleiter: „Heute wollen wir mal die Erfahrung machen, wie viel wir eigentlich aushalten. Sie werden merken, dass Sie viel mehr aushalten und durchhalten können, als Sie sich zugetraut haben.“ Dann forderte er uns auf, eine Ski-Gymnastik-Übung zu machen: Wir mussten uns mit dem Rücken an die Wand lehnen und nicht ganz in die Hocke gehen, sodass der Oberschenkel waagerecht blieb. Das sieht so aus, als säße man aufrecht auf einem Stuhl, nur dass man keinen Stuhl unter dem Hintern hat. Diese Übung machen diese Alpen-Menschen häufiger, weil man damit besser Abfahrt-Ski und Slalom laufen kann, sofern man überhaupt Ski läuft – was ich nicht tue. Deshalb fand ich diese Übung auch bald anstrengend. Glücklicherweise ging das anderen ebenso. Der Gruppenleiter half uns, indem er uns Vorschläge machte, wie wir noch weiter durchhalten könnten: Vorwärts bis 100 zählen, rückwärts von 100 bis 0 zählen, immer 7 dazu zählen usw. Schließlich knallte der erste Gruppenteilnehmer – mit Stolz teile ich mit, dass nicht ich es war – heftig und laut vernehmlich auf den Fußboden. Der Gruppenleiter setzte eine entschuldigende Miene auf, die ich sonst nur von sehr guten Kabarettisten kannte, und meinte: „Ach, Verzeihung! Das hatte ich ja ganz vergessen zu sagen: Wenn es völlig sicher absehbar ist, dass Sie irgendwann zusammenbrechen werden, dann ist es sehr wichtig, so rechtzeitig zusammenzubrechen, dass Sie sich noch selbst abfedern können. Denn es ist eine Illusion zu glauben, es stände ständig jemand neben einem, der einen auffangen würde.“ Das hatten wir anderen unmittelbar und uneingeschränkt verstanden, und die anderen Gruppenteilnehmer sanken jetzt in rascher Folge, aber wesentlich leiser und abgefederter zu Boden. Dort durften wir uns ausruhen, und der Gruppenleiter fasste zum Schluss dieser Sitzung noch einmal mit katholisch-zugewandter Miene und Tonfall zusammen: „Heute haben wir zwei ganz wichtige Dinge gelernt. Zum Ersten: Es ist wichtig, auszuhalten und durchzuhalten, ganz egal, wie bescheuert die Sache ist. Zum Zweiten: Wenn sicher absehbar ist, dass ich in nächster Zeit zusammenbrechen werde, dann muss ich das so rechtzeitig und in einer solchen Form tun, dass ich mich selbst noch gut auffangen kann. Sonst tut es weh." – Diese Lektion hat sich mir gut eingeprägt. Ich habe sie mir gut gemerkt. Ich kann mein Leben nicht ständig so gestalten, dass ich mich ganz sicher nicht überfordere. Überhaupt kenne ich nur Menschen, die etwas zu viel zu tun haben oder gar nichts. Diese Balance, dieser goldene Mittelweg findet sich weitaus häufiger in Büchern zur praktischen Lebenshilfe als in der Wirklichkeit.

Wenn ich aber meinen Terminkalender so voll gepackt habe, dass ich mich sicher überfordere, dass ich einige Tage lang mit den mir zur Verfügung stehenden Schlafphasen nicht werde auftanken können, dann muss ich dafür sorgen, dass ich Zeit zum Zusammenbrechen, zum Dekompensieren und zum Neuaufbau habe.

Das gilt auch für die Urlaube. Nicht selten habe ich am Anfang der Urlaube einige Tage eine Entlastungs-Depression. Wenn ich vor der nicht zurückschrecke, sondern sie achtsam annehme, liegt diese Zeit meist bald hinter mir, und ich kann den Urlaub genießen.

Habe ich noch etwas vergessen? Mit Sicherheit. So lese ich gerne Comics, blättere gerne in Faksimile-Büchern mittelalterlicher Buchmalerei, sitze gerne auf dem Dachboden unseres Hauses und genieße den Blick über das Leine-Tal und noch vieles mehr. Wahrscheinlich habe ich insofern Glück, als dass ich die Begabung und Fähigkeit habe, das wahrzunehmen und zu genießen, was ich habe. Viele Menschen haben einen ausgeprägten Blick dafür, was ihnen fehlt, was sie nicht haben, was dafür aber andere im Übermaß besitzen. Das nehme ich auch wahr, es kratzt mich aber dann weniger, wenn ich das genießen kann, was das Leben mir hier und heute anbietet. Das reicht nicht immer, aber meistens.

Ach ja: Manchmal schreibe ich auch gerne Bücher.

Lassen Sie mich dieses Buch abschließen mit einem **Märchen**. In dem schönen Märchenbuch „Wieviele Farben hat die Sehnsucht" ist das Märchen von der „Steinpalme". Es ist eine Geschichte aus dem arabischen Raum. Als Quelle ist jedenfalls „eine alte Überlieferung aus der Sahara" angegeben. Ich denke, das Märchen enthält etwas von der Weisheit der Sufi. Ich will diese Geschichte mit meinen Worten erzählen:

Nacht senkte sich über die Oase in der Sahara, und die Menschen saßen im Kreis um den weisen Rachman. „Erzähl uns eine Geschichte!" baten die Kinder, Frauen und Männer, die in der Oase lebten oder dort Rast machten. „Das will ich gerne", sagte der Weise. „Ich will euch die Geschichte von der Steinpalme erzählen."
„Das klingt ja nach einer merkwürdigen Geschichte. Die kennen wir nicht. Wo spielt sie denn?" – „Hier spielt sie, genau hier. Schaut euch einmal genau um! Dann seht ihr die Steinpalme."

Die Menschen schauten sich um. Sie sahen die Palmen am Rande des Wassers stehen, schlank wie Frauen, die sich im Abendwind wiegen. Da: Am Rande stand eine merkwürdige Palme, die anders war. Sie war gedrungener, die Palmenblätter neigten sich seltsam nach innen. Und beim nächsten Windstoß sahen alle es: Mitten im Stamm der Palme war ein Stein eingeschlossen. Es war ein großer, harter Stein, der wie ein Herz mitten im Stamm der Palme saß.
„Wie ist der Stein in diese Palme gekommen?" fragten die Zuhörer.

Rachman blickte nachdenklich ins Feuer. „Das ist lange her. Sehr lange. Vor vielen Jahren gab es hier noch keine Menschen, nur Palmen, das Wasser der Oase und die Wüste. Die kleine Palme lebte gerne hier. Sie liebte das Wasser, den Mond, den Wind, ja sogar die heftigen Stürme der Sahara. Sie wuchs, sie kannte nichts anderes, und sie war mit sich und der Welt zufrieden.
Bis der Mann kam. Er kam aus der Wüste. Tagelang war er umhergeirrt. Er war fast schon verdurstet. Als er das Wasser der Oase vor sich sah, richtete er sich auf, stolperte vorwärts, hastete nach vorn und fiel geradezu auf das Wasser zu. So strauchelte er über die kleine Palme, die in seinem Weg lag. Der Länge nach fiel er auf den Boden, und weil er so schwach und so erschrocken war, konnte er sich kaum auffangen. Seine Wange und seine Hände bluteten. Der Schmerz zuckte ihm durch die Knochen, und plötzlich schoss in ihn alle Wut, die sich auf seinem langen Weg durch die Wüste in ihm aufgestaut hatte. Plötzlich war seine Kraft wieder da, und er richtete sich auf. Mit beiden Händen ergriff er einen Stein und warf ihn mit voller Wucht auf die kleine Palme. Alle Wut auf die Wüste, auf die Natur, auf sich selbst, weil er sich verirrt hatte und beinahe verdurstet wäre, entlud sich in dem Mann in diesem Moment. Ein Fluch ging ihm über die Lippen, dann sank er am Ufer der Oase nieder und trank und trank und trank. Da, wo er lag, sank er in einen tiefen Schlaf. Als er erwachte, war es Stunden später. Er erhob sich, warf einen achtlosen Blick auf den Stein auf der Palme und ging seines Weges.
Die Palme war tot. Jedenfalls glaubte sie das. Der Stein hatte sie fast ganz unter sich begraben. Der Schmerz hatte ihr die Besinnung geraubt, und als sie wieder zu Bewusstsein kam, wäre ihr lieber gewesen, sie wäre wirklich tot gewesen. Aber sie war nur fast tot. Ihr Stamm war gebrochen. Einige Blätter ragten am Rande des Steins hervor, und ihre Wurzeln waren wie vorher tief in der Erde.
Sie lebte, und sie fragte sich bald nicht mehr, ob sie das wollte oder nicht. Sie lebte. Der Stein hatte die meisten Blätter und ihren Stamm zerstört, und die Wurzeln, die dazu gehörten, starben langsam ab. Aber diejenigen, die zu den wenigen überlebenden Blättern gehörten, blieben am Leben, und sie wuchsen immer tiefer. Mit Erstaunen bemerkte die Palme, dass ihr restlicher Stamm unter dem Stein dicker wurde, sich auf den Wurzeln nach oben schob und schließlich so breit und fest geworden war, dass er den Stein anheben konnte. So wuchs der Stamm nach und nach um den Stein herum, hob ihn an und ordnete seine Blätter um diesen Stein. Von oben sah das aus, als sei die Palme ein Nest für den Stein oder als sei der Stein das Herz der Palme. Seine Last zwang sie, stärker und stabiler zu werden als alle anderen. Und sind die anderen Palmen auch schlanker, biegsamer und schöner: Die Steinpalme ist der mächtigste Baum der ganzen Oase. Er hat seine Last angenommen und ist an seiner Last gewachsen."
Rachman verstummte. Er umarmte die Palme. Das Feuer war fast niedergebrannt, und die Menschen gingen nachdenklich fort, still und stumm. Nur ein Mann blieb sitzen. Er hatte abgewandt gesessen. Erst jetzt sah Rachman, dass er weinte.
„Ich bin der Mann, der den Stein auf die Palme geworfen hat. Ich hatte es völlig vergessen. Jetzt fällt mir alles wieder ein. Ich fühle mich schuldig. Was soll ich tun mit meiner Schuld?"
Rachman sah dem Mann tief in die Augen: „Trage deine Schuld wie die Palme deinen Stein. Nimm die Last deiner Schuld auf dich und wachse an dieser deiner Last."

Literatur

Heigl F, Ibenthal M (1984). Der Umgang des Psychotherapeuten mit sich selbst. Prax Psychother Psychosom 29: 87–98.

Partisch P (1986). Die Steinpalme. In: Wieviele Farben hat die Sehnsucht. Ein Märchenbuch. Fellbach: Lucy Körner Verlag; 79 – 84.

Seiwert LJ (1998). Wenn du es eilig hast, gehe langsam. Frankfurt a. M.: Campus.

Sachverzeichnis

L

M

N